Springer-Lehrbuch

Springer-Verlag Berlin Heidelberg GmbH

Hans Peter Latscha
Uli Kazmaier
Helmut Alfons Klein

# Chemie für Pharmazeuten

Unter Berücksichtigung
des „GK" Pharmazie

Fünfte, vollständig überarbeitete Auflage

Mit 142 Abbildungen und 57 Tabellen

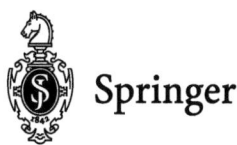

Professor Dr. Hans Peter Latscha
Anorganisch-Chemisches Institut der Universität Heidelberg
Im Neuenheimer Feld 270, 69120 Heidelberg

Professor Dr. Uli Kazmaier
Institut für Organische Chemie der Universität des Saarlandes
Im Stadtwald, Geb. 23.2, 66123 Saarbrücken

Dr. Helmut Alfons Klein
Bundesministerium für Arbeit und Sozialordnung
U-Abt. Arbeitsschutz/Arbeitsmedizin
Rochusstr. 1, 53123 Bonn

---

Die 4. Auflage ist 1996 unter dem Titel „Chemie für Pharmazeuten und Biowissenschaftler" erschienen

---

ISBN 978-3-540-42755-1

Die Deutsche Bibliothek – CIP-Einheitsaufnahme
Latscha, Hans P.: Chemie für Pharmazeuten / Hans P. Latscha; Uli Kazmaier; Helmut A. Klein. – 5. Aufl. – Berlin; Heidelberg; New York; Barcelona; Hongkong; London; Mailand; Paris; Tokio: Springer, 2002
(Springer-Lehrbuch)
ISBN 978-3-540-42755-1        ISBN 978-3-642-56066-8 (eBook)
DOI 10.1007/978-3-642-56066-8

Dieses Werk ist urheberrechtlich geschützt. Die dadurch begründeten Rechte, insbesondere die der Übersetzung, des Nachdrucks, des Vortrags, der Entnahme von Abbildungen und Tabellen, der Funksendung, der Mikroverfilmung oder der Vervielfältigung auf anderen Wegen und der Speicherung in Datenverarbeitungsanlagen, bleiben, auch bei nur auszugsweiser Verwertung, vorbehalten. Eine Vervielfältigung dieses Werkes oder von Teilen dieses Werkes ist auch im Einzelfall nur in den Grenzen der gesetzlichen Bestimmungen des Urheberrechtsgesetzes der Bundesrepublik Deutschland vom 9. September 1965 in der jeweils geltenden Fassung zulässig. Sie ist grundsätzlich vergütungspflichtig. Zuwiderhandlungen unterliegen den Strafbestimmungen des Urheberrechtsgesetzes.

http://www.springer.de

© Springer-Verlag Berlin Heidelberg 1977, 1979, 1988, 1996, 2002
Ursprünglich erschienen bei Springer-Verlag Berlin Heidelberg New York 2002

Produkthaftung: Für Angaben über Dosierungsanweisungen und Applikationsformen kann vom Verlag keine Gewähr übernommen werden. Derartige Angaben müssen vom jeweiligen Anwender im Einzelfall anhand anderer Literaturstellen auf ihre Richtigkeit überprüft werden.

Die Wiedergabe von Gebrauchsnamen, Handelsnamen, Warenbezeichnungen usw. in diesem Werk berechtigt auch ohne besondere Kennzeichnung nicht zu der Annahme, dass solche Namen im Sinne der Warenzeichen- und Markenschutz-Gesetzgebung als frei zu betrachten wären und daher von jedermann benutzt werden dürfen.

Umschlaggestaltung: design & production GmbH, Heidelberg
SPIN 10855368   14/3130Sy – 5 4 3 2 1 0 – Gedruckt auf säurefreiem Papier

# Vorwort zur fünften Auflage

Die gute Aufnahme, die unser Buch bei Studenten und Kollegen gefunden hat, macht in regelmäßigen Abständen eine Neuauflage notwendig. Die hier vorgelegte fünfte Auflage wurde von uns komplett überarbeitet und aktualisiert, wobei die Wünsche der Leser soweit wie möglich berücksichtigt wurden. Darüber hinaus haben wir mit Herrn Prof. U. Kazmaier einen Koautor gewonnen, dem die Reaktionsmechanismen der organischen Chemie besonders am Herzen liegen.

Wie schon die vorangegangenen Auflagen ist auch diese als Begleittext zum Gegenstandskatalog „**GK**" geeignet, der vom Institut für pharmazeutische und medizinische Prüfungsfragen (IMPP) in Mainz herausgegeben wird.

Von seiner Anlage her kann das Buch ebenso als Lernhilfe im Rahmen der Ausbildung von **Pharmazeutisch-Technischen Assistenten/Assistentinnen (PTA)** mit Erfolg benutzt werden.

Zu Dank verpflichtet sind wir Herrn Dr. Martin Mutz für konstruktive Kritik und die sorgfältige Erstellung des Layouts.

Heidelberg, im Januar 2002　　　　　　　　　　H. P. LATSCHA
　　　　　　　　　　　　　　　　　　　　　　　U. KAZMAIER
　　　　　　　　　　　　　　　　　　　　　　　H. A. KLEIN

# Inhaltsverzeichnis

## I. Allgemeine Chemie ... 1

**1 Chemische Elemente und chemische Grundgesetze** ... 3

Chemische Grundgesetze ... 4

**2 Aufbau der Atome** ... 6

Atomkern ... 6
Atommasse ... 8
Radioaktive Strahlung ... 8
Radiopharmaka ... 10
Verwendung von Radiopharmaka ... 10
Elektronenhülle ... 11
Atommodell von *Niels Bohr* (1913) ... 11
Bohrsches Modell vom *Wasserstoffatom* ... 11
Atomspektren
(Absorptions- und Emissionsspektroskopie) ... 12
Wellenmechanisches Atommodell
des *Wasserstoffatoms* ... 13
Elektronenspin ... 15
Graphische Darstellung der Atomorbitale ... 16
Mehrelektronenatome ... 17
Pauli-Prinzip, *Pauli-Verbot* ... 18
Hundsche Regel ... 18

**3 Periodensystem der Elemente** ... 20

Einteilung der Elemente ... 26
Edelgase ... 26

| | |
|---|---|
| Hauptgruppenelemente | 26 |
| Übergangselemente bzw. Nebengruppenelemente | 27 |
| Valenzelektronenzahl und Oxidationsstufen | 28 |
| Periodizität einiger Eigenschaften | 28 |
| 1) Atom- und Ionenradien | 28 |
| 2) Elektronenaffinität (EA) | 29 |
| 3) Ionisierungspotential / Ionisierungsenergie | 30 |
| 4) Elektronegativität | 31 |
| 5) Metallischer und nichtmetallischer Charakter der Elemente | 32 |
| 6) Schrägbeziehung | 33 |

## 4 Moleküle, chemische Verbindungen und Reaktionsgleichungen ... 34

## 5 Chemische Bindung – Bindungsarten .... 38

| | | |
|---|---|---|
| 5.1 | Ionische (polare, heteropolare) Bindungen, Ionenbeziehung | 38 |
| | Gitterenergie | 39 |
| 5.2 | Atombindung (kovalente, homöopolare Bindung, Elektronenpaarbindung) | 41 |
| | MO-Theorie der kovalenten Bindung | 42 |
| | VB-Theorie der kovalenten Bindung | 44 |
| | Mehrfachbindungen, ungesättigte Verbindungen | 48 |
| | Energie von Hybridorbitalen | 49 |
| | Bindungsenergie und Bindungslänge | 50 |
| | Mesomerie oder Resonanz | 52 |
| | Radikale | 53 |
| | Bindigkeit | 53 |
| | Oktettregel | 54 |
| | Doppelbindungsregel | 54 |
| | Ausnahmen von der Doppelbindungsregel | 55 |
| 5.3 | Bindungen in Komplexen | |
| | Koordinative Bindung | 56 |
| | Beispiele für Komplexe | 57 |
| | Carbonyle | 59 |
| | π-Komplexe | 59 |
| | Chargetransfer-Komplexe | 59 |
| | Koordinationszahl und räumlicher Bau von Komplexen | 60 |
| | Isomerieerscheinungen bei Komplexverbindungen | 61 |
| | Stereoisomerie | 61 |

|  |  |  |
|---|---|---|
|  | a) cis-trans-Isomerie (Geometrische Isomerie) | 61 |
|  | b) Optische Isomerie (Spiegelbildisomerie) | 62 |
|  | Strukturisomerie | 65 |
|  | Bindung in Komplexen | 66 |
|  | Edelgas-Regel | 66 |
|  | VB-Theorie der Komplexbindung | 66 |
|  | Vorzüge und Nachteile der VB-Theorie | 67 |
|  | Kristallfeld-Ligandenfeld-Theorie | 68 |
|  | Absorptionsspektren | 72 |
|  | Vorzüge und Nachteile der Kristallfeld-Theorie | 72 |
|  | MO-Theorie der Bindung in Komplexen | 73 |
|  | Chelateffekt | 73 |
|  | HSAB-Konzept bei Komplexen | 73 |
|  | σ- und π-Bindung in Komplexen | 73 |
|  | Komplexbildungsreaktionen | 74 |
|  | Formelschreibweise von Komplexen | 76 |
|  | Nomenklatur von Komplexen | 76 |
|  | Beispiele zur Nomenklatur | 77 |
| 5.4 | Metallische Bindung | 78 |
|  | Metallgitter | 80 |
|  | Mechanische Eigenschaften der Metalle/*Einlagerungsstrukturen* | 82 |
| 5.5 | Zwischenmolekulare Bindungskräfte | 83 |
|  | Wasserstoffbrückenbindungen | 83 |
|  | Van der Waalssche Bindung | 85 |

# 6 Mehrstoffsysteme
## Lösungen ............................................................. 86

|  |  |
|---|---|
| Definition des Begriffs Phase | 86 |
| Zustandsdiagramme | 86 |
| Gibbssche Phasenregel | 87 |
| Mehrstoffsysteme | 88 |
| Lösungen | 89 |
| Eigenschaften von Lösemitteln (Lösungsmitteln) | 89 |
| Einteilung von nichtwässrigen Lösemitteln | 91 |
| Echte Lösungen | 92 |
| Lösungsvorgänge | 92 |
| Löslichkeit | 93 |
| Chemische Reaktionen bei Lösungsvorgängen | 94 |
| Elektrolytlösungen | 95 |
| Konzentrationsmaße | 96 |
| Verhalten und Eigenschaften von Lösungen | 100 |
| Lösungen von *nichtflüchtigen* Substanzen | 100 |
| Diffusion in Lösung | 101 |
| Osmose | 102 |
| Dialyse | 103 |

# 7 Grundlagen der Thermodynamik ... 105

I. Hauptsatz der Thermodynamik ... 105
Isotherme und adiabatische Prozesse ... 108
Anwendung des I. Hauptsatzes
auf chemische Reaktionen ... 108
*Hess'scher* Satz der konstanten Wärmesummen ... 109
II. Hauptsatz der Thermodynamik ... 110
Statistische Deutung der Entropie ... 112
III. Hauptsatz der Thermodynamik ... 113
*Gibbs-Helmholtzsche* Gleichung ... 113
Zusammenhang zwischen $\Delta G$ und EMK ... 116

# 8 Kinetik chemischer Reaktionen ... 117

Reaktionsordnung ... 118
Halbwertszeit ... 120
Konzentration-Zeit-Diagramm
für eine Reaktion erster Ordnung ... 120
Konzentration-Zeit-Diagramm
für eine Reaktion zweiter Ordnung ... 122
Molekularität einer Reaktion ... 122
Pseudo-Ordnung und Pseudo-Molekularität ... 123
*Arrhenius*-Gleichung ... 124
Darstellung von Reaktionsabläufen
durch Energieprofile ... 126
Parallelreaktionen ... 127
Metastabile Systeme ... 128
Kettenreaktionen ... 128

# 9 Chemisches Gleichgewicht
(Kinetische Ableitung) ... 130

Formulierung des **MWG** für einfache Reaktionen .. 132
Gekoppelte Reaktionen ... 132
Aktivitäten ... 133
Ionenstärke ... 134
Ionenaktivität ... 136
Beeinflussung von Gleichgewichtslagen ... 137
Das Löslichkeitsprodukt ... 138
Fließgleichgewicht ... 139
Lösungsgleichgewichte ... 140
1. Verteilung zwischen zwei
nichtmischbaren flüssigen Phasen ... 140

    2. Verteilung zwischen einer
Gasphase und der Lösung ............................................. 140
    3. Verteilung zwischen einer festen Phase
und der Lösung .............................................................. 140

## 10 Säure-Base-Systeme ............................................. 141

*Brønsted*säuren und -basen
und der Begriff des pH-Wertes ..................................... 141
Säure- und Basestärke .................................................. 145
Starke Säuren und starke Basen .................................... 145
Schwache Säuren und schwache Basen ........................ 146
Nivellierung und Differenzierung ................................. 148
Mehrwertige Säuren ...................................................... 149
Mehrwertige Basen ....................................................... 150
Protolysereaktionen beim Lösen
von Salzen in Wasser .................................................... 150
Neutralisationsreaktionen ............................................. 152
Protolysegrad ................................................................ 152
Titrationskurven ............................................................ 153
pH-Abhängigkeit von Säure-
und Base-Gleichgewichten, Pufferlösungen ................. 155
Bedeutung der *Henderson-Hasselbalch*-Gleichung ..... 156
Acetatpuffer .................................................................. 158
Messung von pH-Werten .............................................. 159
Glaselektrode ................................................................ 159
Redoxelektroden ........................................................... 161
Säure-Base-Reaktionen
in nichtwässrigen Systemen .......................................... 162
Elektronentheorie der Säuren
und Basen nach *Lewis* ................................................ 163
Supersäuren ................................................................... 164
Prinzip der „harten" und „weichen"
Säuren und Basen .......................................................... 164

## 11 Redoxsysteme ..................................................... 166

Oxidationszahl .............................................................. 166
Regeln zur Ermittlung der Oxidationszahl ................... 166
Reduktion und Oxidation ............................................. 168
Spezielle Redoxreaktionen ........................................... 170
Redoxpotential .............................................................. 171
Normalpotentiale von Redoxpaaren ............................. 171
Normalpotential und Reaktionsrichtung ...................... 175

*Nernstsche* Gleichung .............................................. 176
Konzentrationskette ................................................ 178
Praktische Anwendung
von galvanischen Elementen .................................. 179
Elektrochemische Korrosion / Lokalelement .......... 179

# II. Anorganische Chemie ........................... 181

## Edelgase (He, Ne, Ar, Kr, Xe, Rn) ........... 183

Verbindungen ........................................................ 183
„Physikalische Verbindungen" ............................... 185

## Wasserstoff ....................................................... 187

Stellung von Wasserstoff
im Periodensystem der Elemente (PSE) ................. 187
Reaktionen und Verwendung von Wasserstoff ....... 189
Wasserstoffverbindungen ....................................... 189

## Halogene (F, Cl, Br, I, At) .......................... 191

**Fluor** .................................................................... 191
Verbindungen ........................................................ 193
**Chlor** .................................................................... 195
Verbindungen ........................................................ 195
**Brom** .................................................................... 198
Verbindungen ........................................................ 199
**Iod** ........................................................................ 200
Verbindungen ........................................................ 201
Halogenverbindungen von Hauptgruppenelemten .. 202
Bindungsenthalpie und Acidität ............................. 202
Salzcharakter der Halogenide ................................. 202
Photographischer Prozess
(Schwarz-Weiß-Photographie) ............................... 203
Interhalogenverbindungen ..................................... 203
Pseudohalogene – Pseudohalogenide ..................... 204

## Chalkogene (O, S, Se, Te, Po) ... 207

**Sauerstoff** ... 207
Verbindungen ... 210
**Schwefel** ... 213
Halogenverbindungen ... 215
Schwefeloxide und Schwefelsäuren ... 217
$H_2SO_4$, Schwefelsäure ... 219

## Stickstoffgruppe (N, P, As, Sb, Bi) ... 222

**Stickstoff** ... 222
Verbindungen ... 224
**Phosphor** ... 234
Phosphoroxide ... 236
Phosphorsäuren ... 236
Halogenverbindungen ... 239
**Arsen** ... 240
Sauerstoffverbindungen ... 240
Halogenverbindungen ... 241
Schwefelverbindungen ... 241
**Antimon** ... 242
Verbindungen ... 242
**Bismut** (früher Wismut) ... 243
Verbindungen ... 243

## Kohlenstoffgruppe (C, Si, Ge, Sn, Pb) ... 245

**Kohlenstoff** ... 245
Kohlenstoffisotope ... 245
Graphitverbindungen ... 248
Kohlenstoff-Verbindungen ... 250
Boudouard-Gleichgewicht ... 253
Carbide ... 253
**Silicium** ... 253
Verbindungen ... 254
Kieselsäuren ... 256
**Zinn** ... 259
Zinn(II)-Verbindungen ... 260
Zinn(IV)-Verbindungen ... 261
**Blei** ... 261
Blei(II)-Verbindungen ... 262
Blei(IV)-Verbindungen ... 263

## Borgruppe (B, Al, Ga, In, Tl) ............... 264

**Bor** ............... 264
Verbindungen ............... 266
Herstellung der Borane ............... 268
Eigenschaften ............... 268
Carborane ............... 268
Borhalogenide ............... 268
Sauerstoff-Verbindungen ............... 269
**Aluminium** ............... 271
Verbindungen ............... 272
**Gallium - Indium - Thallium** ............... 274

## Erdalkalimetalle (Be, Mg, Ca, Sr, Ba, Ra) ............... 275

**Beryllium** ............... 275
Verbindungen ............... 277
**Magnesium** ............... 277
Verbindungen ............... 278
**Calcium** ............... 279
Verbindungen ............... 280
Mörtel ............... 282
**Strontium** ............... 282
**Barium** ............... 283
Verbindungen ............... 283

## Alkalimetalle (Li, Na, K, Rb, Cs, Fr) ............... 284

**Lithium** ............... 284
Verbindungen ............... 286
**Natrium** ............... 287
Elektrolyse einer Natriumchlorid-Schmelze (Schmelzelektrolyse) ............... 287
Verbindungen ............... 288
Elektrolyse einer wässrigen Natriumchlorid-Lösung (Chloralkalielektrolyse) ............... 288
**Kalium** ............... 290
Verbindungen ............... 291

**Nebengruppenelemente** ............ 293

Oxidationszahlen .................... 297
Eigenschaften von einigen wichtigen Oxiden
wie $MnO_2$ und $CrO_3$ sowie Säureanionen
wie $MnO_4^-$ und $CrO_4^{2-}$ ............ 297

**I. Nebengruppe** ............ 302
Übersicht ............ 302
Kupfer ............ 302
Kupferverbindungen ............ 303
Silber ............ 304
Silberverbindungen ............ 305
Gold ............ 305

**II. Nebengruppe** ............ 307
Übersicht ............ 307
Zink-Verbindungen ............ 308
Cadmium-Verbindungen ............ 308
Quecksilber-Verbindungen ............ 309
Hg(II)-Verbindungen ............ 309

**III. Nebengruppe** ............ 311
Übersicht ............ 311

**IV. Nebengruppe** ............ 312
Übersicht ............ 312
Titan ............ 312

**V. Nebengruppe** ............ 315
Übersicht ............ 315
Vanadin ............ 315
Verbindungen des Vanadins ............ 316

**VI. Nebengruppe** ............ 317
Übersicht ............ 317
Chrom ............ 317
Chromverbindungen ............ 318
Molybdän ............ 320
Molybdän-Verbindungen ............ 320
Wolfram ............ 321
Wolfram-Verbindungen ............ 321
Wolframate, Polysäuren ............ 322

**VII. Nebengruppe** ............ 323
Übersicht ............ 323

| | |
|---|---|
| Mangan | 323 |
| Mangan-Verbindungen | 324 |
| **VIII. Nebengruppe** | 326 |
| Eisenmetalle | 326 |
| Eisen | 326 |
| Eisenverbindungen | 328 |
| Cobalt und Nickel | 330 |
| Cobalt-Verbindungen | 331 |
| Nickel-Verbindungen | 331 |
| Platinmetalle | 332 |
| Verbindungen der Platinmetalle | 333 |
| Ruthenium und Osmium | 333 |
| Rhodium und Iridium | 333 |
| Palladium und Platin | 333 |
| **Allgemeine Verfahren zur Reindarstellung von Metallen** (Übersicht) | 334 |
| I. Reduktion der *Oxide* zu den Metallen | 334 |
| II. *Elektrolytische* Verfahren | 335 |
| III. Spezielle Verfahren | 335 |

# III  Grundwissen der organischen Chemie ... 337

## 1  Allgemeine Grundlagen ... 339

| | | |
|---|---|---|
| 1.1 | Einleitung | 339 |
| 1.2 | Grundlagen der chemischen Bindung | 339 |
| 1.3 | Systematik organischer Verbindungen | 342 |
| 1.4 | Nomenklatur | 342 |
| 1.5 | Chemische Formelsprache | 344 |
| 1.6 | Isomerie | 345 |

## 2  Grundbegriffe organisch-chemischer Reaktionen ... 348

| | | |
|---|---|---|
| 2.1 | Reaktionen zwischen ionischen Substanzen | 348 |
| 2.2 | Reaktionen von Substanzen mit kovalenter Bindung | 348 |
| 2.3 | Säuren und Basen, Elektrophile und Nucleophile | 349 |

| | | |
|---|---|---|
| 2.4 | Substituenten-Effekte | 351 |
| 2.5 | Reaktive Zwischenstufen | 354 |
| 2.5.1 | Carbeniumionen | 354 |
| 2.5.2 | Carbanionen | 355 |
| 2.5.3 | Carbene | 356 |
| 2.5.4 | Radikale | 357 |
| 2.6 | Übergangszustände | 357 |
| 2.7 | Reaktionstypen | 358 |
| 2.7.1 | Additions-Reaktionen | 358 |
| 2.7.2 | Eliminierungs-Reaktionen | 358 |
| 2.7.3 | Substitutions-Reaktionen | 359 |
| 2.7.4 | Radikal-Reaktionen | 359 |
| 2.7.5 | Umlagerungen | 360 |
| 2.7.6 | Redox-Reaktionen | 360 |
| 2.7.7 | Heterolytische Fragmentierung | 360 |
| 2.7.8 | Phasentransfer-Katalyse und Kronenether | 361 |

## 3 Gesättigte Kohlenwasserstoffe (Alkane) ... 363

| | | |
|---|---|---|
| 3.1 | Offenkettige Alkane | 363 |
| 3.1.1 | Nomenklatur und Struktur | 364 |
| 3.1.2 | Bau der Moleküle, Konformationen der Alkane | 366 |
| 3.1.3 | Vorkommen, Gewinnung und Verwendung der Alkane | 368 |
| 3.1.4 | Herstellung von Alkanen | 368 |
| 3.1.5 | Eigenschaften gesättigter Kohlenwasserstoffe | 369 |
| 3.2 | Cyclische Alkane | 370 |
| 3.2.1 | Bau der Moleküle, Konformationen der Cycloalkane | 370 |
| 3.2.2 | Herstellung von Cycloalkanen | 376 |

## 4 Die radikalische Substitutions-Reaktion ($S_R$) ... 377

| | | |
|---|---|---|
| 4.1 | Herstellung von Radikalen | 377 |
| 4.2 | Struktur und Stabilität | 378 |
| 4.3 | Ablauf von Radikalreaktionen | 378 |
| 4.4 | Selektivität bei radikalischen Substitutions-Reaktionen | 379 |
| 4.5 | Beispiele für Radikalreaktionen | 380 |
| 4.5.1 | Photochlorierung von Alkanen mit $Cl_2$ | 380 |
| 4.5.2 | Photochlorierung von Alkanen mit Sulfurylchlorid, $SO_2Cl_2$ | 381 |

| | | |
|---|---|---|
| 4.5.3 | Chlorsulfonierung | 381 |
| 4.5.4 | Pyrolysen | 381 |

# 5 Ungesättigte Kohlenwasserstoffe (Alkene, Alkine) ... 382

| | | |
|---|---|---|
| 5.1 | Alkene | 382 |
| 5.1.1 | Nomenklatur und Struktur | 382 |
| 5.1.2 | Vorkommen und Herstellung von Alkenen | 383 |
| 5.1.3 | Diene und Polyene | 385 |
| 5.2 | Alkine | 386 |

# 6 Additionen an Alkene und Alkine ... 388

| | | |
|---|---|---|
| 6.1 | Elektrophile Additionen | 388 |
| 6.1.1 | Additionen symmetrischer Verbindungen | 388 |
| 6.1.2 | Additionen unsymmetrischer Verbindungen (*Markownikow*-Regel) | 389 |
| 6.1.3 | Stereospezifische *syn*-Additionen | 391 |
| 6.2 | Cycloadditionen | 392 |
| 6.2.1 | Ozonolyse | 392 |
| 6.2.2 | *Diels-Alder* Reaktionen | 393 |
| 6.3 | Nucleophile Additionen | 394 |
| 6.3.1 | Nucleophile Additionen von Aminen | 394 |
| 6.3.2 | *Michael*-Additionen | 394 |
| 6.4 | Radikalische Additionen | 395 |
| 6.5 | Di-, Oligo- und Polymerisationen | 395 |

# 7 Aromatische Kohlenwasserstoffe (Arene) ... 396

| | | |
|---|---|---|
| 7.1 | Chemische Bindung in aromatischen Systemen | 396 |
| 7.2 | Beispiele für aromatische Verbindungen; Nomenklatur | 398 |
| 7.3 | Vorkommen und Herstellung | 399 |
| 7.4 | Eigenschaften und Verwendung | 400 |
| 7.5 | Reaktionen aromatischer Verbindungen | 401 |
| 7.5.1 | Additionsreaktionen aromatischer Verbindungen | 401 |
| 7.5.2 | Reaktionen von Alkylbenzolen in der Seitenkette | 402 |

# 8 Die aromatische Substitution ($S_{Ar}$) .......... 404

8.1 Die elektrophile aromatische Substitution ($S_{E,Ar}$) .... 404
8.1.1 Allgemeiner Reaktionsmechanismus .................. 404
8.1.2 Mehrfachsubstitution ................................. 404
8.2 Beispiele für elektrophile Substititionsreaktionen ... 410
8.2.1 Nitrierung ............................................. 410
8.2.2 Sulfonierung .......................................... 410
8.2.3 Halogenierung ........................................ 412
8.2.4 Alkylierung nach *Friedel-Crafts* ................... 412
8.2.5 Acylierung nach *Friedel-Crafts* .................... 413
8.3 Die nucleophile aromatische Substitution ($S_{N,Ar}$) .... 414
8.3.1 Monomolekulare nucleophile Substitution am Aromaten ($S_N1_{,Ar}$) .................................. 414
8.3.2 Bimolekulare nucleophile Substitution am Aromaten ($S_N2_{,Ar}$) .................................. 414

# 9 Halogenkohlenwasserstoffe .................. 417

9.1 Chemische Eigenschaften ............................. 417
9.2 Verwendung ........................................... 418
9.3 Herstellungsmethoden ................................. 419

# 10 Die nucleophile Substitution ($S_N$) am gesättigten C-Atom .................. 421

10.1 Der $S_N1$-Mechanismus ............................. 421
10.1.1 Auswirkungen des Reaktionsmechanismus ........... 422
10.2 Der $S_N2$-Mechanismus ............................. 423
10.3 Das Verhältnis $S_N1/S_N2$ und die Möglichkeiten der Beeinflussung einer $S_N$-Reaktion .............. 424
10.3.1 Konstitution des organischen Restes R .............. 424
10.3.2 Die Art der Abgangsgruppe .......................... 425
10.3.3 Das angreifende Nucleophil Nu| ..................... 425
10.3.4 Lösemitteleffekte .................................... 426

# 11 Die Eliminierungs-Reaktionen (E1, E2) . 427

11.1 α- oder 1,1-Eliminierung ............................. 427
11.2 β- oder 1,2-Eliminierung ............................. 428
11.2.1 Eliminierung nach einem E1-Mechanismus ......... 428
11.2.2 Eliminierung nach einem E1cB-Mechanismus ....... 429
11.2.3 Eliminierung nach einem E2-Mechanismus ......... 429

| | | |
|---|---|---|
| 11.3 | Das Verhältnis von Eliminierung zu Substitution ... | 431 |
| 11.4 | Isomerenbildung bei Eliminierungen ..................... | 432 |
| 11.5 | Beispiele für wichtige Eliminierungs-Reaktionen... | 434 |
| 11.5.1 | *anti*-Eliminierungen ............................................... | 434 |
| 11.5.2 | *syn*-Eliminierungen (thermische Eliminierungen)... | 434 |

## 12  Sauerstoff-Verbindungen .......................... 436

| | | |
|---|---|---|
| 12.1 | Alkohole (Alkanole)............................................ | 436 |
| 12.1.1 | Beispiele und Nomenklatur.................................... | 436 |
| 12.1.2 | Herstellung von Alkoholen .................................... | 438 |
| 12.1.3 | Reaktionen der Alkohole....................................... | 441 |
| 12.2 | Phenole................................................................. | 446 |
| 12.2.1 | Beispiele und Nomenklatur.................................... | 446 |
| 12.2.2 | Herstellung von Phenolen ..................................... | 447 |
| 12.2.3 | Eigenschaften von Phenolen ................................. | 449 |
| 12.2.4 | Reaktionen von Phenolen...................................... | 450 |
| 12.3 | Ether.................................................................... | 452 |
| 12.3.1 | Herstellung........................................................... | 452 |
| 12.3.2 | Eigenschaften der Ether ........................................ | 453 |
| 12.3.3 | Reaktionen der Ether............................................ | 454 |

## 13  Schwefel-Verbindungen ............................ 455

| | | |
|---|---|---|
| 13.1 | Thiole................................................................... | 455 |
| 13.1.1 | Herstellung........................................................... | 456 |
| 13.1.2 | Vorkommen ......................................................... | 456 |
| 13.1.3 | Reaktionen .......................................................... | 457 |
| 13.2 | Thioether (Sulfide)............................................... | 458 |
| 13.2.1 | Herstellung........................................................... | 458 |
| 13.2.2 | Reaktionen .......................................................... | 458 |
| 13.3. | Sulfonsäuren........................................................ | 459 |
| 13.3.1 | Herstellung........................................................... | 459 |
| 13.3.2 | Verwendung von Sulfonsäuren ............................. | 460 |

## 14  Stickstoff-Verbindungen............................ 461

| | | |
|---|---|---|
| 14.1 | Amine................................................................... | 461 |
| 14.1.1 | Nomenklatur......................................................... | 461 |
| 14.1.2 | Herstellung von Aminen ....................................... | 462 |
| 14.1.3 | Eigenschaften der Amine ...................................... | 466 |
| 14.1.4 | Reaktionen der Amine.......................................... | 469 |
| 14.1.5 | Biochemisch wichtige Amine................................ | 472 |

| 14.2 | Nitro-Verbindungen | 473 |
|---|---|---|
| 14.2.1 | Nomenklatur und Beispiele | 473 |
| 14.2.2 | Herstellung | 474 |
| 14.2.3 | Eigenschaften und Reaktionen von Nitroverbindungen | 474 |
| 14.2.4 | Verwendung von Nitroverbindungen | 476 |
| 14.3 | Azo-Verbindungen | 477 |
| 14.3.1 | Herstellung der Azoverbindungen | 477 |
| 14.4 | Hydrazo-Verbindungen | 479 |
| 14.4.1 | Herstellung der Hydrazoverbindungen | 479 |
| 14.4.2 | Reaktionen der Hydrazoverbindungen | 479 |
| 14.5 | Diazo-Verbindungen, Diazoniumsalze | 480 |
| 14.5.1 | Herstellung von Diazo- und Diazoniumverbindungen | 480 |
| 14.5.2 | Reaktionen von Diazo- und Diazoniumverbindungen | 481 |

## 15 Element-organische Verbindungen ......... 484

| 15.1 | Bindung und Reaktivität | 484 |
|---|---|---|
| 15.2 | Eigenschaften elementorganischer Verbindungen | 485 |
| 15.3 | Beispiele für elementorganische Verbindungen | 485 |
| 15.3.1 | I. Gruppe: Lithium | 485 |
| 15.3.2 | II. Gruppe: Magnesium | 485 |
| 15.3.3 | III. Gruppe: Bor | 487 |
| 15.3.4 | V. Gruppe: Phosphor | 487 |

## Verbindungen mit ungesättigten funktionellen Gruppen ......... 489

## Die Carbonyl-Gruppe ......... 489

## 16 Aldehyde, Ketone und Chinone ......... 491

| 16.1 | Nomenklatur und Beispiele | 491 |
|---|---|---|
| 16.2 | Herstellung von Aldehyden und Ketonen | 492 |
| 16.3 | Eigenschaften | 494 |
| 16.4 | Redoxreaktionen von Carbonylverbindungen | 495 |
| 16.4.1 | Reduktion zu Alkoholen | 495 |
| 16.4.2 | Reduktion zu Kohlenwasserstoffen | 495 |
| 16.4.3 | Oxidationsreaktionen | 496 |
| 16.4.4 | Redoxverhalten der Chinone | 496 |

# 17 Reaktionen von Aldehyden und Ketonen ... 498

17.1 Additionen von Hetero-Nucleophilen ... 499
17.1.1 Addition von ‚Hydrid' ... 499
17.1.2 Reaktion mit *O*-Nucleophilen ... 501
17.1.3 Reaktion mit *N*-Nucleophilen ... 503
17.1.4 Reaktion mit *S*-Nucleophilen ... 506
17.2 Additionen von Kohlenstoff-Nucleophilen ... 507
17.2.1 Umsetzungen mit Blausäure bzw. Cyanid ... 507
17.2.2 Umsetzungen mit *Grignard*-Reagenzien ... 509
17.2.3 Umsetzungen mit Acetyliden ... 509
17.2.4 Umsetzungen mit Phosphor-Yliden ... 509
17.3 Additionen von Carbonylverbindungen ... 510
17.3.1 Bildung und Eigenschaften von Carbanionen ... 510
17.3.2 Aldol-Reaktion ... 511
17.3.3 *Mannich*-Reaktion ... 513
17.3.4 *Knoevenagel*-Reaktion ... 514
17.3.5 *Michael*-Addition ... 515
17.3.6 *Robinson* Anellierung ... 515

# 18 Carbonsäuren ... 516

18.1 Nomenklatur und Beispiele ... 516
18.2 Herstellung von Carbonsäuren ... 517
18.3 Eigenschaften von Carbonsäuren ... 518
18.3.1 Substituenteneinflüsse auf die Säurestärke ... 518
18.4 Reaktionen von Carbonsäuren ... 521
18.4.1 Reduktion ... 521
18.4.2 Abbau unter $CO_2$-Abspaltung (Decarboxylierung) . 521
18.4.3 Bildung von Derivaten ... 521
18.5 Spezielle Carbonsäuren ... 521
18.5.1 Dicarbonsäuren ... 521
18.5.2 Hydroxycarbonsäuren ... 525
18.5.3 Oxocarbonsäuren ... 529
18.5.4 Halogencarbonsäuren ... 531

# 19 Derivate der Carbonsäuren ... 534

19.1 Reaktionen von Carbonsäurederivaten ... 535
19.1.1 Hydrolyse von Carbonsäurederivaten zu Carbonsäuren ... 535
19.1.2 Umsetzung von Carbonsäurederivaten mit Aminen ... 536

19.1.3 Umsetzung mit Alkoholen zu Carbonsäureestern ... 537
19.2 Herstellung und Eigenschaften von Carbonsäurederivaten .................. 537
19.2.1 Carbonsäureanhydride ............................. 537
19.2.2 Carbonsäurehalogenide ............................ 537
19.2.3 Carbonsäureamide ................................. 538
19.2.4 Carbonsäureester .................................. 539
19.2.5 Lactone .............................................. 541
19.2.6 Spezielle Carbonsäurederivate .................. 542

## 20 Reaktionen von Carbonsäurederivaten. 544

20.1 Reaktionen an der Carbonylgruppe ............ 544
20.1.1 Reaktionen von Carbonsäureestern ............ 544
20.1.2 Reaktionen von Carbonsäurehalogeniden und -anhydriden ................................... 545
20.1.3 Reaktionen von Carbonsäureamiden .......... 546
20.1.4 Reaktionen von Nitrilen ........................... 547
20.2 Reaktionen in α-Stellung zur Carbonylgruppe ........ 547
20.2.1 Reaktionen von Carbonsäureestern ............ 548
20.2.2 Reaktionen von 1,3-Dicarbonylverbindungen ........ 549
20.2.3 Reaktionen von Carbonsäurehalogeniden und -anhydriden ................................... 552

## 21 Kohlensäure und ihre Derivate ............ 553

21.1 Beispiele und Nomenklatur ...................... 553
21.2 Herstellung von Kohlensäurederivaten ........ 554
21.3 Harnstoff und Derivate ............................ 554
21.3.1 Synthese von Harnstoff ............................ 554
21.3.2 Eigenschaften und Nachweis .................... 555
21.3.3 Synthesen mit Harnstoff .......................... 556
21.3.4 Derivate des Harnstoffs ........................... 557
21.4 Cyansäure und Derivate .......................... 557
21.5 Schwefel-analoge Verbindungen der Kohlensäure.. 558

## 22 Heterocyclen ...................................... 560

22.1 Nomenklatur ......................................... 560
22.2 Heteroaliphaten ..................................... 561
22.3 Heteroaromaten ..................................... 563
22.3.1 Fünfgliedrige Ringe ............................... 563
22.3.2 Sechsgliedrige Ringe .............................. 566

| | | |
|---|---|---|
| 22.3.3 | Tautomerie der Heteroaromaten | 569 |
| 22.4 | Retrosynthese von Heterocyclen | 569 |
| 22.5 | Synthese von Heterocyclen über Dicarbonylverbindungen | 571 |
| 22.6 | Weitere Synthesen für heterocyclische Fünfringe | 572 |
| 22.7 | Weitere Synthesen für heterocyclische Sechsringe | 573 |

# 23 Stereochemie ... 576

| | | |
|---|---|---|
| 23.1 | Stereoisomere | 576 |
| 23.2 | Molekülchiralität | 578 |
| 23.2.1 | Prochiralität | 581 |
| 23.3 | Schreibweisen und Nomenklatur der Stereochemie | 583 |
| 23.3.1 | D,L-Nomenklatur | 584 |
| 23.3.2 | R,S-Nomenklatur | 584 |
| 23.4 | Beispiele zur Stereochemie | 586 |
| 23.4.1 | Verbindungen mit mehreren chiralen C-Atomen | 586 |
| 23.4.2 | Verbindungen mit gleichen Chiralitätszentren | 587 |
| 23.4.3 | Chirale Verbindungen ohne chirale C-Atome | 587 |
| 23.5 | Herstellung optisch aktiver Verbindungen | 589 |
| 23.5.1 | Trennung von Racematen (Racematspaltung) | 589 |
| 23.5.2 | Stereochemischer Verlauf von chemischen Reaktionen | 590 |
| 23.5.3 | Asymmetrische Synthese | 592 |

# 24 Kunststoffe – Grundzüge der Polymerchemie ... 595

| | | |
|---|---|---|
| 24.1 | Herstellung | 595 |
| 24.1.1 | Reaktionstypen | 595 |
| 24.1.2 | Polymerisation | 596 |
| 24.1.3 | Polykondensation | 598 |
| 24.1.4 | Polyaddition | 599 |
| 24.1.5 | Metathese-Reaktion | 599 |
| 24.2 | Charakterisierung von Makromolekülen | 599 |
| 24.3 | Strukturen von Makromolekülen | 600 |
| 24.3.1 | Polymere aus gleichen Monomeren | 600 |
| 24.3.2 | Polymere mit verschiedenen Monomeren | 601 |
| 24.4 | Gebrauchseigenschaften von Polymeren | 602 |
| 24.5 | Beispiele zu den einzelnen Kunststoffarten | 603 |
| 24.5.1 | Bekannte Polymerisate | 603 |

24.5.2 Bekannte Polykondensate .................................. 605
24.5.3 Bekannte Polyaddukte ...................................... 606
24.5.4 Halbsynthetische Kunststoffe ............................. 607

## Chemie ausgewählter Naturstoffklassen ........... 609

## 25  Kohlenhydrate ..................................................... 611

25.1    Monosaccharide ................................................. 611
25.1.1 Struktur und Stereochemie ................................ 611
25.1.2 Reaktionen und Eigenschaften ......................... 615
25.2    Disaccharide ...................................................... 618
25.2.1 Allgemeines ...................................................... 618
25.2.2 Beispiele für Disaccharide ................................ 619
25.3    Oligo- und Polysaccharide (Glycane) ................ 620

## 26  Aminosäuren, Peptide und Proteine ........ 622

26.1    Aminosäuren ..................................................... 622
26.1.1 Einteilung und Struktur ..................................... 622
26.1.2 Aminosäuren als Ampholyte ............................. 624
26.1.3 Gewinnung und Synthesen von Aminosäuren ... 626
26.1.4 Reaktionen von Aminosäuren ........................... 628
26.2    Peptide ............................................................... 629
26.2.1 Hydrolyse von Peptiden .................................... 630
26.2.2 Peptid-Synthesen .............................................. 630
26.3    Proteine ............................................................. 633
26.3.1 Struktur der Proteine ......................................... 633
26.3.2 Beispiele und Einteilung der Proteine ............... 635
26.3.3 Eigenschaften der Proteine ............................... 636

## 27  Literaturnachweis und Literaturauswahl an Lehrbüchern .......... 637

## 28  Sachverzeichnis .................................................. 643

**Ausklapptafel:** Periodensystem der Elemente
(am Schluss des Bandes)

XXV

# I. Allgemeine Chemie

# 1 Chemische Elemente und chemische Grundgesetze

Die Chemie ist eine naturwissenschaftliche Disziplin. Sie befasst sich mit der Zusammensetzung, Charakterisierung und Umwandlung von Materie. Unter Materie wollen wir dabei alles verstehen, was Raum einnimmt und Masse besitzt.

Die übliche Einteilung der Materie zeigt Abb. 1.

**Die chemischen Elemente (Abb. 1) sind Grundstoffe, die mit chemischen Methoden nicht weiter zerlegt werden können.**

Die *Elemente* lassen sich unterteilen in *Metalle* (z.B. Eisen, Aluminium), *Nichtmetalle* (z.B. Kohlenstoff, Wasserstoff, Schwefel) und sog. *Halbmetalle* (z.B. Arsen, Antimon), die weder ausgeprägte Metalle noch Nichtmetalle sind.

Zur Zeit sind über 115 chemische Elemente bekannt. Davon zählen 20 zu den Nichtmetallen und 7 zu den Halbmetallen, die restlichen sind Metalle. Bei 20°C sind von 92 natürlich vorkommenden Elementen **11 Elemente** gasförmig (Wasserstoff, Stickstoff, Sauerstoff, Chlor, Fluor und die 6 Edelgase), **2 flüssig** (Quecksilber und Brom) und **79 fest**. Die Elemente werden durch die Anfangsbuchstaben ihrer latinisierten Namen gekennzeichnet. *Beispiele:* Wasserstoff H (Hydrogenium), Sauerstoff (Oxygenium), Gold Au (Aurum).

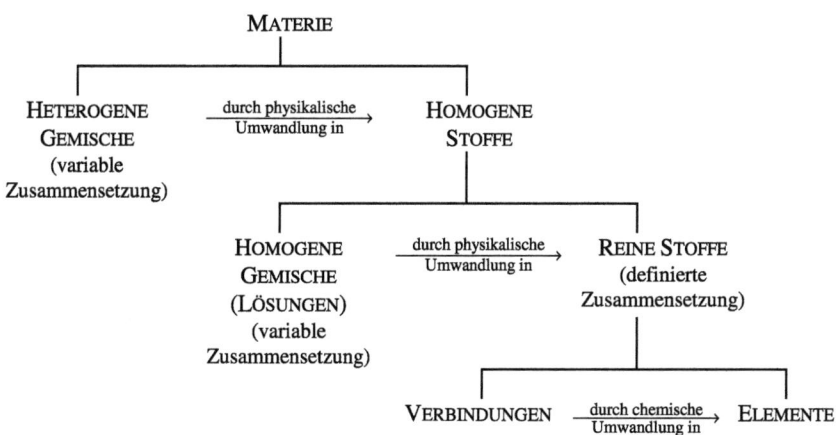

**Abb. 1.** Einteilung der Materie

## Chemische Grundgesetze

Schon recht früh versuchte man eine Antwort auf die Frage zu finden, in welchen Volumen- oder Massenverhältnissen sich Elemente bei einer chemischen Umsetzung (Reaktion) vereinigen.

Die quantitative Auswertung von Gasreaktionen und Reaktionen von Metallen mit Sauerstoff ergab, dass bei chemischen Umsetzungen die Masse der Ausgangsstoffe (Edukte) gleich der Masse der Produkte ist, dass also die Gesamtmasse der Reaktionspartner im Rahmen der Messgenauigkeit erhalten bleibt.

**Bei einer chemischen Reaktion ist die Masse der Produkte gleich der Masse der Ausgangsstoffe (Edukte).**

Dieses *Gesetz von der Erhaltung der Masse* wurde 1785 von *Lavoisier* ausgesprochen. Die Einsteinsche Beziehung $E = m \cdot c^2$ zeigt, dass das Gesetz ein Grenzfall des Prinzips von der Erhaltung der Energie ist.

Weitere Versuchsergebnisse sind das Gesetz der multiplen Proportionen *(Dalton,* 1803) und das Gesetz der konstanten Proportionen *(Proust,* 1799).

*Gesetz der konstanten Proportionen:* **Chemische Elemente vereinigen sich in einem konstanten Massenverhältnis.**

Wasserstoffgas und Sauerstoffgas vereinigen sich bei Zündung stets in einem Massenverhältnis von 1 : 7,936, unabhängig von der Menge der beiden Gase.

*Gesetz der multiplen Proportionen:* **Die Massenverhältnisse von zwei Elementen, die sich zu verschiedenen chemischen Substanzen vereinigen, stehen zueinander im Verhältnis** *einfacher ganzer* **Zahlen.**

*Beispiel:* Die Elemente Stickstoff und Sauerstoff bilden miteinander verschiedene Produkte (NO, $NO_2$; $N_2O$, $N_2O_3$; $N_2O_5$). Die Massenverhältnisse von Stickstoff und Sauerstoff verhalten sich in diesen Substanzen wie 1 : 1; 1 : 2; 2 : 1; 2 : 3; 2 : 5.

Auskunft über Volumenänderungen gasförmiger Reaktionspartner bei chemischen Reaktionen gibt das *Chemische Volumengesetz* von *Gay-Lussac* (1808):

**Das Volumenverhältnis gasförmiger, an einer chemischen Umsetzung beteiligter Stoffe lässt sich bei gegebener Temperatur und gegebenem Druck durch** *einfache ganze Zahlen* **wiedergeben.**

Ein einfaches *Beispiel* liefert hierfür die Elektrolyse von Wasser (Wasserzersetzung). Es entstehen **zwei** Volumenteile Wasserstoff auf **ein** Volumenteil Sauerstoff. Entsprechend bildet sich aus zwei Volumenteilen Wasserstoff und einem Volumenteil Sauerstoff Wasser (Knallgasreaktion).

Ein weiteres aus Experimenten abgeleitetes Gesetz wurde von *Avogadro* (1811) aufgestellt:

**Gleiche Volumina „idealer" Gase enthalten bei gleichem Druck und gleicher Temperatur gleich viele Teilchen.**

Wenden wir dieses Gesetz auf die Umsetzung von Wasserstoff mit Chlor zu Chlorwasserstoff an, so folgt daraus, dass die Elemente Wasserstoff und Chlor aus zwei Teilchen bestehen müssen, denn aus je einem Volumenteil Wasserstoff (11,2 L) und Chlor (11,2 L) bilden sich zwei Volumenteile Chlorwasserstoff (22,4 L) (Abb. 2). Die Literangaben beziehen sich auf 0°C und 1,013 bar.

Auch Elemente wie Fluor, Chlor, Brom, Iod, Wasserstoff, Sauerstoff, Stickstoff oder z.B. Schwefel bestehen aus mehr als einem Teilchen.

Eine einfache und plausible Erklärung dieser Gesetzmäßigkeiten war mit der 1808 von *J. Dalton* veröffentlichten Atomhypothese möglich. Danach sind die chemischen Elemente aus kleinsten, chemisch nicht weiter zerlegbaren Teilen, den sog. *Atomen*, aufgebaut.

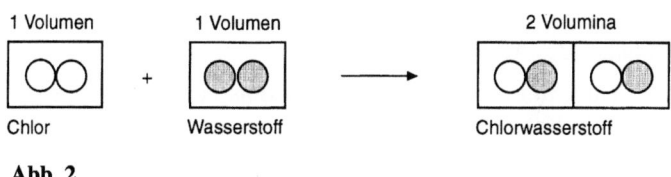

**Abb. 2**

# 2 Aufbau der Atome

Zu Beginn des 20. Jahrhunderts war aus Experimenten bekannt, dass *Atome* aus mindestens zwei Arten von Teilchen bestehen, aus negativ geladenen **Elektronen** und positiv geladenen **Protonen**. Über ihre Anordnung im Atom informierten Versuche von *Lenard* (1903), *Rutherford* (1911) u.a. Danach befindet sich im Zentrum eines Atoms der **Atomkern**. Er enthält den größten Teil der Masse (99,95 - 99,98 %) und die gesamte positive Ladung des Atoms. Den Kern umgibt die **Atomhülle**. Sie besteht aus Elektronen = **Elektronenhülle** und macht das Gesamtvolumen des Atoms aus.

Der **Durchmesser** des Wasserstoff**atoms** beträgt ungefähr $10^{-10}$ m (= $\mathbf{10^{-8}}$ **cm** = 0,1 nm = 100 pm = 1Å). Der Durchmesser eines Atomkerns liegt bei $\mathbf{10^{-12}}$ **cm**, d.h. er ist um ein Zehntausendstel kleiner. Die Dichte des Atomkerns hat etwa den Wert $10^{14}$ g/cm³.

## Atomkern

Nach der Entdeckung der Radioaktivität durch *Becquerel* 1896 fand man, dass aus den Atomen eines Elements (z.B. Radium) Atome anderer Elemente (z.B. Blei und Helium) entstehen können. Daraus schloss man, dass die Atomkerne aus gleichen Teilchen aufgebaut sind. Tatsächlich bestehen die Kerne aller Atome aus den gleichen Kernbausteinen = *Nucleonen,* den **Protonen** und den **Neutronen** (Tabelle 1).

Aus den Massen von Elektron und Proton sieht man, dass das Elektron nur den 1/1837 Teil der Masse des Protons besitzt. (Über die Bedeutung von u s. S. 8 und S. 36.)

**Tabelle 1.** Wichtige Elementarteilchen (subatomare Teilchen)

|  | Symbol | Ladung | Relative Masse | Ruhemasse | |
|---|---|---|---|---|---|
| Elektron | E | −1 (−e) | $10^{-4}$ | 0,0005 u; | $m_e = 9{,}110 \cdot 10^{-31}$ kg |
| Proton | P | +1 (+e) | 1 | 1,0072 u; | $m_p = 1{,}673 \cdot 10^{-27}$ kg |
| Neutron | N | 0 | 1 | 1,0086 u; | $m_n = 1{,}675 \cdot 10^{-27}$ kg |
|  |  | (elektrisch neutral) |  | (Die Massen sind in der 3. Stelle nach dem Komma aufgerundet) | |

Die Ladung eines Elektrons wird auch „elektrische Elementarladung" ($e_0$) genannt. Sie beträgt: $e_0 = 1{,}6022 \cdot 10^{-19}$ A · s (1 A · s = 1 C). Alle elektrischen Ladungsmengen sind ein ganzzahliges Vielfaches von $e_0$.

**Jedes chemische Element ist durch die Anzahl der Protonen im Kern seiner Atome charakterisiert.**

Die Protonenzahl heißt auch *Kernladungszahl*. Diese Zahl ist gleich der **Ordnungszahl**, nach der die Elemente im Periodensystem (s. S. 25) angeordnet sind. Die Anzahl der Protonen nimmt von Element zu Element jeweils um 1 zu. Ein chemisches Element besteht also aus Atomen gleicher Kernladung.

*Da ein Atom elektrisch neutral ist, ist die Zahl seiner Protonen gleich der Zahl seiner Elektronen.*

Es wurde bereits erwähnt, dass der Atomkern praktisch die gesamte Atommasse in sich vereinigt und nur aus Protonen und Neutronen besteht. **Die Summe aus der Zahl der Protonen und Neutronen wird *Nucleonenzahl* oder *Massenzahl* genannt**. Sie ist stets ganzzahlig und bezieht sich auf ein bestimmtes Nuclid (Atomart).

**Nucleonenzahl = Protonenzahl + Neutronenzahl**

Mit wachsender Kernladungszahl nimmt die Neutronenzahl überproportional zu. Der Neutronenüberschuss ist für die Stabilität der Kerne notwendig.

Die Massenzahl entspricht in den meisten Fällen nur ungefähr der Atommasse. Chlor z.B. hat die Atommasse 35,45. Genauere Untersuchungen ergaben, dass Chlor in der Natur mit zwei **Atomarten** *(Nucliden)* vorkommt, die 18 bzw. 20 Neutronen neben jeweils 17 Protonen im Kern enthalten. Derartige Atome mit unterschiedlicher Massenzahl, aber gleicher Protonenzahl, heißen **Isotope** des betreffenden Elements. Nur 20 der natürlich vorkommenden Elemente sind sog. *Reinelemente*, z.B. F, Na, Al, P. Die übrigen Elemente sind Isotopengemische, sog. *Mischelemente* .

Die Isotope eines Elements haben chemisch die gleichen Eigenschaften. Wir ersehen daraus, dass ein Element nicht durch seine Massenzahl, sondern durch seine Kernladungszahl charakterisiert werden muss. Sie ist bei allen Atomen eines Elements gleich, während die Anzahl der Neutronen variieren kann. Es ist daher notwendig, zur Kennzeichnung der Nuclide und speziell der Isotope eine besondere Schreibweise zu verwenden. Die vollständige Kennzeichnung eines Nuclids von einem Element ist auf folgende Weise möglich:

Nucleonenzahl                   Ladungszahl
(Massenzahl)

              **Elementsymbol**

Ordnungszahl

*Beispiel:*

$^{16}_{8}O^{2-}$ besagt: doppelt negativ geladenes, aus Sauerstoff der Kernladungszahl 8 und der Masse 16 aufgebautes Ion.

*Anmerkung:* Im PSE S. 25 und in der Ausklapptafel ist bei den Elementsymbolen die Atommasse angegeben. Sie bezieht sich dort auf das jeweilige **Nuclidgemisch** des entsprechenden Elements.

## Atommasse

**Die Atommasse ist die Masse eines *Atoms* in der gesetzlichen atomphysikalischen Einheit: *atomare Masseneinheit:* Kurzzeichen: u** (engl. **amu** von atomic mass unit).

**Eine atomare Masseneinheit u ist 1/12 der Masse des Kohlenstoffisotops der Masse 12** ($^{12}_{6}C$, s.S. 35). In Gramm ausgedrückt ist **u = 1,66053 · $10^{-24}$ g =** 1,66053 · $10^{-27}$ kg.

Mit Bezug auf die Masse des $^{12}_{6}C$-Isotops wird die Masse eines Protons und eines Neutrons etwa 1 u.

Die **Atommasse eines Elements** errechnet sich aus den Atommassen der Isotope unter Berücksichtigung der natürlichen Isotopenhäufigkeit.

*Beispiele:*

**Die Atommasse von Wasserstoff ist:**

$A_H$ = 1,0079 u    bzw. 1,0079 · 1,6605 · $10^{-24}$ g = 1,674 · $10^{-24}$ g.

**Die Atommasse von Chlor ist:**

$A_{Cl}$ = 35,453 u    bzw. 35,453 · 1,6605 · $10^{-24}$ g.

Die Zahlenwerte **vor** dem u sind die **relativen** (dimensionslosen) **Atommassen**. (relativ = bezogen auf die Masse des Nuclids $^{12}C$ als Standardmasse.) Die in Gramm angegebenen Massen sind die **absoluten** (wirklichen) **Atommassen**.


**Radioaktive Strahlung**
(Zerfall instabiler Isotope)

Isotope werden auf Grund ihrer Eigenschaften in **stabile** und **instabile** Isotope eingeteilt. Stabile Isotope zerfallen nicht. Instabile Isotope gibt es von leichten und schweren Elementen. Der größte stabile Kern ist $^{209}_{83}Bi$.

Instabile Isotope (Radionuclide) sind **radioaktiv,** d.h. sie zerfallen in andere Nuclide und geben beim Zerfall Heliumkerne, Elektronen, Photonen usw. ab. Man nennt die Erscheinung *radioaktive Strahlung* oder *Radioaktivität*.

Für uns wichtig sind folgende **Strahlungsarten**:

**α-Strahlung:** Es handelt sich um Teilchen, die aus zwei Protonen und zwei Neutronen aufgebaut sind. Sie können als Helium-Atomkerne betrachtet werden: $_2^4\text{He}^{2+}$ (Ladung +2, Masse 4u). Die kinetische Energie von α-Teilchen liegt, je nach Herkunft, zwischen 5 und 11 MeV. Unmittelbar nach seiner Emittierung nimmt der $_2^4\text{He}^{2+}$-Kern Elektronen auf und kann als neutrales Heliumatom (Heliumgas) nachgewiesen werden.

**β-Strahlung:** β-Strahlen bestehen aus Elektronen (Ladung –1, Masse 0,0005 u). Energie: 0,02 - 4 MeV. Reichweite ca. 1,5 - 8,5 m in Luft.

**γ-Strahlung:** Elektromagnetische Strahlung sehr kleiner Wellenlänge (ca. $10^{-10}$ cm, sehr harte Röntgenstrahlung). Sie ist nicht geladen und hat eine verschwindend kleine Masse (Photonenmasse), Kinetische Energie: 0,1 - 2 MeV.

γ-Strahlung begleitet häufig die anderen Arten radioaktiver Strahlung.

**Neutronenstrahlen** (n-Strahlen): Beschießt man Atomkerne mit α-Teilchen, können Neutronen aus dem Atomkern herausgeschossen werden. Eine einfache, vielbenutzte *Neutronenquelle* ist die Kernreaktion:

$$_4^9\text{Be} + {}_2^4\text{He} \longrightarrow {}_0^1\text{n} + {}_6^{12}\text{C}$$

Die Heliumkerne stammen bei diesem Versuch aus α-strahlendem Radium $_{88}^{226}\text{Ra}$. Die gebildeten Neutronen haben eine maximale kinetische Energie von 7,8 eV.

Neutronen sind wichtige Reaktionspartner für viele Kernreaktionen, da sie als ungeladene Teilchen nicht von den Protonen der Kerne abgestoßen werden.

**Messung radioaktiver Strahlung:** Die meisten Messverfahren nutzen die ionisierende Wirkung der radioaktiven Strahlung aus. *Photographische Techniken* (Schwärzung eines Films) sind nicht sehr genau, lassen sich aber gut zu Dokumentationszwecken verwenden. *Szintillationszähler* enthalten Stoffe (z.B. Zinksulfid, ZnS), welche die Energie der radioaktiven Strahlung absorbieren und in sichtbare Strahlung (Lichtblitze) umwandeln, die photoelektrisch registriert wird. Weitere Messgeräte sind die *Wilsonsche Nebelkammer* und das *Geiger-Müller-Zählrohr*.

Die *Zerfallsgeschwindigkeiten* aller radioaktiven Substanzen folgen einem *Gesetz erster Ordnung*: Die Zerfallsgeschwindigkeit hängt von der Menge des radioaktiven Materials ab (vgl. S. 119).

**Beispiele für natürliche und künstliche Isotope**

Erläuterungen: Die Prozentzahlen geben die natürliche Häufigkeit an. In der Klammer hinter der Strahlenart ist die Energie der Strahlung angegeben. $t_{1/2}$ ist die Halbwertszeit. a = Jahre, d = Tage. Medizinisch wichtige Isotope sind **fett** gedruckt.

**Wasserstoff-Isotope:** $^{1}_{1}H$ oder H (leichter Wasserstoff), 99,9855 %. $^{2}_{1}H$ oder D (Deuterium, schwerer Wasserstoff), 0,0148 %. $^{3}_{1}H$ oder T (Tritium), β (0,0186 MeV), $t_{1/2}$ = 12,3 a.

**Kohlenstoff-Isotope:** $^{12}_{6}C$, 98,892 %; $^{13}_{6}C$, 1,108 %; $^{14}_{6}C$, β (0,156 MeV), $t_{1/2}$ = 5730 a.

**Phosphor-Isotope:** $^{31}_{15}P$, 100 %; $^{32}_{15}P$, β (1,71 MeV), $t_{1/2}$ = 14,3 d.

**Cobalt-Isotope:** $^{59}_{27}Co$, 100 %; $^{60}_{27}Co$, β (0,314 MeV), γ (1,173 MeV, 1,332 MeV), $t_{1/2}$ = 5,26 a.

**Iod-Isotope:** $^{125}_{53}I$, u.a. γ (0,035 MeV), $t_{1/2}$ = 60 d. $^{127}_{53}I$, 100 %; $^{129}_{53}I$ β (0,150 MeV), γ (0,040 MeV), $t_{1/2}$ = 1,7 · $10^{7}$ a. $^{131}_{53}I$, β (0,606 MeV, 0,33 MeV, 0,25 MeV ...), γ (0,364 MeV, 0,637 MeV, 0,284 MeV ...), $t_{1/2}$ = 8,05 d.

**Uran-Isotope:** $^{238}_{92}U$, 99,276 %, α, β, γ, $t_{1/2}$ = 4,51 · $10^{9}$ a. $^{235}_{92}U$, 0,7196 %, α, γ, $t_{1/2}$ = 7,1 · $10^{8}$ a.

# Radiopharmaka

Radiopharmaka (radioaktive Arzneimittel) bestehen aus einem *Radionuclid* und einem biologischen *Tracer* (= Molekül). Die Strahlung des Radionuclids erlaubt es, den Radioaktivitätsverlauf des Tracers im menschlichen Körper extern zu verfolgen. Er bestimmt die Organspezifität und den Metabolismus.

**Verwendung von Radiopharmaka**

- in der **Diagnostik**: Die Anreicherung in einem Organ oder die Ausscheidung aus einem Organ lässt Rückschlüsse zu auf *Organfunktion, regionale Durchblutung* oder auf *metabolische Umsätze*.

- In der **Therapie**: Durch den Tracer dockt das Radiopharmakon an Krebszellen an und bestrahlt lokal den Tumor.

- In der **Forschung**.

*Anmerkung*: Wegen der gewünschten geringen Halbwertszeit werden die Radiopharmaka meist unmittelbar vor der Anwendung hergestellt. Außerdem müssen Zeit und Dosierung für die Anwendung individuell koordiniert werden.

*Beispiele* für die Anwendung spezieller Radiopharmaka:

**131I-Iodid** (β-Strahler): bewirkt die Zerstörung von Schilddrüsengewebe durch Einlagerung bei Überfunktion, bei nicht operablen großen enthyreoten Strumen, bei Schilddrüsenkarzinomen.

**90Y** (β-Strahler) (z.B. Kunstharzpartikel, Glaskügelchen): z.B. bei nicht operablen malignen Tumoren der Leber.

**153Sn**: Bei schmerzhaften Skelettmetastasen.

**90Y, 186Re, 169Er**: partielle Zerstörung der Gelenksynovialis bei entzündlichen rezidivierenden Gelenkergüssen

**Tl 201-Chlorid**: in der kardiovaskulären Nuclearmedizin (Myokardszintigraphie).

**99Tc**: (Tc-99m-Sestamibi) ein kationischer Komplex: in der Myokardszintigraphie

# Elektronenhülle

Erhitzt man Gase oder Dämpfe chemischer Substanzen in der Flamme eines Bunsenbrenners oder im elektrischen Lichtbogen, so strahlen sie Licht aus. Wird dieses Licht durch ein Prisma oder Gitter zerlegt, erhält man ein diskontinuierliches Spektrum, d.h. ein **Linienspektrum.**

*Trotz einiger Ähnlichkeiten hat jedes Element ein charakteristisches Linienspektrum (Bunsen, Kirchhoff, 1860).*

Die Spektrallinien entstehen dadurch, dass die Atome Licht nur in diskreten Quanten (Photonen) ausstrahlen. Dies hat seinen Grund in der Struktur der Elektronenhülle.

## *Atommodell von Niels Bohr (1913)*

Von den klassischen Vorstellungen über den Bau der Atome wollen wir hier nur das Bohrsche Atommodell skizzieren

### Bohrsches Modell vom *Wasserstoffatom*

Das Wasserstoffatom besteht aus einem Proton und einem Elektron. Das Elektron (Masse m, Ladung –e) bewegt sich auf einer Kreisbahn vom Radius r ohne Energieverlust = **strahlungsfrei** mit der Lineargeschwindigkeit v um den Kern (Masse $m_p$, Ladung +e).

**Die Umlaufbahn ist stabil, weil die *Zentrifugalkraft*, die auf das Elektron wirkt, gleich ist der *Coulombschen Anziehungskraft* zwischen Elektron und Kern.**

Nach der Energiegleichung sind für das Elektron (in Abhängigkeit vom Radius r) alle Werte erlaubt von 0 (für r = ∞) bis ∞ (für r = 0). Damit das Modell mit den Atomspektren vereinbar ist, ersann *Bohr* eine **Quantisierungsbedingung.** Er verknüpfte den Bahndrehimpuls (mvr) des Elektrons mit dem Planckschen Wirkungsquantum h (beide haben die Dimension einer Wirkung):

$$mvr = \mathbf{n} \cdot h/2\pi; \qquad h = 6{,}626 \cdot 10^{-34} \, J \cdot s$$

Für *n* (= *Hauptquantenzahl*) dürfen nur ganze Zahlen (1,2,... bis ∞) eingesetzt werden. Zu jedem Wert von n gehört eine Umlaufbahn mit einer bestimmten Ener gie, welche einem *„stationären" Zustand* (**diskretes Energieniveau**) des Atoms entspricht.

**Der stabilste Zustand eines Atoms *(Grundzustand)* ist der Zustand niedrigster Energie.**

Höhere Zustände (Bahnen) heißen *angeregte Zustände*. Abb. 3 zeigt die Elektronenbahnen und die zugehörigen Energien für das Wasserstoffatom in Abhängigkeit von der Hauptquantenzahl n.

### Atomspektren (Absorptions- und Emissionsspektroskopie)

Nach *Bohr* sind Übergänge zwischen verschiedenen Bahnen bzw. energetischen Zuständen (Energieniveaus) möglich, wenn die Energiemenge, die der Energiedifferenz zwischen den betreffenden Zuständen entspricht, entweder zugeführt (**absorbiert**) oder in Form von elektromagnetischer Strahlung (Photonen) ausgestrahlt (**emittiert**) wird. Erhöht sich die Energie eines Atoms, und entspricht die Energiezufuhr dem Energieunterschied zwischen zwei Zuständen $E_m$ und $E_n$, dann wird ein Elektron auf die höhere Bahn mit $E_n$ angehoben. Kehrt es in den günstigeren Zustand $E_m$ zurück, wird die Energiedifferenz $\Delta E = E_n - E_m$ als Licht (Photonen) ausgestrahlt, s. Abb. 3.

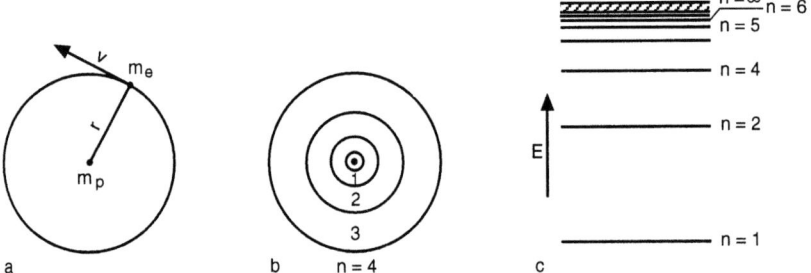

**Abb. 3 a-c.** Bohrsches Atommodell. **a** Bohrsche Kreisbahn. **b** Bohrsche Kreisbahnen für das Wasserstoffatom mit n = 1, 2, 3 und 4. **c** Energieniveaus für das Wasserstoffatom mit n = 1, 2, 3, 4 ..., ∞

Für den Zusammenhang der Energie eines Photons mit seiner Frequenz ν gilt eine von *Einstein* (1905) angegebene Beziehung:

$$E = h \cdot \nu$$

**Die Frequenz einer Spektrallinie in einem Atomspektrum ist demnach gegeben durch ν = ΔE/h. Die Linien in einem Spektrum entsprechen allen möglichen Elektronenübergängen.**

### Verbesserungen des Bohrschen Modells

*Sommerfeld* und *Wilson* erweiterten das Bohrsche Atommodell, indem sie es auf **Ellipsenbahnen** ausdehnten. Ellipsenbahnen haben im Gegensatz zum Kreis **zwei** Freiheitsgrade, denn sie sind durch die beiden Halbachsen bestimmt. Will man daher die Atomspektren durch Übergänge zwischen Ellipsenbahnen beschreiben, braucht man demzufolge zwei Quantenbedingungen. Man erhält zu der Hauptquantenzahl n die sog. azimutale Quantenzahl k. Um Spektren von Atomen mit mehreren Elektronen erklären zu können, wurde k durch die *Nebenquantenzahl $\ell$* ersetzt (k = $\ell$ – 1).

**Die Nebenquantenzahl $\ell$ bestimmt den Bahndrehimpuls des Elektrons.**

Als **dritte** Quantenzahl wurde die *magnetische Quantenzahl m* eingeführt.

**m bestimmt die Neigung der Ebene einer Ellipsenbahn gegen ein äußeres magnetisches Feld.**

Trotz dieser und anderer Verbesserungen versagt das Bohrsche Modell in mehreren Fällen. Vor allem aber entbehren die stationären Zustände jeder theoretischen Grundlage.

### Wellenmechanisches Atommodell des *Wasserstoffatoms*

Das wellenmechanische Modell berücksichtigt die Beobachtung, dass sich Elektronen je nach Versuchsanordnung wie Teilchen mit Masse, Energie und Impuls oder aber wie Wellen verhalten. Ferner beachtet es die **Heisenbergsche Unschärfebeziehung**, wonach es im atomaren Bereich unmöglich ist, von einem Teilchen gleichzeitig Ort und Impuls mit beliebiger Genauigkeit zu bestimmen.

D.h. es gibt keine genaue Flugbahn für ein Teilchen.

**Das Elektron des Wasserstoffatoms wird als eine kugelförmige, stehende (in sich selbst zurücklaufende) Welle im Raum um den Atomkern aufgefasst. Die maximale Amplitude einer solchen Welle ist eine Funktion der Ortskoordinaten x, y und z: $\psi(x,y,z)$ . Das Elektron kann durch eine solche Wellenfunktion beschrieben werden.**

$\psi$ selbst hat keine anschauliche Bedeutung. Nach *M. Born* kann man jedoch das Produkt $|\psi^2|$ dxdydz als die Wahrscheinlichkeit interpretieren, das Elektron in dem Volumenelement dV = dxdydz anzutreffen *(Aufenthaltswahrscheinlichkeit)*.

Nach *E. Schrödinger* lässt sich das Elektron auch als Ladungswolke mit der Dichte $\psi^2$ auffassen *(Elektronendichteverteilung)*.

1926 verknüpfte *Schrödinger* Energie und Welleneigenschaften eines Systems wie des Elektrons im Wasserstoffatom durch eine Differentialgleichung.

$$\mathbf{H\psi = E\psi}$$

H heißt Hamilton-Operator und bedeutet die Anwendung einer Rechenoperation auf $\psi$. H stellt die allgemeine Form der Gesamtenergie des Systems dar. E ist der Zahlenwert der Energie für ein bestimmtes System.

**Wellenfunktionen $\psi$, die Lösungen der Schrödinger-Gleichung sind, heißen** *Eigenfunktionen.* **Die Energiewerte E, welche zu diesen Funktionen gehören, nennt man** *Eigenwerte.* Die Eigenfunktionen entsprechen den stationären Zuständen des Atoms im Bohrschen Modell.

Ersetzt man die kartesischen Koordinaten durch Polarkoordinaten (Abb. 4), haben die Lösungen der Schrödinger-Gleichung die allgemeine Form:

$$\psi_{n,\ell,m} = R_{n,\ell}(r) \cdot Y_{\ell,m}(\vartheta,\varphi) \equiv \textbf{Atomorbitale}$$

Diese Eigenfunktionen (Einteilchen-Wellenfunktionen) nennt man *Atomorbitale (AO) (Mulliken,* 1931).

Das Wort Orbital ist ein Kunstwort und deutet die Beziehung zum Bohrschen Kreis an (englisch: orbit = Planetenbahn, Bereich).

**Die Indizes n,$\ell$,m entsprechen der Hauptquantenzahl n, der Nebenquantenzahl $\ell$ und der magnetischen Quantenzahl m.** Die Quantenzahlen ergeben sich in diesem Modell gleichsam von selbst.

$\psi_{n,\ell,m}$ **kann nur dann eine Lösung der Schrödinger-Gleichung sein, wenn die Quantenzahlen folgende Werte annehmen:**

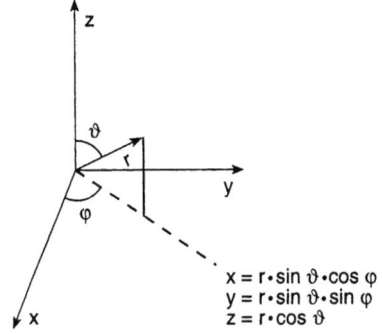

**Abb. 4.** Polarkoordinaten und ihre Beziehungen zu rechtwinkligen Koordinaten.
$x = r \cdot \sin\vartheta \cdot \cos\varphi$; $y = r \cdot \sin\vartheta \cdot \sin\varphi$; $z = r \cdot \cos\vartheta$

> n = 1, 2, 3, ..., ∞ (ganze Zahlen)
> $\ell$ = 0, 1, 2, ... bis n–1
> m = +$\ell$, +($\ell$–1), ..., 0, ..., –($\ell$–1), –$\ell$;
> **m kann maximal 2 $\ell$+1 Werte annehmen.**

**Atomorbitale werden durch ihre Nebenquantenzahl $\ell$ gekennzeichnet,** wobei man den Zahlenwerten für $\ell$ aus historischen Gründen Buchstaben in folgender Weise zuordnet:

$\ell$ = 0, 1, 2, 3, ...
      s, p, d, f, ...

Man sagt, ein Elektron besetzt ein Atomorbital, und meint damit, dass es durch eine Wellenfunktion beschrieben werden kann, die eine Lösung der Schrödinger-Gleichung ist. Speziell spricht man von einem s-Orbital bzw. p-Orbital und versteht darunter ein Atomorbital, für das die Nebenquantenzahl $\ell$ den Wert 0 bzw. 1 hat.

**Zustände gleicher Hauptquantenzahl bilden eine sog. *Schale*. Innerhalb einer Schale bilden die Zustände gleicher Nebenquantenzahl ein sog. *Niveau* (Unterschale): z.B. s-Niveau, p-Niveau, d-Niveau, f-Niveau.**

Den Schalen mit den Hauptquantenzahlen *n = 1, 2, 3,...* werden die Buchstaben *K, L, M* usw. zugeordnet.

Elektronenzustände, welche die gleiche Energie haben, nennt man *entartet*. Im freien Atom besteht das p-Niveau aus drei, das d-Niveau aus fünf und das f-Niveau aus sieben entarteten AO.

### Elektronenspin

Die Quantenzahlen n, $\ell$ und m genügen nicht zur vollständigen Erklärung der Atomspektren, denn sie beschreiben gerade die Hälfte der erforderlichen Elektronenzustände. Dies veranlasste 1925 *Uhlenbeck* und *Goudsmit* zu der Annahme, dass jedes Elektron neben seinem räumlich gequantelten Bahndrehimpuls einen Eigendrehimpuls hat. Dieser kommt durch eine Drehung des Elektrons um seine eigene Achse zustande und wird *Elektronenspin* genannt. Der Spin ist ebenfalls gequantelt. Je nach dem ob die Spinstellung parallel oder antiparallel zum Bahndrehimpuls ist, nimmt die *Spinquantenzahl s* die Werte **+1/2** oder **–1/2** an. Die Spinrichtung wird durch einen Pfeil angedeutet: ↑ bzw. ↓. (Die Werte der Spinquantenzahl wurden spektroskopisch bestätigt.)

**Durch die vier Quantenzahlen n, $\ell$, m und s ist der Zustand eines Elektrons im Atom eindeutig charakterisiert.**

| n | gibt die „Schale" an (K, L, M usw.) und bestimmt die Orbitalgröße. |
| $\ell$ | gibt Auskunft über die Form eines Orbitals (s, p, d usw.). |
| m | gibt Auskunft über die Orientierung eines Orbitals im Raum. |
| s | gibt Auskunft über die Spinrichtung (Drehsinn) eines Elektrons. |

**Graphische Darstellung der Atomorbitale**

Der Übersichtlichkeit wegen zerlegt man oft die Wellenfunktion $\psi_{n,\ell,m}$ in ihren sog. *Radialteil* $R_{n,\ell}(r)$, der nur eine Funktion vom Radius r ist, und in die sog. *Winkelfunktion* $Y_{\ell,m}(\varphi,\theta)$. Beide Komponenten von $\psi$ werden meist getrennt betrachtet.

Zur bildlichen Darstellung der Winkelfunktion benutzt man häufig sog. *Polardiagramme*. Die Diagramme entstehen, wenn man den Betrag von $Y_{\ell,m}$ für jede Richtung als Vektor vom Koordinatenursprung ausgehend aufträgt. Die Richtung des Vektors ist durch die Winkel $\varphi$ und $\vartheta$ gegeben. Sein Endpunkt bildet einen Punkt auf der Oberfläche der räumlichen Gebilde in Abb. 5. **Die Polardiagramme haben für unterschiedliche Kombinationen von $\ell$ und m verschiedene Formen oder Orientierungen.**

Für **s-Orbitale** ist $\ell = 0$. Daraus folgt: m kann $2 \cdot 0 + 1 = 1$ Wert annehmen, d.h. m kann nur Null sein. Das Polardiagramm für s-Orbitale ist daher *kugelsymmetrisch*.

Für **p-Orbitale** ist $\ell = 1$. m kann demnach die Werte $-1, 0, +1$ annehmen. Diesen Werten entsprechen drei verschiedene Orientierungen der p-Orbitale im Raum. Die Richtungen sind identisch mit den Achsen des kartesischen Koordinatenkreuzes. Deshalb unterscheidet man meist zwischen $p_x$-, $p_y$- und $p_z$-**Orbitalen**. Die Polardiagramme dieser Orbitale ergeben *hantelförmige Gebilde*. Beide Hälften einer solchen Hantel sind durch eine sog. *Knotenebene* getrennt. In dieser Ebene ist die Aufenthaltswahrscheinlichkeit eines Elektrons praktisch Null.

Für **d-Orbitale** ist $\ell = 2$. m kann somit die Werte annehmen: $-2, -1, 0, +1, +2$.

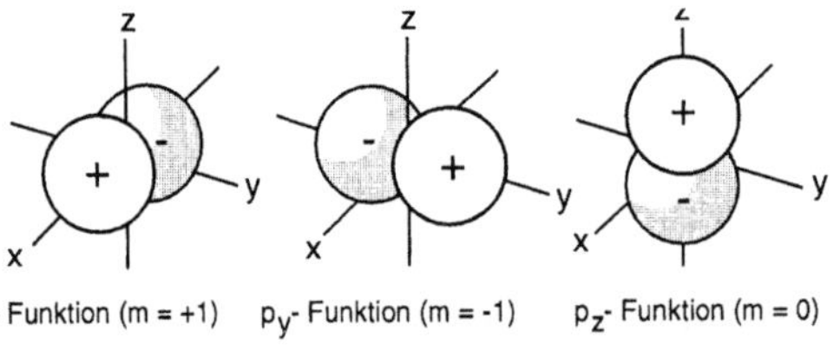

$p_x$- Funktion (m = +1)   $p_y$- Funktion (m = -1)   $p_z$- Funktion (m = 0)

**Abb. 5.** Graphische Darstellung der Winkelfunktion $Y_{0;0}$ und $Y_{1;-1,0,+1}$

Beim Durchgang durch die Knotenebene ändert sich das Vorzeichen der Funktion von + nach – bzw. von – nach +.

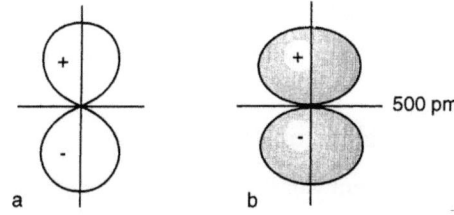

**Abb. 6a** Darstellung der Winkelfunktion $Y_{1;m}$; **b** Darstellung eines 2p-Orbitals des H-Atoms durch Begrenzungslinien. Durch Rotation um die senkrechte Achse entsteht das dreidimensionale Orbital, wobei ein Elektron in diesem Orbital mit 99 %iger Wahrscheinlichkeit innerhalb des Rotationskörpers anzutreffen ist

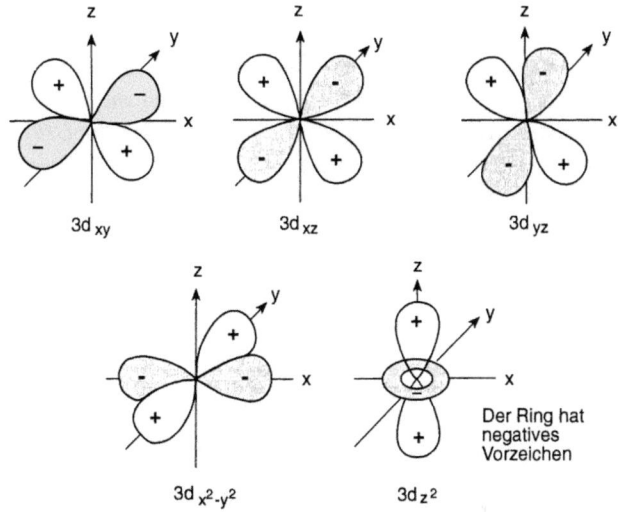

**Abb. 7.** Graphische Darstellung der Winkelfunktion $Y_{2,m}$

Bei den d-AO sind *zwei* Knotenebenen vorhanden. Gegenüberliegende Orbitallappen haben daher gleiches Vorzeichen.

*Anmerkung:* Die Vorzeichen in den Abb. 6 und 7 ergeben sich aus der mathematischen Beschreibung der Elektronen durch Wellenfunktionen. Bei der Kombination von Orbitalen bei der Bindungsbildung und der Konstruktion von Hybrid-Orbitalen werden die Vorzeichen berücksichtigt (s. S. 47 und S. 50).

## Mehrelektronenatome

Die Schrödinger-Gleichung lässt sich für Atome mit mehr als einem Elektron nicht exakt lösen. Man kann aber die Elektronenzustände in einem Mehrelektronenatom durch Wasserstoff-Orbitale wiedergeben, wenn man die Abhängigkeit der Orbitale von der Hauptquantenzahl berücksichtigt. Die Anzahl der Orbitale und ihre Winkelfunktionen sind die gleichen wie im Wasserstoffatom.

Jedes Elektron eines Mehrelektronenatoms wird wie das Elektron des Wasserstoffatoms durch die vier Quantenzahlen n, $\ell$, m und s beschrieben.

## Pauli-Prinzip, *Pauli-Verbot*

Nach einem von *Pauli* ausgesprochenen Prinzip stimmen keine zwei Elektronen in allen vier Quantenzahlen überein.

Haben zwei Elektronen z.B. gleiche Quantenzahlen n, $\ell$, m, müssen sie sich in der Spinquantenzahl s unterscheiden. Hieraus folgt:

*Ein Atomorbital kann höchstens mit zwei Elektronen, und zwar mit antiparallelem Spin besetzt werden.*

## Hundsche Regel

*Besitzt ein Atom energetisch gleichwertige (entartete) Elektronenzustände, z.B. für $\ell$ = 1 entartete p-Orbitale, **und werden mehrere Elektronen eingebaut, so erfolgt der Einbau derart, dass die Elektronen die Orbitale zuerst mit parallelem Spin besetzen. Anschließend erfolgt paarweise Besetzung mit antiparallelem Spin, falls genügend Elektronen vorhanden sind.***

*Beispiel:* Es sollen drei und vier Elektronen in ein p-Niveau eingebaut werden:

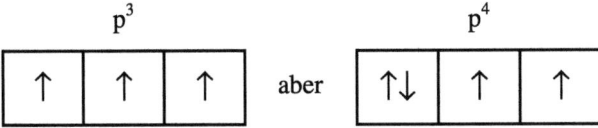

***Beachte:*** **Niveaus unterschiedlicher Energie werden in der Reihenfolge zunehmender Energie mit Elektronen besetzt** (Abb. 10).

Die Elektronenzahl in einem Niveau wird als Index rechts oben an das Orbitalsymbol geschrieben. Die Kennzeichnung der Schale, zu welcher das Niveau gehört, erfolgt so, dass man die zugehörige Hauptquantenzahl vor das Orbitalsymbol schreibt. *Beispiel:* 1 s$^2$ (sprich: eins s zwei) bedeutet: In der K-Schale ist das s-Niveau mit zwei Elektronen besetzt.

Die Elektronenanordnung in einem Atom nennt man auch seine *Elektronenkonfiguration.* Jedes Element hat seine charakteristische Elektronenkonfiguration, s. S. 22.

Abb. 8 gibt die Reihenfolge der Orbitalbesetzung in (neutralen) Mehrelektronenatomen an, wie sie experimentell gefunden wird.

Ist die Hauptquantenzahl n = 1, so existiert nur das 1s-AO.

Besitzt ein Atom ein Elektron und befindet sich dieses im 1s-AO, besetzt das Elektron den stabilsten Zustand (Grundzustand).

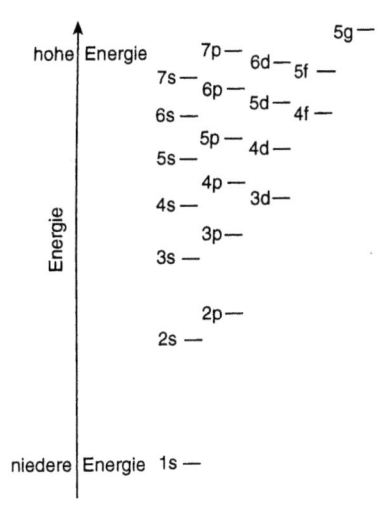

**Abb. 8.** Energieniveauschema für vielelektronige Atome

Abb. 9 zeigt die Besetzung der Elektronenschalen.

**Die maximale Elektronenzahl einer Schale ist $2n^2$.**

Für die Reihenfolge der Besetzung beachte Abb. 8 und 10!

| Schale | Hauptquantenzahl n | Nebenquantenzahl l | Elektronentypus | Magnetische Quantenzahl m | Spinquantenzahl $s = \pm 1/2$ | Elektronen je Teilschale maximal | Maximale Elektronenzahl für die ganze Schale |
|---|---|---|---|---|---|---|---|
| K | 1 | 0 | s | 0 | ± 1/2 | 2 | 2 |
| L | 2 | 0 | s | 0 | ± 1/2 | 2 | 8 |
|   |   | 1 | p | -1,0,+1 | ± 1/2 | 3 x 2 = 6 |   |
| M | 3 | 0 | s | 0 | ± 1/2 | 2 | 18 |
|   |   | 1 | p | -1,0,+1 | ± 1/2 | 3 x 2 = 6 |   |
|   |   | 2 | d | -2,-1,0,+1,+2 | ± 1/2 | 5 x 2 = 10 |   |
| N | 4 | 0 | s | 0 | ± 1/2 | 2 | 32 |
|   |   | 1 | p | -1,0,+1 | ± 1/2 | 3 x 2 = 6 |   |
|   |   | 2 | d | -2,-1,0,+1,+2 | ± 1/2 | 5 x 2 = 10 |   |
|   |   | 3 | f | -3,-2,-1,0,+1,+2,+3, | ± 1/2 | 7 x 2 = 14 |   |

**Abb. 9**

# 3 Periodensystem der Elemente

Das 1869 von *D. Mendelejew* und *L. Meyer* unabhängig voneinander aufgestellte Periodensystem der Elemente ist ein gelungener Versuch, die Elemente auf Grund ihrer chemischen und physikalischen Eigenschaften zu ordnen. Beide Forscher benutzten die Atommasse als ordnendes Prinzip. Da die Atommasse von der Häufigkeit der Isotope eines Elements abhängt, wurden einige Änderungen nötig, als man zur Ordnung der Elemente ihre Kernladungszahl heranzog. *H. Moseley* konnte 1913 experimentell ihre lückenlose Reihenfolge bestätigen.

Ordnet man die Elemente mit zunehmender **Kernladungszahl = Ordnungszahl** und fasst chemisch ähnliche („verwandte") Elemente in Gruppen zusammen, erhält man das **„Periodensystem der Elemente" (PSE)**, wie es Abb. 13 zeigt.

Eine logische Ableitung des Periodensystems aus den Elektronenzuständen der Elemente erlaubt das **„Aufbauprinzip"**. Ausgehend vom Wasserstoffatom werden die Energieniveaus entsprechend ihrer energetischen Reihenfolge mit Elektronen besetzt. Abb. 10 zeigt die Reihenfolge der Besetzung. Tabelle 2 und Abb. 11 enthalten das Ergebnis in Auszügen.

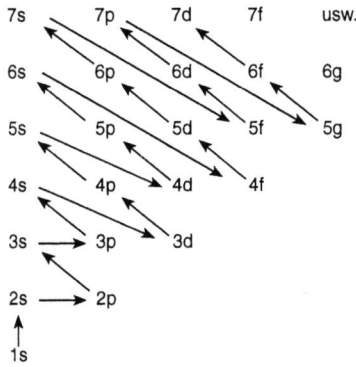

**Abb. 10.** Reihenfolge der Besetzung von Atomorbitalen

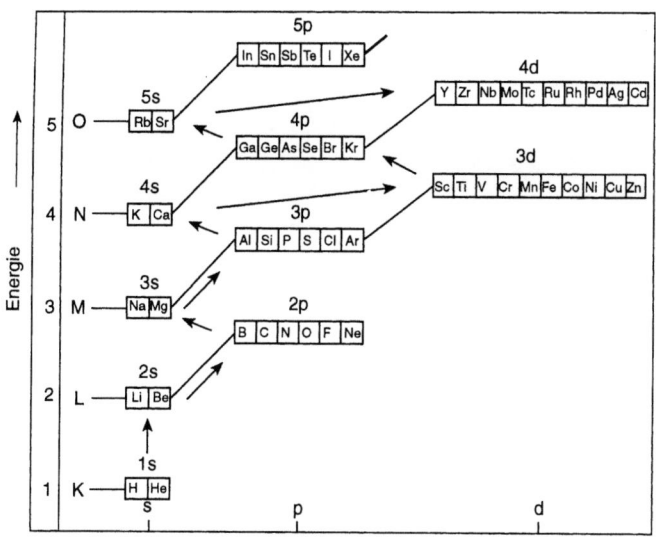

**Abb. 11.** Energieniveauschemata der wichtigsten Elemente. Die Niveaus einer Schale sind jeweils miteinander verbunden. Durch Pfeile wird die Reihenfolge der Besetzung angezeigt

*Erläuterungen zu Abb. 10 und Abb. 11:*

Bei der Besetzung der Energieniveaus ist auf folgende Besonderheit zu achten:

Nach der Auffüllung der **3p**-Orbitale mit sechs Elektronen bei den Elementen Al, Si, P, S, Cl, Ar wird das **4s**-Orbital bei den Elementen **K** ($s^1$) und **Ca** ($s^2$) besetzt.

Jetzt wird bei **Sc** das erste Elektron in das **3d**-Niveau eingebaut. Sc ist somit das *erste Übergangselement* (s. S. 26). Es folgen: Ti, V, Cr, Mn, Fe, Co, Ni, Cu, Zn. Zn hat die Elektronenkonfiguration $4s^2 3d^{10}$.

Anschließend wird erst das **4p**-Niveau besetzt bei den Elementen Ga, Ge, As, Se, Br, Kr.

Aus *Tabelle 2* geht hervor, dass es Ausnahmen von der in Abb. 11 angegebenen Reihenfolge gibt. Halb- und vollbesetzte Niveaus sind nämlich besonders stabil; außerdem ändern sich die Energien der Niveaus mit der Kernladungszahl. Bei höheren Schalen werden zudem die Energieunterschiede zwischen einzelnen Niveaus immer geringer, vgl. Abb. 8, S. 19.

Eine vereinfachte Darstellung des Atomaufbaus nach dem Bohrschen Atommodell für die Elemente Lithium bis Chlor zeigt Abb. 12.

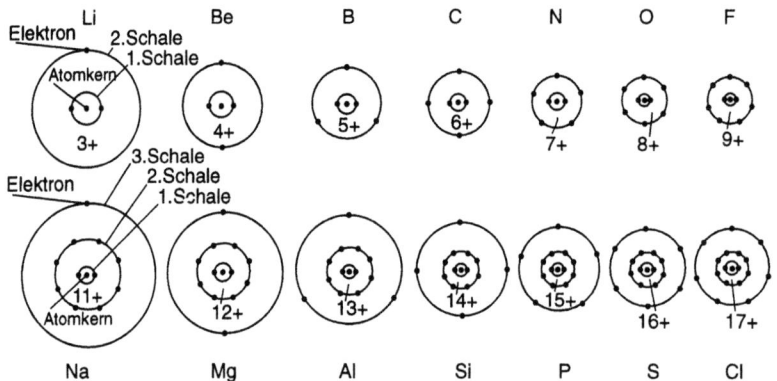

**Abb. 12.** Elektronenschalen und relative Atomradien der Elemente Lithium bis Chlor

**Tabelle 2**

| Z | | K | L | | M | | | N | | | | O | | | | P | | | Q |
|---|---|---|---|---|---|---|---|---|---|---|---|---|---|---|---|---|---|---|---|
| | | 1s | 2s | 2p | 3s | 3p | 3d | 4s | 4p | 4d | 4f | 5s | 5p | 5d | 5f | 6s | 6p | 6d | 7s |
| 1 | H | 1 | | | | | | | | | | | | | | | | | |
| 2 | **He** | **2** | | | | | | | | | | | | | | | | | |
| 3 | Li | 2 | 1 | | | | | | | | | | | | | | | | |
| 4 | Be | 2 | 2 | | | | | | | | | | | | | | | | |
| 5 | B | 2 | 2 | 1 | | | | | | | | | | | | | | | |
| 6 | C | 2 | 2 | 2 | | | | | | | | | | | | | | | |
| 7 | N | 2 | 2 | 3 | | | | | | | | | | | | | | | |
| 8 | O | 2 | 2 | 4 | | | | | | | | | | | | | | | |
| 9 | F | 2 | 2 | 5 | | | | | | | | | | | | | | | |
| 10 | **Ne** | 2 | **2** | **6** | | | | | | | | | | | | | | | |
| 11 | Na | 2 | 2 | 6 | 1 | | | | | | | | | | | | | | |
| 12 | Mg | 2 | 2 | 6 | 2 | | | | | | | | | | | | | | |
| 13 | Al | 2 | 2 | 6 | 2 | 1 | | | | | | | | | | | | | |
| 14 | Si | 2 | 2 | 6 | 2 | 2 | | | | | | | | | | | | | |
| 15 | P | 2 | 2 | 6 | 2 | 3 | | | | | | | | | | | | | |
| 16 | S | 2 | 2 | 6 | 2 | 4 | | | | | | | | | | | | | |
| 17 | Cl | 2 | 2 | 6 | 2 | 5 | | | | | | | | | | | | | |
| 18 | **Ar** | 2 | 2 | 6 | **2** | **6** | | | | | | | | | | | | | |
| 19 | K | 2 | 2 | 6 | 2 | 6 | | 1 | | | | | | | | | | | |
| 20 | Ca | 2 | 2 | 6 | 2 | 6 | | 2 | | | | | | | | | | | |
| 21 | Sc | 2 | 2 | 6 | 2 | 6 | 1 | 2 | | | | | | | | | | | |
| 22 | Ti | 2 | 2 | 6 | 2 | 6 | 2 | 2 | | | | | | | | | | | |
| 23 | V | 2 | 2 | 6 | 2 | 6 | 3 | 2 | | | | | | | | | | | |
| 24 | **Cr** | 2 | 2 | 6 | 2 | 6 | **5** | **1** | | | | | | | | | | | |
| 25 | Mn | 2 | 2 | 6 | 2 | 6 | 5 | 2 | | | | | | | | | | | |

**Tabelle 2** (Fortsetzung)

| Z | | K | L | | M | | | N | | | | O | | | | P | | | Q |
|---|---|---|---|---|---|---|---|---|---|---|---|---|---|---|---|---|---|---|---|
| | | 1s | 2s | 2p | 3s | 3p | 3d | 4s | 4p | 4d | 4f | 5s | 5p | 5d | 5f | 6s | 6p | 6d | 7s |
| 26 | Fe | 2 | 2 | 6 | 2 | 6 | 6 | 2 | | | | | | | | | | | |
| 27 | Co | 2 | 2 | 6 | 2 | 6 | 7 | 2 | | | | | | | | | | | |
| 28 | Ni | 2 | 2 | 6 | 2 | 6 | 8 | 2 | | | | | | | | | | | |
| 29 | **Cu** | 2 | 2 | 6 | 2 | 6 | **10** | **1** | | | | | | | | | | | |
| 30 | Zn | 2 | 2 | 6 | 2 | 6 | **10** | 2 | | | | | | | | | | | |
| 31 | Ga | 2 | 2 | 6 | 2 | 6 | 10 | 2 | 1 | | | | | | | | | | |
| 32 | Ge | 2 | 2 | 6 | 2 | 6 | 10 | 2 | 2 | | | | | | | | | | |
| 33 | As | 2 | 2 | 6 | 2 | 6 | 10 | 2 | 3 | | | | | | | | | | |
| 34 | Se | 2 | 2 | 6 | 2 | 6 | 10 | 2 | 4 | | | | | | | | | | |
| 35 | Br | 2 | 2 | 6 | 2 | 6 | 10 | 2 | 5 | | | | | | | | | | |
| 36 | **Kr** | 2 | 2 | 6 | 2 | 6 | 10 | **2** | **6** | | | | | | | | | | |
| 37 | Rb | 2 | 2 | 6 | 2 | 6 | 10 | 2 | 6 | | | 1 | | | | | | | |
| 38 | Sr | 2 | 2 | 6 | 2 | 6 | 10 | 2 | 6 | | | 2 | | | | | | | |
| 39 | Y | 2 | 2 | 6 | 2 | 6 | 10 | 2 | 6 | 1 | | 2 | | | | | | | |
| 40 | Zr | 2 | 2 | 6 | 2 | 6 | 10 | 2 | 6 | 2 | | 2 | | | | | | | |
| **41** | Nb | 2 | 2 | 6 | 2 | 6 | 10 | 2 | 6 | 4 | | 1 | | | | | | | |
| **42** | Mo | 2 | 2 | 6 | 2 | 6 | 10 | 2 | 6 | 5 | | 1 | | | | | | | |
| **43** | Tc | 2 | 2 | 6 | 2 | 6 | 10 | 2 | 6 | 6 | | 1 | | | | | | | |
| **44** | Ru | 2 | 2 | 6 | 2 | 6 | 10 | 2 | 6 | 7 | | 1 | | | | | | | |
| **45** | Rh | 2 | 2 | 6 | 2 | 6 | 10 | 2 | 6 | 8 | | 1 | | | | | | | |
| **46** | Pd | 2 | 2 | 6 | 2 | 6 | 10 | 2 | 6 | 10 | | | | | | | | | |
| **47** | Ag | 2 | 2 | 6 | 2 | 6 | 10 | 2 | 6 | 10 | | 1 | | | | | | | |
| 48 | Cd | 2 | 2 | 6 | 2 | 6 | 10 | 2 | 6 | 10 | | 2 | | | | | | | |
| 49 | In | 2 | 2 | 6 | 2 | 6 | 10 | 2 | 6 | 10 | | 2 | 1 | | | | | | |
| 50 | Sn | 2 | 2 | 6 | 2 | 6 | 10 | 2 | 6 | 10 | | 2 | 2 | | | | | | |
| 51 | Sb | 2 | 2 | 6 | 2 | 6 | 10 | 2 | 6 | 10 | | 2 | 3 | | | | | | |
| 52 | Te | 2 | 2 | 6 | 2 | 6 | 10 | 2 | 6 | 10 | | 2 | 4 | | | | | | |
| 53 | I | 2 | 2 | 6 | 2 | 6 | 10 | 2 | 6 | 10 | | 2 | 5 | | | | | | |
| 54 | **Xe** | 2 | 2 | 6 | 2 | 6 | 10 | 2 | 6 | 10 | | **2** | **6** | | | | | | |
| 55 | Cs | 2 | 2 | 6 | 2 | 6 | 10 | 2 | 6 | 10 | | 2 | 6 | | | 1 | | | |
| 56 | Ba | 2 | 2 | 6 | 2 | 6 | 10 | 2 | 6 | 10 | | 2 | 6 | | | 2 | | | |
| **57** | La | 2 | 2 | 6 | 2 | 6 | 10 | 2 | 6 | 10 | | 2 | 6 | 1 | | 2 | | | |
| 58 | Ce | 2 | 2 | 6 | 2 | 6 | 10 | 2 | 6 | 10 | 2 | 2 | 6 | | | 2 | | | |
| 59 | Pr | 2 | 2 | 6 | 2 | 6 | 10 | 2 | 6 | 10 | 3 | 2 | 6 | | | 2 | | | |
| 60 | Nd | 2 | 2 | 6 | 2 | 6 | 10 | 2 | 6 | 10 | 4 | 2 | 6 | | | 2 | | | |
| 61 | Pm | 2 | 2 | 6 | 2 | 6 | 10 | 2 | 6 | 10 | 5 | 2 | 6 | | | 2 | | | |
| 62 | Sm | 2 | 2 | 6 | 2 | 6 | 10 | 2 | 6 | 10 | 6 | 2 | 6 | | | 2 | | | |
| 63 | Eu | 2 | 2 | 6 | 2 | 6 | 10 | 2 | 6 | 10 | 7 | 2 | 6 | | | 2 | | | |
| **64** | Gd | 2 | 2 | 6 | 2 | 6 | 10 | 2 | 6 | 10 | 7 | 2 | 6 | 1 | | 2 | | | |
| 65 | Tb | 2 | 2 | 6 | 2 | 6 | 10 | 2 | 6 | 10 | 9 | 2 | 6 | | | 2 | | | |
| 66 | Dy | 2 | 2 | 6 | 2 | 6 | 10 | 2 | 6 | 10 | 10 | 2 | 6 | | | 2 | | | |
| 67 | Ho | 2 | 2 | 6 | 2 | 6 | 10 | 2 | 6 | 10 | 11 | 2 | 6 | | | 2 | | | |

**Tabelle 2** (Fortsetzung)

| Z | | K | L | | M | | | N | | | | O | | | | P | | | Q |
|---|---|---|---|---|---|---|---|---|---|---|---|---|---|---|---|---|---|---|---|
| | | 1s | 2s | 2p | 3s | 3p | 3d | 4s | 4p | 4d | 4f | 5s | 5p | 5d | 5f | 6s | 6p | 6d | 7s |
| 68 | Er | 2 | 2 | 6 | 2 | 6 | 10 | 2 | 6 | 10 | 12 | 2 | 6 | | | 2 | | | |
| 69 | Tm | 2 | 2 | 6 | 2 | 6 | 10 | 2 | 6 | 10 | 13 | 2 | 6 | | | 2 | | | |
| 70 | Yb | 2 | 2 | 6 | 2 | 6 | 10 | 2 | 6 | 10 | 14 | 2 | 6 | | | 2 | | | |
| 71 | Lu | 2 | 2 | 6 | 2 | 6 | 10 | 2 | 6 | 10 | 14 | 2 | 6 | 1 | | 2 | | | |
| 72 | Hf | 2 | 2 | 6 | 2 | 6 | 10 | 2 | 6 | 10 | 14 | 2 | 6 | 2 | | 2 | | | |
| 73 | Ta | 2 | 2 | 6 | 2 | 6 | 10 | 2 | 6 | 10 | 14 | 2 | 6 | 3 | | 2 | | | |
| 74 | W  | 2 | 2 | 6 | 2 | 6 | 10 | 2 | 6 | 10 | 14 | 2 | 6 | 4 | | 2 | | | |
| 75 | Re | 2 | 2 | 6 | 2 | 6 | 10 | 2 | 6 | 10 | 14 | 2 | 6 | 5 | | 2 | | | |
| 76 | Os | 2 | 2 | 6 | 2 | 6 | 10 | 2 | 6 | 10 | 14 | 2 | 6 | 6 | | 2 | | | |
| 77 | Ir | 2 | 2 | 6 | 2 | 6 | 10 | 2 | 6 | 10 | 14 | 2 | 6 | 7 | | 2 | | | |
| **78** | Pt | 2 | 2 | 6 | 2 | 6 | 10 | 2 | 6 | 10 | 14 | 2 | 6 | 9 | | 1 | | | |
| **79** | Au | 2 | 2 | 6 | 2 | 6 | 10 | 2 | 6 | 10 | 14 | 2 | 6 | 10 | | 1 | | | |
| 80 | Hg | 2 | 2 | 6 | 2 | 6 | 10 | 2 | 6 | 10 | 14 | 2 | 6 | 10 | | 2 | | | |
| 81 | Tl | 2 | 2 | 6 | 2 | 6 | 10 | 2 | 6 | 10 | 14 | 2 | 6 | 10 | | 2 | 1 | | |
| 82 | Pb | 2 | 2 | 6 | 2 | 6 | 10 | 2 | 6 | 10 | 14 | 2 | 6 | 10 | | 2 | 2 | | |
| 83 | Bi | 2 | 2 | 6 | 2 | 6 | 10 | 2 | 6 | 10 | 14 | 2 | 6 | 10 | | 2 | 3 | | |
| 84 | Po | 2 | 2 | 6 | 2 | 6 | 10 | 2 | 6 | 10 | 14 | 2 | 6 | 10 | | 2 | 4 | | |
| 85 | At. | 2 | 2 | 6 | 2 | 6 | 10 | 2 | 6 | 10 | 14 | 2 | 6 | 10 | | 2 | 5 | | |
| 86 | **Rn** | 2 | 2 | 6 | 2 | 6 | 10 | 2 | 6 | 10 | 14 | 2 | 6 | 10 | | **2** | **6** | | |
| 87 | Fr | 2 | 2 | 6 | 2 | 6 | 10 | 2 | 6 | 10 | 14 | 2 | 6 | 10 | | 2 | 6 | | 1 |
| 88 | Ra | 2 | 2 | 6 | 2 | 6 | 10 | 2 | 6 | 10 | 14 | 2 | 6 | 10 | | 2 | 6 | | 2 |
| **89** | Ac | 2 | 2 | 6 | 2 | 6 | 10 | 2 | 6 | 10 | 14 | 2 | 6 | 10 | | 2 | 6 | 1 | 2 |
| **90** | Th | 2 | 2 | 6 | 2 | 6 | 10 | 2 | 6 | 10 | 14 | 2 | 6 | 10 | | 2 | 6 | 2 | 2 |
| **91** | Pa | 2 | 2 | 6 | 2 | 6 | 10 | 2 | 6 | 10 | 14 | 2 | 6 | 10 | 2 | 2 | 6 | 1 | 2 |
| **92** | U  | 2 | 2 | 6 | 2 | 6 | 10 | 2 | 6 | 10 | 14 | 2 | 6 | 10 | 3 | 2 | 6 | 1 | 2 |
| **93** | Np | 2 | 2 | 6 | 2 | 6 | 10 | 2 | 6 | 10 | 14 | 2 | 6 | 10 | 4 | 2 | 6 | 1 | 2 |
| 94 | Pu | 2 | 2 | 6 | 2 | 6 | 10 | 2 | 6 | 10 | 14 | 2 | 6 | 10 | 6 | 2 | 6 | | 2 |
| 95 | Am | 2 | 2 | 6 | 2 | 6 | 10 | 2 | 6 | 10 | 14 | 2 | 6 | 10 | 7 | 2 | 6 | | 2 |
| **96** | Cm | 2 | 2 | 6 | 2 | 6 | 10 | 2 | 6 | 10 | 14 | 2 | 6 | 10 | 7 | 2 | 6 | 1 | 2 |
| **97** | Bk | 2 | 2 | 6 | 2 | 6 | 10 | 2 | 6 | 10 | 14 | 2 | 6 | 10 | 8 | 2 | 6 | 1 | 2 |
| 98 | Cf | 2 | 2 | 6 | 2 | 6 | 10 | 2 | 6 | 10 | 14 | 2 | 6 | 10 | 10 | 2 | 6 | | 2 |
| 99 | Es | 2 | 2 | 6 | 2 | 6 | 10 | 2 | 6 | 10 | 14 | 2 | 6 | 10 | 11 | 2 | 6 | | 2 |
| 100 | Fm | 2 | 2 | 6 | 2 | 6 | 10 | 2 | 6 | 10 | 14 | 2 | 6 | 10 | 12 | 2 | 6 | | 2 |
| 101 | Md | 2 | 2 | 6 | 2 | 6 | 10 | 2 | 6 | 10 | 14 | 2 | 6 | 10 | 13 | 2 | 6 | | 2 |
| 102 | No | 2 | 2 | 6 | 2 | 6 | 10 | 2 | 6 | 10 | 14 | 2 | 6 | 10 | 14 | 2 | 6 | | 2 |
| 103 | Lr | 2 | 2 | 6 | 2 | 6 | 10 | 2 | 6 | 10 | 14 | 2 | 6 | 10 | 14 | 2 | 6 | 1 | 2 |
| 104 | Ku | 2 | 2 | 6 | 2 | 6 | 10 | 2 | 6 | 10 | 14 | 2 | 6 | 10 | 14 | 2 | 6 | 2 | 2 |

Die Ordnungszahl der Elemente mit anomaler Elektronenkonfiguration, die Symbole sowie die äußeren Elektronen der Edelgase sind fett gedruckt.

| Ordnungszahl | Atommasse[1] |
|---|---|
| 25 | 54,94 |
| Mn (Symbol) | |
| Mangan (Name) | |

[1]Eingeklammerte Werte sind die Massenzahlen des stabilsten oder am besten untersuchten Isotops

| | Gruppe Ia | IIa | IIIb | IVb | Vb | VI b | VIIb | VIIIb | VIIIb | VIIIb | Ib | IIb | IIIa | IVa | Va | VIa | VIIa | VIIIa |
|---|---|---|---|---|---|---|---|---|---|---|---|---|---|---|---|---|---|---|
| K | 1 1,008 H Wasserstoff | | | | | | | | | | | | | | | | | 2 4,003 He Helium |
| L | 3 6,939 Li Lithium | 4 9,012 Be Beryllium | | | | | | | | | | | 5 10,811 B Bor | 6 12,011 C Kohlenstoff | 7 14,007 N Stickstoff | 8 15,999 O Sauerstoff | 9 18,998 F Fluor | 10 20,183 Ne Neon |
| M | 11 22,990 Na Natrium | 12 24,312 Mg Magnesium | | | | | | | | | | | 13 26,982 Al Aluminium | 14 28,086 Si Silicium | 15 30,974 P Phosphor | 16 32,064 S Schwefel | 17 35,453 Cl Chlor | 18 39,948 Ar Argon |
| N | 19 39,10 K Kalium | 20 40,08 Ca Calcium | 21 44,96 Sc Scandium | 22 47,90 Ti Titan | 23 50,84 V Vanadium | 24 52,00 Cr Chrom | 25 54,96 Mn Mangan | 26 55,84 Fe Eisen | 27 58,93 Co Kobalt | 28 58,71 Ni Nickel | 29 63,54 Cu Kupfer | 30 65,38 Zn Zink | 31 69,72 Ga Gallium | 32 72,59 Ge Germanium | 33 74,92 As Arsen | 34 78,96 Se Selen | 35 79,91 Br Brom | 36 83,80 Kr Krypton |
| O | 37 85,47 Rb Rubidium | 38 87,62 Sr Strontium | 39 88,91 Y Yttrium | 40 91,22 Zr Zirkon | 41 92,91 Nb Niob | 42 95,94 Mo Molybdän | 43 (98) Tc Technetium | 44 101,07 Ru Ruthenium | 45 102,91 Rh Rhodium | 46 106,4 Pd Palladium | 47 107,87 Ag Silber | 48 112,40 Cd Cadmium | 49 114,82 In Indium | 50 118,82 Sn Zinn | 51 121,75 Sb Antimon | 52 127,60 Te Tellur | 53 126,90 I Jod | 54 131,30 Xe Xenon |
| P | 55 132,91 Cs Cäsium | 56 137,34 Ba Barium | 57 138,91 La Lanthan | 72 178,49 Hf Hafnium | 73 180,95 Ta Tantal | 74 183,85 W Wolfram | 75 186,2 Re Rhenium | 76 190,2 Os Osmium | 77 192,2 Ir Iridium | 78 195,1 Pt Platin | 79 196,97 Au Gold | 80 200,59 Hg Quecksilber | 81 204,37 Tl Thallium | 82 207,2 Pb Blei | 83 208,98 Bi Bismut | 84 (210) Po Polonium | 85 (210) At Astat | 86 (222) Rn Radon |
| Q | 87 (223) Fr Francium | 88 (226) Ra Radium | 89 (227) Ac Actinium | 104 (261) Ku/Rf * | 105 (262) Ha | 106 | 107 Nb Nielsborium | 108 Hs Hassium | 109 Mt Meitnerium | 110 | 111 | 112 | | | | | | |
| | 1 | 2 | 3 | 4 | 5 | 6 | 7 | 8 | 9 | 10 | 11 | 12 | 13 | 14 | 15 | 16 | 17 | 18 |

| | | | | | | | | | | | | | |
|---|---|---|---|---|---|---|---|---|---|---|---|---|---|
| 58 140,12 Ce Cer | 59 140,91 Pr Praseodym | 60 144,24 Nd Neodym | 61 (147) Pm Promethium | 62 150,35 Sm Samarium | 63 151,96 Eu Europium | 64 157,25 Gd Gadolinium | 65 158,93 Tb Terbium | 66 162,50 Dy Dysprosium | 67 164,93 Ho Holmium | 68 167,26 Er Erbium | 69 168,93 Tm Thulium | 70 173,04 Yb Ytterbium | 71 174,97 Lu Lutetium |
| 90 232,04 Th Thorium | 91 (231) Pa Protaktinium | 92 238,03 U Uran | 93 (237) Np Neptunium | 94 (239) Pu Plutonium | 95 (243) Am Americium | 96 (247) Cm Curium | 97 (249) Bk Berkelium | 98 (252) Cf Californium | 99 (254) Es Einsteinium | 100 (257) Fm Fermium | 101 (258) Md Mendelevium | 102 (255) No Nobelium | 103 (257) Lr Lawrencium |

* Kurtschatovium oder Rutherfordium

**Abb. 13.** Periodensystem der Elemente

*Anmerkung:* Nach einer IUPAC-Empfehlung sollen die Haupt- und Nebengruppen von 1-18 durchnumeriert werden. Die dreispaltige Nebengruppe (Fe, Ru, Os), (Co, Rh, Ir), (Ni, Pd, Pt) hat danach die Zahlen **8**, **9**, **10**. Die Edelgase erhalten die Zahl **18**.

Das Periodensystem lässt sich unterteilen in *Perioden* und *Gruppen*.

**Es gibt 7 Perioden und 16 Gruppen (8 Haupt- und 8 Nebengruppen,** ohne Lanthanoide und Actinoide), s. auch Abb. 13.

Die **Perioden** sind die (horizontalen) Zeilen.

**Innerhalb einer Periode sind die Elemente von links nach rechts nach steigender Ordnungszahl bzw. Elektronenzahl angeordnet.** So hat Calcium (Ca) ein Elektron mehr als Kalium (K) oder Schwefel (S) ein Elektron mehr als Phosphor (P).

Elemente, die in einer (vertikalen) Spalte untereinander stehen, bilden eine **Gruppe.** Wegen der *periodischen* Wiederholung einer analogen Elektronenkonfiguration besitzen sie **die gleiche Anzahl** *Valenzelektronen* **und sind deshalb einander in gewisser Hinsicht chemisch ähnlich („Elementfamilie").**

**Valenzelektronen sind die Elektronen in den äußeren Schalen, welche zur Bindungsbildung benutzt werden können.**

## Einteilung der Elemente auf Grund ähnlicher Elektronenkonfiguration

### Edelgase

Bei den Edelgasen sind die Elektronenschalen voll besetzt. Die Elektronenkonfiguration $s^2$ (bei Helium) und $s^2p^6$ in der äußeren Schale bei den anderen Edelgasen ist energetisch besonders günstig *(= „Edelgaskonfiguration")*. Edelgase sind demzufolge extrem reaktionsträge und haben hohe Ionisierungsenergien (s. S. 30). Lediglich mit Fluor und Sauerstoff ist bei den schweren Edelgasen Verbindungsbildung möglich; s. hierzu S. 183.

### Hauptgruppenelemente („repräsentative" Elemente)

Bei den Hauptgruppenelementen werden beim Durchlaufen einer Periode von links nach rechts die *äußersten* Schalen besetzt (s- und p-Niveaus). Die übrigen Schalen sind entweder vollständig besetzt oder leer.

Die Hauptgruppenelemente sind — nach Gruppen eingeteilt —:

1. Gruppe: Wasserstoff (H), Lithium (Li), Natrium (Na), Kalium (K), Rubidium (Rb), Cäsium (Cs), Francium (Fr)

2. Gruppe: Beryllium (Be), Magnesium (Mg), Calcium (Ca), Strontium (Sr), Barium (Ba), Radium (Ra)

3. Gruppe: Bor (B), Aluminium (Al), Gallium (Ga), Indium (In), Thallium (Tl)

4. Gruppe: Kohlenstoff (C), Silicium (Si), Germanium (Ge), Zinn (Sn), Blei (Pb)

5. Gruppe: Stickstoff (N), Phosphor (P), Arsen (As), Antimon (Sb), Bismut (Bi)

6. Gruppe: Sauerstoff (O), Schwefel (S), Selen (Se), Tellur (Te), Polonium (Po)

7. Gruppe: Fluor (F), Chlor (Cl), Brom (Br), Iod (I), Astat (At)

8. Gruppe: Helium (He), Neon (Ne), Argon (Ar), Krypton (Kr), Xenon (Xe), Radon (Rn)

Die Metalle der 1. Gruppe werden auch *Alkalimetalle*, die der 2. Gruppe *Erdalkalimetalle* und die Elemente der 3. Gruppe *Erdmetalle* genannt. Die Elemente der 6. Gruppe sind die sog. *Chalkogene* und die der 7. Gruppe die sog. *Halogene*. In der 8. Gruppe stehen die *Edelgase*.

**Übergangselemente bzw. Nebengruppenelemente**

Bei den sog. Übergangselementen werden beim Durchlaufen einer Periode von links nach rechts Elektronen in **innere Schalen** eingebaut. Es werden die 3d-, 4d-, 5d- und 6d-Zustände besetzt. Übergangselemente nennt man üblicherweise die Elemente mit den Ordnungszahlen 21 - 30, 39 - 48 und 72 - 80, ferner $_{57}$La, $_{89}$Ac, $_{104}$Ku, $_{105}$Ha. Sie haben mit Ausnahme der letzten und z.T. vorletzten Elemente jeder „Übergangselementreihe" unvollständig besetzte d-Orbitale in der *zweit*äußersten Schale. Anomalien bei der Besetzung treten auf, weil **halb- und vollbesetzte Zustände besonders stabil** (energiearm) sind. So hat Chrom (Cr) ein 4s-Elektron, aber fünf 3d-Elektronen, und Kupfer (Cu) hat ein 4s-Elektron und zehn 3d-Elektronen. In Tabelle 2 sind weitere Anomalien gekennzeichnet.

Die Einteilung der Übergangselemente in *Nebengruppen* erfolgt analog zu den Hauptgruppenelementen entsprechend der Anzahl der Valenzelektronen, zu denen s- **und** d-Elektronen gehören:

Die Elemente der I. Nebengruppe (Ib), Cu, Ag, Au, haben **ein** s-Elektron; die Elemente der VI. Nebengruppe (VIb), Cr, Mo, haben **ein** s- und **fünf** d-Elektronen, und W hat **zwei** s- und **vier** d-Elektronen.

Bei den sog. **inneren Übergangselementen** werden die 4f- und 5f-Zustände der *dritt*äußersten Schale besetzt. Es sind die *Lanthanoiden* oder *Seltenen Erden* (Ce bis Lu, Ordnungszahl 58 - 71) und die *Actinoiden* (Th bis Lr, Ordnungszahl 90 - 103).

*Beachte:* Lanthan (La) besitzt kein 4f-Elektron, sondern ein 5d-Elektron, obwohl das 4f-Niveau energetisch günstiger liegt als das 5d-Niveau. Das erste Element mit 4f-Elektronen ist Ce ($4f^2$).

Da das 5f-Niveau eine ähnliche Energie besitzt wie das 6d-Niveau, finden sich auch unregelmäßige Besetzungen bei den Actinoiden, s. Tabelle 2.

**Alle Übergangselemente sind Metalle. Die meisten von ihnen bilden Komplexverbindungen. Sie kommen in ihren Verbindungen meist in mehreren Oxidationsstufen vor.**

**Valenzelektronenzahl und Oxidationsstufen**

Die Elektronen in den äußeren Schalen der Elemente sind für deren chemische und z.T. auch physikalische Eigenschaften verantwortlich. Weil die Elemente nur mit Hilfe dieser Elektronen miteinander verknüpft werden können, d.h. Bindungen (Valenzen) ausbilden können, nennt man diese Außenelektronen auch **Valenzelektronen**. Ihre Anordnung ist die **Valenzelektronenkonfiguration**.

**Die Valenzelektronen bestimmen das chemische Verhalten der Elemente.**

Wird einem neutralen chemischen Element durch irgendeinen Vorgang **ein** Valenzelektron entrissen, wird es **ein**fach positiv geladen. Es entsteht ein **ein**wertiges *Kation* (s. S. 38). Das Element wird oxidiert (s. S. 168), seine **Oxidationsstufe/Oxidationszahl** (s. S. 166), ist +1. Die Oxidationsstufe –1 erhält man, wenn einem neutralen Element ein Valenzelektron zusätzlich hinzugefügt wird. Es entsteht ein *Anion* (s. S. 38). Höhere bzw. tiefere Oxidationsstufen/Oxidationszahlen werden entsprechend durch Subtraktion bzw. Addition mehrerer Valenzelektronen erhalten.

*Beachte:* Als *Ionen* bezeichnet man geladene Atome und Moleküle. Positiv geladene heißen *Kationen,* negativ geladene *Anionen.* Die jeweilige Ladung wird mit dem entsprechenden Vorzeichen oben rechts an dem Element, Molekül etc. angegeben, z.B. $Cl^-$, $SO_4^{2-}$, $Cr^{3+}$.

# Periodizität einiger Eigenschaften

Es gibt Eigenschaften der Elemente, die sich periodisch mit zunehmender Ordnungszahl ändern.

## 1) Atom- und Ionenradien

Abb. 14 zeigt die Atom- und Ionenradien wichtiger Elemente.

Aus Abb. 14 kann man entnehmen, dass die Atomradien **innerhalb einer Gruppe** von oben nach unten zunehmen (*Vermehrung der Elektronenschalen*). **Innerhalb einer Periode** nehmen die Atomradien von links nach rechts ab, wegen stärkerer Kontraktion infolge zunehmender Kernladung bei *konstanter Schalenzahl*.

Diese Aussagen gelten analog für die Radien der Kationen bzw. Anionen der Hauptgruppenelemente. Bei Nebengruppenelementen sind die Verhältnisse komplizierter.

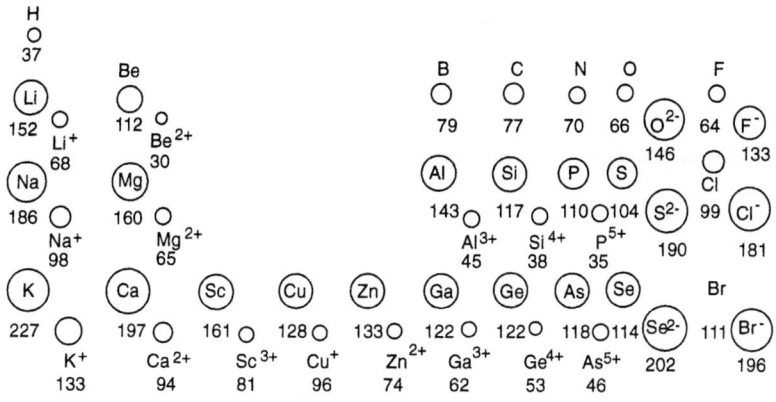

**Abb. 14.** Atom- und Ionenradien (in pm)

## 2) *Elektronenaffinität (EA)*

Die Elektronenaffinität (EA) ist definiert als diejenige **Energie**, die mit der Elektronenaufnahme durch ein gasförmiges Atom oder Ion verbunden ist:

$$X + e^- \longrightarrow X^-; \quad Cl + e^- \longrightarrow Cl^-, \quad EA = -3{,}61 \text{ eV} \cdot \text{mol}^{-1}$$

*Beispiel:* Das Chlor-Atom nimmt ein Elektron auf und geht in das $Cl^-$-Ion über. Hierbei wird eine Energie von 3,61 eV · mol$^{-1}$ frei (negatives Vorzeichen). Nimmt ein Atom mehrere Elektronen auf, so muss Arbeit gegen die abstoßende Wirkung des ersten „überschüssigen" Elektrons geleistet werden. Die Elektronenaffinität hat dann einen positiven Wert.

**Innerhalb einer Periode nimmt der Absolutwert der Elektronenaffinität im allgemeinen von links nach rechts zu und innerhalb einer Gruppe von oben nach unten ab.** Tabelle 3 enthält einige Elektronenaffinitäten.

**Tabelle 3.** Elektronenaffinitäten ausgewählter Elemente in eV (1 eV = 1,60203 · 10$^{-19}$ J)

| | | | | | | | |
|---|---|---|---|---|---|---|---|
| H | −0,75 | C | | −1,26 | F | −3,39 | He | +0,5 |
| Li | −0,61 | $O + e^- \longrightarrow O^-$ | −1,46 | Cl | −3,61 | Ne | +1,2 |
| Na | −0,54 | $O^- + e^- \longrightarrow O^{2-}$ | +8,75 | Br | −3,36 | Ar | +1,0 |
| K | −0,50 | $S + e^- \longrightarrow S^-$ | −2,07 | I | −3,05 | Kr | +1,0 |
| Rb | −0,48 | $S^- + e^- \longrightarrow S^{2-}$ | +5,51 | | | Xe | +0,8 |

(Nach *H. Hotop* und *W.C. Lineberger*, J. Phys. Chem. Ref. Data **14**(3), 731 (1985).
*Beachte:* Die Vorzeichengebung ist in der Literatur uneinheitlich).
*Anmerkung:* EA-Werte sind schwierig zu messen. Sie werden meist über einen thermodynamischen Kreisprozess berechnet. Die EA ist zahlenmäßig gleich der Ionisierungsenergie des entsprechenden gasförmigen Anions.

## 3) Ionisierungspotential / Ionisierungsenergie

Unter dem Ionisierungspotential IP (Ionisierungsenergie) versteht man die Energie, die aufgebracht werden muss, um von einem gasförmigen Atom oder Ion ein Elektron vollständig abzutrennen:

$$\overset{0}{\text{Na}} \longrightarrow \overset{+1}{\text{Na}^+} + e^-; \qquad \text{IP} = 500 \text{ kJ} \cdot \text{mol}^{-1}$$
$$= 5{,}1 \text{ eV} = 8{,}1 \cdot 10^{-19} \text{ J pro Atom}$$

Wird das *erste* Elektron abgetrennt, spricht man vom *1. Ionisierungspotential* usw. Das Ionisierungspotential ist direkt messbar und ein Maß für den Energiezustand des betreffenden Elektrons bzw. der Stabilität der Elektronenstruktur des Atoms oder Ions (Abb. 15).

**Im allgemeinen nimmt die Ionisierungsenergie innerhalb einer Periode von links nach rechts zu (wachsende Kernladung) und innerhalb einer Gruppe von oben nach unten ab (wachsender Atomradius).**

*Halbbesetzte* und *volle* Energieniveaus sind besonders stabil. Dementsprechend haben Elemente mit diesen Elektronenkonfigurationen vergleichsweise hohe Ionisierungspotentiale.

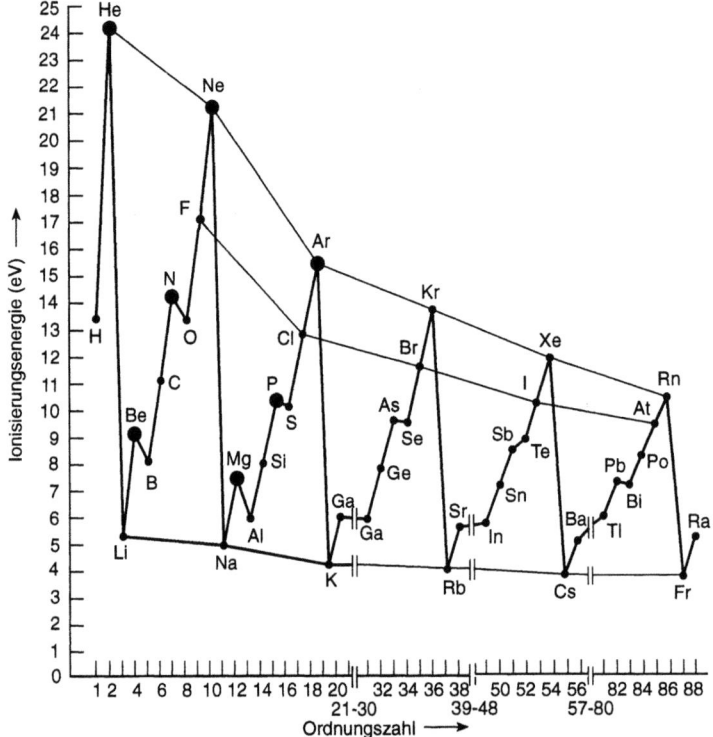

**Abb. 15.** „Erste" Ionisierungspotentiale (in eV) der Hauptgruppenelemente. Elemente mit halb- und vollbesetzten Energieniveaus in der K-, L- und M-Schale sind durch einen ausgefüllten Kreis gekennzeichnet

## 4) Elektronegativität

Die Elektronegativität EN oder $\chi$ ist nach *L. Pauling* ein Maß für das Bestreben eines Atoms, in einer kovalenten Einfachbindung das bindende Elektronenpaar an sich zu ziehen.

Abb. 16 zeigt die von *Pauling* angegebenen Werte für eine Reihe wichtiger Elemente. Wie man deutlich sehen kann, nimmt die Elektronegativität innerhalb einer **Periode** von links nach rechts zu und innerhalb einer **Gruppe** von oben nach unten meist ab.

**Fluor wird als negativstem Element willkürlich die Zahl 4 zugeordnet.** Demgemäss handelt es sich bei den Zahlenwerten in Abb. 16 um *relative Zahlenwerte*.

L. *Pauling* hat seine Werte über die Bindungsenergien in Molekülen ermittelt.

Eine einfache Beziehung für die experimentelle Bestimmung der Elektronegativitätswerte wurde auch von *R. Mulliken* angegeben:

$$\chi = \frac{IP + EA}{2}$$

$\chi$ = Elektronegativität; IP = Ionisierungspotential; EA = Elektronenaffinität

Die Werte für die Ionisierungspotentiale sind für fast alle Elemente experimentell bestimmt. Für die Elektronenaffinitäten ist dies allerdings nicht in gleichem Maße der Fall.

Die Differenz $\Delta\chi$ der Elektronegativitäten zweier Bindungspartner ist ein Maß für die *Polarität* (= Ionencharakter) der Bindung.

| | | | | | | |
|---|---|---|---|---|---|---|
| H 2,1 | | | | | | H 2,1 |
| Li 1,0 | Be 1,5 | B 2,0 | C 2,5 | N 3,0 | O 3,5 | F **4,0** |
| Na 0,9 | Mg 1,2 | Al 1,5 | Si 1,8 | P 2,1 | S 2,5 | Cl 3,0 |
| K 0,8 | Ca 1,0 | | | | Se 2,4 | Br 2,8 |
| Rb 0,8 | Sr 1,0 | | | | Te 2,1 | I 2,4 |
| Cs 0,7 | Ba 0,9 | | | | | |

**Abb. 16.** Elektronegativitäten nach *Pauling*

Je größer Δχ, um so ionischer (polarer) ist die Bindung.

*Beispiele:* H–Cl (Δχ = 0,9; ca. 20 % Ionencharakter), NaCl (Δχ = 2,1; typisches Salz).

*Beachte*: Die Elektronegativität der Elemente ist abhängig vom Bindungszustand bzw. der Hybridisierung. Der Wert EN = 2,5 gilt für $sp^3$-hybridisierten Kohlenstoff.

## *5) Metallischer und nichtmetallischer Charakter der Elemente*
(Abb. 17)

Innerhalb einer Periode nimmt der **metallische** Charakter von links nach rechts ab und innerhalb einer Gruppe von oben nach unten zu. Für den **nichtmetallischen** Charakter gelten die entgegengesetzten Richtungen.

**Im Periodensystem stehen** demzufolge **die typischen *Metalle* links und unten** und **die typischen *Nichtmetalle* rechts und oben.**

Eine „Trennungslinie" bilden die sogenannten *Halbmetalle* B, Si, Ge, As, Te, die auch in ihrem Verhalten zwischen beiden Gruppen stehen. Die Trennung ist nicht scharf; es gibt eine breite Übergangszone.

*Charakterisierung der Metalle.* 3/4 aller Elemente sind Metalle, und 9/16 aller binären Systeme sind Metallsysteme. Metalle haben hohe elektrische und thermische Leitfähigkeit, metallischen Glanz, kleine Elektronegativitäten, Ionisierungspotentiale (< 10 eV) und Elektronenaffinitäten. Sie können Oxide bilden und sind in Verbindungen (besonders in Salzen) fast immer der positiv geladene Partner. Metalle sind dehnbar, formbar usw. Sie kristallisieren in sog. Metallgittern, s. S. 80 (über die Bindung in Metallen s. S. 81).

*Charakterisierung der Nichtmetalle.* Die Nichtmetalle stehen mit Ausnahme des Wasserstoffs im Periodensystem **eine bis vier** Positionen vor einem Edelgas. Ihre Eigenschaften ergeben sich aus den allgemeinen Gesetzmäßigkeiten im Perioden-

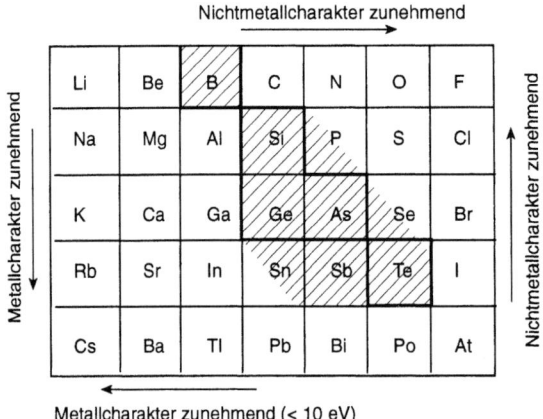

**Abb. 17**

system. Nichtmetalle haben relativ hohe Ionisierungspotentiale, große Elektronenaffinitäten (für die einwertigen Anionen) und größere Elektronegativitätswerte als Metalle (außer den Edelgasen). Hervorzuheben ist, dass sie meist Isolatoren sind und untereinander ***typisch kovalente*** Verbindungen bilden, wie $H_2$, $N_2$, $S_8$, $Cl_2$, Kohlendioxid ($CO_2$), Schwefeldioxid ($SO_2$) und Stickstoffdioxid ($NO_2$). Nichtmetalloxide sind sogenannte *Säureanhydride* und reagieren im allgemeinen mit Wasser zu Säuren.

*Beispiele:* $CO_2 + H_2O \rightleftharpoons H_2CO_3$; $SO_2 + H_2O \rightleftharpoons H_2SO_3$; $SO_3 + H_2O \rightleftharpoons H_2SO_4$.

*Ausnahme:* Sauerstofffluoride, z.B. $F_2O$.

## *6) Schrägbeziehung*

Ein Gegenstand im „GK 1990" ist die sog. *Schrägbeziehung* im PSE.

Man versteht darunter die Tatsache, dass bei den ersten Gruppen jeweils das *erste* Element einer Gruppe in seinen chemischen Eigenschaften mehr dem *zweiten* Element der folgenden Gruppe ähnelt als dem jeweils höheren Homologen: **Lithium – Magnesium; Beryllium – Aluminium; Bor – Silicium.** Ursache hierfür sind die vergleichbaren Ladungsdichten aufgrund ähnlicher Atom- bzw. Ionenradien.

# 4 Moleküle, chemische Verbindungen und Reaktionsgleichungen

Die kleinste Kombination von Atomen eines Elements oder verschiedener Elemente, die unabhängig existenzfähig ist, heißt *Molekül.* Ein Molekül ist das kleinste für sich genommen existenzfähige Teilchen einer chemischen *Verbindung.* Alle Verbindungen (Moleküle) lassen sich in die Elemente zerlegen. Die Zerlegung einer Verbindung in die Elemente zur Bestimmung von Zusammensetzung und Aufbau nennt man *Analyse,* den Aufbau einer Verbindung aus den Elementen bzw. Elementkombinationen *Synthese.*

Ein Molekül wird hinsichtlich seiner Zusammensetzung dadurch charakterisiert, dass man die Elementsymbole seiner elementaren Komponenten nebeneinander stellt. Kommt ein Element in einem Molekül mehrfach vor, wird die Anzahl durch eine tiefgestellte Zahl rechts unten am Elementsymbol angegeben. *Beispiele:* Das Wasserstoffmolekül $H_2$ enthält zweimal das Element Wasserstoff H. Das Wassermolekül enthält zweimal das Element Wasserstoff H und einmal das Element Sauerstoff O. Sein Symbol ist $H_2O$.

Weitere *Beispiele:* $N_2$, $O_2$, $F_2$, $I_2$.

$2\,H \longrightarrow H_2$; $2\,Br \longrightarrow Br_2$; ein Schwefelmolekül $S_8$ ist aus 8 S-Atomen aufgebaut.

*Beispiele* für einfache Verbindungen sind auch die Alkali- und Erdalkalihalogenide. Es handelt sich um Kombinationen aus einem Alkalimetall wie Natrium (Na), Kalium (K) oder einem Erdalkalimetall wie Calcium (Ca), Strontium (Sr) oder Barium (Ba) mit den Halogenen Fluor (F), Chlor (Cl), Brom (Br) oder Iod (I).

Die **Formeln** sind den Namen in Klammern zugeordnet: Natriumfluorid (NaF), Natriumchlorid (NaCl), Natriumbromid (NaBr), Calciumchlorid ($CaCl_2$), Strontiumchlorid ($SrCl_2$), Bariumchlorid ($BaCl_2$). Solche Formeln sind *Summenformeln* (Bruttoformeln, empirische Formeln), die nur die Elementzusammensetzung der betreffenden Substanzen angeben. Sie sagen nichts aus über die räumliche Anordnung der Bestandteile.

Auskunft über die räumliche Anordnung der einzelnen Elemente in einem Molekül und die Molekülgröße gibt die *Strukturformel* (Konstitutionsformel) bzw. das *Raumgitter* bei Salzen und anderen festen Stoffen (vgl. S. 39).

Einige Beispiele sollen die Unterschiede erläutern:

| | | | |
|---|---|---|---|
| Methan | **Summenformel:** $CH_4$ | Strukturformel: | Abb. 30 |
| Ammoniak | $NH_3$ | Strukturformel: | Abb. 33 |
| Phosphor(III)-oxid | $P_4O_6$ | Strukturformel: | Abb. 19 |
| Natriumchlorid | $(NaCl)_n$ | Raumgitter: | Abb. 22 |
| Siliciumdioxid (Cristobalit) | $(SiO_2)_n$ | Raumgitter: | Abb. 18 |
| Pyrophosphorsäure | $H_4P_2O_7$ | Strukturformel: | Abb. 19 |
| Arsenoxid (kubisch) | $As_4O_6$ | Strukturformel: | Abb. 20 |

Neben dem Arsentrioxid $As_4O_6$ gibt es das Arsenpentoxid $As_2O_5$ und das Arsentetroxid $As_2O_4$.

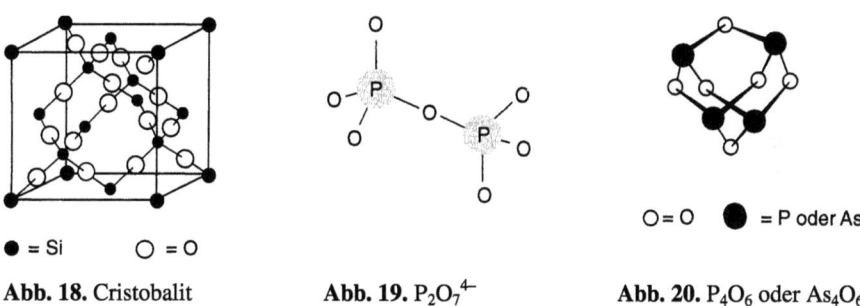

● = Si   ○ = O

○ = O   ● = P oder As

**Abb. 18.** Cristobalit      **Abb. 19.** $P_2O_7^{4-}$      **Abb. 20.** $P_4O_6$ oder $As_4O_6$

## Reaktionsgleichungen

Die auf S. 4 angegebenen Grundgesetze der Chemie bilden die Grundlage für die **quantitative** Beschreibung chemischer Reaktionen in Form chemischer *Reaktionsgleichungen.* Hierbei schreibt man die Ausgangsstoffe auf die linke Seite und die Produkte auf die rechte Seite des Gleichheitszeichens. Das Wort Gleichung besagt:

**Die Anzahl der Atome eines Elements muss auf beiden Seiten der Gleichung insgesamt gleich sein.** Die Atome sind nämlich auf beiden Seiten nur verschieden miteinander kombiniert.

Die Reaktion von Chlor, $Cl_2$, mit Wasserstoff, $H_2$, zu Chlorwasserstoff, HCl, kann folgendermaßen wiedergegeben werden:

$$H_2 + Cl_2 = 2\,HCl + Energie$$

Verläuft eine Reaktion weitgehend vollständig von links nach rechts, ersetzt man das Gleichheitszeichen durch einen nach rechts gerichteten Pfeil:

$$H_2 + Cl_2 \longrightarrow 2\,HCl$$

Existiert bei einer bestimmten Reaktion auch eine merkliche Zersetzung der Produkte in die Ausgangsstoffe (= **Rückreaktion**), verwendet man Doppelpfeile:

$$A + B \rightleftharpoons C$$

Um chemische Gleichungen quantitativ auswerten zu können, benötigt man ausser der Atommasse auch die *Molekülmasse* (früher Molekulargewicht genannt).

**Die Molekülmasse ist die Summe der Atommassen aller Atome eines Moleküls. Sie wird in der Einheit atomare Masseneinheit u angegeben.**

*Beispiele:* Die Molekülmasse von HCl ist $1 + 35,5 = 36,5$; die Molekülmasse von Methan ($CH_4$) ist $12 + 4 \cdot 1 = 16$.

(Auch hier lässt man, weil Verwechslung ausgeschlossen, die Einheit u weg.)

---

*Einheit der Stoffmenge ist das **Mol** (Kurzzeichen: mol).*

---

**1 Mol ist die Stoffmenge eines Systems bestimmter Zusammensetzung, das aus ebensovielen Teilchen besteht, wie Atome in 12/1000 Kilogramm des Nuclids $^{12}_{6}C$ enthalten sind.**

Ein Mol bezieht sich also auf eine bestimmte Anzahl Teilchen (Atome, Moleküle, Ionen usw.). Diese Anzahl ist die Avogadrosche Konstante $N_A$; oft heißt sie auch *Avogadrosche Zahl $N_A$*.

$$N_A = 6{,}022\,0943 \cdot 10^{23}\ mol^{-1}\ (\pm 1{,}05\ ppm)$$

(ppm = parts per million, = 1 Teil auf $10^6$ Teile)

Die Größe dieser Zahl wird klar, wenn man bedenkt, dass 602 209 430 000 000 000 000 000 Wasserstoffatome zusammengenommen 1,0079 g wiegen.

Die Stoffmengeneinheit Mol verknüpft die beiden gesetzlichen Einheiten für Massen, das Kilogramm und die atomare Masseneinheit u:

$$\mathbf{u \cdot mol = g} \qquad \mathbf{1\ u = 1\ g \cdot mol^{-1} = 1{,}66053 \cdot 10^{-24}\ g}$$

Mit dem Mol als Stoffmengeneinheit werden die früher üblichen Stoffmengenangaben *Gramm-Atom* (= Substanzmenge in so viel Gramm, wie die Atommasse angibt) und *Gramm-Molekül* (= Substanzmenge in so viel Gramm einer Verbindung, wie ihre Molekülmasse angibt) überflüssig.

*Beispiele:*

Unter *1 mol Eisen* (Fe) versteht man $N_A$ Atome Eisen mit der in Gramm ausgedrückten Substanzmenge der Atommasse:

$$1\ mol\ Fe = 55{,}84 \cdot 1{,}66053 \cdot 10^{-24}\ g \cdot 6 \cdot 10^{23} = \mathit{55{,}84\ g}.$$

Unter *1 mol Methan* ($CH_4$) versteht man $N_A$ Moleküle Methan mit der in Gramm ausgedrückten Substanzmenge 1 mol:

$$1\ mol\ CH_4 = (1 \cdot 12{,}01 + 4 \cdot 1{,}00)\ g = \mathit{16{,}01\ g}$$

Unter *1 mol Natriumchlorid* ($Na^+Cl^-$) versteht man $N_A \cdot Na^+$-Ionen + $N_A \cdot Cl^-$-Ionen mit der zahlenmäßig in Gramm ausgedrückten Substanzmenge:

$$1 \text{ mol NaCl} = 58{,}5 \text{ g.}$$

Für Umsetzungen, an denen gasförmige Stoffe beteiligt sind, braucht man das **Molvolumen** $V_m$; Dies ist das Volumen, das $N_A$ Teilchen einnehmen. Man erhält es durch einen Rückschluss aus dem Volumengesetz von *Avogadro*, s. S. 4.

Das Molvolumen $V_m$ bei **0°C** (= 273,15 K) und **1,013 bar** (genau: 1013,25 mbar) ist das **molare** *Normvolumen* $V_{mn}$ eines *idealen* Gases.

$$\mathbf{V_{mn}} = 22{,}41383 \text{ L} \cdot \text{mol}^{-1}$$
$$\approx \mathbf{22{,}414 \text{ L} \cdot \text{mol}^{-1}}$$

Mit Hilfe des Molvolumens von Gasen sind Umrechnungen zwischen Masse und Volumen möglich.

# 5 Chemische Bindung
## Bindungsarten

Untersucht man Substanzen auf die Kräfte, die ihre Bestandteile zusammenhalten (chemische Bindung), so findet man verschiedene Typen der chemischen Bindung. Sie werden in reiner Form nur in wenigen Grenzfällen beobachtet. In der Regel überwiegen die Übergänge zwischen den Bindungsarten.

Wichtig für uns sind die ionische, die kovalente, die metallische und die koordinative Bindung (Bindung in Komplexen). Ferner interessieren die Wasserstoffbrückenbindung, die van der Waals-Bindung sowie die hydrophobe Wechselwirkung.

*Anmerkung*: Man spricht meist dann von „chemischer Bindung", wenn die Kombination von Atomen eine Energieabsenkung (=Bindungsenergie) von >50 kJ · mol$^{-1}$ bringt.

## 5.1 Ionische (polare, heteropolare) Bindungen, Ionenbeziehung

**Voraussetzung für die Bildung einer ionisch gebauten Substanz ist, dass ein Bestandteil ein relativ niedriges Ionisierungspotential hat und der andere eine hohe Elektronegativität besitzt.** Die Mehrzahl der ionisch gebauten Stoffe bildet sich demnach durch Kombination von Elementen mit stark unterschiedlicher Elektronegativität (EN-Differenz > 1,5). Sie stehen am linken und rechten Rand des Periodensystems (Metalle und Nichtmetalle).

Salze bilden sich zwischen Metallen und Nichtmetallen.

Ionische Verbindungen sind u.a. **Halogenide** ($NaCl$, $CaCl_2$, $CaF_2$, $BaCl_2$), **Oxide** ($CaO$), **Sulfide** ($Na_2S$), **Hydroxide** ($NaOH$, $KOH$, $Ca(OH)_2$), **Carbonate** ($K_2CO_3$, $Na_2CO_3$, $CaCO_3$, $NaHCO_3$), **Sulfate** ($MgSO_4$, $CaSO_4$, $FeSO_4$, $CuSO_4$, $ZnSO_4$).

Bei der Bildung ionisch gebauter Substanzen geht mindestens ein Elektron von einem Bestandteil mehr oder weniger vollständig auf einen anderen Bestandteil über. Dabei entstehen negativ geladene **Anionen** und positiv geladene **Kationen**. In der Regel besitzen die entstehenden Ionen der Hauptgruppenelemente **„Edelgaskonfiguration"**.

Die Theorie der ionischen (polaren) Bindung ist sehr einfach, da es sich hauptsächlich um elektrostatische Anziehungskräfte handelt.

Stellt man sich die Ionen in erster Näherung als positiv und negativ geladene, nichtkompressible Kugeln vor, dann gilt für die Kraft, mit der sie sich anziehen, das *Coulombsche Gesetz*:

$$K = \frac{e_1 \cdot e_2}{4\pi\varepsilon_0 \cdot \varepsilon \cdot r^2} \qquad (\varepsilon_0 = \text{Dielektrizitätskonstante des Vakuums})$$

mit den Ladungen $e_1$ bzw. $e_2$ und r als Abstand zwischen den als Punktladungen gedachten Ionenkugeln. $\varepsilon$ ist die Dielektrizitätskonstante des Mediums. Über die Bedeutung von $\varepsilon$ s. S. 90.

Die Ionenkugeln können sich nun einander nicht beliebig nähern, da sich die gleichsinnig geladenen Kerne der Ionen abstoßen. Zwischen Anziehung und Abstoßung stellt sich ein **Gleichgewichtszustand** ein, der dem **Gleichgewichtsabstand $r_0$** der Ionen im Gitter entspricht. Im Natriumchlorid ist er 280 pm (Abb. 21).

Die Coulombsche Anziehungskraft bevorzugt keine Raumrichtung, d.h. sie ist *ungerichtet* (elektrostatisches Feld). Dies führt dazu, dass sich eine möglichst große Anzahl von entgegengesetzt geladenen Ionen um ein als Zentralion herausgegriffenes Ion gruppieren **(große Koordinationszahl, KZ)**. Abb. 21 zeigt dies deutlich.

Das Raumgitter (Kristallgitter), das sich mit ionischen Bausteinen aufbaut, ist ein *Ionengitter*.

### Gitterenergie

Die Energie, die bei der Vereinigung äquivalenter Mengen gasförmiger (g) Kationen und Anionen zu einem Einkristall (fest, (f)) von 1 mol frei wird, heißt die *Gitterenergie* $U_G$ der betreffenden Substanz:

$$X^+(g) + Y^-(g) \longrightarrow XY(f) + U_G$$

($U_G$ gilt für den Kristall am absoluten Nullpunkt.)

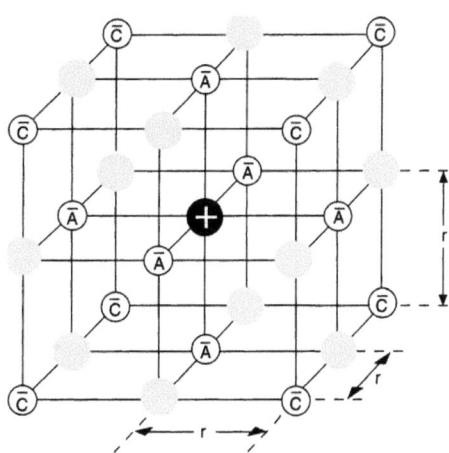

**Abb. 21.** Ausschnitt aus dem Natriumchlorid (NaCl)-Gitter. A, B, C sind verschieden weit entfernte Na$^+$- und Cl$^-$-Ionen

Für NaCl ist die Gitterenergie $-770$ kJ $\cdot$ mol$^{-1}$. Um diesen Energiebetrag ist das Ionengitter **stabiler** als die isolierten Ionen.

**Die Gitterenergie ist den Ionenladungen direkt und dem Kernabstand** (Summe der Ionenradien) **umgekehrt proportional.** Sie ist ein Maß für die Stärke der ionischen Bindung im Kristall.

In einem Ionengitter sind Ionen entgegengesetzter Ladung und meist unterschiedlicher Größe in einem stöchiometrischen Verhältnis so untergebracht, dass das *Prinzip der elektrischen Neutralität* gewahrt ist, und dass die elektrostatischen Anziehungskräfte die Abstoßungskräfte überwiegen. Da in den meisten Ionengittern die Anionen größer sind als die Kationen, stellt sich dem Betrachter das Gitter als ein **Anionengitter** dar (dichteste Packung aus Anionen), bei dem die **Kationen in den Gitterzwischenräumen** (Lücken) sitzen und für den Ladungsausgleich sowie den Gitterzusammenhalt sorgen. Es leuchtet unmittelbar ein, dass somit für den Bau eines Ionengitters das *Verhältnis der Radien* der Bausteine eine entscheidende Rolle spielt (Abb. 22).

Die Abb. 23-25 zeigen typische Ionengitter. Tabelle 4 enthält Beispiele für ionisch gebaute Verbindungen. Die schwarzen Kugeln stellen die Kationen dar.

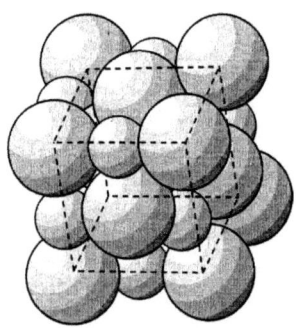

**Abb. 22.** Natriumchloridgitter (NaCl). Die großen Kugeln sind die Cl$^-$-Ionen

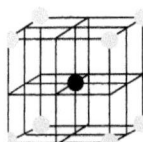 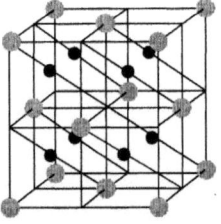 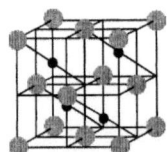

**Abb. 23.** Cäsiumchlorid (CsCl). Die Cs$^+$- und Cl$^-$- Ionen sitzen jeweils im Zentrum eines Würfels

**Abb. 24.** Antifluorit-Gitter (z.B. Li$_2$O, Na$_2$O, K$_2$O, Li$_2$S, Na$_2$S, K$_2$S, Mg$_2$Si)

**Abb. 25.** Zinkblende (ZnS). Die Zn- und S-Atome sitzen jeweils in der Mitte eines Tetraeders

**Tabelle 4.** Kristallstrukturen einiger ionischer Verbindungen

| Struktur | | Beispiele |
|---|---|---|
| AB | Cäsiumchlorid KZ 8 | CsCl, CsBr, CsI, TlCl, TlBr, TlI, NH$_4$Cl, NH$_4$Br |
| | Natriumchlorid KZ 6 | Halogenide des Li$^+$, Na$^+$, K$^+$, Rb$^+$ <br> Oxide und Sulfide des Mg$^{2+}$, Ca$^{2+}$, Sr$^{2+}$, Ba$^{2+}$, Mn$^{2+}$, Ni$^{2+}$ <br> AgF, AgCl, AgBr, NH$_4$I |
| | Zinkblende KZ 4 | Sulfide des Be$^{2+}$, Zn$^{2+}$, Cd$^{2+}$, Hg$^{2+}$ <br> CuCl, CuBr, CuI, AgI, ZnO |
| AB$_2$ | Fluorit KZ 8 : 4 | Fluoride des Ca$^{2+}$, Sr$^{2+}$, Ba$^{2+}$, Cd$^{2+}$, Pb$^{2+}$ <br> BaCl$_2$, SrCl$_2$, ZrO$_2$, ThO$_2$, UO$_2$ |
| | Antifluorit | Oxide und Sulfide des Li$^+$, Na$^+$, K$^+$, Rb$^+$ |
| | Rutil KZ 6 : 3 | Fluoride des Mg$^{2+}$, Ni$^{2+}$, Mn$^{2+}$, Zn$^{2+}$, Fe$^{2+}$ <br> Oxide des Ti$^{4+}$, Mn$^{4+}$, Sn$^{4+}$, Te$^{4+}$ |
| | Cristobalit KZ 4 : 2 | SiO$_2$, BeF$_2$ |

**Eigenschaften ionisch gebauter Substanzen:** Sie besitzen einen relativ hohen Schmelz- und Siedepunkt und sind hart und spröde. Diese Eigenschaften hängen im wesentlichen mit der Größe des Wertes der Gitterenergie zusammen. Die Lösungen und Schmelzen leiten den elektrischen Strom infolge Ionenwanderung.

Ein Beispiel für die technische Anwendung der Leitfähigkeit von Schmelzen ist die elektrolytische Gewinnung (Elektrolyse) unedler Metalle wie Aluminium, Magnesium, der Alkalimetalle usw. (s. S. 271, 278 und 287)

## 5.2 Atombindung (kovalente, homöopolare Bindung, Elektronenpaarbindung)

Die kovalente Bindung (Atom-, Elektronenpaarbindung) bildet sich zwischen Elementen ähnlicher Elektronegativität aus: „Ideale" kovalente Bindungen findet man nur zwischen Elementen gleicher Elektronegativität bzw. bei Kombination der Elemente selbst (z.B. H$_2$, Cl$_2$, N$_2$). Im Gegensatz zur elektrostatischen Bindung ist sie *gerichtet*, d.h. sie verbindet ganz bestimmte Atome miteinander. Zwischen den Bindungspartnern existiert eine erhöhte Elektronendichte.

Zur Beschreibung dieser Bindungsart benutzt der Chemiker im wesentlichen zwei Theorien. Diese sind als **Molekülorbitaltheorie** (MO-Theorie) und **Valenzbindungstheorie** (VB-Theorie) bekannt. Beide Theorien sind Näherungsverfahren zur Lösung der Schrödinger-Gleichung für Moleküle.

**MO-Theorie der kovalenten Bindung**

In der MO-Theorie beschreibt man die Zustände von Elektronen in einem Molekül ähnlich wie die Elektronenzustände in einem Atom durch Wellenfunktionen $\psi_{MO}$. Die Wellenfunktion, welche eine Lösung der Schrödinger-Gleichung ist, heißt **Molekülorbital** (MO). Jedes $\psi_{MO}$ ist durch Quantenzahlen charakterisiert, die seine Form und Energie bestimmen.

Zu jedem $\psi_{MO}$ gehört ein bestimmter Energiewert. $|\psi^2|$ dxdydz kann wieder als die Wahrscheinlichkeit interpretiert werden, mit der das Elektron in dem Volumenelement dxdydz angetroffen wird. Im Gegensatz zu den Atomorbitalen sind die MO **mehrzentrig**, z.B. zweizentrig für ein Molekül A–A (z.B. $H_2$). Eine exakte Formulierung der Wellenfunktion ist in fast allen Fällen unmöglich. Man kann sie aber näherungsweise formulieren, wenn man die Gesamtwellenfunktion z.B. durch *Addition* oder *Subtraktion* (Linearkombination) einzelner isolierter Atomorbitale zusammensetzt (LCAO-Methode = linear combination of atomic orbitals):

$$\psi_{MO} = c_1\psi_{AO} \pm c_2\psi_{AO} \qquad \text{(für ein zweizentriges MO)}$$

Die Koeffizienten $c_1$ und $c_2$ werden so gewählt, dass die Energie, die man erhält, wenn man $\psi_{MO}$ in die Schrödinger-Gleichung einsetzt, einen *minimalen Wert* annimmt. *Minimale potentielle Energie entspricht einem stabilen Zustand.*

Durch die Linearkombination **zweier** Atomorbitale (AO) erhält man **zwei** Molekülorbitale, nämlich MO(I) durch Addition der AO und MO(II) durch Subtraktion der AO. MO(I) hat eine **geringere** potentielle Energie als die isolierten AO. Die Energie von MO(II) ist um den gleichen Betrag höher als die der isolierten AO. **MO(I)** nennt man ein **bindendes Molekülorbital** und **MO(II)** ein **antibindendes** oder **lockerndes**. (Das antibindende MO wird oft mit * markiert.) Abb. 26a zeigt das Energieniveauschema des $H_2$-Moleküls.

**Der Einbau der Elektronen in die MO erfolgt unter Beachtung von Hundscher Regel und Pauli-Prinzip in der Reihenfolge zunehmender potentieller Energie. Ein MO kann von maximal *zwei* Elektronen mit antiparallelem Spin besetzt werden.**

In Molekülen mit ungleichen Atomen wie CO können auch sog. *nichtbindende* MO auftreten.

Abb. 27 zeigt die Verhältnisse für $H_2^+$, $H_2$, $He_2^+$ und „$He_2$". Die Bindungseigenschaften der betreffenden Moleküle sind in Tabelle 5 angegeben.

Aus Tabelle 5 kann man entnehmen, dass $H_2$ die stärkste Bindung hat. In diesem Molekül sind beide Elektronen in dem bindenden MO. Ein „$He_2$" existiert nicht, weil seine vier Elektronen sowohl das bindende als auch das antibindende MO besetzen würden.

*Beachte:* In der MO-Theorie befinden sich die Valenzelektronen der Atome nicht in Atomorbitalen, d.h. bevorzugt in der Nähe bestimmter Kerne, sondern in Molekülorbitalen, die sich über das ganze Molekül erstrecken. Dies gilt auch für Atomgitter wie im Diamant.

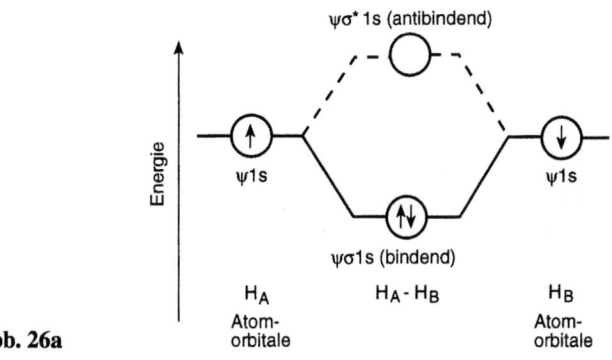

**Abb. 26a**

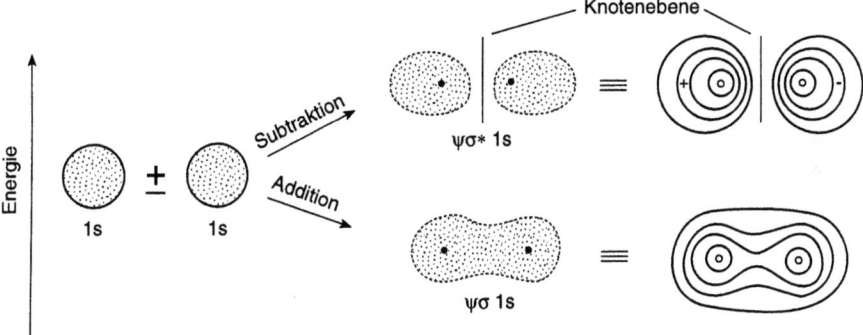

**Abb. 26b.** Graphische Darstellung der Bildung von $\psi 1s$-MO

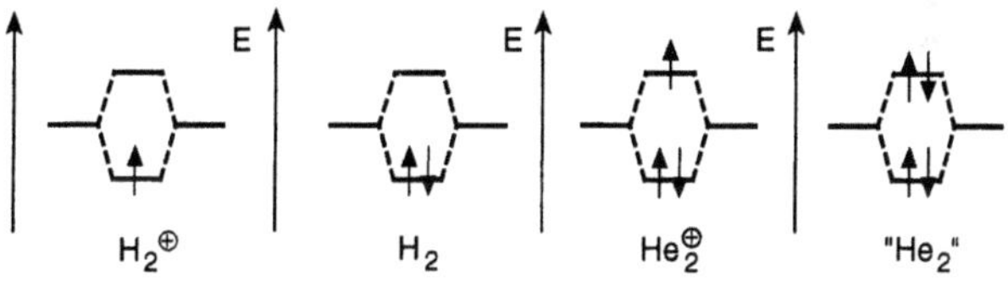

**Abb. 27**     $H_2^{\oplus}$     $H_2$     $He_2^{\oplus}$     „$He_2$"

**Tabelle 5.** Bindungseigenschaften einiger zweiatomiger Moleküle

| Molekül | Valenzelektronen | Bindungsenergie kJ/mol | Kernabstand pm |
|---|---|---|---|
| $H_2^+$ | 1 | 269 | 106 |
| $H_2$ | 2 | 436 | 74 |
| $He_2^+$ | 3 | ~ 300 | 108 |
| „$He_2$" | 4 | 0 | – |

s. auch S. 51!

Das MO-Schema von $O_2$ s. S. 209.

In Molekülen mit ungleichen Atomen wie CO können auch sog. *nichtbindende MO* auftreten.

**VB-Theorie der kovalenten Bindung**

Erläuterung der Theorie an Hand von Beispielen

*1. Beispiel:* Das **Wasserstoff-Molekül $H_2$**. Es besteht aus zwei Protonen und zwei Elektronen. Isolierte H-Atome besitzen je ein Elektron in einem 1s-Orbital. Eine Bindung zwischen den H-Atomen kommt nun dadurch zustande, dass sich ihre Ladungswolken durchdringen, d.h. dass sich ihre 1s-Orbitale *überlappen* (s. Abb. 28). *Der Grad der Überlappung ist ein Maß für die Stärke der Bindung.* In der Überlappungszone ist eine endliche Aufenthaltswahrscheinlichkeit für beide Elektronen vorhanden.

Die reine kovalente Bindung ist meist eine *Elektronenpaarbindung.* Beide Elektronen der Bindung stammen von beiden Bindungspartnern. Nach der Bindungsbildung gehören sie **beiden** Bindungspartnern. Diese erreichen damit formal jeder für sich eine Edelgasschale. Es ist üblich, ein Elektronenpaar, das die Bindung zwischen zwei Atomen herstellt, durch einen Strich *(Valenzstrich)* darzustellen. *Beispiel:* H· + ·H = H··H bzw. H:H = H–H. $H_2$ hat formal eine dem He entsprechende Elektronenkonfiguration. Eine mit Valenzstrichen aufgebaute Molekülstruktur nennt man *Valenzstruktur* (Lewis-Formel).

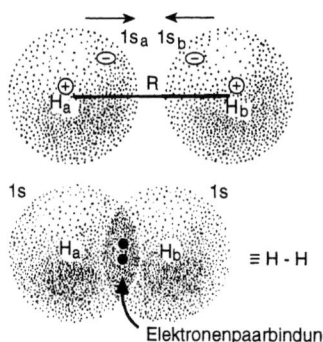

**Abb. 28**

*2. Beispiel:* das **Methan-Molekül $CH_4$**. Strukturbestimmungen am $CH_4$-Molekül haben gezeigt, dass das Kohlenstoffatom von **vier** Wasserstoffatomen in Form eines Tetraeders umgeben ist. Die Bindungswinkel H–C–H sind 109°28' (Tetraederwinkel). Die Abstände vom C-Atom zu den H-Atomen sind gleich lang (gleiche Bindungslänge) (vgl. Abb. 30). Eine mögliche Beschreibung der Bindung im $CH_4$ ist folgende:

**Im Grundzustand** hat das Kohlenstoffatom die Elektronenkonfiguration $(1s^2)$ $2s^2 2p^2$ Es könnte demnach nur zwei Bindungen ausbilden mit einem Bindungswinkel von 90° (denn zwei p-Orbitale stehen senkrecht aufeinander). Damit das Kohlenstoffatom vier Bindungen eingehen kann, muss ein Elektron aus dem 2s-Orbital in das leere 2p-Orbital *„angehoben"* werden (Abb. 29). Die hierzu nötige Energie (**Promotions-** oder **Promovierungsenergie**) wird durch den Energiegewinn, der bei der Molekülbildung realisiert wird, aufgebracht. Das Kohlenstoffatom befindet sich nun in einem *„angeregten"* Zustand.

**Gleichwertige Bindungen aus s- und p-Orbitalen mit Bindungswinkeln von 109°28' erhält man nach** *Pauling* **durch** *mathematisches Mischen (= Hybridisieren)* **der Atomorbitale.** Aus **einem** s- und **drei** p-Orbitalen entstehen *vier* gleichwertige *$sp^3$-Hybrid-Orbitale*, die vom C-Atom ausgehend in die Ecken eines Tetraeders gerichtet sind (Abb. 30 und 31). Ein $sp^3$-Hybrid-Orbital besitzt, entsprechend seiner Konstruktion, 1/4 s- und 3/4 p-Charakter.

*Beachte:* Die Anzahl der Hybrid-Orbitale ist gleich der Anzahl der benutzten AO.

Aus Abb. 30 und 31 geht deutlich hervor: Die Hybrid-Orbitale haben nicht nur eine **günstigere** Orientierung auf die Bindungspartner, sie besitzen auch eine **größere** räumliche Ausdehnung als die nicht hybridisierten AO. Dies ergibt eine **bessere** Überlappung und somit eine stärkere Bindung. Die Bindung zwischen dem C-Atom und den vier Wasserstoffatomen im $CH_4$ kommt nämlich dadurch zustande, dass jedes der vier Hybrid-Orbitale des C-Atoms mit je einem 1s-Orbital eines Wasserstoffatoms überlappt (Abb. 31).

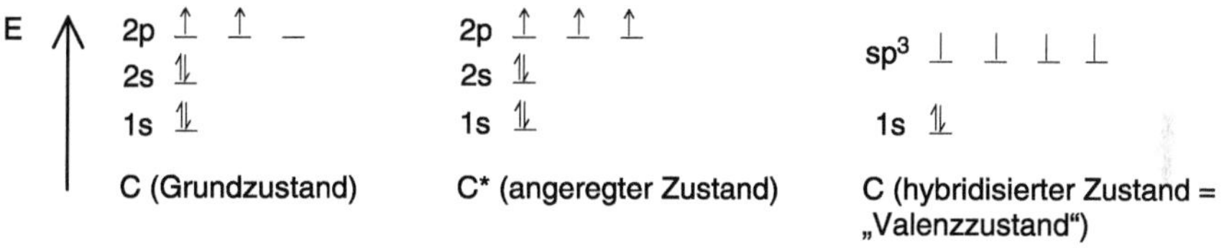

**Abb. 29.** Bildung von $sp^3$-Hybrid-Orbitalen am C-Atom. Im „Valenzzustand" sind die Spins der Elektronen statistisch verteilt. Die Bezeichnung „Zustand" ist insofern irreführend, als es sich beim „angeregten" und „hybridisierten Zustand" nicht um reale Zustände eines isolierten Atoms handelt, sondern um theoretische Erklärungsversuche. Ein angeregter Zustand wird durch einen Stern gekennzeichnet

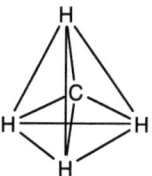

**Abb. 30.** $CH_4$-Tetraeder

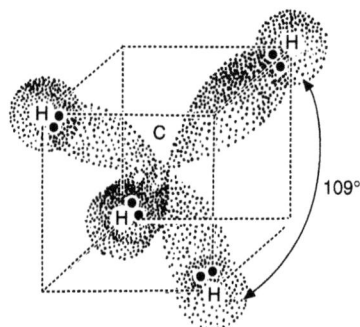

**Abb. 31.** VB-Struktur von $CH_4$. Vereinfachte Darstellung

Bindungen, wie sie im Methan ausgebildet werden, sind *rotationssymmetrisch* um die Verbindungslinie der Atome, die durch eine Bindung verknüpft sind. Sie heißen *σ-Bindungen*.

σ-Bindungen können beim Überlappen folgender AO entstehen: s + s, s + p, p + p, s + sp-Hybrid-AO, s + sp²-Hybrid-AO, s + sp³-Hybrid-AO, sp + sp, sp² + sp², sp³ + sp³ usw.

*Beachte:* Die Orbitale müssen in Symmetrie, Energie und Größe zueinander passen.

Substanzen, die wie Methan die größtmögliche Anzahl von σ-Bindungen ausbilden, nennt man *gesättigte* Verbindungen. $CH_4$ ist also ein gesättigter Kohlenwasserstoff (s. Teil III).

**Auch Moleküle wie $NH_3$ und $H_2O$**, die nicht wie $CH_4$ von vier H-Atomen umgeben sind, **zeigen eine Tendenz zur Ausbildung eines Tetraederwinkels.** Der Grund liegt darin, dass bei ihnen das Zentralatom (O bzw. N) auch sp³-hybridisiert ist.

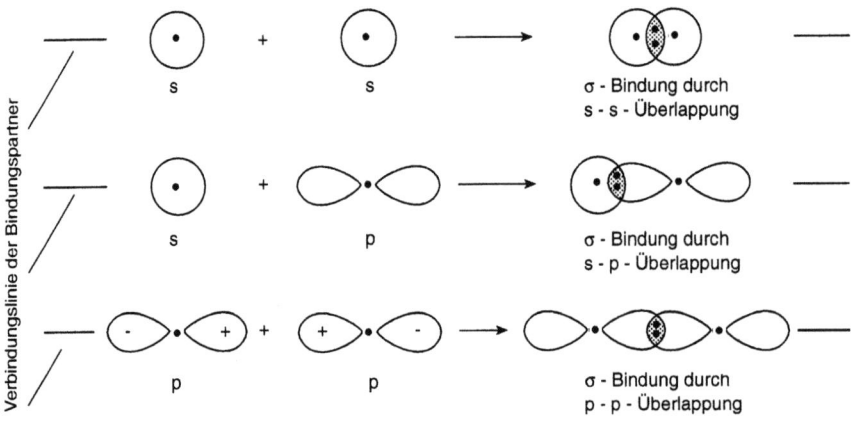

**Abb. 32.** Möglichkeiten der Bildung von σ-Bindungen (schematisch)

Die Valenzelektronenkonfiguration des **Stickstoffatoms** ist $2s^2 2p^3$. Das **Sauerstoffatom** hat die Konfiguration $2s^2 2p^4$. Durch Mischen von einem s-AO mit drei p-AO entstehen vier gleichwertige $sp^3$-Hybrid-Orbitale.

Im *NH₃-Molekül* können drei Hybrid-Orbitale mit je einem 1s-AO eines H-Atoms überlappen. Das vierte Hybrid-Orbital wird durch das freie Elektronenpaar am N-Atom besetzt.

Im *H₂O-Molekül* überlappen zwei Hybrid-Orbitale mit je einem 1s-AO eines H-Atoms, und zwei Hybrid-Orbitale werden von jeweils einem freien Elektronenpaar des O-Atoms besetzt. Da letztere einen größeren Raum einnehmen als bindende Paare, führt dies zu einer Verringerung des H–Y–H-Bindungswinkels auf 107° (NH₃) bzw. 105° (H₂O).

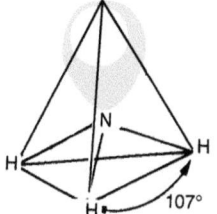

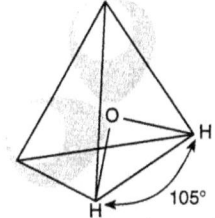

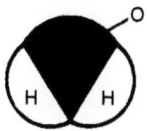

**Abb. 33.** Ammoniak (NH₃) **Abb. 34.** Wasser (H₂O)
($sp^3$ = 1 s-AO + 3 p-AO)

**Abb. 35.** „Kalottenmodell" von H₂O. Es gibt die maßstabgerechten Kernabstände, Wirkungsradien der Atome sowie die Bindungswinkel (Valenzwinkel) wieder. (Kalotte = Kugelkappe)

*3. Beispiel:* **Ethan** C₂H₆. Aus Abb. 36 geht hervor, dass **beide C-Atome** in diesem gesättigten Kohlenwasserstoff mit jeweils vier $sp^3$-hybridisierten Orbitalen **je vier σ-Bindungen** ausbilden. Drei Bindungen entstehen durch Überlappung eines $sp^3$-Hybrid-Orbitals mit je einem 1s-Orbital eines Wasserstoffatoms, während die vierte Bindung durch Überlappung von zwei $sp^3$-Hybrid-Orbitalen beider C-Atome zustande kommt. **Bei dem Ethanmolekül sind somit zwei Tetraeder über eine Ecke miteinander verknüpft.** Am Beispiel der C–C-Bindung ist angedeutet, dass

**Abb. 36.** Rotation um die C–C-Bindung im Ethan

um jede σ-Bindung prinzipiell *freie Drehbarkeit* (**Rotation**) möglich ist (sterische Hinderungen können sie einschränken oder aufheben).

In Abb. 37 ist als weiteres Beispiel für ein Molekül mit sp³-hybridisierten Bindungen das Propanmolekül angegeben.

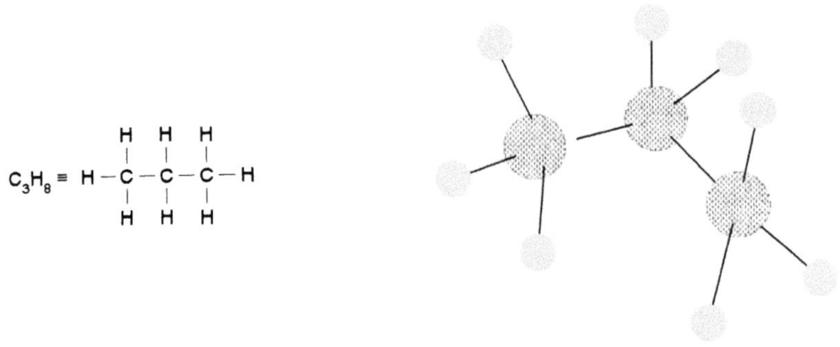

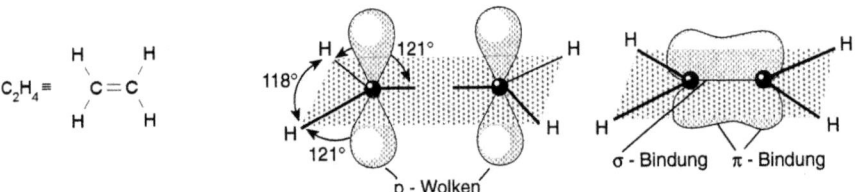

**Abb. 37**

### Mehrfachbindungen, ungesättigte Verbindungen

Als Beispiel für eine *ungesättigte* Verbindung betrachten wir das **Ethen** (Ethylen) $C_2H_4$ (Abb. 38)

**Abb. 38.** Bildung einer π-Bindung durch Überlappen zweier p-AO im Ethen

Ungesättigte Verbindungen sind dadurch von den gesättigten unterschieden, dass ihre Atome **weniger** als die maximale Anzahl von σ-Bindungen ausbilden.

Im Ethen bildet **jedes C-Atom drei σ-Bindungen** mit seinen drei Nachbarn (zwei H-Atome, ein C-Atom). Der Winkel zwischen den Bindungen ist etwa 120°. **Jedes C-Atom liegt in der Mitte eines Dreiecks**. Dadurch kommen alle Atome in einer Ebene zu liegen (Molekülebene).

Das **σ-Bindungsgerüst** lässt sich mit **sp²-Hybrid-Orbitalen** an den C-Atomen aufbauen. Hierbei wird ein **Bindungswinkel von 120°** erreicht. Wählt man als

Verbindungslinie zwischen den C-Atomen die x-Achse des Koordinatenkreuzes, und liegen die Atome in der xy-Ebene (= Molekülebene), dann besetzt das übriggebliebene p-Elektron das $p_z$-Orbital.

Im Ethen können sich die $p_z$-Orbitale beider C-Atome wirksam überlappen. Dadurch bilden sich Bereiche hoher Ladungsdichte oberhalb und unterhalb der Molekülebene. In der Molekülebene selbst ist die Ladungsdichte (Aufenthaltswahrscheinlichkeit der Elektronen) praktisch Null. Eine solche Ebene nennt man **Knotenebene**. Die Bindung heißt *π-Bindung*.

Bindungen aus einer σ- und einer oder zwei π-Bindungen nennt man **Mehrfachbindungen**.

Im Ethen haben wir eine sog. **Doppelbindung** >C=C< vorliegen. σ- und π-Bindungen beeinflussen sich in einer Mehrfachbindung gegenseitig.

Man kann experimentell zwar zwischen einer Einfachbindung (σ-Bindung) und einer Mehrfachbindung (σ + π-Bindungen) unterscheiden, aber nicht zwischen einzelnen σ- und π-Bindungen einer Mehrfachbindung.

**Durch Ausbildung von Mehrfachbindungen wird die Rotation um die Bindungsachsen aufgehoben.** Sie ist nur dann wieder möglich, wenn die Mehrfachbindungen gelöst werden (indem man z.B. das ungesättigte Molekül durch eine Additionsreaktion in ein gesättigtes überführt, s. Teil III).

*Übungsbeispiel:*

$$H_3C^1-C^2\begin{array}{c}H\\|\\|\\H\end{array}-\text{[Ring]}-C\begin{array}{c}H\\\\\\O\end{array}$$

$$CH=CH_2$$

Die C-Atome 1 und 2 sind $sp^3$-hybridisiert, alle anderen 9 C-Atome besitzen $sp^2$-hybridisierte Orbitale.

Substanzen mit **einer σ-Bindung und zwei π-Bindungen** sind das *Ethin* (Acetylen) $C_2H_2$ und das *Stickstoffmolekül* $N_2$. Das Bindungsgerüst ist linear.

Im Ethinmolekül sind die C-Atome *sp-hybridisiert* (∡ 180°). Die übriggebliebenen zwei p-Orbitale an jedem C-Atom ergeben durch Überlappung **zwei π-Bindungen** (Abb. 39). Im $N_2$ sind die Verhältnisse analog.

**Energie von Hybridorbitalen**

Wie auf S. 47 erwähnt, ist die Ursache für die Hybridisierung ein Gewinn an Bindungsenergie. Verschiedene Hybridorbitale unterscheiden sich daher im allgemeinen nicht nur in der Geometrie, sondern auch in der Energie voneinander. Bei *vollständiger* Hybridisierung ist die Orbitalenergie der Hybridorbitale der arithmetische Mittelwert aus den Energiewerten der Ausgangsorbitale. Abb. 40 verdeutlicht dies in einem Energieniveauschema (E = Orbitalenergie).

$C_2H_2 \equiv H-C\equiv C-H$

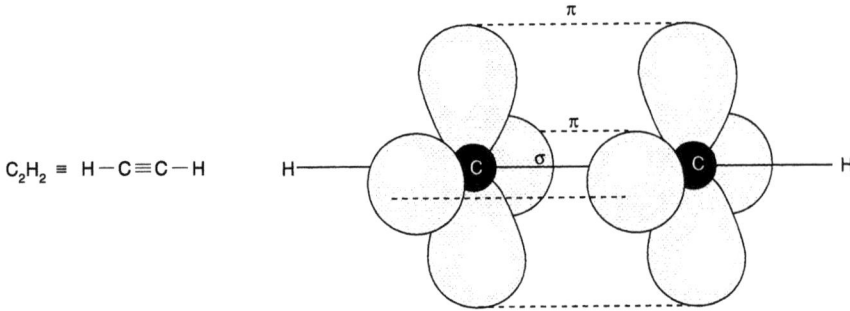

**Abb. 39.** Bildung der $\pi$-Bindungen beim Ethin

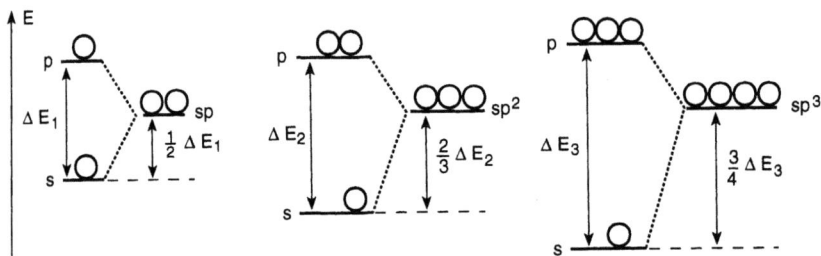

**Abb. 40.** Energieniveaudiagramme für die Hybridisierungen von s- und p-Orbitalen

## Bindungsenergie und Bindungslänge

In Abb. 26 wurde gezeigt, dass bei der Kombination von H-Atomen von einer gewissen Entfernung an Energie freigesetzt wird. Beim Gleichgewichtsabstand $r_0$ hat die potentielle Energie $E_{pot}$ des Systems ein Minimum. Die bei der Bindungsbildung freigesetzte Energie heißt **Bindungsenergie**, der Gleichgewichtsabstand zwischen den Atomkernen der Bindungspartner **Bindungslänge.**

*Beachte:* Je größer die Bindungsenergie, um so fester die Bindung.

Tabelle 6 zeigt eine Zusammenstellung der Bindungslängen und Bindungsenergien von Kovalenzbindungen.

**Tabelle 6.** Es werden meist mittlere Bindungsenergien und mittlere Bindungslängen (Kernabstände) tabelliert

| Bindung | Bindungslänge (pm) | Bindungsenergie (kJ·mol$^{-1}$) | |
|---|---|---|---|
| Cl–Cl | 199 | 242 | |
| F–H | 92 | 567 | |
| Cl–H | 127 | 431 | |
| O–H | 96 | 464 | |
| N–H | 101 | 389 | 1 nm = 1000 pm |
| C=O | 122 | 736 | = 10$^{-9}$ m |
| H–H | 74 | 436 | |
| N≡N | 110 | 945 | |
| C–H | 109 | 416 | |
| C–C | 154 | 346 | |
| C=C | 135 | 611 | |
| C≡C | 121 | 835 | |
| C⋯C (Benzol) | 139 | – | |
| C–F | | 460 | |
| C–Cl | | 335 | |
| C–Br | | 289 | |
| C–I | | 230 | |
| C–O | | 356 | |

In der **Anorganischen Chemie** spielen außer sp-, sp$^2$- und sp$^3$-Hybrid-Orbitalen vor allem noch dsp$^2$- (bzw. sp$^2$d-), dsp$^3$- (bzw. sp$^3$d-) und d$^2$sp$^3$- (bzw. sp$^3$d$^2$-)-Hybrid-Orbitale eine Rolle. Tabelle 7 enthält alle in diesem Buch vorkommenden Hybrid-Orbitale.

**Tabelle 7**

| Hybrid-orbital | Zahl der Hybrid-AO | ∡ zwischen Hybrid-AO | geometrische Form | Beispiele |
|---|---|---|---|---|
| sp | 2 | 180° | linear | σ-Gerüst von Ethin, N$_2$, σ-Gerüst von CO$_2$, HgCl$_2$ |
| sp$^2$ | 3 | 120° | Dreieck | σ-Gerüst von Ethen, σ-Gerüst von Benzol, BF$_3$, NO$_3^-$, CO$_3^{2-}$, BO$_3^{3-}$, BCl$_3$, PCl$_3$ |
| sp$^3$ | 4 | 109°28' | Tetraeder | CH$_4$, Ethan, NH$_4^+$, Ni(CO)$_4$, SO$_4^{2-}$, PO$_4^{3-}$, ClO$_4^-$, BF$_4^-$, FeCl$_4^-$ |

**Tabelle 7** (Fortsetzung)

| Hybrid-orbital | Zahl der Hybrid-AO | ∡ zwischen Hybrid-AO | geometrische Form | Beispiele |
|---|---|---|---|---|
| sp$^2$d | 4 | 90° | Quadrat | Komplexe von Pd(II), Pt(II), Ni(II) |
| sp$^3$d * | 5 | 90° 120° | trigonale Bipyramide | PCl$_5$, SbCl$_5$, |
| dsp$^3$ * | | | | Fe(CO)$_5$, MoCl$_5$, NbCl$_5$ |
| d$^2$sp$^3$ * | 6 | 90° | Oktaeder | [Fe(CN)$_6$]$^{4-}$, [Fe(CN)$_6$]$^{3-}$ |
| sp$^3$d$^2$ | | | | PCl$_6^-$, PF$_6^-$, SF$_6$ (ein 3s- + drei 3p- + zwei 3d-Orbitale) [FeF$_6$]$^{3-}$, [Fe(H$_2$O)$_6$]$^{2+}$, [Co(H$_2$O)$_6$]$^{2+}$, [CoF$_6$]$^{3-}$ |

* Die Reihenfolge der Buchstaben hängt von der Herkunft der Orbitale ab: zwei 3d-AO + ein 4s-AO + drei 4p-AO ergeben: d$^2$sp$^3$.

## Mesomerie oder Resonanz

Betrachtet man die Struktur des **SO$_4^{2-}$-Ions**, stellt man fest: Das S-Atom sitzt in der Mitte eines regulären Tetraeders; die S–O-Abstände sind gleich **und** kleiner, als es einem S–O-Einfachbindungsabstand entspricht.

Will man nun den kurzen Bindungsabstand erklären, muss man für die S–O-Bindung teilweisen (partiellen) **Doppelbindungscharakter** annehmen:

$$\underset{\underset{|\underline{\overline{O}}|}{\|}}{\overline{\underline{O}}}=\overset{|\overline{\underline{O}}|^-}{\underset{|}{S}}-\overline{\underline{O}}|^- \iff \underset{\underset{|\underline{\overline{O}}|}{|}}{^-|\overline{\underline{O}}}-\overset{|\overline{\underline{O}}|^-}{\underset{\|}{S}}=\overline{\underline{O}} \iff \underset{\underset{|\underline{\overline{O}}|}{|}}{\overline{\underline{O}}}=\overset{|\overline{\underline{O}}|^-}{\underset{\|}{S}}=\overline{\underline{O}} \iff ...$$

*Beachte:* Die Valenzstrichformeln sind in die Ebene projizierte Tetraeder.

Die **tatsächliche** Elektronenverteilung (= realer Zustand) kann also durch keine Valenzstruktur allein wiedergegeben werden.

Jede einzelne Valenzstruktur ist nur eine *Grenzstruktur* (mesomere Grenzstruktur, Resonanzstruktur). **Die tatsächliche Elektronenverteilung ist eine Überlage-**

rung (Resonanzhybrid) *aller* denkbaren **Grenzstrukturen**. Diese Erscheinung heißt **Mesomerie** oder **Resonanz**.

*Beachte:* Das Mesomeriezeichen ⟷ darf nicht mit einem Gleichgewichtszeichen verwechselt werden!

Die Mesomerie bezieht sich nur auf die Struktur (Verteilung) der Valenzelektronen. Grenzstrukturen (Grenzstrukturformeln) existieren nicht. Sie sind nur unvollständige Einzelbilder.

Der Energieinhalt des Moleküls oder Ions ist kleiner als von jeder Grenzstruktur.

Je mehr Grenzstrukturen konstruiert werden können, um so besser ist die Elektronenverteilung (Delokalisation der Elektronen) im Molekül, um so stabiler ist auch das Molekül.

Die Stabilisierungsenergie bezogen auf die energieärmste Grenzstruktur heißt *Resonanzenergie*.

*Beispiele* für Mesomerie sind u.a. folgende Moleküle und Ionen: $CO$, $CO_2$, $CO_3^{2-}$, $NO_3^-$, $HNO_3$, $HN_3$, $N_3^-$ oder komplexe Verbindungen wie z.B. $Ni(CO)_4$. Ein bekanntes Beispiel aus der organischen Chemie ist Benzol, $C_6H_6$, (s. Teil III).

Elektronenpaare eines Atoms, die sich nicht an einer Bindung beteiligen, heißen *einsame, freie* oder *nichtbindende* **Elektronenpaare**. Sie werden am Atom durch einen Strich symbolisiert.

*Beispiele:* $H_2\overline{\underline{O}}$, |$NH_3$, $H_2\underline{\overline{S}}$, $R-\overline{\underline{O}}H$, $R-\overline{\underline{O}}-R$, $H-\underline{\overline{F}}|$, $R-\overline{N}H_2$.

## Radikale

Es gibt auch Substanzen mit *ungepaarten* Elektronen, sog. **Radikale.** *Beispiele* sind das Diradikal $O_2$, $NO$, $NO_2$ oder organische Radikale wie das Triphenylmethylradikal. Auch bei chemischen Umsetzungen treten Radikale auf. So bilden sich durch Photolyse von Chlormolekülen Chloratome mit je einem ungepaarten Elektron, die mit $H_2$-Molekülen zu Chlorwasserstoff reagieren können (Chlorknallgasreaktion).

Substanzen mit ungepaarten Elektronen verhalten sich *paramagnetisch*. Sie werden von einem magnetischen Feld angezogen.

## Bindigkeit

Als Bindigkeit oder Bindungszahl bezeichnet man allgemein die Anzahl der Atombindungen, die von einem Atom gebildet werden. Im $CH_4$ ist das Kohlenstoffatom **vier**bindig. Im Ammoniak-Molekül $NH_3$ ist die Bindigkeit des Stickstoffatoms **3** und diejenige des Wasserstoffatoms **1**. Im Ammonium-Ion $NH_4^+$ ist das N-Atom **vier**bindig. Das Sauerstoffatom ist im $H_2O$-Molekül **zwei**- und im $H_3O^+$-Molekül **drei**bindig. Das Schwefelatom bildet im Schwefelwasserstoff $H_2S$ zwei Atombindungen aus. Schwefel ist daher in diesem Molekül **zwei**bindig. Im

Chlorwasserstoff HCl ist das Chloratom **ein**bindig. Bei Elementen ab der 3. Periode können auch d-Orbitale bei der Bindungsbildung benutzt werden. Entsprechend werden höhere Bindungszahlen erreicht: Im PF$_5$ ist das P-Atom **fünf**bindig; im SF$_6$ ist das S-Atom **sechs**bindig.

## Oktettregel

Die Ausbildung einer Bindung hat zum Ziel, einen energetisch günstigeren Zustand (geringere potentielle Energie) zu erreichen, als ihn das ungebundene Element besitzt.

Ein besonders günstiger Elektronenzustand ist die Elektronenkonfiguration der Edelgase. Mit Ausnahme von Helium (1s$^2$) haben alle Edelgase in ihrer äußersten Schale (Valenzschale) die Konfiguration n s$^2$ n p$^6$ (n = Hauptquantenzahl). Diese 8 Elektronenzustände sind die mit den Quantenzahlen λ, m und s maximal erreichbare Zahl (= Oktett), s. S. 18 und S. 19.

**Die Elemente der 2. Periode haben nur s- und p-Valenzorbitale. Bei der Bindungsbildung streben sie die Edelgaskonfiguration an.** Sie können das Oktett **nicht** überschreiten, und nur **vier** kovalente Bindungen ausbilden. Dieses Verhalten ist auch als **Oktettregel** bekannt.

*Beispiele:*

$$\underset{H \quad H}{\ddot{\text{O}}\!:} \quad ; \quad H\!:\!\ddot{\underset{..}{\text{Cl}}}\!: \quad ; \quad H-\underset{H}{\overset{H}{N^{+}}}-H$$

Bei Elementen höherer Perioden können u.U. auch d-Valenzorbitale mit Elektronen besetzt werden, weshalb hier vielfach eine *Oktettaufweitung* beobachtet wird. *Beispiele* sind die Moleküle PCl$_5$ (10 Elektronen um das Phosphoratom) und SF$_6$ (12 Elektronen um das Schwefelatom).

## Doppelbindungsregel

Die „klassische Doppelbindungsregel" besagt:

**Elemente der höheren Perioden (Hauptquantenzahl n > 2) können keine p$_\pi$–p$_\pi$-Bindungen ausbilden.**

Die Gültigkeit der Doppelbindungsregel wurde seit 1964 durch zahlreiche „Ausnahmen" eingeschränkt. Es gibt Beispiele mit Si, P, As, Sb, Bi, S, Te, Sb. Als Erklärung für die Stabilität der „Ausnahmen" wird angeführt, dass Elemente der höheren Perioden offenbar auch pd-Hybridorbitale zur Bildung von π-Bindungen benutzen können. Hierdurch ergibt sich trotz großer Bindungsabstände eine ausreichende Überlappung der Orbitale.

Sind größere Unterschiede in der Elektronegativität vorhanden, sind polarisierte Grenzstrukturen an der Mesomerie beteiligt:

$$El = C \longleftrightarrow {}^+El - C^-$$

*Beispiele s. Si-, P-Verbindungen.*

## Ausnahmen von der Doppelbindungsregel

Die Elemente der V. Hauptgruppe liefern einige schöne Beispiele für Ausnahmen von der Doppelbindungsregel. Die erste stabile Verbindung mit Phosphor-Kohlenstoff-$p_\pi$-$p_\pi$-Bindungen wurde 1964 hergestellt:

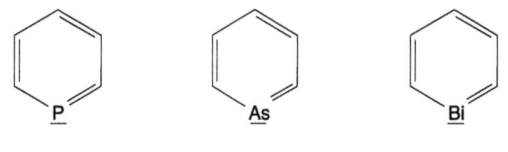

$X = S, NR_1$
$Y^- = BF_4^-, ClO_4^-$
$R_1 = CH_3, C_2H_5$
$R_2 = H, Br, CH_3$ u. a.

**Phosphabenzol** und **Arsabenzol** sind farblose, sehr reaktive Substanzen. Das **Bismutabenzol** ist nur in Lösung stabil.

Phosphabenzol    Arsabenzol    Bismutabenzol

Bekannt sind auch Verbindungen mit S=C-$(3p-2p)_\pi$-, Te=C-$(5p-2p)_\pi$-, Sb=C-$(5p-2p)_\pi$ oder Bi=C-$(6p-2p)_\pi$-Bindungen.

Im Tetramesityldisilen ist die -Si=Si- $(3p-3p)_\pi$-Bindung durch die sperrigen Mes-Reste „einbetoniert". Dies gilt auch für die nachfolgende Phosphor- und die analoge Arsen-Verbindung:

Mes₂Si=SiMes₂   (Mes = Mesityl = $Me_3C_6H_2$)

($+$ = tertiärbutyl)

(transfiguriert)

Eine C–P-Dreifachbindung liegt z.B. vor in $(CH_3)_3Si-C\equiv P|$.

## 5.3 Bindungen in Komplexen
Koordinative Bindung

*Komplexverbindung, Koordinationsverbindung, Koordinationseinheit* oder kurz *Komplex* heißt eine Verbindung, die ein **Zentralteilchen** (Koordinationszentrum) enthält, das ein Atom oder Ion sein kann und von einer **Ligandenhülle** umgeben ist. Die Zahl der Liganden (Anionen, neutrale Moleküle) ist dabei größer als die Zahl der Bindungspartner, die man für das Zentralteilchen entsprechend seiner Ladung und Stellung im PSE erwartet.

**Durch die Komplexbildung verlieren die Komplexbausteine ihre spezifischen Eigenschaften.** So kann man z.B. in der Komplexverbindung $K_3[Fe(CN)_6]$ weder die $Fe^{3+}$-Ionen noch die $CN^-$-Ionen qualitativ nachweisen; die Bausteine sind „maskiert". Erst nach der Zerstörung des Komplexes, z.B. durch Kochen mit Schwefelsäure, ist es möglich. Diese Eigenschaft unterscheidet Komplexe von den Doppelsalzen (*Beispiel:* Alaune, $M(I)M(III)(SO_4)_2 \cdot 12\, H_2O$. Die Komplexe bzw. Komplexionen besitzen als ganzes spezifische Eigenschaften. Bisweilen besitzen sie charakteristische Farben.

Die Zahl der Liganden, die das Zentralteilchen umgeben, ist die *Koordinationszahl* (KoZ oder KZ). Die Position, die ein Ligand in einem Komplex einnehmen kann, heißt *Koordinationsstelle*. *Konfiguration* nennt man die räumliche Anordnung der Atome in einer Verbindung.

Zentralteilchen sind meist Metalle und Metallionen. Liganden können eine Vielzahl von Ionen und Molekülen sein, die **einsame** Elektronenpaare zur Verfügung stellen können.

Besetzt ein Ligand eine Koordinationsstelle, so heißt er *einzähnig*, besetzt er mehrere Koordinationsstellen am gleichen Zentralteilchen, so spricht man von einem *mehrzähnigen* Liganden oder *Chelat-Liganden*. Die zugehörigen Komplexe nennt man *Chelatkomplexe*.

Werden zwei Zentralteilchen über Liganden verbrückt oder durch Bindungen zwischen den Zentralteilchen miteinander verbunden, entstehen **mehrkernige** Komplexe. Abb. 42 zeigt einen zweikernigen Komplex. Brückenliganden sind meistens einzähnige Liganden, die geeignete einsame Elektronenpaare besitzen. Tabelle 8 enthält eine Auswahl **ein-** und **mehrzähniger Liganden**.

**Tabelle 8**

**Einzähnige Liganden**

$|\overline{C}{\equiv}\overset{+}{O}|$ , $|\overline{C}{\equiv}N|$ , $NO_2^-$ , $|N{=}\overline{\underline{O}}\rangle$ , $|NH_3$ , $|NR_3$ , $|\overline{\underline{S}}{-}C{\equiv}N$ , $\overline{\underline{S}}R_2$ , $OH^-$ , $H_2\overline{\underline{O}}\rangle$ , $R\overline{\underline{O}}H$

$RCO_2^-$ , $F^-$ , $Cl^-$ , $Br^-$ , $I^-$

**Tabelle 8** (Fortsetzung)

**Mehrzähnige Liganden**

**Zwei**zähnige Liganden

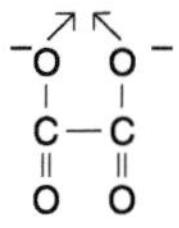

| Oxalat-Ion | Ethylendiamin (en) | Diacetyldioxim | Acetylacetonat-Ion (acac⁻) | 2,2'-Dipyridyl (dipy) |
|---|---|---|---|---|

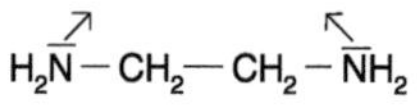

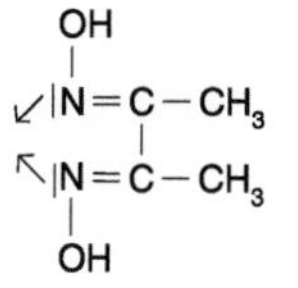

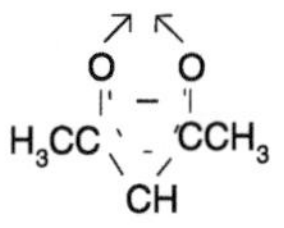

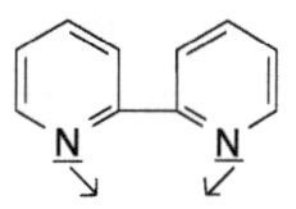

**Drei**zähniger Ligand

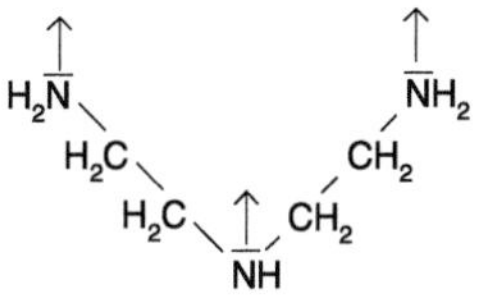

Diethylentriamin (dien)

**Vier**zähniger Ligand

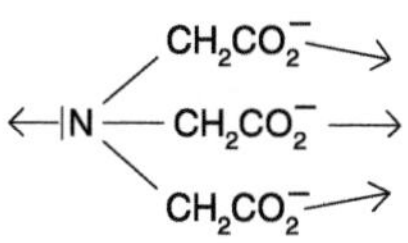

Anion der Nitrilotriessigsäure

**Fünf**zähniger Ligand

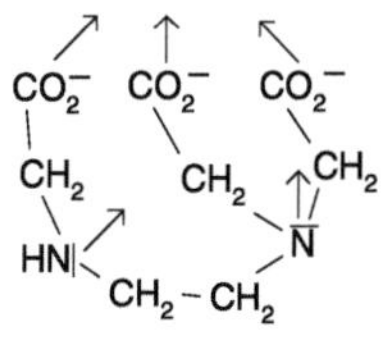

Anion der Ethylendiamintriessigsäure

**Sechs**zähniger Ligand

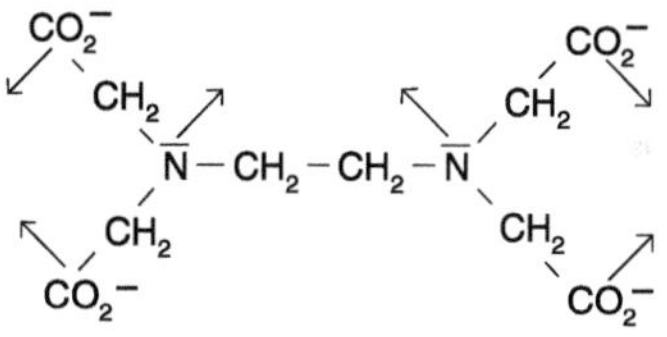

Anion der Ethylendiamintetraessigsäure, EDTA

Die Pfeile deuten die freien Elektronenpaare an, die die Koordinationsstellen besetzen.

Als größere selektive Chelatliganden finden neuerdings **Kronenether** (macrocyclische Ether) und davon abgeleitete Substanzen Verwendung. Mit ihnen lassen sich auch Alkali- und Erdalkali-Ionen komplexieren. Ein Beispiel zeigt Abb. 45.

## Beispiele für Komplexe

*Beachte:* Je nach der Summe der Ladungen von Zentralteilchen und Liganden sind die Komplexe entweder **neutral** oder **geladen** (Komplex-Kation bzw. Komplex-Anion). Komplex-Ionen werden in eckige Klammern gesetzt. Die Ladung wird rechts oben an der Klammer angegeben.

Man kennt auch **hydrophile Komplexe** (Beispiele: Aqua-Komplexe, Ammin-Komplexe) und **lipophile Komplexe** (Beispiele: einkernige Carbonyle, Sandwich-Verbindungen).

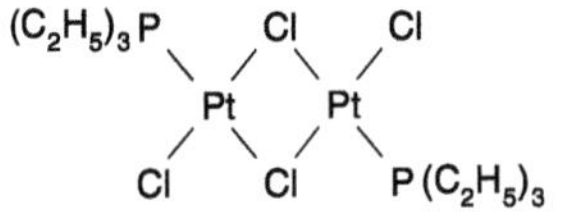

(vier dsp$^2$ - Hybrid - Orbitale, Quadrat)

**Abb. 41.** Beispiel für einen quadratischen Komplex

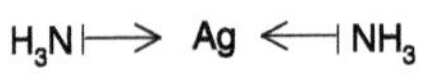

[Ag(NH$_3$)$_2$]$^+$
(zwei sp-Hybridorbitale, lineare Anordnung)

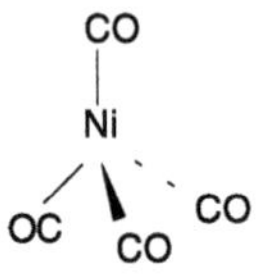

Ni(CO)$_4$
(vier sp$^3$-Hybridorbitale, Tetraeder)

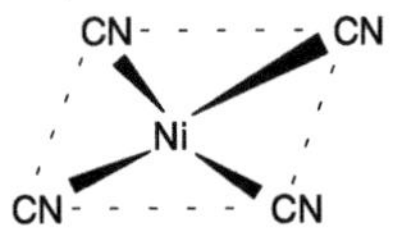

[Ni(CN)$_4$]$^{2-}$
(vier dsp$^2$-Hybridorbitale, Quadrat)

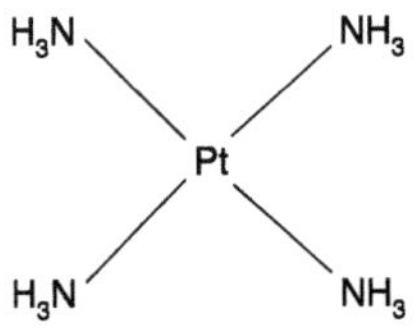

[Pt(NH$_3$)$_4$]$^{2+}$
(vier dsp$^2$-Hybridorbitale, Quadrat)

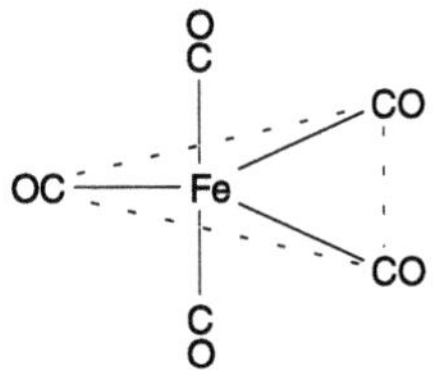

Fe(CO)$_5$
(fünf dsp$^3$-Hybridorbitale, trigonale Bipyramide)

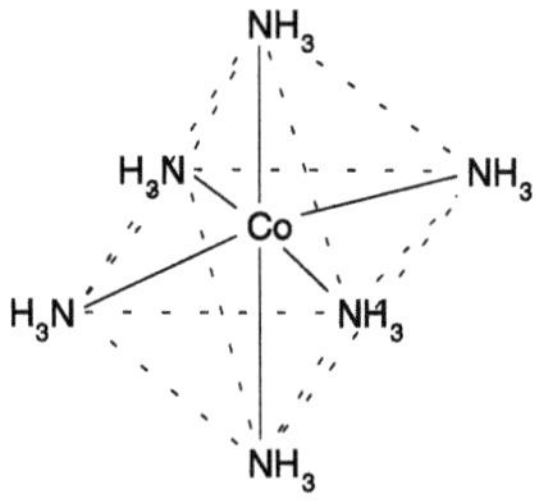

[Co(NH$_3$)$_6$]$^{3+}$
(sechs d$^2$sp$^3$-Hybridorbitale, Oktaeder)

**Abb. 42.** Beispiele für Komplexe mit **ein**zähnigen Liganden und verschiedener Koordinationszahl

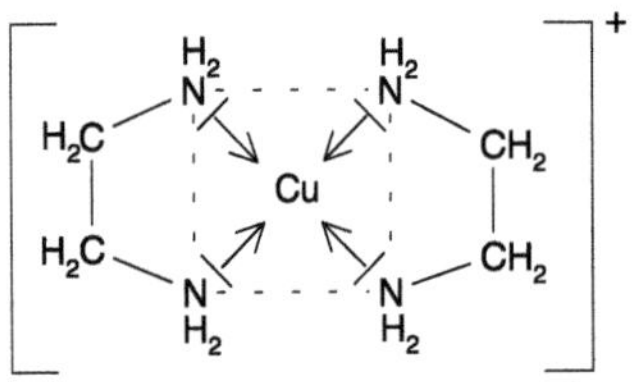

[Cu(en)$_2$]$^+$

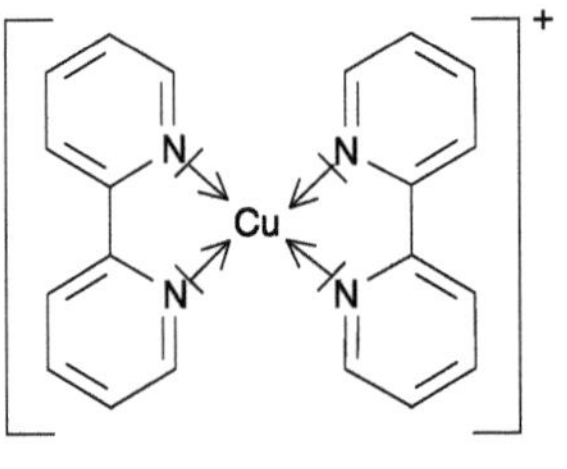

[Cu(dipy)$_2$]$^+$ = Cu(I) - Bis (2,2 ' Dipyridyl) - Komplexion

**Abb. 43.** Beispiele für Chelatkomplexe

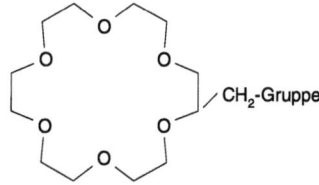
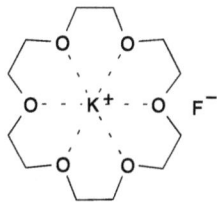

**Abb. 44.** [18] Krone-6-(1,4,7,10,13,16-Hexaoxacyclooctadecan) Schmp. 39 - 40°C

**Abb. 45.** [Kronenether-K]$^+$ + F$^-$ (Dieses Salz ist in CHCl$_3$ löslich.)

**Carbonyle**

Komplexe von Metallen mit Kohlenmonoxid, CO, als Ligand nennt man *Carbonyle*. Sie haben in der reinen und angewandten Chemie in den letzten Jahren großes Interesse gefunden. Man benutzt sie z.B. zur Darstellung reiner Metalle.

**π-Komplexe**

Es gibt auch eine Vielzahl von Komplexverbindungen mit organischen Liganden wie Olefinen, Acetylenen und aromatischen Molekülen, die über ihr π-Elektronensystem an das Zentralteilchen gebunden sind. *Beispiel: **Ferrocen**,* Fe(C$_5$H$_5$)$_2$, wurde 1951 als erster Vertreter einer großen Substanzklasse entdeckt. Es entsteht z.B. aus Cyclopentadien mit Fe(CO)$_5$ oder nach folgender Gleichung: FeCl$_2$ + 2 C$_5$H$_5$MgBr $\longrightarrow$ Fe(C$_5$H$_5$)$_2$. Wegen ihrer Struktur nennt man solche Verbindungen auch **„Sandwich-Verbindungen"**.

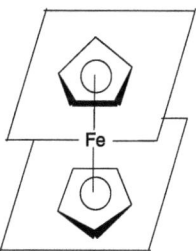

**Abb. 46.** Bis (π-cyclopentadienyl)-eisen(II), Fe(C$_5$H$_5$)$_2$

**Chargetransfer-Komplexe**

Chargetransfer-Komplexe (CT-Komplexe) sind Elektronen-Donor-Acceptor-Komplexe, bei denen negative Ladungen reversibel von einem Donor-Molekül zu einem Acceptormolekül übergehen.

*Beispiele* sind Molekülverbindungen aus polycyclischen Aromaten und Iod, aus Halogenen oder Halogenverbindungen mit Pyridin, Dioxan u.a. Bei Energiezufuhr gehen die Addukte in einen elektronisch angeregten Zustand über, der ionische Anteile enthält (= Chargetransfer-Übergang). Da die Übergänge häufig im sichtbaren Wellenbereich des Lichtspektrums liegen, erscheinen die Substanzen oft farbig.

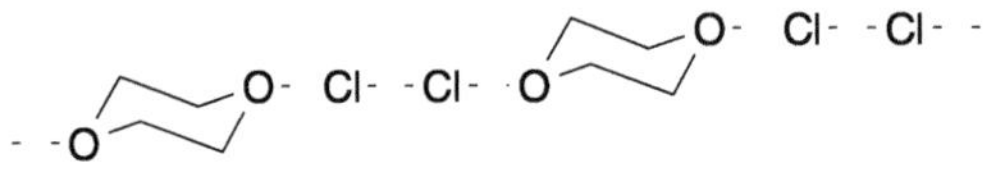

**Abb. 47.** Struktur des Dioxan · $Cl_2$-Adduktes

## Koordinationszahl und räumlicher Bau von Komplexen

Nachfolgend sind die wichtigsten Koordinationszahlen und die räumliche Anordnung der Liganden (Koordinationspolyeder) zusammengestellt:

*Koordinationszahl 2:* Bau linear

Zentralteilchen: $Cu^+$, $Ag^+$, $Au^+$, $Hg^{2+}$

*Beispiele:* $[CuCl_2]^-$, $[Ag(NH_3)_2]^+$, $[Ag(CN)_2]^-$, $[Cl-Au-Cl]^-$

*Koordinationszahl 3:* sehr selten

*Beispiele:* $[HgI_3]^-$, Bau: fast gleichseitiges Dreieck um das Hg-Ion; $[SnCl_3]^-$, Bau: pyramidal mit Sn an der Spitze; $Pt(P(C_6H_5)_3)_3$; $(ZO_3^-, Z = Cl, Br, I)$.

*Koordinationszahl 4:*

Es gibt zwei Möglichkeiten, vier Liganden um ein Zentralteilchen zu gruppieren:

a) *tetraedrische Konfiguration,* häufigste Konfiguration

*Beispiele:* $Ni(CO)_4$, $[NiCl_4]^{2-}$, $[FeCl_4]^-$, $[Co(SCN)_4]^{2-}$, $[Cd(CN)_4]^{2-}$, $[BF_4]^-$, $[Zn(OH)_4]^{2-}$, $[Al(OH)_4]^-$, $[MnO_4]^-$, $[CrO_4]^{2-}$
Alle diese Komplexe sind high-spin-Komplexe.

b) *planar-quadratische Konfiguration*

Zentralteilchen: $Pt^{2+}$, $Pd^{2+}$, $Au^{3+}$, $Ni^{2+}$, $Cu^{2+}$, $Rh^+$, $Ir^+$; besonders bei Kationen mit $d^8$-Konfiguration

*Beispiele:* $[Pd(NH_3)_4]^{2+}$, $[PtCl_4]^{2-}$, $Pt(NH_3)_2Cl_2$, $[Ni(CN)_4]^{2-}$, $([Cu(NH_3)_4]^{2+})$, in Wasser korrekt $[Cu(NH_3)_4(H_2O)_2]^{2+}$, $[Ni(diacetyldioxim)_2]$
Alle diese Komplexe sind low-spin-Komplexe und diamagnetisch.

*Koordinationszahl 5:* relativ selten

Es gibt *zwei* unterschiedliche räumliche Anordnungen:

a) *trigonal-bipyramidal, Beispiele:* $Fe(CO)_5$, $[Mn(CO)_5]^-$, $[SnCl_5]^-$

b) *quadratisch-pyramidal, Beispiele:* $NiBr_3(P(C_2H_5)_3)_2$, $[Cu_2Cl_6]^{2-}$

*Koordinationszahl 6:* sehr häufig

Bau: *oktaedrische Konfiguration* (sehr selten wird ein trigonales Prisma beobachtet)

*Beispiele:* $[Fe(CN)_6]^{3-}$, $[Fe(CN)_6]^{4-}$, $[Fe(H_2O)_6]^{2+}$, $[FeF_6]^{3-}$, $[Co(NH_3)_6]^{2+}$, $[Ni(NH_3)_6]^{2+}$, $[Al(H_2O)_6]^{3+}$, $[AlF_6]^{3-}$, $[TiF_6]^{3-}$, $[PtCl_6]^{2-}$, $[Cr(H_2O)_6]^{3+}$ usw.

**Höhere Koordinationszahlen** werden bei Elementen der zweiten und dritten Reihe der Übergangselemente sowie bei Lanthanoiden und Actinoiden gefunden.

*Beachte:* Es gibt Zentralionen, die mit unterschiedlichen Liganden unterschiedliche Koordinationszahlen und/oder Konfigurationen haben: Komplexe mit $Ni^{2+}$ können oktaedrisch, tetraedrisch und planer-quadratisch sein.

## *Isomerieerscheinungen bei Komplexverbindungen*

**Isomere** nennt man Verbindungen mit gleicher Bruttozusammensetzung und Molekülmasse, die sich z.B. in der Anordnung der Atome unterscheiden können. Sie besitzen unterschiedliche chemische und/oder physikalische Eigenschaften. Die Unterschiede bleiben normalerweise auch in Lösung erhalten.

## Stereoisomerie

**Stereoisomere** unterscheiden sich durch die räumliche Anordnung der Liganden. Bezugspunkt ist das Zentralteilchen.

### a) cis-trans-Isomerie (Geometrische Isomerie)

*Komplexe mit KZ 4*

**Bei KZ 4 ist cis-trans-Isomerie mit einfachen Liganden nur bei quadratisch-ebener Konfiguration möglich.** Im Tetraeder sind nämlich alle Koordinationsstellen einander benachbart.

*Beispiel*: [M A$_2$B$_2$] wie z.B. Pt(NH$_3$)$_2$Cl$_2$

K$_2$[PtCl$_4$] $\xrightarrow{NH_3}$ K[PtCl$_3$NH$_3$]

$\xrightarrow{NH_3}$

Cl\\ /NH$_3$
  Pt   $\xrightarrow{NH_3}$ [Pt(NH$_3$)$_4$]Cl$_2$ $\xrightarrow{HCl}$ 
Cl/ \\NH$_3$

Cl\\ /NH$_3$
  Pt
H$_3$N/ \\Cl

A----B               A----B
  X  M               X  M
A----B               B----A

(1) *cis*-Konfiguration             (2) *trans*-Konfiguration

In der Anordnung (1) sind gleiche Liganden einander *benachbart*. Sie sind cis-ständig. Die Konfiguration ist die **cis-Konfiguration**. In Anordnung (2) liegen gleiche Liganden einander *gegenüber*. Sie sind trans-ständig. Die Konfiguration ist die **trans-Konfiguration**.

*Annmerkung:* Das cis-Diammindichloroplatin(II) („Cisplatin") wird mit besonders gutem Erfolg bei Hoden- und Blasenkrebs eingesetzt.

*Komplexe mit KZ 6*

*Beispiele:*

[M(A)$_4$B$_2$], z.B. [Co(NH$_3$)$_4$Cl$_2$]$^+$

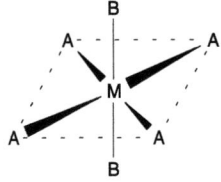

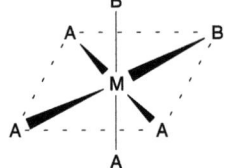

*trans*-Konfiguration                   *cis*-Konfiguration

**b) Optische Isomerie (Spiegelbildisomerie)**

Verhalten sich zwei Stereoisomere wie ein Gegenstand und sein Spiegelbild, heißen sie **Enantiomere** oder *optische Antipoden*. Innere Abstände und Winkel beider Formen sind gleich. Substanzen mit diesen Eigenschaften heißen enantiomorph oder **chiral** (händig) und die Erscheinung demnach auch **Chiralität**; s. hierzu Teil III. Stereoisomere, die keine Enantiomere sind, heißen **Diastereomere**.

Bei der Synthese entstehen normalerweise beide Enantiomere in gleicher Menge (= **racemisches Gemisch**). **Racemat** heißt das äquimolare kristallisierte racemische Gemisch.

Eine Trennung von Enantiomeren gelingt manchmal, z.B. durch fraktionierte Kristallisation mit optisch aktiven organischen Anionen bzw. Kationen. Setzt man z.B. das Komplex-Ion $[A]^+$, das in den Enantiomeren $[A_1]^+$ und $[A_2]^+$ vorkommt, mit einem Anion $B^-$ um, das in den Enantiomeren $B_1^-$, $B_2^-$ vorliegt, erhält man die Salze = ***Diastereomere*** $[A_1]^+B_1^-$, $[A_1]^+B_2^-$; $[A_2]^+B_1^-$, $[A_2]^+B_2^-$. Diese Diastereomere unterscheiden sich nun physikalisch-chemisch und ermöglichen so eine Trennung.

Enantiomere sind nur spiegelbildlich verschieden. Sie verhalten sich chemisch und physikalisch genau gleich mit einer **Ausnahme:** Gegenüber optisch aktiven Reagentien und in ihrer Wechselwirkung mit linear polarisiertem Licht zeigen sie Unterschiede.

Enantiomere lassen sich dadurch unterscheiden, dass das eine die Polarisationsebene von linear polarisiertem Licht — unter sonst gleichen Bedingungen — nach links und das andere diese um den *gleichen* Betrag nach rechts dreht. Daher ist ein racemisches Gemisch optisch inaktiv.

Die Polarisationsebene wird im chiralen Medium zum verdrehten Band. Das Ausmaß der Drehung ist proportional der Konzentration c der Lösung und der Schichtdicke $\lambda$. Ausmaß und Vorzeichen hängen ferner ab von der Art des Lösemittels, der Temperatur T und der Wellenlänge $\lambda$ des verwendeten Lichts. Eine Substanz wird durch einen spezifischen Drehwert $\alpha$ charakterisiert:

$$[\alpha]_\lambda^T = \frac{\alpha_\lambda^T \text{ gemessen}}{\lambda[\text{dm}] \cdot c[\text{g}/\text{ml}]}$$

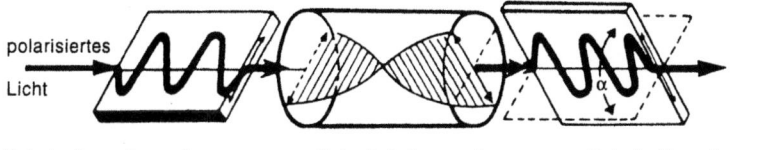

polarisiertes Licht | gelöste Substanzprobe (chirales Medium) | Polarisationsebene nach dem Durchgang

Polarisationsebene des eingestrahlten Lichts

*Komplexe mit KZ 4*

In *quadratisch-ebenen* Komplexen wird optische Isomerie nur mit bestimmten mehrzähnigen asymmetrischen Liganden beobachtet.

Bei *tetraedrischer* Konfiguration erhält man Enantiomere, wenn vier verschiedene Liganden das Zentralteilchen umgeben (M(ABCD). Dies ist das einfachste Beispiel für einen optisch aktiven Komplex. Optische Isomerie ist auch mit zwei zweizähnigen Liganden möglich.

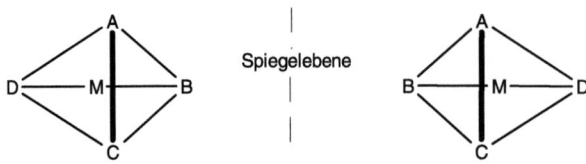

$[M(en)_2A_2]$, z.B. $[Co(en)_2Cl_2]^+$

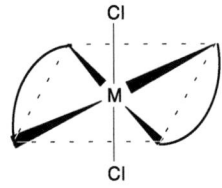     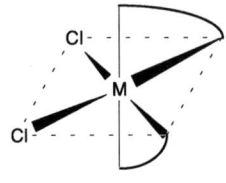

**trans**-Konfiguration          **cis**-Konfiguration

*Beachte:* Durch stereospezifische Synthesen lässt sich gezielt *ein* Isomer darstellen.

*Komplexe mit KZ 6*

Mit *ein*zähnigen Liganden ist optische Isomerie möglich bei den Zusammensetzungen: [M $A_2B_2C_2$], [M $A_2$BCDE] und [M ABCDEF].

Optische Isomerie beobachtet man auch z.B. bei zwei oder drei *zwei*zähnigen Liganden. *Beispiele:* $[M(en)_2A_2]$, z.B. $Co(en)_2Cl_2$, und $[M(en)_3]$.

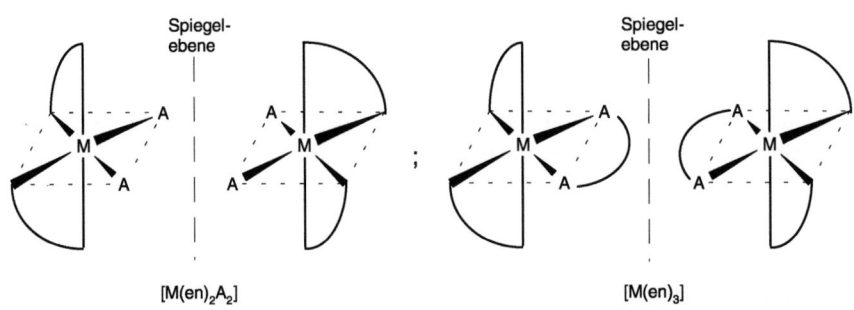

## Strukturisomerie

**Koordinations-Isomerie** beobachtet man, wenn eine Substanz sowohl ein komplexes Kation als auch ein komplexes Anion besitzt. In einem solchen Fall kann die Verteilung der Liganden in beiden Komplex-Ionen verschieden sein.

$$[Co(NH_3)_6]^{3+}[Cr(CN)_6]^{3-} \quad \text{oder} \quad [Cr(NH_3)_6]^{3+}[Co(CN)_6]^{3-}$$

### Hydratisomerie

Die Hydratisomerie ist ein spezielles Beispiel der Ionisationsisomerie. Man kennt z.B. von der Substanz der Zusammensetzung $CrCl_3 \cdot 6\ H_2O$ im festen Zustand drei Isomere:

$[Cr(H_2O)_6]Cl_3$ \qquad violett

$[Cr(H_2O)_5Cl]Cl_2 \cdot H_2O$ \qquad hellgrün

$[Cr(H_2O)_4Cl_2]Cl \cdot 2\ H_2O$ \qquad dunkelgrün

### Bindungsisomerie, Salzisomerie

Bei dieser Isomerie unterscheiden sich die Isomere in der Art der Bindung von Liganden an das Zentralteilchen. „Ambidente Liganden" besitzen mehrere koordinationsfähige Stellen im Molekül bzw. Anion.

*Beispiele:*

$[Co(NH_3)_5NO_2]^{2+}$ = **Nitro**pentammincobalt(III)-Kation
Die Bindung der $NO_2$-Gruppe erfolgt über das N-Atom.

$[Co(NH_3)_5ONO]^{2+}$ = **Nitrito**pentammincobalt(III)-Kation
Die Bindung des Liganden erfolgt über Sauerstoff.

**Ionisationsisomerie** oder **Dissoziationsisomerie** tritt auf, wenn komplex gebundene Anionen oder Moleküle mit Anionen oder Molekülen außerhalb des Komplexes ausgetauscht werden.

*Beispiele:*

$$[Pt(NH_3)_4Cl_2]Br_2 \overset{(H_2O)}{\rightleftharpoons} [Pt(NH_3)_4Cl_2]^{2+} + 2\ Br^-$$

$$[Pt(NH_3)_4Br_2]Cl_2 \overset{(H_2O)}{\rightleftharpoons} [Pt(NH_3)_4Br_2]^{2+} + 2\ Cl^-$$

Die Lösungen beider Komplexe enthalten verschiedene Ionen.

## Bindung in Komplexen

Wie aus Tabelle 8 hervorgeht, besitzen Liganden mindestens ein freies Elektronenpaar. Über dieses Elektronenpaar werden sie an das Zentralteilchen gebunden (= σ-Donor-Bindung, dative Bindung, **koordinative Bindung**). D.h. nur der Ligand stellt das bindende Elektronenpaar zur Verfügung.

Die Komplexbildung ist somit eine Reaktion zwischen einem **Elektronenpaar-Donator** (D) (= Lewis-Base) und einem **Elektronenpaar-Acceptor** (A) (= Lewis-Säure):

$$A + D \rightleftharpoons A \leftarrow\!|\, D = A\!-\!D$$

**Edelgas-Regel**

Durch den Elektronenübergang bei der Komplexbildung versuchen die Metalle die Elektronenzahl des nächsthöheren Edelgases zu erreichen (Edelgasregel von *Sidgwick*, „18 Valenzelektronen (VE)-Regel"). Diese einfache Regel ermöglicht das Verständnis und die Vorhersage der Zusammensetzung von Komplexen. Sie erklärt nicht ihre Struktur und Farbe.

*Beispiele:*

$Ni(CO)_4$:      Elektronenzahl = $28 + 4 \cdot 2 = 36$ (Kr)

$Fe(CO)_5$:      Elektronenzahl = $26 + 5 \cdot 2 = 36$ (Kr)

Eine Erweiterung dieser einfachen Vorstellung lieferte *Pauling* (1931) mit der Anwendung der VB-Theorie auf die Bindung in Komplexen.

## VB-Theorie der Komplexbindung

Um Bindungen in Komplexen zu konstruieren, braucht man am Zentralteilchen leere Atomorbitale. Diese werden durch Promovieren und anschließendes Hybridisieren der Geometrie der Komplexe angepasst. Bei der KZ 6 sind demzufolge sechs Hybridorbitale auf die sechs Ecken eines Oktaeders gerichtet.

Die freien Elektronenpaare der Liganden werden nun in diese Hybridorbitale eingebaut, d.h. die gefüllten Ligandenorbitale überlappen mit den leeren Hybridorbitalen des Zentralteilchens. Auf diese Weise entstehen *kovalente* Bindungen.

*Beispiel:* Bildung von **Nickeltetracarbonyl** $Ni(CO)_4$ aus feinverteiltem metallischem Nickel und Kohlenmonoxid CO.

a) **Grundzustand des Ni-Atoms:** $\overset{0}{Ni}$

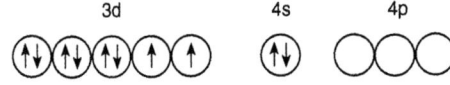

b) **Angeregter Zustand:** Ni*⁰

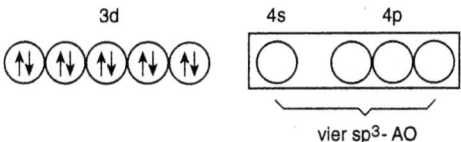

Bei der Komplexbildung kann man einen angeregten Zustand dadurch konstruieren, dass die beiden Elektronen des 4s-AO mit jeweils antiparallelem Spin in die beiden einfach besetzten d-AO eingebaut werden.

c) Es können nun das leere 4s-AO und die drei leeren 4p-AO zu vier gleichwertigen sp³-Hybridorbitalen miteinander gemischt werden, um den Tetraederwinkel von 109°28' zu erreichen

d) In die leeren vier sp³-Hybridorbitale können die vier Elektronenpaare der vier CO-Ligandenmoleküle eingebaut werden:

Ni(CO)₄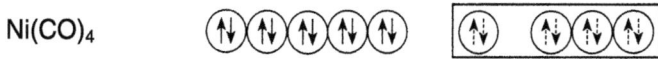

Als **Ergebnis** erhält man ein diamagnetisches Komplexmolekül, dessen Zentralteilchen tetraederförmig von vier CO-Liganden umgeben ist.

[**NiCl₄**]²⁻ ist ebenfalls tetraedrisch gebaut (sp³-Hybridisierung). Es enthält jedoch zwei ungepaarte d-Elektronen und ist daher paramagnetisch.

*Vorzüge und Nachteile der VB-Theorie*

Die VB-Theorie ermöglicht in einigen Fällen qualitative Erklärungen der stereochemischen Verhältnisse. In einigen Fällen bedarf sie dabei jedoch der Ergänzung durch z.T. experimentell ungestützte Postulate wie der Beteiligung von **4d**-Orbitalen bei Hybridorbitalen in Komplexen wie dem paramagnetischen Komplex-Anion [CoF₆]³⁻ mit vier ungepaarten Elektronen (Hybridisierung: sp³**d²**).

Die VB-Theorie gibt u.a. keine Auskunft über die Energie der Orbitale. Sie kennt keine angeregten Zustände und gibt somit auch keine Erklärung der Spektren der Komplexe. Das magnetische Verhalten der Komplexe bleibt weitgehend ungeklärt. Verzerrungen der regulären Polyeder durch den „Jahn-Teller-Effekt" werden nicht berücksichtigt.

Eine brauchbare Erklärung z.B. der Spektren und des magnetischen Verhaltens von Komplexverbindungen mit **Übergangselementen** als Zentralteilchen liefert die sog. Kristallfeld- oder Ligandenfeld-Theorie.

# Kristallfeld-Ligandenfeld-Theorie

Aus der Beobachtung, dass die Absorptionsbanden von Komplexen mit **Übergangselementen** im sichtbaren Bereich vorwiegend dem Zentralteilchen und die Banden im UV-Bereich den Liganden zugeordnet werden können, kann man schließen, dass die Elektronen in einem derartigen Komplex weitgehend an den einzelnen Komplexbausteinen lokalisiert sind. Die Kristallfeld-Theorie ersetzt nun die Liganden durch *negative* **Punktladungen** (evtl. auch Dipole) und betrachtet den Einfluss dieser Punktladungen auf die Energie und die Besetzung der d-Orbitale am Zentralteilchen.

In einem isolierten **Atom** oder **Ion** sind die fünf d-Orbitale energetisch **gleichwertig** (= entartet). Bringt man ein solches Teilchen in ein **inhomogenes elektrisches Feld**, indem man es mit Liganden (Punktladungen) umgibt, wird die Entartung der fünf d-Orbitale aufgehoben, d.h. es treten **Energieunterschiede** zwischen ihnen auf. Diejenigen Orbitale, welche den Liganden direkt gegenüber liegen, werden als Aufenthaltsort für Elektronen ungünstiger und erfahren eine Erhöhung ihrer potentiellen Energie. Für günstiger orientierte Orbitale ergibt sich dagegen eine Verminderung der Energie. Betrachten wir die unterschiedliche räumliche Ausdehnung der d-Orbitale auf S. 17, Abb. 7, dann wird klar, dass die energetische Aufspaltung von der jeweiligen Anordnung der Liganden um das Zentralteilchen abhängt. Nimmt man die Energie der fünf entarteten Orbitale (fiktiver Zustand) als Bezugspunkt, resultiert für eine *oktaedrische* und *tetraedrische* **Umgebung** des Zentralteilchens die in Abb. 48 skizzierte Energieaufspaltung. Abb. 49 zeigt die Änderungen beim Übergang von der oktaedrischen zur *planarquadratischen* **Konfiguration**.

Die Bezeichnungen $e_g$ und $t_{2g}$ für die beiden Orbitalsätze in Abb. 48 entstammen der Gruppentheorie. Sie werden dort für bestimmte Symmetriemerkmale benutzt. $\Delta$ ist die Energiedifferenz zwischen den $e_g$- und $t_{2g}$-Orbitalen und heißt *Feldstärkeparameter*. Die Indizes o (oktaedrisch), t (tetraedrisch) und q (planar-quadratisch) kennzeichnen die Geometrie des Ligandenfeldes: $\Delta_t = 4/9\ \Delta_o$. $\Delta_q \approx 7/4\ \Delta_o$. **$\Delta$ wird willkürlich gleich 10 Dq gesetzt**. Es ist eine Funktion der Abstände zwischen Zentralteilchen und Liganden (der Struktur des Komplexes), der Ladung des Zentralteilchens und der Ladungen bzw. Dipolmomente der Liganden. $\Delta$ ist auch eine Funktion der Hauptquantenzahl der d-Elektronen. Sein Wert nimmt in der Reihenfolge ab: 5d > 4d > 3d. Aus Absorptionsspektren wurde folgende Reihenfolge für die aufspaltende Wirkung ausgewählter Liganden ermittelt = *spektrochemische Reihe*.

$CO, CN^- > NO_2 > en > NH_3 > SCN^- > H_2O \approx C_2O_4^{2-} >$
starke Liganden

$F^- > OH^- > Cl^- > Br^- > I^-$
schwache Liganden

Die Verhältnisse 3/5 : 2/5 bzw. 6 Dq : 4 Dq in Abb. 48 ergeben sich aus einer Forderung der Quantenmechanik, wonach z.B. in einem oktaedrischen Feld die 4 $e_g$-Elektronen die gleiche Energie besitzen müssen wie die 6 $t_{2g}$-Elektronen (Schwerpunktsatz). Sind die $e_g$- und $t_{2g}$-Zustände vollbesetzt, ist die Energiedifferenz zwischen diesem System und dem System der vollbesetzten fünf entarteten Zustände im isolierten Teilchen gleich Null. Denn es gilt: $+4 \cdot 6$ Dq $- 6 \cdot 4$ Dq $= 0$. Für andere Polyeder sind die Verhältnisse analog.

Bei nicht voller Besetzung der Orbitale ergeben sich jedoch zwischen beiden Systemen Energieunterschiede. Diese heißen *Kristallfeld-Stabilisierungsenergie* (**CFSE**) oder *Ligandenfeld-Stabilisierungsenergie* (**LFSE**). Da diese Energie beim Aufbau eines Komplexes *zusätzlich* zur Coulomb-Energie frei wird, sind Komplexe mit Zentralteilchen mit **1** bis **9 d-Elektronen** um den Betrag dieser Energie stabiler.

Bei dem Komplexkation $[Ti(H_2O)_6]^{3+}$ mit $d^1$ besetzt das Elektron einen $t_{2g}$-Zustand. Die CFSE beträgt $2/5\ \Delta_o = 4$ Dq, wofür experimentell etwa 96 kJ $\cdot$ mol$^{-1}$ gefunden wurden. Um diesen Energiebetrag ist das $[Ti(H_2O)_6]^{3+}$-Kation stabiler als z.B. das Kation $[Sc(H_2O)_6]^{3+}$, welches kein d-Elektron besitzt.

*Besetzung der $e_g$- und $t_{2g}$-Orbitale im oktaedrischen Feld*

Für die Besetzung der $e_g$- und $t_{2g}$-Orbitale mit Elektronen gelten im oktaedrischen Feld folgende Regeln:

1.) Bei den Elektronenzahlen **1, 2, 3, 8, 9** und **10** werden die Orbitale wie üblich in der Reihenfolge zunehmender Energie unter Beachtung der Hundschen Regel besetzt. Es gibt jeweils nur einen energieärmsten Zustand.

2.) Bei der Besetzung der Orbitale mit **4, 5, 6** und **7** Elektronen werden die Fälle a und b unterschieden

**Fall a:** Die Aufspaltungsenergie $\Delta$ ist größer als die Spinpaarungsenergie $E_{Spin}$: $\Delta > E_{Spin}$.

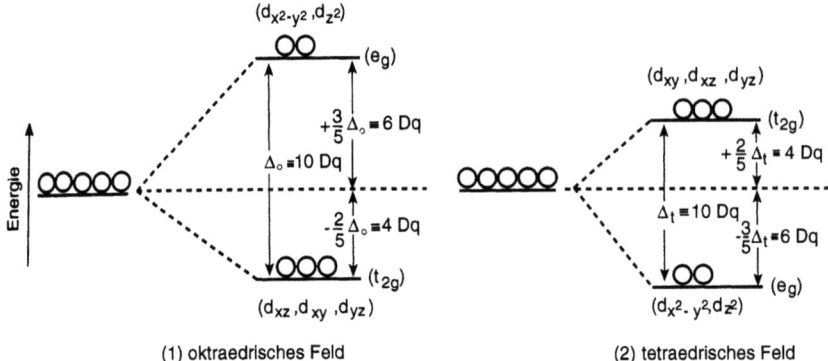

**Abb. 48.** Aufspaltung der fünf entarteten d-Orbitale in einem (1) oktaedrischen und (2) tetraedrischen Feld

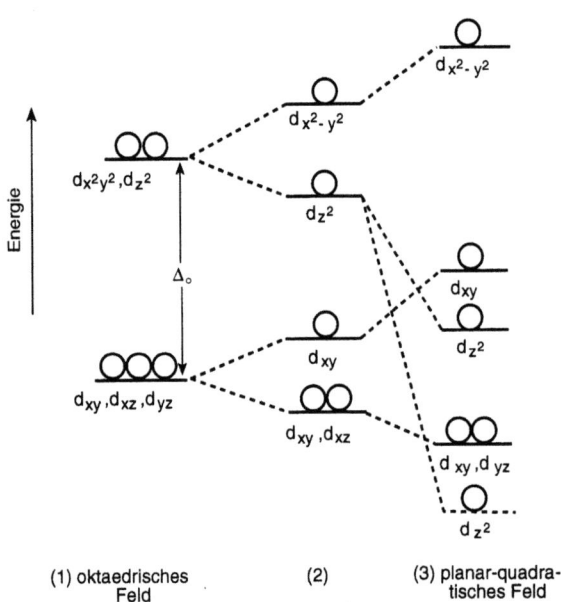

**Abb. 49.** Aufspaltung in einem oktaedrischen (1), tetragonalen (= quadratische Bipyramide) (2) und planar-quadratische Feld (3). *Beachte:* Das $d_z^2$ kann in (3) zwischen $d_{xy}$ und den Orbitalen $d_{xz}$ und $d_{yz}$ liegen; Es kann aber auch so weit abgesenkt werden, dass es unter diesen entarteten Orbitalen liegt

**Besetzungsregel:** Die Orbitale werden — wie üblich — in der Reihenfolge zunehmender Energie unter Beachtung der Hundschen Regel besetzt. Es resultiert eine Orbitalbesetzung mit einer *minimalen Zahl ungepaarter Elektronen* = **„low spin configuration"**. Beispiele für „magnetisch abnormale" low-spin-Komplexe sind: $[Fe(CN)_6]^{3-}$, $[Fe(CN)_6]^{4-}$, $[Co(NH_3)_6]^{2+}$.

**Fall b:** Die Aufspaltungsenergie $\Delta$ ist kleiner als die Spinpaarungsenergie: $\Delta < E_{Spin}$

**Besetzungsregel:** Die Orbitale werden in der Reihenfolge zunehmender Energie so besetzt, dass eine *maximale Anzahl ungepaarter Elektronen* resultiert = **„high spin configuration"**. Beispiele für high-spin-Komplexe sind: $[Fe(H_2O)_6]^{3+}$, $[FeF_6]^{3-}$, $[Cr(H_2O)_6]^{2+}$, $[CoF_6]^{3-}$, $[Co(NH_3)_6]^{3+}$.

*Anmerkung:* **Spinpaarungsenergie** heißt diejenige Energie, die notwendig ist, um *zwei* Elektronen mit antiparallelem Spin in *einem* Orbital unterzubringen.

Die magnetischen Eigenschaften der Übergangselementkomplexe werden auf diese Weise plausibel gemacht. Komplexe mit ungepaarten Elektronen sind **paramagnetisch**. Sie werden in ein inhomogenes Magnetfeld hineingezogen. Komplexe mit gepaarten Elektronen sind **diamagnetisch**. Sie werden von dem Magnetfeld abgestoßen. Die Anzahl der ungepaarten Elektronen lässt sich über die magnetische Suszeptibilität mit einer sog. *magnetischen Waage* bestimmen (Einheit: *Bohrsches Magneton* $\mu_B$). Das *magnetische Moment* $\mu$ ist eine Funktion der ungepaarten Elektronen:

$$\mu = \mu_B \cdot \sqrt{n(n+2)} \qquad \text{mit n = Anzahl der ungepaarten Elektronen}$$

*Beispiele:*

für 1 Elektron:

$$\mu = \sqrt{3} = 1{,}73\ \mu_B \qquad \textit{Beispiel:}\ Ti^{3+}$$

für 3 Elektronen:

$$\mu = 3{,}87\ \mu_B \qquad \textit{Beispiel:}\ Cr^{3+}$$

für 5 Elektronen:

$$\mu = 5{,}92\ \mu_B \qquad \textit{Beispiel:}\ Mn^{2+},\ Fe^{3+}$$

Die Größe des Feldstärkeparameters $\Delta$ entscheidet darüber, ob ein low-spin- oder high-spin-Komplex energetisch günstiger ist. Für ein oktaedrisches Feld liegen die Werte für $\Delta$ zwischen 1 und 3 eV.

Die $e_g$-Orbitale werden manchmal auch als $d_\gamma$-Orbitale und die $t_{2g}$-Orbitale als $d_\varepsilon$-Orbitale bezeichnet.

*Anmerkung:* Es sind Komplexe bekannt, sog. „spin cross-over"-Komplexe, die in Abhängigkeit von der Temperatur vom low-spin in den high-spin Zustand übergehen.

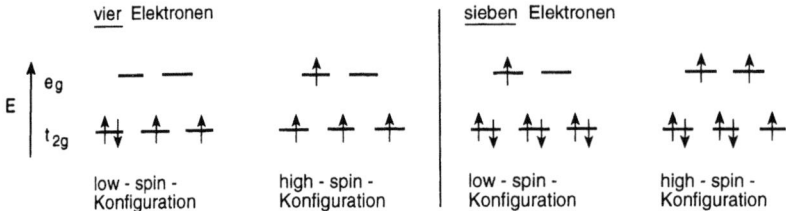

**Abb. 50.** Besetzung der $e_g$- und $t_{2g}$-Orbitale in einem oktaedrischen Feld mit 4 und 7 Elektronen

*Besetzung der $e_g$- und $t_{2g}$-Orbitale im tetraedrischen Feld*

Für die Besetzung der Orbitale mit Elektronen gibt es auch im tetraedrischen Feld für die Elektronenzahlen **3, 4, 5** und **6** prinzipiell zwei Möglichkeiten. Es werden jedoch normalerweise nur high-spin-Komplexe gebildet.

**Absorptionsspektren**

Die Absorptionsspektren von Übergangselementkomplexen im sichtbaren Bereich können durch Elektronenübergänge zwischen den $e_g$- und $t_{2g}$-Orbitalen erklärt werden.

*Beispiel*: Die violette Farbe des $[Ti(H_2O)_6]^{3+}$-Kations wird durch den Übergang $t_{2g}^1 \xrightarrow{h\nu} e_g^1$ verursacht. $\Delta_o$ hat für diesen Übergang einen Wert von 243 kJ · mol$^{-1}$. Das Maximum der Absorptionsbande liegt bei 500 nm. Lösungen von $[Ti(H_2O)_6]^{3+}$ absorbieren vorwiegend grünes und gelbes Licht und lassen blaues und rotes Licht durch, weshalb die Lösung violett ist.

*Beachte*: Man erhält ein Bandenspektrum, weil durch die Lichtabsorption auch viele Atombewegungen in dem Komplexmolekül angeregt werden.

*Vorzüge und Nachteile der Kristallfeld-Theorie*

Die Verwendung von Punktladungen oder auch Dipolen als Ersatz für die realen Liganden ermöglicht die Erklärung der Absorptionsspektren, des magnetischen Verhaltens oder des Jahn-Teller-Effekts der Komplexe.

Für die Beschreibung der Bindung in Komplexen wie Carbonylen ist das elektrostatische Modell zu einfach.

# MO-Theorie der Bindung in Komplexen

Die MO-Theorie liefert die **beste** Beschreibung der Bindungsverhältnisse in Komplexen. Sie ist insofern eine Weiterentwicklung der Kristallfeld-Theorie, als sie eine Überlappung der Atomorbitale der Liganden mit den Orbitalen des Zentralteilchens ähnlich der VB-Theorie mitberücksichtigt.

*Man kann auch sagen:* VB- und Kristallfeld-Theorie liefern Teilaspekte der allgemeineren MO-Theorie der Komplexe.

## Chelateffekt

Komplexe mit Chelatliganden sind im allgemeinen stabiler als solche mit einzähnigen Liganden. Besonders stabil sind Komplexe, in denen fünfgliedrige Ringsysteme mit Chelatliganden gebildet werden. Diese Erscheinung ist als *Chelateffekt* bekannt. Es ist wahrscheinlicher, dass z.B. ein Chelatligand, der bereits eine Koordinationsstelle besetzt, auch eine weitere besetzt, als dass ein einzähniger Ligand (z.B. $H_2O$) von einem anderen einzähnigen Liganden (z.B. $NH_3$) aus der Lösung ersetzt wird. Erklärt wird der Effekt mit einer Entropiezunahme des Systems (Komplex und Umgebung) bei der Substitution von einzähnigen Liganden durch Chelatliganden. Über Entropie s. S. 112.

Bei geeigneten mehrzähnigen Liganden liefern auch Mesomerieeffekte einen Beitrag zur besonderen Stabilität von Chelatkomplexen.

## HSAB-Konzept bei Komplexen

Die Bildung von Komplexen kann man auch mit dem HSAB-Konzept erklären. Dieses Prinzip der „harten" und „weichen" Säuren und Basen von *Pearson* ist auf S. 164 behandelt.

## σ- und π-Bindung in Komplexen

Ob nur σ- oder ob σ- und π-Bindungen ausgebildet werden, hängt von der Elektronenkonfiguration der Liganden und des Zentralteilchens ab.

### Fall a

Der Ligand L ist ein reiner **σ-Donor**. Ein besetztes σ- oder s-Orbital des Liganden wird mit einem unbesetzten s-AO bzw. Hybrid-AO mit s-Anteil des Zentralteilchens Z kombiniert. Das gebildete MO wird von den Elektronen des Liganden besetzt. Der Ligand wirkt als *harte Base*, das Zentralteilchen als *harte Säure, s.* hierzu S. 164. Stabile Komplexe bilden sich mit Liganden wie |$NH_3$, |$NR_3$ und Zentralteilchen mit mittleren bis hohen Oxidationsstufen.

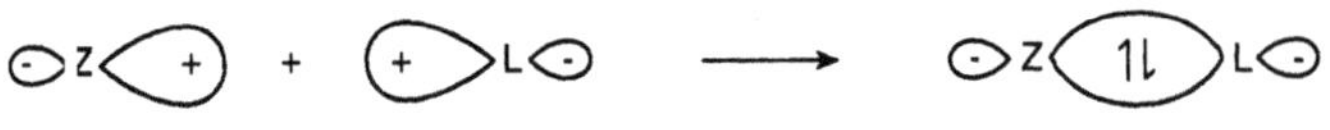

Abb. 51

## Fall b

Liganden wie $NR_2^-$, $F^-$, $H_2O$, $OH^-$, $OR^-$ können als **σ- und π-Donoren** wirken, falls das Zentralteilchen eine hohe Oxidationsstufe und geeignete AO besitzt.

*Beispiel*: ein Metall mit einem leeren d-AO.

Der Ligand wirkt als harte (σ + π)-Base, das Zentralteilchen als harte (σ + π)-Säure.

1. **Bildung der σ-Bindung:** s. Fall a.
2. **Bildung der π-Bindung:**

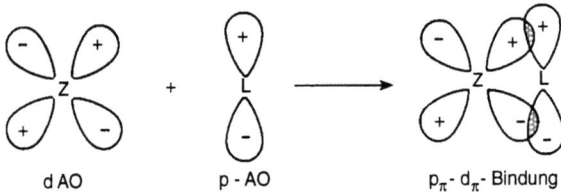

d AO  p - AO  $p_\pi$- $d_\pi$- Bindung

Abb. 52

## Komplexbildungsreaktionen

*Komplexbildungsreaktionen sind Gleichgewichtsreaktionen.* Fügt man z.B. zu festem AgCl wässrige Ammoniaklösung ($NH_3$-Lösung) hinzu, so geht das AgCl in Lösung, weil ein wasserlöslicher Diammin-Komplex entsteht:

$$AgCl + 2\,NH_3 \rightleftharpoons [Ag(NH_3)_2]^+ + Cl^- \quad \text{bzw.}$$

$$Ag^+ + 2\,NH_3 \rightleftharpoons [Ag(NH_3)_2]^+$$

Die Massenwirkungsgleichung für diese Reaktion ist:

$$\frac{c([Ag(NH_3)_2]^+)}{c(Ag^+) \cdot c^2(NH_3)} = K = 10^8; \quad (\lg K = 8;\, pK = -\lg K = -8)$$

K heißt hier **Komplexbildungskonstante** oder ***Stabilitätskonstante***. Ihr reziproker Wert ist die Dissoziationskonstante oder ***Komplexzerfallskonstante***.

Ein großer Wert für K bedeutet, dass das Gleichgewicht auf der rechten Seite der Reaktionsgleichung liegt, und dass der Komplex stabil ist.

Die Geschwindigkeit der Gleichgewichtseinstellung ist bei den einzelnen Ligandenaustauschreaktionen sehr verschieden. Komplexe sind **kinetisch stabil**, wenn die Abspaltung oder der Austausch der Liganden nicht oder nur sehr langsam erfolgen. *Beispiel*: $[Ag(CN)_2]^-$. **Kinetisch instabile** (labile) Komplexe zerfallen rasch oder tauschen Liganden schnell aus. *Beispiel:* $[Cu(H_2O)_4]^{2+}$.

Gibt man zu einem Komplex ein Molekül oder Ion hinzu, das imstande ist, mit dem Zentralteilchen einen **stärkeren** Komplex zu bilden, so werden die ursprünglichen Liganden aus dem Komplex herausgedrängt:

$$[Cu(H_2O)_4]^{2+} + 4\,NH_3 \rightleftharpoons [Cu(NH_3)_4]^{2+} + 4\,H_2O$$

hellblau  tiefblau

Das Gleichgewicht liegt bei dieser Reaktion auf der rechten Seite.

$$\lg K_{[Cu(NH_3)_4]^{2+}} \approx 13 \quad (pK = -13!)$$

*Beachte:* Komplexe sind dann **thermodynamisch stabil**, wenn für ihre Bildung die Änderung der Freien Enthalpie den Ausschlag gibt. ($\Delta G$ besitzt einen negativen Wert). Da $\Delta G^0$ von der Gleichgewichtskonstanten $K_c$ abhängt ($\Delta G^0 = -RT \cdot \ln K_c$), ist somit der Wert der Stabilitätskonstanten ein Maß für die Stabilität.

**Tabelle 9.** Stabilitätskonstanten einiger Komplexe in Wasser

| Komplex | lg K | Komplex | lg K |
|---|---|---|---|
| $[Ag(NH_3)_2]^+$ | 8 | $[Cu(NH_3)_4]^{2+}$ | 13 |
| $[Ag(CN)_2]^-$ | 21 | $[CuCl_4]^{2-}$ | 6 |
| $[Ag(S_2O_3)_2]^{3-}$ | 13 | | |
| | | $[HgI_4]^{2-}$ | 30 |
| $[Al(OH)_4]^-$ | 30 | | |
| $[AlF_6]^{3-}$ | 20 | $[Co(CN)_6]^{4-}$ | 19 |
| | | $[Co(NH_3)_6]^{3+}$ | 35 |
| $[Ni(CN)_4]^{2-}$ | 22 | | |
| $[Ni(NH_3)_6]^{2+}$ | 9 | $[Fe(CN)_6]^{3-}$ | 31 |
| $[Ni(EDTA)]^{2-}$ | 18,6 | $[Fe(CN)_6]^{4-}$ | 24 |

**Formelschreibweise von Komplexen**

In den Formeln für neutrale Komplexe wird das Symbol für das Zentralatom an den Anfang gesetzt. Anschließend folgen die anionischen, neutralen und kationischen Liganden. Die Reihenfolge der Liganden ergibt sich aus der alphabetischen Reihenfolge der Symbole für die Liganden. Bei den geladenen Komplexen gilt folgende Reihenfolge:

*Kationischer Komplex:* [ ] Anion; *anionischer Komplex:* Kation [ ]

**Nomenklatur von Komplexen**

Für die Benennung von einfachen Komplexen gelten folgende Regeln:

a) Ist der Komplex **ionisch** gebaut, wird das Kation zuerst genannt.

b) Die Zahl der Liganden wird durch griechische Zahlwörter gekennzeichnet: di-(2), tri-(3), tetra-(4), penta-(5), hexa-(6) usw. Die Zahl der Liganden steht vor ihrem Namen.

c) Die Namen **neutraler** Liganden bleiben meist unverändert; einige haben spezielle Namen. *Beispiele:* $H_2O$: aqua; $NH_3$: ammin; CO: carbonyl; NO: nitrosyl usw.

d) Die Namen **anionischer** Liganden leiten sich vom Namen des betreffenden Atoms oder der Gruppe ab. Sie enden alle auf -o. *Beispiele:* $F^-$: fluoro; $Cl^-$: chloro; $Br^-$: bromo; $O^{2-}$: oxo; $S^{2-}$: thio; $OH^-$: hydroxo; $CN^-$: cyano; $SCN^-$: thiocyanato (rhodano); $SO_4^{2-}$: sulfato; $NO_2^-$: nitro bzw. nitrito (s. Bindungsisomerie); $S_2O_3^{2-}$: thiosulfato; $I^-$: iodo.

Kohlenwasserstoffreste werden als Radikale ohne besondere Endung bezeichnet. Liganden, die sich von org. Verbindungen durch Abspaltung eines Protons ableiten, erhalten die Endung -ato (phenolato-).

e) Abkürzungen für längere Ligandennamen, insbesondere bei organischen Liganden sind erlaubt.

*Beispiele:*

**Anionische Gruppen** (es sind die Säuren angegeben)

| | |
|---|---|
| Hacac | Acetylaceton, 2,4-pentandion |
| Hbg | Biguanid $H_2NC(NH)NHC(NH)NH_2$ |
| $H_2$dmg | Dimethylglyoxim, Diacetyldioxim, 2,3-Butandion-dioxim |
| $H_4$edta | Ethylendiamintetraessigsäure |
| $H_2$ox | Oxalsäure |

**Neutrale Gruppen**

| | |
|---|---|
| dien | Diethylentriamin, $H_2NCH_2CH_2NHCH_2CH_2NH_2$ |
| en | Ethylendiamin, $H_2NCH_2CH_2NH_2$ |
| py | Pyridin |
| ur | Harnstoff |

f) In der Benennung des Komplexes folgt der Name des Zentralteilchens den Namen der Liganden. Ausnahmen bilden die Carbonyle: *Beispiel*: Ni(CO)$_4$ = Nickeltetracarbonyl. **Enthält ein Komplex gleichzeitig anionische, neutrale und kationische Liganden, werden die anionischen Liganden zuerst genannt, dann die neutralen und anschließend die kationischen.**

g) **Komplexanionen** erhalten die Endung -at an den Namen bzw. den Wortstamm des lateinischen Namens des Zentralteilchens angehängt.

h) Die Oxidationszahl des Zentralteilchens folgt häufig als römische Zahl in Klammern seinem Namen.

i) Bei Liganden komplizierter Struktur wird ihre Anzahl anstatt durch di-, tri-, tetra- usw. durch bis-(2), tris-(3), tetrakis-(4) gekennzeichnet.

j) Ein Brückenligand wird durch das Präfix µ gekennzeichnet.

k) Sind Liganden über π-Systeme an das Zentralteilchen gebunden, kann zur Kennzeichnung dieser Bindung vor den Liganden der Buchstabe η gestellt werden.

l) **Geladene Komplexe werden in eckige Klammern geschrieben.** Die Angabe der Ladung erfolgt rechts oben an der Schluss-klammer. (Komplexladung = Ladung des Zentralteilchens + Ligandenladungen)

m) In manchen Komplex-Anionen wird der Name des Zentralatoms von seinem latinisierten Namen abgeleitet. *Beispiele:* Au-Komplex: aurat; Ag-Komplex: argentat; Fe-Komplex: ferrat.

n) Die Zahl der Kationen bzw. Anionen welche zum Ladungsausgleich von Komplexionen dienen, bleibt unberücksichtigt.

*Beispiele zur Nomenklatur*

| | |
|---|---|
| K$_4$[Fe(CN)$_6$] | Kaliumhexacyanoferrat(II) |
| [Cr(H$_2$O)$_6$]Cl$_3$ | Hexaquachrom(III)-chlorid; (Hexaaqua...) |
| [Co(H$_2$O)$_4$Cl$_2$]Cl | Dichlorotetraquacobalt(III)-chlorid |
| [Ag(NH$_3$)$_2$]$^+$ | Diamminsilber(I)-Kation |
| [Ag(S$_2$O$_3$)$_2$]$^{3-}$ | Bis(thiosulfato)argentat(I) |
| [Cr(NH$_3$)$_6$]Cl$_3$ | Hexamminchrom(III)-chlorid; (Hexaammin...) |
| [Cr(NH$_2$–(CH$_2$)$_2$–NH$_2$)$_3$]Br$_3$ = [Cr(en)$_3$]Br$_3$ | Tris(ethylendiamin)-chrom(III)-bromid |
| [HgI$_3$]$^-$ | Triiodomercurat(II)-Anion |
| $\left[(NH_3)_2Pt\begin{smallmatrix}Cl\\Cl\end{smallmatrix}Pt(NH_3)_2\right]^{2+}$ | Di-µ-chlorobis(diammin)platin(II)-Kation |
| Cr(C$_6$H$_6$)$_2$ | Bis(η-benzol)chrom |

## 5.4 Metallische Bindung

Von den theoretischen Betrachtungsweisen der metallischen Bindung ist folgende besonders anschaulich:

Im Metallgitter stellt jedes Metallatom je nach seiner Wertigkeit (Die Wertigkeit entspricht hier der Zahl der abgegebenen Elektronen, s. auch Oxidationszahl, S. 167.) ein oder mehrere Valenzelektronen dem Gesamtgitter zur Verfügung und wird ein Kation (***Metallatomrumpf*** = Atomkern + „innere" Elektronen). Die Elektronen gehören allen Metallkationen gemeinsam; sie sind praktisch über das ganze Gitter verteilt (delokalisiert) und bewirken seinen Zusammenhalt. Diese quasi frei beweglichen Elektronen, das sog. *„Elektronengas"*, sind der Grund für das besondere Leitvermögen der Metalle. *Es nimmt mit zunehmender Temperatur ab, weil die Wechselwirkung der Elektronen mit den Metallkationen zunimmt.*

*Anmerkung:* Bei den sogenannten *Halbmetallen* sind die Verhältnisse umgekehrt.

Für einwertige Metalle ist die Elektronenkonzentration etwa $10^{23}$ cm$^{-3}$!

Das Elektronengas bildet somit den weitaus größten Teil des Volumens eines Metalls. Es zeigt bei einer Temperaturerhöhung ein „anormales" Verhalten. Zu dieser „Entartung" des Elektronengases s. Lehrbücher der Physik oder Physikalischen Chemie.

Es gibt auch eine Modellvorstellung der metallischen Bindung auf der Grundlage der ***MO-Theorie*** (s. S. 42). Hierbei betrachtet man das Metallgitter als ein *Riesenmolekül* und baut es schrittweise aus einzelnen Atomen auf. Besitzt z.B. ein Metallatom in der äußersten Schale (Valenzschale) ein s-Atomorbital und nähert sich ihm ein zweites Atom, werden aus den beiden Atomorbitalen zwei Molekülorbitale gebildet. Kommt ein *drittes* Atom hinzu, werden *drei* Molekülorbitale erhalten. Im letzten Falle sind die MO dreizentrig, denn sie erstrecken sich über drei Kerne bzw. Atomrümpfe. Baut man das Metallgitter in der angegebenen Weise weiter auf, kommt *mit jedem neuen Atom ein neues MO* hinzu. Jedes MO besitzt eine bestimmte potentielle Energie (Energieniveau). Betrachtet man eine relativ große Anzahl von Atomen, so wird die Aufspaltung der Orbitale, d.h. der Abstand zwischen den einzelnen Energieniveaus, durch neu hinzukommende Atome kaum weiter vergrößert, sondern die Energieniveaus rücken näher zusammen. Sie unterscheiden sich nurmehr wenig voneinander, und man spricht von einem ***Energieband*** (Abb. 53).

Der Einbau der Elektronen in ein solches Energieband erfolgt unter Beachtung der Hundschen Regel und des Pauli-Prinzips in der Reihenfolge zunehmender Energie. ***Jedes Energieniveau (MO) kann maximal mit zwei Elektronen mit antiparallelem Spin besetzt werden.***

In einem Metallgitter wird jedes Valenzorbital eines isolierten Atoms (z.B. 2s-, 2p-Atomorbital) zu einem Energieband auseinandergezogen. (Die inneren Orbitale werden kaum beeinflusst, weil sie zu stark abgeschirmt sind.) Die Bandbreite (Größenordnung eV) ist eine Funktion des Atomabstandes im Gitter und der Energie der Ausgangsorbitale. Die Bänder sind um so breiter, je größer ihre Energie ist. *Die höheren Bänder erstrecken sich ohne Unterbrechung über den*

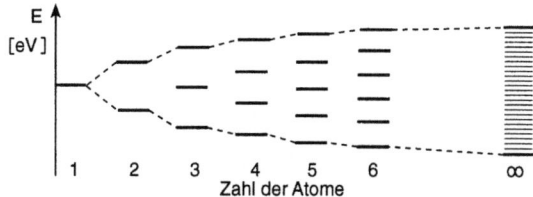

**Abb. 53.** Aufbau von einem Energieband durch wiederholte Anlagerung von Atomen mit einem s-AO (*Beispiel:* Lithium)

*ganzen Kristall.* Die Elektronen können daher in diesen Bändern nicht bestimmten Atomen zugeordnet werden. In ihrer Gesamtheit gehören sie dem ganzen Kristall, d.h. *die Atome tauschen ihre Elektronen im raschen Wechsel aus.*

Das oberste elektronenführende Band heißt **Valenzband**. Es kann teilweise oder voll besetzt sein. Ein vollbesetztes Band leistet keinen Beitrag zur elektrischen Leitfähigkeit.

Ein leeres oder unvollständig besetztes Band heißt Leitfähigkeitsband oder *Leitungsband* (Abb. 54).

In einem **Metall** grenzen Valenzband und Leitungsband unmittelbar aneinander oder überlappen sich. Das Valenz- bzw. Leitungsband ist nicht vollständig besetzt und kann Elektronen für den Stromtransport zur Verfügung stellen. Legt man an einen Metallkristall ein elektrisches Feld an, bewegen sich die Elektronen im Leitungsband bevorzugt in eine Richtung. Verlässt ein Elektron seinen Platz, wird es durch ein benachbartes Elektron ersetzt usw.

Die *elektrische Leitfähigkeit* der Metalle ($> 10^6 \, \Omega^{-1} \cdot m^{-1}$) hängt von der Zahl derjenigen Elektronen ab, für die unbesetzte Elektronenzustände zur Verfügung stehen *(effektive Elektronenzahl).*

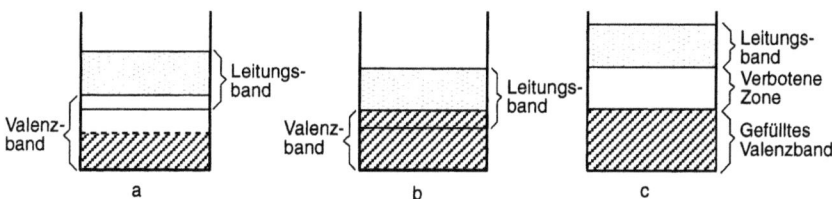

**Abb. 54 a-c.** Schematische Energiebänderdiagramme. **a** Überlappung eines teilweise besetzten Valenzbandes mit einem Leitungsband. **b** Überlappung eines gefüllten Valenzbandes mit einem Leitungsband. **c** Valenz- und Leitungsband sind durch eine „verbotene Zone" getrennt: Isolator

Mit dem Elektronenwechsel direkt verbunden ist auch die *Wärmeleitfähigkeit*. Der metallische Glanz kommt dadurch zustande, dass die Elektronen in einem Energieband praktisch jede Wellenlänge des sichtbaren Lichts absorbieren und wieder abgeben können (hoher Extinktionskoeffizient).

Bei einem *Nichtleiter* (Isolator) ist das Valenzband voll besetzt und von dem leeren Leitungsband durch eine hohe Energieschwelle = *verbotene Zone* getrennt. *Beispiel:* Diamant ist ein Isolator. Die verbotene Zone hat eine Breite von 5,3 eV.

*Halbleiter* haben eine verbotene Zone bis zu $\Delta E \approx 3$ eV. *Beispiele:* Ge 0,72 eV, Si 1,12 eV, Se 2,2 eV, InSb 0,26 eV, GaSb 0,80 eV, AlSb 1,6 eV, CdS 2,5 eV. Bei Halbleitern ist das Leitungsband schwach besetzt, weil nur wenige Elektronen die verbotene Zone überspringen können. Diese Elektronen bedingen die *Eigenleitung* (*Eigenhalbleiter, Beispiele:* reines Si, Ge). Daneben kennt man die sog. *Störstellenleitung*, die durch den Einbau von Fremdatomen in das Gitter eines Halbleiters verursacht wird (*dotierter Halbleiter, Fremdhalbleiter*). Man unterscheidet zwei Fälle: 1. *Elektronenleitung* oder *n-Leitung*. Sie entsteht beim Einbau von Fremdatomen, die mehr Valenzelektronen besitzen als die Atome des Wirtsgitters. Für *Germanium* als Wirtsgitter sind P, As, Sb geeignete Fremdstoffe. Sie können relativ leicht ihr „überschüssiges" Elektron abgeben und zur Elektrizitätsleitung zur Verfügung stellen. 2. *Defektelektronenleitung* oder *p-Leitung* beobachtet man beim Einbau von Elektronenacceptoren. Für *Germanium* als Wirtsgitter eignen sich z.B. B, Al, Ga und In. Sie haben ein Valenzelektron weniger als die Atome des Wirtsgitters. Bei der Bindungsbildung entsteht daher ein Elektronendefizit oder „positives Loch" (= ionisiertes Gitteratom). Das positive Loch wird von einem Elektron eines Nachbaratoms aufgefüllt. Dadurch entsteht ein neues positives Loch an anderer Stelle usw. Auf diese Weise kommt ein elektrischer Strom zustande.

*Beachte:* Im Gegensatz zu den Metallen nimmt bei den Halbleitern die Leitfähigkeit mit steigender Temperatur zu, weil mehr Elektronen den Übergang vom Valenzband ins Leitungsband schaffen.

## Metallgitter

Die metallische Bindung ist wie die ionische Bindung *ungerichtet*. Dies führt in festen Metallen zu einem gittermäßigen Aufbau mit *hoher* Koordinationszahl. 3/5 aller Metalle kristallisieren in der *kubisch-dichtesten* bzw. *hexagonal-dichtesten Kugelpackung* (Abb. 55 und 56). Ein großer Teil der restlichen 2/5 bevorzugt das *kubisch-innenzentrierte* = *kubisch-raumzentrierte* Gitter (Abb. 57). Die unterschiedlichen Gittertypen ergeben sich aus den individuellen Eigenschaften der nur in *erster Näherung* starren Kugelform der Metallatomrümpfe. Metalle, welche in einer kubisch-dichtesten Packung kristallisieren, sind in der Regel relativ weich und duktil. Abb. 58 gibt einen Überblick über die Gitter ausgewählter Metalle.

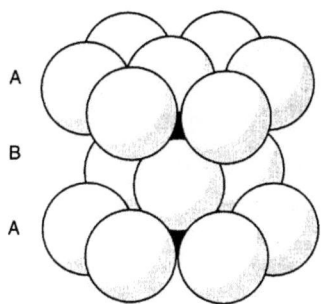 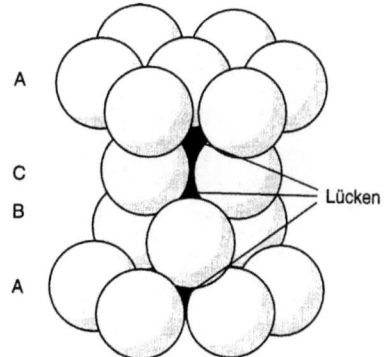

**Abb. 55.** Hexagonal-dichteste Kugelpackung, aufgebaut aus dichtesten Kugellagen-Ebenen der Lagenfolge A B A. (Aus *Winkler*)

**Abb. 56.** Kubisch-dichteste Kugelpackung, aufgebaut aus dichtesten Kugellagen-Ebenen der Lagenfolge A B C A. (Aus *Winkler*)

| Anordnung | Koordinationszahl | Raumerfüllung (%) |
|---|---|---|
| kubisch- und hexagonal-dichteste Kugelpackung | 12 | 74,1 |
| kubisch-raumzentriert | 8 | 68,1 |

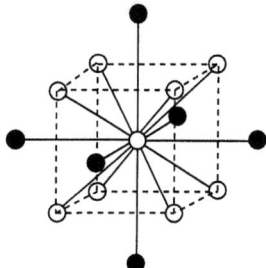

**Abb. 57.** Kubisch-raumzentriertes Gitter. Es sind auch die 6 übernächsten Gitterpunkte gezeigt

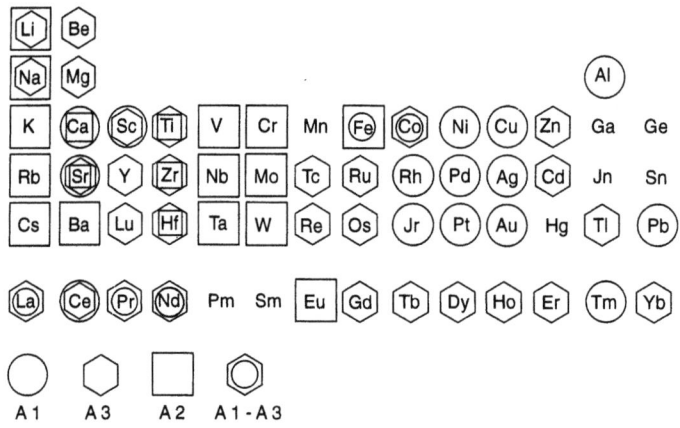

**Abb. 58.** Vorkommen der kubisch- (A1) und hexagonal- (A3) dichtesten Kugelpackung und des kubisch-innenzentrierten Gitters (A2). Das Symbol für die jeweils stabilste Modifikation ist am größten gezeichnet. Viele Metalle kristallisieren nämlich in verschiedenen Gittern. (Nach *Krebs*)

### Mechanische Eigenschaften der Metalle/*Einlagerungsstrukturen*

Die besonderen mechanischen Eigenschaften der Metalle ergeben sich aus dem Aufbau des Metallgitters. *Es können nämlich ganze Netzebenen und Schichtpakete verschoben werden, ohne dass Änderungen im Bauprinzip oder Deformationen auftreten.* In den dichtesten Kugelpackungen existieren **Tetraeder-** und **Oktaederlücken**. Die Zahl der Oktaederlücken ist gleich der Zahl der Bausteine. Die Zahl der Tetraederlücken ist doppelt so groß. Werden nun in diese Lücken (Zwischengitterplätze) größere Atome anderer Metalle oder *Nichtmetalle* wie *Kohlenstoff, Wasserstoff, Bor* oder *Stickstoff* eingelagert, wird die Gleitfähigkeit der Schichten gehemmt bzw. verhindert.

Die kleinen H-Atome sitzen in den Tetraederlücken. B-, N- und C-Atome sitzen in den größeren Oktaederlücken.

Voraussetzung für die Bildung solcher *Einlagerungsmischkristalle* (*Einlagerungsstrukturen*) ist ein Radienverhältnis:

$$r_{\text{Nichtmetall}} : r_{\text{Metall}} \leq 0{,}59$$

## 5.5 Zwischenmolekulare Bindungskräfte

Voraussetzung für das Zustandekommen zwischenmolekularer Bindungskräfte ist eine *Ladungsasymmetrie* (elektrischer Dipol).

**Dipol-Dipol-Wechselwirkungen** treten zwischen kovalenten Molekülen mit einem Dipolmoment auf. Die resultierenden Bindungsenergien betragen 4 bis 25 kJ · mol$^{-1}$. Sie sind stark temperaturabhängig: Steigende Temperatur verursacht eine größere Molekülbewegung und somit größere Abweichungen von der optimalen Orientierung.

Dipol-Dipol-Anziehungskräfte wirken in Flüssigkeiten und Feststoffen. Ihre Auswirkungen zeigen sich in der **Erhöhung von Siedepunkten** und/oder **Schmelzpunkten**. Von Bedeutung sind diese Kräfte auch beim Lösen polarer Flüssigkeiten ineinander. Ein Beispiel ist die unbegrenzte Löslichkeit von Ethanol in Wasser und umgekehrt.

**Wasserstoffbrückenbindungen**

Dipolmoleküle können sich zusammenlagern (assoziieren) und dadurch größere Molekülverbände bilden. Kommen hierbei positiv polarisierte Wasserstoffatome zwischen zwei negativ polarisierte **F-, O-** oder **N-Atome** zu liegen, bilden sich sog. *Wasserstoffbrückenbindungen* aus.

*Beispiel:* Fluorwasserstoff, HF

$$\delta- \quad \delta+ \quad \delta- \quad \delta+$$
$$F-H \cdots F-H$$

Wasserstoffbrückenbindung

Bei Zimmertemperatur liegt (HF)$_3$ vor. Ab 90°C existieren einzelne HF-Moleküle:

$$(HF)_n \underset{\text{Assoziation}}{\overset{\text{Dissoziation}}{\rightleftarrows}} n \cdot HF \quad (n = 2 \text{ bis } 8 \text{ und höher})$$

*Wasser* und *Ammoniak* sind weitere Beispiele für Moleküle mit starken Wasserstoffbrückenbindungen zwischen den Molekülen (*inter*molekulare Wasserstoffbrückenbindungen).

Ein Wassermolekül kann an **bis zu vier** Wasserstoffbrückenbindungen beteiligt sein: im **flüssigen Wasser sind es eine bis drei**, im **Eis drei bis vier**. Auch das viel größere CH$_3$COOH-Molekül (Essigsäure) liegt z.B. noch im Dampfzustand dimer vor. Wasserstoffbrückenbindungen sind im wesentlichen elektrostatischer Natur. Sie besitzen ungefähr 5 bis 10 % der Stärke ionischer Bindungen, d.h. die Bindungsenergie liegt zwischen 8 und 42 kJ · mol$^{-1}$.

Wasserstoffbrückenbindungen bedingen in Flüssigkeiten (z.B. Wasser) und Festkörpern (z.B. Eis) eine gewisse Fernordnung (Struktur). Sie beeinflussen die Eigenschaften vieler biochemisch wichtiger Moleküle, s. hierzu Teil III.

Verbindungen mit Wasserstoffbrückenbindungen haben einige ungewöhnliche Eigenschaften: sie besitzen hohe Siedepunkte (Kp. von Wasser = 100°C, im Gegensatz dazu ist der Kp. von $CH_4$ = –161,4°C), hohe Schmelzpunkte, Verdampfungswärmen, Schmelzwärmen, Viskositäten, und sie zeigen eine besonders ausgeprägte gegenseitige Löslichkeit; s. auch Teil III.

Wasserstoffbrückenbindungen können sich, falls die Voraussetzungen gegeben sind, auch innerhalb eines Moleküls ausbilden (*intra*molekulare Wasserstoffbrückenbindungen).

*Beispiel:*

**Dipol-Induzierte Dipol-Wechselwirkungen** entstehen, wenn Molekülen ohne Dipolmoment wie $H_2$, $Cl_2$, $O_2$, $CH_4$ durch Annäherung eines Dipols (z.B. $H_2O$) eine Ladungsasymmetrie aufgezwungen wird (induziertes Dipolmoment). Zwischen Dipol und induziertem Dipol wirken Anziehungskräfte, deren Energie zwischen 0,8 und 8,5 kJ · $mol^{-1}$ liegt. Die Größe des induzierten Dipols und als Folge davon die Stärke der Anziehung ist abhängig von der Polarisierbarkeit des unpolaren Teilchens. Die *Polarisierbarkeit* $\alpha$ ist ein Maß für die Verschiebbarkeit der Elektronenwolke eines Teilchens (geladen oder ungeladen) in einem elektrischen Feld der Stärke F. Durch das Feld wird ein Dipolmoment µ induziert, für das gilt: **µ = α · F**. Die Polarisierbarkeit ist eine stoffspezifische Konstante.

Moleküle mit großen, ausgedehnten Ladungswolken sind leichter und stärker polarisierbar als solche mit kleinen, kompakten.

Als Beispiel für das Wirken Dipol-Induzierter Dipol-Kräfte kann die Löslichkeit von unpolaren Gasen wie $H_2$, $O_2$ usw. in Wasser dienen.

**Ionen-Dipol-Wechselwirkungen** sind sehr starke Anziehungskräfte. Die freiwerdende Energie liegt in der Größenordnung von 40 bis 680 kJ · $mol^{-1}$. Ionen-Dipol-Kräfte wirken vor allem beim Lösen von Salzen in polaren Lösemitteln. Die Auflösung von Salzen in Wasser und die damit zusammenhängenden Erscheinungen werden auf S. 92 ausführlich behandelt.

## Van der Waalssche Bindung (van der Waals-Kräfte, Dispersionskräfte)

*Van der Waals-Kräfte* nennt man zwischenmolekulare „Nahbereichskräfte". Sie beruhen ebenfalls auf dem Coulombschen Gesetz. Da die Ladungsunterschiede relativ klein sind, ergeben sich verhältnismäßig schwache Bindungen mit einer Bindungsenergie zwischen 0,08 - 42 kJ · mol$^{-1}$. Die Stärke der Bindung ist stark abhängig von der Polarisierbarkeit der Atome und Moleküle und somit von deren Größe.

Für die potentielle Energie (U) gilt in Abhängigkeit vom Abstand (r) zwischen den Teilchen:

$$U \approx 1/r^6 \qquad F (= \text{Kraft}) = -\partial U/\partial r$$

*Die Reichweite der van der Waals-Kräfte ist sehr klein.*

Van der Waals-Kräfte wirken grundsätzlich *zwischen allen* Atomen, Ionen und Molekülen, auch wenn sie ungeladen und unpolar sind. In den Kohlenwasserstoffen zum Beispiel ist die Ladungsverteilung im zeitlichen Mittel symmetrisch. Die Elektronen bewegen sich jedoch ständig. Hierdurch kommt es zu Abweichungen von der Durchschnittsverteilung und zur Ausbildung eines kurzlebigen Dipols. Dieser induziert im Nachbarmolekül einen weiteren Dipol, so dass sich schließlich die Moleküle gegenseitig anziehen, obwohl die induzierten Dipole ständig wechseln (fluktuierende Dipole).

Van der Waals-Kräfte sind auch dafür verantwortlich, dass inerte Gase wie z.B. Edelgase (He: Kp. –269°C, Ar: Kp. –189°C, Xe: Kp. –112°C, $Cl_2$: Kp. –34°C, oder $CH_4$: Kp. –161,4°C) verflüssigt werden können.

Folgen der van der Waals-Bindung sind z.B. die Zunahme der Schmelz- und Siedepunkte der Alkane mit zunehmender Molekülgröße (s. Teil III), die Bindung von Phospholipiden an Proteine (Lipoproteine in Membranen) und die **hydrophoben Wechselwirkungen** im Innern von Proteinmolekülen (s. Teil III). Die Kohlenwasserstoffketten kommen dabei einander so nahe, dass Wassermoleküle aus dem Zwischenbereich herausgedrängt werden. Dabei spielen Entropieeffekte (s. S. 112) eine wichtige Rolle: Hydrophobe Gruppen stören infolge ihrer „Unverträglichkeit" mit hydrophilen Gruppen die durch Wasserstoffbrückenbindungen festgelegte Struktur des Wassers. Die Entropie S des Systems nimmt zu und damit die Freie Enthalpie G ab, d.h. die Assoziation der Molekülketten wird stabilisiert. Zu S und G s. S. 113.

# 6 Mehrstoffsysteme
# Lösungen

### Definition des Begriffs Phase

Unter einer **Phase** versteht man einen Substanzbereich, in dem die physikalischen und chemischen Eigenschaften homogen sind. Der Substanzbereich wird durch Grenzflächen, die Phasengrenzen, von anderen Bereichen abgetrennt. Zwischen zwei Phasen ändern sich verschiedene Eigenschaften sprunghaft.

*Beispiele für Phasen:* Wasser, Wasserdampf, Eis; Flüssigkeiten, die nicht miteinander mischbar sind, bilden ebenfalls Phasen, z.B. Wasser/Ether.

*Beachte:* Gase und Gasmischungen bilden nur eine Phase.

Zwei- und Mehrphasensysteme werden nach dem Aggregatzustand der homogenen Bestandteile unterschieden. *Beispiele:* Suspensionen, Emulsionen, Aerosole, fest–feste Gemische wie Granit etc.

### Zustandsdiagramme

Eine graphische Darstellung, die alle Phasen und ihre Übergänge gleichzeitig wiedergibt, heißt **Phasendiagramm** oder **Zustandsdiagramm.**

Als Beispiel betrachten wir das Phasendiagramm des Wassers, Abb. 59.

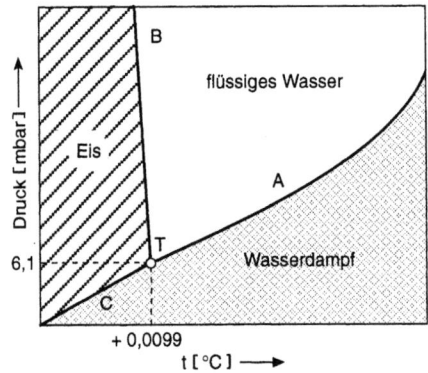

**Abb. 59.** Zustandsdiagramm des Wassers (schematisch).
A = Dampfdruckkurve (von Wasser);
B = Schmelzkurve (von Eis);
C = Sublimationskurve (Dampfdruckkurve von Eis);
T = Tripelpunkt

*Auswertung des Diagramms:* Die drei Kurven A, B, C teilen den Druck- und Temperaturbereich in drei Gebiete. Innerhalb dieser Gebiete ist jeweils nur eine Phase beständig. Die Kurven sind eine Folge von Messpunkten, in denen jeweils zwei Phasen nebeneinander existieren. Die Koordinaten der Punkte sind der Druck und die Temperatur. In Punkt T existieren alle drei Phasen nebeneinander, sind also miteinander im Gleichgewicht. Dieser Punkt heißt daher *Tripelpunkt*.

Für Wasser liegt der Tripelpunkt bei einem Druck von 6,1 mbar und einer Temperatur von 0,0099°C.

### Gibbssche Phasenregel

Die Gibbssche Phasenregel (Phasengesetz) macht Aussagen allgemeiner Natur über solche heterogene Systeme, die sich im Gleichgewichtszustand (= energieärmster Zustand) befinden:

Addiert man zu der Zahl der Komponenten (Ko) die Zahl 2, erhält man die Summe aus der Zahl der Phasen (Ph) und der Freiheitsgrade (F):

$$Ko + 2 = Ph + F \quad \text{oder} \quad F = Ko - Ph + 2$$

*Erläuterung:* Die Zahl der Komponenten (Ko) ist die Zahl der unabhängigen Bestandteile (Stoffe), die zum Aufbau des Systems bzw. seiner Gleichgewichtszustände erforderlich sind und im Gleichgewichtszustand die Zusammensetzung jeder einzelnen Phase festlegen.

Die Zahl der Phasen (Ph) ist die Zahl der physikalisch trennbaren Bestandteile des Systems.

Die Zahl der Freiheitsgrade (Freiheiten, F) ist die Zahl der beliebig variierbaren Zustandsvariablen (Temperatur, Druck, Konzentration), über die man verfügen kann, um den Gleichgewichtszustand herzustellen.

*Beispiele für das Gibbssche Phasengesetz:*

**1. Heterogenes System Wasser/Wasserdampf:** Zahl der Phasen (Ph) = 2; Zahl der Komponenten (Ko) = 1 (nämlich Wasser)

$$\text{Phasenregel: } 1 + 2 = 2 + F \quad \text{oder} \quad F = 1$$

Da 2 Phasen vorliegen, existiert nur ein Freiheitsgrad (F). Das System heißt **univariant.**

Ein Freiheitsgrad bedeutet, dass man nur eine Zustandsgröße, z.B. die Temperatur unabhängig von anderen Zustandsvariablen verändern kann, ohne die Zahl der Phasen zu verändern. Der Druck ist jetzt durch den Sättigungsdampfdruck eindeutig festgelegt.

**2. System: Eis/Wasser/Dampf;** Ph = 3; Ko = 1

$$\text{Phasenregel: } 1 + 2 = 3 + F$$

Daraus folgt F = 0. Es existiert kein Freiheitsgrad. Das System heißt **nonvariant**. Die 3 Phasen können nur in einem Punkt im Gleichgewicht sein, den man *Tripelpunkt* nennt.

Variiert man z.B. am Tripelpunkt die Temperatur, so ist dies gleichbedeutend mit der Einführung eines Freiheitsgrades. Als Folge davon verschwindet bei Temperaturerhöhung die feste Phase (Eis) und bei Temperaturerniedrigung die flüssige Phase (Wasser).

**3. System: Wasserdampf;** Ph = 1; Ko = 1

$$\text{Phasenregel: } 1 + 2 = 1 + F; \quad F = 2$$

Das System heißt **divariant**, denn Druck und Temperatur können unabhängig voneinander variiert werden. (*Beachte:* Die Konzentration ist durch den Druck bestimmt: $p = c \cdot R \cdot T$)

## Mehrstoffsysteme

Mehrstoffsysteme können homogen oder heterogen sein.

**Heterogene** (uneinheitliche) Gemische besitzen eine variable Zusammensetzung aus homogenen (einheitlichen) Stoffen. Sie können durch physikalische Methoden in die homogenen Bestandteile zerlegt werden.

**Homogene** Stoffe liegen dann vor, wenn man keine Uneinheitlichkeit erkennen kann. Homogene Stoffe werden auch als **Phasen** bezeichnet; heterogene Stoffe sind demnach mehrphasige Systeme (zu dem Begriff System s. S. 105).

**Homogene Stoffe** können Lösungen (homogene Gemische) aus Reinsubstanzen oder bereits Reinsubstanzen selbst sein (z.B. Wasser, Kohlenstoff). Der Begriff Lösung ist hier sehr weit gefasst. Es gibt flüssige Lösungen (z.B. Natriumchlorid in Wasser gelöst), feste Lösungen (z.B. Metalllegierungen), gasförmige Lösungen (z.B. Luft). Der in einer Lösung überwiegend vorhandene Bestandteil heißt *Lösemittel*. Die anderen Komponenten sind die *gelösten Stoffe*.

**Homogene Gemische** lassen sich durch physikalische Methoden in die reinen Stoffe zerlegen. *Beispiel:* Eine klare Lösung von Natriumchlorid in Wasser kann man in die Komponenten Wasser und festes Natriumchlorid trennen, wenn man das Wasser verdampft und den Wasserdampf wieder verdichtet (kondensiert).

**Ein reiner Stoff (Reinsubstanz) ist dadurch charakterisiert, dass jeder Teil der Substanz die gleichen unveränderlichen Eigenschaften und die gleiche Zusammensetzung hat.** *Beispiel:* Wasser.

Die Entscheidung darüber, ob Reinsubstanzen, reine Verbindungen oder reine Elemente vorliegen, kann man aufgrund von **Reinheitskriterien** treffen.

Reine Substanzen, Verbindungen und Elemente haben ganz bestimmte, nur für sie charakteristische Eigenschaften, z.B. Emissions- und Absorptionsspektren, Siedepunkt, Schmelzpunkt, chromatographische Daten und Brechungsindex.

# Lösungen

Sehr viele Stoffe lösen sich in Flüssigkeiten ohne chemische Reaktion: Es entstehen **Lösungen**. Ist in einer Lösung der aufgelöste Stoff so weitgehend verteilt, dass von ihm nur noch Einzelteilchen (Atome, Ionen, Moleküle) in der als Lösemittel dienenden Flüssigkeit vorliegen, handelt es sich um „echte" Lösungen. Die Größenordnung der Teilchen liegt zwischen 0,1 und 3 nm. Sie sind daher unsichtbar und befinden sich in lebhafter *Brownscher Bewegung*. Die Teilchen des gelösten Stoffes erteilen der Lösung einen osmotischen Druck, verursachen eine Dampfdruckerniedrigung und als Folge davon eine Schmelzpunkterniedrigung und Siedepunkterhöhung gegenüber dem reinen Lösemittel. Daneben gibt es die **kolloiden Lösungen**. Dort ist die Größenordnung der Teilchen 10 - 100 nm.

**Eigenschaften von Lösemitteln (Lösungsmitteln)**

**Lösemittel heißt die in einer Lösung überwiegend vorhandene Komponente.** Man unterscheidet polare und unpolare Lösemittel.

Das wichtigste *polare* Lösemittel ist das **Wasser**. Es ist ein bekanntes Beispiel für ein mehratomiges Molekül mit einem Dipolmoment. Ein Molekül ist dann ein **Dipol** und besitzt ein Dipolmoment, wenn es aus Atomen verschieden großer Elektronegativität aufgebaut ist, **und** wenn die Ladungsschwerpunkte der positiven und der negativen Ladungen nicht zusammenfallen (Ladungsasymmetrie). Der Grad der Unsymmetrie der Ladungsverteilung äußert sich im (elektrischen) *Dipolmoment* $\mu$. $\mu$ ist das Produkt aus Ladung e und Abstand r der Ladungsschwerpunkte: $\mu = e \cdot r$. Einheit: Debye D; $1 D = 0,33 \cdot 10^{-27}$ A · s · cm.

Je polarer eine Bindung ist, um so größer ist ihr Dipolmoment. Unpolare Moleküle wie $H_2$, $Cl_2$, $N_2$ besitzen kein Dipolmoment.

*Beispiele für Moleküle mit einem Dipolmoment:*

Ein *zwei*atomiges Dipolmolekül ist z.B. oberhalb 90°C das Fluorwasserstoff-Molekül HF:

$\overset{(+\ -)}{\text{H—F}}$ oder $\overset{\delta^+\ \delta^-}{\text{H—F}}$

Andere Beispiele sind:

$\overset{\delta^+\ \delta^-}{\text{H—Cl}} \quad \overset{\delta^+\ \delta^-}{\text{H—Br}} \quad \overset{\delta^+\ \delta^-}{\text{H—I}}$

Enthält ein Molekül Mehrfachbindungen, ist die Abschätzung des Dipolmoments nicht mehr einfach. *Beispiel:* Kohlenmonoxid. Es besitzt ein sehr kleines Dipolmoment. Der positive Pol liegt beim O-Atom: $|\overset{-}{C} \equiv \overset{+}{O}|$.

Besitzt ein Molekül *mehrere* polare Atombindungen, setzt sich das Gesamtdipolmoment des Moleküls — in erster Näherung — als **Vektorsumme** aus den Einzeldipolmomenten jeder Bindung zusammen.

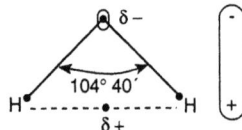

**Abb. 60.** Wasser als Beispiel eines elektrischen Dipols

Im *Wassermolekül* sind beide O–H-Bindungen polarisiert. Das Sauerstoffatom besitzt eine negative und die Wasserstoffatome eine positive Teilladung (**Partialladung**). Das Wassermolekül hat beim Sauerstoff einen negativen Pol und auf der Seite der Wasserstoffatome einen positiven Pol.

Am Beispiel des H$_2$O-Moleküls wird auch deutlich, welche Bedeutung die räumliche Anordnung der Bindungen für die Größe des Dipolmoments besitzt. Ein linear gebautes H$_2$O-Molekül hätte kein Dipolmoment, weil die Ladungsschwerpunkte zusammenfallen.

Flüssigkeiten aus Dipolmolekülen besitzen eine große *Dielektrizitätskonstante ε*. ε ist ein Maß dafür, wie sehr die Stärke eines elektrischen Feldes zwischen zwei entgegengesetzt geladenen Teilchen durch die betreffende Substanz verringert wird; d.h. die Coulombsche Anziehungskraft K ist für zwei entgegengesetzt geladene Ionen um den ε-ten Teil vermindert:

$$K = \frac{e_1 \cdot e_2}{4\pi\varepsilon_0 \cdot \varepsilon \cdot r^2}$$

($\varepsilon_0$ = Dielektrizitätskonstante des Vakuums) (s. hierzu S. 38)

Beachte: ε ist temperaturabhängig.

*Beispiele für polare Lösemittel mit den Werten für ε sind:*

**H$_2$O : 80,2/20°C;** n-Hexan: 1,89; Eisessig: 6,15; Tetrahydrofuran: 7,4; Cyclohexan: 2,0;Benzol: 2,3; Xylol: ca. 2,4/25°C; Diethylether: 4,3; Dichlorethan: 9,1; Chloroform: 4,8; flüss. NH$_3$: 17,0/–33°C; Ethanol: 24,3/25°C; Methanol: 32,6; Nitrobenzol: 34,8; Nitromethan: 35,9/30°C; Acetonitril: 37,5; Ethylenglycol: 37,7/25°C; Dimethylsulfoxid: 48,9; Ameisensäure: 58,5/16°C; N-Methylformamid: 182/25°C.

Die polaren Lösemittel lösen hauptsächlich Stoffe mit **hydrophilen** (wasserfreundlichen) Gruppen wie –OH, –COOH und –OR. Unpolare Moleküle, z.B. Kohlenwasserstoff-Moleküle wie CH$_3$–(CH$_2$)$_{10}$–CH$_3$, sind in polaren Lösemitteln unlöslich und werden **hydrophob** (wasserfürchtend) genannt. Diese Substanzen lösen sich jedoch in *unpolaren* Lösemitteln. Dazu gehören u.a. Benzol (C$_6$H$_6$), Kohlenwasserstoffe wie Pentan, Hexan, Petrolether, und Tetrachlorkohlenstoff (CCl$_4$).

Bisweilen nennt man Kohlenwasserstoffe auch **lipophil** (fettliebend), weil sie sich in Fetten lösen und umgekehrt.

Die Erscheinung, dass sich Verbindungen in Substanzen von ähnlicher Struktur lösen, war bereits den Alchimisten bekannt: *similia similibus solvuntur* (Ähnliches löst sich in Ähnlichem).

*Einteilung von nichtwässrigen Lösemitteln*

Auf der Grundlage der Säure-Base-Theorie von Brønsted können nichtwässrige Lösemittel in folgende Gruppen eingeteilt werden:

a) *Aprotische* Lösemittel sind inert und enthalten kein abspaltbares Proton. *Unpolare* aprotische Lösemittel haben eine kleine Dielektrizitätskonstante.
   *Beispiele:* Benzol ($C_6H_6$), Chloroform ($CHCl_3$), Dichlormethan ($CH_2Cl_2$).
   *Polare* aprotische Lösemittel sind z.B. Acetonitril ($CH_3CN$), Dimethylsulfoxid (($CH_3$)$_2$SO), Dimethylformamid (($CH_3$)$_2$NCHO).

b) *Protogene* Lösemittel sind saure Substanzen, die ionisiert sind und leicht Protonen abgeben. Sie haben i.a. eine große Dielektrizitätskonstante, und ihr Ionenprodukt ist größer als dasjenige von Wasser.
   *Beispiele:* Essigsäure
   $$2\, CH_3COOH \rightleftharpoons CH_3CO_2H_2^+ + CH_3CO_2^-$$
   Ameisensäure
   $$2\, HCOOH \rightleftharpoons HCO_2H_2^+ + HCO_2^-$$

c) *Protophile* Lösemittel sind basische Substanzen, die leicht Protonen aufnehmen und dabei ionisiert werden. Sie haben i.a. eine große Dielektrizitätskonstante, und ihr Ionenprodukt ist kleiner als dasjenige von Wasser.
   *Beispiel:* Ethylendiamin:
   $$H_2N-CH_2-CH_2-NH_2 + H^+ \rightleftharpoons H_3N^+-CH_2-CH_2-NH_2$$

d) *Amphiprote* (amphirotische) Lösemittel sind Substanzen, die teilweise in Kationen und Anionen dissoziieren. Sie haben meist eine große Dielektrizitätskonstante. Das Ionenprodukt der freien Ionen ist in der Regel kleiner als dasjenige von Wasser. Amphiprotische Lösemittel sind amphoter und können sowohl Protonen aufnehmen als auch abgeben.
   *Beispiel:* Alkohole
   $$ROH + ROH \longrightarrow ROH_2^+ + RO^-$$

Die Lösemittel b), c) und d) bilden die Gruppe der **protischen Lösemittel**. Sie zeigen eine merkliche Eigendissoziation in Protonen und Lösemittelanionen.

Eine *andere* Einteilung fasst die verwendeten Lösemittel in zwei Gruppen zusammen. Der Bezugspunkt ist Wasser, das als neutral betrachtet wird. Danach unterscheidet man:

a) *Aprotische* (inerte) Lösemittel. Sie besitzen eine kaum messbare Eigendissoziation. Dazu gehören *saure* Lösemittel wie Nitromethan, Nitroethan und *neutrale* wie Aceton, Benzol, Dioxan, Chloroform, Acetonitril oder *basische* wie Dimethylformamid, Pyridin, Dimethylsulfoxid.

b) *Amphiprotische* Lösemittel. Sie weisen eine merkliche Eigendissoziation auf.
   *Sauer* sind Essigsäure, Ameisensäure, Trifluoressigsäure, Phenol.
   *Neutral* sind Wasser, Methanol, Ethanol, Ethylenglykol.
   *Basisch* sind Butylamin, Ethylendiamin, flüssiges Ammoniak.

**Echte Lösungen**

*Lösungsvorgänge*

Die Löslichkeit eines Stoffes in einer Flüssigkeit hängt von der Änderung der Freien Enthalpie des betrachteten Systems ab, die mit dem Lösungsvorgang verbunden ist (s. S. 113):

$$\Delta G = \Delta H - T\Delta S$$

**Polare Substanzen.** Polare Substanzen sind entweder aus Ionen aufgebaut oder besitzen eine polarisierte Elektronenpaarbindung.

*Betrachten wir als Beispiel die Lösung von einem Natriumchloridkristall in Wasser:* Die Wasserdipole lagern sich mit ihren Ladungsschwerpunkten an der Kristalloberfläche an entgegengesetzt geladene Ionen an (Abb. 61). Hierbei werden die Ionen aus dem Gitterverband herausgelöst. Die Dielektrizitätskonstante ε des Wassers ist ca. 80, d.h. die Coulombsche Anziehungskraft ist in Wasser nur noch 1/80 der Coulomb-Kraft im Ionenkristall. Die Wassermoleküle umhüllen die herausgelösten Ionen (Hydrathülle, allgemein Solvathülle). Man sagt, das Ion ist **hydratisiert** (allgemein: **solvatisiert**). Der Vorgang ist mit einer Energieänderung verbunden. Sie heißt im Falle des Wassers **Hydrationsenergie bzw. -enthalpie** und allgemein **Solvationsenergie bzw. -enthalpie** (manchmal auch Hydratations- und Solvatationsenthalpie). Sie entspricht ΔH in der Gibbs-Helmholtzschen Gleichung. Über Enthalpie, Gibbs-Helmholtzsche Gleichung s. S. 113.

*Die Solvationsenthalpie hängt von der Ladungskonzentration der Ionen ab,* d.h. sie ist der Ionenladung direkt und dem Ionenradius umgekehrt proportional. Für gleich hoch geladene Ionen nimmt sie mit wachsendem Radius ab. Kleine hochgeladene Kationen und Anionen sind demnach stark solvatisiert:

z.B. $Na^+ \longrightarrow [Na(H_2O)_6]^+$; $\Delta H = -418{,}6$ kJ · mol$^{-1}$; Radius: 97 pm

$Al^{3+} \longrightarrow [Al(H_2O)_6]^{3+}$; $\Delta H = -4605{,}4$ kJ · mol$^{-1}$; Radius: 51 pm

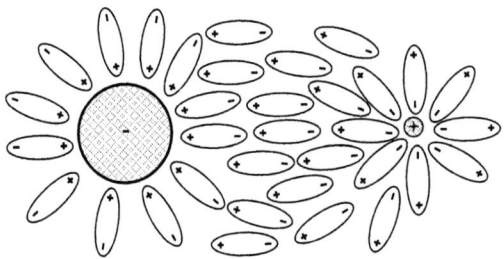

**Abb. 61.** Schematische Darstellung solvatisierter Ionen

**Ionen sind in Wasser stets mit einer Hydrathülle umgeben** (Aquokomplexe). Die Solvationsenthalpie ist weiter abhängig von der Polarität des Lösemittels und sie ist der Temperatur umgekehrt proportional.

Ist die Solvationsenthalpie $\Delta H$ größer als die Gitterenergie $U_G$ (s. S. 39), so ist der Lösungsvorgang **exotherm,** d.h. es wird Wärme frei (Lösungswärme, Lösungsenthalpie) und $\Delta H$ ist negativ. *Beispiel:* $MgCl_2$, $AgF$. Ist die Solvationsenthalpie kleiner als die Gitterenergie, wird Energie verbraucht. Da sie der Umgebung entzogen wird, kühlt sich die Lösung ab. Der Lösungsprozess ist **endotherm** (*Beispiel:* $NH_4Cl$ in Wasser). Aus der Definitionsgleichung der Änderung der Freien Enthalpie geht hervor, dass die Freiwilligkeit des Lösungsvorganges auch von der Entropie bestimmt wird.

**Tabelle 10.** Zusammenhang zwischen $\Delta G$, $\Delta H$ und $T \cdot \Delta S$ beim Lösen einiger Ionenverbindungen (T = 25°C). Lösungsvorgang:

$$AB + (x + y) H_2O \longrightarrow A^+ \cdot x H_2O + B^- \cdot y H_2O$$

| Verbindungen | $\Delta H$ [kJ · mol$^{-1}$] | $T \cdot \Delta S$ [kJ · mol$^{-1}$] | $\Delta G$ [kJ · mol$^{-1}$] |
|---|---|---|---|
| $BaSO_4$ | +19,4 | −30,6 | +50 |
| $NaCl$ | +3,6 | +12,8 | −9,2 |
| $AgF$ | −20,3 | −5,8 | −14,5 |
| $AgCl$ | +65,3 | +9,6 | +55,7 |
| $AgBr$ | +84,5 | +14,1 | +70,4 |
| $AgI$ | +112,4 | +20,7 | +91,7 |
| $AlF_3$ | −210,8 | −129,3 | −81,5 |
| $MgCl_2$ | −155,1 | −29,0 | −129,8 |
| $NH_4Cl$ | +15,1 | +21,8 | −6,7 |

Im allgemeinen nimmt bei einem Lösungsvorgang die Entropie zu, denn aus dem hochgeordneten Zustand im Kristall wird der weniger geordnete Zustand der Lösung. Die Entropie ist daher meist positiv. Eine große Entropiezunahme kann dazu führen, dass ein endothermer Vorgang, wie z.B. das Auflösen von $NH_4Cl$ in Wasser, freiwillig abläuft.

In einigen Fällen kommt es auch zu einer Entropieabnahme beim Lösungsprozess, und zwar dann, wenn die Hydrathülle einen höheren Ordnungszustand darstellt als der Kristall (*Beispiel:* $MgCl_2$ in Wasser).

### Löslichkeit

In allen Fällen stellt sich bei einem Lösungsvorgang in einer gegebenen Lösemittelmenge ein Gleichgewicht ein. d.h. jeder Stoff hat eine spezifische *maximale Löslichkeit*. Die Löslichkeit ist in Tabellenwerken meist in mol/kg Lösung und g/100 g Lösemittel ($H_2O$) für eine bestimmte Temperatur angegeben. *Beispiel*: $AgNO_3$: 4,02 mol/kg Lösung oder 215,3 g/100g $H_2O$ bei 20°C.

Bei Elektrolyten ist die Löslichkeit c durch die Größe des Löslichkeitsproduktes Lp gegeben (vgl. S.138). *Beispiel:* BaSO$_4$.

$$c(Ba^{2+}) \cdot c(SO_4^{2-}) = 10^{-10} \text{ mol}^2 \cdot L^{-2} = Lp_{BaSO_4}$$

Da aus BaSO$_4$ beim Lösen gleichviel Ba$^{2+}$-Ionen und SO$_4^{2-}$-Ionen entstehen, ist $c(Ba^{2+}) = c(SO_4^{2-})$ oder $c(Ba^{2+})^2 = 10^{-10}$ mol$^2 \cdot L^{-2}$. $c(Ba^{2+}) = 10^{-5}$ mol $\cdot L^{-1}$.

Daraus ergibt sich eine Löslichkeit von $10^{-5}$ mol $\cdot L^{-1}$ = 2,33 mg $\cdot L^{-1}$ BaSO$_4$.

Für größenordnungsmäßige Berechnungen der molaren Löslichkeit c eines Elektrolyten A$_m$B$_n$ eignet sich folgende allgemeine Beziehung:

$$c_{A_mB_n} = \sqrt[m+n]{\frac{Lp_{A_mB_n}}{m^m \cdot n^n}}$$

$c_{A_mB_n}$ = molare Löslichkeit der Substanz A$_m$B$_n$ in mol $\cdot L^{-1}$

*Beispiele:*

**1:1-Elektrolyt:**

AgCl: $Lp_{AgCl}$ = $10^{-10}$ mol$^2 \cdot L^{-2}$

$c_{AgCl}$ = $10^{-5}$ mol $\cdot L^{-1}$

**2:1-Elektrolyt:**

Mg(OH)$_2$: $Lp_{Mg(OH)_2}$ = $10^{-12}$ mol$^3 \cdot L^{-3}$

$c_{Mg(OH)_2}$ = $10^{-4,2}$ mol $\cdot L^{-1}$ = $6,3 \cdot 10^{-5}$ mol $\cdot L^{-1}$

Den Einfluss der Temperatur auf die Löslichkeit beschreibt die Gibbs-Helmholtzsche Gleichung. Dort sind Temperatur und Entropieänderung direkt miteinander verknüpft; d.h. mit der Temperatur ändert sich der Einfluss des Entropiegliedes **T · ΔS**.

*Lösen unpolarer Substanzen.* Wird ein unpolarer Stoff in einem unpolaren Lösemittel gelöst, so wird der Lösungsvorgang außer von zwischenmolekularen Wechselwirkungen hauptsächlich von dem Entropieglied bestimmt:

**ΔG = –T · ΔS**

### *Chemische Reaktionen bei Lösungsvorgängen*

Häufig werden beim Lösen von Substanzen in Lösemitteln chemische Reaktionen beobachtet. Die Substanzen sind dann in diesen Lösemitteln nicht unzersetzt löslich. Zum Beispiel löst sich Phosphorpentachlorid (PCl$_5$) in Wasser unter Bildung von Orthophosphorsäure (H$_3$PO$_4$) und Chlorwasserstoff (HCl):

$$PCl_5 + 4 H_2O \longrightarrow H_3PO_4 + 5 HCl$$

Diese Reaktion, die zur Zerstörung des $PCl_5$-Moleküls führt, wobei kovalente P–Cl-Bindungen gelöst werden, nennt man *Hydrolyse*.

**Allgemein: Als *Hydrolyse* bezeichnet man die Umsetzung von Verbindungen mit Wasser als Reaktionspartner.**

## *Elektrolytlösungen*

### Elektrolytische Dissoziation

Zerfällt ein Stoff in wässriger Lösung oder in der Schmelze mehr oder weniger vollständig in Ionen, sagt man, er dissoziiert. Der Vorgang heißt **elektrolytische Dissoziation** und der Stoff **Elektrolyt**. Lösungen und Schmelzen von Elektrolyten leiten den elektrischen Strom durch Ionenwanderung. Dabei wandern die positiv geladenen Ionen zur Kathode (Kationen) und die negativ geladenen Ionen zur Anode (Anionen). **Lösungen** bzw. **Schmelzen von Elektrolyten** heißen zum Unterschied zu den Metallen (Leiter erster Art) **Leiter „zweiter Art"** (= **Ionenleiter**).

Für Elektrolyte gilt das Gesetz der Elektroneutralität:

*In allen Systemen (Ionenverbindungen, Lösungen) ist die Summe der positiven Ladungen gleich der Summe der negativen Ladungen.*

Als *Beispiel* betrachten wir die Dissoziation von Natriumacetat, dem Natriumsalz der Essigsäure. $CH_3COO^-Na^+$:

$$CH_3COO^-Na^+ \rightleftharpoons CH_3COO^- + Na^+$$

Wenden wir das Massenwirkungsgesetz (s. S. 119) an, ergibt sich:

$$\frac{c(CH_3COO^-) \cdot c(Na^+)}{c(CH_3COO^-Na^+)} = K$$

K heißt *Dissoziationskonstante*. Ihre Größe ist ein Maß für die Stärke des Elektrolyten.

Häufig benutzt wird auch der *Dissoziationsgrad* $\alpha$:

$$\alpha = \frac{\text{Konzentration dissoziierter Substanz}}{\text{Konzentration gelöster Substanz vor der Dissoziation}}$$

Man gibt $\alpha$ entweder in Bruchteilen von 1 (z.B. 0,5) oder in Prozenten (z.B. 50 %) an. $\alpha$ multipliziert mit 100 ergibt in Prozent den Bruchteil der dissoziierten Substanz. *Beispiel:* $\alpha$ = 0,5 oder 1/2 bedeutet: 50 % ist dissoziiert.

Je nach der Größe von K bzw. $\alpha$ unterscheidet man starke und schwache Elektrolyte.

**Starke Elektrolyte** sind zu fast 100 % dissoziiert, d.h. $\alpha$ ist etwa gleich 1 ($\alpha \leq 1$).
*Beispiele:* starke Säuren wie die Mineralsäuren HCl, $HNO_3$, $H_2SO_4$ usw.; starke Basen wie Natriumhydroxid (NaOH), Kaliumhydroxid (KOH); typische Salze wie die Alkali- und Erdalkalihalogenide.

**Schwache Elektrolyte** sind nur wenig dissoziiert (< 10 %). Für sie ist $\alpha$ sehr viel kleiner als 1 ($\alpha \ll 1$). *Beispiele:* die meisten organischen Säuren.

*Echte Elektrolyte* sind bereits in festem Zustand aus Ionen aufgebaut. *Beispiel:* NaCl.

*Potentielle Elektrolyte* dissoziieren bei der Reaktion mit dem Lösemittel. *Beispiel:* HCl.

**Mehrstufig dissoziierende Elektrolyte** können in mehreren Stufen dissoziieren. *Beispiele* hierfür sind Orthophosphorsäure ($H_3PO_4$), Kohlensäure ($H_2CO_3$), Schwefelsäure ($H_2SO_4$), s. S. 149.


# Konzentrationsmaße

Die Konzentration eines Stoffes wurde früher meist durch eckige Klammern symbolisiert: [X]. Heute verwendet man statt dessen c(X).

*Für die Konzentration von Lösungen sind verschiedene Angaben gebräuchlich:*

1. Die **Stoffmenge n(X)** des Stoffes X ist der Quotient aus der *Masse m einer Stoffportion* und der *molaren Masse von X*:

$$n(X) = \frac{m}{M(X)} \qquad \text{SI-Einheit: mol}$$

*Stoffportion* ist die Bezeichnung für einen abgegrenzten Materiebereich, der aus einem Stoff oder mehreren Stoffen oder definierten Bestandteilen von Stoffen bestehen kann. Gekennzeichnet ist die Stoffportion *qualitativ* durch die Bezeichnung des Stoffes, *quantitativ* durch Masse, Volumen, Teilchenzahl und Stoffmenge.

2. a) Die **Stoffmengenkonzentration** (Konzentration) eines Stoffes X c(X) in einer Lösung ist der Quotient aus einer *Stoffmenge n(X)* und dem *Volumen V der Lösung*:

$$c(X) = \frac{n(X)}{V} \qquad \text{SI-Einheit: mol/m}^3$$

c(X) wird in der Regel in **mol/L$^{-1}$** angegeben.

*Beachte:* Die Stoffmengenkonzentration bezogen auf **1 Liter Lösung** wurde früher **Molarität** genannt und mit **M** abgekürzt.

*Beispiele:* Eine *KCl-Lösung* mit der Stoffmengenkonzentration c(KCl) = 0,5 mol · L$^{-1}$ enthält 0,5 Mol KCl in 1 Liter Lösung.

*c(NaOH) = 0,1 mol · L$^{-1}$:* 1 Liter NaOH-Lösung enthält 0,1 Mol NaOH = 4 g NaOH. (Die molare Masse M(NaOH) = 40 g · mol$^{-1}$).

b) Die **Molalität** b eines gelösten Stoffes X ist der Quotient aus seiner *Stoffmenge n(X)* und der *Masse m(Lm) des Lösemittels*:

$$b(X) = \frac{n(X)}{m(Lm)} \qquad \text{SI-Einheit: mol · kg}^{-1} \text{ (Lösemittel)}$$

Die Molalität ist unabhängig von Volumenänderungen bei unterschiedlicher Temperatur.

3. Die **Äquivalentstoffmenge** (früher = Molzahl) $n_{eq}$ eines Stoffes X ist der Quotient aus der *Masse einer Stoffportion* und der *molaren Masse des Äquivalents*:

$$n_{eq} = \frac{m}{M\left[(1/z^*)X\right]} \qquad \text{SI-Einheit: mol}$$

4. Die **Äquivalentkonzentration** $c_{eq}$ eines Stoffes X ist der Quotient aus der *Äquivalentstoffmenge $n_{eq}$* und dem *Volumen V der Lösung*:

$$c_{eq} = \frac{n_{eq}}{V} \qquad \text{SI-Einheit: mol/m}^3$$

$c_{eq}$ wird in der Regel in **mol/L$^{-1}$** angegeben.

*Beachte:* Die Aquivalentkonzentration $c_{eq}$ eines Stoffes X bezogen auf **1 Liter Lösung** wurde früher **Normalität** genannt und mit **N** abgekürzt.

Zusammenhang zwischen der Stoffmengenkonzentration c(X) und der Äquivalentkonzentration $c_{eq}$:

$$c_{eq} = c(X) \cdot z^*$$

Zusammenhang zwischen Stoffmenge n(X) und der Äquivalentstoffmenge $n_{eq}$:

$$n_{eq} = n(X) \cdot z^*$$

---

$z^*$ bedeutet die Äquivalentzahl. Sie ergibt sich aus einer Äquivalenzbeziehung (z.B. einer definierten chem. Reaktion). Bei Ionen entspricht sie der Ionenladung.

## Mit dem Mol als Stoffmengeneinheit ergibt sich:

### Die Äquivalentkonzentration

$$c_{eq} = 1 \text{ mol} \cdot \text{L}^{-1}$$

- einer *Säure* (nach Brønsted) ist diejenige Säuremenge, die 1 mol Protonen abgeben kann,
- einer *Base* (nach Brønsted) ist diejenige Basenmenge, die 1 mol Protonen aufnehmen kann,
- eines *Oxidationsmittels* ist diejenige Substanzmenge, die 1 mol Elektronen aufnehmen kann,
- eines *Reduktionsmittels* ist diejenige Substanzmenge, die 1 mol Elektronen abgeben kann.

*Beispiele:*

- Wie viel Gramm HCl enthält ein Liter einer HCl-Lösung mit $c_{eq} = 1 \text{ mol} \cdot \text{L}^{-1}$?

*Gesucht:* m in Gramm

$$c_{eq} = \frac{m}{M[(1/z)\,HCl] \cdot V} \quad \text{bzw.}$$

$$m = c_{eq} \cdot M[(1/z)\,HCl] \cdot V$$

*Gegeben:* $c_{eq} = 1 \text{ mol} \cdot \text{L}^{-1}$; $V = 1$; $z = 1$; $M(HCl) = 36{,}5$ g

*Ergebnis:* $m = 1 \cdot 36{,}5 \text{ g} \cdot 1 = 36{,}5$ g

Ein Liter einer HCl-Lösung mit der Äquivalentkonzentration $1 \text{ mol} \cdot \text{L}^{-1}$ enthält 36,5 g HCl.

- Wie viel Gramm $H_2SO_4$ enthält ein Liter einer $H_2SO_4$-Lösung mit $c_{eq} = 1 \text{ mol} \cdot \text{L}^{-1}$?

*Gesucht:* m in Gramm

*Formel:*

$$c_{eq} = \frac{m}{M[(1/z)\,H_2SO_4] \cdot V} \quad \text{bzw.}$$

$$m = c_{eq} \cdot M[(1/z)\,H_2SO_4] \cdot V$$

*Gegeben:* $c_{eq} = 1 \text{ mol} \cdot \text{L}^{-1}$; $V = 1$; $z = 2$; $M(H_2SO_4) = 98$ g

*Ergebnis:* $m = 1 \cdot 49 \text{ g} \cdot 1 = 49$ g

Ein Liter einer $H_2SO_4$-Lösung mit der Äquivalentkonzentration $1 \text{ mol} \cdot \text{L}^{-1}$ enthält 49 g $H_2SO_4$.

5. Der **Massenanteil w** eines Stoffes X in einer Mischung ist der Quotient aus der *Masse m(X)* und der *Masse der Mischung*:

$$w(X) = \frac{m(X)}{m(\text{Mischung})}$$

Die Angabe des Massenanteils erfolgt durch die Größengleichung; z.B. w(NaOH) = 0,32 oder *in Worten:* Der Massenanteil an NaOH beträgt 0,32 oder 32%.

*Beispiele:*

- 4,0 g NaCl werden in 40 g Wasser gelöst. Wie groß ist der Massenanteil?

  *Antwort:* Die Masse der Lösung ist 40 + 4 = 44 g. Der Massenanteil an NaCl beträgt 4 : 44 = 0,09 oder 9%.

- Wie viel g Substanz sind in 15 g einer Lösung mit dem Massenanteil 0,08 enthalten?

  *Antwort:* 8/100 = x/15; x = 1,2 g

  15 g einer Lösung mit dem Massenanteil 0,08 enthalten 1,2 g gelöste Substanz.

  *Beachte:* Der Massenanteil wurde früher auch **Massenbruch** genannt. Man sprach aber meist von **Massenprozent** oder **Gewichtsprozent (Gew.-%)**.

6. Der **Volumenanteil x** eines Stoffes X in einer Mischung aus den Stoffen X und Y ist der Quotient aus dem *Volumen V(X)* und der *Summe der Volumina V(X) und V(Y)* vor dem Mischvorgang.

$$x(X) = \frac{V(X)}{V(X) + V(Y)}$$

Bei mehr Komponenten gelten entsprechende Gleichungen.

Die Angabe des Volumenanteils erfolgt meist durch die Größengleichung, z.B. ($H_2$) = 0,25 oder *in Worten:* Der Volumenanteil an $H_2$ beträgt 0,25 bzw. 25%.

*Beachte:* Der Volumenanteil wurde früher auch **Volumenbruch** genannt. Man sprach aber meist von einem Gehalt in **Volumen-Prozent (Vol.-%)**.

7. Der **Stoffmengenanteil x** eines Stoffes X in einer Mischung aus den Stoffen X und Y ist der Quotient aus seiner *Stoffmenge n(X)* und der *Summe der Stoffmengen n(X) und n(Y)*.

$$x(X) = \frac{n(X)}{n(X) + n(Y)}$$

Bei mehr Komponenten gelten entsprechende Gleichungen.

**Die Summe aller Stoffmengenanteile einer Mischung ist 1.**

Die Angaben des Stoffmengenanteils x erfolgt meist durch die Größengleichung, z.B. x(X) = 0,5 oder *in Worten:* Der Stoffmengenanteil an X beträgt 0,5.

*Beachte:* Der Stoffmengenanteil wurde früher **Molenbruch** genannt. Man sprach aber meist von **Atom-%** bzw. **Mol-%**.

## *Verhalten und Eigenschaften von Lösungen*

**Lösungen von *nichtflüchtigen* Substanzen**

1) **Dampfdruckerniedrigung** über einer Lösung

Der Dampfdruck über einer Lösung ist bei gegebener Temperatur kleiner als der Dampfdruck über dem reinen Lösemittel. *Je konzentrierter die Lösung, desto größer ist die Dampfdruckerniedrigung (-depression) $\Delta p$.* (Abb. 62)

Es gilt das ***Raoultsche Gesetz:***

$$\Delta p = E \cdot n \qquad \text{(für sehr verdünnte Lösungen)}$$

n ist die Anzahl der in einer gegebenen Menge Flüssigkeit gelösten Mole des Stoffes (Konzentration). $n \cdot N_A$ ist die Zahl der gelösten Teilchen. (*Beachte:* Elektrolyte ergeben mehr als $N_A$-Teilchen pro Mol; so gibt 1 Mol NaCl insgesamt

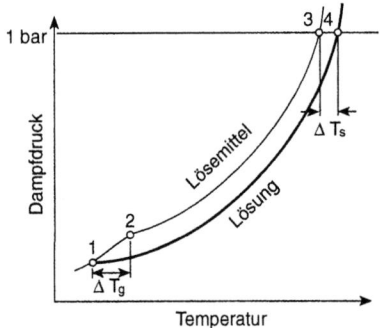

**Abb. 62.** Dampfdruckkurve einer Lösung und des reinen Lösemittels ($H_2O$). 1 = Schmelzpunkt der Lösung; 2 = Schmelzpunkt des reinen Lösemittels; 3 = Siedepunkt des reinen Lösemittels; 4 = Siedepunkt der Lösung

$N_A \cdot Na^+$-Ionen + $N_A \cdot Cl^-$-Ionen, $\Delta p = 2 E \cdot n_{NaCl}$). n wird immer auf 1000 g Lösemittel bezogen. E ist ein Proportionalitätsfaktor und heißt **molale Dampfdruckerniedrigung**. Diese ist gleich $\Delta p$, wenn in 1000 g Lösemittel 1 Mol Stoff gelöst wird.

Bei Verwendung des Stoffmengenanteils (Molenbruchs) gilt: Die Dampfdruckerniedrigung $\Delta p$ ist gleich dem Produkt aus dem Dampfdruck $p_0$ des reinen Lösemittels und dem Stoffmengenanteil $x_2$ des gelösten Stoffes:

$$\Delta p = x_2 \cdot p_0 \quad \text{(für verdünnte Lösungen)}$$

*Der Dampfdruckerniedrigung entspricht eine Siedepunktserhöhung und eine Gefrierpunktserniedrigung.*

## 2) Siedepunktserhöhung

Lösungen haben einen höheren Siedepunkt als das reine Lösemittel. Für die Siedepunktserhöhung $\Delta T_S$ gilt:

$$\Delta T_S = E_S \cdot n \quad (E_S = \textit{molale Siedepunktserhöhung})$$

## 3) Gefrierpunktserniedrigung

Lösungen haben einen tieferen Gefrierpunkt als das reine Lösemittel. Für die Gefrierpunktserniedrigung $\Delta T_g$ gilt:

$$\Delta T_g = E_g \cdot n \quad (E_g = \textit{molale Gefrierpunktserniedrigung})$$

**Beispiele für $E_s$ und $E_g$** [ in Kelvin]

| Substanz | $E_s$ | $E_g$ |
|---|---|---|
| Wasser | 0,515 | 1,853 |
| Methanol | 0,84 | |
| Ethanol | 1,20 | |
| Benzol | 2,57 | 5,10 |
| Eisessig | 3,07 | 3,9 |

*Beachte:* Auf der Gefrierpunktserniedrigung beruht die Anwendung der Auftausalze für vereiste Straßen und die Verwendung einer Eis/Kochsalz-Mischung als Kältemischung (–21°C).

## *Diffusion in Lösung*

Bestehen in einer Lösung Konzentrationsunterschiede, so führt die Wärmebewegung der gelösten Teilchen dazu, dass sich etwaige Konzentrationsunterschiede allmählich ausgleichen. Dieser Konzentrationsausgleich heißt **Diffusion.** Die einzelnen Komponenten einer Lösung verteilen sich in dem gesamten zur Verfügung stehenden Lösungsvolumen völlig gleichmäßig. Der Vorgang ist mit einer Entropiezunahme verbunden. Infolge stärkerer Wechselwirkungskräfte zwischen den Komponenten einer Lösung ist die Diffusionsgeschwindigkeit in Lösungen geringer als in Gasen.

## Osmose

Trennt man z.B. in einer Versuchsanordnung, wie in Abb. 63 angegeben (Pffersche Zelle), eine Lösung und reines Lösemittel durch eine Membran, die nur für die Lösemittelteilchen durchlässig ist (halbdurchlässige = semipermeable Wand), so diffundieren Lösemittelteilchen in die Lösung und verdünnen diese. Diesen Vorgang nennt man **Osmose.**

Durch Osmose vergrößert sich die Lösungsmenge und die Lösung steigt so lange in dem Steigrohr hoch, bis der hydrostatische Druck der Flüssigkeitssäule dem „Überdruck" in der Lösung gleich ist. Der durch Osmose in einer Lösung entstehende Druck heißt *osmotischer Druck* ($\pi$). Er ist ein Maß für das Bestreben einer Lösung, sich in möglichst viel Lösemittel zu verteilen. Formelmäßige Wiedergabe (*van't Hoff*, 1886):

$$\pi \cdot V = n \cdot R \cdot T \qquad \text{oder mit } c = n/V: \qquad \pi = c \cdot R \cdot T$$

(V = Volumen)

**Der osmotische Druck ist direkt proportional der Teilchenzahl, d.h. der molaren Konzentration c des gelösten Stoffes (c = n/V) und der Temperatur T.**

**Der osmotische Druck ist unabhängig von der Natur des gelösten Stoffes:**
1 mol irgendeines Nichtelektrolyten hat bei 0°C in 22,414 Liter Wasser einen osmotischen Druck von 1,013 bar. Elektrolyte, die in zwei Teilchen zerfallen wie NaCl, haben den zweifachen osmotischen Druck einer gleichkonzentrierten undissoziierten Substanz.

Das van't Hoffsche Gesetz der Osmose gilt streng nur im Konzentrationsbereich bis 0,1 mol $\cdot$ L$^{-1}$. Bei größeren Konzentrationen verringern Wechselwirkungen zwischen den gelösten Teilchen den berechneten osmotischen Druck.

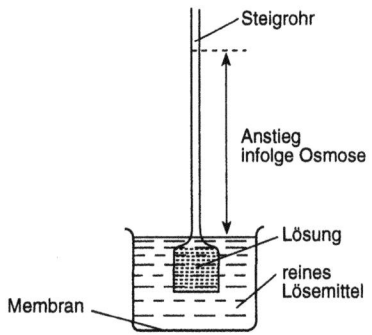

**Abb. 63.** Anordnung zum Nachweis des osmotischen Drucks

Lösungen verschiedener Zusammensetzung, die den gleichen osmotischen Druck verursachen, heißen **isotonische Lösungen**. Die physiologische Kochsalzlösung (0,9 % NaCl) hat den gleichen osmotischen Druck wie Blut. Sie ist blutisotonisch. (Hypertonische Lösungen haben einen höheren osmotischen Druck und hypotonische Lösungen einen tieferen osmotischen Druck als eine Bezugslösung.)

**Äquimolare Lösungen verschiedener Nichtelektrolyte zeigen unabhängig von der Natur des gelösten Stoffes den gleichen osmotischen Druck, die gleiche Dampfdruckerniedrigung und somit die gleiche Gefrierpunktserniedrigung und Siedepunktserhöhung.**

*Beispiel:* 1 Liter Wasser enthält ein Mol irgendeines Nichtelektrolyten gelöst. Diese Lösung hat bei 0°C den osmotischen Druck 22,69 bar. Sie gefriert um 1,86°C tiefer und siedet um 0,52°C höher als reines Wasser.

Das Raoultsche Gesetz ist auch die Grundlage für mehrere Methoden zur Bestimmung der Molmasse, z.B. Kryoskopie, Ebullioskopie, osmometrische Bestimmungsverfahren.

## Dialyse

Die **Dialyse** ist ein physikalisches Verfahren zur Trennung gelöster niedermolekularer von makromolekularen oder kolloiden Stoffen. Sie beruht darauf, dass makromolekulare oder kolloiddisperse (10 - 100 nm) Substanzen nicht oder nur schwer durch halbdurchlässige Membranen („Ultrafilter", tierische, pflanzliche oder künstliche Membranen) diffundieren.

Die **Dialysegeschwindigkeit** v, d.h. die Abnahme der Konzentration des durch die Membran diffundierenden molekulardispers (0,1 - 3 nm) gelösten Stoffes pro Zeiteinheit (v = –dc/dt), ist in jedem Augenblick der Dialyse der gerade vorhandenen Konzentration c proportional:

$$v = \lambda \cdot c$$

$\lambda$ heißt *Dialysekoeffizient*. Er hat bei gegebenen Bedingungen (Temperatur, Flächengröße der Membran, Schichthöhe der Lösung, Konzentrationsunterschied auf beiden Seiten der Membran) für jeden gelösten Stoff einen charakteristischen Wert.

Für zwei Stoffe A und B mit der Molekülmasse $M_A$ bzw. $M_B$ gilt die Beziehung:

$$\frac{\lambda_A}{\lambda_B} = \sqrt{\frac{M_B}{M_A}}$$

Abb. 64 zeigt einen einfachen Dialyseapparat (Dialysator).

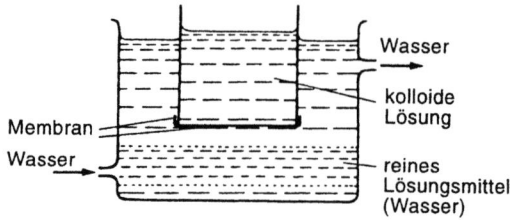

Abb. 64

Die echt gelösten (molekulardispersen) Teilchen diffundieren unter dem Einfluss der Brownschen Molekularbewegung durch die Membran und werden von dem strömenden Außenwasser abgeführt.

Die Dialyse hat u.a. in der Chemie, Pharmazie und Medizin eine große Bedeutung als Reinigungsverfahren hochmolekularer Stoffe. So werden beispielsweise hochmolekulare Eiweißlösungen durch Dialyse gereinigt und in Einzelfraktionen aufgetrennt (Enzymchemie).

Auch im menschlichen Organismus spielen Dialysevorgänge eine wichtige Rolle. Ionen und kleinere Moleküle gelangen aus dem Blut in die Gewebsflüssigkeiten, während die kolloidalen Bestandteile des Blutes innerhalb des Kapillarsystems verbleiben. Ein weiteres Anwendungsbeispiel ist die künstliche Niere. Mit ihr werden unerwünschte niedermolekulare Stoffe mittels einer Membran aus dem Blut entfernt.

# 7 Grundlagen der Thermodynamik

Die *Thermodynamik* ist ein wesentlicher Teil der allgemeinen Wärmelehre. Sie befasst sich mit den quantitativen Beziehungen zwischen der Wärmeenergie und anderen Energieformen. Die Thermodynamik geht von nur wenigen — aus Experimenten abgeleiteten — Axiomen aus, den sog. *Hauptsätzen der Thermodynamik.*

Ein Zentralbegriff in der Thermodynamik ist der Begriff des *Systems.* **Unter einem System versteht man eine beliebige Menge Materie mit den sie einschließenden physikalischen (realen) oder gedachten Grenzen, die sie von ihrer Umgebung abschließen.**

Man unterscheidet u.a.:

**Abgeschlossene** oder **isolierte Systeme**, die weder Energie (z.B. Wärme, Arbeit) noch Materie (Masse) mit ihrer Umgebung austauschen. (*Beispiel:* geschlossene (ideale) Thermosflasche.)

**Geschlossene Systeme**, die durchlässig sind für Energie, aber undurchlässig für Materie (Masse).(*Beispiel:* Verschlossene und gefüllte Glasflasche.)

**Offene Systeme**, welche mit ihrer Umgebung sowohl Energie als auch Materie austauschen können. (*Beispiel:* Organismus)

**Adiabatische Systeme**, die von ihrer Umgebungswärme isoliert sind.

Der Zustand eines Systems hängt von sog. **Zustandsgrößen** oder Zustandsvariablen ab wie Temperatur, Volumen, Druck, Konzentration, Innere Energie, Enthalpie, Entropie und Freie Enthalpie. Jede Zustandsgröße kann als Funktion anderer Zustandsgrößen dargestellt werden. Eine solche Darstellung heißt **Zustandsgleichung**.

## *I. Hauptsatz der Thermodynamik*

Ein System besitzt einen bestimmten Energieinhalt, die sog. **Innere Energie U** (gemessen in J). U kann aus den verschiedensten Energieformen zusammengesetzt sein. Die Innere Energie ist eine Zustandsfunktion, d.h. sie hängt ausschließlich vom Zustand des Systems ab. $\Delta U$ bezeichnet die Änderung von U.

Für die Summe aus der Inneren Energie U und dem Produkt aus Druck p und Volumen V führt man aus praktischen Gründen als neue Zustandsfunktion die **Enthalpie** (Wärmeinhalt) **H** (gemessen in J) ein:

$$H = U + p \cdot V$$

*Beachte:* Der Absolutwert der Enthalpie ist nicht messbar. Es können nur Änderungen der Enthalpie gemessen werden.

Die **Änderung der Enthalpie $\Delta H$** ergibt sich zu:

$$\Delta H = \Delta U + p\,\Delta V + V\Delta p$$

Für einen **isobaren** Vorgang (bei konstantem Druck) wird wegen $\Delta p = 0$

$$\Delta H = \Delta U + p\,\Delta V$$

D.h.: Die Änderung der Enthalpie $\Delta H$ ist gleich der Summe der Änderung der Inneren Energie $\Delta U$ und der Volumenarbeit $p\,\Delta V$ bei konstantem Druck.

**Für Reaktionen, die ohne Volumenänderung ablaufen, gilt: $\Delta H = \Delta U$.**

*Veranschaulichung der Volumenarbeit $p \cdot \Delta V$:*

Wir betrachten die *isobare* Durchführung einer mit Volumenvergrößerung verbundenen Gasreaktion (Abb. 65):

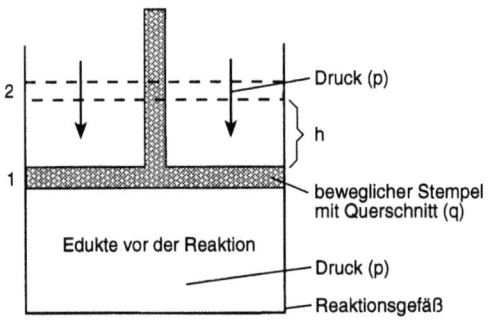

Abb. 65

(1) Anfangsstellung des Stempels; (2) Endstellung des Stempels. In dem Reaktionsgefäß soll unter isobaren Bedingungen eine isotherme Reaktion ablaufen. Hierbei vergrößert sich das Gasvolumen V um den Betrag $\Delta V$. Durch die Volumenvergrößerung wird der bewegliche Stempel gegen den konstanten Gegendruck (p) um die Höhe (h) nach oben gedrückt. Die hierbei geleistete Arbeit ist die Volumenarbeit $W_{\Delta V}$:

$$W_{\Delta V} = -p \cdot q \cdot h = -p \cdot \Delta V \qquad \text{mit } q \cdot h = \Delta V$$

$W_{\Delta V}$ erhält das negative Vorzeichen, wenn wie hier eine Expansion erfolgt. Bei einer Kompression wird $W_{\Delta V}$ positiv.

Auskunft über Änderungen der Inneren Energie von Systemen gibt der

### I. Hauptsatz der Thermodynamik (Energieerhaltungssatz)

**Die von irgendeinem System während eines Vorganges insgesamt abgegebene oder aufgenommene Energiemenge ist nur vom Anfangs- und Endzustand des Systems abhängig. Sie ist unabhängig vom Weg: $E_1 = E_2$:**

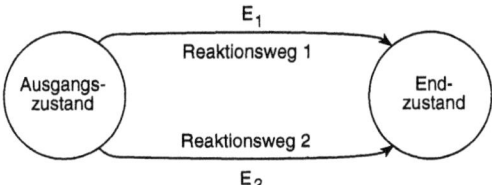

Für *abgeschlossene (isolierte)* Systeme folgt aus dem I. Hauptsatz, dass die Summe aller Energieformen konstant ist oder:

**In einem abgeschlossenen System ist die Innere Energie U konstant, d.h. die Änderung der Inneren Energie $\Delta U$ ist gleich Null:**

$$U = \text{const.} \qquad \text{oder} \qquad \Delta U = 0$$

Für *geschlossene* Systeme folgt aus dem I. Hauptsatz:

**Die Änderung der Inneren Energie $\Delta U$ eines geschlossenen Systems ist gleich der Summe der mit der Umgebung ausgetauschten Wärmemenge $\Delta Q$ und Arbeit $\Delta W$:**

$$\boxed{\Delta U = \Delta Q + \Delta W}$$

Das bedeutet:

Führt man einem geschlossenen System von außen Energie zu, z.B. in Form von Wärme und Arbeit, so erhöht sich seine Innere Energie um den zugeführten Energiebetrag.

**Isotherme und adiabatische Prozesse**

*Isotherm* heißt ein Vorgang, der bei konstanter Temperatur abläuft. Es gilt: T = const. oder ΔT = 0. Isotherme Reaktionen werden in Thermostaten durchgeführt.

*Adiabatisch* heißt ein Vorgang, wenn dem System weder Wärme zugeführt noch entnommen wird. Es gilt: Q = const. bzw. für einen differentiellen adiabatischen Prozess: ΔQ = 0. Adiabatische Bedingungen kann man durch thermische Isolierung anstreben. Adiabatische Reaktionen werden daher meist in Dewar-Gefäßen durchgeführt.

**Anwendung des I. Hauptsatzes auf chemische Reaktionen**

Chemische Reaktionen sind sowohl mit Materie- als auch mit Energieumsatz verknüpft.

Die thermochemischen Reaktionsgleichungen für die Bildung von Wasser aus den Elementen und die Zersetzung von Wasser in die Elemente sind:

$$H_2(g) + 1/2\ O_2(g) \longrightarrow H_2O(fl) + 285{,}84\ kJ \qquad ((g) = \text{gasförmig})$$

$$H_2O(fl) + 285{,}84\ kJ \longrightarrow H_2(g) + 1/2\ O_2(g) \qquad ((fl) = \text{flüssig})$$

Die Wärmemenge, die bei einer Reaktion frei wird oder verbraucht wird, heißt *Reaktionswärme*.

Die Reaktionswärme ist definiert als Energieumsatz in kJ pro *Formelumsatz*. Der Formelumsatz ist ein der Reaktionsgleichung entsprechender Molumsatz.

Vorstehend schrieben wir die Energiemenge, die bei einer Reaktion umgesetzt wird, auf die rechte Seite der Reaktionsgleichung und benutzten das Pluszeichen für „freiwerdende Energie". In diesem Fall betrachtet man den Energieumsatz von einem Standpunkt außerhalb des Systems. Die Energie wird dabei wie ein Reaktionspartner behandelt. Die Reaktionswärme heißt dann auch positive bzw. negative **Wärmetönung**.

Die meisten chemischen Reaktionen verlaufen bei konstantem Druck. Zur Beschreibung der energetischen Verhältnisse verwendet man daher zweckmäßigerweise die **Reaktionsenthalpie ΔH** (Reaktionswärme bei konstantem Druck) an Stelle von ΔU.

ΔH ist die Differenz zwischen der Enthalpie des Anfangszustandes und des Endzustandes.

Für eine chemische Reaktion ist:

$$\Delta H = \Sigma H_{Produkte} - \Sigma H_{Edukte}$$

Für Elemente in ihrem stabilsten Zustand wird bei 25°C (298 K) und 1,013 bar bzw. 1 mol · L$^{-1}$ die Enthalpie H (willkürlich) gleich Null gesetzt: $H^0 = 0$.

Für Reaktionen, die unter *Standardbedingungen* verlaufen, ersetzt man $\Delta H$ durch $\Delta H^0$ = *Standard*reaktionsenthalpie. $\Delta H^0_{(25°C)}$ heißt die *Normal*reaktionsenthalpie. Von vielen Substanzen sind ihre Werte tabelliert.

*Anmerkung: Standardbedingungen* sind: 1,013 bar, 1 mol · $L^{-1}$, reine Phasen, ideales Verhalten von Gasen.

Aus $H_A + H_B = H_C + H_D - \Delta H$ folgt für die Reaktion A + B $\rightleftharpoons$ C + D:

Wird bei einer Reaktion Energie frei (verbraucht), so wird diese den Edukten entzogen (zugeführt). Die zugehörige Reaktionsenthalpie $\Delta H$ erhält dann ein negatives (positives) Vorzeichen.

Bei dieser Vorzeichengebung verlegt man den Beobachterstandpunkt **in** das System.

---

**Eine Reaktion, bei der Energie frei wird (negative Reaktionsenthalpie), heißt** *exotherm.*

**Eine Reaktion, die Energie verbraucht (positive Reaktionsenthalpie), heißt** *endotherm.*

---

Häufig sind Reaktionsenthalpien nicht direkt messbar. Mit Hilfe des *Hess'schen Wärmesatzes* (1840) — einer speziellen Form des I. Hauptsatzes — kann man sie oft rechnerisch ermitteln.

**Hess'scher Satz der konstanten Wärmesummen**

*Lässt man ein chemisches System von einem Anfangszustand in einen Endzustand einmal direkt und das andere Mal über Zwischenstufen übergehen, so ist die auf dem direkten Weg auftretende Wärmemenge gleich der Summe der bei den Einzelschritten (Zwischenstufen) auftretenden Reaktionswärmen.*

*Beispiel:* Die Reaktionsenthalpie der Umsetzung von Graphitkohlenstoff und Sauerstoff in Kohlenmonoxid ist nicht direkt messbar, da stets ein Gemisch aus Kohlenmonoxid (CO) und Kohlendioxid ($CO_2$) entsteht. Man kennt aber die Reaktionsenthalpie sowohl der Umsetzung von Kohlenstoff zu $CO_2$ als auch diejenige der Umsetzung von CO zu $CO_2$. Die Umwandlung von Kohlenstoff in $CO_2$ kann man nun einmal direkt durchführen oder über CO als Zwischenstufe. Mit Hilfe des Hess'schen Satzes lässt sich damit $\Delta H^0_{C \rightarrow CO}$ ermitteln.

**1. Reaktionsweg:** $\quad C + O_2 \quad \longrightarrow CO_2; \quad\quad \Delta H^0 = -393{,}7$ kJ

**2. Reaktionsweg:**

1. Schritt $\quad\quad C + O_2 \quad \longrightarrow CO + 1/2\ O_2; \quad \Delta H^0 = ?$

2. Schritt $\quad\quad CO + 1/2\ O_2 \longrightarrow CO_2; \quad\quad \Delta H^0 = -283{,}1$ kJ

Gesamtreaktion von
Reaktionsweg 2: $\quad C + O_2 \quad \longrightarrow CO_2; \quad\quad \Delta H^0 = -393{,}7$ kJ

*Daraus ergibt sich:* $\Delta H^0_{C \to CO} + (-283{,}1 \text{ kJ}) = -393{,}7 \text{ kJ}$

oder $\Delta H^0_{C \to CO} = -110{,}6 \text{ kJ}$

## *II. Hauptsatz der Thermodynamik*

Neben dem Materie- und Energieumsatz interessiert bei chemischen Reaktionen auch die Frage, ob sie in eine bestimmte Richtung ablaufen können oder nicht (ihre Triebkraft).

**Ein Maß für die *Triebkraft* eines Vorganges (mit p und T konstant) ist die Änderung der sog. Freien Enthalpie $\Delta G$** (Reaktionsarbeit, Nutzarbeit) beim Übergang von einem Anfangszustand in einen Endzustand. (Zur Definition von $\Delta G$ s. S. 111.)

**Bei chemischen Reaktionen ist**

$$\Delta G = \Sigma G_{Produkte} - \Sigma G_{Edukte}$$

Verläuft eine Reaktion unter Standardbedingungen, erhält man die Änderung der **Freien Enthalpie im Standardzustand $\Delta G^0$**. Man nennt sie manchmal auch **Standardreaktionsarbeit**. Von vielen Substanzen sind die $\Delta G^0$-Werte tabelliert. ($\Delta G^0_{(25°C)}$ heißt auch **Normalreaktionsarbeit.**)

Für Elemente in ihrem stabilsten Zustand bei 25°C und 1,013 bar bzw. $1 \text{ mol} \cdot \text{L}^{-1}$ wird $G^0$ (willkürlich) gleich Null gesetzt: $G^0 = 0$.

Die Änderung der Freien Enthalpie für die Umsetzung

$$a\,A + b\,B = c\,C + d\,D$$

ergibt sich unter Standardbedingungen:

$$\Delta G^0_r = c \cdot G^0_C + d \cdot G^0_D - a \cdot G^0_A - b \cdot G^0_B$$

Der Index r soll andeuten, dass es sich um die Änderung der Freien Enthalpie bei der Reaktion handelt. $G^0_A$ ist die Freie Enthalpie von 1 Mol A im Standardzustand.

*Beispiel:* Berechne $\Delta G^0_{(25°C)}$ für die Reaktion von Tetrachlorkohlenstoff ($CCl_4$) mit Sauerstoff ($O_2$) nach der Gleichung:

$$CCl_4(g) + O_2 \longrightarrow CO_2 + 2\,Cl_2$$

$\Delta G^0_{(CCl_4)} = -60{,}67 \text{ kJ};\qquad \Delta G^0_{(CO_2)} = -394{,}60 \text{ kJ}$

$\Delta G^0_{(CCl_4 \to CO_2)} = [-394{,}60] - [60{,}67] = -333{,}93 \text{ kJ}$

Weshalb $CCl_4$ trotz negativem $\Delta G$ nicht spontan verbrennt, wird auf S. 127 erklärt (kinetisch kontrollierte Reaktion).

Bevor wir uns damit befassen, welche Faktoren den Wert von $\Delta G$ bestimmen, müssen wir die Begriffe **„reversibel"** und **„irreversibel"** einführen.

*Ein Vorgang heißt reversibel (umkehrbar), wenn seine Richtung durch unendlich kleine Änderungen der Zustandsvariablen umgekehrt werden kann.*

Das betrachtete System befindet sich während des gesamten Vorganges im Gleichgewicht, d.h. der Vorgang verläuft über eine unendliche Folge von Gleichgewichtszuständen. Ein reversibler Vorgang ist ein idealisierter Grenzfall.

*Ein Vorgang heißt irreversibel (nicht umkehrbar), wenn er einsinnig verläuft.* Alle Naturvorgänge sind irreversibel.

Wichtig ist nun die Feststellung, dass die Arbeit, die bei einem Vorgang von einem System geleistet werden kann, nur bei einem reversibel geführten Vorgang einen maximalen Wert erreicht ($W_{rev}$).

Bei einer reversibel geführten isobaren und isothermen Reaktion (Druck und Temperatur werden konstant gehalten) setzt sich die Reaktionsenthalpie $\Delta H$ aus zwei Komponenten zusammen, nämlich einer Energieform, die zur Verrichtung (Leistung) von Arbeit genutzt werden kann (maximale Nutzarbeit $W_{rev}$), und einem Wärmebetrag $Q_{rev}$. Letzterer heißt gebundene Energie, weil er nicht zur Arbeitsleistung verwendet werden kann. In Formeln:

$$\Delta H = W_{rev} + Q_{rev}$$

Die bei einem Vorgang freiwerdende maximale Nutzarbeit $W_{rev}$ ist nun identisch mit der Änderung der Freien Enthalpie während des Vorgangs:

$$W_{rev} = \Delta G$$

Die Freie Enthalpie G ist wie die Innere Energie U unabhängig vom Reaktionsweg. Für sie gilt der dem I. Hauptsatz entsprechende **II. Hauptsatz der Thermodynamik**. Er besagt:

**Die von einem chemischen oder physikalischen System während eines isothermen Reaktionsablaufs maximal leistbare Arbeit (= Änderung der Freien Enthalpie $\Delta G$) ist nur vom Anfangs- und Endzustand des Systems abhängig, aber nicht vom Weg, auf dem der Endzustand erreicht wird: $\Delta G_1 = \Delta G_2$.**

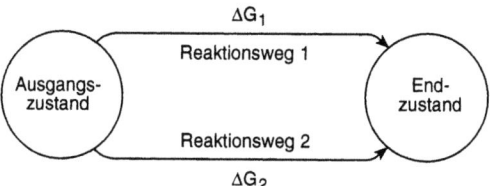

Dividiert man die Änderung der gebundenen Wärme $\Delta Q_{rev}$ durch die Temperatur, bei der der Vorgang abläuft, bezeichnet man den Quotienten $\Delta Q_{rev}/T$ als reduzierte Wärme oder als **Entropieänderung $\Delta S$**:

$$\boxed{\frac{\Delta Q_{rev}}{T} = \Delta S} \quad \text{oder} \quad \boxed{\Delta Q_{rev} = T \cdot \Delta S}$$

Die **Entropie S** ist eine Zustandsfunktion. Sie wurde 1850 von *R. Clausius* eingeführt. Maßeinheit: $J \cdot K^{-1} \cdot mol^{-1}$ (früher Clausius: $cal \cdot Grad^{-1} \cdot mol^{-1}$).

Der Änderung von $Q_{rev}$ (= $\Delta Q_{rev}$) entspricht die Änderung der Entropie $\Delta S$ oder: In einem geschlossenen System ist die Entropieänderung $\Delta S$ des Systems gleich der im Verlauf von reversibel und isotherm ablaufenden Reaktionen mit der Umgebung ausgetauschten Wärmemenge, dividiert durch die zugehörige Reaktionstemperatur T (eine weitere Formulierung des II. Hauptsatzes der Thermodynamik).

*Anmerkung:* $\Delta S$ und $\Delta G$ wurden vorstehend auf der Basis eines reversiblen Prozesses formuliert. Trotzdem hängen sie als Zustandsfunktionen nur vom Anfangs- und Endzustand des Systems ab und nicht von der Art der Änderung (reversibel oder irreversibel), die von einem Zustand in den anderen führt.

Die Entropiemenge, die zur Erhöhung der Temperatur um 1 Grad erforderlich ist, heißt spezifische Entropie s. Die spez. Entropie pro Mol ist die spez. Molentropie S.

S wird ermittelt, indem man z.B. die Molwärme C, die zur Temperaturerhöhung eines Mols um 1 K gebraucht wird, durch die absolute Temperatur T dividiert, bei der die Erwärmung des Mols erfolgt: $S = C/T$. Je nachdem, ob die Molwärme bei konstantem Druck oder konstantem Volumen gemessen wird, versieht man sie mit dem Index p oder V: $C_p$ bzw. $C_V$.

## *Statistische Deutung der Entropie*

Die Entropie kann man veranschaulichen, wenn man sie nach *Boltzmann* als Maß für den Ordnungszustand eines Systems auffasst. Jedes System strebt einem Zustand maximaler Stabilität zu. Dieser Zustand hat die größte Wahrscheinlichkeit. Im statistischen Sinne bedeutet größte Wahrscheinlichkeit den höchstmöglichen Grad an Unordnung. Dieser ist gleich dem Maximalwert der Entropie. Das bedeutet, dass die Entropie mit abnehmendem Ordnungsgrad, d.h. mit wachsender Unordnung wächst.

Diffundieren z.B. zwei Gase ineinander, so verteilen sich die Gasteilchen völlig regellos über den gesamten zur Verfügung stehenden Raum. Der Endzustand entspricht dem Zustand größter Unordnung = größter Wahrscheinlichkeit = größter Entropie.

## III. Hauptsatz der Thermodynamik

Wenn die Entropie mit wachsender Unordnung zunimmt, so nimmt sie natürlich mit zunehmendem Ordnungsgrad ab. Sie wird gleich Null, wenn die größtmögliche Ordnung verwirklicht ist. Dies wäre für einen völlig regelmäßig gebauten Kristall (Idealkristall) am absoluten Nullpunkt (bei –273,15°C oder 0 K) der Fall. (Aussage des **Nernstschen Wärmesatzes**, der oft als *III. Hauptsatz der Thermodynamik* bezeichnet wird.) Für die Entropie können demnach Absolutwerte berechnet werden.

Eine Formulierung des II. Hauptsatzes ist auch mit Hilfe der Entropie möglich. **Für isolierte (abgeschlossene) Systeme ergeben sich damit folgende Aussagen des II. Hauptsatzes:**

**Laufen in einem isolierten System spontane (irreversible) Vorgänge ab, so wächst die Entropie des Systems an, bis sie im Gleichgewichtszustand einen Maximalwert erreicht: $\Delta S > 0$.**

**Bei reversiblen Vorgängen bleibt die Entropie konstant; d.h. die Änderung der Entropie $\Delta S$ ist gleich Null: $\Delta S = 0$.**

**Im Gleichgewichtszustand besitzt ein isoliertes System ein Entropiemaximum und $\Delta S$ ist gleich 0.**

Die Reaktionsentropie einer chemischen Umsetzung ergibt sich zu

$$\Delta S = \Sigma\, S_{Produkte} - \Sigma\, S_{Edukte}$$

$\Delta S^0$ **ist die Standardreaktionsentropie.** $\Delta S^0_{(25°C)}$ **heißt auch Normalreaktionsentropie.**

Die $S^0$-Werte vieler Substanzen sind in Tabellenwerken tabelliert.

*Beispiel:* Für *Ammoniak, $NH_3$* errechnet sich $\Delta S^0_{(25°C)}$ nach der Gleichung:
$3\, H_2 + N_2 \rightleftharpoons 2\, NH_3$ zu $-99{,}28\, J \cdot K^{-1}$.

## Gibbs-Helmholtzsche Gleichung

Ersetzen wir in der Gleichung $\Delta H = W_{rev} + Q_{rev}$ (s. S. 111) die Energiebeiträge $W_{rev}$ durch $\Delta G$ und $Q_{rev}$ durch $T \cdot \Delta S$, so wird

$$\Delta H = \Delta G + T \cdot \Delta S$$

oder $\boxed{\Delta G = \Delta H - T \cdot \Delta S}$

Diese **Gibbs-Helmholtzsche Gleichung** definiert die Änderung der Freien Enthalpie (in angelsächsischen Büchern oft auch „Freie Energie" genannt).

Die Gibbs-Helmholtzsche Gleichung ist eine Fundamentalgleichung der chemischen Thermodynamik. Sie fasst die Aussagen der drei Hauptsätze der Thermodynamik für chemische Reaktionen zusammen und erlaubt die Absolutberechnung von $\Delta G$ aus den kalorischen Größen $\Delta H$, $\Delta S$ und $T$. $\Delta H$ und $T$ sind experimentell zugänglich; $\Delta S$ ist über die spezifischen Molentropien $S$ bzw. Molwärmen $C_p$ der Reaktionsteilnehmer ebenfalls messbar.

Bei einer chemischen Reaktion in einem **geschlossenen System** lassen sich folgende Fälle unterscheiden:

| | |
|---|---|
| Für $\Delta G < 0$ | läuft eine Reaktion freiwillig (spontan) ab. Man nennt sie **exergonisch**. Die Freie Enthalpie nimmt ab. |
| Für $\Delta G = 0$ | befindet sich eine Reaktion im **Gleichgewicht**. |
| Für $\Delta G > 0$ | läuft eine Reaktion nicht freiwillig ab, sie kann nur durch Zufuhr von Arbeit erzwungen werden. Man nennt sie **endergonisch**. |

*Beachte:* **Eine Reaktion verläuft um so quantitativer, je größer der negative Wert von $\Delta G$ ist.**

Nach der Gibbs-Helmholtzschen Gleichung setzt sich $\Delta G$ zusammen aus der Reaktionsenthalpie $\Delta H$ und dem Entropieglied $T \cdot \Delta S$. In der Natur versucht $\Delta H$ einen möglichst großen negativen Wert zu erreichen, weil alle spontanen Prozesse so ablaufen, dass sich die potentielle Energie des Ausgangssystems verringert. Der Idealzustand wäre am absoluten Nullpunkt erreicht. Die Änderung der Entropie $\Delta S$ strebt im Gegensatz dazu einen möglichst großen positiven Wert an. Der Idealzustand wäre hier erreicht, wenn die ganze Materie gasförmig wäre.

Die Erfahrung lehrt, dass **beide Komponenten** von $\Delta G$ (d.h. $\Delta H$ und $T \cdot \Delta S$) manchmal zusammen und manchmal gegeneinander wirken. Die günstigsten Voraussetzungen für einen negativen $\Delta G$-Wert (d.h. freiwilliger Vorgang) sind ein negativer $\Delta H$-Wert und ein positiver $T \cdot \Delta S$-Wert. Ein hoher negativer $\Delta H$-Wert kann einen geringeren $T \cdot \Delta S$-Wert überwiegen, und umgekehrt kann ein hoher Wert von $T \cdot \Delta S$ einen niedrigeren $\Delta H$-Wert überkompensieren.

**Bei sehr tiefen Temperaturen ist $T \cdot \Delta S \ll \Delta H$. Es laufen daher nur exotherme Reaktionen freiwillig ab.**

Mit zunehmender Temperatur fällt das Entropieglied $T \cdot \Delta S$ stärker ins Gewicht. Bei hohen Temperaturen wird $\Delta G$ daher entscheidend durch $T \cdot \Delta S$ beeinflusst.
**Für sehr hohe Temperaturen gilt: $\Delta G \sim -T \cdot \Delta S$.**

**Bei sehr hohen Temperaturen laufen also nur solche Reaktionen ab, bei denen die Entropie zunimmt.**

Bei **gekoppelten Reaktionen** addieren sich die Änderungen der Freien Enthalpie der einzelnen Reaktionen zu einem Gesamtbetrag für die Gesamtreaktion wie im Falle der Reaktionsenthalpien.

**Zwischen $\Delta G$ einer chemischen Reaktion $a \cdot A + b \cdot B \rightleftharpoons c \cdot C + d \cdot D$ und den Konzentrationen der Reaktionsteilnehmer gilt die Beziehung:**

$$\Delta G = \Delta G^0 + R \cdot T \cdot \ln \frac{c^c(C) \cdot c^d(D)}{c^a(A) \cdot c^b(B)}$$

Verwendet man Gasdrücke gilt entsprechend:

$$\Delta G = \Delta G^0 + R \cdot T \cdot \ln \frac{p_C^c \cdot p_D^d}{p_A^a \cdot p_B^b}$$

**Im Gleichgewichtszustand ist ΔG gleich Null.** In diesem Falle wird

$$\Delta G^0 = -R \cdot T \cdot \ln K$$ 	(K ist die Gleichgewichtskonstante, s. S. 130)

$\Delta G^0_{(25°C)} = 1{,}3643 \cdot \lg K_{(25°C)}$

Mit diesen Gleichungen lässt sich ΔG in Abhängigkeit von den Konzentrationen der Reaktionsteilnehmer berechnen.

Hat man ΔG auf andere Weise bestimmt, z.B. mit der Gibbs-Helmholtzschen Gleichung oder aus einer Potentialmessung (s. S. 116), kann man damit auch die Gleichgewichtskonstante der Reaktion berechnen.

*Beispiele:*

1) Berechnung von $\Delta G^0$ für die Bildung von Iodwasserstoff (HI) nach der Gleichung

$H_2 + I_2 \rightleftharpoons 2\,HI$

Mit $\dfrac{p_{HI}^2}{p_{H_2} \cdot p_{I_2}} = K_{p_{444,5°C}} = 50{,}40$ und $\Delta G^0 = -R \cdot T \cdot \ln K$ ergibt sich

$\Delta G^0_{(444,5°C)} = -8{,}316\,J \cdot K^{-1} \cdot 717{,}65\,K \cdot 2{,}3026 \cdot \lg 50{,}40 = -23{,}40\,kJ$

*Beachte:* Bei Änderung der Partialdrücke der Reaktionsteilnehmer ändert sich $K_p$ und damit $\Delta G^0$!

2) Berechnung der Gleichgewichtskonstanten für das $NH_3$-Gleichgewicht:

Für die Reaktion $3\,H_2 + N_2 \rightleftharpoons 2\,NH_3$ hat man bei 25°C für $\Delta H^0 = -46{,}19\,kJ$ gefunden bzw. aus einer Tabelle entnommen. Für $\Delta S^0_{(25°C)}$ berechnet man $-99{,}32\,J \cdot K^{-1}$ (s. S. 113). Daraus ergibt sich

$\Delta G^0_{(25°C)} = -92{,}28 - 298{,}15 \cdot (-0{,}198) = -33{,}24\,kJ$

Mit $\Delta G^0 = -R \cdot T \cdot \lg K$ oder $\lg K = -\Delta G^0/1{,}3643 = 5{,}78$ erhält man für die Gleichgewichtskonstante $K_p$

$K_p = \dfrac{p_{NH_3}^2}{p_{H_2}^3 \cdot p_{N_2}} = 10^{5{,}78}$

Das Gleichgewicht der Reaktion liegt bei Zimmertemperatur und Atmosphärendruck praktisch ganz auf der rechten Seite. S. hierzu S. 225 und S. 137!

**Zusammenhang zwischen ΔG und EMK**

Eine sehr genaue Bestimmung von ΔG ist über die Messung der EMK eines Redoxvorganges möglich.

Aus den Teilgleichungen für den Redoxvorgang beim Daniell-Element geht hervor, dass pro reduziertes $Cu^{2+}$-Ion von einem Zn-Atom zwei Elektronen an die Halbzelle $Cu^{2+}$/Cu abgegeben werden. Für 1 Mol $Cu^{2+}$-Ionen sind dies $2 \cdot N_A = 2 \cdot 6{,}02 \cdot 10^{23}$ Elektronen.

Bewegte Elektronen stellen bekanntlich einen elektrischen Strom dar. $N_A$ Elektronen entsprechen einer Elektrizitätsmenge von ~ 96500 $A \cdot s \equiv F$ (Faradaysche Konstante). Im Daniell-Element wird somit eine Elektrizitätsmenge von $2 \cdot F$ erzeugt.

Die in einer Zelle erzeugte elektrische Energie ist gleich dem Produkt aus freiwerdender Elektrizitätsmenge in $A \cdot s$ und der EMK der Zelle in Volt:

$$\boxed{W_{el} = -n \cdot F \cdot EMK}$$

n ist die Zahl der bei der Reaktion übertragenen Mole Elektronen. Für das Daniell-Element berechnet sich damit eine elektrische Energie $W_{el}$ von:

$-2 \cdot 96500\ A \cdot s \cdot 1{,}1\ V = -212\ kJ$.

Da EMK die maximale Spannung des Daniell-Elements ist (s. S. 174), beträgt die maximale Arbeit der Redoxreaktion $Cu^{2+} + Zn \rightleftharpoons Zn^{2+} + Cu$ genau 212 kJ.

Nun ist aber die maximale Nutzarbeit, die aus einer bei konstanter Temperatur und konstantem Druck ablaufenden chemischen Reaktion gewonnen wird, ein Maß für die Abnahme der Freien Enthalpie des Systems (s. S. 106):

$$\boxed{\Delta G = -W_{el}}$$

Zwischen der Änderung der Freien Enthalpie ΔG und der EMK einer Zelle besteht also folgender Zusammenhang:

$$\boxed{\Delta G = \pm n \cdot F \cdot EMK}$$

Das Minuszeichen bedeutet, dass ΔG negativ ist, wenn die Zelle Arbeit leistet.

ΔG ist bekanntlich ein Maß für die Triebkraft einer chemischen Reaktion. Die relative Stärke von Reduktions- bzw. Oxidationsmitteln beruht also auf der Größe der mit der Elektronenverschiebung verbundenen Änderung der Freien Enthalpie ΔG.

# 8 Kinetik chemischer Reaktionen

Für die Voraussage, ob eine chemische Reaktion tatsächlich wie gewünscht abläuft, braucht man außer der Energiebilanz und dem Vorzeichen der Änderung der Freien Enthalpie ($\Delta G$) auch Informationen über die Geschwindigkeit der Reaktion. Diese liefert die **chemische Kinetik.**

Unter gegebenen Bedingungen laufen chemische Reaktionen mit einer bestimmten Geschwindigkeit ab, der **Reaktionsgeschwindigkeit RG oder v.**

Zur Erläuterung wollen wir eine einfache Reaktion betrachten: Die gasförmigen oder gelösten Ausgangsstoffe A und B setzen sich in einer einsinnig von links nach rechts ablaufenden Reaktion zu dem Produkt C um: **A + B ⎯⎯→ C**. Symbolisiert man die Konzentration der einzelnen Stoffe mit c(A), c(B) und c(C), so ist die Abnahme der Konzentration des Reaktanden A bzw. B oder auch die Zunahme der Konzentration des Reaktionsproduktes C in der Zeit t gleich der Reaktionsgeschwindigkeit der betreffenden Umsetzung. Da v in jedem Zeitmoment eine andere Größe besitzt, handelt es sich um differentielle Änderungen. Die momentane Reaktionsgeschwindigkeit v wird durch einen **Differentialquotienten** der Konzentrationen ausgedrückt:

$$RG = v = -\frac{dc(A)}{dt} = -\frac{dc(B)}{dt} = +\frac{dc(C)}{dt} \quad \text{oder allg.:} \quad v = \pm\frac{dc}{dt}$$

*Einheit*: mol/L · s bzw. bar · s$^{-1}$ (für Gase)

Das Vorzeichen des Quotienten ist positiv, wenn die Konzentration zunimmt, und negativ, wenn sie abnimmt.

*Unter der Reaktionsgeschwindigkeit versteht man die zeitliche Änderung der Menge eines Stoffes, der durch die betreffende Reaktion verbraucht oder erzeugt wird.*

Nach der „Stoßtheorie" stellt man sich den Reaktionsablauf folgendermaßen vor: Sind die Reaktanden A und B in einem homogenen Reaktionsraum frei beweglich, so können sie miteinander zusammenstoßen, wobei sich die neue Substanz C bildet. Nicht jeder Zusammenstoß führt zur Bildung von C. Die Zahl der erfolgreichen Zusammenstöße je Sekunde ist proportional der Reaktionsgeschwindigkeit: $v = k_1 \cdot Z$. Z wächst mit der Konzentration von A und B, d.h. $Z = k_2 \cdot c(A) \cdot c(B)$.

Somit wird (mit $k = k_1 \cdot k_2$)

$$v = k \cdot c(A) \cdot c(B) = -\frac{dc(A)}{dt} = -\frac{dc(B)}{dt} = +\frac{dc(C)}{dt}$$

$k_1$, $k_2$, k sind Proportionalitätsfaktoren (-konstanten).

Für die allgemeinere Reaktion x A + y B + z C ⎯⎯→ **Produkte** erhält man die entsprechende **Geschwindigkeitsgleichung** (Zeitgesetz):

$$v = -\frac{1}{x}\frac{dc(A)}{dt} = -\frac{1}{y}\frac{dc(B)}{dt} = -\frac{1}{z}\frac{dc(C)}{dt}$$

$$= k \cdot c^{\alpha}(A) \cdot c^{\beta}(B) \cdot c^{\gamma}(C)$$

Zur Bedeutung von $\alpha$, $\beta$, $\gamma$ siehe *Reaktionsordnung*.

Die Beträge der stöchiometrischen Faktoren 1/x, 1/y, 1/z werden gewöhnlich in die Konstante k einbezogen, die dann einen anderen Wert erhält.

Fassen wir das Ergebnis in Worte, so lautet es:

*Die Reaktionsgeschwindigkeit einer einsinnig verlaufenden chemischen Reaktion ist der Konzentration der Reaktanden proportional.*

Die Proportionalitätskonstante k heißt *Geschwindigkeitskonstante* der Reaktion. Sie stellt die Reaktionsgeschwindigkeit der Reaktanden dar für c(A) = 1 und c(B) = 1.

Dann gilt nämlich: v = k

k hat für jeden chemischen Vorgang bei gegebener Temperatur einen charakteristischen Wert. Er wächst meist mit steigender Temperatur.

## Reaktionsordnung

Die **Potenz**, mit der die Konzentration eines Reaktionspartners in der Geschwindigkeitsgleichung der Reaktion auftritt, heißt die **Reaktionsordnung** der Reaktion *bezüglich* des betreffenden Reaktionspartners. Hat der Exponent den Wert 0, 1, 2, 3, spricht man von 0., 1., 2. und 3. Ordnung. **Die Reaktionsordnung muss in jedem Falle experimentell ermittelt werden.**

In *einfachen* Zeitgesetzen wie $v = k \cdot c^{\alpha}(A) \cdot c^{\beta}(B)...$, (in denen die Konzentrationen nur als Produkte auftreten), wird die **Summe der Exponenten**, mit denen die Konzentrationen im Zeitgesetz erscheinen, als *Reaktionsordnung n der Reaktion* bezeichnet: $n = \alpha + \beta + ...$

*Beispiele:*

a) **Reaktion nullter Ordnung**

Eine Reaktion nullter Ordnung liegt vor, wenn die Reaktionsgeschwindigkeit konzentrationsunabhängig ist. Hier wird die Geschwindigkeit durch einen zeitlich konstanten, nichtchemischen Vorgang bestimmt.

Das Zeitgesetz für eine Reaktion nullter Ordnung lautet v = k.

*Beispiele* sind:
Elektrolysen bei konstanter Stromstärke; photochemische Reaktionen; Absorption eines Gases in einer Flüssigkeit bei konstanter Gaszufuhr; Reaktion an einer festen Grenzfläche, an der die Konzentration des Reaktanden durch Adsorption konstant gehalten wird.

b) **Reaktion erster Ordnung**

Ein Beispiel hierfür ist der radioaktive Zerfall (s. S. 9) oder der thermische Zerfall von Verbindungen.

Das Zeitgesetz für eine Reaktion erster Ordnung wie der Umwandlung der Substanz A in die Substanz B: A $\longrightarrow$ B lautet:

$$v = -\frac{dc(A)}{dt} = k \cdot c(A) \qquad (= k \cdot c^1(A))$$

Durch Umformen erhält man: $\qquad -\dfrac{dc(A)}{c(A)} = k \cdot dt$

Bezeichnet man die Anfangskonzentration von A zum Zeitpunkt t = 0 mit $c(A)_0$, die Konzentration zu einer beliebigen Zeit t mit c(A), so kann man das Zeitgesetz in diesen Grenzen integrieren:

$$-\int_{c(A)_0}^{c(A)} \frac{dc(A)}{c(A)} = k \int_{t=0}^{t} dt; \qquad -(\ln c(A) - \ln c(A)_0) = k \cdot (t-0)$$

$$\ln \frac{c(A)_0}{c(A)} = k \cdot t \qquad \left\lceil \text{(bzw. } 2{,}303 \cdot \frac{c(A)_0}{c(A)} = k \cdot t \right.$$

$$\left. \text{oder } \lg c(A) = -\frac{k}{2{,}303} \cdot t + \lg c(A)_0 \right\rfloor$$

Durch Entlogarithmieren ergibt sich:

$$c(A) = c(A)_0 \cdot e^{-kt}$$

d.h. die Konzentration von A nimmt exponentiell mit der Zeit ab (Exponentialfunktion).

In gleichen Zeitabständen werden jeweils gleiche Bruchteile von noch vorhandenem A umgesetzt.

c) **Reaktion zweiter Ordnung**

Ein Beispiel ist die thermische Zersetzung von Iodwasserstoff:
2 HI $\rightleftharpoons$ $H_2$ + $I_2$. Schreibt man hierfür allgemein: 2 A $\longrightarrow$ C + D, so lautet das Zeitgesetz für eine Reaktion zweiter Ordnung:

$$v = -\frac{1}{2}\frac{dc(A)}{dt} = k \cdot c^2(A)$$

Chemische Reaktionen verlaufen nur selten in einem Reaktionsschritt. Meist sind die entstehenden Produkte das Ergebnis mehrerer *Teilreaktionen*, die auch als *Reaktionsschritte* oder *Elementarreaktionen* bezeichnet werden. Sie sind Glieder einer sog. *Reaktionskette*. Besteht nun eine Umsetzung aus mehreren, einander folgenden Reaktionsschritten, so bestimmt der **langsamste** Reaktionsschritt die Geschwindigkeit der Gesamtreaktion.

Den genauen Ablauf einer Reaktion nennt man **Reaktionsmechanismus.**

*Beispiel:*

Die Umsetzung 2 A + B $\longrightarrow$ $A_2B$ verläuft in zwei Schritten:

    1. A + B $\longrightarrow$ AB
    2. AB + A $\longrightarrow$ $A_2B$
-------
Gesamt: 2 A + B $\longrightarrow$ $A_2B$

Ist der erste Reaktionsschritt der langsamste, bestimmt er die Reaktionsgeschwindigkeit der Umsetzung.

**Halbwertszeit**

Der Begriff „**Halbwertszeit**" ($t_{1/2}$) definiert die Zeit, in der die Hälfte der am Anfang vorhandenen Menge des Ausgangsstoffes umgesetzt ist, d.h. bei $c(A)_{t_{1/2}}$ = 1/2 $c(A)_0$ in Abb. 66.

Bei einer Reaktion **1. Ordnung** ist die Halbwertszeit unabhängig von der Ausgangskonzentration $c(A)_0$: $t_{1/2}$ = ln 2 = k · $t_{1/2}$ oder

$$t_{1/2} = \frac{0{,}693}{k}$$

Bei einer Reaktion **2. Ordnung** ist die Halbwertszeit bei gleicher Konzentration der Ausgangsstoffe der Ausgangskonzentration umgekehrt proportional:

$$t_{1/2} = \frac{1}{k \cdot c(A)_0}$$

*Konzentration-Zeit-Diagramm für eine Reaktion erster Ordnung*

Der Verlauf der Exponentialfunktion für eine Reaktion *erster* Ordnung ist in Abb. 66 als Diagramm „Konzentration gegen Zeit" dargestellt. Folgende Daten sind in dem Diagramm kenntlich gemacht:

a) **Reaktionsgeschwindigkeit** $v = -\dfrac{dc(A)}{dt}$ zu einer beliebigen Zeit,

b) **Halbwertszeit** $t_{1/2}$.

Das Diagramm in Abb. 66 zeigt, dass die Reaktionsgeschwindigkeit mit der Zeit abnimmt und sich asymptotisch dem Wert Null nähert. Für $c(A) = 0$ kommt die Reaktion zum Stillstand.

c) $k \cdot c(A)$ ist in Abb. 66 die **Steigung der Tangente**.

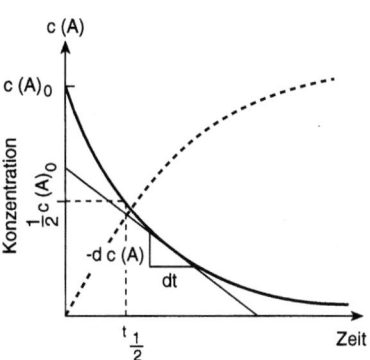

**Abb. 66.** „Konzentration gegen Zeit"-Diagramm für eine Reaktion erster Ordnung. Die durchgezogene Kurve gibt die **Abnahme von A** an. Die gestrichelte Kurve bezieht sich auf die **Zunahme von B**. Reaktion: A ⟶ B

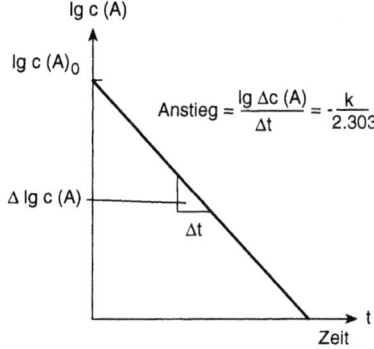

**Abb. 67.** Lineare Darstellung des Konzentrationsverlaufes einer Reaktion erster Ordnung

In Abb. 67 ist $\lg c(A)$ über die Zeit $t$ graphisch aufgetragen. Man erhält damit eine Gerade mit der Steigung $-k/2{,}303$.

*Konzentration-Zeit-Diagramm für eine Reaktion zweiter Ordnung*

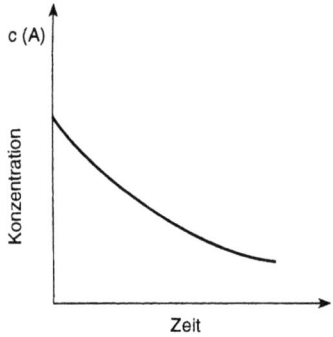

**Abb. 68.** „Konzentration gegen Zeit"-Diagramm für eine Reaktion zweiter Ordnung

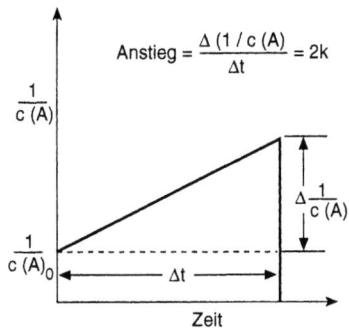

**Abb. 69.** Lineare Darstellung des Konzentrationsverlaufes einer Reaktion zweiter Ordnung

## Molekularität einer Reaktion

Die Reaktionsordnung darf nicht mit der Molekularität einer Reaktion verwechselt werden. Diese ist gleich der Zahl der Teilchen, von denen eine Elementarreaktion (Reaktionsschritt) ausgeht.

Geht die Reaktion von nur **einem** Teilchen aus, ist die Molekularität eins und man nennt die Reaktion **monomolekular**: A $\longrightarrow$ B.

*Beispiele:* $Br_2 \longrightarrow 2\ Br\cdot$ ; $H_2O \longrightarrow H\cdot + OH\cdot$ ; strukturelle Umlagerung (Isomerisierung):

$$\underset{\text{Cyclopropan}}{\begin{array}{c} H_2C\!\!-\!\!-\!\!-\!\!CH_2 \\ \diagdown\ \ \diagup \\ CH_2 \end{array}} \longrightarrow \underset{\text{Propen}}{CH_3\!-\!CH\!=\!CH_2}$$

Ein weiteres Beispiel ist der Übergang eines angeregten Teilchens in einen niedrigeren Energiezustand.

Monomolekulare Reaktionen sind Reaktionen *erster Ordnung.*

Bei einer **bimolekularen** Reaktion müssen zwei Teilchen miteinander reagieren: A + X $\longrightarrow$ B. Die Molekularität der Reaktion ist zwei.

*Beispiele:*

1) $Br\cdot + H_2 \longrightarrow HBr + H\cdot$

   $H\cdot + Br_2 \longrightarrow HBr + Br\cdot$

2) $HO^- + CH_3Cl \longrightarrow CH_3OH + Cl^-$

Die meisten chemischen Reaktionen laufen bimolekular ab, denn die Wahrscheinlichkeit für das Auftreten **trimolekularer** Reaktionen ist schon sehr klein. Reaktionen noch höherer Molekularität werden überhaupt nicht beobachtet.

Ein Beispiel für eine trimolekulare Reaktion ist:

$H\cdot + H\cdot + Ar \longrightarrow H_2 + Ar^*$    Ar = Argon, Ar*= angeregtes Argon

*Beachte:* Reaktionsordnung und Molekularität stimmen nur bei Elementarreaktionen überein. Die meisten chemischen Reaktionen bestehen jedoch nicht aus einer einzigen Elementarreaktion, sondern aus einer Folge nacheinander ablaufender Elementarreaktionen. In diesen Fällen ist eine Übereinstimmung von Reaktionsordnung und Molekularität rein zufällig.

Als Beispiel betrachten wir die hypothetische Reaktion:

A + X + Y $\longrightarrow$ B

Wird hierfür experimentell gefunden:

$$-\frac{dc(A)}{dt} = k \cdot c(A) \cdot c(X) \cdot c(Y)$$

so ist die Reaktionsordnung **drei**.

Untersucht man den Mechanismus (genauen Ablauf) der Reaktion, stellt man meist fest, dass die Gesamtreaktion in mehreren Schritten (Elementarreaktionen) abläuft, die z.B. bimolekular sein können:

A + X $\longrightarrow$ AX    und    AX + Y $\longrightarrow$ B

**Pseudo-Ordnung und Pseudo-Molekularität**

Viele Reaktionen, die in Lösung ablaufen, verlaufen nur scheinbar mit niedriger Ordnung und Molekularität. Beispiele sind die säurekatalysierte Esterverseifung (s. Teil III) oder die Spaltung der Saccharose durch Wasser in Glucose und Fructose (Inversion des Rohrzuckers) (s. Teil III).

*Beispiel:* Rohrzuckerinversion:

$$\text{Rohrzucker} + H_2O \longrightarrow \text{Glucose} + \text{Fructose}$$

Die Reaktion wird durch $H_3O^+$-Ionen katalytisch beschleunigt.

**Das Zeitgesetz lautet:**

$$-\frac{d\, c(\text{Rohrzucker})}{dt} = k \cdot c(\text{Rohrzucker}) \cdot c(H_2O) \cdot c(H_3O^+)$$

Der Katalysator $H_3O^+$ wird bei der Reaktion nicht verbraucht. Da die Reaktion in Wasser durchgeführt wird, verändert sich infolge des großen Überschusses an Wasser messbar nur die Konzentration des Rohrzuckers. Experimentell findet man daher in wässriger Lösung statt der tatsächlichen Reaktionsordnung 3 die **pseudo-erste** Ordnung:

$$-\frac{d\, c(\text{Rohrzucker})}{dt} = k' \cdot c(\text{Rohrzucker})$$

Die tatsächliche Reaktionsordnung erkennt man bei systematischer Variation der Konzentrationen aller in Frage kommenden Reaktionsteilnehmer.

Da die Rohrzuckerinversion eine Elementarreaktion ist, ist die Molekularität gleich der Reaktionsordnung. Sie ist daher auch **pseudo-monomolekular** oder krypto-trimolekular.

## Arrhenius-Gleichung

Es wird häufig beobachtet, dass eine thermodynamisch mögliche Reaktion ($\Delta G < 0$, s. S. 114) nicht oder nur mit kleiner Geschwindigkeit abläuft. Auf dem Weg zur niedrigeren potentiellen Energie existiert also bisweilen ein Widerstand, d.h. eine *Energiebarriere*. Dies ist verständlich, wenn man bedenkt, dass bei der Bildung neuer Substanzen Bindungen in den Ausgangsstoffen gelöst und wieder neu geknüpft werden müssen. Gleichzeitig ändert sich während der Reaktion der „Ordnungszustand" des reagierenden Systems.

Untersucht man andererseits die Temperaturabhängigkeit der Reaktionsgeschwindigkeit, so stellt man fest, dass diese meist mit zunehmender Temperatur wächst.

Diese Zusammenhänge werden in einer von *Arrhenius* 1889 angegebenen Gleichung miteinander verknüpft:

$$\boxed{k = A \cdot e^{-E_a/RT}}$$

(exponentielle Schreibweise der Arrhenius-Gleichung).

Durch Logarithmieren ergibt sich $\ln k = \ln A - E_a/RT$ oder

$$\boxed{\ln k = \text{const.} - \frac{E_a}{RT}}$$

(logarithmische Schreibweise).

In dieser Gleichung bedeutet: k = Geschwindigkeitskonstante; $E_a$ = **Aktivierungsenergie.** Das ist die Energie, die aufgebracht werden muss, um die Energiebarriere zu überschreiten. R = allgemeine Gaskonstante; T = absolute Temperatur. Der Proportionalitätsfaktor A wird oft auch Frequenzfaktor genannt. A ist weitgehend temperaturunabhängig.

Nach der Arrhenius-Gleichung bestehen zwischen k, $E_a$ und T folgende Beziehungen:

a) Je größer die Aktivierungsenergie $E_a$ ist, um so kleiner wird k und mit k die Reaktionsgeschwindigkeit v.

b) Steigende Temperatur T führt dazu, dass der Ausdruck $E_a/RT$ kleiner wird, dadurch werden k und v größer.

**Faustregel (RGT-Regel):** Temperaturerhöhung um 10°C bewirkt eine zwei- bis vierfach höhere Reaktionsgeschwindigkeit.

Beeinflussen lässt sich die Höhe der Aktivierungsenergie (bzw. -enthalpie) durch sog. Katalysatoren.

**Katalysatoren** (Kontakte) sind Stoffe, die Geschwindigkeit und Richtung von chemischen Vorgängen beeinflussen. Die Erscheinung heißt *Katalyse*.

Beschleunigen Katalysatoren die Reaktionsgeschwindigkeit, spricht man von **positiver** Katalyse. Bei **negativer** Katalyse (Inhibition) verringern sie die Geschwindigkeit. Entsteht der Katalysator während der Reaktion, handelt es sich um eine **Autokatalyse**. Man unterscheidet ferner zwischen **homogener** und **heterogener** Katalyse. Bei der homogenen Katalyse befinden sich sowohl der Katalysator als auch die Reaktionspartner in der gleichen (gasförmigen oder flüssigen) Phase. Ein *Beispiel* hierfür ist die Säurekatalyse oder die Oxidation von $SO_2$ zu $SO_3$ mit $NO_2$ nach dem historischen Bleikammerverfahren zur Herstellung von Schwefelsäure. Bei der heterogenen Katalyse liegen Katalysator und Reaktionspartner in verschiedenen Phasen vor. Die Reaktion verläuft dabei oft an der Oberfläche des Katalysators (Kontakt-Katalyse). *Beispiele* sind die $NH_3$-Synthese nach *Haber/Bosch,* die Bildung von $SO_3$ nach dem *Kontaktverfahren,* die Ammoniakverbrennung (*Ostwald-Verfahren*) zur Herstellung von Salpetersäure.

Katalysatoren können durch sog. ***Kontaktgifte*** an Wirksamkeit verlieren.

Die Wirkungsweise eines Katalysators beruht meist darauf, dass er mit einer der Ausgangssubstanzen eine reaktionsfähige Zwischenverbindung bildet, die eine geringere Aktivierungsenergie besitzt als der aktivierte Komplex aus den Reaktanden. Die Zwischenverbindung reagiert mit dem anderen Reaktionspartner dann so weiter, dass der Katalysator im Lauf der Reaktion wieder freigesetzt wird. *Im Idealfall bildet sich der Katalysator unverbraucht zurück.*

In vielen Fällen beruht die Katalysatorwirkung auf der chemischen Bindung (Chemisorption) der Reaktionspartner an die Katalysatoroberfläche. Hierdurch werden bestehende Bindungen gelockert und dann neu geknüpft. In einigen Fällen lässt sich dies mit dem Rastertunnelmikroskop zeigen

Die Reaktion A + B $\longrightarrow$ AB wird mit dem Katalysator K zerlegt in A + K $\longrightarrow$ AK und AK + B $\longrightarrow$ AB + K.

Der Katalysator erniedrigt über den Umweg eines Zwischenstoffes die Aktivierungsenergie der Reaktion. Die Geschwindigkeitskonstante k und mit ihr die Reaktionsgeschwindigkeit v werden dadurch erhöht, d.h. die Reaktion wird beschleunigt.

**Der Katalysator übt *keinen* Einfluss auf die Lage des Gleichgewichts einer Reaktion aus, denn er erhöht nur die Geschwindigkeit von Hin- und Rückreaktion. Er beschleunigt die Einstellung des Gleichgewichts und verändert den Reaktionsmechanismus.**

Benutzt man verschiedene Katalysatoren, um aus denselben Ausgangsstoffen verschiedene Produkte zu erhalten, spricht man von **Katalysatorselektivität**.

*Beachte:* Biochemische Katalysatoren sind die **Enzyme**.

### *Darstellung von Reaktionsabläufen durch Energieprofile*

In Abb. 70 ist der energetische Verlauf einer Reaktion in einem Energiediagramm (Energieprofil) graphisch dargestellt. Die Abszisse ist die sog. *Reaktionskoordinate*. Sie wird häufig vereinfacht als *Reaktionsweg* angegeben. Die potentielle Energie ist als Ordinate eingezeichnet. Die Aktivierungsenergie $E_a$ bzw. die Aktivierungsenthalpie $\Delta H^{\ddagger}$ (für p = konst.) erscheint als *„Energieberg"*. Den Zustand am Gipfel des Energieberges nennt man *„Übergangszustand"*, **aktivierten Komplex** oder Reaktionsknäuel. Der aktivierte Komplex wird meist durch den hochgestellten Index $^{\ddagger}$ gekennzeichnet.

Bei Reaktionen zwischen festen und flüssigen Stoffen sind $E_a$ und $\Delta H^{\ddagger}$ zahlenmäßig praktisch gleich. Unterschiede gibt es bei der Beteiligung von gasförmigen Stoffen an der Reaktion. Hier ist $\Delta H^{\ddagger} = E_a + \Delta(p \cdot V)^{\ddagger}$. Ändert sich beim Übergang von den Edukten zum „aktivierten Komplex" die Molzahl, muss sie entsprechend $\Delta(p \cdot V)^{\ddagger} = n^{\ddagger} \cdot R \cdot T$ berücksichtigt werden. $n^{\ddagger}$ ist die Änderung der Molzahl beim Übergang zum „aktivierten Komplex".

Im „Übergangszustand" haben sich die Reaktanden einander so weit wie möglich genähert. Hier lösen sich die alten Bindungen und bilden sich gleichzeitig neue. Die Reaktionsenthalpie $\Delta H$ ist die Enthalpiedifferenz zwischen den Edukten (Ausgangsstoffen) und den Produkten, s. S. 104. Entsteht bei einer Reaktion eine (instabile) **Zwischenstufe** (Zwischenstoff), so zeigt das Energiediagramm ein Energieminimum an (Abb. 71).

*Beispiel:* A + BC $\rightleftharpoons$ A ··· B ··· C $\rightleftharpoons$ AB + C

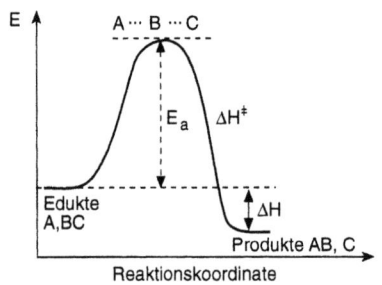

Abb. 70

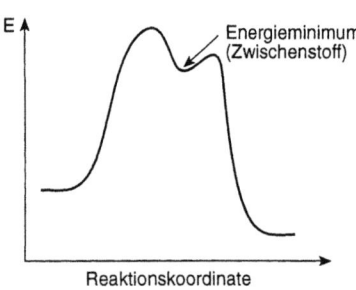

Abb. 71

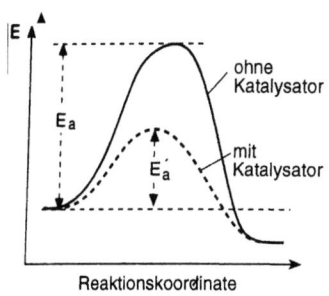
Abb. 72

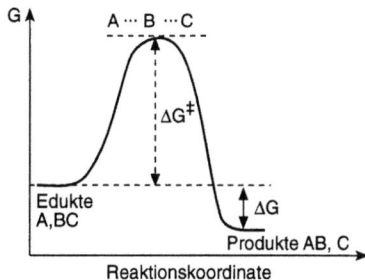
Abb. 73

Abb. 72 zeigt den Energieverlauf einer Reaktion mit und ohne Katalysator. $E'_a$ ist kleiner als $E_a$.

Ähnliche Diagramme wie in Abb. 70 ergeben sich, wenn außer der Energie- oder besser Enthalpieänderung $\Delta H$ auch die Entropieänderung $\Delta S$ während des Reaktionsablaufs berücksichtigt wird. Mit $\Delta H$ und $\Delta S$ erhält man nach der Gibbs-Helmholtzschen Gleichung die Triebkraft, d.i. die Änderung der Freien Enthalpie $\Delta G$ beim Übergang von einem Anfangszustand in einen Endzustand (s. S. 107). In Abb. 70 ist als Ordinate G aufgetragen. $\Delta G^{\ddagger}$ ist die **Freie Aktivierungsenthalpie,** d.i. die Differenz zwischen der Freien Enthalpie des „aktivierten Komplexes" und derjenigen der Edukte. $\Delta G$ dagegen ist die Differenz der Freien Enthalpie von Produkten und Edukten, d.i. die *Freie Reaktionsenthalpie.*

*Anmerkung:* Die Änderung der Aktivierungsentropie $\Delta S^{\ddagger}$ ist meist negativ, weil der „aktivierte Komplex" meist einen größeren Ordnungszustand aufweist als die Edukte.

## Parallelreaktionen

Stehen Reaktionspartnern unter sonst gleichen Bedingungen Reaktionswege mit unterschiedlicher Aktivierungsenergie zur Auswahl (*Parallelreaktionen*), wird der Reaktionsweg mit der **niedrigsten** Aktivierungsenergie bevorzugt (jedenfalls bei gleichem Frequenzfaktor).

**Chemische Reaktionen können unter thermodynamischen und/oder kinetischen Gesichtspunkten betrachtet werden.**

Will man die Möglichkeit eines Reaktionsablaufs beurteilen, müssen *beide Gesichtspunkte gleichzeitig* berücksichtigt werden. Die thermodynamische Betrachtungsweise zeigt, ob eine Reaktion thermodynamisch möglich ist oder nicht. Sie macht keine Aussage über die Zeit, die während des Reaktionsablaufs vergeht. Hierüber gibt die kinetische Betrachtungsweise Auskunft. Wird der Reaktionsablauf durch thermodynamische Faktoren bestimmt, nennt man die Reaktion **thermodynamisch kontrolliert**. Es bildet sich das energetisch günstigere, thermodynamisch stabilere Produkt. Ist die Reaktionsgeschwindigkeit für den Reaktionsablauf maßgebend, heißt die Reaktion **kinetisch kontrolliert**. Hier wird dasjenige Produkt gebildet, das die kleinere Aktivierungsenergie benötigt.

*Beispiele:* Eine kinetisch kontrollierte Reaktion ist die Reaktion von Tetrachlorkohlenstoff ($CCl_4$) mit $O_2$ z.B. zu $CO_2$ (s. S. 106). Für die Reaktion ist $\Delta G^0_{(25°C)}$ = –333,9 kJ. Die Reaktion sollte daher schon bei Zimmertemperatur spontan ablaufen. Die Reaktionsgeschwindigkeit ist jedoch praktisch Null. Erst durch Temperaturerhöhung lässt sich die Geschwindigkeit erhöhen. Den Grund für die kinetische Hemmung sieht man in der Molekülstruktur: Ein relativ kleines C-Atom ist tetraederförmig von vier großen Chloratomen umhüllt, so dass es nur schwer von $O_2$-Molekülen angegriffen werden kann. Ein anderes Beispiel ist die Ammoniaksynthese aus den Elementen nach *Haber/Bosch*. Auch diese Reaktion ist bei Zimmertemperatur thermodynamisch möglich. Die Reaktionsgeschwindigkeit ist jedoch praktisch Null. Sie lässt sich nur durch einen Katalysator erhöhen.

**Metastabile Systeme**

Die Gasmischungen 2 $H_2/O_2$, $H_2/Cl_2$, 3 $H_2/N_2$ u.a. sind bei Zimmertemperatur beständig, obwohl die thermodynamische Berechnung zeigt, dass die Reaktionen zu den Produkten $H_2O$, HCl, $NH_3$ exergonisch sind.

Die Reaktionsgeschwindigkeit ist jedoch zu gering, um in den stabilen Gleichgewichtszustand überzugehen. Solche Systeme sind *kinetisch gehemmt*. Man nennt sie auch *metastabile* **Systeme.**

Aufheben lässt sich die kinetische Hemmung durch Energiezufuhr oder durch Katalysatoren.

Bei Beachtung der vorstehend skizzierten Gesetzmäßigkeiten gelingt es gelegentlich, Reaktionsabläufe zu steuern. Bei Parallelreaktionen mit unterschiedlicher Reaktionsgeschwindigkeit bestimmt die Reaktionszeit die Ausbeute an einzelnen möglichen Produkten. Bei genügend langer Reaktionszeit wird die Zusammensetzung der Produkte — bei gegebenen Reaktionsbedingungen — von der thermodynamischen Stabilität der einzelnen Produkte bestimmt.

## *Kettenreaktionen*

**Kettenreaktion** nennt man eine besondere Art von Folgereaktionen. Als *Beispiel* betrachten wir die **Chlorknallgasreaktion:** $Cl_2 + H_2 \longrightarrow$ 2 HCl. Bei Anregung durch UV-Licht verläuft die Reaktion explosionsartig über folgende Elementarreaktionen:

$$Cl_2 \xrightarrow{h\nu} 2\ Cl\cdot$$

$$Cl\cdot + H_2 \longrightarrow HCl + H\cdot$$

$$H\cdot + Cl_2 \longrightarrow HCl + Cl\cdot \quad \text{usw.}$$

Der Reaktionsbeginn (= ***Kettenstart***) ist die photochemische Spaltung eines $Cl_2$-Moleküls in zwei energiereiche Cl-Atome (Radikale). Im **zweiten** Reaktionsschritt reagiert ein Cl-Atom mit einem $H_2$-Molekül zu HCl und einem H-Atom. Dieses bildet in einem **dritten** Schritt HCl und ein Cl-Atom. Dieser *Zyklus* kann sich wiederholen.

Die energiereichen, reaktiven Zwischenprodukte Cl· und H· heißen *Kettenträger*.
Die nacheinander ablaufenden Zyklen bilden die **Kette**. Ihre Anzahl ist die ***Kettenlänge***.

**Einleitung von Kettenreaktionen**

Einleiten kann man Kettenreaktionen z.B. durch photochemische oder thermische Spaltung schwacher Bindungen in einem der Reaktionspartner oder einem als *Initiator* zugesetzten Fremdstoff. Als Initiatoren eignen sich z.B. Peroxide oder Azoverbindungen (s. Teil III).

**Abbruch von Kettenreaktionen**

Zu einem Kettenabbruch kann z.B. die Wiedervereinigung (Rekombination) von zwei Radikalen führen, wobei in einer trimolekularen Reaktion (Dreierstoß) die überschüssige Energie an die Gefäßwand („Wandeffekt") oder ein geeignetes Molekül M (= *Inhibitor*) abgegeben wird. Geeignete Inhibitoren sind z.B. NO, $O_2$, Olefine, Phenole oder aromatische Amine.

$$Cl· + Cl· + Wand \longrightarrow Cl_2 \quad \text{oder} \quad Cl· + Cl· + M \longrightarrow Cl_2 + M^*$$

(M* = angeregtes Molekül)

*Beispiele für Kettenreaktionen:* Chlorknallgas-Reaktion: $Cl_2 + H_2 \longrightarrow 2\,HCl$; Knallgas-Reaktion: $2\,H_2 + O_2 \longrightarrow 2\,H_2O$; die Bildung von HBr aus den Elementen; thermische Spaltung von Ethan; Photochlorierung von Paraffinen; Autooxidationsprozesse und radikalische Polymerisationen, s. Teil III.

*Beachte:* Bei sehr schnell ablaufenden exothermen Reaktionen führt die Temperaturerhöhung zu einer immer höheren Reaktionsgeschwindigkeit. Das Ergebnis ist eine **Explosion.** Auch bei Kettenreaktionen mit *Kettenverzweigung* kann es bei exponentiell anwachsender Reaktionsgeschwindigkeit zu einer Explosion kommen.

# 9 Chemisches Gleichgewicht
## (Kinetische Ableitung)

Chemische Reaktionen in geschlossenen Systemen verlaufen selten einsinnig, sondern sind meist umkehrbar:

$$A + B \rightleftharpoons C + D$$

Für die Geschwindigkeit der Hinreaktion $A + B \longrightarrow C + D$ ist die Reaktionsgeschwindigkeit $v_H$ gegeben durch die Gleichung $v_H = k_H \cdot c(A) \cdot c(B)$. Für die Rückreaktion $C + D \longrightarrow A + B$ gilt entsprechend $v_R = k_R \cdot c(C) \cdot c(D)$. (Zu dem Begriff der Reaktionsgeschwindigkeit s. S. 117).

Der in jedem Zeitmoment nach außen hin sichtbare und damit messbare Stoffumsatz der Gesamtreaktion (aus Hin- und Rückreaktion) ist gleich der Umsatzdifferenz beider Teilreaktionen. Entsprechend ist die **Reaktionsgeschwindigkeit der Gesamtreaktion** gleich der Differenz aus den Geschwindigkeiten der Teilreaktionen:

$$v = v_H - v_R = k_H \cdot c(A) \cdot c(B) - k_R \cdot c(C) \cdot c(D)$$

Bei einer umkehrbaren Reaktion tritt bei gegebenen Konzentrationen und einer bestimmten Temperatur ein Zustand ein, bei dem sich der Umsatz von Hin- und Rückreaktion aufhebt. Das Reaktionssystem befindet sich dann im **chemischen Gleichgewicht**. Die Lage des Gleichgewichts wird durch die relative Größe von $v_H$ und $v_R$ bestimmt. Das chemische Gleichgewicht ist ein *dynamisches Gleichgewicht*, das sich zu jedem Zeitpunkt neu einstellt. In der Zeiteinheit werden gleichviele Produkte gebildet, wie wieder in die Edukte zerfallen.

Im chemischen Gleichgewicht ist die Geschwindigkeit der Hinreaktion $v_H$ gleich der Geschwindigkeit der Rückreaktion $v_R$.

**Die Geschwindigkeit der Gesamtreaktion ist gleich Null.** Die Reaktion ist nach außen hin zum Stillstand gekommen.

In Formeln lässt sich dies wie folgt angeben:

$$k_H \cdot c(A) \cdot c(B) = k_R \cdot c(C) \cdot c(D)$$

oder

$$\frac{k_H}{k_R} = \frac{c(C) \cdot c(D)}{c(A) \cdot c(B)} = K_c$$

Das sind Aussagen des von *Guldberg* und *Waage* 1867 formulierten **Massenwirkungsgesetzes (MWG)**:

*Eine chemische Reaktion befindet sich bei gegebener Temperatur im chemischen Gleichgewicht, wenn der Quotient aus dem Produkt der Konzentrationen der Reaktionsprodukte und aus dem Produkt der Konzentrationen der Edukte einen bestimmten, für die Reaktion charakteristischen Zahlenwert $K_c$ erreicht hat.*

$K_c$ ist die (temperaturabhängige) **Gleichgewichtskonstante** (Massenwirkungskonstante). Der Index c deutet an, dass die Konzentrationen verwendet wurden. Da Konzentration und Druck eines gasförmigen Stoffes bei gegebener Temperatur einander proportional sind:

$$p = R \cdot T \cdot n/v = R \cdot T \cdot c = \text{konst.} \cdot c$$

kann man anstelle der Konzentrationen die Partialdrücke gasförmiger Reaktionsteilnehmer einsetzen. Die Gleichgewichtskonstante bekommt dann den Index p:

$$\frac{p_C \cdot p_D}{p_A \cdot p_B} = K_p \qquad \text{oder} \qquad K_p = R \cdot T \cdot K_c$$

$K_p$ heißt Partialdruck-Gleichgewichtskonstante.

**Wichtige Regeln:** Für jede Gleichgewichtsreaktion wird das MWG so geschrieben, dass das **Produkt der Konzentrationen der Produkte im Zähler** und das Produkt der Konzentrationen der Edukte im Nenner des Quotienten steht.

**Besitzen in einer Reaktionsgleichung die Komponenten von dem Wert 1 verschiedene Koeffizienten, so werden diese im MWG als Exponent der Konzentration der betreffenden Komponente eingesetzt:**

$$a\,A + b\,B \rightleftharpoons c\,C + d\,D$$

$$\frac{c^c(C) \cdot c^d(D)}{c^a(A) \cdot c^b(B)} = K_c \qquad \text{bzw.} \qquad \frac{p_C^c \cdot p_D^d}{p_A^a \cdot p_B^b} = K_p \qquad \frac{\text{Produkte}}{\text{Edukte}}$$

**Je größer** bzw. kleiner **der Wert der Gleichgewichtskonstanten K ist, desto mehr** bzw. weniger **liegt das Gleichgewicht auf der Seite der Produkte.**

**Wir unterscheiden folgende Grenzfälle:**

K >> 1: Die Reaktion verläuft nahezu vollständig in Richtung der **Produkte.**

K ~ 1: **Alle** Reaktionsteilnehmer liegen in ähnlichen Konzentrationen vor.

K << 1: Es liegen praktisch nur die **Ausgangsstoffe** vor.

Der negative dekadische Logarithmus von K wird als pK-Wert bezeichnet (vgl. S. 144):

$$pK = -\lg K$$

**Formulierung des MWG für einfache Reaktionen**

*Beispiele:*

1) $4 \, HCl + O_2 \rightleftharpoons 2 \, H_2O + 2 \, Cl_2$

$$\frac{c^2(H_2O) \cdot c^2(Cl_2)}{c^4(HCl) \cdot c(O_2)} = K_c$$

2) $2 \, HCl + 1/2 \, O_2 \rightleftharpoons H_2O + Cl_2$

$$\frac{c(H_2O) \cdot c(Cl_2)}{c^2(HCl) \cdot c^{1/2}(O_2)} = K_c$$

3) $BaSO_4 \rightleftharpoons Ba^{2+} + SO_4^{2-}$

$$\frac{c(Ba^{2+}) \cdot c(SO_4^{2-})}{c(BaSO_4)} = K_c$$

4) $N_2 + 3 \, H_2 \rightleftharpoons 2 \, NH_3$

$$\frac{p_{NH_3}^2}{p_{N_2} \cdot p_{H_2}^3} = K_p$$

**Gekoppelte Reaktionen**

Sind Reaktionen miteinander **gekoppelt,** so kann man für jede Reaktion die Reaktionsgleichung aufstellen und das MWG formulieren. Für jede Teilreaktion erhält man eine Gleichgewichtskonstante. Multipliziert man die Gleichgewichtskonstanten der Teilreaktionen miteinander, so ergibt sich die Gleichgewichtskonstante der Gesamtreaktion (= Bruttoreaktion). Diese ist auch zu erhalten, wenn man auf die Gesamtgleichung das MWG anwendet.

*Beispiele:*

Zur Herstellung von Schwefelsäure ($H_2SO_4$) wird Schwefeltrioxid ($SO_3$) benötigt. Es kann durch Oxidation von $SO_2$ erhalten werden. Ein älteres Verfahren (Bleikammerprozeß) verwendet hierzu Stickstoffdioxid $NO_2$. Schematisierte Darstellung (ohne Nebenreaktionen):

1)          $2 \, NO + O_2 \rightleftharpoons 2 \, NO_2$

2)          $2 \, SO_2 + 2 \, NO_2 \rightleftharpoons 2 \, SO_3 + 2 \, NO$

3)          $2 \, SO_3 + 2 \, H_2O \rightleftharpoons 2 \, H_2SO_4$

**Gesamtreaktion:** $2 \, SO_2 + 2 \, H_2O + O_2 \rightleftharpoons 2 \, H_2SO_4$

Die Gleichgewichtskonstanten für die einzelnen Reaktionsschritte und die Gesamtreaktion sind:

$$K_1 = \frac{c^2(NO_2)}{c^2(NO) \cdot c(O_2)} ; K_2 = \frac{c^2(SO_3) \cdot c^2(NO)}{c^2(SO_2) \cdot c^2(NO_2)} ; K_3 = \frac{c^2(H_2SO_4)}{c^2(SO_3) \cdot c^2(H_2O)}$$

$$K_{gesamt} = \frac{c^2(H_2SO_4)}{c^2(SO_2) \cdot c^2(H_2O) \cdot c(O_2)} = K_1 \cdot K_2 \cdot K_3$$

## Aktivitäten

Das Massenwirkungsgesetz gilt streng nur für **ideale** Verhältnisse wie verdünnte Lösungen (Konzentration < 0,1 mol·L$^{-1}$). Die formale Schreibweise des Massenwirkungsgesetzes kann aber auch für reale Verhältnisse, speziell für konzentrierte Lösungen beibehalten werden, wenn man anstelle der Konzentrationen die **wirksamen Konzentrationen**, die sog. **Aktivitäten der Komponenten,** einsetzt.

In nicht verdünnten Lösungen beeinflussen sich die Teilchen einer Komponente gegenseitig und verlieren dadurch an Reaktionsvermögen. Auch andere in Lösung vorhandene Substanzen oder Substanzteilchen vermindern das Reaktionsvermögen, falls sie mit der betrachteten Substanz in Wechselwirkung treten können.

Die dann noch vorhandene **wirksame Konzentration heißt Aktivität a.** Sie unterscheidet sich von der Konzentration durch den **Aktivitätskoeffizienten f,** der die Wechselwirkungen in der Lösung berücksichtigt:

Aktivität (a) = Aktivitätskoeffizient (f) · Konzentration (c):

$$\boxed{a = f \cdot c}$$ (Die Einheit der Konzentration c ist mol · L$^{-1}$)

Für c → 0 wird f → 1.

Der Aktivitätskoeffizient f ist stets < 1. Der Aktivitätskoeffizient f korrigiert die Konzentration c einer Substanz um einen experimentell zu ermittelnden Wert (z.B. durch Anwendung des *Raoultschen Gesetzes.*)

Formuliert man für die Reaktion AB ⇌ A + B das MWG, so muss man beim Vorliegen großer Konzentrationen die Aktivitäten einsetzen:

$$\frac{c(A) \cdot c(B)}{c(AB)} = K_c \quad \text{geht über in} \quad \frac{a_A \cdot a_B}{a_{AB}} = \frac{f_A \cdot c(A) \cdot f_B \cdot c(B)}{f_{AB} \cdot c(AB)} = K_a$$

$K_a$ heißt **Aktivitätskonstante** und stellt die thermodynamische Gleichgewichtskonstante dar.

Bei **Gasen** ersetzt man a durch f. **f** ist der **Fugazitätskoeffizient.**

Für Ionen in verdünnter wässriger Lösung ist der Aktivitätskoeffizient im wesentlichen eine Funktion der **Ionenstärke I.**

# Ionenstärke

Hat eine beliebige Elektrolytlösung die Konzentration c, und sind $u_1$ und $u_2$ die Ladungen der Ionen des Elektrolyten, $z_1$ und $z_2$ die Anzahl der Ionen, in die der Elektrolyt zerfällt, so ergibt sich die ionale *Gesamtkonzentration* zu:

$$\Gamma = c\left(z_1 u_1^2 + z_2 u_2^2\right)$$

Sind mehrere Elektrolyte in einer Lösung vorhanden, so muss für jede Ionenart die Teilkonzentration eingesetzt werden, und man erhält:

$$\Gamma = c_1 z_1 u_1^2 + c_2 z_2 u_2^2 + c_3 z_3 u_3^2 + \dots \quad \text{oder} \quad \Gamma = \sum c_i z_i u_i^2$$

$\sum z_i u_i^2$ ist für einen Elektrolyten eine konstante Größe, für die oft auch w gesetzt wird. Damit ergibt sich die ionale Konzentration zu:

$$\Gamma = c \cdot w$$

*Anmerkung:* Um die messbare Ionenkonzentration zu erhalten, muss diese Konzentration mit dem („wahren") Dissoziationsgrad $\alpha$ multipliziert werden.

$$\Gamma_\alpha = \alpha \cdot c \cdot w \qquad \text{In echten Elektrolyten ist } \alpha = 1.$$

Um einen Vergleich einzelner Elektrolyte zu ermöglichen, führten G. N. Lewis und R. Randall die *Ionenstärke* I ein.

I ist die halbe Summe der Produkte aus den Ionenkonzentrationen und den Quadraten der Ionenladungen.

$$I = \frac{1}{2}\sum c_i u_i^2 \qquad \text{oder} \qquad I = \frac{1}{2}\alpha \cdot c \cdot w = \frac{\Gamma_\alpha}{2}$$

Werte für w einiger Elektrolyte

| w = 2 | 6 | 8 | 12 | 20 |
|---|---|---|---|---|
| KCl | BaCl$_2$ | HgSO$_4$ | AlCl$_3$ | K$_4$[Fe(CN)$_6$] |
| NaNO$_3$ | Na$_2$CO$_3$ | CuSO$_4$ | Na$_3$PO$_4$ | |

*Beispiele:* Bei 1,1-wertigen Elektrolyten ist I gleich der Konzentration:

$$0{,}01 \text{ M } \mathbf{NaOH}: \quad I = 1/2 \, (0{,}01 \cdot 1^2 + 0{,}01 \cdot 1^2) = 0{,}01$$

In allen übrigen Fällen ergibt sich ein größerer Wert:

$$0{,}02 \text{ M } \mathbf{Na_2SO_4}: \quad I = 1/2 \, (0{,}02 \cdot 2 \cdot 1^2 + 0{,}02 \cdot 2^2) = 0{,}06$$

2 M **CuSO$_4$** (vollständige Dissoziation vorausgesetzt):

$$\Gamma = c_1 \cdot z_1 \cdot u_1^2 + c_2 \cdot z_2 \cdot u_2^2 \qquad (z_1 = 1; \quad z_2 = 1; \quad u_1 = 2; \quad u_2 = 2)$$

$$\Gamma = 2 \cdot 1 \cdot 4 + 2 \cdot 1 \cdot 4 = 16$$

oder mit w:

$$\Gamma = c \cdot w = 16$$

*Aufgabe*

Wie groß ist die Ionenstärke einer Lösung aus 0,5 M Na$_2$SO$_4$ und 0,02 M NaCl bei völliger Dissoziation der Salze?

*Lösung:*  w für Na$_2$SO$_4$ = 6;    w für NaCl = 2

$$\Gamma = c_1 \cdot w_1 + c_2 \cdot w_2 = 6 \cdot 0{,}5 + 2 \cdot 0{,}02 = 3{,}04$$

$$I = \Gamma/2 = 1{,}52$$

Ionenstärken I – molarer Salzlösungen

| Salztypus | I |
|---|---|
| 1,1 (NaCl) | 1/2 (1 + 1) = 1 |
| 1,2 (CaCl$_2$) | 1/2 (4 + 2) = 3 |
| 2,2 (MgSO$_4$) | 1/2 (4 + 4) = 4 |
| 1,4 (K$_4$[Fe(CN)$_6$]) | 1/2 (16 + 4) = 10 |

Mit diesen Zahlen sind die molaren Konzentrationen der Salze zu multiplizieren, wenn man die Ionenstärke der Lösung berechnen will.

*Beispiel:*

$$0{,}02 \text{ M K}_4[\text{Fe(CN)}_6] \cdot I = 0{,}02 \cdot 10 = 0{,}20$$

## Ionenaktivität

Für Kationen und Anionen sind Einzelmessungen der Aktivitätskoeffizienten $f_+$ und $f_-$ in konzentrierter Lösung unmöglich. Man verwendet daher einen *mittleren Aktivitätskoeffizienten* $f_\pm$. Für einen starken Elektrolyten der Zusammensetzung $A_m B_n$ gilt:

$$f_\pm = \sqrt[m+n]{f_+^m \cdot f_-^n}$$

Für den Zahlenwert von $f_\pm$ sind die Ladung der Ionen und ihr Radius wichtig. Bei höherer Ladung und in konzentrierter Lösung sinkt er stark ab.

Mittlerer Aktivitätskoeffizient bei 25°C und verschiedenen Molalitäten

| Elektrolyt | Molalität | | | | |
| --- | --- | --- | --- | --- | --- |
| | 0,001 | 0,01 | 0,1 | 1,00 | mol·kg$^{-1}$ (H$_2$O) |
| HCl | 0,966 | 0,904 | 0,796 | 0,809 | |
| NaCl | 0,965 | 0,905 | 0,778 | 0,657 | |
| KCl | 0,961 | 0,903 | 0,770 | 0,604 | |
| CuSO$_4$ | 0,735 | 0,408 | 0,150 | 0,043 | |
| ZnSO$_4$ | 0,705 | 0,390 | 0,150 | 0,043 | |

Für Elektrolyte gleicher Ionenstärke $I \leq 10^{-2}$ und gleicher Ionenladung ist der mittlere Aktivitätskoeffizient $f_\pm$ gleich groß, und es gilt:

$$\lg f_\pm = -A \cdot \sqrt{I}$$

Die Konstante A hängt von der Ionenladung $u_+$ und $u_-$ ab. Wird diese Abhängigkeit mitberücksichtigt, ergibt sich nach *Debye* und *Hückel:*

$$\lg f_\pm = -A' \cdot u_+ \cdot u_- \cdot \sqrt{I}$$

A' hat für wässrige Lösungen bei 25°C den Wert 0,51.

*Anmerkung:* Für verdünnte Lösungen erhält man den *individuellen Aktivitätskoeffizienten* f mit der Formel:

$$\lg f = -A' \cdot u_i^2 \cdot \sqrt{I}$$

# Beeinflussung von Gleichgewichtslagen

## 1. Änderung der Temperatur

Bei Temperaturänderungen ändert sich der Wert der Gleichgewichtskonstanten K wie folgt:

Temperaturerhöhung (-erniedrigung) verschiebt das chemische Gleichgewicht nach der Seite, auf der Produkte unter Wärmeverbrauch (Wärmeentwicklung) entstehen. Anders formuliert:

*Temperaturerhöhung* begünstigt *endotherme* Reaktionen, *Temperaturerniedrigung* begünstigt *exotherme* Reaktionen, oder bei exothermen Reaktionen verschiebt eine Temperaturerhöhung das Gleichgewicht in Richtung der Edukte, bei endothermen Reaktionen in Richtung der Produkte.

*Beispiele:*

1) Ammoniaksynthese nach *Haber/Bosch*:

$$N_2 + 3\,H_2 \rightleftharpoons 2\,NH_3; \qquad \Delta H = -92\ kJ; \qquad K_p = \frac{p_{NH_3}^2}{p_{N_2} \cdot p_{H_2}^3}$$

Temperaturerhöhung verschiebt das Gleichgewicht auf die linke Seite (Edukte). $K_p$ wird kleiner. Das System weicht der Temperaturerhöhung aus, indem es die Edukte zurückbildet, wobei Energie verbraucht wird (**„Flucht vor dem Zwang"**).

*Beachte:* Druckerhöhung zeigt die entgegengesetzte Wirkung. Links sind nämlich vier Volumenteile und rechts nur zwei. Das System weicht nach rechts aus.

2) *Boudouard-Gleichgewicht.* In allen Fällen, in denen CO und Kohlenstoff bei höheren Temperaturen als Reduktionsmittel eingesetzt werden, existiert das Boudouard-Gleichgewicht:

$$CO_2 + C \rightleftharpoons 2\,CO; \qquad \Delta H = +173\ kJ \cdot mol^{-1}$$

Die Lage des Gleichgewichts ist stark temperatur- und druckabhängig s. S. 253.

Dies sind Beispiele für das von *Le Chatelier* und *Braun* formulierte

## „Prinzip des kleinsten Zwanges":

**Wird auf ein im Gleichgewicht befindliches System durch Änderung der äußeren Bedingungen (Konzentration, Druck, Temperatur) ein Zwang ausgeübt, weicht das System diesem Zwang dadurch aus, dass sich das Gleichgewicht so verschiebt, dass der Zwang kleiner wird.**

*Die Abhängigkeit der Gleichgewichtskonstanten von der Temperatur wird formelmäßig durch die **Gleichung von van't Hoff** beschrieben:*

$$\frac{d\ln K_p}{dT} = \frac{\Delta H^0}{RT^2}$$

$K_p$ = Gleichgewichtskonstante der Partialdrücke; $\Delta H^0$ = Reaktionsenthalpie bei 298 K und 1 bar, vgl. S. 108; R = allgemeine Gaskonstante; T = absolute Temperatur

Die van't Hoffsche Gleichung (van't Hoffsche Reaktionsisobare) erhält man durch Kombination der Gleichungen

$$\Delta G^0 = -RT \cdot \ln K_p \qquad \text{s. S. 115}$$

und $\quad \Delta G^0 = \Delta H^0 - T \cdot \Delta S^0 \qquad$ s. S. 113

*2. Änderung von Konzentration bzw. Partialdruck bei konstanter Temperatur*

Schreibt man für die Gleichgewichtsreaktion A + B $\rightleftharpoons$ C die Massenwirkungsgleichung:

$$\frac{c(C)}{c(A) \cdot c(B)} = K_c \qquad \text{bzw.} \qquad \frac{p_C}{p_A \cdot p_B} = K_p$$

so muss der Quotient immer den Wert K besitzen. Erhöht man c(A), muss zwangsläufig c(C) größer und c(B) kleiner werden, wenn sich der Gleichgewichtszustand wieder einstellt. Da nun c(C) nur größer bzw. c(B) nur kleiner wird, wenn A mit B zu C reagiert, verschiebt sich das Gleichgewicht nach rechts. **Das bedeutet:** Die Reaktion verläuft durch Erhöhung der Konzentration von A bzw. B so weit nach rechts, bis sich das Gleichgewicht mit dem gleichen Zahlenwert für K erneut eingestellt hat. Eine Verschiebung der Gleichgewichtslage im gleichen Sinne erhält man, wenn man c(C) verringert.

Auf diese Weise lässt sich der Ablauf von Reaktionen beeinflussen.

*Beispiele* für die Anwendung auf Säure-Base-Gleichgewichte s. S. 142.

## Das Löslichkeitsprodukt

*Silberbromid AgBr* fällt als gelber, käsiger Niederschlag aus, wenn man einer Lösung von KBr ($K^+Br^-$) Silbernitrat $Ag^+NO_3^-$ hinzufügt. Es dissoziiert nach AgBr $\rightleftharpoons Ag^+ + Br^-$.

AgBr ist ein schwerlösliches Salz, d.h. das Gleichgewicht liegt auf der linken Seite.

Schreibt man die Massenwirkungsgleichung:

$$\frac{c(Ag^+) \cdot c(Br^-)}{c(AgBr)_{gelöst}} = K \qquad \text{oder} \qquad c(Ag^+) \cdot c(Br^-) = \underbrace{c(AgBr) \cdot K}_{Lp_{AgBr}}$$

so ist die Konzentration an gelöstem Silberbromid c(AgBr) in einer *gesättigten* Lösung konstant, weil **zwischen** dem Silberbromid in Lösung **und** dem festen Silberbromid AgBr(f), das als Bodenkörper vorhanden ist, ein **dynamisches, heterogenes Gleichgewicht** besteht, das dafür sorgt, dass c(AgBr) konstant ist. Man kann daher c(AgBr) in die Konstante K einbeziehen.

Die neue Konstante heißt das *Löslichkeitsprodukt* von AgBr.

Das Löslichkeitsprodukt ist temperaturabhängig!

$$c(Ag^+) \cdot c(Br^-) = Lp_{AgBr} = 10^{-12{,}3} \text{ mol}^2 \cdot L^{-2}$$

Für eine *gesättigte* Lösung (mit Bodenkörper) ist:

$$c(Ag^+) = c(Br^-) = \sqrt{10^{-12{,}3}} = 10^{-6{,}15} \text{ mol} \cdot L^{-1}$$

Wird das Löslichkeitsprodukt überschritten, d.h. $c(Ag^+) \cdot c(Br^-) > 10^{-12{,}3}$ mol$^2 \cdot L^{-2}$, fällt so lange AgBr aus, bis die Gleichung wieder stimmt. Erhöht man nur eine Ionenkonzentration, so kann man bei genügendem Überschuss das Gegenion quantitativ aus der Lösung abscheiden. *Beispiel:* Erhöht man die Konzentration von Br$^-$ auf $c(Br^-) = 10^{-2{,}3}$ mol $\cdot L^{-1}$, so fällt so lange AgBr aus, bis $c(Ag^+) = 10^{-10}$ mol $\cdot L^{-1}$ ist. Dann gilt wieder: $c(Ag^+) \cdot c(Br^-) = 10^{-10} \cdot 10^{-2{,}3} = 10^{-12{,}3}$ mol$^2 \cdot L^{-2}$.

**Allgemeine Formulierung**

Das Löslichkeitsprodukt Lp eines schwerlöslichen Elektrolyten $A_mB_n$ ist definiert als das Produkt seiner Ionenkonzentrationen in gesättigter Lösung.

$$A_mB_n \rightleftharpoons m\,A^+ + n\,B^-$$

$$Lp_{A_mB_n} = c^m(A^+) \cdot c^n(B^-) \quad (\text{mol/L})^{m+n}$$

**Das Löslichkeitsprodukt gilt für alle schwerlöslichen Verbindungen.**

Löslichkeitsprodukte von schwerlöslichen Salzen bei 20°C. Dimension für $A_mB_n$: (mol/L)$^{m+n}$

| | | | | | |
|---|---|---|---|---|---|
| AgCl | 1,0 10$^{-10}$ | BaCrO$_4$ | 2,4 10$^{-10}$ | Mg(OH)$_2$ | 1,2 10$^{-11}$ |
| AgBr | 5,0 10$^{-13}$ | PbCrO$_4$ | 1,8 10$^{-14}$ | Al(OH)$_3$ | 1,1 10$^{-33}$ |
| AgI | 1,5 10$^{-16}$ | PbSO$_4$ | 2,0 10$^{-14}$ | Fe(OH)$_3$ | 1,1 10$^{-36}$ |
| Hg$_2$Cl$_2$ | 2,0 10$^{-18}$ | BaSO$_4$ | 1,0 10$^{-10}$ | ZnS | 1,0 10$^{-23}$ |
| PbCl$_2$ | 1,7 10$^{-5}$ | | | CdS | 8,0 10$^{-27}$ |
| | | | | Ag$_2$S | 1,6 10$^{-49}$ |
| | | | | HgS | 2,0 10$^{-52}$ |

*Fließgleichgewicht*

Im Gegensatz zum vorstehend besprochenen chemischen Gleichgewicht ist ein sog. **stationärer Zustand** oder **Fließgleichgewicht** („steady state") dadurch gekennzeichnet, dass sämtliche Zustandsgrößen (Zustandsvariable), die den betreffenden Zustand charakterisieren, einen zeitlich konstanten Wert besitzen. Bildet sich z.B. in einem Reaktionssystem ein stationärer Zustand aus, so besitzt das System eine konstante, aber endliche Gesamtreaktionsgeschwindigkeit, und die Konzentrationen der Reaktionsteilnehmer sind konstant (dynamisches Gleichgewicht im offenen System).

Ein stationärer Zustand kann sich nur in einem offenen System ausbilden, s. S. 101. Der lebende Organismus ist ein Beispiel für ein offenes System: Nahrung und Sauerstoff werden aufgenommen, $CO_2$ und andere Produkte abgegeben. Es stellt sich eine von der Aktivität der Enzyme (Biokatalysatoren) abhängige, stationäre Konzentration der Produkte ein. Dieses Fließgleichgewicht ist charakteristisch für den betreffenden Stoffwechsel.

*Lösungsgleichgewichte*

Man spricht von einem Lösungsgleichgewicht, wenn sich bei der Verteilung eines Stoffes zwischen zwei Phasen ein Gleichgewicht einstellt. Man unterscheidet **drei Fälle**:

**1. Verteilung zwischen zwei nichtmischbaren flüssigen Phasen**

Nach dem **Nernstschen Verteilungssatz** ist das Verhältnis der Konzentrationen eines Stoffes, der sich zwischen zwei Phasen verteilt, im Gleichgewichtszustand konstant. Bedingung ist: konstante Temperatur und gleicher Molekularzustand in beiden Phasen. *Beispiel*: Verteilt sich ein Stoff physikalisch zwischen den Phasen a und b, so gilt im Gleichgewicht:

$$\frac{c_{\text{Phase a}}}{c_{\text{Phase b}}} = k$$

Die Konstante k heißt *Verteilungskoeffizient*. Der Verteilungssatz spielt bei der Trennung von Substanzgemischen eine große Rolle. Weiß man z.B., dass eine Verbindung X den Wert k = 1 für ein Wasser-Ether-Gemisch hat, so ergibt sich daraus, dass bei einmaligem Ausschütteln von 50 ml Lösung mit 50 ml Ether nur noch 50 % der ursprünglichen Menge von X in der wässrigen Lösung vorhanden sind.

**2. Verteilung zwischen einer Gasphase und der Lösung**

Für die Konzentration eines gelösten Gases in einer Flüssigkeit gilt das sog. **Henry-Daltonsche Gesetz.** Es geht aus dem Nernstschen Verteilungssatz hervor. Ersetzt man darin die Konzentration eines Stoffes in der Gasphase durch den Druck (c = p/RT), dann ergibt sich:

$$\frac{c_{\text{Gas}}}{c_{\text{Lösung}}} = k_1 \quad \text{oder} \quad \frac{p_{\text{Gas}}}{c_{\text{Lösung}}} = k_2$$

Die Löslichkeit eines Gases in einer Flüssigkeit hängt also bei gegebener Temperatur vom Partialdruck des Gases in dem über der Lösung befindlichen Gasraum ab. Der Proportionalitätsfaktor k heißt *Löslichkeitskoeffizient* (Absorptionskoeffizient).

Für die Abhängigkeit der Löslichkeit von der Temperatur gilt: Die Konzentration eines Gases in einer Flüssigkeit ist der Temperatur umgekehrt proportional. *Beispiel*: Seltersflasche.

**3. Verteilung zwischen einer festen Phase und der Lösung** (s. S. 82)

# 10 Säure-Base-Systeme

Die Vorstellungen über die Natur der Säuren und Basen haben sich im Laufe der Zeit zu leistungsfähigen Theorien entwickelt. Eine erste allgemein brauchbare Definition für Säuren stammt von *Boyle* (1663). Weitere Meilensteine auf dem Weg zu den heutigen Theorien setzten u.a. *Lavoisier, v. Liebig* und *Arrhenius*. Die Säure-Base-Definition von *Arrhenius* ist auf Wasser beschränkt und nur noch von historischem Interesse: Säuren geben $H^+$-Ionen ab, Basen geben $OH^-$-Ionen ab. Heute werden Säure-Base-Systeme vor allem durch die Theorien von *Brønsted* (1923) und *Lowry* sowie durch die Elektronentheorie von *Lewis* (1923) beschrieben.

## Brønstedsäuren und -basen und der Begriff des pH-Wertes

**Säuren** sind — nach Brønsted (1923) — *Protonendonatoren* (Protonenspender). Das sind Stoffe oder Teilchen, die $H^+$-Ionen abgeben können, wobei ein Anion $A^-$ (= Base) zurückbleibt. *Beispiele:* Salzsäure HCl, Salpetersäure $HNO_3$, Schwefelsäure $H_2SO_4$, Essigsäure $CH_3COOH$, Schwefelwasserstoff $H_2S$. Außer diesen *Neutralsäuren* gibt es auch *Kationsäuren*, und *Anionsäuren*, s. S. 151.

*Beachte:* Diese Theorie ist nicht auf Wasser als Lösemittel beschränkt!

**Basen** sind *Protonenacceptoren*. Das sind Stoffe oder Teilchen, die $H^+$-Ionen aufnehmen können. *Beispiele*: $NH_3 + H^+ \rightleftharpoons NH_4^+$; $Na^+OH^- + HCl \rightleftharpoons H_2O + Na^+ + Cl^-$.

*Kationbasen* und *Anionbasen* werden auf S. 151 besprochen.

**Salze** sind Stoffe, die in festem Zustand aus Ionen aufgebaut sind. *Beispiele:* $Na^+Cl^-$, Ammoniumchlorid ($NH_4^+Cl^-$).

Eine Säure kann ihr Proton nur dann abgeben, d.h. als Säure reagieren, wenn das Proton von einer Base aufgenommen wird. Für eine Base liegen die Verhältnisse umgekehrt. Die saure oder basische Wirkung einer Substanz ist also eine Funktion des jeweiligen Reaktionspartners, denn Säure-Base-Reaktionen sind **Protonenübertragungsreaktionen** (**Protolysen**).

Protonenaufnahme bzw. -abgabe sind reversibel, d.h. bei einer Säure-Base-Reaktion stellt sich ein Gleichgewicht ein. Es heißt **Säure-Base-Gleichgewicht** oder **Protolysegleichgewicht**: $HA + B \rightleftharpoons BH^+ + A^-$, mit den Säuren:

HA und BH⁺ und den Basen: B und A⁻. Bei der Rückreaktion wirkt A⁻ als Base und BH⁺ als Säure. Man bezeichnet A⁻ als die zu HA *korrespondierende* (konjugierte) Base. HA ist die zu A⁻ *korrespondierende* (konjugierte) Säure. HA und A⁻ nennt man ein *korrespondierendes* (konjugiertes) ***Säure-Base-Paar.***
Für ein Säure-Base-Paar gilt: Je leichter eine Säure (Base) ihr Proton abgibt (aufnimmt), d.h. je stärker sie ist, um so schwächer ist ihre korrespondierende Base (Säure).

Die Lage des Protolysegleichgewichts wird durch die Stärke der beiden Basen (Säuren) bestimmt. Ist B stärker als A⁻, so liegt das Gleichgewicht auf der rechten Seite der Gleichung.

*Beispiel:*

$$HCl \rightleftharpoons H^+ + Cl^-$$

$$NH_3 + H^+ \rightleftharpoons NH_4^+$$

---

$$HCl + NH_3 \rightleftharpoons NH_4^+ + Cl^-$$

*allgemein:*

$$\text{Säure 1} + \text{Base 2} \rightleftharpoons \text{Säure 2} + \text{Base 1}$$

Die Säure-Base-Paare sind:

    HCl/Cl⁻    bzw. (Säure 1/Base 1)

    NH₃/NH₄⁺    bzw. (Base 2/Säure 2)

Substanzen oder Teilchen, die sich einer starken Base gegenüber als Säure verhalten und von einer starken Säure H⁺-Ionen übernehmen und binden können, heißen ***Ampholyte*** *(amphotere* Substanzen). Welche Funktion ein Ampholyt ausübt, hängt vom Reaktionspartner ab. *Beispiele*: $H_2O$, $HCO_3^-$, $H_2PO_4^-$, $HSO_4^-$, $H_2NCOOH$.

**Wasser, $H_2O$**, ist als sehr schwacher amphoterer Elektrolyt in ganz geringem Maße dissoziiert:

$$H_2O \rightleftharpoons H^+ + OH^-$$

H⁺-Ionen sind wegen ihrer im Verhältnis zur Größe hohen Ladung nicht existenzfähig. Sie liegen solvatisiert vor: $H_3O^+$, $H_5O_2^+$, $H_7O_3^+$, $H_9O_4^+ = H_3O^+ \cdot 3\,H_2O$ etc. Zur Vereinfachung schreibt man nur das erste Ion **$H_3O^+$** (= **Hydronium-Ion**).

Man formuliert die Dissoziation von Wasser meist als **Autoprotolyse**:

$$H_2O + H_2O \rightleftharpoons H_3O^+ + OH^- \qquad \textit{(Autoprotolyse des Wassers)}$$

Das Massenwirkungsgesetz lautet für diese Reaktion:

$$\frac{c(H_3O^+) \cdot c(OH^-)}{c^2(H_2O)} = K$$

oder $\quad c(H_3O^+) \cdot c(OH^-) = K \cdot c^2(H_2O) = \mathbf{K_W}$

K ist die Protolysekonstante des Wassers. Ihr Zahlenwert ist:

$$K_{(293\,K)} = 3{,}26 \cdot 10^{-18}$$

Da die Eigendissoziation des Wassers außerordentlich gering ist, kann die Konzentration des undissoziierten Wassers als nahezu konstant angenommen und gleichgesetzt werden der Ausgangskonzentration $c(H_2O) = 55{,}4$ mol·L$^{-1}$ (bei 20°C).(1 Liter H$_2$O wiegt bei 20°C 998,203 g; dividiert man durch 18,01 g·mol$^{-1}$, ergeben sich für $c(H_2O) = 55{,}4$ mol·L$^{-1}$.)

Mit diesem Zahlenwert für $c(H_2O)$ erhält man:

$$\mathbf{c(H_3O^+) \cdot c(OH^-)} = 3{,}26 \cdot 10^{-18} \cdot 55{,}4^2 \text{ mol}^2 \cdot \text{L}^{-2}$$
$$= \mathbf{1 \cdot 10^{-14} \text{ mol}^2 \cdot \text{L}^{-2}} = \mathbf{K_W}$$

Die Konstante $\mathbf{K_W}$ heißt das **Ionenprodukt des Wassers**.

Für $c(H_3O^+)$ und $c(OH^-)$ gilt:

$$c(H_3O^+) = c(OH^-) = \sqrt{10^{-14}\,\text{mol}^2 \cdot \text{L}^{-2}} = \mathbf{10^{-7} \text{ mol} \cdot \text{L}^{-1}}$$

*Anmerkungen:* Der Zahlenwert von $K_W$ ist abhängig von der Temperatur. Für genaue Rechnungen muss man statt der Konzentrationen die Aktivitäten verwenden, s. S. 133.

**Temperaturabhängigkeit von $K_W$**

| $K_W$ in $10^{-14}$ mol$^2 \cdot$ L$^{-2}$ | 0,116 | 0,608 | 1,103 | 5,985 | 59,29 |
|---|---|---|---|---|---|
| °C | 0 | 18 | **25** | 50 | 100 |

Reines Wasser reagiert neutral, d.h. weder sauer noch basisch.

Man kann auch allgemein sagen:

**Eine wässrige Lösung reagiert dann *neutral*, wenn in ihr die Wasserstoffionenkonzentration $c(H_3O^+)$ den Wert $10^{-7}$ mol · L$^{-1}$ hat.**

Die Zahlen $10^{-14}$ oder $10^{-7}$ sind vom Typ $a \cdot 10^{-b}$. Bildet man hiervon den negativen dekadischen Logarithmus, erhält man:

$$-\lg a \cdot 10^{-b} = b - \lg a$$

Für den negativen dekadischen Logarithmus des Zahlenwertes der **Wasserstoffionenkonzentration** hat man aus praktischen Gründen das Symbol **pH** (von potentia hydrogenii) eingeführt. Den zugehörigen Zahlenwert bezeichnet man als den **pH-Wert** einer Lösung:

$$\mathbf{pH = -\lg c(H_3O^+)}$$

**Der pH-Wert ist der negative dekadische Logarithmus des Zahlenwertes der $H_3O^+$-Konzentration (genauer: $H_3O^+$-Aktivität).**

Der pH-Wert ist ein Maß für die „Acidität" bzw. „Basizität" einer verdünnten wässrigen Lösung.

Eine *neutrale* Lösung hat den pH-Wert **7** (bei T = 22°C).

In *sauren* Lösungen überwiegen die $H_3O^+$-Ionen und es gilt:

$$c(H_3O^+) > 10^{-7} \text{ mol} \cdot L^{-1} \quad \text{oder} \quad \mathbf{pH < 7}$$

In *alkalischen* (basischen) Lösungen überwiegt die $OH^-$-Konzentration. Hier ist:

$$c(H_3O^+) < 10^{-7} \text{ mol} \cdot L^{-1} \quad \text{oder} \quad \mathbf{pH > 7}$$

*Anmerkung:* „pH-neutral" heißt, der pH-Wert ist 7. „Hautneutral" bezeichnet den physiologischen pH-Wert der gesunden Haut von ca. 5,5.

Benutzt man das Symbol p allgemein für den negativen dekadischen Logarithmus einer Größe (z.B. pOH, $pK_W$), lässt sich das Ionenprodukt von Wasser auch schreiben als:

$$\mathbf{pH + pOH = pK_W = 14}$$

Mit dieser Gleichung kann man über die $OH^-$-Ionenkonzentration auch den pH-Wert einer alkalischen Lösung errechnen (Tabelle 11).

**Tabelle 11**

| pH | | pOH |
|---|---|---|
| 0 | 1 M starke Säure, z.B. 1 M HCl, $c(H_3O^+) = 10^0 = 1$, $c(OH^-) = 10^{-14}$ | 14 |
| 1 | 0,1 M starke Säure, z.B. 0,1 M HCl, $c(H_3O^+) = 10^{-1}$, $c(OH^-) = 10^{-13}$ | 13 |
| 2 | 0,01 M starke Säure, z.B. 0,01 M HCl, $c(H_3O^+) = 10^{-2}$, $c(OH^-) = 10^{-12}$ | 12 |
| • | | • |
| • | | • |
| • | | • |
| • | | • |
| 7 | Neutralpunkt, reines Wasser, $c(H_3O^+) = c(OH^-) = 10^{-7}$ mol·$L^{-1}$ | 7 |
| • | | • |
| • | | • |
| • | | • |
| 12 | 0,01 M starke Base, z.B. 0,01 M NaOH, $c(OH^-) = 10^{-2}$, $c(H_3O^+) = 10^{-12}$ | 2 |
| 13 | 0,1 M starke Base, z.B. 0,1 M NaOH, $c(OH^-) = 10^{-1}$, $c(H_3O^+) = 10^{-13}$ | 1 |
| 14 | 1 M starke Base, z.B. 1 M NaOH, $c(OH^-) = 10^0$, $c(H_3O^+) = 10^{-14}$ | 0 |
| pH | | pOH |

## Säure- und Basestärke

Wir betrachten die Reaktion einer *Säure* **HA mit H$_2$O**:

$$HA + H_2O \rightleftharpoons H_3O^+ + A^-; \qquad K = \frac{c(H_3O^+) \cdot c(A^-)}{c(HA) \cdot c(H_2O)}$$

Solange mit verdünnten Lösungen der Säure gearbeitet wird, kann c(H$_2$O) als konstant angenommen und in die Gleichgewichtskonstante (Protolysekonstante) einbezogen werden:

$$K \cdot c(H_2O) = K_S = \frac{c(H_3O^+) \cdot c(A^-)}{c(HA)} \qquad \text{(manchmal auch } K_a\text{, a kommt von acid)}$$

Für die Reaktion einer *Base* **mit H$_2$O** gelten analoge Beziehungen:

$$B + H_2O \rightleftharpoons BH^+ + OH^-; \qquad K' = \frac{c(BH^+) \cdot c(OH^-)}{c(H_2O) \cdot c(B)}$$

$$K' \cdot c(H_2O) = K_B = \frac{c(BH^+) \cdot c(OH^-)}{c(B)}$$

Die Konstanten $K_S$ und $K_B$ nennt man **Säure-** bzw. **Basekonstante**. Sie sind ein Maß für die Stärke einer Säure bzw. Base. Analog dem pH-Wert formuliert man den p$K_S$ bzw. p$K_B$-Wert:

$$\mathbf{pK_S = -lg\ K_S} \quad \text{und} \quad \mathbf{pK_B = -lg\ K_B}$$

Zwischen den p$K_S$- und p$K_B$-Werten korrespondierender Säure-Base-Paare gilt die Beziehung:

$$pK_S + pK_B = 14$$

*Anmerkung:* p$K_S$ bzw. p$K_B$ heißen auch *Säure-* bzw. *Baseexponent*. Sie sind nämlich der negative dekadische Logarithmus des Zahlenwertes von $K_S$ und $K_B$.

### Starke Säuren und starke Basen

**Starke Säuren** haben p$K_S$-Werte < 1, und **starke Basen** haben p$K_B$-Werte < 0, d.h. p$K_S$-Werte > 14.

In wässrigen Lösungen starker Säuren und Basen reagiert die Säure oder Base praktisch vollständig mit dem Wasser, d.h. c(H$_3$O$^+$) bzw. c(OH$^-$) ist gleich der Gesamtkonzentration der Säure bzw. Base.

Der **pH-Wert** ist daher leicht auszurechnen.

*Beispiele:*

**Säure:** gegeben: 0,01 M wässrige HCl-Lösung; gesucht: pH-Wert.
$c(H_3O^+) = 0{,}01 = 10^{-2}\ mol \cdot L^{-1};\ pH = 2$

**Base:** gegeben: 0,1 M NaOH; gesucht: pH-Wert.
$c(OH^-) = 0{,}1 = 10^{-1}$ mol $\cdot$ L$^{-1}$; pOH = 1; $c(OH^-) \cdot c(H_3O^+) = 10^{-14}$;
$c(H_3O^+) = 10^{-13}$ mol $\cdot$ L$^{-1}$; pH = 13

## Schwache Säuren und schwache Basen

Bei **schwachen Säuren (Basen)** kommt es nur zu unvollständigen Protolysen. Es stellt sich ein Gleichgewicht ein, in dem alle beteiligten Teilchen in messbaren Konzentrationen vorhanden sind.

**Säure:** $HA + H_2O \rightleftharpoons H_3O^+ + A^-$

Aus Säure und H$_2$O entstehen gleichviele H$_3$O$^+$- und A$^-$-Ionen, d.h. $c(A^-) = c(H_3O^+) = x$. Die Konzentration der undissoziierten Säure $c = c(HA)$ ist gleich der Anfangskonzentration der Säure $C_{Säure}$ minus x; denn wenn x H$_3$O$^+$-Ionen gebildet werden, werden x Säuremoleküle verbraucht. Bei schwachen Säuren ist x gegenüber C vernachlässigbar, und man darf $c = c(HA) = C_{Säure}$ setzen.

Nach dem Massenwirkungsgesetz ist:

$$K_S = \frac{c(H_3O^+) \cdot c(A^-)}{c(HA)} = \frac{c^2(H_3O^+)}{c(HA)} \quad \Big| = \frac{x^2}{C-x} \approx \frac{x^2}{c}$$

$$K_S \cdot c(HA) = c^2(H_3O^+)$$

mit $c(HA) = C_{Säure}$ ergibt sich durch Logarithmieren:

$$pK_S - \lg C_{Säure} = 2 \cdot pH$$

*Für den pH-Wert gilt:*

$$\boxed{pH = \frac{pK_S - \lg C_{Säure}}{2}}$$

*Beachte:* Bei **sehr verdünnten schwachen** Säuren ist die Protolyse so groß ($\alpha \geq 0{,}62$, s. S. 131), dass diese Säuren wie starke Säuren behandelt werden müssen. Für sie gilt:

$pH = -\lg C$. Analoges gilt für **sehr verdünnte schwache** Basen.

**Base:** $B + H_2O \rightleftharpoons BH^+ + OH^-$

Aus Base und H$_2$O entstehen gleich viele OH$^-$- und BH$^+$-Ionen, d.h. $c(OH^-) = c(BH^+)$. Bei schwachen Basen darf man $c(B) = C_{Base}$ setzen (= Anfangskonzentration der Base).

MWG:

$$K_B = \frac{c(BH^+) \cdot c(OH^-)}{c(B)} = \frac{c^2(OH^-)}{c(B)}$$

$$K_B \cdot c(B) = c^2(OH^-)$$

Mit $c(B) = C_{Base}$ ergibt sich durch Logarithmieren:

$pK_B - \lg C_{Base} = 2 \cdot pOH$  (mit $pk_B = -\lg K_B$)

$pOH = \dfrac{pK_B - \lg C_{Base}}{2}$

Mit $pOH + pH = 14$ erhält man

$pH = 14 - pOH = 14 - \dfrac{pK_B - \lg C_{Base}}{2}$  oder

$$\boxed{PH = 7 + \dfrac{1}{2}(pK_S + \lg C_{Base})}$$

*Beispiele:*

*Säure:* gegeben: 0,1 M HCN-Lösung; $pK_{S_{HCN}} = 9{,}4$; gesucht: pH-Wert.

$C = 0{,}1 = 10^{-1}\ mol \cdot L^{-1}$;  $pH = \dfrac{9{,}4 + 1}{2} = 5{,}2$

*Säure:* gegeben: 0,1 M $CH_3COOH$; $pK_{S_{CH_3COOH}} = 4{,}76$; gesucht: pH-Wert.

$C = 0{,}1 = 10^{-1}\ mol \cdot L^{-1}$;  $pH = \dfrac{4{,}76 + 1}{2} = 2{,}88$

*Base:* gegeben: 0,1 M $Na_2CO_3$-Lösung; gesucht: pH-Wert.
$Na_2CO_3$ enthält das basische $CO_3^{2-}$-Ion, das mit $H_2O$ reagiert:

$$CO_3^{2-} + H_2O \rightleftharpoons HCO_3^- + OH^-$$

Das $HCO_3^-$-Ion ist die zu $CO_3^{2-}$ konjugierte Säure mit $pK_S = 10{,}4$.
Aus $pK_S + pK_B = 14$ folgt $pK_B = 3{,}6$. Damit wird

$pOH = \dfrac{3{,}6 - \lg 0{,}1}{2} = \dfrac{3{,}6 - (-1)}{2} = 2{,}3$ und $pH = 14 - 2{,}3 = 11{,}7$

Zum pH-Wert in Lösungen von Ampholyten s. Teil III.

**Tabelle 12.** Starke und schwache Säure-Base-Paare

| $pK_S$ | Säure | | ← korrespondierende → | | | Base | $pK_B$ |
|---|---|---|---|---|---|---|---|
| ~ −10 | sehr | $HClO_4$ | Perchlorsäure | $ClO_4^-$ | Perchloration | sehr | ~24 |
| −6 | starke | $HCl_{aq}$ | Salzsäure | $Cl^-$ | Chloridion | schwache | 20 |
| −3 | Säure | $H_2SO_4$ | Schwefelsäure | $HSO_4^-$ | Hydrogensulfation | Base | 17 |
| −1,76 | | $H_3O^+$ | Oxoniumion | $H_2O$ | Wasser[1)] | | 15,76 |
| 1,92 | | $H_2SO_3$ | Schweflige Säure | $HSO_3^-$ | Hydrogensulfition | | 12,08 |
| 1,92 | Die Stärke der Säure nimmt ab | $HSO_4^-$ | Hydrogensulfation | $SO_4^{2-}$ | Sulfation | Die Stärke der Base nimmt zu | 12,08 |
| 1,96 | | $H_3PO_4$ | Orthophosphorsäure | $H_2PO_4^-$ | Dihydrogenphosphation | | 12,04 |
| 4,76 | | HAc | Essigsäure | $Ac^-$ | Acetation | | 9,25 |
| 6,52 | | $H_2CO_3$ | Kohlensäure | $HCO_3^-$ | Hydrogencarbonation | | 7,48 |
| 7 | | $HSO_3^-$ | Hydrogensulfition | $SO_3^{2-}$ | Sulfition | | 7 |
| 9,25 | | $NH_4^+$ | Ammoniumion | $NH_3$ | Ammoniak | | 4,75 |
| 10,4 | | $HCO_3^-$ | Hydrogencarbonation | $CO_3^{2-}$ | Carbonation | | 3,6 |
| 15,76 | sehr schwache | $H_2O$ | Wasser | $OH^-$ | Hydroxidion | sehr starke | −1,76 |
| 24 | Säure | $OH^-$ | Hydroxidion | $O^{2-}$ | Oxidion | Base | −10 |

[1)] Wegen $\dfrac{c(H^+) \cdot c(OH^-)}{c(H_2O)} = \dfrac{10^{-14}}{55,5} = 1,8 \cdot 10^{-16}$, um $H^+$, $OH^-$ und $H_2O$ in die Tabelle aufnehmen zu können. Bei der Ableitung von $K_W$ über die Aktivitäten ist $pK_S(H_2O) = 14$ und $pK_S(H_3O^+) = 0$.

## Nivellierung und Differenzierung

Bei der Protolyse (Gleichung 1 und 2 S. 141) treten besondere Verhältnisse ein, wenn die Gleichgewichtsreaktion stark auf die Seite der ionisierten Produkte verschoben ist. Es sind dann nämlich an die Stelle der eigentlichen starken Säure HA bzw. Base B weitgehend das *Lyonium-Kation* $LH_2^+$ bzw. das *Lyat-Anion* $L^-$ des Lösemittels LH getreten. Diese stellen aber die stärksten Säuren und Basen dar, die in dem jeweiligen Lösemittel überhaupt auftreten können.

So sind z.B. verdünnte wässrige Lösungen von $HClO_4$, $H_2SO_4$ oder HCl in etwa gleich stark, da sich praktisch quantitativ Hydronium-Ionen bilden. In einem wässrigen Gemisch dieser starken Säuren sind die jedoch tatsächlich vorhandenen Unterschiede in der Säurestärke nicht mehr messbar: Sie sind ausgeglichen oder *nivelliert*.

Zur Bestimmung des Unterschieds in der Säurenstärke darf man daher nicht Wasser ($\varepsilon$ = 81) benutzen, sondern man muss ein Lösemittel mit einer niedrigeren Dielektrizitätskonstanten und einer höheren Acidität wählen, wie z.B. Essigsäure ($\varepsilon$ = 6). Hierin sind die Unterschiede der einzelnen Säurenstärken wieder messbar: Sie sind *differenziert*.

Diese Effekte lassen sich auch rechnerisch erfassen: Die Protolysekonstante der Säure $HA_1$ sei $10^4$, die der Säure $HA_2$ sei $10^2$. Berechnet man die Hydroniumkonzentration einer jeweils 0,1 M wässrigen Lösung, so erhält man:

$c(H_3O^+)$ von $HA_1$ = 0,099 999 mol·l$^{-1}$

$c(H_3O^+)$ von $HA_2$ = 0,099 9 mol·l$^{-1}$

Dies bedeutet, dass beide Säuren praktisch gleich stark sind. Verwendet man ein Lösemittel mit einer Basizität, die z.B. $10^6$ mal kleiner ist, dann betragen die Protolysekonstanten von $HA_1$ jetzt $10^{-2}$ und von $HA_2$ $10^{-4}$. Daraus ergibt sich:

$c(H_3O^+)$ von $HA_1$ = 0,027 mol·l$^{-1}$

$c(H_3O^+)$ von $HA_2$ = 0,0037 mol·l$^{-1}$

Der differenzierende Effekt kann verschiedene zusammenhängende Ursachen haben. Von Bedeutung sind spezielle Wechselwirkungen zwischen Lösemitteln und gelöstem Stoff, Acidität bzw. Basizität des Lösemittels sowie die Dielektrizitätskonstante.

**Mehrwertige Säuren**

Im Gegensatz zu *einwertigen* Säuren der allgemeinen Formel HA sind *mehrwertige* (mehrbasige, mehrprotonige) Säuren Beispiele für **mehrstufig dissoziierende Elektrolyte.** Hierzu gehören Orthophosphorsäure ($H_3PO_4$), Schwefelsäure ($H_2SO_4$) und Kohlensäure ($H_2CO_3$). Sie können ihre Protonen schrittweise abgeben. Für jede Dissoziationsstufe bzw. Protolyse gibt es eine eigene Dissoziationskonstante K bzw. Säurekonstante $K_S$ mit einem entsprechenden p$K_S$-Wert.

**$H_3PO_4$:**

Als **Dissoziation** formuliert    Als **Protolyse** formuliert

1. Stufe: $H_3PO_4 \rightleftharpoons H^+ + H_2PO_4^-$    $H_3PO_4 + H_2O \rightleftharpoons H_3O^+ + H_2PO_4^-$

$$K_{S_1} = \frac{c(H_3O^+) \cdot c(H_2PO_4^-)}{c(H_3PO_4)}$$

$$= 1{,}1 \cdot 10^{-2}; \quad pK_{S_1} = 1{,}96$$

2. Stufe: $H_2PO_4^- \rightleftharpoons H^+ + HPO_4^{2-}$      $H_2PO_4^- + H_2O \rightleftharpoons H_3O^+ + HPO_4^{2-}$

$$K_{S_2} = \frac{c(H_3O^+) \cdot c(HPO_4^{2-})}{c(H_2PO_4^-)}$$

$$= 6{,}1 \cdot 10^{-8}; \quad pK_{S_2} = 7{,}21$$

3. Stufe: $HPO_4^{2-} \rightleftharpoons H^+ + PO_4^{3-}$      $HPO_4^{2-} + H_2O \rightleftharpoons H_3O^+ + PO_4^{3-}$

$$K_{S_3} = \frac{c(H_3O^+) \cdot c(PO_4^{3-})}{c(HPO_4^{2-})}$$

$$= 4{,}7 \cdot 10^{-13}; \quad pK_{S_3} = 12{,}32$$

Gesamtreaktion:

$H_3PO_4 = 3\,H^+ + PO_4^{3-}$

$$K_{1,2,3} = \frac{c^3(H^+) \cdot c(PO_4^{3-})}{c(H_3PO_4)}$$

$K_{1,2,3} = K_1 \cdot K_2 \cdot K_3$

Bei einer Lösung von $H_3PO_4$ spielt die dritte Protolysereaktion praktisch keine Rolle

Im Falle einer Lösung von $Na_2HPO_4$ ist auch $pK_{S_3}$ maßgebend.

Bei genügend großem Unterschied der $K_S$ bzw. $pK_S$-Werte kann man jede Stufe für sich betrachten. *Ausschlaggebend für den pH-Wert ist meist die 1. Stufe.* Während nämlich die Abspaltung des ersten Protons leicht und vollständig erfolgt, werden alle weiteren Protonen sehr viel schwerer und unvollständig abgespalten. Dabei gilt: $pK_{S_1} < pK_{S_2} < pK_{S_3}$.

Die einzelnen Dissoziationsstufen können oft in Form ihrer Salze isoliert werden.

*Beispiele (mit Angaben über die Reaktion in Wasser):*
Natriumdihydrogenphosphat $NaH_2PO_4$ (primäres Natriumphosphat) (sauer), Dinatriumhydrogenphosphat $Na_2HPO_4$ (sekundäres Natriumphosphat) (basisch), Trinatriumphosphat $Na_3PO_4$ (tertiäres Natriumphosphat) (stark basisch), Natriumhydrogencarbonat $NaHCO_3$ (basisch), Natriumcarbonat $Na_2CO_3$ (stark basisch) und andere Alkalicarbonate wie Kaliumcarbonat $K_2CO_3$ und Lithiumcarbonat $Li_2CO_3$.

## Mehrwertige Basen

Außer *einwertigen* Basen der allgemeinen Formel B gibt es auch *mehrwertige* Basen wie z.B. $Ca(OH)_2$.

## Protolysereaktionen beim Lösen von Salzen in Wasser

Salze aus einer starken Säure und einer starken Base wie NaCl reagieren beim Lösen in Wasser (= „**Hydrolyse**") neutral. Die hydratisierten $Na^+$-Ionen sind so schwache Protonendonatoren, dass sie gegenüber Wasser nicht sauer reagieren. Die $Cl^-$-Anionen sind andererseits so schwach basisch, dass sie aus dem Lösemittel keine Protonen aufnehmen können.

Es gibt nun auch Salze, deren Anionen infolge einer Protolysereaktion mit Wasser $OH^-$-Ionen bilden. Es sind sog. **Anionbasen**. Die stärkste Anion-Base in Wasser ist $OH^-$. Weitere *Beispiele:* $CN^-$ oder

$$CH_3COO^- + H_2O \rightleftharpoons CH_3COOH + OH^- \quad pK_{B_{CH_3CO_2^-}} = 9{,}25$$

$$CO_3^{2-} + H_2O \rightleftharpoons HCO_3^- + OH^- \quad pK_{B_{CO_3^{2-}}} = 3{,}6$$

$$S^{2-} + H_2O \rightleftharpoons HS^- + OH^- \quad pK_{B_{S^{2-}}} = 1{,}1$$

$$pOH = pK_B - \lg C_{Salz}$$

$$pH = 14 - pOH \qquad s.\ S.\ 144$$

**Anionsäuren** sind z.B. $HSO_4^-$ und $H_2PO_4^-$

$$HSO_4^- + H_2O \rightleftharpoons H_3O^+ + SO_4^{2-}$$

$$H_2PO_4^- \rightleftharpoons H_3O^+ + HPO_4^{2-}$$

**Kationsäuren** entstehen durch Protolysereaktionen beim Lösen bestimmter Salze in Wasser. *Beispiele* für Kationsäuren sind das $NH_4^+$-Ion und hydratisierte, mehrfach geladene Metallkationen:

$$NH_4^+ + H_2O + Cl^- \rightleftharpoons H_3O^+ + NH_3 + Cl^- \quad pK_{S_{NH_4^+}} = 9{,}21$$

$$pH = \frac{9{,}21 - \lg C_{NH_4Cl}}{2} \quad\bigg|\quad = \frac{pK_S - \lg C_{Salz}}{2}$$

(Für $C_{NH_4Cl} = 0{,}1\ mol \cdot L^{-1}$ ist $pH = \dfrac{9{,}21 + 1}{2} = 5{,}1$.)

$$[Fe(H_2O)_6]^{3+} + H_2O + 3\ Cl^- \rightleftharpoons H_3O^+ + [Fe(OH)(H_2O)_5]^{2+} + 3\ Cl^-$$

$$pK_{S_{[Fe(H_2O)_6]^{3+}}} = 2{,}2$$

In allen Fällen handelt es sich um Kationen von Salzen, deren Anionen schwächere Basen als Wasser sind, z.B. $Cl^-$, $SO_4^{2-}$. Die Lösungen von hydratisierten Kationen reagieren um so stärker sauer, je kleiner der Radius und je höher die Ladung, d.h. je größer die Ladungsdichte des Metallions ist.

Betrachtet man die Reaktion von $[Fe(OH)(H_2O)_5]^{2+}$ oder $[Al(OH)(H_2O)_5]^{2+}$ mit $H_3O^+$, so verhalten sich die Kationen wie eine Base. Man nennt sie daher auch **Kationbasen**.

## Neutralisationsreaktionen

Neutralisationsreaktionen nennt man allgemein die Umsetzung einer Säure mit einer Base. Hierbei hebt die Säure die Basenwirkung bzw. die Base die Säurewirkung mehr oder weniger vollständig auf.

Lässt man z.B. äquivalente Mengen wässriger Lösungen von starken Säuren und Basen miteinander reagieren, ist das Gemisch weder sauer noch basisch, sondern neutral. Es hat den pH-Wert 7. Handelt es sich nicht um starke Säuren und starke Basen, so kann die Mischung einen pH-Wert ≠ 7 aufweisen.

*Allgemeine Formulierung einer Neutralisationsreaktion:*

$$\text{Säure} + \text{Base} \longrightarrow \text{deprotonierte Säure} + \text{protonierte Base}$$

*Beispiel:* Salzsäure + Natronlauge

$$H_3O^+ + Cl^- + Na^+ + OH^- \rightleftharpoons Na^+ + Cl^- + 2\, H_2O$$

$$\Delta H = -57{,}3\ kJ \cdot mol^{-1}$$

Die Metall-Kationen und die Säurerest-Anionen bleiben wie in diesem Fall meist gelöst und bilden erst beim Eindampfen der Lösung **Salze.**

*Beachte:* Die Rückreaktion ist die „Hydrolyse des Salzes" (NaCl).

*Das Beispiel zeigt deutlich:*

Die Neutralisationsreaktion ist eine Protolyse, d.h. eine Übertragung eines Protons von der Säure $H_3O^+$ auf die Base $OH^-$ unter Bildung von Wasser.

$$H_3O^+ + OH^- \longrightarrow 2\, H_2O \qquad \Delta H = -57{,}3\ kJ \cdot mol^{-1}$$

Da starke Säuren praktisch vollständig dissoziiert sind, wird bei allen Neutralisationsreaktionen gleich konzentrierter Hydroxidlösungen mit verschiedenen starken Säuren immer die gleiche Wärmemenge (Neutralisationswärme) von 57,3 $kJ \cdot mol^{-1}$ frei.

*Beachte:* Ein Beispiel für eine *Neutralisationsreaktion ohne Wasserbildung* ist die Reaktion von $NH_3$ mit HCl in der Gasphase: $NH_3 + HCl \longrightarrow NH_4^+Cl^-$.

Genau verfolgen lassen sich Neutralisationsreaktionen durch die Aufnahme von pH-Diagrammen (Titrationskurven) bei Titrationen.

## Protolysegrad

Anstelle des Dissoziationsgrads α von S. 95 kann man auch einen **Protolysegrad** α analog definieren:

Für die Protolysereaktion:

$$HA + H_2O \rightleftharpoons H_3O^+ + A^- \quad \text{gilt:}$$

$$\alpha = \frac{\text{Konzentration protolysierter HA} - \text{Moleküle}}{\text{Konzentration der HA} - \text{Moleküle vor der Protolyse}}$$

Mit c = Gesamtkonzentration HA und c(HA), c(H$_3$O$^+$), c(A$^-$), den Konzentrationen von HA, H$_3$O$^+$, A$^-$ im Gleichgewicht ergibt sich:

$$\alpha = \frac{c - c(HA)}{c} = \frac{c(H_3O^+)}{c} = \frac{c(A^-)}{c}$$

Man gibt α entweder in Bruchteilen von 1 (z.B. 0,5) oder in Prozenten (z.B. 50%) an.

Das **Ostwaldsche Verdünnungsgesetz** lautet für die Protolyse:

$$\boxed{\frac{\alpha^2 \cdot c}{1 - \alpha} = K_s}$$

Für *starke* Säuren ist α ≈ 1 (bzw. 100%).

Für *schwache* Säuren ist α « 1, und die Gleichung vereinfacht sich zu:

$$\alpha = \sqrt{\frac{K_s}{c}}$$

Daraus ergibt sich:

**Der Protolysegrad einer schwachen Säure wächst mit abnehmender Konzentration c, d.h. zunehmender Verdünnung.**

*Beispiel:* 0,1 M CH$_3$COOH: α = 0,013;   0,001 M CH$_3$COOH: α = 0,125.


**Titrationskurven**

**Titrieren** heißt, die unbekannte Menge eines gelösten Stoffes dadurch ermitteln, dass man ihn durch Zugabe einer geeigneten Reagenzlösung mit genau bekanntem Gehalt (Wirkungsgrad, Titer) quantitativ von einem chemisch definierten Anfangszustand in einen ebenso gut bekannten Endzustand überführt. Man misst dabei die verbrauchte Menge Reagenzlösung z.B. mit einer Bürette (Volumenmessung).

Das Ende der Umwandlungsreaktion soll von selbst erkennbar sein oder leicht erkennbar gemacht werden können.

Gesucht wird der **Äquivalenzpunkt** (= theoretischer Endpunkt). Hier ist die dem gesuchten Stoff äquivalente Menge gerade verbraucht. (Der Titrationsgrad ist 1.)

Bestimmt man z.B. den Säuregehalt einer Lösung durch Zugabe einer Base genau bekannten Gehalts, indem man die Basenmenge misst, die bis zum Äquivalenzpunkt verbraucht wird, und verfolgt man diese Titration durch Messung des jeweiligen pH-Wertes der Lösung, so erhält man Wertepaare. Diese ergeben graphisch die Titrationskurve der Neutralisationsreaktion. Der Wendepunkt der Kurve beim Titrationsgrad 1 ≙ 100 % Neutralisation entspricht dem Äquivalenzpunkt.

*Beispiele:* **Säure/Base-Titrationen** (= Acidimetrie und Alkalimetrie)

*1. Starke Säure/starke Base. Beispiel:* 0,1 M HCl/0,1 M NaOH. Vorgelegt wird 0,1 M HCl (Abb. 74).

**Hier fallen Äquivalenzpunkt und Neutralpunkt (pH = 7) zusammen!**

*2. Titration einer schwachen Base wie Ammoniak mit HCl:* Abb. 75.

*3. Titration einer schwachen Säure wie Essigsäure mit NaOH:* Abb. 76.

*4. Titration einer schwachen Säure mit einer schwachen Base oder umgekehrt.* Je schwächer die Säure bzw. Base, desto kleiner ist die pH-Änderung am Äquivalenzpunkt. Der Reagenzzusatz ist am Wendepunkt so groß, dass eine einwandfreie Feststellung des Äquivalenzpunktes nicht mehr möglich ist. Der pH-Wert des Äquivalenzpunktes hängt von den Dissoziationskonstanten der beiden Reaktionspartner ab. Er kann im sauren oder alkalischen Gebiet liegen. In Abb. 77 ist ein Sonderfall angegeben.

*Bemerkungen:* Der Wendepunkt einer Titrationskurve, der dem Äquivalenzpunkt entspricht, weicht um so mehr vom Neutralpunkt (pH = 7) ab, je schwächer die Säure oder Lauge ist. Bei der Titration *schwacher Säuren* liegt er im alkalischen, bei der Titration *schwacher Basen* im sauren Gebiet. Der Sprung im Äquivalenzpunkt, d.h. die größte Änderung des pH-Wertes bei geringster Zugabe von Reagenslösung ist um so kleiner, je schwächer die Säure bzw. Lauge ist.

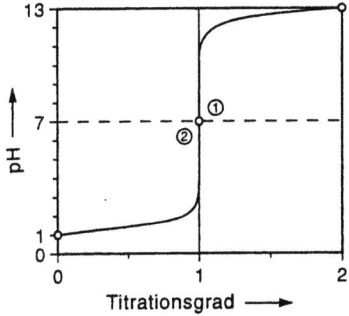

**Abb. 74.** pH-Diagramm zur Titration von sehr starken Säuren mit sehr starken Basen. 0,1 M HCl/0,1 M NaOH

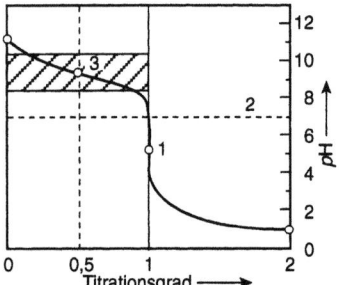

**Abb. 75.** pH-Diagramm zur Titration einer 0,1 M Lösung von $NH_3$ mit einer sehr starken Säure

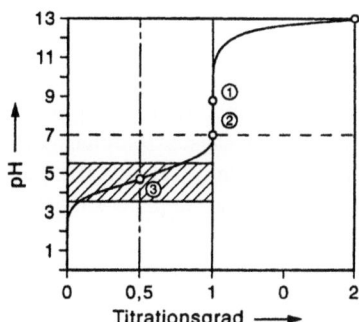

**Abb. 76.** pH-Diagramm zur Titration einer 0,1 M Lösung von $CH_3COOH$ mit einer sehr starken Base

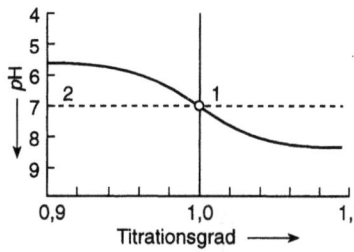

**Abb. 77.** Titration von 0,1 M $CH_3COOH$ mit 0,1 M $NH_3$-Lösung

1 = Äquivalenzpunkt; 2 = Neutralpunkt (pH = 7); 3 = Halbneutralisationspunkt: pH = $pK_S$ (Titrationsgrad 0,5 ≙ 50 %). Schraffiert: Pufferbereich ($pK_S \pm 1$) s. S. 156

## pH-Abhängigkeit von Säure- und Base-Gleichgewichten, Pufferlösungen

Protonenübertragungen in wässrigen Lösungen verändern den pH-Wert. Dieser wiederum beeinflusst die Konzentrationen konjugierter Säure/Base-Paare.

Die **Henderson-Hasselbalch-Gleichung** gibt diesen Sachverhalt wieder. Man erhält sie auf folgende Weise:

$$HA + H_2O \rightleftharpoons H_3O^+ + A^-$$

Wenden wir auf diese Protolysereaktion der Säure HA das MWG an:

$$K_S = \frac{c(H_3O^+) \cdot c(A^-)}{c(HA)}$$

dividieren durch $K_S$ und $c(H_3O^+)$ und logarithmieren anschließend, ergibt sich:

$$-\lg c(H_3O^+) = -\lg K_S + \lg \frac{c(A^-)}{c(HA)}$$

oder $\quad pH = pK_S + \lg \dfrac{c(A^-)}{c(HA)} \quad$ bzw. $\quad pH = pK_S - \lg \dfrac{c(HA)}{c(A^-)} \quad$ oder

$$\boxed{pH = pK_S + \lg \frac{c_{(Salz)}}{c_{(Säure)}}}$$

Berechnet man mit dieser Gleichung für bestimmte pH-Werte die prozentualen Verhältnisse an Säure und korrespondierender Base (HA/A⁻) und stellt diese graphisch dar, entstehen Kurven, die als *Pufferungskurven* bezeichnet werden (Abb. 78 - 80). Abb. 78 zeigt die Kurve für $CH_3COOH/CH_3COO^-$. Die Kurve gibt die Grenze des Existenzbereichs von Säure und korrespondierender Base an: bis pH = 3 existiert nur $CH_3COOH$; bei pH = 5 liegt 63,5%, bei pH = 6 liegt 95% $CH_3COO^-$ vor; ab pH = 8 existiert nur $CH_3COO^-$.

Abb. 79 gibt die Verhältnisse für das System $NH_4^+/NH_3$ wieder. Bei pH = 6 existiert nur $NH_4^+$, ab pH = 12 nur $NH_3$. Will man die $NH_4^+$-Ionen quantitativ in $NH_3$ überführen, muss man durch Zusatz einer starken Base den pH-Wert auf 12 erhöhen. Da $NH_3$ unter diesen Umständen flüchtig ist, **„treibt die stärkere Base die schwächere aus"**. Ein analoges Beispiel für eine Säure ist das System $H_2CO_3/HCO_3^-$ (Abb. 80).

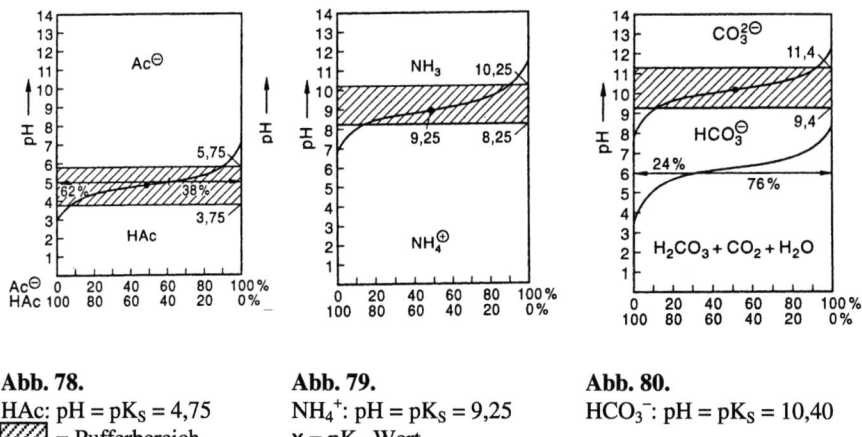

**Abb. 78.**
HAc: pH = p$K_S$ = 4,75
▨ = Pufferbereich

**Abb. 79.**
$NH_4^+$: pH = p$K_S$ = 9,25
x = p$K_S$-Wert

**Abb. 80.**
$HCO_3^-$: pH = p$K_S$ = 10,40

**Bedeutung der Henderson-Hasselbalch-Gleichung**

a) Bei bekanntem pH-Wert kann man das Konzentrationsverhältnis von Säure und konjugierter Base berechnen.

b) Bei pH = p$K_S$ ist lg c(A⁻)/c(HA) = lg 1 = 0, d.h. c(A⁻) = c(HA).

c) Ist c(A⁻) = c(HA), so ist der pH-Wert gleich dem p$K_S$-Wert der Säure. Dieser pH-Wert stellt den Wendepunkt der Pufferungskurven in Abb. 74 - 77 dar. Vgl. Abb. 78 - 80.

d) Bei kleinen Konzentrationsänderungen ist der pH-Wert von der Verdünnung unabhängig.

e) Die Gleichung gibt auch Auskunft darüber, wie sich der pH-Wert ändert, wenn man zu Lösungen, die eine schwache Säure (geringe Protolyse) und ihr Salz (konjugierte Base) oder eine schwache Base und ihr Salz (konjugierte Säure) enthalten, eine Säure oder Base zugibt.

Enthält die Lösung eine Säure und ihr Salz bzw. eine Base und ihr Salz in etwa gleichen Konzentrationen, so bleibt der pH-Wert bei Zugaben von Säure bzw. Base in einem bestimmten Bereich, dem Pufferbereich des Systems. nahezu konstant (Abb. 78 - 80).

Lösungen mit diesen Eigenschaften heißen *Pufferlösungen, Puffersysteme* oder *Puffer*.

**Eine Pufferlösung besteht aus einer schwachen Brønsted-Säure (-Base) und der korrespondierenden Base (bzw. korrespondierenden Säure).**

Sie vermag je nach der Stärke der gewählten Säure bzw. Base die Lösung in einem ganz bestimmten Bereich (**Pufferbereich**) gegen Säure- bzw. Basenzusatz zu puffern.

Ein günstiger Pufferungsbereich erstreckt sich über je eine pH-Einheit auf beiden Seiten des $pK_S$-Wertes der zugrunde liegenden schwachen Säure.

Eine Pufferlösung hat die **Pufferkapazität 1**, wenn der Zusatz von $c_{eq}$ = 1 mol Säure oder Base zu einem Liter Pufferlösung den pH-Wert um 1 Einheit ändert. **Maximale Pufferkapazität** erhält man für ein molares Verhältnis von Säure zu Salz von 1 : 1.

Geeignete Puffersysteme können aus Tabellen entnommen werden.

Pufferlösungen besitzen in der physiologischen Chemie besondere Bedeutung, denn viele Körperflüssigkeiten, z.B. Blut (pH =7,39 ± 0,05), sind gepuffert (**physiologische Puffersysteme**).

Aus der Gleichung folgt die für die Laborpraxis wichtige Erkenntnis, dass man die *Acidität* von z.B. Essigsäure durch Zusatz von Acetat ($CH_3CO_2^-Na^+$) und die *Basizität* von z.B. Ammoniak durch Zusatz von Ammoniumchlorid ($NH_4Cl$) erniedrigen = **abstumpfen** kann.


**Wichtige Puffersysteme des Blutes sind:**

a) **Der Bicarbonatpuffer** (Kohlensäure-Hydrogencarbonatpuffer)

$$H_2CO_3 \rightleftharpoons HCO_3^- + H^+$$

$H_2CO_3$ ist praktisch vollständig in $CO_2$ und $H_2O$ zerfallen: $H_2CO_3 \rightleftharpoons CO_2 + H_2O$. Die Kohlensäure wird jedoch je nach Verbrauch aus den Produkten wieder nachgebildet. Bei der Formulierung der Henderson-Hasselbalch-Gleichung für den Bicarbonatpuffer muss man daher die $CO_2$-Konzentration im Blut mitberücksichtigen:

$$pH = pK'_{H_2CO_3} + \lg \frac{c(HCO_3^-)}{c(H_2CO_3 + CO_2)}$$

$$\text{mit} \quad pK'_{H_2CO_3} = \frac{c(H^+) \cdot c(HCO_3^-)}{c(H_2CO_3 + CO_2)}$$

($K_S'$ ist die scheinbare Protolysekonstante der $H_2CO_3$, die den Zerfall in $H_2O + CO_2$ berücksichtigt.)

b) **Der Phosphatpuffer:** Mischung aus $H_2PO_4^-$ (primäres Phosphat) und $HPO_4^{2-}$ (sekundäres Phosphat):

$$H_2PO_4^- \rightleftharpoons HPO_4^{2-} + H^+$$

$$pH = pK_{H_2PO_4^-} + \lg \frac{c(HPO_4^{2-})}{c(H_2PO_4^-)}$$

**Acetatpuffer**

Ein weiteres wichtiges Puffersystem ist der **Acetatpuffer** (Essigsäure/Acetat-Gemisch):

1) *Säurezusatz:* Gibt man zu der Lösung aus $CH_3COOH/CH_3CO_2^-$ etwas verdünnte HCl, so reagiert das $H_3O^+$-Ion der vollständig protolysierten HCl mit dem Acetatanion und bildet undissoziierte Essigsäure. Das Acetatanion fängt also die Protonen der zugesetzten Säure ab, wodurch der pH-Wert der Lösung konstant bleibt:

$$H_3O^+ + CH_3COO^- \rightleftharpoons CH_3COOH + H_2O$$

2) *Basenzusatz:* Gibt man zu der Pufferlösung wenig verdünnte Natriumhydroxid-Lösung NaOH, reagieren die $OH^-$-Ionen mit $H^+$-Ionen der Essigsäure zu $H_2O$:

$$CH_3COOH + Na^+ + OH^- \rightleftharpoons CH_3COO^- + Na^+ + H_2O$$

Da $CH_3COOH$ als schwache Säure wenig protolysiert ist, ändert auch der Verbrauch an Essigsäure durch die Neutralisation den pH-Wert nicht merklich.

Die zugesetzte Base wird von dem Puffersystem *„abgepuffert"*.

*Zahlenbeispiel für die Berechnung des pH-Wertes eines Puffers:*

*Gegeben:*
**Lösung 1** = 1 L Pufferlösung, die 0,1 mol Essigsäure $CH_3COOH$ ($pK_S$ = 4,76) und 0,1 mol Natriumacetat-Lösung ($CH_3COO^-Na^+$) enthält.

Der pH-Wert des Puffers berechnet sich zu:

$$pH = pK_S + \lg \frac{c(CH_3COO^-)}{c(CH_3COOH)} = 4{,}76 + \lg \frac{0{,}1}{0{,}1} = 4{,}76$$

*Gegeben:*
**Lösung 2** = 1 mL Natriumhydroxid-Lösung (NaOH) mit $c_{eq}$ = 1 mol $\cdot$ L$^{-1}$. Sie enthält 0,001 mol NaOH.

*Gesucht:* pH-Wert der Mischung aus Lösung 1 und Lösung 2.
0,001 mol NaOH neutralisieren die äquivalente Menge = 0,001 mol $CH_3COOH$. Hierdurch wird $c(CH_3COOH)$ = 0,099 und $c(CH_3COO^-)$ = 0,101.

Der pH-Wert der Lösung berechnet sich zu:

$$\text{pH} = pK_S + \lg \frac{0,101}{0,099} = 4,76 + \lg 1,02 = 4,76 + 0,0086 = 4,7686$$

## Messung von pH-Werten

Eine genaue Bestimmung des pH-Wertes ist potentiometrisch mit der sog. *Glaselektrode* möglich. Weniger genau arbeiten sog. pH-Indikatoren oder Farbindikatoren.

### Glaselektrode

Man vergleicht eine Spannung, die mit einer Elektrodenkombination aus Bezugselektrode und Ableitelektrode in einer Lösung von bekanntem pH-Wert gemessen wird, mit der gemessenen Spannung in einer Probenlösung.

Die Glaselektrode besteht aus einem dickwandigen Glasrohr, an dessen Ende eine (meist kugelförmige) dünnwandige Membran aus einer besonderen Glassorte angeschmolzen ist. Die Glaskugel ist mit einer Pufferlösung von bekanntem und konstantem pH-Wert gefüllt (*Innenlösung* = Bezugslösung). Sie taucht in die Probenlösung ein, deren pH-Wert gemessen werden soll (*Außenlösung*). Durch Austauschprozesse zwischen den $H_3O^+$-Ionen und $Na^+$-Ionen in der Glasmembran entstehen pH-abhängige Potentiale auf der Innen- und Außenseite der Glasmembran. Die Differenz $\Delta E$ zwischen dem Potential $E_i$ an der Phasengrenze Glas/Innenlösung und dem Potential $E_a$ an der Phasengrenze Glas/Außenlösung hängt von der Acidität der Außenlösung ab.

Zusammen mit der Ableitelektrode bilden die Pufferlösung und die Probenlösung eine sog. Konzentrationszelle (Konzentrationskette, s. S. 178). Für die EMK der Zelle ($\Delta E$) ergibt sich mit der Nernstschen Gleichung bei t = 25°C:

$$\Delta E = E_a - E_i = 0,059 \cdot (\text{pH}_i - \text{pH}_a)$$

Da die $H_3O^+$-Konzentration der Pufferlösung bekannt ist, kann man aus der gemessenen EMK den pH-Wert der Probenlösung berechnen bzw. an einem entsprechend ausgerüsteten Potentiometer (pH-Meter) direkt ablesen. Die Glaselektrode stellt eine Konzentrationskette für $H_3O^+$-Ionen dar.

*Beachte:* Der gemessene pH-Wert entspricht der Aktivität $a_{H_3O^+}$ und nicht der stöchiometrischen $H_3O^+$-Konzentration. In stark sauren und stark alkalischen Lösungen werden die Messwerte durch den sog. Säure- oder Alkalifehler verfälscht.

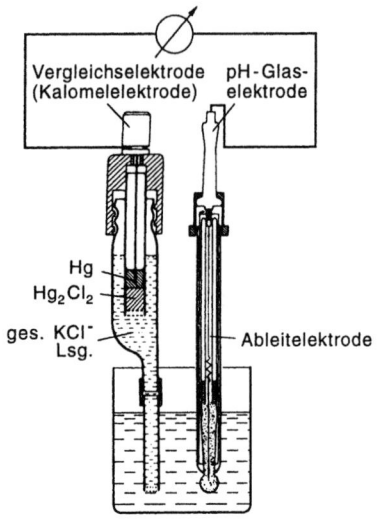

**Abb. 81.** Versuchsanordnung zur Messung von pH-Werten: Kalomel-Elektrode kombiniert mit Glaselektrode

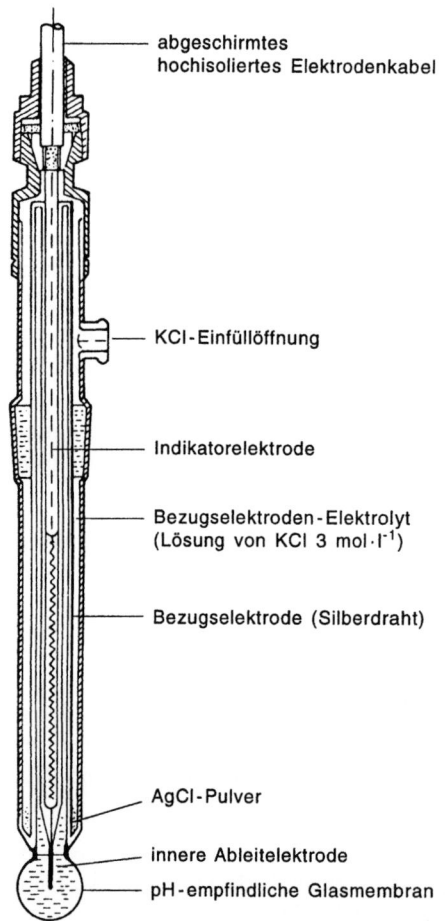

**Abb. 82.** Einstab-Glaselektrode

**Redoxelektroden**

Außer der Glaselektrode gibt es andere Elektroden zur pH-Messung, die im Prinzip alle auf Redoxvorgängen beruhen. Die wichtigsten sind die Wasserstoffelektrode, die Chinhydronelektrode und Metall-Metalloxidelektroden. Praktische Bedeutung haben vor allem die Antimon- und die Bismutelektrode.

Ihr Potential wird durch die Gleichung

$$Me + OH^- \rightleftharpoons MeOH + e^-$$

bestimmt. Über das Ionenprodukt des Wassers ergibt sich dann der gesuchte Zusammenhang zwischen dem Potential und dem pH-Wert.

**Farbindikatoren** sind Substanzen, deren wässrige Lösungen in Abhängigkeit vom pH-Wert der Lösung ihre Farbe ändern können. Es sind *Säuren (HIn)*, die eine andere Farbe (Lichtabsorption) haben als ihre *korrespondierenden Basen (In⁻)*. Zwischen beiden liegt folgendes Gleichgewicht vor:

$$HIn + H_2O \rightleftharpoons H_3O^+ + In^-$$

Hierfür gilt:

$$K_{S_{HIn}} = \frac{c(H_3O^+) \cdot c(In^-)}{c(HIn)}$$

Säurezusatz verschiebt das Gleichgewicht nach links. Die Farbe von HIn wird sichtbar.

Basenzusatz verschiebt das Gleichgewicht nach rechts. Die Farbe von In⁻ wird sichtbar.

*Anmerkung:* Die geringe Menge des zugegebenen Indikators beeinflusst den pH-Wert der Lösung praktisch nicht.

Am Farbumschlagspunkt gilt:

$$c(HIn) = c(In^-)$$

damit wird $c(H_3O^+) = K_{S_{HIn}}$ oder $\mathbf{pH = pK_{S_{HIn}}}$,

d.h. der Umschlagspunkt eines Farbindikators liegt bei seinem $pK_S$-Wert, der dem pH-Wert der Lösung entspricht.

Ein brauchbarer Umschlagsbereich ist durch zwei pH-Einheiten begrenzt:

$$pH = pK_{S_{HIn}} \pm 1,$$

da das Auge die Farben erst bei einem 10fachen Überschuss der einzelnen Komponenten in der Lösung erkennt. Für $c(In^-)/c(HIn) = 10$ ist nur die Farbe von In⁻ und für $c(In^-)/c(HIn) = 0,1$ ist nur die Farbe von HIn zu sehen.

**Tabelle 13**

| Indikator | Umschlagsgebiet (pH) | Übergang sauer nach basisch |
|---|---|---|
| Thymolblau | 1,2 - 2,8 | rot - gelb |
| Methylorange | 3,0 - 4,4 | rot - orangegelb |
| Kongorot | 3,0 - 5,2 | blauviolett - rot |
| Methylrot | 4,4 - 6,2 | rot - gelb |
| Bromthymolblau | 6,2 - 7,6 | gelb - blau |
| Phenolphthalein | 8,0 - 10,0 | farblos - rot |

Durch Kombination von Indikatoren kann man die Genauigkeit auf 0,1 bis 0,2 pH-Einheiten bringen. Häufig benutzt man Indikatorpapiere (mit Indikatoren getränkte und anschließend getrocknete Papierstreifen). Beliebt sind sog. **Universalindikatoren**, die aus Mischungen von Indikatoren mit unterschiedlichen Umschlagsbereichen bestehen. Hier tritt bei jedem pH-Wert eine andere Farbe auf.

Verwendung finden Farbindikatoren außer zur pH-Wertbestimmung auch zur Bestimmung des stöchiometrischen Endpunktes bei der Titration einer Säure oder einer Base.

**Säure-Base-Reaktionen in nichtwässrigen Systemen**

Auch in **nichtwässrigen Systemen** sind Säure-Base-Reaktionen möglich.

Bei Anwendung der Säure-Base-Theorie von *Brønsted* ist eine Säure-Base-Reaktion auf solche nichtwässrige Lösemittel beschränkt, in denen Protonenübertragungsreaktionen möglich sind. Geeignete Lösemittel sind z.B. Eisessig, konz. $H_2SO_4$, konz. $HNO_3$, Alkohole, Ether, Ketone, $NH_3$ (flüssig).

*Beispiele:*

a) **Reaktionen in flüssigen Säuren**

Autoprotolyse von $HNO_3$ und $CH_3COOH$

$$HNO_3 + HNO_3 \rightleftharpoons H_2NO_3^+ + NO_3^-$$

$$CH_3COOH + CH_3COOH \rightleftharpoons CH_3COOH_2^+ + CH_3CO_2^-$$

Das Autoprotolysegleichgewicht liegt hier weitgehend auf der linken Seite.

Schwache Basen wie Anilin und Pyridin werden in Eisessig weitgehend protolysiert.

Gegenüber stärkeren Säuren wie Perchlorsäure und Schwefelsäure wirken Essigsäure und Salpetersäure als Basen:

$$HClO_4 + CH_3COOH \rightleftharpoons CH_3COOH_2^+ + ClO_4^-$$

$$H_2SO_4 + HNO_3 \rightleftharpoons H_2NO_3^+ + HSO_4^-$$

b) **Reaktionen in flüssigem Ammoniak**

Ammoniak ist wie Wasser ein Ampholyt ($pK_S > 23$). Autoprotolyse in flüssigem Ammoniak:

$$NH_3 + NH_3 \rightleftharpoons NH_4^+ + NH_2^-$$

Das Gleichgewicht liegt weitgehend auf der linken Seite. Das Ionenprodukt $c(NH_4^+) \cdot c(NH_2^-) = 10^{-29}$ mol$^2 \cdot$ L$^{-2}$. $NH_4^+$ reagiert in flüssigem Ammoniak mit unedlen Metallen unter Wasserstoffentwicklung:

$$2\,NH_4^+ + Ca \longrightarrow 2\,NH_3 + Ca^{2+} + H_2$$

Säuren wie Essigsäure, die in Wasser schwache Säuren sind, sind in flüssigem Ammoniak starke Säuren:

$$CH_3COOH + NH_3 \rightleftharpoons NH_4^+ + CH_3COO^-$$

## Elektronentheorie der Säuren und Basen nach *Lewis*

Wir haben gesehen, dass Brønsted-Säuren Wasserstoffverbindungen sind und Brønsted-Basen ein freies Elektronenpaar besitzen müssen, um ein Proton aufnehmen zu können.

Es gibt nun aber sehr viele Substanzen, die saure Eigenschaften haben, ohne dass sie Wasserstoffverbindungen sind. Ferner gibt es in nichtwasserstoffhaltigen (nichtprototropen) Lösemitteln Erscheinungen, die Säure-Base-Vorgängen in Wasser oder anderen prototropen Lösemitteln vergleichbar sind. Eine Beschreibung dieser Reaktionen ist mit der nach *Lewis* benannten Elektronentheorie der Säuren und Basen möglich.

Eine **Lewis-Säure** ist ein Molekül mit einer unvollständig besetzten Valenzschale (Elektronenpaarlücke), das zur Bildung einer kovalenten Bindung ein Elektronenpaar aufnehmen kann.

**Eine Lewis-Säure ist demnach ein Elektronenpaar-Acceptor.** *Beispiele:* $SO_3$, $BF_3$, $BCl_3$, $AlCl_3$, $SnCl_4$, $SbCl_5$ und alle Zentralteilchen von Komplexen.

Eine **Lewis-Base** ist eine Substanz, die ein Elektronenpaar zur Ausbildung einer kovalenten Bindung zur Verfügung stellen kann.

**Eine Lewis-Base ist ein Elektronenpaar-Donator.** *Beispiele:* |$NH_3$, |$N(C_2H_5)_3$, $OH^-$, $NH_2^-$, $C_6H_5^-$, $Cl^-$, $O^{2-}$, $SO_3^{2-}$.

*Beachte:* Eine Lewis-Säure ist ein Elektrophil. Eine Lewis-Base ist ein Nucleophil (vgl. Teil III).

**Eine Säure-Base-Reaktion besteht nach Lewis in der Ausbildung einer Atombindung zwischen einer Lewis-Säure und einer Lewis-Base.** Die Stärke einer Lewis-Säure bzw. Lewis-Base hängt daher vom jeweiligen Reaktionspartner ab.

*Beispiele für Säure-Base-Reaktionen nach Lewis:*

$$Ni + 4\ |C\equiv O| \longrightarrow Ni(|C\equiv O|)_4$$

$$Fe^{3+} + 6\ |C\equiv N|^- \longrightarrow [Fe(|C\equiv N|)_6]^{3-}$$

$$\begin{array}{c}Cl\\|\\Cl-B\\|\\Cl\end{array} + \begin{array}{c}H\\|\\|N-H\\|\\H\end{array} \longrightarrow \begin{array}{c}Cl\ \ H\\|\ \ \ |\\Cl-B-N-H\\|\ \ \ |\\Cl\ \ H\end{array} \ ; \ \begin{array}{c}F\\|\\F-B\\|\\F\end{array} + |\underline{F}|^- \longrightarrow \left[\begin{array}{c}F\\|\\F-B-F\\|\\F\end{array}\right]^-$$

## Supersäuren

Es gibt auch Substanzen, deren Acidität in wasserfreiem Zustand um mehrere Zehnerpotenzen (bis $10^{10}$) größer ist als die der stärksten wässrigen Säuren. Sie werden gewöhnlich als *Supersäuren* bezeichnet. Für diese Säuren muss die pH-Skala durch eine andere Aciditätsskala ersetzt werden, da der pH-Wert nur für Wasser als Lösemittel definiert ist.

*Beispiele für Supersäuren:* $H_2SO_4$ wasserfrei; Fluorsulfonsäure $HSO_3F$; eine Mischung von $HSO_3F$ und $SbF_5$ *("magic acid")*; $HF/SbF_5$.

$$2\ HSO_3F \rightleftharpoons H_2SO_3F^+ + SO_3F^-$$

$$2\ HSO_3F + SbF_5 \rightleftharpoons H_2SO_3F^+ + [SbF_5(SO_3F)]^-$$

Supersäuren ermöglichen u.a. die Darstellung von Kationen wie $S_8^{2+}$, $I_2^+$ und Carboniumionen in der organischen Chemie.

## Prinzip der „harten" und „weichen" Säuren und Basen

Nach *R.G. Pearson* (1967) kommt fast jede chemische Bindung durch eine Säure-Basen-Reaktion zustande. In seinem **HSAB-Konzept** (Hard and Soft Acids and Bases) unterscheidet er zwischen *harten* und *weichen Säuren* und *Basen*.

**Säuren nach Pearson sind allgemein Elektronen-Acceptoren.**

*Harte Säuren* sind wenig polarisierbare Moleküle und Ionen mit hoher positiver Ladung und kleinem Radius (hohe Ladungsdichte). *Weiche Säuren* sind gut polarisierbare Moleküle und Ionen mit niedriger positiver Ladung und großem Radius.

**Basen nach *Pearson* sind allgemein Elektronendonatoren (Elektronendonoren).** Weiche Basen sind leichter polarisierbar als harte Basen.

***Starke*** Bindungen (mit starkem ionischen Bindungsanteil) werden nun nach diesem Konzept ausgebildet zwischen *harten Basen* **und** *harten Säuren* oder *weichen Basen* **und** *weichen Säuren*.

***Schwache*** Bindungen mit vorwiegend kovalentem Bindungsanteil bilden sich bei der Reaktion von *weichen Basen* **mit** *harten Säuren* bzw. von *harten Basen* **mit** *weichen Säuren*.

Tabelle 14. Auswahl von Säuren und Basen nach dem HSAB-Konzept

*Säuren*

| | |
|---|---|
| „harte" Säuren: | $H^+$, $Li^+$, $Na^+$, $K^+$, $Mg^{2+}$, $Ca^{2+}$, $Sr^{2+}$, $Al^{3+}$, $Ti^{4+}$, $Cr^{3+}$, $Cr^{6+}$, $Mn^{2+}$, $Fe^{3+}$, $Co^{3+}$, $Cl^{7+}$, $BF_3$, $CO_2$, $HX$, $R_3C^+$, $RCO^+$ |
| „weiche" Säuren: | $Cs^+$, $Cu^+$, $Ag^+$, $Au^+$, $Pd^{2+}$, $Pt^{2+}$, $Hg^{2+}$, $Cd^{2+}$, $I^+$, $Br^+$, $I_2$, $Br_2$, $BH_3$, Metalle, ICN, $CH_3Mg^+$, $RS^+$, $HO^+$ |
| Grenzfälle: | $Fe^{2+}$, $Co^{2+}$, $Pb^{2+}$, $NO^+$, $SO_2$ |

*Basen*

| | |
|---|---|
| „harte" Basen: | $H_2O$, ROH, ROR, $NH_3$, $RNH_2$, $N_2H_4$, $RO^-$, $OH^-$, $O^{2-}$, $SO_4^{2-}$, $CO_3^{2-}$, $PO_4^{3-}$, $F^-$, $Cl^-$, $NO_3^-$, $ClO_4^-$, $CH_3COO^-$ |
| „weiche" Basen: | RSH, RSR, $R_3P$, $C_6H_6$, $C_2H_4$, CO, $RS^-$, $Br^-$, $CN^-$, $I^-$, $SCN^-$, $S_2O_3^{2-}$, $R^-$, RNC |
| Grenzfälle: | $C_6H_5NH_2$, Pyridin, $N_3^-$, $Cl^-$, $NO_2^-$ |

Das HSAB-Konzept wird häufig mit Erfolg auf Komplexverbindungen angewandt. Man erklärt damit auch die Stabilität von Komplexen mit Zentralionen unterschiedlicher Oxidationsstufen.

# 11 Redoxsysteme

### Oxidationszahl

Die Oxidationszahl ist ein wichtiger Hilfsbegriff besonders bei der Beschreibung von Redoxvorgängen.

Die Oxidationszahl eines Elements ist die Zahl der formalen Ladungen eines Atoms in einem Molekül, die man erhält, wenn man sich das Molekül aus Ionen aufgebaut denkt. Sie darf nicht mit der Partialladung verwechselt werden, die bei der Polarisierung einer Bindung oder eines Moleküls entsteht, s. S. 90.

Die Oxidationszahl ist eine ganze Zahl. Ihre Angabe geschieht in der Weise, dass sie

a) mit vorangestelltem Vorzeichen als arabische oder römische Zahl über das entsprechende Elementsymbol geschrieben wird: $\overset{0}{\text{Na}}$, $\overset{+1}{\text{Na}^+}$ oder $\overset{\text{II}}{\text{Fe}}$, $\overset{\text{III}}{\text{Fe}}$.

b) oft auch als römische Zahl in Klammern hinter das Elementsymbol oder den Elementnamen geschrieben wird: Eisen-(III)-chlorid, Fe(III)-chlorid, $FeCl_3$.

### *Regeln zur Ermittlung der Oxidationszahl*

1. Die Oxidationszahl eines Atoms im elementaren Zustand ist Null.
2. Die Oxidationszahl eines einatomigen Ions entspricht seiner Ladung.
3. In Molekülen ist die Oxidationszahl des Elements mit der kleineren Elektronegativität (s. S. 31) positiv, diejenige des Elements mit der größeren Elektronegativität negativ.
4. Die algebraische Summe der Oxidationszahlen der Atome eines neutralen Moleküls ist Null.
5. Die Summe der Oxidationszahlen der Atome eines Ions entspricht seiner Ladung.
6. Die Oxidationszahl des Wasserstoffs in Verbindungen ist +1 (nur in Hydriden ist sie –1).
7. Die Oxidationszahl des Sauerstoffs in Verbindungen ist –2 (Ausnahmen sind: Peroxide, Sauerstoff-Fluoride und das $O_2^+$-Kation).
8. Bei Bindungspartnern gleicher Elektronegativität wird das bindende Elektronenpaar geteilt.

Betrachtet man die Valenzstrichformel (Lewis-Formel) eines Moleküls, so ergibt sich die Oxidationszahl dadurch, dass man dem elektronegativeren Bindungspartner **alle** Elektronen einschließlich der bindenden Elektronen zuordnet und die Differenz gegenüber der Anzahl der Valenzelektronen bildet.

*Beispiele:*

$H_2O$:

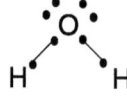

| Für Sauerstoff: | |
|---|---|
| zugeordnete Elektronen: | 8 |
| Valenzelektronen: | 6 |
| Oxidationszahl = | −2 |

$H_2O_2$: Im Wasserstoffperoxid H–O–O–H hat Sauerstoff die Oxidationszahl: −1.

Die Oxidationszahlen des **Stickstoffs** in verschiedenen Stickstoffverbindungen sind z.B.

$\overset{-3}{NH_4}Cl$, $\overset{-3}{NH_4^+}$, $\overset{-3}{NH_3}$, $\overset{-3}{NH_2^-}$, $\overset{-2}{N_2H_4}$, $\overset{-1}{H_2NOH}$, $\overset{+1}{N_2O}$, (Distickstoffmonoxid), $\overset{+1}{HNO}$, $\overset{+2}{NO}$, $\overset{+4}{NO_2}$, $\overset{+5}{NO_3^-}$

Die Oxidationszahlen des **Kohlenstoffs** in verschiedenen Verbindungen sind z.B.

$\overset{-4}{CH_4}$, $\overset{-3}{H_3C}-\overset{+3}{COOH}$ (Essigsäure), $\overset{-3}{H_3C}-\overset{-3}{CH_3}$ (Ethan), $\overset{-2}{CH_3OH}$ (Methanol), $\overset{+2}{H_3C}-CO-\overset{+2}{CH_3}$ (Aceton), $\overset{+2}{HCOOH}$ (Ameisensäure), $\overset{+4}{CO_2}$.

In vielen Fällen lassen sich die Oxidationszahlen der Elemente aus dem Periodensystem ablesen. Die Gruppennummer („klassische Einteilung der Elemente") gibt meist die höchstmögliche Oxidationszahl eines Elements an (s. Tabelle 15). Eine Ausnahme bilden die Elemente der 1. Nebengruppe.

**Tabelle 15.** Die häufigsten Oxidationszahlen wichtiger Elemente

| | | | | | | | | | | | | |
|---|---|---|---|---|---|---|---|---|---|---|---|---|
| + 1 | H | Li | Na | K | Rb | Cs | Cu | Ag | Au | Tl | Cl | Br | I |
| + 2 | Mg | Ca | Sr | Ba | Mn | Fe | Co | Ni | Cu | Zn | Cd | Hg | Sn | Pb |
| + 3 | B | Al | Cr | Mn | Fe | Co | N | P | As | Sb | Bi | Cl |
| + 4 | C | Si | Sn | Pb | S | Se | Te | Xe |
| + 5 | N | P | As | Sb | Cl | Br | I |
| + 6 | Cr | S | Se | Te | Xe |
| + 7 | Mn | Cl | I |
| + 8 | Os | Xe |
| − 1 | F | Cl | Br | I | H | O |
| − 2 | O | S | Se | Te |
| − 3 | N | P | As |
| − 4 | C |

*Anmerkung:* Häufig benutzt man auch gleichbedeutend mit dem Begriff Oxidationszahl die Begriffe *Oxidationsstufe* und (elektrochemische) *Wertigkeit* oder *Valenz* eines Elements s. S. 28.

# Reduktion und Oxidation

**Reduktion** heißt jeder Vorgang, bei dem ein Teilchen (Atom, Ion, Molekül) Elektronen aufnimmt. Hierbei wird die Oxidationszahl des reduzierten Teilchens kleiner.

**Reduktion bedeutet also *Elektronenaufnahme*.** (Erniedrigung der Oxidationszahl)

*Beispiel:*

$$\overset{0}{Cl_2} + 2e^- \rightleftharpoons 2\,\overset{-1}{Cl^-}$$

allgemein:

$$Ox_1 + n \cdot e^- \rightleftharpoons Red_1$$

**Oxidation** heißt jeder Vorgang, bei dem einem Teilchen (Atom, Ion, Molekül) Elektronen entzogen werden. Hierbei wird die Oxidationszahl des oxidierten Teilchens größer.

*Beispiel:*

$$\overset{0}{Na} \rightleftharpoons \overset{+1}{Na^+} + e^-$$

allgemein:

$$Red_2 \rightleftharpoons Ox_2 + n \cdot e^-$$

**Oxidation bedeutet *Elektronenabgabe*.** (Erhöhung der Oxidationszahl)

Diese Bezeichnungen gehen auf Zeiten zurück, in denen die Aufnahme von Sauerstoff „Oxydation" und die Abgabe von Sauerstoff „Reduktion" genannt wurden (*Lavoisier*).

Ein Teilchen kann nur dann Elektronen aufnehmen (abgeben), wenn diese von anderen Teilchen abgegeben (aufgenommen) werden. Reduktion und Oxidation sind also stets miteinander gekoppelt:

$$Ox_1 + n \cdot e^- \rightleftharpoons Red_1 \quad \text{konjugiertes } \textbf{\textit{Redoxpaar }} Ox_1/Red_1$$
$$Red_2 \rightleftharpoons Ox_2 + n \cdot e^- \quad \text{konjugiertes } \textbf{\textit{Redoxpaar }} Red_2/Ox_2$$
$$\overline{Ox_1 + Red_2 \rightleftharpoons Ox_2 + Red_1 \quad Redoxsystem}$$

$$\overset{0}{Cl_2} + 2\,\overset{0}{Na} \rightleftharpoons 2\,Na^+ + 2\,Cl^-$$

Zwei miteinander kombinierte Redoxpaare nennt man ein **Redoxsystem**.

Reaktionen, die unter Reduktion und Oxidation irgendwelcher Teilchen verlaufen, nennt man **Redoxreaktionen** (Redoxvorgänge). Ihre Reaktionsgleichungen heißen **Redoxgleichungen**.

Allgemein kann man formulieren: ***Redoxvorgang = Elektronenverschiebung***.

Die formelmäßige Wiedergabe von Redoxvorgängen wird erleichtert, wenn man zuerst für die *Teilreaktionen* (Halbreaktionen, Redoxpaare) formale *Teilgleichungen* schreibt. Die Gleichung für den gesamten Redoxvorgang erhält man dann durch Addition der Teilgleichungen. Da Reduktion und Oxidation stets miteinander gekoppelt sind, gilt:

*Die Summe der Ladungen (auch der Oxidationszahlen) und die Summe der Elemente muss auf beiden Seiten einer Redoxgleichung gleich sein!*

Ist dies nicht unmittelbar der Fall, muss durch Wahl geeigneter Koeffizienten (Faktoren) der Ausgleich hergestellt werden.

Vielfach werden Redoxgleichungen ohne die Begleit-Ionen vereinfacht angegeben = *Ionengleichungen*.

*Beispiele für Redoxpaare:* $Na/Na^+$; $2\ Cl^-/Cl_2$; $Mn^{2+}/Mn^{7+}$; $Fe^{2+}/Fe^{3+}$.

*Beispiele für Redoxgleichungen:*

### Verbrennen von Natrium in Chlorgasatmosphäre

1) $\overset{0}{Na} - e^- \longrightarrow \overset{+1}{Na^+}$  |·2

2) $\overset{0}{Cl_2} + 2e^- \longrightarrow 2\ \overset{-1}{Cl^-}$

1) + 2) $2\ \overset{0}{Na} + \overset{0}{Cl_2} \longrightarrow 2\ \overset{+1}{Na}\overset{-1}{Cl}$

### Reaktion von konzentrierter Salpetersäure mit Kupfer

$\overset{+1+5-2}{4\ HNO_3} + \overset{0}{Cu} \longrightarrow \overset{+2\ +5-2}{Cu(NO_3)_2} + 2\ \overset{+4-2}{NO_2} + 2\ H_2O$

Meist gibt man nur die Oxidationszahlen der Elemente an, die oxidiert und reduziert werden:

$4\ H\overset{+5}{N}O_3 + \overset{0}{Cu} \longrightarrow \overset{+2}{Cu}(NO_3)_2 + 2\ \overset{+4}{N}O_2 + 2\ H_2O$

### Reaktion von Permanganat-$MnO_4^-$- und $Fe^{2+}$-Ionen in saurer Lösung

1) $\overset{+7}{Mn}O_4^- + 8\ H_3O^+ + 5\ e^- \longrightarrow \overset{+2}{Mn^{2+}} + 12\ H_2O$

2) $\overset{+2}{Fe^{2+}} - 1\ e^- \longrightarrow \overset{+3}{Fe^{3+}}$  |·5

1) + 2) $\overset{+7}{Mn}O_4^- + 8\ H_3O^+ + 5\ \overset{+2}{Fe^{2+}} \longrightarrow 5\ \overset{+3}{Fe^{3+}} + \overset{+2}{Mn^{2+}} + 12\ H_2O$

Bei der Reduktion von $\overset{+7}{Mn}O_4^-$ zu $\overset{+2}{Mn^{2+}}$ werden 4 Sauerstoffatome in Form von Wasser frei, wozu man 8 $H_3O^+$-Ionen braucht. Deshalb stehen auf der rechten Seite der Gleichung 12 $H_2O$-Moleküle.

Solche Gleichungen geben nur die Edukte und Produkte der Reaktionen sowie die Massenverhältnisse an. Sie sagen nichts über den Reaktionsverlauf (Reaktionsmechanismus) aus.

**Reduktionsmittel** sind Substanzen (Elemente, Verbindungen), die Elektronen abgeben oder denen Elektronen entzogen werden können. Sie werden hierbei oxidiert. *Beispiele:* Natrium, Kalium, Kohlenstoff, Wasserstoff.

**Oxidationsmittel** sind Substanzen (Elemente, Verbindungen), die Elektronen aufnehmen und dabei andere Substanzen oxidieren. Sie selbst werden dabei reduziert. *Beispiele:* Sauerstoff, Ozon ($O_3$, besondere Form (Modifikation) des Sauerstoffs), Chlor, Salpetersäure, Kaliumpermanganat ($KMnO_4$).

Ein *Redoxvorgang* lässt sich allgemein formulieren:

$$\text{Oxidierte Form} + \text{Elektronen} \underset{\text{Oxidation}}{\overset{\text{Reduktion}}{\rightleftharpoons}} \text{Reduzierte Form}$$
$$\text{(Oxidationsmittel)} \qquad\qquad\qquad \text{(Reduktionsmittel)}$$

Redoxreaktionen sind Gleichgewichtsreaktionen. Die Lage des Gleichgewichts hängt von den jeweiligen Werten der Redoxpotentiale ab.

## *Spezielle Redoxreaktionen*

**Disproportionierungsreaktion** heißt eine Redoxreaktion, bei der ein Element gleichzeitig in eine höhere und eine tiefere Oxidationsstufe übergeht.

Leitet man z.B. Chlorgas in Wasser ein, bilden sich bis zu einem bestimmten Gleichgewicht *Salzsäure* und *hypochlorige Säure HOCl*:

$$\underbrace{\overset{0}{Cl_2} + H_2O}_{\text{„Chlorwasser“}} \rightleftharpoons \overset{-1}{HCl} + \overset{+1}{HOCl}$$

Beim Erwärmen von wässrigen HOCl-Lösungen bzw. der Lösungen ihrer Salze entstehen *HCl* und *Chlorsäure HClO₃* bzw. die entsprechenden Salze:

$$2\,\overset{+1}{HOCl} + \overset{+1}{ClO^-} \xrightarrow{50-80°C} 2\,\overset{-1}{HCl} + \overset{+5}{ClO_3^-}$$

Durch Erhitzen von Chloraten wie $KClO_3$ auf ca. 400°C erhält man *Kaliumperchlorat $KClO_4$* und *Kaliumchlorid*:

$$3\,\overset{+5}{ClO_3^-} + 9\,H_2O \longrightarrow 3\,\overset{+7}{ClO_4^-} + 6\,H_3O^+ + 6\,e^-$$

$$\overset{+5}{ClO_3^-} + 6\,H_3O^+ + 6\,e^- \longrightarrow \overset{-1}{Cl^-} + 9\,H_2O$$

$$\overline{4\,\overset{+5}{ClO_3^-} \rightleftharpoons 3\,\overset{+7}{ClO_4^-} + \overset{-1}{Cl^-}}$$

**Komproportionierung** oder **Synproportionierung** nennt man den zur Disproportionierung umgekehrten Vorgang. Hierbei bildet sich aus einer *höheren* **und** einer *tieferen* Oxidationsstufe eine *mittlere* Oxidationsstufe.

*Beispiel:*

$$\overset{+4}{S}O_2 + 2\,H_2\overset{-2}{S} \longrightarrow 3\,\overset{0}{S} + 2\,H_2O$$

Diese Reaktion wird großtechnisch angewandt (**Claus-Prozess**).

## Redoxpotential

### Normalpotentiale von Redoxpaaren

Lässt man den Elektronenaustausch einer Redoxreaktion so ablaufen, dass man die Redoxpaare (Teil- oder Halbreaktionen) räumlich voneinander trennt, sie jedoch elektrisch und elektrolytisch leitend miteinander verbindet, ändert sich am eigentlichen Reaktionsvorgang nichts.

Ein Redoxpaar bildet zusammen mit einer „Elektrode" (= Elektronenleiter), z.B. einem Platinblech zur Leitung der Elektronen, eine sog. *Halbzelle* (Halbkette).

Die Kombination zweier Halbzellen nennt man eine *Zelle,* Kette, Galvanische Zelle, **Galvanisches Element** oder Volta-Element. (Galvanische Zellen finden als ortsunabhängige Stromquellen mannigfache Verwendung, z.B. in Batterien oder Akkumulatoren.)

Bei Redoxpaaren Metall/Metall-Ion kann das betreffende Metall als „Elektrode" dienen.

Allgemein ist eine **Elektrode** definiert als eine Phasengrenzfläche eines Zweiphasensystems, an der sich Redox-Gleichgewichte einstellen können. „Aktive" Elektroden beteiligen sich durch Auflösung oder Abscheidung an der Zellreaktion. „Inerte" Elektroden werden nicht verändert.

Ein Beispiel für eine aus Halbzellen aufgebaute Zelle ist das Daniell-Element (Abb. 83).

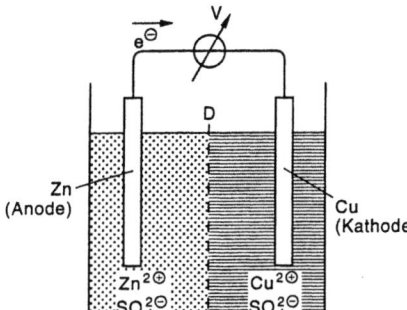

D = Diaphragma; $CuSO_4$ = Kupfersulfat; $ZnSO_4$ = Zinksulfat

V = Voltmeter

$\vec{e}$ = Richtung der Elektronenwanderung

Als Kathode wird diejenige Elektrode bezeichnet, an der Elektronen in die Elektrolytlösung eintreten. An der Kathode erfolgt die Reduktion.

An der Anode verlassen die Elektronen die Elektrolytlösung. An der Anode erfolgt die Oxidation.

**Abb. 83.** Daniell-Element

Die Reaktionsgleichungen für den Redoxvorgang im Daniell-Element sind:

Anodenvorgang: $Zn \rightleftharpoons Zn^{2+} + 2\,e^-$

Kathodenvorgang: $Cu^{2+} + 2\,e^- \rightleftharpoons Cu$

Redoxvorgang: $Cu^{2+} + Zn \rightleftharpoons Zn^{2+} + Cu$

oder in Kurzschreibweise (f = fest):

$Zn(f)/Zn^{2+}$

$Cu^{2+}/Cu(f)$

$Zn(f)/Zn^{2+}//Cu^{2+}/Cu(f)$

Die Schrägstriche symbolisieren die Phasengrenzen; doppelte Schrägstriche trennen die Halbzellen.

In der Versuchsanordnung erfolgt der Austausch der Elektronen über die Metallelektroden Zn bzw. Cu, die leitend miteinander verbunden sind. Die elektrolytische Leitung wird durch das **Diaphragma D** hergestellt. D ist eine semipermeable Wand und verhindert eine Durchmischung der Lösungen von Anoden- und Kathodenraum. Anstelle eines Diaphragmas wird oft eine **Salzbrücke ("Stromschlüssel")** benutzt. Ein Durchmischen von *Anolyt* und *Katholyt* muss verhindert werden, damit der Elektronenübergang zwischen der Zn- und Cu-Elektrode über die leitende Verbindung erfolgt. Durch das Diaphragma bzw. die Salzbrücke ("Stromschlüssel") wird die elektrische Neutralität der Lösungen im Anoden- und Kathodenraum aufrecht erhalten. Der Stromschlüssel kann z.B. $NO_3^-$ und $NH_4^+$, $Na^+$, $K^+$-Ionen enthalten, die je nach Bedarf in die beiden Halbzellen wandern.

Bei einem „Eintopfverfahren" scheidet sich Kupfer direkt an der Zinkelektrode ab. Diesen Vorgang bezeichnet man als **Zementation**.

Schaltet man zwischen die Elektroden in Abb. 83 ein Voltmeter, so registriert es eine Spannung (Potentialdifferenz) zwischen den beiden Halbzellen. Die stromlos gemessene Potentialdifferenz einer galvanischen Zelle wird **elektromotorische Kraft (EMK, Symbol E)** genannt. Sie ist die *maximale* Spannung der Zelle. Die Existenz einer Potentialdifferenz zeigt: Ein Redoxpaar hat unter genau fixierten Bedingungen ein ganz bestimmtes elektrisches Potential, das ***Redoxpotential***.

Die Redoxpotentiale von Halbzellen sind die Potentiale, die sich zwischen den Komponenten eines Redoxpaares ausbilden, z.B. zwischen einem Metall und der Lösung seiner Ionen. Sie sind einzeln nicht messbar, d.h. es können nur Potential*differenzen* bestimmt werden.

Kombiniert man aber eine Halbzelle mit immer der gleichen **standardisierten** Halbzelle, so kann man die Einzelspannung der Halbzelle in bezug auf das Einzelpotential (Redoxpotential) der Bezugs-Halbzelle, d.h. in einem *relativen* Zahlenmaß, bestimmen.

Als standardisierte Bezugselektrode hat man die Normalwasserstoffelektrode gewählt und ihr willkürlich das **Potential *Null*** zugeordnet.

Die **Normalwasserstoffelektrode** (NWE) ist eine Halbzelle. Sie besteht aus einer Elektrode aus Platin (mit elektrolytisch abgeschiedenem, fein verteiltem Platin überzogen), die bei 25°C von Wasserstoffgas unter einem konstanten Druck von 1 bar umspült wird. Diese Elektrode taucht in die wässrige Lösung einer Säure vom pH = 0, d.h. $c(H_3O^+)$ =1 mol · $L^{-1}$ ein. Korrekter ist die Angabe $a_{H_3O^+}$ = 1 (über die Aktivität a s. S. 143). $a_{H_3O^+}$ = 1 gilt z.B. für eine 2 M HCl-Lösung.

Werden die Potentialdifferenz-Messungen mit der Normalwasserstoffelektrode unter Normalbedingungen durchgeführt. so erhält man die **Normalpotentiale $E^0$** der betreffenden Redoxpaare. Diese $E^0$-Werte sind die EMK-Werte einer Zelle, bestehend aus den in Tabelle 16 angegebenen Halbzellen und der Normalwasserstoffelektrode.

*Normalbedingungen* sind dann gegeben, wenn bei 25°C alle Reaktionspartner die Konzentration 1 mol · $L^{-1}$ haben (genau genommen müssen die Aktivitäten 1 sein). **Gase** haben dann die Konzentration 1, wenn sie unter einem Druck von 1,013 bar stehen. Für **reine Feststoffe** und **reine Flüssigkeiten** ist die Konzentration gleich 1. **Das Normalpotential eines Metalls ist also das Potential dieses Metalls in einer 1 M Lösung seines Salzes bei 25°C (298,15 K).**

Vorzeichengebung:
**Redoxpaare**, die Elektronen abgeben, wenn sie mit der Normalwasserstoffelektrode als Nullelektrode kombiniert werden, erhalten ein negatives Normalpotential zugeordnet. Sie wirken gegenüber dem Redoxpaar $H_2/H_3O^+$ **reduzierend.**

**Redoxpaare**, deren oxidierte Form (Oxidationsmittel) stärker oxidierend wirkt als das $H_3O^+$-Ion, bekommen ein **positives** Normalpotential.

Ordnet man die Redoxpaare nach steigendem Normalpotential, erhält man die **elektrochemische Spannungsreihe** (Redoxreihe) (Tabelle 16):

**Tabelle 16.** Redoxreihe („Spannungsreihe") (Ausschnitt)

| | Red | | Ox | | $E^0$ | |
|---|---|---|---|---|---|---|
| oxidierende Wirkung nimmt zu ↓ | Li | ⇌ | $Li^+$ | $+ e^-$ | −3,03 | reduzierende Wirkung nimmt ab ↓ |
| | K | · | $K^+$ | $+ e^-$ | −2,92 | |
| | Ca | · | $Ca^{2+}$ | $+ 2 e^-$ | −2,76 | |
| | Na | · | $Na^+$ | $+ e^-$ | −2,71 | |
| | Mg | · | $Mg^{2+}$ | $+ 2 e^-$ | −2,40 | |
| | Zn | · | $Zn^{2+}$ | $+ 2 e^-$ | −0,76 | |
| | $S^{2-}$ | · | S | $+ 2 e^-$ | −0,51 | |
| | Fe | · | $Fe^{2+}$ | $+ 2 e^-$ | −0,44 | |
| | $2 H_2O + H_2$ | · | $2 H_3O^+$ | $+ 2 e^-$ | 0,00 | |
| | $Cu^+$ | · | $Cu^{2+}$ | $+ e^-$ | +0,17 | |
| | Cu | · | $Cu^{2+}$ | $+ 2 e^-$ | +0,35 | |
| | $4 OH^-$ | · | $O_2$ | $+ 2 H_2O + 4 e^-$ | +0,40*) | |
| | $2 I^-$ | · | $I_2$ | $+ 2 e^-$ | +0,58 | |
| | $Fe^{2+}$ | · | $Fe^{3+}$ | $+ e^-$ | +0,75 | |
| | $12 H_2O + Cr^{3+}$ | · | $CrO_4^{2-}$ | $+ 8 H_3O^+ + 3 e^-$ | +1,30 | |
| | $2 Cl^-$ | · | $Cl_2$ | $+ 2 e^-$ | +1,36 | |
| | $12 H_2O + Mn^{2+}$ | · | $MnO_4^-$ | $+ 8 H_3O^+ + 5 e^-$ | +1,50 | |
| | $3 H_2O + O_2$ | · | $O_3$ | $+ 2 H_3O^+ + 2 e^-$ | +2,07 | |
| | $2 F^-$ | ⇌ | $F_2$ | $+2 e^-$ | +3,06**) | |
| | **Red** (reduzierte Form) | | **Ox** (oxidierte Form) | | **Normalpotential** | |

*) Das Normalpotential bezieht sich auf Lösungen vom pH 14 (c(OH⁻) = 1). Bei pH 7 beträgt das Potential +0,82 V.
**) in saurer Lösung, +2,87 V in basischer Lösung.

| K Ca Na Mg Al | Mn Zn Cr Fe Cd Co Ni Sn Pb | $H_2$ | Cu Ag Hg | Au Pt |
|---|---|---|---|---|
| Leichtmetalle (unedel) | Schwermetalle (unedel) | | Halbedelmetalle | Edelmetalle |
| **links** | | | **rechts** | |

Die EMK einer beliebigen Zelle (unter Normalbedingungen) setzt sich aus den Einzelpotentialen der Halbzellen zusammen und wird als Differenz $E_2^0 - E_1^0$ gefunden (Abb. 84). Dabei wird das Normalpotential des schwächeren Oxidationsmittels vom Normalpotential des stärkeren Oxidationsmittels **abgezogen**. Dies kann man aus der Angabe $Zn/Zn^{2+}//Cu^{2+}/Cu$ eindeutig entnehmen. Das Verfahren ist zweckmäßig, weil die Reaktion nur in eine Richtung spontan abläuft (Elektronenübergang vom Zn zum Cu).

*Beispiel:*

Für das Daniell-Element ergibt sich die EMK zu +1,1 Volt:

$$E^0_{Zn/Zn^{2+}} = -0,76 \text{ Volt}; \quad E^0_{Cu/Cu^{2+}} = +0,35 \text{ Volt}$$

$$E^0_{Cu/Zn} = \Delta E = E^0_{Cu} - E^0_{Zn} = 0,35 - (-0,76) = +1,1 \text{ Volt}$$

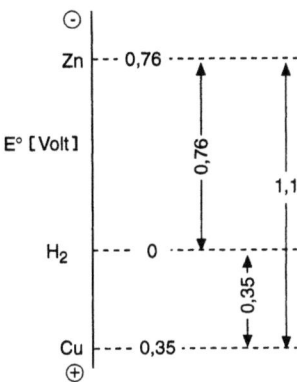

**Abb. 84**

**Normalpotential und Reaktionsrichtung**

Das Normalpotential eines Redoxpaares charakterisiert sein Reduktions- bzw. Oxidationsvermögen in wässriger Lösung.

Je **negativer** das Potential ist, um so stärker wirkt die reduzierte Form des Redoxpaares reduzierend (Reduktionsmittel), und je **positiver** das Potential ist, um so stärker wirkt die oxidierte Form des Redoxpaares oxidierend (Oxidationsmittel).

In einem Redoxsystem wie $Ox_2 + Red_1 \rightleftharpoons Ox_1 + Red_2$ kann das oxidierbare Teilchen $Red_1$ von dem Oxidationsmittel $Ox_2$ nur oxidiert werden, wenn das Potential des Redoxpaares $Ox_2/Red_2$ positiver ist als dasjenige des Redoxpaares $Ox_1/Red_1$. Analoges gilt für eine Reduktion.

**Voraussage von Redoxvorgängen**

**Aus der Kenntnis der Redoxpotentiale kann man voraussagen, ob ein bestimmter Redoxvorgang möglich ist.**

Ein Blick auf die Tabelle 16 zeigt: Die reduzierende Wirkung der Redoxpaare nimmt von oben nach unten bzw. von links nach rechts ab. Die oxidierende Wirkung nimmt in der gleichen Richtung zu.

Redoxpaare mit negativem Redoxpotential stehen oberhalb bzw. links vom Wasserstoff, und Redoxpaare mit positivem Redoxpotential stehen unterhalb bzw. rechts vom Wasserstoff.

Besonderes Interesse beanspruchen die Normalpotentiale von Redoxpaaren, die aus Metallen und den Lösungen ihrer Ionen bestehen ($Me/Me^{n+}$).

a) Metalle mit negativem Potential können die Ionen der Metalle mit positivem Potential reduzieren, d.h. die entsprechenden Metalle aus ihren Lösungen abscheiden. *Beispiel:*

$$\overset{0}{Fe} + Cu^{2+} \longrightarrow Fe^{2+} + \overset{0}{Cu}$$

b) **Lösen von Metallen in Säuren.** Alle Metalle, die in der elektrochemischen Spannungsreihe oberhalb bzw. links vom Wasserstoff stehen, lösen sich als „unedle" Metalle in Säuren und setzen hierbei Wasserstoff frei. z.B.

$$\overset{0}{Zn} + 2\,H^+ \longrightarrow Zn^{2+} + \overset{0}{H_2}$$

**Hemmungserscheinungen** wie Überspannung (z.B. verursacht durch Gasblasen auf der Metalloberfläche), Passivierung (Bildung einer dichten oxidischen Schutzschicht) verzögern bzw. verhindern bei manchen Metallen eine Reaktion mit Säuren. *Beispiele* hierfür sind Aluminium (Al), Chrom (Cr), Nickel (Ni), Zink (Zn).

Die „**edlen**" Metalle stehen unterhalb bzw. rechts vom Wasserstoff. Sie lösen sich nicht in Säuren wie HCl, jedoch teilweise in oxidierenden Säuren wie konz. $HNO_3$ und konz. $H_2SO_4$.

## Nernstsche Gleichung

Liegen die Reaktionspartner einer Zelle nicht unter Normalbedingungen vor, kann man mit einer von *W. Nernst* 1889 entwickelten Gleichung sowohl die EMK eines Redoxpaares (Halbzelle) als auch einer Zelle (Redoxsystem) berechnen.

**1. Redoxpaar:** Für die Berechnung des Potentials E eines Redoxpaares lautet die Nernstsche Gleichung:

$$Ox + n \cdot e^- \rightleftharpoons Red$$

$$E = E^0 + \frac{R \cdot T \cdot 2{,}303}{n \cdot F} \lg \frac{c(Ox)}{c(Red)}; \qquad \frac{R \cdot T \cdot 2{,}303}{F} = 0{,}059$$

Für c (Ox) = 1 und c (Red) = 1 folgt $E = E^0$

mit T = 298,15 K = 25°C, ln x = 2,303 · lg x, F = 96522 A · s · $mol^{-1}$

$E^0$ = Normalpotential des Redoxpaares aus Tabelle 16; R = allgemeine Gaskonstante, R = 8,316 J · $K^{-1}$ · $mol^{-1}$; T = Temperatur; F = Faraday-Konstante; n = Anzahl der bei dem Redoxvorgang verschobenen Elektronen.

c(Ox) symbolisiert das Produkt der Konzentration *aller* Reaktionsteilnehmer auf der Seite der oxidierten Form (Oxidationsmittel) des Redoxpaares. c(Red) symbolisiert das Produkt der Konzentrationen *aller* Reaktionsteilnehmer auf der Seite der reduzierten Form (Reduktionsmittel) des Redoxpaares. Die stöchiometrischen Koeffizienten treten als Exponenten der Konzentrationen auf.

*Beachte:* Bei korrekten Rechnungen müssen statt der Konzentrationen die Aktivitäten eingesetzt werden!

*Beispiele:*

1) Gesucht wird das Potential E des Redoxpaares $Mn^{2+}/MnO_4^-$. Aus Tabelle 16 entnimmt man $E° = +1,5$ V. Die vollständige Teilreaktion für den Redoxvorgang in der Halbzelle ist:

$$MnO_4^- + 8\ H_3O^+ + 5\ e^- \rightleftharpoons Mn^{2+} + 12\ H_2O$$

Die Nernstsche Gleichung lautet:

$$E = 1,5 + \frac{0,059}{5} \lg \frac{c(MnO_4^-) \cdot c^8(H_3O^+)}{c(Mn^{2+}) \cdot c^{12}(H_2O)}$$

$c^{12}(H_2O)$ ist in $E^0$ enthalten, da $c(H_2O)$ in verdünnter wässriger Lösung konstant ist und $E^0$ für wässrige Lösungen gilt.

Von einem anderen Standpunkt aus kann man auch sagen: Die Aktivität des Lösemittels in einer verdünnten Lösung ist annähernd gleich 1. Mit $c^{12}(H_2O) = 1$ erhält man:

$$E = 1,5 + \frac{0,059}{5} \lg \frac{c(MnO_4^-) \cdot c^8(H_3O^+)}{c(Mn^{2+})}$$

Man sieht, dass das Redoxpotential in diesem Beispiel stark pH-abhängig ist.

2) pH-abhängig ist auch das Potential des Redoxpaares $H_2/H_3O^+$. Das Potential ist definitionsgemäß Null für $a_{H_3O^+} = 1$, $p_{H_2} = 1,013$ bar (Normalwasserstoffelektrode). Über die Änderung des Potentials einer Wasserstoffelektrode mit dem pH-Wert gibt die Nernstsche Gleichung Auskunft:

$$E = E^0 + \frac{0,059}{2} \cdot \lg c^2(H_3O^+)$$

$$E = 0 + 0,059 \cdot \lg c(H_3O^+) = \mathbf{-0,059 \cdot pH}$$

Für pH = 7, d.h. neutrales Wasser, ist das Potential: –0,41 V!

**2. Redoxsystem:** $Ox_2 + Red_1 \rightleftharpoons Ox_1 + Red_2$.

Für die EMK (ΔE) eines Redoxsystems ergibt sich aus der Nernstschen Gleichung:

$$\Delta E = E_2^0 + \frac{R \cdot T \cdot 2,303}{n \cdot F} \lg \frac{c(Ox_2)}{c(Red_2)} - E_1^0 - \frac{R \cdot T \cdot 2,303}{n \cdot F} \lg \frac{c(Ox_1)}{c(Red_1)}$$

oder

$$\Delta E = E_2^0 - E_1^0 + \frac{R \cdot T \cdot 2,303}{n \cdot F} \lg \frac{c(Ox_2) \cdot c(Red_1)}{c(Red_2) \cdot c(Ox_1)}$$

$E_2^0$ bzw. $E_1^0$ sind die Normalpotentiale der Redoxpaare $Ox_2/Red_2$ bzw. $Ox_1/Red_1$. $E_2^0$ soll positiver sein als $E_1^0$, d.h. $Ox_2/Red_2$ ist das stärkere Oxidationsmittel.

Eine Reaktion läuft nur dann spontan von links nach rechts, wenn die Änderung der Freien Enthalpie $\Delta G < 0$ ist. Da die EMK der Zelle über die Gleichung $\Delta G = \pm n \cdot F \cdot EMK$ mit der Freien Enthalpie (Triebkraft) einer chemischen Reaktion zusammenhängt, folgt, dass die EMK ($= \Delta E$) größer als Null sein muss. (Zu dem Begriff *Freie Enthalpie* s. S. 116).

*Beispiel:*

a) Wie groß ist das Potential der Zelle

$Ni/Ni^{2+}(0,01\ M)//Cl^-(0,2\ M)/Cl_2(1\ bar)/Pt$ ?

b) Wie groß ist $\Delta G$ der Redoxreaktion ?

*Lösung:*

a) In die Redoxreaktion geht die Elektrizitätsmenge $2 \cdot F$ ein:

$$Ni + Cl_2 \longrightarrow Ni^{2+} + 2\ Cl^-$$

n hat deshalb den Wert 2. Die EMK der Zelle unter Normalbedingungen beträgt:

$$\Delta E^0 = E^0\ (Cl^-/Cl_2) - E^0\ (Ni/Ni^{2+}) = +1,36 - (-0,25) = +1,61\ V$$

Daraus folgt:

$$\Delta E = E^0 + \frac{0,059}{2} \lg \frac{c(Cl_2) \cdot c(Ni)}{c(Ni^{2+}) \cdot c^2(Cl^-)} = +1,61 + \frac{0,059}{2} \lg \frac{1 \cdot 1}{0,01 \cdot 0,2^2}$$

$$= 1,61 + 0,10 = 1,71\ V$$

Für $c(Cl_2)$ und $c(Ni)$ beachte die Normierungsbedingung, S. 173.

b) $\quad \Delta G = \pm n \cdot F \cdot \Delta E \qquad \Delta G = -2 \cdot 96522\ A \cdot s \cdot mol^{-1} \cdot 1,71\ V$

$\quad\quad = -330,1 \cdot 10^3\ J \cdot mol^{-1} \qquad$ (da $1\ J = 1\ Nm = 1\ V \cdot A \cdot s = 1\ W \cdot s$)

**Konzentrationskette**

Die Abhängigkeit der EMK eines Redoxpaares bzw. eines Redoxsystems von der Konzentration (Aktivität) der Komponenten lässt sich zum Aufbau einer Zelle (Kette, galvanisches Element) ausnützen. Eine solche **Konzentrationskette** (Konzentrationszelle) besteht also aus den gleichen Stoffen in unterschiedlicher Konzentration.

Die Spannung der Kette lässt sich mit der Nernstschen Gleichung ermitteln.

*Praktische Anwendung von galvanischen Elementen*

Galvanische Elemente finden in **Batterien** (Primärelement) und **Akkumulatoren** (Sekundärelement) als Stromquellen vielfache Verwendung.

*Anmerkung: Primärelemente* können in der Regel nicht wieder „aufgeladen" werden, d.h. die stromliefernde Reaktion ist nicht umkehrbar.

## Elektrochemische Korrosion/Lokalelement

Die Bildung eines galvanischen Elements ist auch die Ursache für die *elektrochemische Korrosion*. Berühren sich zwei Metalle in einer Elektrolytlösung wie z.B. $CO_2$-haltigem Wasser (Regenwasser), entsteht an der Berührungsstelle ein sog. *Lokalelement*: Das unedle Metall (Anode) löst sich auf (korrodiert) und bildet mit $OH^-$-Ionen ein Oxidhydrat; an dem edlen Metall (Kathode) werden meist $H_3O^+$-Ionen zu $H_2$ reduziert.

Man kann die Bildung eines Lokalelements auch zum „kathodischen Korrosionsschutz" verwenden. Hierbei wird der zu schützende Werkstoff, der sich im Erdreich befindet (z.B. Stahltanks) oder von Wasser umgeben ist (z.B. Schiffsrümpfe, Schiffsschrauben), mit auswechselbaren Anoden aus z.B. Zn-Mg-Legierungen leitend verbunden. Die Opfer-, Aktiv-, Schutzanode bildet den Pluspol einer galvanischen Zelle. Es fließt ein Strom zur Kathode und verhindert ihre Korrosion. Die Anode zersetzt sich allmählich unter Abgabe des Schutzstroms.

# II. Anorganische Chemie

# Edelgase (He, Ne, Ar, Kr, Xe, Rn)

Die Edelgase bilden die VIII. bzw. 0. Hauptgruppe des Periodensystems (PSE). Sie haben eine abgeschlossene Elektronenschale (= **Edelgaskonfiguration**): Helium hat $s^2$-Konfiguration, alle anderen haben eine $s^2p^6$-Konfiguration. Aus diesem Grund liegen sie als **einatomige Gase** vor und sind sehr reaktionsträge. Zwischen den Atomen wirken nur *van der Waals-Kräfte*, s. S. 85.

*Vorkommen:* In trockener Luft sind enthalten (in Volumenanteilen (%)): He: $5{,}24 \cdot 10^{-4}$, Ne: $1{,}82 \cdot 10^{-3}$, Ar: 0,934, Kr: $1{,}14 \cdot 10^{-4}$, Xe: $1 \cdot 10^{-5}$, Rn nur in Spuren. Rn und He kommen ferner als Folgeprodukte radioaktiver Zerfallsprozesse in einigen Mineralien vor. He findet man auch in manchen Erdgasvorkommen (bis zu 10 %).

*Gewinnung:* He aus den Erdgasvorkommen, die anderen außer Rn aus der verflüssigten Luft durch Adsorption an Aktivkohle und anschließende Desorption und fraktionierte Destillation.

*Eigenschaften:* Die Edelgase sind farblos, geruchlos, ungiftig und nicht brennbar. Weitere Daten sind in Tabelle 17 enthalten.

*Verwendung:* **Helium:** Im Labor als Schutz- und Trägergas, ferner in der Kryotechnik, der Reaktortechnik und beim Gerätetauchen als Stickstoffersatz zusammen mit $O_2$ wegen der im Vergleich zu $N_2$ geringeren Löslichkeit im Blut. **Argon:** Als Schutzgas bei metallurgischen Prozessen und bei Schweißarbeiten. Edelgase finden auch wegen ihrer geringen Wärmeleitfähigkeit als Füllgas für Glühlampen Verwendung, ferner in Gasentladungslampen und Lasern.

*Chemische Eigenschaften:* Nur die schweren Edelgase gehen mit den stark elektronegativen Elementen $O_2$ und $F_2$ Reaktionen ein, weil die Ionisierungsenergien mit steigender Ordnungszahl abnehmen. So kennt man **von Xenon verschiedene Fluoride, Oxide und Oxidfluoride.** Ein $XeCl_2$ entsteht nur auf Umwegen.

### Verbindungen

Die *erste* dargestellte Edelgasverbindung ist das $Xe^+[PtF_6]^-$ (*Bartlett,* 1962).

*Xenonfluoride* sind farblose, kristalline, verdampfbare Stoffe. Sie entstehen bei der Reaktion: $Xe + n \cdot F_2 +$ Energie (elektrische Entladungen, UV-Bestrahlung, Erhitzen).

**Tabelle 17.** Eigenschaften der Edelgase

| Element | Helium | Neon | Argon | Krypton | Xenon | Radon |
|---|---|---|---|---|---|---|
| Elektronen-konfiguration | $1s^2$ | $1s^2 2s^2 sp^6$ | $[Ne]3s^2 3p^6$ | $[Ar]3d^{10}4s^2 4p^6$ | $[Kr]4d^{10}5s^2 5p^6$ | $[Xe]4f^{14}5d^{10}6s^2 6p^6$ |
| Schmp. [°C] | −269[a] (104 bar) | −249 | −189 | −157 | −112 | −71 |
| Sdp. [°C] | −269 | −246 | −186 | −152 | −108 | −62 |
| Ionisierungs-energie [kJ/mol] | 2370 | 2080 | 1520 | 1320 | 1170 | 1040 |
| Kovalenter Atomradius [pm] | 99 | 160 | 192 | 192 | 217 | |

[a]Helium ist bei 1 bar am absoluten Nullpunkt flüssig (He I). Ab 2,18 K und 1,013 bar zeigt He ungewöhnliche Eigenschaften (He II): supraflüssiger Zustand. Seine Viskosität ist um 3 Zehnerpotenzen kleiner als die von gasförmigen $H_2$, seine Wärmeleitfähigkeit ist um 3 Zehnerpotenzen höher als die von Kupfer bei Raumtemperatur.

**XeF₂:** linear gebaut. Schmp. 129°C. Disproportioniert:

$$2\,XeF_2 \xrightarrow{\Delta} Xe + XeF_4$$

**XeF₄:** planar-quadratisch. Schmp. 117°C. Lässt sich im Vakuum sublimieren.

**XeF₆:** oktaedrisch verzerrt.

$$XeF_6 + RbF \rightleftharpoons Rb[XeF_7] \underset{\xleftarrow{\phantom{>50°C}}}{\xrightarrow{>50°C}} 1/2\,XeF_6 + 1/2\,Rb_2[XeF_8]$$
(leicht verzerrtes quadratisches Antiprisma)

$$XeF_6 + HF \longrightarrow [XeF_5]^+HF_2^-$$

## Xenon-Oxide

**XeO₃** entsteht bei der Reaktion

$$XeF_6 + 3\,H_2O \longrightarrow XeO_3 + 6\,HF \qquad \Delta H = +401\,kJ\cdot mol^{-1}$$

und ist in festem Zustand explosiv. Die wässrige Lösung ist stabil und wirkt stark oxidierend. Mit starken Basen bilden sich Salze der **Xenonsäure H₂XeO₄**, welche mit OH⁻-Ionen disproportionieren:

$$2\,HXeO_4^- + 2\,OH^- \longrightarrow XeO_6^{4-} + Xe + O_2 + 2\,H_2O$$

Das $XeO_6^{4-}$-Anion ist ein starkes Oxidationsmittel (Perxenat-Ion). *Beispiele:* $Na_4XeO_6$, $Ba_2XeO_6$.

**Oxidfluoride** von Xenon: $XeOF_4$, $XeO_2F_2$, $XeOF_2$.

**KrF₂, Kryptondifluorid,** entsteht aus Kr und F₂. Es ist nur bei tiefer Temperatur stabil.

**RnF$_x$** bildet sich z.B. aus Rn und F₂ beim Erhitzen auf 400°C.

## „Physikalische Verbindungen"

Beim Ausfrieren von Wasser bei Gegenwart der Edelgase bildet sich eine besondere kubische Eis-Struktur.

Pro Elementarzelle mit 46 H₂O-Molekülen sind 8 Hohlräume vorhanden, die von Edelgasatomen besetzt sind: 8 E·46 H₂O. Diese Substanzen bezeichnet man als **Einschlussverbindungen, Clathrate** (Käfigverbindungen).

Ähnliche Substanzen entstehen mit Hydrochinon in einer Edelgasatmosphäre unter Druck.

**Beschreibung der Bindung in Edelgasverbindungen**

Zur Beschreibung der Bindung der Edelgasverbindungen wurden sehr unterschiedliche Ansätze gemacht.

Besonders einfach ist die Anwendung des VSEPR-Konzepts. Es gibt auch MO-Modelle, die nur 5s- und 5p-Orbitale von Xenon benutzen.

Die Möglichkeit, dass 5d-, 6s- und 6p-Orbitale an der Bindung beteiligt sind, wird besonders für $XeF_4$ und $XeF_6$ diskutiert.

# Wasserstoff

**Stellung von Wasserstoff im Periodensystem der Elemente (PSE)**

Die Stellung von Wasserstoff im PSE ist nicht ganz eindeutig. Als $s^1$-Element zeigt er sehr große Unterschiede zu den Alkalielementen.

So ist er ein typisches Nichtmetall, besitzt eine Elektronegativität EN von 2,1. Sein Ionisierungspotential (H $-$ e$^-$ $\longrightarrow$ H$^+$) ist mit 1312 kJ·mol$^{-1}$ etwa doppelt so hoch wie das der Alkalimetalle. $H_2$ hat einen Schmp. von $-259$ °C und einen Sdp. von $-253$ °C. H-Atome gehen $\sigma$-Bindungen ein. Durch Aufnahme von *einem* Elektron entsteht H$^-$ mit der Elektronenkonfiguration von He ($\Delta H = -72$ kJ·mol$^{-1}$). Es gibt also durchaus Gründe dafür, das Element im PSE in die 1. Hauptgruppe oder in der 3. Hauptgruppe über Bor oder in der 7. Hauptgruppe über Fluor zu stellen.

Sogenannten metallischen Wasserstoff erhält man erst bei einem Druck von 3 - 4 Millionen bar.

Die Bildung von molekularem $H_2$ ist stark exotherm ($\Delta H = -436$ kJ·mol$^{-1}$).

*Vorkommen:* Auf der Erde selten frei, z.B. in Vulkangasen. In größeren Mengen auf Fixsternen und in der Sonnenatmosphäre. Sehr viel Wasserstoff kommt gebunden vor im Wasser und in Kohlenstoff-Wasserstoff-Verbindungen.

*Gewinnung:* **Technische Verfahren:** *Kohlevergasung* (früher auch in Deutschland, heute z.B. in Südafrika): Beim Überleiten von Wasserdampf über glühenden Koks entsteht in einer endothermen Reaktion ($\Delta H = +131$ kJ·mol$^{-1}$) „Wassergas", ein Gemisch aus CO und $H_2$ (s. S. 252). Bei der anschließenden „*Konvertierung*" wird CO mit Wasser und $ZnO/Cr_2O_3$ als Katalysator in $CO_2$ und $H_2$ übergeführt:

$$CO + H_2O \rightleftharpoons H_2 + CO_2 \qquad \Delta H = -42 \text{ kJ·mol}^{-1}$$

Das $CO_2$ wird unter Druck mit Wasser oder Methyldiethanolamin ($[NCH_3(C_2H_4OH)_2]$, 45 %-ige Lösung) ausgewaschen.

Große Mengen Wasserstoff entstehen bei der Zersetzung von Kohlenwasserstoffen, schwerem Heizöl, Erdölrückständen bei hoher Temperatur (*Crackprozess*) und bei der Reaktion von Erdgas mit Wasser:

$$CH_4 + H_2O \xrightarrow{Ni} CO + 3\,H_2 \qquad \Delta H = +206 \text{ kJ·mol}^{-1}$$

CO wird wieder der Konvertierung unterworfen. Diese katalytische (allotherme) Dampfspaltung (*Steam-Reforming*) von Erdgas (Methan) oder von leichten Erdölfraktionen (Propan, Butan, Naphtha bis zum Siedepunkt von 200 °C) ist derzeit das wichtigste Verfahren. Als Nebenprodukt fällt Wasserstoff bei der *Chloralkali-Elektrolyse* an (Zwangsanfall).

**Herstellungsmöglichkeiten im Labor:** Durch Elektrolyse von leitend gemachtem Wasser (Zugabe von Säure oder Lauge); durch Zersetzung von Wasser mit elektropositiven Metallen:

$$2\,Na + 2\,H_2O \longrightarrow 2\,NaOH + H_2;$$

durch Zersetzung von Wasserstoffsäuren und Laugen mit bestimmten Metallen:

$$2\,HCl + Zn \longrightarrow ZnCl_2 + H_2$$

$$Zn + 2\,NaOH + 2\,H_2O \longrightarrow Zn(OH)_4^{2-} + 2\,Na^+ + H_2$$

$$Al + NaOH + 3\,H_2O \longrightarrow [Al(OH)_4]^- + Na^+ + 1{,}5\,H_2$$

und durch Reaktion von Hydriden mit Wasser (s. S. 189).

Der auf diese Weise hergestellte Wasserstoff ist besonders reaktionsfähig, da „in statu nascendi" H-Atome auftreten.

*Eigenschaften:* In der Natur kommen drei Wasserstoffisotope vor: $^1_1H$ (Wasserstoff), $^2_1H = D$ (schwerer Wasserstoff, Deuterium) und $^3_1H = T$ (Tritium, radioaktiv). Über die physikalischen Unterschiede der Wasserstoffisotope s. S. 10. In ihren chemischen Eigenschaften sind sie praktisch gleich.

Mit $^2_1H$ kann man z.B. über die Reaktion mit $D_2O$ (Deuteriumoxid, schweres Wasser) in chemischen Verbindungen $^1_1H$ ersetzen (H/D-Austausch). Benutzt wird dieser „**Isotopenaustausch**" bei spektroskopischen Methoden wie Kernresonanz-Spektroskopie und Infrarot-Spektroskopie bei Strukturaufklärungen und/oder der Untersuchung von Reaktionsabläufen.

$^3_1H$ kann als β-Strahler mit $t_{1/2} = 12{,}4$ a für Altersbestimmungen z.B. bei Weinen benutzt werden.

**Wasserstoff liegt als $H_2$-Molekül vor.** Es ist ein farbloses, geruchloses Gas. $H_2$ ist das leichteste Gas. Da die $H_2$-Moleküle klein und leicht sind, sind sie außerordentlich beweglich, und haben ein sehr großes Diffusionsvermögen. Wasserstoff ist ein sog. *permanentes* Gas, denn es kann nur durch gleichzeitige Anwendung von Druck und starker Kühlung verflüssigt werden (kritischer Druck: 14 bar, kritische Temperatur: –240 °C). $H_2$ verbrennt mit bläulicher, sehr heißer Flamme zu Wasser.

Stille elektrische Entladungen zerlegen das $H_2$-Molekül. Es entsteht reaktionsfähiger *atomarer* Wasserstoff H, der bereits bei gewöhnlicher Temperatur mit vielen Elementen und Verbindungen reagiert.

$$H_2 \rightleftharpoons 2\,H \qquad \Delta H = 434{,}1\ kJ \cdot mol^{-1}$$

Bei der Rekombination an Metalloberflächen entstehen Temperaturen bis 4000 °C (Langmuir-Fackel).

**Reaktionen und Verwendung von Wasserstoff**

Wasserstoff ist ein wichtiges Reduktionsmittel. Es reduziert z.B. Metalloxide:

$$CuO + H_2 \longrightarrow Cu + H_2O$$

und Stickstoff (45 % weltweit):

$$N_2 + 3\,H_2 \rightleftharpoons 2\,NH_3 \qquad \text{(Haber/Bosch-Verfahren)}$$

Verwendet wird Wasserstoff z.B. zur Herstellung von HCl und als Heizgas.

Ein Gemisch aus zwei Volumina $H_2$ und einem Volumen $O_2$ reagiert nach Zündung (oder katalytisch mit Pt/Pd) explosionsartig zu Wasser. Das Gemisch heißt Knallgas, die Reaktion **Knallgasreaktion:**

$$H_2 + 1/2\,O_2 \longrightarrow H_2O\,(g) \qquad \Delta H = -239\,kJ \qquad \text{s. S. 129}$$

Im Knallgasgebläse für autogenes Schweißen entstehen in einer Wasserstoff/Sauerstoff-Flamme Temperaturen bis 3000 °C. In der organischen Chemie wird $H_2$ in Verbindung mit Metallkatalysatoren für Hydrierungen benutzt (Kohlehydrierung, Fetthärtung), in Raffinerien (38 %) und zur Qualitätsverbesserung von Erdölprodukten, s. Teil III.

**Wasserstoffverbindungen**

Verbindungen von Wasserstoff mit anderen Elementen werden bei diesen Elementen besprochen.

Allgemeine Bemerkungen:

Mit den Elementen der **I. und II. Hauptgruppe** bildet Wasserstoff *salzartige Hydride*. Sie enthalten $H^-$-*Ionen* (= Hydrid-Ionen) im Gitter. Beim Auflösen dieser Verbindungen in Wasser bildet sich $H_2$:

$$H^+ + H^- \longrightarrow H_2$$

Ihre Schmelze zeigt großes elektrisches Leitvermögen. Bei der Elektrolyse entsteht an der Anode $H_2$. Es sind starke Reduktionsmittel.

*Beachte:* Im Hydrid-Ion hat Wasserstoff die *Oxidationszahl –1*. Der Ionenradius von $H^-$ liegt mit 136 bis 154 pm (je nach Kation) in der Mitte zwischen den Radien der $Cl^-$- und $F^-$-Ionen.

Wasserstoffverbindungen mit den **Elementen der III. bis VII. Hauptgruppe** sind überwiegend kovalent gebaut *(kovalente Hydride)*, z.B. $C_2H_6$, $CH_4$, $PH_3$, $H_2S$, HCl. In all diesen Verbindungen hat Wasserstoff die Oxidationszahl +1.

*Metallartige Hydride* (legierungsartige Hydride) werden von manchen Übergangselementen gebildet. Es handelt sich dabei allerdings mehr um Einlagerungsverbindungen von $H_2$, d.h. Einlagerungen von H-Atomen auf Zwischengitterplätzen im Metallgitter, z.B. $TiH_{1,7}$, $LaH_{2,87}$. Uran bildet das stöchiometrisch zusammengesetzte Hydrid $UH_3$. Durch die Einlagerung von Wasserstoff verschlechtern sich die metallischen Eigenschaften. $FeTiH_x$ (x bis max. 2) befindet sich als Wasserstoffspeicher in der Erprobung.

Kovalente Hydride, die durch Wasser hydrolysiert werden, bilden ein Säure-Base-System:

$$HCl\,(g) + H_2O \rightleftharpoons H_3O^+ + Cl^-$$

Der Dissoziationsgrad hängt von der Polarisierbarkeit der Bindung (Elektronegativitäten der Bindungspartner), der Hydrationsenthalpie und anderen Faktoren ab.

Säuren und Basen s. S. 141.

# Halogene (F, Cl, Br, I, At)

Die Halogene (Salzbildner) bilden die VII. Hauptgruppe des PSE. **Alle Elemente haben ein Elektron weniger als das jeweils folgende Edelgas.** Um die Edelgaskonfiguration zu erreichen, versuchen die Halogenatome ein Elektron aufzunehmen. Erfolgt die Übernahme vollständig, dann entstehen die Halogenid-Ionen F$^-$, Cl$^-$, Br$^-$, I$^-$. Sie können aber auch in einer Elektronenpaarbindung einen mehr oder weniger großen Anteil an einem Elektron erhalten, das von einem Bindungspartner stammt. Aus diesem Grunde bilden alle Halogene zweiatomige Moleküle und sind Nichtmetalle: $|\overline{\underline{F}}\cdot + e^- \longrightarrow |\overline{\underline{F}}|^-$, z.B. Na$^+$F$^-$; $|\overline{\underline{F}}\cdot + \cdot\overline{\underline{F}}| \longrightarrow |\overline{\underline{F}} - \overline{\underline{F}}|$, F$_2$. Der Nichtmetallcharakter nimmt vom Fluor zum Astat hin ab. At ist radioaktiv.

**Fluor ist das elektronegativste aller Elemente (EN = 4) und ein sehr starkes Oxidationsmittel.** Wie aus einem Vergleich der Redoxpotentiale in Tabelle 18 hervorgeht, nimmt die Oxidationskraft vom Fluor zum Iod hin stark ab.

**Fluor hat in allen seinen Verbindungen die Oxidationszahl –1.** Die anderen Halogene können in Verbindungen mit den elektronegativeren Elementen Fluor und Sauerstoff auch positive Oxidationszahlen aufweisen: Bei ihnen sind Oxidationszahlen von –1 bis +7 möglich.

Die Halogene kommen wegen ihrer hohen Reaktivität in der Natur nicht elementar vor.

## Fluor

*Vorkommen:* als CaF$_2$ (Flussspat, Fluorit), Na$_3$AlF$_6$ (Kryolith), Ca$_5$(PO$_4$)$_3$F $\equiv$ 3 Ca$_3$(PO$_4$)$_2$·CaF$_2$ (Apatit).

*Herstellung:* Fluor kann nur durch anodische Oxidation von Fluorid-Ionen erhalten werden: Man elektrolysiert wasserfreien Fluorwasserstoff oder eine Lösung von Kaliumfluorid KF in wasserfreiem HF. Als **Anode** dient Nickel oder Kohle, als **Kathode** Eisen, Stahl oder Kupfer. Die Badspannung beträgt ca. 10 V.

In dem Elektrolysegefäß muss der Kathodenraum vom Anodenraum getrennt sein, um eine explosionsartige Reaktion von H$_2$ mit F$_2$ zu HF zu vermeiden. Geeignete

**Tabelle 18.** Eigenschaften der Halogene

| Element | Fluor | Chlor | Brom | Iod | Astat |
|---|---|---|---|---|---|
| Elektronenkonfiguration | [He]$2s^22p^5$ | [Ne]$3s^23p^5$ | [Ar]$3d^{10}4s^24p^5$ | [Kr]$4d^{10}5s^25p^5$ | [Xe]$4f^{14}5d^{10}6s^26p^5$ |
| Schmp. [°C] | −219,62 | −100,98 | −7,2 | 113,5 | 302 |
| Sdp. [°C] | −188,14 | −34,6 | 58,78 | 184,35 | 335 |
| Ionisierungsenergie [kJ/mol] | 1680 | 1260 | 1140 | 1010 | |
| Kovalenter Atomradius [pm] | 64 | 99 | 111 | 128 | |
| Ionenradius [pm] | 133 | 181 | 196 | 219 | |
| Elektronegativität | 4,0 | 3,0 | 2,8 | 2,5 | |
| Dissoziationsenergie des $X_2$-Moleküls [kJ/mol] | 157,8 | 238,2 | 189,2 | 148,2 | |
| Normalpotential [V] $X^-/X_2$ (in saurem Milieu) | +3,06[a] | +1,36 | +1,06 | +0,53 | |
| Allgemeine Reaktionsfähigkeit | | | | → | nimmt ab |
| Affinität zu elektropositiven Elementen | | | | → | nimmt ab |
| Affinität zu elektronegativen Elementen | | | | → | nimmt zu |

[a] HF-aq steht im Gleichgewicht mit 1/2 $F_2$ + $H^+$ + $e^-$.

Reaktionsgefäße für Fluor bestehen aus Cu, Ni, Monelmetall (Ni/Cu), PTFE (Polytetrafluorethylen, Teflon).

Zum MO-Energiediagramm s. S. 209.
Besetzung für $F_2$: $(\sigma_s^b)^2(\sigma_s^*)^2(\sigma_x^b)^2(\pi_{y,z}^b)^4(\pi_{y,z}^*)^4$.

*Eigenschaften:* Fluor ist das reaktionsfähigste aller Elemente und ein sehr starkes Oxidationsmittel. Es ist stark ätzend und sehr giftig. Mit Metallen wie Fe, Al, Ni oder Legierungen wie Messing, Bronze, Monelmetall (Ni/Cu) bildet es Metallfluoridschichten, wodurch das darrunterliegende Metall geschützt ist (Passivierung). Verbindungen von Fluor mit Metallen heißen Fluoride.

Fluor reagiert heftig mit Wasser:

$$F_2 + H_2O \rightleftharpoons 2\,HF + 1/2\,O_2 \;(+ \text{wenig } O_3) \qquad \Delta H = -256{,}2 \text{ kJ·mol}^{-1}$$

**Verbindungen**

*HF, Fluorwasserstoff,* entsteht aus den Elementen oder aus $CaF_2$ und $H_2SO_4$ in Reaktionsgefäßen aus Platin, Blei oder Teflon $(C_2F_4)_x$.

*Eigenschaften:* HF ist eine farblose, an der Luft stark rauchende, leichtbewegliche Flüssigkeit (Sdp. 19,5°C, Schmp. –83°C). HF riecht stechend und ist sehr giftig.

Das monomere HF-Molekül liegt erst ab 90°C vor. Bei Temperaturen unterhalb 90°C assoziieren HF-Moleküle über Wasserstoffbrücken zu $(HF)_n$ (n = 2 - 8). Dieser Vorgang macht sich auch in den physikalischen Daten wie Schmp., Sdp. und der Dichte bemerkbar. Bei 20°C entspricht die mittlere Molekülmasse $(HF)_3$-Einheiten.

Zick - Zack - Ketten

In kristallisiertem $(HF)_n$ ist:
$\angle$ HFH = 120,1°
d(F—H) = 92 pm
d(F- H) = 157 pm

Flüssiger Fluorwasserstoff ist ein wasserfreies Lösemittel für viele Substanzen:

$$3\,HF \rightleftharpoons H_2F^+ + HF_2^-; \qquad c(H_2F^+) \cdot c(HF_2^-) = 10^{-10} \text{ mol}^2\cdot L^{-2}$$

Die wässrige HF-Lösung heißt **Fluorwasserstoffsäure** (Flusssäure). Sie ist eine mäßig starke Säure (Dissoziation bis ca. 10 %). Sie ätzt Glas unter Bildung von $SiF_4$ und löst viele Metalle unter $H_2$-Entwicklung und Bildung von Fluoriden: $M(I)^+F^-$ usw. Die Metallfluoride besitzen *Salzcharakter*. Die meisten von ihnen sind wasserlöslich. Schwerlöslich sind LiF, $PbF_2$, $CuF_2$. Unlöslich sind u.a. die Erdalkalifluoride. Einige Fluoride können HF-Moleküle anlagern wie z.B. KF. Aus wasserfreiem flüssigen Fluorwasserstoff kann man u.a. folgende Substanzen isolieren: KF·HF, KF·2 HF (Schmp. 80°C), KF·3 HF usw. Sie leiten sich von

(HF)$_n$ durch Ersatz von einem H$^+$ durch K$^+$ ab und lassen sich demnach schreiben als K$^+$HF$_2^-$ usw.

Zahlreiche Metall- und Nichtmetall-Fluoride bilden mit Alkalifluoriden oft sehr stabile Fluoro-Komplexe. *Beispiele:*

$$BF_3 + F^- \longrightarrow [BF_4]^-$$

$$SiF_4 + 2\,F^- \longrightarrow [SiF_6]^{2-}$$

$$AlF_3 + 3\,F^- \longrightarrow [AlF_6]^{3-}$$

$$Ti(H_2O)_6^{3+} + 6\,F^- \longrightarrow [TiF_6]^{3-}$$

### Sauerstoff-Verbindungen

*Beachte:* Von Fluor sind außer HOF keine Sauerstoffsäuren bekannt.

***HOF, Hypofluorige Säure,*** entsteht beim Überleiten von F$_2$-Gas bei niedrigem Druck über Eis (im Gemisch mit HF, O$_2$, F$_2$O). Sie lässt sich als weiße Substanz ausfrieren (Schmp. −117°C). Bei Zimmertemperatur zerfällt sie nach:

$$2\,HOF \longrightarrow 2\,HF + O_2 \quad \text{und} \quad 2\,HOF \longrightarrow F_2O + H_2O$$

Organische Derivate ROF sind bekannt.

***F$_2$O, Sauerstoffdifluorid,*** entsteht beim Einleiten von Fluor-Gas in eine wässrige NaOH- oder KOH-Lösung:

$$2\,F_2 + 2\,OH^- \longrightarrow 2\,F^- + F_2O + H_2O$$

Das durch eine Disproportionierungsreaktion entstandene F$_2$O ist das Anhydrid der unbeständigen Hypofluorigen Säure HOF. *Eigenschaften:* F$_2$O ist ein farbloses, sehr giftiges Gas und weniger reaktionsfähig als F$_2$. Sein Bau ist gewinkelt mit $\sphericalangle$F–O–F = 101,5°.

***F$_2$O$_2$, Disauerstoffdifluorid,*** entsteht durch Einwirkung einer elektrischen Glimmentladung auf ein Gemisch aus gleichen Teilen F$_2$ und O$_2$ in einem mit flüssiger Luft gekühlten Gefäß als orangegelber Beschlag. Beim Schmp. = −163,5°C bildet es eine orangerote Flüssigkeit, welche bei −57°C in die Elemente zerfällt. F$_2$O$_2$ ist ein starkes Oxidations- und Fluorierungsmittel.

*Bau:*

$$\begin{array}{c} F \diagdown \\ \bar{O} - \bar{O} \\ \diagdown F \end{array}$$

Die Substanzen SF$_4$, SF$_6$, NF$_3$, BF$_3$, PF$_3$, CF$_4$ und H$_2$SiF$_6$ werden als Verbindungen der Elemente S, N, B, P, C und Si beschrieben.

# Chlor

*Vorkommen:* als NaCl (Steinsalz, Kochsalz), KCl (Sylvin), KCl·MgCl$_2$·6 H$_2$O (Carnallit), KCl·MgSO$_4$ (Kainit).

*Herstellung:* **(1.) Großtechnisch** durch Elektrolyse von Kochsalzlösung (**Chloralkali-Elektrolyse,** S. 288). (**2.**) Durch Oxidation von Chlorwasserstoff mit Luft oder MnO$_2$:

$$MnO_2 + 4\ HCl \longrightarrow MnCl_2 + Cl_2 + 2\ H_2O$$

*Eigenschaften:* gelbgrünes Gas von stechendem, hustenreizendem Geruch, nicht brennbar (Sdp. –34,06°C, Schmp. –101°C). Chlor löst sich gut in Wasser (= Chlorwasser). Es verbindet sich direkt mit fast allen Elementen zu Chloriden. Ausnahmen sind die Edelgase, O$_2$, N$_2$ und Kohlenstoff. Absolut trockenes Chlor ist reaktionsträger als feuchtes Chlor und greift z.B. weder Kupfer noch Eisen an.

*Beispiele für die Bildung von Chloriden:*

$$2\ Na + Cl_2 \longrightarrow 2\ NaCl \qquad \Delta H = -822{,}57\ kJ\cdot mol^{-1}$$

$$Fe + 3/2\ Cl_2 \longrightarrow FeCl_3 \qquad \Delta H = -405{,}3\ kJ\cdot mol^{-1}$$

$$H_2 + Cl_2 \xrightarrow{h\nu} 2\ HCl \qquad \Delta H = -184{,}73\ kJ\cdot mol^{-1}$$

Die letztgenannte Reaktion ist bekannt als *Chlorknallgas-Reaktion*, weil sie bei Bestrahlung explosionsartig abläuft (Radikal-Kettenreaktion), s. S. 129.

## Verbindungen

*HCl, Chlorwasserstoff,* entsteht (**1.**) in einer „gezähmten" Knallgasreaktion aus den Elementen. Man benutzt hierzu einen Quarzbrenner. (**2.**) aus NaCl mit Schwefelsäure:

$$NaCl + H_2SO_4 \longrightarrow HCl + NaHSO_4$$

und $\qquad NaCl + NaHSO_4 \longrightarrow HCl + Na_2SO_4$

(**3.**) HCl fällt auch oft als Nebenprodukt bei der Chlorierung organischer Verbindungen an.

*Eigenschaften:* farbloses, stechend riechendes Gas. HCl ist gut löslich in Wasser. Die Lösung heißt Salzsäure. **Konzentrierte Salzsäure ist 38 prozentig.**

*Sauerstoffsäuren von Chlor*

*HOCl, Hypochlorige Säure,* bildet sich beim Einleiten von Cl$_2$ in Wasser:

$$Cl_2 + H_2O \rightleftharpoons HOCl + HCl \qquad (Disproportionierung)$$

Das Gleichgewicht der Reaktion liegt jedoch auf der linken Seite. Durch Abfangen von HCl durch Quecksilberoxid HgO (Bildung von HgCl$_2$·2 HgO) erhält man Lösungen mit einem HOCl-Gehalt von über 20 %. HOCl ist nur in wässriger

Lösung einige Zeit beständig. Beim Versuch, die wasserfreie Säure zu isolieren, bildet sich $Cl_2O$:

$$2\ HOCl \rightleftharpoons Cl_2O + H_2O$$

HOCl ist ein **starkes Oxidationsmittel** ($E^0_{HOCl/Cl^-}$ = +1,5 V) und eine sehr schwache Säure. Chlor hat in dieser Säure die formale Oxidationsstufe +1.

**Salze der Hypochlorigen Säure:**

Wichtige Salze sind NaOCl (Natriumhypochlorit), CaCl(OCl) (Chlorkalk) und $Ca(OCl)_2$ (Calciumhypochlorit). Sie entstehen durch Einleiten von $Cl_2$ in die entsprechenden starken Basen, z.B.:

$$Cl_2 + 2\ NaOH \longrightarrow NaOCl + H_2O + NaCl$$

Hypochloritlösungen finden Verwendung als Bleich- und Desinfektionsmittel und zur Herstellung von Hydrazin (*Raschig-Synthese*).

*$HClO_2$, Chlorige Säure,* entsteht beim Einleiten von $ClO_2$ in Wasser gemäß:

$$2\ ClO_2 + H_2O \rightleftharpoons HClO_2 + HClO_3$$

Sie ist instabil. Ihre Salze, die Chlorite, werden durch Einleiten von $ClO_2$ in Alkalilaugen erhalten:

$$2\ ClO_2 + 2\ NaOH \longrightarrow NaClO_2 + NaClO_3 + H_2O$$

Chloratfrei entstehen sie durch Zugabe von Wasserstoffperoxid $H_2O_2$. Die stark oxidierenden Lösungen der Chlorite finden zum Bleichen Verwendung. Das eigentlich oxidierende Agens ist $ClO_2$, das mit Säuren entsteht. Festes $NaClO_2$ bildet mit oxidablen Stoffen explosive Gemische. $AgClO_2$ sowie $Pb(ClO_2)_2$ explodieren durch Schlag und Erwärmen. In $HClO_2$ und ihren Salzen hat das Chloratom die formale Oxidationsstufe +3. Das $ClO_2^-$-Ion ist gewinkelt gebaut.

*$HClO_3$, Chlorsäure,* entsteht in Form ihrer Salze, der Chlorate, u.a. beim Ansäuern der entsprechenden Hypochlorite. Die freigesetzte Hypochlorige Säure oxidiert dabei ihr eigenes Salz zum Chlorat:

$$2\ HOCl + ClO^- \longrightarrow 2\ HCl + ClO_3^- \quad \textit{(Disproportionierungsreaktion)}$$

**Technisch gewinnt man $NaClO_3$ durch Elektrolyse einer heißen NaCl-Lösung.** $Ca(ClO_3)_2$ bildet sich beim Einleiten von Chlor in eine heiße Lösung von $Ca(OH)_2$ (Kalkmilch). Zur Herstellung der freien Säure eignet sich vorteilhaft die Zersetzung von $Ba(ClO_3)_2$ mit $H_2SO_4$.

$HClO_3$ lässt sich bis zu einem Gehalt von ca. 40 % konzentrieren. Diese Lösungen sind kräftige Oxidationsmittel: Sie oxidieren z.B. elementaren Schwefel zu Schwefeltrioxid $SO_3$. In $HClO_3$ hat Chlor die formale Oxidationsstufe +5.

Feste Chlorate spalten beim Erhitzen $O_2$ ab und sind daher im Gemisch mit oxidierbaren Stoffen explosiv! Sie finden Verwendung z.B. mit Mg als Blitzlicht, für Oxidationen, in der Sprengtechnik, in der Medizin als Antiseptikum, ferner als Ausgangsstoffe zur Herstellung von Perchloraten.

Das $ClO_3^-$-Anion ist pyramidal gebaut.

***$HClO_4$, Perchlorsäure,*** wird durch $H_2SO_4$ aus ihren Salzen, den Perchloraten, freigesetzt:

$$NaClO_4 + H_2SO_4 \longrightarrow NaHSO_4 + HClO_4$$

Sie entsteht auch durch **anodische Oxidation** von $Cl_2$. Perchlorate erhält man durch Erhitzen von Chloraten, z.B.:

$$4\ KClO_3 \xrightarrow{\Delta} KCl + 3\ KClO_4 \qquad (Disproportionierungsreaktion)$$

oder durch **anodische Oxidation.** Es sind oft gut kristallisierende Salze, welche in Wasser meist leicht löslich sind. Ausnahme: $KClO_4$. In $HClO_4$ hat das Chloratom die formale Oxidationsstufe +7.

Reine $HClO_4$ ist eine farblose, an der Luft rauchende Flüssigkeit (Schmp. –112 °C). Schon bei Zimmertemperatur wurde gelegentlich explosionsartige Zersetzung beobachtet, vor allem bei Kontakt mit oxidierbaren Stoffen. Verdünnte Lösungen sind wesentlich stabiler. **In Wasser ist $HClO_4$ eine der stärksten Säuren** ($pK_S$ = –9!). Die große Bereitschaft von $HClO_4$, ein $H^+$-Ion abzuspalten, liegt in ihrem Bau begründet. Während in dem Perchlorat-Anion $ClO_4^-$ das Cl-Atom in der Mitte eines regulären Tetraeders liegt (energetisch günstiger Zustand), wird in der $HClO_4$ diese Symmetrie durch das kleine polarisierende H-Atom stark gestört.

Es ist leicht einzusehen, dass die Säurestärke der Chlorsäuren mit abnehmender Symmetrie (Anzahl der Sauerstoffatome) abnimmt. Vgl. folgende Reihe:

$$HOCl: pK_S = +7{,}25; \quad HClO_3: pK_S = -2{,}7; \quad HClO_4: pK_S = -9$$

## Oxide des Chlors

***$Cl_2O$, Dichloroxid,*** entsteht (**1.**) bei der Umsetzung von $CCl_4$ mit $HOCl$:

$$CCl_4 + HOCl \longrightarrow Cl_2O + CHCl_3$$

(**2.**) beim Überleiten von $Cl_2$ bei 0°C über feuchtes HgO; (**3.**) durch Eindampfen einer HOCl-Lösung. Das orangefarbene Gas kondensiert bei 1,9°C zu einer rotbraunen Flüssigkeit. $Cl_2O$ ist das Anhydrid von HOCl und zerfällt bei Anwesenheit oxidabler Substanzen explosionsartig. Das Molekül ist gewinkelt gebaut: $\angle Cl–O–Cl = 110{,}8°$.

***$ClO_2$, Chlordioxid,*** entsteht durch Reduktion von $HClO_3$. Bei der **technischen Herstellung** reduziert man $NaClO_3$ mit Schwefliger Säure $H_2SO_3$:

$$2\ HClO_3 + 2\ H_2SO_3 \longrightarrow 2\ ClO_2 + H_2SO_4 + H_2O$$

Weitere Bildungsmöglichkeiten ergeben sich bei der Disproportionierung von $HClO_3$, der Umsetzung von $NaClO_3$ mit konz. HCl, bei der Einwirkung von $Cl_2$ auf Chlorite oder der Reduktion von $HClO_3$ mit Oxalsäure ($H_2C_2O_4$).

ClO$_2$ ist ein gelbes Gas, das sich durch Abkühlen zu einer rotbraunen Flüssigkeit kondensiert (Sdp. 9,7°C, Schmp. –59°C). **Die Substanz ist äußerst explosiv.** Als Pyridin-Addukt stabilisiert wird es in wässriger Lösung für Oxidationen und Chlorierungen verwendet. ClO$_2$ ist ein gemischtes Anhydrid. Beim Lösen in Wasser erfolgt sofort Disproportionierung:

$$2\ ClO_2 + H_2O \longrightarrow HClO_3 + HClO_2$$

Die Molekülstruktur von ClO$_2$ ist gewinkelt, $\measuredangle$ O–Cl–O = 116,5°. Es hat eine ungerade Anzahl von Elektronen.

*Cl$_2$O$_3$, Dichlortrioxid,* bildet sich u.a. bei der Photolyse von ClO$_2$. Der dunkelbraune Festkörper ist unterhalb –78°C stabil. Bei 0°C erfolgt explosionsartige Zersetzung.

*Cl$_2$O$_6$, Dichlorhexoxid,* ist als gemischtes Anhydrid von HClO$_3$ und HClO$_4$ aufzufassen. Es entsteht bei der Oxidation von ClO$_2$ mit Ozon O$_3$. Die rotbraune Flüssigkeit (Schmp. 3,5°C) dissoziiert beim Erwärmen in ClO$_3$, welches zu ClO$_2$ und O$_2$ zerfällt. Cl$_2$O$_6$ explodiert mit organischen Substanzen. In CCl$_4$ ist es löslich.

*Cl$_2$O$_7$, Dichlorheptoxid,* ist das Anhydrid von HClO$_4$. Man erhält es beim Entwässern dieser Säure mit P$_4$O$_{10}$ als eine farblose, ölige, explosive Flüssigkeit (Sdp. 81,5°C, Schmp. –91,5°C). Bau: O$_3$ClOClO$_3$.


# Brom

Brom kommt in Form seiner Verbindungen meist zusammen mit den analogen Chloriden vor. Im Meerwasser bzw. in Salzlagern als NaBr, KBr und KBr·MgBr$_2$·6 H$_2$O (Bromcarnallit).

*Herstellung:* Zur Herstellung kann man die unterschiedlichen Redoxpotentiale von Chlor und Brom ausnutzen: $E^0_{2Cl^-/Cl_2}$ = +1,36 V und $E^0_{2Br^-/Br_2}$ = +1,07 V. Durch Einwirkung von Cl$_2$ auf Bromide wird elementares Brom freigesetzt:

$$2\ KBr + Cl_2 \longrightarrow Br_2 + 2\ KCl$$

Im Labormaßstab erhält man Brom auch mit der Reaktion:

$$4\ HBr + MnO_2 \longrightarrow MnBr_2 + 2\ H_2O + Br_2$$

*Eigenschaften:* Brom ist bei Raumtemperatur eine braune Flüssigkeit. (Brom und Quecksilber sind die einzigen bei Raumtemperatur flüssigen Elemente.) Brom ist weniger reaktionsfähig als Chlor. In wässriger Lösung reagiert es unter Lichteinwirkung:

$$H_2O + Br_2 \longrightarrow 2\ HBr + 1/2\ O_2$$

**Mit Kalium reagiert Brom explosionsartig unter Bildung von KBr.**

**Verbindungen**

*HBr, Bromwasserstoff,* ist ein farbloses Gas. Es reizt die Schleimhäute, raucht an der Luft und lässt sich durch Abkühlen verflüssigen. HBr ist leicht zu $Br_2$ oxidierbar:

$$2\ HBr + Cl_2 \longrightarrow 2\ HCl + Br_2$$

Die wässrige Lösung von HBr heißt **Bromwasserstoffsäure**. Ihre Salze, die **Bromide**, sind meist wasserlöslich. Ausnahmen sind z.B. AgBr, Silberbromid und $Hg_2Br_2$, Quecksilber(I)-bromid.

*Herstellung:* Aus den Elementen mittels Katalysator (Platinschwamm, Aktivkohle) bei Temperaturen von ca. 200°C oder aus Bromiden mit einer nichtoxidierenden Säure:

$$3\ KBr + H_3PO_4 \longrightarrow K_3PO_4 + 3\ HBr$$

Es entsteht auch durch Einwirkung von $Br_2$ auf Wasserstoffverbindungen wie $H_2S$ oder bei der Bromierung gesättigter organischer Kohlenwasserstoffe, z.B. Tetralin, $C_{10}H_{12}$.

*HOBr, Hypobromige Säure,* erhält man durch Schütteln von Bromwasser mit Quecksilberoxid:

$$2\ Br_2 + 3\ HgO + H_2O \longrightarrow HgBr_2 \cdot 2\ HgO + 2\ HOBr$$

Die Salze (Hypobromite) entstehen ebenfalls durch Disproportionierung aus Brom und den entsprechenden Laugen:

$$Br_2 + 2\ NaOH \longrightarrow NaBr + NaOBr$$

Bei Temperaturen oberhalb 0°C disproportioniert HOBr:

$$3\ HOBr \longrightarrow 2\ HBr + HBrO_3$$

Verwendung finden Hypobromitlösungen als Bleich- und Oxidationsmittel.

*$HBrO_2$, Bromige Säure,* bildet sich in Form ihrer Salze (Bromite) aus Hypobromit oder durch Oxidation in alkalischem Medium:

$$BrO^- + ClO^- \longrightarrow BrO_2^- + Cl^-$$

Bromite sind gelbe Substanzen. $NaBrO_2$ findet bei der Textilveredlung Verwendung.

*$HBrO_3$, Bromsäure,* erhält man aus Bromat und $H_2SO_4$. Ihre Salze, die Bromate, sind in ihren Eigenschaften den Chloraten ähnlich.

*$HBrO_4$, Perbromsäure,* bildet sich in Form ihrer Salze aus alkalischen Bromatlösungen mit Fluor:

$$BrO_3 + F_2 + H_2O \longrightarrow BrO_4^- + 2\ HF$$

Die Säure gewinnt man aus den Salzen mit verd. $H_2SO_4$. Beim Erhitzen entsteht aus $KBrO_4$ (Kaliumperbromat) $KBrO_3$ (Kaliumbromat).

***Br₂O, Dibromoxid,*** ist das Anhydrid der hypobromigen Säure. Es ist nur bei Temperaturen < –40°C stabil und ist aus Brom und HgO in Tetrachlorkohlenstoff oder aus $BrO_2$ erhältlich.

***BrO₂, Bromdioxid,*** entsteht z.B. durch Einwirkung einer Glimmentladung auf ein Gemisch von Brom und Sauerstoff. Die endotherme Substanz ist ein nur bei tiefen Temperaturen beständiger gelber Festkörper.

## Iod

*Vorkommen:* im Meerwasser und manchen Mineralquellen, als $NaIO_3$ im Chilesalpeter, angereichert in einigen Algen, Tangen, Korallen, in der Schilddrüse etc.

*Herstellung:*

**(1.)** Durch Oxidation von Iodwasserstoff HI mit $MnO_2$.

**(2.)** Durch Oxidation von NaI mit Chlor:

$$2\,NaI + Cl_2 \longrightarrow 2\,NaCl + I_2$$

**(3.)** Aus der Mutterlauge des Chilesalpeters ($NaNO_3$) durch Reduktion des darin enthaltenen $NaIO_3$ mit $SO_2$:

$$2\,NaIO_3 + 5\,SO_2 + 4\,H_2O \longrightarrow Na_2SO_4 + 4\,H_2SO_4 + I_2$$

Die Reinigung kann durch Sublimation erfolgen.

*Eigenschaften:* Metallisch glänzende, grauschwarze Blättchen. Die Schmelze ist braun und der Iod-Dampf violett. Iod ist schon bei Zimmertemperatur merklich flüchtig. Es bildet ein Schichtengitter.

*Löslichkeit:* In Wasser ist Iod nur sehr wenig löslich. Sehr gut löst es sich mit dunkelbrauner Farbe in einer wässrigen Lösung von Kaliumiodid, KI, oder Iodwasserstoff, HI, unter Bildung von Additionsverbindungen wie $KI \cdot I_2 = K^+I_3^-$ oder $HI_3$. In organischen Lösemitteln wie Alkohol, Ether, Aceton ist Iod sehr leicht löslich mit brauner Farbe. In Benzol, Toluol usw. löst es sich mit roter Farbe, und in $CS_2$, $CHCl_3$, $CCl_4$ ist die Lösung violett gefärbt. Eine 2,5 - 10 %ige alkoholische Lösung heißt Iodtinktur.

Iod zeigt nur eine geringe Affinität zum Wasserstoff. So zerfällt Iodwasserstoff, HI, beim Erwärmen in die Elemente. Bei höherer Temperatur reagiert Iod z.B. direkt mit Phosphor, Eisen, Quecksilber.

Eine wässrige Stärkelösung wird durch freies Iod blau gefärbt (s. Teil III). Dabei wird Iod in Form einer Einschlussverbindung in dem Stärkemolekül eingelagert.

Iodflecken lassen sich mit Natriumthiosulfat $Na_2S_2O_3$ entfernen. Hierbei entsteht NaI und Natriumtetrathionat $Na_2S_4O_6$.

**Verbindungen**

*HI, Iodwasserstoff,* ist ein farbloses, stechend riechendes Gas, das an der Luft raucht und sich sehr gut in Wasser löst. Es ist leicht zu elementarem Iod oxidierbar. HI ist ein stärkeres Reduktionsmittel als HCl und HBr. Die wässrige Lösung von HI ist eine Säure, die **Iodwasserstoffsäure**. Viele Metalle reagieren mit ihr unter Bildung von Wasserstoff und den entsprechenden Iodiden. Die Alkaliiodide entstehen nach der Gleichung:

$$I_2 + 2\ NaOH \longrightarrow NaI + NaOI + H_2O$$

*Herstellung:* (**1.**) Durch Einleiten von Schwefelwasserstoff $H_2S$ in eine Aufschlämmung von Iod in Wasser. (**2.**) Aus den Elementen:

$$H_2 + I_2(g) \rightleftharpoons 2\ HI$$

mit Platinschwamm als Katalysator. (**3.**) Durch Hydrolyse von Phosphortriiodid $PI_3$.

*HOI, Hypoiodige Säure,* ist unbeständig und zersetzt sich unter Disproportionierung in HI und Iodsäure:

$$3\ HOI \longrightarrow 2\ HI + HIO_3$$

Diese reagieren unter Komproportionierung zu Iod:

$$HIO_3 + 5\ HI \longrightarrow 3\ H_2O + 3\ I_2$$

*Herstellung:* Durch eine Disproportionierungsreaktion aus Iod. Der entstehende HI wird mit HgO aus dem Gleichgewicht entfernt:

$$2\ I_2 + 3\ HgO + H_2O \longrightarrow HgI_2 \cdot 2\ HgO + 2\ HOI$$

Die Salze, die Hypoiodite, entstehen aus $I_2$ und Alkalilaugen. Sie disproportionieren in Iodide und Iodate.

*$HIO_3$, Iodsäure,* entsteht z.B. durch Oxidation von $I_2$ mit $HNO_3$ oder $Cl_2$ in wässriger Lösung. Sie bildet farblose Kristalle und ist ein starkes Oxidationsmittel. $pK_S$ = 0,8.

*Iodate:* Die Alkaliiodate entstehen aus $I_2$ und Alkalilaugen beim Erhitzen. Sie sind starke Oxidationsmittel. Im Gemisch mit brennbaren Substanzen detonieren sie auf Schlag. $IO_3^-$ ist pyramidal gebaut.

*Periodsäuren:* Wasserfreie Orthoperiodsäure, $H_5IO_6$, ist eine farblose, hygroskopische Substanz. Sie ist stark oxidierend und schwach sauer. Sie zersetzt sich beim Erhitzen über die **Metaperiodsäure**, $HIO_4$, und $I_2O_7$ in $I_2O_5$. *Herstellung:* Oxidation von Iodaten.

## *Iodoxide*

*$I_2O_4$,* $IO^+IO_3^-$, entsteht aus $HIO_3$ mit heißer $H_2SO_4$. Gelbes körniges Pulver.

$I_2O_5$ bildet sich als Anhydrid der $HIO_3$ aus dieser durch Erwärmen auf 240 - 250°C. Es ist ein weißes kristallines Pulver, das bis 275°C stabil ist. Es ist eine **exotherme** Verbindung ($\Delta H = -158{,}18$ kJ·mol$^{-1}$).

$$\text{O} \diagdown \overset{\text{O}}{\underset{\text{O}}{\text{I}}} \diagup \overset{\text{O}}{\phantom{I}} \diagdown \overset{\text{O}}{\underset{\text{O}}{\text{I}}} \diagup \text{O} \quad 139{,}2°$$

$I_2O_7$ bildet sich beim Entwässern von $HIO_4$. Orangefarbener polymerer Feststoff.

$I_4O_9$, **Iod(III)-iodat**, $I(IO_3)_3$, ist aus $I_2$ mit Ozon $O_3$ in $CCl_4$ bei $-78°C$ erhältlich.

### Halogenverbindungen von Hauptgruppenelemten

Herstellung und Eigenschaften von Halogenverbindungen der Hauptgruppenelemente finden sich bei den entsprechenden Elementen.

## *Bindungsenthalpie und Acidität*

Betrachten wir die Bindungsenthalpie ($\Delta H$) der Halogenwasserstoff-Verbindungen und ihre Acidität, so ergibt sich: Je stärker die Bindung, d.h. je größer die Bindungsenthalpie, um so geringer ist die Neigung der Verbindung, das H-Atom als Proton abzuspalten.

| Substanz | $\Delta H$ [kJ·mol$^{-1}$] | p$K_S$-Wert | |
|---|---|---|---|
| HF | $-563{,}5$ | $3{,}14$ | |
| HCl | $-432$ | $-2$ | **HI ist demnach die** |
| HBr | $-355{,}3$ | $-3{,}5$ | **stärkste Säure!** |
| HI | $-299$ | $<-5$ | |

## *Salzcharakter der Halogenide*

**Der Salzcharakter der Halogenide nimmt von den Fluoriden zu den Iodiden hin ab.** Gründe für diese Erscheinung sind die Abnahme der Elektronegativität von Fluor zu Iod und die Zunahme des Ionenradius von $F^-$ zu $I^-$: Das große $I^-$-Anion ist leichter polarisierbar als das kleine $F^-$-Anion. Dementsprechend wächst der kovalente Bindungsanteil von den Fluoriden zu den Iodiden an.

Unter den Halogeniden sind die Silberhalogenide besonders erwähnenswert. Während z.B. **AgF in Wasser leicht löslich** ist, sind AgCl, AgBr und AgI schwerlösliche Substanzen ($Lp_{AgCl} = 10^{-10}$ mol²·L⁻², $Lp_{AgBr} = 5 \cdot 10^{-13}$ mol²·L⁻², $Lp_{AgI} = 10^{-16}$ mol²·L⁻²). Die Silberhalogenide gehen alle unter Komplexbildung in Lösung: AgCl löst sich u.a. in verdünnter $NH_3$-Lösung, s. S. 58, AgBr löst sich z.B. in konz. $NH_3$-Lösung oder $Na_2S_2O_3$-Lösung, s. unten, und AgI löst sich in NaCN-Lösung.

## Photographischer Prozess (Schwarz-Weiß-Photographie)

Der Film enthält in einer Gelatineschicht auf einem Trägermaterial fein verteilte AgBr-Kristalle. Bei der Belichtung entstehen an den belichteten Stellen **Silberkeime (latentes Bild)**. Durch das **Entwickeln** mit Reduktionsmitteln wie Hydrochinon wird die unmittelbare Umgebung der Silberkeime ebenfalls zu elementarem (schwarzem) Silber reduziert. Beim anschließenden Behandeln mit einer $Na_2S_2O_3$-Lösung (= **Fixieren**) wird durch die Bildung des Bis(thiosulfato)argentat-Komplexes $[Ag(S_2O_3)_2]^{3-}$ das restliche unveränderte AgBr aus der Gelatineschicht herausgelöst, und man erhält das gewünschte **Negativ**.

Das **Positiv** (wirklichkeitsgetreues Bild) erhält man durch Belichten von Photopapier mit dem Negativ als Maske in der Dunkelkammer. Danach wird wie oben entwickelt und fixiert.

*Anmerkung:* Bei der *Farb*photographie kommen im Filmmaterial noch mehrere Schichten für die Bildung von Farbstoffen hinzu.

## Interhalogenverbindungen

Verbindungsbildung der Halogene untereinander führt zu den sog. *Interhalogenverbindungen*. Sie sind vorwiegend vom Typ $XY_n$, wobei Y das leichtere Halogen ist, und **n eine ungerade Zahl zwischen 1 und 7 sein kann. Interhalogenverbindungen sind um so stabiler, je größer die Differenz zwischen den Atommassen von X und Y ist.** Ihre Herstellung gelingt aus den Elementen bzw. durch Anlagerung von Halogen an einfache XY-Moleküle. Die Verbindungen sind sehr reaktiv. **Extrem reaktionsfreudig ist $IF_7$.** Es ist ein gutes Fluorierungsmittel.

Die Struktur von $ClF_3$, $BrF_3$ und $ICl_3$ leitet sich von der trigonalen Bipyramide ab. Die Substanzen dimerisieren leicht. $ClF_3$ und $BrF_3$ dissoziieren:

$$2\ ClF_3 \rightleftharpoons ClF_2^+ + ClF_4^-$$

$ClF_2^+$ bzw. $BrF_2^+$ sind gewinkelt und $ClF_4^-$ bzw. $BrF_4^-$ quadratisch planar gebaut.

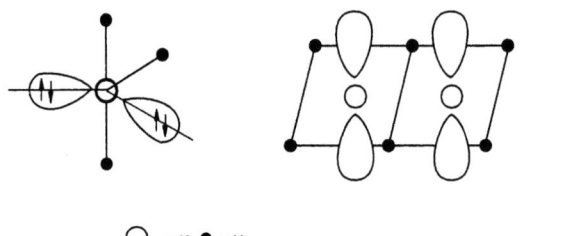

○ = x, ● = y

monomeres ClF₃, BrF₃, ICl₃

dimeres ClF₃
BrF₃
ICl₃

**Tabelle 19.** Interhalogenverbindungen

- XY: **ClF** (farbloses Gas, Schmp. −155,6°C, Sdp. −100°C); **BrF** (hellrotes Gas); **IF** (braun, fest); **ICl** (rote Nadeln, Schmp. 27,2°C, Sdp. 97,5°C); **IBr** (rot-braune Kristalle, Schmp. 36°C, Sdp. 116°C).

- XY$_3$: **ClF$_3$** (farbloses Gas, Schmp. −82,6°C, Sdp. 11,3°C); **BrF$_3$** (farblose Flüssigkeit, Schmp. 8,8°C, Sdp. 127°C); **IF$_3$** (gelb, fest); **ICl$_3$** (gelbe Kristalle).

- XY$_5$: **ClF$_5$** (farbloses Gas); **BrF$_5$** (farblose Flüssigkeit, Schmp. −61,3°C, Sdp. 40,5°C); **IF$_5$** (farblose Flüssigkeit, Schmp. 8,5°C, Sdp. 97°C). Die Struktur ist ein Oktaeder, bei dem eine Ecke von einem Elektronenpaar besetzt ist.

- XY$_7$: **IF$_7$** (farbloses Gas, Schmp. 4,5°C, Sdp. 5,5°C) (pentagonale Bipyramide).

**Polyhalogenid-Ionen** sind geladene Interhalogenverbindungen wie z.B. $I_3^-$ (aus $I^-$ + $I_2$), $Br_3^-$, $I_5^-$, $IBr_2^-$, $ICl_3F^-$ (aus $ICl_3$ + $F^-$), $ICl_4^-$ (aus $ICl_2$ + $Cl_2$). *Mit großen Kationen ist $I_3^-$ linear und symmetrisch gebaut:*

$$\left[ |\overline{\underline{I}} - \overline{\underline{I}} - \overline{\underline{I}}| \right]^-$$

Manche Ionen entstehen auch durch Eigendissoziation einer Interhalogenverbindung wie z.B.

$$2\,BrF_3 \rightleftharpoons BrF_2^+ + BrF_4^-$$

## Pseudohalogene — Pseudohalogenide

Die Substanzen $(CN)_2$ (Dicyan), $(SCN)_2$ (Dirhodan), $(SeCN)_2$ (Selenocyan) zeigen eine gewisse Ähnlichkeit mit den Halogenen. Sie heißen daher ***Pseudohalogene***.

$(CN)_2$, **Dicyan,** ist ein farbloses, giftiges Gas. Unter Luftausschluss polymerisiert es zu Paracyan. Mit Wasser bilden sich $(NH_4)_2C_2O_4$ (Ammoniumoxalat), $NH_4^+HCO_2^-$ (Ammoniumformiat), $(NH_4)_2CO_3$ und $OC(NH_2)_2$ (Harnstoff). Bei hohen Temperaturen treten CN-Radikale auf.

*Herstellung:* durch thermische Zersetzung von AgCN (Silbercyanid):

$$2\ AgCN \xrightarrow{\Delta} 2\ Ag + (CN)_2,$$

durch Erhitzen von $Hg(CN)_2$ mit $HgCl_2$:

$$Hg(CN)_2 + HgCl_2 \longrightarrow Hg_2Cl_2 + (CN)_2;$$

$$2\ Cu^{2+} + 4\ CN^- \longrightarrow 2\ CuCN + (CN)_2,$$

oder durch Oxidation von HCN mit $MnO_2$.

$(SCN)_2$, **Dirhodan,** ist ein gelber Festkörper, der schon bei Raumtemperatur zu einem roten unlöslichen Material polymerisiert. $(SCN)_2$ ist ein Oxidationsmittel, das z.B. Iodid zu Iod oxidiert.

Die Pseudohalogene bilden **Wasserstoffsäuren**, von denen sich Salze ableiten. **Vor allem die Silbersalze sind in Wasser schwer löslich.** Zwischen Pseudohalogenen und Halogenen ist Verbindungsbildung möglich, wie z.B. Cl–CN, Chlorcyan, zeigt.

**HCN, Cyanwasserstoff, Blausäure,** ist eine nach Bittermandelöl riechende, sehr giftige Flüssigkeit (Sdp. 26°C). Sie ist eine schwache Säure, ihre Salze heißen *Cyanide*.

*Herstellung:* durch Zersetzung der Cyanide mit Säure oder **großtechnisch** durch folgende Reaktion:

$$2\ CH_4 + 3\ O_2 + 2\ NH_3 \xrightarrow{\text{Katalysator}/800°C} 2\ HCN + 6\ H_2O$$

**Vom Cyanwasserstoff existiert nur die** *Normalform* **HCN.** Die organischen Derivate **RCN** heißen **Nitrile.** Von der *Iso-Form* sind jedoch organische Derivate bekannt, die **Isonitrile, RNC**.

$$H-C\equiv N| \qquad R-C\equiv N| \qquad {}^-|C\equiv N^+-R$$
$$\text{Nitrile} \qquad \text{Isonitrile}$$

**Das** *Cyanid-Ion* $CN^-$ **ist ein** *Pseudohalogenid*. **Es ist eine starke Lewis-Base und ein guter Komplexligand.**

**NaCN** wird technisch aus Natriumamid $NaNH_2$ durch Erhitzen mit Kohlenstoff hergestellt:

$$NH_3 + Na \longrightarrow NaNH_2 + 1/2\ H_2$$

$$2\ NaNH_2 + C \xrightarrow{600°C} Na_2N_2C\ (\text{Natriumcyanamid}) + 2\ H_2$$

$$Na_2N_2C + C \xrightarrow{> 600°C} 2\ NaCN$$

***KCN*** erhält man z.B. nach der Gleichung:

$$HCN + KOH \longrightarrow KCN + H_2O$$

Kaliumcyanid wird durch starke Oxidationsmittel zu ***KOCN, Kaliumcyanat***, oxidiert. Mit Säuren entsteht daraus eine wässrige Lösung von ***HOCN, Cyansäure***, die man auch durch thermische Zersetzung von Harnstoff erhalten kann. Von der Cyansäure existiert eine **Iso-Form**, die mit der **Normal-Form** im Gleichgewicht steht (= **Tautomerie**). Cyansäure kann zur Cyanursäure trimerisieren (s. Teil III).

$$H-O-C\equiv N| \quad \rightleftharpoons \quad O=C=NH$$
Normal-Form $\qquad\qquad$ Iso-Form

Das Cyanat-Ion, $|N\equiv C-\overline{O}|^-$, ist wie das Isocyanat-Ion ein **Pseudohalogenid**.

***Knallsäure, Fulminsäure***, ist eine zur Cyansäure isomere Substanz, welche im freien Zustand sehr unbeständig ist. Ihre Schwermetallsalze (Hg- und Ag-Salze) dienen als Initialzünder. Die Salze heißen Fulminate. Man erhält sie aus dem Metall, Salpetersäure und Ethanol. Auch von der Knallsäure gibt es eine **Iso-Form**:

$$H-C\equiv N^+ - \overline{O}|^- \rightleftharpoons {}^-|C\equiv N^+ - \overline{O}-H$$
Iso-Form

Weitere Pseudohalogenide sind die Anionen : $SCN^-$, Thiocyanat (Rhodanid), $N_3^-$, Azid, s. Teil III.

# Chalkogene (O, S, Se, Te, Po)

Die Elemente der VI. Hauptgruppe heißen Chalkogene (Erzbildner). Sie haben alle in ihrer Valenzschale die Elektronenkonfiguration $s^2p^4$. Aus Tabelle 20 geht hervor, dass der Atomradius vom Sauerstoff zum Schwefel sprunghaft ansteigt, während die Unterschiede zwischen den nachfolgenden Elementen geringer sind. Sauerstoff ist nach Fluor das elektronegativste Element. In seinen Verbindungen hat Sauerstoff mit zwei Ausnahmen die Oxidationszahl –2. *Ausnahmen:* Positive Oxidationszahlen hat Sauerstoff in den Sauerstoff-Fluoriden und im $O_2^+$ (Dioxigenyl-Kation) im $O_2[PtF_6]$; in Peroxiden wie $H_2O_2$ hat Sauerstoff die Oxidationszahl –1. **Für Sauerstoff gilt die Oktettregel streng.** Die anderen Chalkogene kommen in den Oxidationsstufen –2 bis +6 vor. Bei ihnen wird die Beteiligung von d-Orbitalen bei der Bindungsbildung diskutiert.

Der Metallcharakter nimmt — wie in allen vorangehenden Gruppen — von oben nach unten in der Gruppe zu. Sauerstoff und Schwefel sind typische Nichtmetalle. Von Se und Te kennt man nichtmetallische und metallische Modifikationen. Polonium ist ein Metall. Es ist ein radioaktives Zerfallsprodukt der Uran- und Protactinium-Zerfallsreihe. Im Kernreaktor entsteht es aus Bismut:

$$^{209}_{83}\text{Bi}(n,\gamma)\ ^{210}_{83}\text{Bi} \longrightarrow\ ^{210}_{84}\text{Po} + \beta$$

## Sauerstoff

*Vorkommen:* Sauerstoff ist mit ca. 50 % das häufigste Element der Erdrinde. Die Luft besteht zu 20,9 Volumenanteilen (%) aus Sauerstoff. Gebunden kommt Sauerstoff vor z.B. im Wasser und fast allen mineralischen und organischen Stoffen.

*Gewinnung:*

**(1.) Technisch durch fraktionierte Destillation von flüssiger Luft (Linde-Verfahren).** Da Sauerstoff mit –183°C einen höheren Siedepunkt hat als Stickstoff mit –196°C, bleibt nach dem Abdampfen des Stickstoffs Sauerstoff als blassblaue Flüssigkeit zurück.

**(2.)** Durch Elektrolyse von angesäuertem (leitend gemachtem) Wasser.

**(3.)** Durch Erhitzen von Bariumperoxid $BaO_2$ auf ca. 800°C.

**Tabelle 20.** Eigenschaften der Chalkogene

| Element | Sauerstoff | Schwefel | Selen | Tellur | Polonium |
|---|---|---|---|---|---|
| Elektronenkonfiguration | $[He]2s^22p^4$ | $[Ne]3s^23p^4$ | $[Ar]3d^{10}4s^24p^4$ | $[Kr]4d^{10}5s^25p^4$ | $[Xe]4f^{14}5d^{10}6s^26p^4$ |
| Schmp. [°C] | −219 | 113[a] | 217[b] | 450 | 254 |
| Sdp. [°C] | −183 | 445 | 685[b] | 990 | 962 |
| Ionisierungsenergie [kJ/mol] | 1310 | 1000 | 940 | 870 | 810 |
| Atomradius [pm] (kovalent) | 66 | 104 | 114 | 132 | |
| Ionenradius [pm] ($E^{2-}$) | 146 | 190 | 202 | 222 | |
| Elektronegativität | 3,5 | 2,5 | 2,4 | 2,1 | 2,0 |
| Metallischer Charakter | | | | | zunehmend → |
| Allgemeine Reaktionsfähigkeit | | | | | abnehmend → |
| Salzcharakter der Halogenide | | | | | zunehmend → |
| Affinität zu elektropositiven Elementen | | | | | abnehmend → |
| Affinität zu elektronegativen Elementen | | | | | zunehmend → |

[a] α-S
[b] graues Se

*Eigenschaften und Verwendung*

Von dem Element Sauerstoff gibt es zwei Modifikationen: den molekularen Sauerstoff $O_2$ und das Ozon $O_3$.

**Sauerstoff, $O_2$,** ist ein farbloses, geruchloses und geschmackloses Gas, das in Wasser wenig löslich ist. Mit Ausnahme der leichten Edelgase verbindet sich Sauerstoff mit allen Elementen, meist in direkter Reaktion. Sauerstoff ist für das Leben unentbehrlich. Für die Technik ist er ein wichtiges Oxidationsmittel und findet Verwendung z.B. bei der Oxidation von Sulfiden („Rösten"), bei der Stahlerzeugung, der Herstellung von Salpetersäure, der Herstellung von Schwefelsäure usw.

Das $O_2$-Molekül ist ein **Diradikal**, denn es enthält zwei ungepaarte Elektronen. Diese Elektronen sind auch der Grund für die blaue Farbe von flüssigem Sauerstoff und den Paramagnetismus. Die Elektronenstruktur des Sauerstoffmoleküls lässt sich mit der MO-Theorie plausibel machen: Abb. 85 zeigt das MO-Diagramm des Sauerstoffmoleküls. Hierbei gibt es keine Wechselwirkung zwischen den 2s- und 2p-AO, weil der Energieunterschied — im Gegensatz zum $N_2$ — zu groß ist, s. S. 224.

Man sieht: Die beiden ungepaarten Elektronen befinden sich in den beiden entarteten antibindenden MO (= „*Triplett*-Sauerstoff", abgekürzt: $^3O_2$). Durch spez. Aktivatoren wie z.B. Enzymkomplexe mit bestimmten Metallatomen (Cytochrom, Hämoglobin) oder bei Anregung durch Licht entsteht der aggressive diamagneti

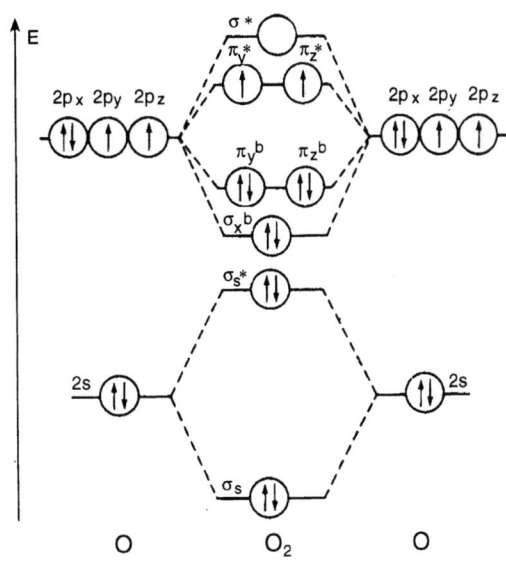

**Abb. 85.** MO-Energiediagramm für $O_2$ (s. hierzu S. 224). $(\sigma_s^b)^2(\sigma_s^*)^2(\sigma_x^b)^2(\pi_{y,z}^b)^4(\pi_y^*)^1(\pi_z^*)^1$. Für $F_2$ ergibt sich ein analoges MO-Diagramm

sche „Singulett-Sauerstoff", abgekürzt: $^1O_2$ (Lebensdauer ca. $10^{-4}$ s) mit ↑↓ __ ;d.h. beide Valenzelektronen sind in einem der beiden π*-MO gepaart.

Ein zweiter „Singulett-Sauerstoff" mit jeweils einem Elektron mit antiparallelem Spin in beiden entarteten Orbitalen ↑ ↑ hat eine Lebensdauer von nur $10^{-9}$ s.

Eine einfache präparative Methode für $^1O_2$ bietet die Reaktion von $H_2O_2$ und Hypochloriger Säure HOCl.

*Anmerkung:* Bei den Symbolen für die Elektronenzustände $^1O_2$ bzw. $^3O_2$ bedeuten die Zahlen links oben die sog. *Spinmultiplizität:* 2 S + 1. S = Gesamtspin. Für $^1O_2$ ist S = +1/2 + –1/2 = 0; Für $^3O_2$ ist S = + 1/2 +1/2 = 1.

***$O_3$, Ozon,*** bildet sich in der Atmosphäre z.B. bei der Entladung von Blitzen und durch Einwirkung von UV-Strahlen auf $O_2$-Moleküle. Die technische Herstellung erfolgt in Ozonisatoren aus $O_2$ durch stille elektrische Entladungen.

$$1\ 1/2\ O_2 \longrightarrow O_3 \qquad \Delta H = 143\ kJ\cdot mol^{-1}$$

*Eigenschaften* und *Verwendung:* Ozon ist energiereicher als $O_2$ und im flüssigen Zustand ebenfalls blau. Es zerfällt leicht in molekularen und atomaren Sauerstoff:

$$O_3 \longrightarrow O_2 + O$$

Ozon ist ein starkes Oxidationsmittel. Es zerstört Farbstoffe (Bleichwirkung) und dient zur Abtötung von Mikroorganismen ($E^0_{O_2/O_3}$ = 1,9 V).

In der Erdatmosphäre dient es als Lichtfilter, weil es langwellige UV-Strahlung (< 310 nm) absorbiert.

O–O-Abstand = 128 pm

## Verbindungen

Die Verbindungen von Sauerstoff mit anderen Elementen werden, soweit sie wichtig sind, bei den entsprechenden Elementen besprochen. Hier folgen nur einige spezielle Substanzen.

***$H_2O$, Wasser,*** nimmt in der Chemie einen zentralen Platz ein. Dementsprechend sind seine physikalischen und chemischen Eigenschaften an vielen Stellen dieses Buches zu finden. So werden z.B. die Eigendissoziation des Wassers auf S. 142 besprochen, Wasserstoffbrückenbindungen und im Zusammenhang damit Schmelz- und Siedepunkt S. 83, der Bau, Dipolmoment und Dielektrizitätskonstante S. 90, das Zustandsdiagramm S. 86, das Lösungsvermögen S. 92, die Wasserhärte S. 280.

**Natürliches Wasser ist nicht rein.** Es enthält gelöste Salze und kann mit Hilfe von Ionenaustauschern oder durch Destillieren in Quarzgefäßen von seinen Verunreinigungen befreit werden (Entmineralisieren).

Reines Wasser ist farb- und geruchlos, Schmp. 0°C, Sdp. 100°C, und hat bei 4°C seine größte Dichte. Beim Übergang in den festen Zustand (Eis) erfolgt eine Volumenzunahme von 10 %. Eis ist leichter (weniger dicht) als flüssiges Wasser! Bei höheren Temperaturen wirkt Wasser oxidierend: Wasserdampf besitzt erhebliche Korrosionswirkung.

### Wasserstoff-Ion

Auf S. 142 haben wir gesehen, dass sich Protonen ($H^+$-Ionen) in wässriger Lösung an $H_2O$-Molekülen anlagern. *Beispiel:* $H_3O^+$, $H_9O_4^+$ usw.

In einem herausgegriffenen $H_3O^+$-Ion ist die positive Ladung des $H^+$-Ions nunmehr dem gesamten $H_3O^+$ zuzuordnen. Alle drei Wasserstoff-Sauerstoff-Bindungen sind als gleichwertig anzusehen. Abb. 86 s. auch $NH_3$-Struktur.

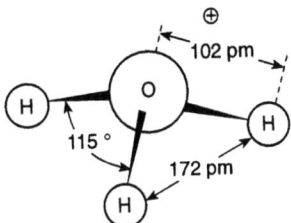

**Abb. 86.** Struktur des $H_3O^+$- Ions

Die gleichmäßige Ladungsverteilung im $H_3O^+$-Ion ermöglicht z.B. bei der Annäherung eines $H^+$-Ions von einer Seite die Abspaltung eines $H^+$-Ions auf der gegenüberliegenden Seite, das zu einem nächsten $H_2O$-Molekül überwechseln („tunneln") kann.

Dies ist die Ursache für die **Extraleitfähigkeit** des Protons in wässriger Lösung.

$H_2O_2$, **Wasserstoffperoxid,** entsteht durch Oxidation von Wasserstoff und Wasser oder durch Reduktion von Sauerstoff.

*Herstellung:* (1.) Über **Anthrachinonderivate** und Aceton/Isopropanol im Kreisprozess:

2 - Ethyl - Anthrachinon      2 - Ethyl - Anthrahydrochinon

$$(CH_3)_2CO \xrightarrow{H_2/Pd} (CH_3)_2CHOH \xrightarrow{O_2} (CH_3)_2CO + H_2O_2$$

(2.) Durch anodische Oxidation von z.B. 50%iger $H_2SO_4$. Es bildet sich Peroxodischwefelsäure $H_2S_2O_8$. Ihre Hydrolyse liefert $H_2O_2$.

(3.) Zersetzung von $BaO_2$:

$$BaO_2 + H_2SO_4 \longrightarrow BaSO_4 + H_2O_2$$

Durch Entfernen von Wasser unter sehr schonenden Bedingungen erhält man konzentrierte Lösungen von $H_2O_2$ oder auch wasserfreies $H_2O_2$. 30 %iges $H_2O_2$ ist als „Perhydrol" im Handel.

*Eigenschaften:* Wasserfrei ist $H_2O_2$ eine klare, viskose Flüssigkeit, die sich bisweilen explosionsartig in $H_2O$ und $O_2$ zersetzt. Durch Metalloxide wie $MnO_2$ wird der Zerfall katalysiert. $H_2O_2$ wirkt im allgemeinen oxidierend, ist aber gegenüber stärkeren Oxidationsmitteln wie $KMnO_4$ ein Reduktionsmittel.

$$H_2O_2 + 2\,H_2O \rightleftharpoons O_2 + 2\,H_3O^+ + 2\,e^- \quad E^0 = 0{,}682 \text{ (in saurer Lösung)}$$

$H_2O_2$ ist eine schwache Säure, $pK_S = 11{,}62$. Mit einigen Metallen bildet sie Peroxide, z.B. $Na_2O_2$, $BaO_2$.

Diese „echten" Peroxide enthalten die Peroxo-Gruppierung $-\overline{\underline{O}}-\overline{\underline{O}}-$

*Verwendung* findet $H_2O_2$ als Oxidationsmittel, zum Bleichen, als Desinfektionsmittel usw.

Alkali- und Erdalkaliperoxide sind ionisch gebaute Peroxide. Sie enthalten $O_2^{2-}$-Ionen im Gitter.

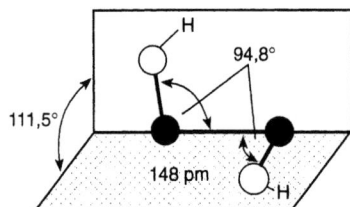

**Abb. 87.** Struktur von $H_2O_2$

## Oxide

Die Oxide zahlreicher Elemente werden bei den entsprechenden Elementen besprochen. Hier sollen nur einige allgemeine Betrachtungen angestellt werden.

*Salzartig gebaute Oxide* bilden sich mit den Elementen der I. und II. Hauptgruppe. In den Ionengittern existieren $O^{2-}$-Ionen. Diese Oxide heißen auch *basische Oxide* und *Basenanhydride,* weil sie bei der Reaktion mit Wasser Hydroxyl-Ionen bilden:

$$O^{2-} + H_2O \longrightarrow 2\,OH^-$$

Alkalioxide lösen sich in Wasser. Die anderen salzartigen Oxide lösen sich nur in Säuren.

Man kennt auch *amphotere Oxide* wie ZnO und $Al_2O_3$. Sie lösen sich sowohl in Säuren als auch in Laugen.

Oxide mit überwiegend *kovalenten* Bindungsanteilen sind die Oxide der Nichtmetalle und mancher Schwermetalle, z.B. $CrO_3$. Mit Wasser bilden sie Sauerstoffsäuren. Es sind daher *saure Oxide* und *Säureanhydride*.

# Schwefel

*Vorkommen:* frei (gediegen) z.B. in Sizilien und Kalifornien; gebunden als Metallsulfid: Schwefelkies $FeS_2$, Zinkblende ZnS, Bleiglanz PbS, Gips $CaSO_4 \cdot 2\,H_2O$, als Zersetzungsprodukt in der Kohle und im Eiweiß. Im Erdgas als $H_2S$ und in Vulkangasen als $SO_2$.

*Gewinnung:* Durch Ausschmelzen aus vulkanischem Gestein; aus unterirdischen Lagerstätten mit überhitztem Wasserdampf und Hochdrücken des flüssigen Schwefels mit Druckluft (**Frasch-Verfahren**); durch Verbrennen von $H_2S$ bei beschränkter Luftzufuhr mit Bauxit als Katalysator (**Claus-Prozess**):

$$H_2S + 1/2\,O_2 \longrightarrow S + H_2O$$

durch eine *Symproportionierungsreaktion* aus $H_2S$ und $SO_2$:

$$2\,H_2S + SO_2 \longrightarrow 2\,H_2O + 3\,S$$

Schwefel fällt auch als Nebenprodukt beim Entschwefeln von Kohle an.

*Eigenschaften:* Schwefel kommt in vielen Modifikationen vor. Die Schwefelatome lagern sich zu Ketten oder Ringen zusammen. Die Atombindungen entstehen vornehmlich durch Überlappung von p-Orbitalen. Dies führt zur Ausbildung von **Zickzack-Ketten**. Unter normalen Bedingungen beständig ist nur der **acht**gliedrige, kronenförmige *cyclo-Octaschwefel $S_8$* (Abb. 89). Er ist wasserunlöslich, jedoch löslich in Schwefelkohlenstoff $CS_2$ und bei Raumtemperatur „schwefelgelb". Dieser *rhombische α-Schwefel* wandelt sich bei 95,6°C reversibel in den ebenfalls achtgliedrigen *monoklinen β-Schwefel* um. Solche Modifikationen heißen *enantiotrop* (wechselseitig umwandelbar).

Bei etwa 119°C geht der feste Schwefel in eine hellgelbe, dünnflüssige Schmelze über. Die Schmelze erstarrt erst bei 114 - 115°C. Ursache für diese Erscheinung ist die teilweise Zersetzung der Achtringe beim Schmelzen. Die Zersetzungsprodukte (Ringe, Ketten) verursachen die Depression.

Bei ca. 160°C wird flüssiger Schwefel schlagartig **viskos**. Man nimmt an, dass in diesem Produkt riesige Makromoleküle (Ketten und Ringe) vorliegen. Die Viskosität nimmt bei weiterem Erhitzen wieder ab; am Siedepunkt von 444,6°C liegt wieder eine dünnflüssige Schmelze vor.

**Schwefeldampf** enthält — in Abhängigkeit von Temperatur und Druck — alle denkbaren Bruchstücke von $S_8$. **Blaues $S_2$ ist ein Diradikal.**

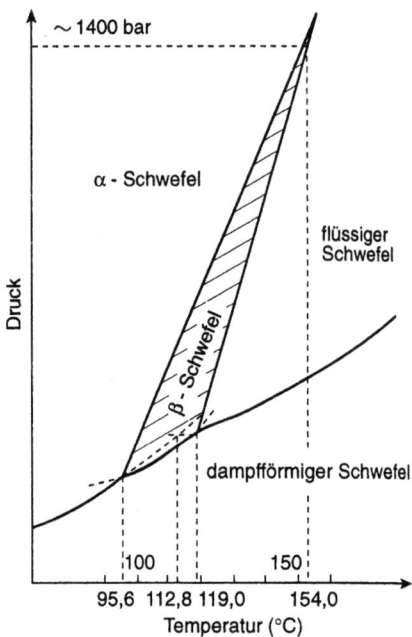

**Abb. 88.** Vereinfachtes Zustandsdiagramm des Schwefels

*cyclo-Hexaschwefel, $S_6$,* entsteht beim Ansäuern wässriger Thiosulfat-Lösungen. Die orangeroten Kristalle zersetzen sich ab 50°C. $S_6$ liegt in der Sesselform vor und besitzt eine hohe Ringspannung.

Weitere Modifikationen enthalten $S_7$-, $S_9$-, $S_{10}$-, $S_{11}$-, $S_{12}$-, $S_{18}$ oder $S_{20}$-Ringe.

$S_6$, $S_{12}$ und $S_{18}$ entstehen aus Polysulfanen, $H_2S_x$, und Chlorsulfanen, $Cl_2S_y$, unter HCl-Abspaltung. $S_{12}$ (Schmp. 148°C) und $S_{18}$ (Schmp. 126°C) sind hellgelbe kristalline Substanzen.

Modifikationen mit *ungeradzahligen* Schwefelringen ($S_7$, $S_9$, $S_{11}$) erhält man auf folgende Weise:

$$(C_5H_5)_2TiS_5 + S_xCl_2 \xrightarrow{HCl} (C_5H_5)_2TiCl_2 + S_n$$

$$( (C_5H_5)_2TiCl_2 + Na_2S_5 \longrightarrow (C_5H_5)_2TiS_5 )$$

Den sog. *plastischen Schwefel* erhält man durch schnelles Abkühlen (Abschrecken) der Schmelze. Gießt man die Schmelze in einem dünnen Strahl in Eiswasser, bilden sich lange Fasern. Diese lassen sich unter Wasser strecken und zeigen einen helixförmigen Aufbau. Dieser sog. *catena-Schwefel* ist unlöslich in $CS_2$. Er wandelt sich langsam in α-Schwefel um.

*Verwendung* findet Schwefel z.B. zum Vulkanisieren von Kautschuk, zur Herstellung von Zündhölzern, Schießpulver, bei der Schädlingsbekämpfung.

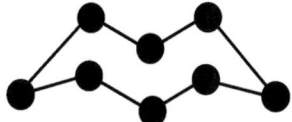

**Abb. 89.** Achtgliedriger Ring aus S-Atomen

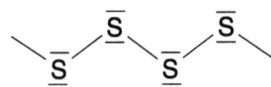

**Abb. 90.** Zweidimensionale Darstellung mit den freien Elektronenpaaren an den Schwefelatomen. Diese sind dafür verantwortlich, dass die Schwefelketten nicht eben sind. Es entsteht ein Diederwinkel zwischen jeweils drei von vier S-Atomen eines Kettenabschnitts

### Verbindungen

Schwefel ist sehr reaktionsfreudig. Bei höheren Temperaturen geht er mit den meisten Elementen Verbindungen ein.

Verbindungen von Schwefel mit Metallen und auch einigen Nichtmetallen heißen **Sulfide**, z.B. $Na_2S$ Natriumsulfid, $PbS$ Bleisulfid, $P_4S_3$ Phosphortrisulfid. Natürlich vorkommende Sulfide nennt man entsprechend ihrem Aussehen Kiese, Glanze oder Blenden.

*$H_2S$, Schwefelwasserstoff,* ist im Erdgas und in vulkanischen Gasen enthalten und entsteht beim Faulen von Eiweiß. *Herstellung:* Durch Erhitzen von Schwefel mit Wasserstoff und durch Einwirkung von Säuren auf bestimmte Sulfide, z.B.

$$FeS + H_2SO_4 \longrightarrow FeSO_4 + H_2S$$

*Eigenschaften:* farbloses, wasserlösliches Gas; stinkt nach faulen Eiern. Es verbrennt an der Luft zu $SO_2$ und $H_2O$. Bei Sauerstoffmangel entsteht Schwefel.

$H_2S$ ist ein starkes Reduktionsmittel und eine schwache zweiwertige Säure. Sie bildet demzufolge zwei Reihen von Salzen: normale Sulfide wie z.B. $Na_2S$, Natriumsulfid, und Hydrogensulfide wie $NaHS$. Schwermetallsulfide haben meist charakteristische Farben und oft auch sehr kleine Löslichkeitsprodukte, z.B. $c(Hg^{2+}) \cdot c(S^{2-}) = 10^{-54}$ $mol^2 \cdot L^{-2}$. $H_2S$ wird daher in der analytischen Chemie als Gruppenreagens verwendet.

*$H_2S_x$, Polysulfane,* entstehen z.B. beim Eintragen von Alkalipolysulfiden (aus Alkalisulfid + $S_8$) in kalte überschüssige konz. Salzsäure. Sie sind extrem empfindlich gegenüber $OH^-$-Ionen.

### Halogenverbindungen

***Schwefelfluoride:*** $(SF_2)$, $S_2F_2$, $SF_4$, $S_2F_{10}$, $SF_6$.

***$S_2F_2$, Difluordisulfan,*** ist ein farbloses Gas. Es gibt zwei Strukturisomere:

$$S_8 \xrightarrow{AgF/125°C} \textbf{FSSF}$$

$$S_2Cl_2 + 2\ KSO_2F \text{ oder } 2\ KF \xrightarrow{140°C} \textbf{SSF}_2$$

F–S–S–F setzt sich bei –50°C und Anwesenheit von NaF mit S=SF$_2$ ins Gleichgewicht. Oberhalb 0°C liegt nur SSF$_2$ vor.

$$\overset{=}{S}=S\underset{F}{\overset{F}{\diagup\hspace{-0.5em}\diagdown}} \quad ; \quad \overset{=}{S}=\overset{+}{\underset{F^-}{S}}\overset{F}{\diagup} \quad \longleftrightarrow \quad \overset{=}{S}=\underset{\underset{F}{+}}{\overset{F^-}{S}}$$

**SF$_4$** ist ein spezifisches Fluorierungsmittel für Carbonylgruppen. Es bildet sich z.B. nach folgender Gleichung:

$$SCl_2 + Cl_2 + 4\ NaF \xrightarrow{CH_3CN/75°C} SF_4 + 4\ NaCl$$

**SF$_6$** entsteht z.B. beim Verbrennen von Schwefel in Fluoratmosphäre. Das farb- und geruchlose Gas ist **sehr stabil**, weil das S-Atom von den F-Atomen „umhüllt" ist. Es findet als Isoliergas Verwendung.

**S$_2$F$_{10}$** bildet sich als Nebenprodukt bei der Reaktion von Schwefel mit Fluor oder durch photochemische Reaktion aus SF$_5$Cl:

$$2\ SF_5Cl + H_2 \longrightarrow S_2F_{10} + 2\ HCl$$

Es ist **sehr giftig** (Sdp. +29°C) und reaktionsfähiger als SF$_6$, weil es leicht SF$_5$-Radikale bildet. *Struktur:* F$_5$S–SF$_5$.

**SF$_5$Cl** entsteht als farbloses Gas aus SF$_4$ mit Cl$_2$ und CsF bei ca. 150°C. Es ist ein starkes Oxidationsmittel.

## *Schwefelchloride und Schwefelbromide*

**S$_2$Cl$_2$** bildet sich aus Cl$_2$ und geschmolzenem Schwefel Es dient als Lösemittel für Schwefel beim Vulkanisieren von Kautschuk. Es ist eine gelbe Flüssigkeit (Sdp. 139°C) und stark hydrolyseempfindlich.

**SCl$_2$** ist eine dunkelrote Flüssigkeit, Sdp. 60°C. Es bildet sich aus S$_2$Cl$_2$ durch Einleiten von Cl$_2$ bei 0°C:

$$S_2Cl_2 + Cl_2 \longrightarrow 2\ SCl_2$$

**SCl$_4$** entsteht als blassgelbe, zersetzliche Flüssigkeit bei tiefer Temperatur:

$$SCl_2 + Cl_2 \longrightarrow SCl_4 \qquad Schmp. = -31°C$$

**S$_2$Br$_2$** entsteht aus S$_2$Cl$_2$ mit Bromwasserstoff als tiefrote Flüssigkeit.

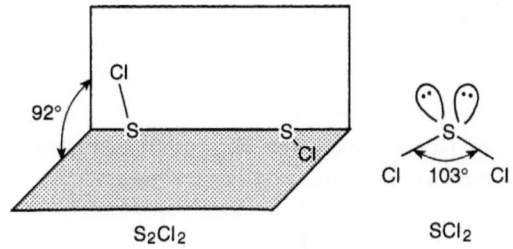

Abb. 91. Molekülstruktur von $S_2Cl_2$ und $SCl_2$

## Oxidhalogenide $SOX_2$ (X = F, Cl, Br)

*$SOCl_2$, Thionylchlorid,* bildet sich durch Oxidation von $SCl_2$, z.B. mit $SO_3$. Es ist eine farblose Flüssigkeit, Sdp. 76°C. Mit $H_2O$ erfolgt Zersetzung in HCl und $SO_2$.

Die analogen **Brom**- und **Fluor**-Verbindungen werden durch Halogenaustausch erhalten.

*$SO_2Cl_2$, Sulfurylchlorid,* bildet sich durch Addition von $Cl_2$ an $SO_2$ mit Aktivkohle als Katalysator. Es ist eine farblose Flüssigkeit und dient in der organischen Chemie zur Einführung der $SO_2Cl$-Gruppe.

*$SOF_4$* ist ein farbloses Gas. Es entsteht durch Fluorierung von $SOF_2$.

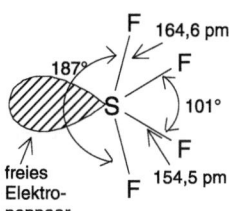

Abb. 92. Molekülstruktur von $SF_4$

## Schwefeloxide und Schwefelsäuren

*$SO_2$, Schwefeldioxid* kommt in den Kratergasen von Vulkanen vor.

**Herstellung.** (1.) **Durch Verbrennen von Schwefel.** (2.) **Durch Oxidieren (Rösten) von Metallsulfiden:**

$$2\ FeS_2 + 5\ 1/2\ O_2 \longrightarrow Fe_2O_3 + 4\ SO_2$$

(3.) Durch Reduktion von konz. $H_2SO_4$ mit Metallen, Kohlenstoff etc.:

$$Cu + 2\ H_2SO_4 \longrightarrow CuSO_4 + SO_2 + 2\ H_2O$$

*Eigenschaften:* farbloses, hustenreizendes Gas, leichtlöslich in Wasser. $SO_2$ wird bei $-10°C$ flüssig. Flüssiges $SO_2$ ist ein gutes Lösemittel für zahlreiche Substanzen. $SO_2$ ist das Anhydrid der Schwefligen Säure $H_2SO_3$. Seine wässrige Lösung reagiert daher sauer.

$SO_2$ ist ein starkes Reduktionsmittel. Es reduziert z.B. organische Farbstoffe, wirkt desinfizierend und wird daher zum Konservieren von Lebensmitteln und zum Ausschwefeln von Holzfässern verwendet.

*Molekülstruktur:*

*$H_2SO_3$, Schweflige Säure,* entsteht beim Lösen von Schwefeldioxid in Wasser. Sie lässt sich nicht in Substanz isolieren und ist eine **zwei**wertige Säure ($pK_{s1}$ = 1,81 bei $18°C$). Ihre Salze, die **Sulfite**, entstehen z.B. beim Einleiten von $SO_2$ in Laugen. Es gibt normale Sulfite, z.B. $Na_2SO_3$, und saure Sulfite, z.B. $NaHSO_3$, Natriumhydrogensulfit. Disulfite oder Pyrosulfite entstehen beim Isolieren der Hydrogensulfite aus wässriger Lösung oder durch Einleiten von $SO_2$ in Sulfitlösungen:

$$2\ HSO_3^- \longrightarrow H_2O + S_2O_5^{2-} \quad \text{oder} \quad SO_3^{2-} + SO_2 \longrightarrow S_2O_5^{2-}$$

Sie finden für die gleichen Zwecke Verwendung wie die Sulfite, z.B. zum Bleichen von Wolle und Papier und als Desinfektionsmittel.

*$SO_3$, Schwefeltrioxid,* gewinnt man technisch nach dem Kontaktverfahren (s. unten). In der Gasphase existieren monomere $SO_3$-Moleküle. Die Sauerstoffatome umgeben das S-Atom in Form eines gleichseitigen Dreiecks. Festes $SO_3$ kommt in drei Modifikationen vor: Die **eisartige** Modifikation ($\gamma$-$SO_3$) besteht aus sechsgliedrigen Ringen. Die beiden **asbestartigen** Modifikationen ($\alpha$-$SO_3$, $\beta$-$SO_3$) enthalten lange Ketten.

trigonal - planar

gewellter Ring    tetraedische Umgebung von S - Atomen

$SO_3$ reagiert mit Wasser in stark exothermer Reaktion zu Schwefelsäure, $H_2SO_4$.

*HSO₃Cl, Chlorsulfonsäure,* ist ein Beispiel für eine Halogenschwefelsäure. Sie bildet sich aus SO₃ und HCl. Entsprechend werden ihre Salze aus SO₃ und Chloriden erhalten. HSO₃Cl ist eine farblose, bis 25°C stabile Flüssigkeit. Sie zersetzt sich heftig mit Wasser. Verwendung findet sie zur Einführung der Sulfonsäuregruppe –SO₃H (Sulfonierungsmittel in der organischen Chemie).

*Molekülstruktur* s. Tabelle 21.

## $H_2SO_4$, Schwefelsäure

*Herstellung:* Durch Oxidation von $SO_2$ mit Luftsauerstoff in Gegenwart von Katalysatoren entsteht Schwefeltrioxid $SO_3$. Durch Anlagerung von Wasser bildet sich daraus $H_2SO_4$. Früher stellte man $SO_3$ nach dem sog. *Bleikammerverfahren* her; hierbei dienten $NO_2/NO$ als Katalysator. Heute benutzt man das sog. Kontaktverfahren nach *Knietsch.*

*Kontaktverfahren:* $SO_2$ wird zusammen mit Luft bei ca. 400°C über einen Vanadinoxid-Kontakt ($V_2O_5$) geleitet:

$$SO_2 + 1/2\ O_2 \rightleftharpoons SO_3 \qquad \Delta H = -99\ \text{kJ} \cdot \text{mol}^{-1}$$

Das gebildete $SO_3$ wird von konzentrierter $H_2SO_4$ absorbiert. Es entsteht die *rauchende Schwefelsäure* (Oleum). Sie enthält Dischwefelsäure (= Pyroschwefelsäure) und andere Polyschwefelsäuren:

$$H_2SO_4 + SO_3 \longrightarrow H_2S_2O_7$$

Durch Verdünnen mit Wasser kann man aus der rauchenden $H_2SO_4$ verschieden starke Schwefelsäuren herstellen:

$$H_2S_2O_7 + H_2O \longrightarrow 2\ H_2SO_4$$

*Eigenschaften:* 98,3 %ige Schwefelsäure (konz. $H_2SO_4$) ist eine konstant siedende, dicke, ölige Flüssigkeit (Dichte 1,8, Schmp. 10,4°C, Sdp. 338°C) und **stark hygroskopisch**. Beim Versetzen von konz. $H_2SO_4$ mit $H_2O$ bilden sich in stark exothermer Reaktion Schwefelsäurehydrate: $H_2SO_4 \cdot H_2O$, $H_2SO_4 \cdot 2\ H_2O$, $H_2SO_4 \cdot 4\ H_2O$. Diese Hydratbildung ist energetisch so begünstigt, dass konz. Schwefelsäure ein **starkes Trockenmittel** für inerte Gase ist. Sie entzieht auch Papier, Holz, Zucker usw. das gesamte Wasser, so dass nur Kohlenstoff zurückbleibt.

**$H_2SO_4$ löst alle Metalle außer Pb ($PbSO_4$-Bildung), Platin und Gold. Verdünnte $H_2SO_4$ löst „unedle Metalle" (negatives Normalpotential) unter $H_2$-Entwicklung. Metalle mit positivem Normalpotential lösen sich in konz. $H_2SO_4$ unter $SO_2$-Entwicklung.** Konz. $H_2SO_4$ lässt sich jedoch in Eisengefäßen transportieren, weil sich eine Schutzschicht aus $Fe_2(SO_4)_3$ bildet. Konz. $H_2SO_4$, vor allem heiße, konz. $H_2SO_4$, ist **ein kräftiges Oxidationsmittel** und kann z.B. Kohlenstoff zu $CO_2$ oxidieren.

In wässriger Lösung ist $H_2SO_4$ eine sehr **starke zweiwertige Säure**. Diese bildet neutrale Salze (Sulfate), *Beispiel:* $Na_2SO_4$, und saure Salze (Hydrogensulfate),

*Beispiel:* NaHSO$_4$. Fast alle Sulfate sind wasserlöslich. Bekannte Ausnahmen sind BaSO$_4$ und PbSO$_4$.

*Verwendung:* Die Hauptmenge der Schwefelsäure wird zur Herstellung künstlicher Düngemittel, z.B. (NH$_4$)$_2$SO$_4$, verbraucht. Sie wird weiter benutzt zur Herstellung von Farbstoffen, Permanentweiß (BaSO$_4$), zur Herstellung von Orthophosphorsäure H$_3$PO$_4$, von HCl, zusammen mit HNO$_3$ als Nitriersäure zur Herstellung von Sprengstoffen wie Trinitrotoluol (TNT) usw.

*Molekülstruktur* s. Tabelle 21.

**Tabelle 21.** Schwefelsäuren

| Schwefelsäure | Hydrogensulfat-Ion | Sulfat-Ion | Chlorsulfonsäure |
|---|---|---|---|
| Thioschwefelsäure | | Schweflige Säure | |
| Dischwefelsäure | | Dithionige Säure | |
| Peroxomonoschwefelsäure | | | |
| Peroxodischwefelsäure | | Tetrathionat-Ion | |

*Beachte:* Im SO$_4^{2-}$-Ion sitzt das S-Atom in einem Tetraeder. Die S–O-Abstände sind gleich; die p$_\pi$-d$_\pi$-Bindungen sind demzufolge delokalisiert.

***H₂S₂O₄, Dithionige Säure,*** ist nicht isolierbar. Ihre Salze, die Dithionite, entstehen durch Reduktion von Hydrogensulfit-Lösungen mit Natriumamalgam, Zinkstaub oder elektrolytisch. $Na_2S_2O_4$ ist ein vielbenutztes Reduktionsmittel.

*Molekülstruktur* s. Tabelle 21.

***H₂S₂O₃, Thioschwefelsäure,*** kommt nur in ihren Salzen vor, z.B. $Na_2S_2O_3$, Natriumthiosulfat. Es entsteht beim Kochen von $Na_2SO_3$-Lösung mit Schwefel:

$$Na_2SO_3 + S \longrightarrow Na_2S_2O_3$$

Das $S_2O_3^{2-}$-Anion reduziert Iod zu Iodid, wobei sich das Tetrathionat-Ion bildet:

$$2\,S_2O_3^{2-} + I_2 \longrightarrow 2\,I^- + S_4O_6^{2-}$$

Diese Reaktion findet Anwendung bei der Iod-Bestimmung in der analytischen Chemie (Iodometrie). Chlor wird zu Chlorid reduziert, aus $S_2O_3^{2-}$ entsteht dabei $SO_4^{2-}$ (Antichlor). Da $Na_2S_2O_3$ Silberhalogenide unter Komplexbildung löst $[Ag(S_2O_3)_2]^{3-}$, wird es als Fixiersalz in der Photographie benutzt (s. S. 203).

***H₂SO₅, Peroxomonoschwefelsäure,*** Carosche Säure, entsteht als Zwischenstufe bei der Hydrolyse von $H_2S_2O_8$, Peroxodischwefelsäure. Sie bildet sich auch aus konz. $H_2SO_4$ und $H_2O_2$. In wasserfreier Form ist sie stark hygroskopisch, Schmp. 45°C. Sie ist ein starkes Oxidationsmittel und zersetzt sich mit Wasser in $H_2SO_4$ und $H_2O_2$.

*Molekülstruktur* s. Tabelle 21.

***H₂S₂O₈, Peroxodischwefelsäure,*** entsteht durch anodische Oxidation von $H_2SO_4$ oder aus $H_2SO_4$ und $H_2O_2$. Sie hat einen Schmp. von 65°C, ist äußerst hygroskopisch und zersetzt sich über $H_2SO_5$ als Zwischenstufe in $H_2SO_4$ und $H_2O_2$.

$$2\,H_2SO_4 + H_2O_2 \rightleftharpoons 2\,H_2O + H_2S_2O_8$$

Die Salze, Peroxodisulfate, sind kräftige Oxidationsmittel. Sie entstehen durch anodische Oxidation von Sulfaten.

*Molekülstruktur* s. Tabelle 21.

# Stickstoffgruppe (N, P, As, Sb, Bi)

Die Elemente dieser Gruppe bilden die V. Hauptgruppe des PSE. Sie haben alle die Elektronenkonfiguration $s^2p^3$ und können durch Aufnahme von drei Elektronen ein Oktett erreichen. Sie erhalten damit formal die Oxidationsstufe –3. *Beispiele:* $NH_3$, $PH_3$, $AsH_3$, $SbH_3$, $BiH_3$. Die Elemente können auch bis zu 5 Valenzelektronen abgeben. Ihre Oxidationszahlen können demnach Werte von –3 bis +5 annehmen. Die Stabilität der höchsten Oxidationsstufe nimmt in der Gruppe von oben nach unten ab. $Bi_2O_5$ ist im Gegensatz zu $P_4O_{10}$ ein starkes Oxidationsmittel. $H_3PO_3$ ist im Vergleich zu $Bi(OH)_3$ ein starkes Reduktionsmittel.

Der Metallcharakter nimmt innerhalb der Gruppe nach unten hin zu: Stickstoff ist ein typisches Nichtmetall, Bismut ein typisches Metall. Die Elemente Phosphor, Arsen und Antimon kommen in metallischen und nichtmetallischen Modifikationen vor. Diese Erscheinung heißt *Allotropie*.

*Beachte:* Stickstoff kann als Element der 2. Periode in seinen Verbindungen maximal vierbindig sein (Oktett-Regel).

## Stickstoff

*Vorkommen:* Luft enthält 78,09 Volumenanteile (%) Stickstoff. Gebunden kommt Stickstoff u.a. vor im Salpeter $KNO_3$, Chilesalpeter $NaNO_3$ und als Bestandteil von Eiweiß.

*Gewinnung:* **Technisch** durch fraktionierte Destillation von flüssiger Luft. Stickstoff hat einen Sdp. von –196°C und verdampft zuerst. Sauerstoff (Sdp. –183°C) bleibt zurück.

Stickstoff entsteht z.B. auch beim Erhitzen von Ammoniumnitrit:

$$NH_4NO_2 \xrightarrow{\Delta} N_2 + 2\,H_2O$$

*Eigenschaften:* Stickstoff ist nur als Molekül $N_2$ beständig. Er ist farb-, geruch- und geschmacklos und schwer löslich in $H_2O$. Er ist nicht brennbar und unterhält nicht die Atmung. $N_2$ ist sehr reaktionsträge, weil die N-Atome durch eine *Dreifachbindung* zusammengehalten werden, $N_2$: $|N\equiv N|$. Die Bindungsenergie beträgt 945 kJ·mol$^{-1}$.

**Tabelle 22.** Eigenschaften der Elemente der Stickstoffgruppe

| Element | Stickstoff | Phosphor | Arsen | Antimon | Bismut |
|---|---|---|---|---|---|
| Elektronenkonfiguration | $[He]2s^22p^3$ | $[Ne]3s^23p^3$ | $[Ar]3d^{10}4s^24p^3$ | $[Kr]4d^{10}5s^25p^3$ | $[Xe]4f^{14}5d^{10}6s^26p^3$ |
| Schmp. [°C] | −210 | 44[a] | 817 (28,36 bar)[b] | 631 | 271 |
| Sdp. [°C] | −196 | 280 | subl. bei 613°C[b] | 1380 | 1560 |
| Ionisierungsenergie [kJ/mol] | 1400 | 1010 | 950 | 830 | 700 |
| Atomradius [pm] (kovalent) | 70 | 110 | 118 | 136 | 152 |
| Ionenradius [pm] $E^{5+}$ | 13 | 35 | 46 | 62 | 74 |
| Elektronegativität | 3,0 | 2,1 | 2,0 | 1,9 | 1,9 |
| Metallischer Charakter | | | | | zunehmend → |
| Affinität zu elektropositiven Elementen | | | | | abnehmend → |
| Affinität zu elektronegativen Elementen | | | | | zunehmend → |
| Basencharakter der Oxide | | | | | zunehmend → |
| Salzcharakter der Halogenide | | | | | zunehmend → |

[a] weiße Modifikation
[b] graues As

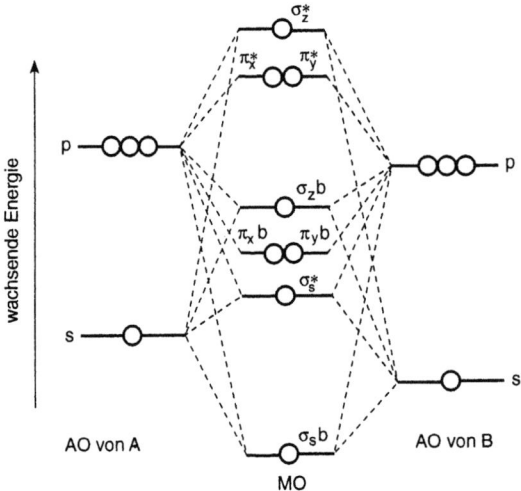

**Abb. 93.** MO-Energiediagramm für AB-Moleküle; B ist der elektronegativere Bindungspartner. *Beispiele:* CN⁻, CO, NO. Beachte: Für **N₂** haben die AO auf beiden Seiten die gleiche Energie. Die Konfiguration ist $(\sigma_s^b)^2(\sigma_s^*)^2(\pi_{x,y}^b)^4(\sigma_z^b)^2$. Es gibt somit **eine** σ-Bindung und **zwei** π-Bindungen. Vergleiche den Unterschied in der Reihenfolge der MO beim O₂-Molekül, S. 209! Er beruht darauf, dass hier eine Wechselwirkung zwischen den 2s-AO und den 2p-AO auftritt, weil die Energiedifferenz zwischen diesen Orbitalen klein ist

Beim Erhitzen mit Si, B, Al und Erdalkalimetallen bilden sich Verbindungen, die Nitride. (Li₃N bildet sich auch schon bei Zimmertemperatur.)

*Verwendung:* Stickstoff wird als billiges Inertgas sehr häufig bei chemischen Reaktionen eingesetzt. Ausgangsstoff für NH₃-Synthese.

**Zusammensetzung trockener Luft in Volumenanteilen (%):** N₂: 78,09; O₂: 20,95; Ar: 0,93; CO₂: 0,03; restliche Edelgase sowie CH₄.

**Verbindungen**

*Salzartige Nitride* werden von den stark elektropositiven Elementen (Alkali- und Erdalkalimetalle, Zn, Cd) gebildet. Sie enthalten in ihrem Ionengitter das $N^{3-}$-Anion. Bei der Hydrolyse entsteht NH₃.

*NH₃, Ammoniak,* ist ein farbloses, stechend riechendes Gas. Es ist leichter als Luft und löst sich sehr leicht in Wasser (Salmiakgeist). Die Lösung reagiert alkalisch:

$$NH_3 + H_2O \rightleftharpoons NH_4^+ + OH^-$$

Flüssiges Ammoniak ist ein *wasserähnliches Lösemittel* (Sdp. –33,4°C). Im Vergleich zum Ionenprodukt des Wassers ist dasjenige von flüssigem NH₃ sehr klein:

$$2\ NH_3 \rightleftharpoons NH_4^+ + NH_2^- \qquad c(NH_4^+)\cdot c(NH_2^-) = 10^{-29}\ mol^2\cdot L^{-2}$$

Flüssiges (wasserfreies) Ammoniak löst Alkali- und Erdalkalimetalle mit blauer Farbe. Die Blaufärbung rührt von solvatisierten Elektronen her: $e^-\cdot n\ NH_3$. Die Lösung ist ein starkes Reduktionsmittel.

NH₃ ist eine starke Lewis-Base und kann als Komplexligand fungieren.
*Beispiele:* $[Ni(NH_3)_6]^{2+}$, $[Cu(NH_3)_4]^{2+}$.

Mit Protonen bildet NH₃ Ammonium-Ionen $NH_4^+$. *Beispiel:*

$$NH_3 + HCl \longrightarrow NH_4Cl$$

*Alle Ammoniumsalze sind leicht flüchtig.*

Das $NH_4^+$-Ion zeigt Ähnlichkeiten mit den Alkalimetall-Ionen.

*Herstellung:* **Großtechnisch** aus den Elementen nach *Haber/Bosch*:

$$3\ H_2 + N_2 \rightleftharpoons 2\ NH_3 \qquad \Delta H = -92{,}3\ kJ\cdot mol^{-1}$$

Das Gleichgewicht verschiebt sich bei dieser Reaktion mit sinkender Temperatur und steigendem Druck nach rechts. Leider ist die Reaktionsgeschwindigkeit bei Raumtemperatur praktisch Null. Katalysatoren wie α-Eisen wirken aber erst bei ca. 400 - 500°C genügend beschleunigend. Weil die Reaktion exotherm verläuft, befinden sich bei dem Druck 1 bar bei dieser Temperatur nur ca. 0,1 Volumenanteile (%) Ammoniak im Gleichgewicht mit den Ausgangsstoffen. Da die Ammoniakbildung unter Volumenverminderung verläuft, kann man durch Druckerhöhung die Ausbeute an Ammoniak beträchtlich erhöhen (Prinzip von *Le Chatelier,* s. S. 137).

*Reaktionsbedingungen:* Temperatur 400 - 500°C, Druck 200 bar, Ausbeute: 21 %. Andere Verfahren arbeiten bei Drücken von 750 oder 1000 bar. Die Ammoniakausbeute ist dann entsprechend höher. Die hohen Drücke bedingen jedoch einen größeren apparativen Aufwand. Der Reaktor besteht aus einem Cr/Mo-Stahlmantel und innen aus V2A-Stahl.

*Verwendung von Ammoniak:* zur Herstellung von Düngemitteln wie $(NH_4)_2SO_4$, zur Herstellung von Salpetersäure (Ostwald-Verfahren), zur Sodaherstellung, für Reinigungszwecke, als Kältemittel.

*Molekülstruktur* von NH₃ s. S. 50.

Im NH₃-Molekül und seinen Derivaten kann das N-Atom durch die von den drei Bindungspartnern aufgespannte Ebene „hindurchschwingen". Die Energiebarriere für das als **Inversion** bezeichnete Umklappen beträgt etwa 24 kJ·mol⁻¹. Im NH₃-Molekül schwingt das N-Atom mit einer Frequenz von 2,387·10¹⁰ Hz. Diese Inversion ist der Grund dafür, dass bei $|NR^1R^2R^3$-Molekülen im allgemeinen keine optischen Isomere gefunden werden (s. Teil III).

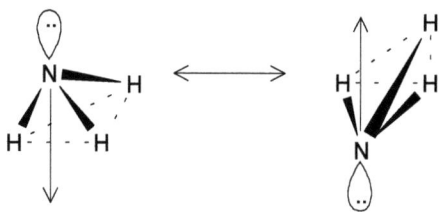

**Abb. 94.** Inversion im $NH_3$-Molekül

Werden im $NH_3$-Molekül die H-Atome durch Reste R substituiert, erhält man *Amine:* z.B. $CH_3\overline{N}H_2$, Monomethylamin, $(CH_3)_2\overline{N}H$, Dimethylamin, $(CH_3)_3N|$, Trimethylamin. Ihre Struktur leitet sich vom Tetraeder des $|NH_3$ ab.

*Ausnahme:* $(H_3Si)_3N$, Trisilylamin, ist eben gebaut. Man erklärt dies damit, dass sich zwischen einem p-Orbital des N-Atoms und d-Orbitalen der Si-Atome partielle $d_\pi$-$p_\pi$-Bindungen ausbilden. Es ist eine sehr schwache Lewis-Base.

Ersetzt man im $NH_3$-Molekül **ein** H-Atom durch Metalle, entstehen **Amide**. Beispiel: $Na^+NH_2^-$, Natriumamid.

*Herstellung von Natriumamid:*

$$2\ Na + 2\ HNH_2 \xrightarrow{\text{Kat.}} 2\ NaNH_2 + H_2 \quad \Delta H = -146\ kJ\cdot mol^{-1}$$

Werden **zwei** H-Atome durch Metalle ersetzt, erhält man **Imide**. Beispiel: $(Li^+)_2NH^{2-}$.

*Nitride* enthalten das $N^{3-}$-Ion. *Beispiel:* $(Li^+)_3N^{3-}$. Mit Wasser entwickeln diese Salze Ammoniak. Es handelt sich demnach um Salze von $NH_3$.


*Stickstoffhalogenide*

Ihre Herstellung erfolgt nach der Gleichung:

$$NH_3 + 3\ X_2 \longrightarrow NX_3 + 3\ HX$$

*NF$_3$, Stickstofftrifluorid,* ist ein farbloses, stabiles Gas. Mit Wasser erfolgt keine Reaktion. Fluor ist der elektronegativere Bindungspartner. $NF_3$ besitzt praktisch keine Lewis-Base-Eigenschaften, verglichen mit $NH_3$. $\sphericalangle FNF = 98°$.

*NCl$_3$, Trichloramin,* ist ein explosives, gelbes Öl. Stickstoff ist der elektronegativere Bindungspartner. Reaktion mit Wasser:

$$NCl_3 + 3\ H_2O \rightleftharpoons NH_3 + 3\ HOCl$$

*NBr$_3$·NH$_3$, NI$_3$·NH$_3$* sind wie $NCl_3$ explosiv.

*N$_2$H$_4$, Hydrazin,* ist eine *endotherme* Verbindung ($\Delta H(fl) = +55{,}6\ kJ\cdot mol^{-1}$). Bei Raumtemperatur ist es eine farblose, an der Luft rauchende Flüssigkeit (Sdp. 113,5°C, Schmp. 1,5°C). Beim Erhitzen disproportioniert Hydrazin gelegentlich explosionsartig in $N_2$ und $NH_3$. Es ist eine schwächere Base als $NH_3$. Hydrazin bildet **Hydraziniumsalze**: $N_2H_5^+X^-$, mit sehr starken Säuren: $N_2H_6^{2+}(X^-)_2$ (X = einwertiger Säurerest). $N_2H_5^+HSO_4^-$ lässt sich aus Wasser umkristallisieren. Hydrazin ist ein starkes **Reduktionsmittel**; als Zusatz im Kesselspeisewasser vermindert es die Korrosion. Mit Sauerstoff verbrennt es nach der Gleichung:

$$N_2H_4 + O_2 \longrightarrow N_2 + 2\,H_2O \qquad \Delta H = -623\,kJ\cdot mol^{-1}$$

*Verwendung:* als Korrosionsinhibitor, zur Herstellung von Treibmitteln, Polymerisationsinitiatoren, Herbiziden, Pharmaka. $N_2H_4$ und org. Derivate als Treibstoffe für Spezialfälle in der Luftfahrt.

*Beachte:* Hydrazin wird als cancerogen eingestuft.

Die *Herstellung* von Hydrazin erfolgt durch Oxidation von $NH_3$.

(**1.**) Bei der **Hydrazinsynthese nach *Raschig*** verwendet man hierzu Natriumhypochlorit, NaOCl. Dabei entsteht Chloramin, $NH_2Cl$, als Zwischenstufe:

$$NH_3 + HOCl \longrightarrow NH_2Cl + H_2O$$

$$NH_2Cl + NH_3 \longrightarrow H_2N-NH_2 + HCl$$

Die durch Schwermetallionen katalysierte Nebenreaktion:

$$N_2H_4 + 2\,NH_2Cl \longrightarrow N_2 + 2\,NH_4Cl$$

wird durch Zusatz von Komplexbildnern wie Leim, Gelatine usw. unterdrückt.

Aus der wässrigen Lösung kann Hydrazin als *Sulfat* oder durch Destillation abgetrennt werden. Durch Erwärmen mit konz. KOH entsteht daraus Hydrazinhydrat, $N_2H_4\cdot H_2O$. Entwässern mit festem NaOH liefert wasserfreies Hydrazin.

(**2.**) Ein Herstellungsverfahren verläuft über ein **Ketazin**:

$$2NH_3 + Cl_2 + 2\,R_2C{=}O \longrightarrow R_2C{=}N{-}N{=}CR_2 + 2\,H_2O + 2\,HCl$$
$$\text{(Ketazin)}$$

$$R_2C{=}N{-}N{=}CR_2 + 2\,H_2O \longrightarrow N_2H_4 + 2\,R_2C{=}O$$

Diese Reaktion verläuft unter Druck.

*Molekülstruktur* von $N_2H_4$:

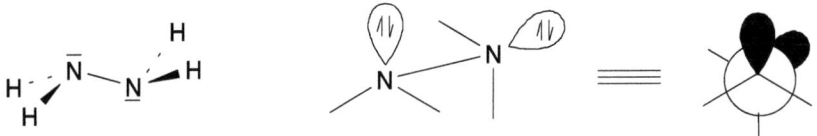

Vgl. hierzu die Struktur von $H_2O_2$!

schiefe, gestaffelte Konformation
( engl. skew oder gauche )

***HN₃, Stickstoffwasserstoffsäure,*** ist eine in wasserfreier Form farblose, leichtbewegliche, explosive Flüssigkeit. $HN_3$ ist eine schwache Säure ($pK_S = 4{,}75$). Ihre Salze heißen Azide. Das Azid-Ion $N_3^-$ ist ein *Pseudohalogenid*, s. S. 204. Es verhält sich in vielen Reaktionen wie Cl⁻. Wichtige Ausnahme: **Schwermetallazide sind hochexplosiv** und finden als Initialzünder Verwendung wie $Pb(N_3)_2$. Die Azide stark elektropositiver Metalle sind beständiger. **Natriumazid,** das aus Distickstoffoxid, $N_2O$, und Natriumamid, $NaNH_2$, entsteht, zersetzt sich beispielsweise erst ab 300°C:

$$2 NaN_3 \longrightarrow 2 Na + 3 N_2$$

Es entsteht reines Na und spektralanalytisch reiner Stickstoff.

*Herstellung von $HN_3$:*

(**1.**)    $N_2H_4 + HNO_2 \longrightarrow HN_3 + 2 H_2O$

$HN_3$ wird durch Destillation abgetrennt.

(**2.**)    $2 NaNH_2 + N_2O \longrightarrow NaN_3 + NaOH + NH_3$

Durch Destillation mit verd. $H_2SO_4$ entsteht freie $HN_3$. Durch Entwässern mit $CaCl_2$ erhält man 90 prozentige $HN_3$.

*Molekülstruktur von $HN_3$:*

$$\underset{124\,pm}{\overset{110°\quad 113\,pm}{H-\underline{N}=\overset{+}{N}\equiv N|}} \longleftrightarrow H-\underline{\underline{N}}=\overset{+}{N}=\underline{\underline{N}}|^-$$

*Struktur von $N_3^-$:*

$$^-|\underline{\underline{N}}=\overset{+}{N}=\underline{\underline{N}}|^- \longleftrightarrow |N\equiv \overset{+}{N}-\underline{\underline{N}}|^{2-} \longleftrightarrow |\underline{\underline{N}}^{2-}-\overset{+}{N}\equiv N|$$

*Beachte:* Die größere Anzahl von mesomeren Grenzformeln (bessere Verteilung der Elektronen) macht die größere Stabilität von $N_3^-$ gegenüber $HN_3$ verständlich.

**$NH_2OH$, Hydroxylamin,** kristallisiert in farblosen, durchsichtigen, leicht zersetzlichen Kristallen (Schmp. 33,1°C). Oberhalb 100°C zersetzt sich $NH_2OH$ explosionsartig:

$$3 NH_2OH \longrightarrow NH_3 + N_2 + 3 H_2O$$

Hydroxylamin bildet Salze, z.B.

$$NH_2OH + HCl \longrightarrow [^+NH_3OH]Cl^- \quad \text{(Hydroxylammoniumchlorid)}$$

Die *Herstellung* erfolgt durch Reduktion, z.B. von $HNO_3$, oder nach der Gleichung:

$$NO_2 + 5/2\ H_2 \xrightarrow{Pt} NH_2OH + H_2O$$

Hydroxylamin ist weniger basisch als Ammoniak. Es ist ein starkes Reduktionsmittel, kann aber auch gegenüber starken Reduktionsmitteln wie $SnCl_2$ als Oxidationsmittel fungieren.

Hydroxylamin reagiert mit Carbonylgruppen: Mit Ketonen entstehen Ketoxime und mit Aldehyden Aldoxime: $R_2C=\overline{N}-OH$ bzw. $RCH=\overline{N}-OH$.

*Molekülstruktur:*

$$\begin{array}{c} \phantom{H}N\phantom{H} \\ H-\overset{|}{\underset{H}{\phantom{N}}}\diagdown_{O}\diagup H \end{array}$$

**N₂O, Distickstoffmonoxid** (Lachgas), ist ein farbloses Gas, das sich leicht verflüssigen lässt (Sdp. –88,48°C). Es muss für Narkosezwecke zusammen mit Sauerstoff eingeatmet werden, da es die Atmung nicht unterhält. Es unterhält jedoch die Verbrennung, weil es durch die Temperatur der Flamme in $N_2$ und $1/2\ O_2$ gespalten wird.

*Herstellung:* Durch Erhitzen von $NH_4NO_3 \xrightarrow{\Delta} N_2O + 2\ H_2O$.

*Elektronenstruktur:*

$$N\overset{112,9}{-\!\!\!-}N\overset{118,8}{-\!\!\!-}O \qquad \overset{-}{\underline{N}}=\overset{+}{N}=\overset{-}{\underline{O}} \longleftrightarrow |N\equiv \overset{+}{N}-\overline{\underline{O}}|^-$$

*Beachte:* In den Grenzformeln ist $N_2O$ mit $CO_2$ isoelektronisch!

**NO, Stickstoffmonoxid,** ist ein farbloses, in Wasser schwer lösliches Gas. Es ist eine *endotherme Verbindung*. An der Luft wird es sofort braun, wobei sich $NO_2$ bildet:

$$2\ NO + O_2 \rightleftharpoons 2\ NO_2 \qquad \Delta H = -56{,}9\ kJ\cdot mol^{-1}$$

Oberhalb 650°C liegt das Gleichgewicht auf der linken Seite.

Bei der Umsetzung mit $F_2$, $Cl_2$ und $Br_2$ entstehen die entsprechenden *Nitrosylhalogenide:*

$$2\ NO + Cl_2 \longrightarrow 2\ NOCl \qquad \Delta H = -77\ kJ\cdot mol^{-1}$$

Die Verbindungen NOX (X = F, Cl, Br) sind weitgehend kovalent gebaut. $NO^+$-Ionen liegen vor in $NO^+ClO_4^-$, $NO^+HSO_4^-$. Dabei hat das neutrale NO-Molekül ein Elektron abgegeben und ist in das $NO^+$-Kation (Nitrosyl-Ion) übergegangen. Das $NO^+$-Ion kann auch als Komplexligand fungieren.

Die Reaktion von NO mit Stickstoffdioxid $NO_2$ liefert **N₂O₃, Distickstofftrioxid:**

$$NO + NO_2 \longrightarrow N_2O_3$$

$N_2O_3$ ist nur bei tiefen Temperaturen stabil (tiefblaue Flüssigkeit, blassblaue Kristalle). Oberhalb –10°C bilden sich NO und $NO_2$ zurück.

*Herstellung:* **Großtechnisch** durch katalytische Ammoniakverbrennung (Ostwald-Verfahren) bei der Herstellung von Salpetersäure $HNO_3$:

$$4\ NH_3 + 5\ O_2 \xrightarrow{Pt} 4\ NO + 6\ H_2O \qquad \Delta H = -906\ kJ\cdot mol^{-1}$$

s. Salpetersäure!

*Weitere Herstellungsmöglichkeiten:* Aus den Elementen bei Temperaturen um 3000°C (Lichtbogen):

$$1/2\ N_2 + 1/2\ O_2 \rightleftharpoons NO \qquad \Delta H = +90\ kJ\cdot mol^{-1}$$

oder durch Einwirkung von Salpetersäure auf Kupfer und andere Metalle (Reduktion von $HNO_3$):

$$3\ Cu + 8\ HNO_3 \longrightarrow 3\ Cu(NO_3)_2 + 2\ NO + 4\ H_2O\ \text{usw.}$$

*Elektronenstruktur von NO:* **Das NO-Molekül enthält ein ungepaartes Elektron und ist folglich ein Radikal.** Im flüssigen und festen Zustand liegt es weitgehend dimer vor: $N_2O_2$. Die Anordnung der Elektronen im NO lässt sich sehr schön mit einem MO-Energiediagramm demonstrieren; vgl. hierzu Abb. 93, S. 224. Ein Elektron befindet sich in einem antibindenden $\pi^*$-Orbital. Die Elektronenkonfiguration ist $(\sigma_s^b)^2(\sigma_s^*)^2(\pi_{x,y}^b)^4(\sigma_z^b)^2(\pi_{x,y}^*)$. Gibt NO sein ungepaartes Elektron ab, entsteht $NO^+$. Das Nitrosyl-Ion ist isoster mit CO, $CN^-$ $N_2$. Die Bindungsordnung ist höher als im NO!

Stickstoffmonoxid (NO) ist ein physiologisches Stoffwechselprodukt, auf dem die gefäßerweiternden Wirkungen von Nitroprussiat [Pentacyanonitrosyl-ferrat(III)] und organischen Nitrat-Estern beruhen. Es entsteht im Organismus durch die Stickoxid-Synthetase aus Arginin.

*$NO_2$, Stickstoffdioxid:* rotbraunes, erstickend riechendes Gas. Beim Abkühlen auf $-20°C$ entstehen farblose Kristalle aus $(NO_2)_2$:

$$2\ NO_2 \rightleftharpoons N_2O_4 \qquad \Delta H = -57\ kJ \cdot mol^{-1}$$

Bei Temperaturen zwischen $-20\ C$ und $140°C$ liegt immer ein Gemisch aus dem monomeren und dem dimeren Oxid vor. Oberhalb 650°C ist $NO_2$ vollständig in NO und $1/2\ O_2$ zerfallen.

**$NO_2$ ist ein Radikal;** es enthält ein ungepaartes Elektron (paramagnetisch). Durch Elektronenabgabe entsteht $NO_2^+$, das Nitryl-Kation. Dieses Ion ist isoster mit $CO_2$. Durch Aufnahme eines Elektrons entsteht $NO_2^-$, das Nitrit-Ion (Anion der Salpetrigen Säure).

$NO_2$ ist ein starkes Oxidationsmittel. Mit Wasser reagiert es unter Bildung von Salpetersäure $HNO_3$ **und** Salpetriger Säure $HNO_2$ (*Disproportionierung*):

$$2\ NO_2 + H_2O \longrightarrow HNO_3 + HNO_2$$

Mit Alkalilaugen entstehen die entsprechenden Nitrite und Nitrate.

*Herstellung von $NO_2$:* $NO_2$ entsteht als Zwischenprodukt bei der Salpetersäureherstellung nach dem Ostwald-Verfahren aus NO und $O_2$

$$2\ NO + O_2 \longrightarrow 2\ NO_2$$

Im Labormaßstab erhält man es durch Erhitzen von Nitraten von Schwermetallen wie $Pb(NO_3)_2$.

*Molekülstruktur:*

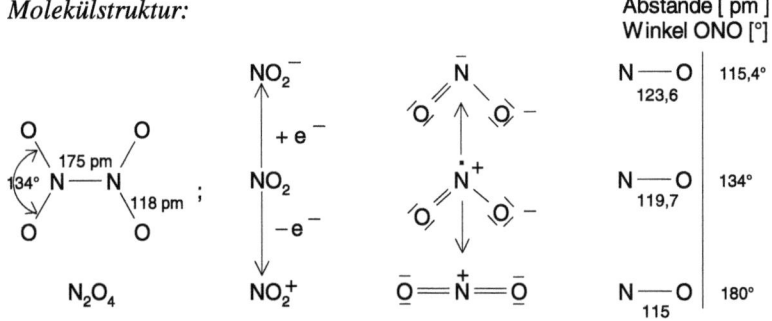

***N₂O₅, Distickstoffpentoxid,*** ist das Anhydrid der Salpetersäure HNO₃. Es entsteht aus ihr durch Wasserabspaltung, z.B. mit P₄O₁₀ (bei Anwesenheit von O₃). Es bildet farblose Kristalle und neigt zu Explosionen. Im festen und flüssigen Zustand liegt es als NO₂⁺NO₃⁻, Nitryl-nitrat, vor. Im Gaszustand und in CCl₄-Lösungen hat es folgende (kovalente) Struktur:

***HNO₂, Salpetrige Säure,*** ist in freiem Zustand nur in verdünnten, kalten wässrigen Lösungen bekannt (pK$_S$ = 3,29). Ihre Salze, die **Nitrite,** sind dagegen stabil. Beim Versuch, die wässrige Lösung zu konzentrieren, und beim Erwärmen disproportioniert HNO₂ in HNO₃ und NO. Diese Reaktion verläuft über mehrere Stufen: In einem ersten Schritt zerfällt HNO₂ in Wasser und ihr Anhydrid N₂O₃. Dieses zersetzt sich sofort weiter zu NO und NO₂. NO₂ reagiert mit Wasser unter Disproportionierung usw. Zusammengefasst lässt sich die Reaktion wie folgt beschreiben:

$$3\ HNO_2 \longrightarrow HNO_3 + 2\ NO + H_2O$$

Je nach der Wahl des Reaktionspartners reagieren HNO₂ bzw. ihre Salze als Reduktions- oder Oxidationsmittel. *Beispiele: **Reduktionswirkung*** hat HNO₂ gegenüber starken Oxidationsmitteln wie KMnO₄. ***Oxidationswirkung:***

$$HNO_2 + NH_3 \longrightarrow N_2 + 2\ H_2O$$

NH₃ wird hierbei zu Stickstoff oxidiert und HNO₂ zu Stickstoff reduziert. Erhitzen von NH₄NO₂ liefert die gleichen Reaktionsprodukte (*Komproportionierung*). NaNO₂ wird in der organischen Chemie zur Herstellung von HNO₂ verwendet (s. *Sandmeyer-Reaktion*, Teil III).

*Herstellung von Nitriten:* Aus Nitraten durch Erhitzen bei Anwesenheit eines schwachen Reduktionsmittels oder durch Einleiten eines Gemisches aus gleichen Teilen NO und NO₂ in Alkalilaugen:

$$NO + NO_2 + 2\ NaOH \longrightarrow 2\ NaNO_2 + H_2O$$

*Molekülstruktur:* Von der freien HNO₂ sind zwei tautomere Formen denkbar, von denen organische Derivate existieren (R–NO₂ = Nitroverbindungen, R–ONO = Ester der Salpetrigen Säure).

*Beachte:* Im Gaszustand ist nur das Isomere (b) nachgewiesen worden. Das Molekül ist planar.

***HNO₃, Salpetersäure,*** kommt in Form ihrer Salze, der Nitrate, in großer Menge vor; $NaNO_3$ (Chilesalpeter). Nitrate entstehen bei allen Verwesungsprozessen organischer Körper bei Anwesenheit von Basen wie $Ca(OH)_2$.

Wasserfreie $HNO_3$ ist eine farblose, stechend riechende Flüssigkeit, stark ätzend und an der Luft rauchend (Sdp. 84°C, Schmp. –42°C). Sie zersetzt sich im Licht und wird daher in braunen Flaschen aufbewahrt.

$$2\ HNO_3 \longrightarrow H_2O + 2\ NO_2 + 1/2\ O_2$$

$HNO_3$ ist ein kräftiges Oxidationsmittel und eine starke Säure ($pK_S = -1{,}32$).

*Oxidationswirkung:*

$$NO_3^- + 4\ H^+ + 3\ e^- \longrightarrow NO + 2\ H_2O$$

Besonders starke Oxidationskraft besitzt konz. $HNO_3$. Sie oxidiert alle Stoffe mit einem Redoxpotential negativer als +0,96 V. Außer Gold und Platin löst sie fast alle Metalle. Als **„Scheidewasser"** dient eine 50%ige Lösung zur Trennung von Silber und Gold. Fast alle Nichtmetalle wie Schwefel, Phosphor, Arsen usw. werden zu den entsprechenden Säuren oxidiert. Aus Zucker entsteht $CO_2$ und $H_2O$. Erhöhen lässt sich die oxidierende Wirkung bei Verwendung eines Gemisches aus **einem** Teil $HNO_3$ und **drei** Teilen konz. HCl. Das Gemisch heißt *Königswasser,* weil es sogar Gold löst:

$$HNO_3 + 3\ HCl \longrightarrow 4\ NOCl + 2\ Cl\cdot + 2\ H_2O$$

In Königswasser entsteht Chlor „in statu nascendi".

Einige unedle Metalle wie Aluminium und Eisen werden von konz. $HNO_3$ nicht gelöst, weil sie sich mit einer Oxid-Schutzschicht überziehen (*Passivierung*).

***HNO₃ als Säure:*** Verdünnte $HNO_3$ ist eine sehr starke Säure:

$$HNO_3 + H_2O \longrightarrow H_3O^+ + NO_3^-$$

Ihre Salze heißen **Nitrate**. Sie entstehen bei der Umsetzung von $HNO_3$ mit den entsprechenden Carbonaten oder Hydroxiden.

*Beachte:* Alle Nitrate werden beim Glühen zersetzt. Alkalinitrate und $AgNO_3$ zersetzen sich dabei in Nitrite und $O_2$:

$$NaNO_3 \xrightarrow{\Delta} NaNO_2 + 1/2\ O_2$$

Die übrigen Nitrate gehen in die Oxide oder freien Metalle über, z.B.

$$Cu(NO_3)_2 \xrightarrow{\Delta} CuO + 2\ NO_2 + 1/2\ O_2$$

$$Hg(NO_3)_2 \xrightarrow{\Delta} Hg + 2\ NO_2 + O_2$$

***Nitrylverbindungen*** enthalten das Nitryl-Kation (Nitronium-Ion) $NO_2^+$. $NO_2X$-Verbindungen entstehen aus $HNO_3$ mit noch stärkeren Säuren:

$$O_2NOH + HX \longrightarrow NO_2X + H_2O$$

*Beispiele:* $NO_2^+ClO_4^-$, $NO_2^+SO_3F^-$.

*Herstellung von Salpetersäure:* **Großtechnisch** durch die katalytische Ammoniakverbrennung (*Ostwald-Verfahren*):

**1. Reaktionsschritt:**

$$4\,NH_3 + 5\,O_2 \xrightarrow{Pt/Rh} 4\,NO + 6\,H_2O$$

**2. Schritt:** Beim Abkühlen bildet sich $NO_2$:

$$NO + 1/2\,O_2 \longrightarrow NO_2$$

**3. Schritt:** $NO_2$ reagiert mit Wasser unter Bildung von $HNO_3$ und $HNO_2$. Letztere disproportioniert in $HNO_3$ und NO:

$$3\,HNO_2 \longrightarrow HNO_3 + 2\,NO + H_2O$$

NO wird mit überschüssigem $O_2$ wieder in $NO_2$ übergeführt, und der Vorgang beginnt erneut.

**Zusammenfassung:**

$$4\,NO_2 + 2\,H_2O + O_2 \longrightarrow 4\,HNO_3$$

Eine hohe Ausbeute an NO wird dadurch erzielt, dass man das $NH_3$/Luft-Gemisch mit hoher Geschwindigkeit durch ein Netz aus einer Platin/Rhodium-Legierung als Katalysator strömen lässt. Die Reaktionstemperatur beträgt ca. 700°C.

$HNO_3$ entsteht auch beim Erhitzen von $NaNO_3$ mit $H_2SO_4$:

$$NaNO_3 + H_2SO_4 \longrightarrow HNO_3 + NaHSO_4$$

*Verwendung:* Als Scheidewasser zur Trennung von Silber und Gold, zur Herstellung von Nitraten, Kunststoffen, zur Farbstoff-Fabrikation, zum Ätzen von Metallen, zur Herstellung von Schießpulver und Sprengstoffen wie Nitroglycerin, s. hierzu Teil III. Über die Nitriersäure s. Teil III.

$NaNO_3$ (Chilesalpeter) und $NH_4NO_3$ sind wichtige Düngemittel.

*Molekülstruktur* von $HNO_3$:

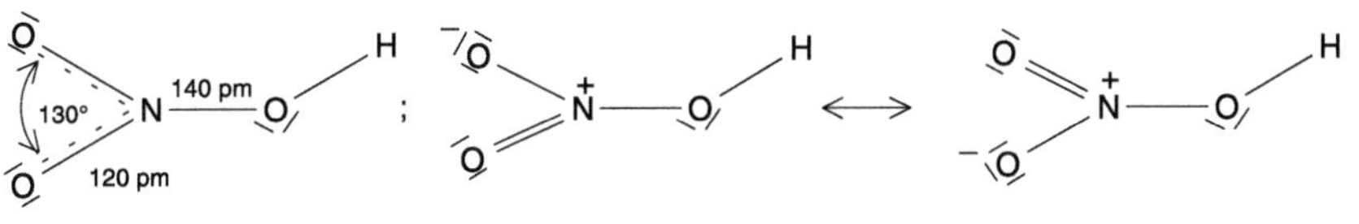

Mesomere Grenzformeln von $NO_3^-$

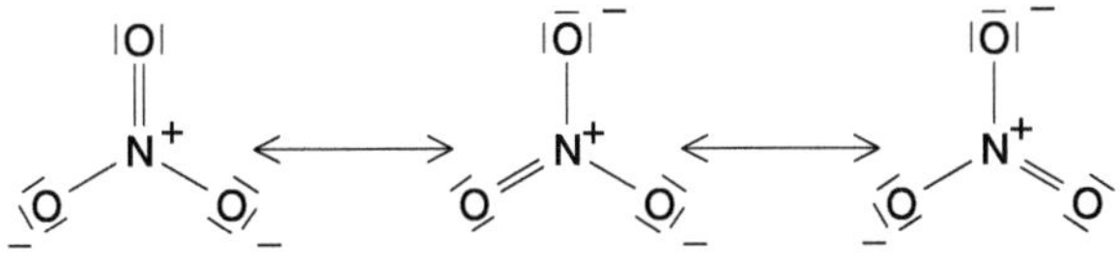

$HNO_3$ und das $NO_3^-$-Ion sind planar gebaut ($sp^2$-Hybridorbitale am N-Atom).

# Phosphor

*Vorkommen:* Nur in Form von Derivaten der Phosphorsäure, z.B. als $Ca_3(PO_4)_2$ in den Knochen, als $3\ Ca_3(PO_4)_2 \cdot CaF_2$ (Apatit), als $3\ Ca_3(PO_4)_2 \cdot Ca(OH,F,Cl)_2$ (Phosphorit), im Zahnschmelz, als Ester im Organismus.

*Herstellung:* Man erhitzt tertiäre Phosphate zusammen mit Koks und Sand ($SiO_2$) im elektrischen Ofen auf 1300 - 1450°C:

$$2\ Ca_3(PO_4)_2 + 10\ C + 6\ SiO_2 \longrightarrow 6\ CaSiO_3 + 10\ CO + 4\ P$$

Bei der Kondensation des Phosphordampfes entsteht weißer Phosphor $P_4$.

*Eigenschaften:* Das Element Phosphor kommt in mehreren **monotropen** (einseitig umwandelbaren) Modifikationen vor:

a) ***Weißer (gelber, farbloser) Phosphor*** ist fest, wachsglänzend, wachsweich, wasserunlöslich, **in Schwefelkohlenstoff ($CS_2$) löslich**, Schmp. 44°C. **Er entzündet sich bei etwa 45°C an der Luft von selbst** und verbrennt zu $P_4O_{10}$, Phosphorpentoxid. **Weißer Phosphor muss** daher **unter Wasser aufbewahrt werden.** Er ist sehr giftig. An feuchter Luft zerfließt er langsam unter Bildung von $H_3PO_3$, $H_3PO_4$ und $H_4P_2O_6$ (Unterdiphosphorsäure).

Phosphor reagiert mit den meisten Elementen, in lebhafter Reaktion z.B. mit Chlor, Brom und Iod zu den entsprechenden Phosphorhalogeniden.

Im Dampfzustand besteht der weiße Phosphor aus $P_4$-Tetraedern und oberhalb 800°C aus $P_2$-Teilchen.

**Die ∡ PPP sind 60°** (gleichseitige Dreiecke). Diese Winkel verursachen eine beträchtliche Ringspannung (Spannungsenergie etwa 92 kJ·mol$^{-1}$).

Das Zustandekommen der Spannung wird dadurch erklärt, dass an der Bildung der P–P-Bindungen im wesentlichen nur p-Orbitale beteiligt sind. Die drei p-Orbitale am Phosphoratom bilden aber Winkel von 90° miteinander.

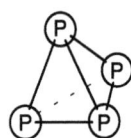

**Abb. 95.** Struktur von weißem Phosphor

b) ***Roter Phosphor*** entsteht aus weißem Phosphor durch Erhitzen unter Ausschluss von Sauerstoff auf ca. 300°C. Das rote Pulver ist **unlöslich in organischen Lösemitteln, ungiftig und schwer entzündlich.** Auch in dieser Modifikation ist jedes P-Atom mit drei anderen P-Atomen verknüpft, es bildet sich jedoch eine mehr oder weniger geordnete Raumnetzstruktur. Der Ordnungsgrad hängt von der thermischen Behandlung ab.

Roter Phosphor findet z.B. bei der Zündholzfabrikation Verwendung. Zusammen mit Glaspulver befindet er sich auf den Reibflächen der Zündholzschachtel. In den Streichholzköpfen befindet sich $KClO_3$, $Sb_2S_3$ oder Schwefel (als brennbare Substanz).

c) *„Violetter Phosphor"*, *"Hittdorfscher Phosphor"*, entsteht beim längeren Erhitzen von rotem Phosphor auf Temperaturen oberhalb 550°C. Das kompliziert gebaute, geordnete Schichtengitter hat einen Schmp. von ca. 620°C. Die Substanz ist unlöslich in $CS_2$.

d) *Schwarzer Phosphor* ist die bis 550°C **thermodynamisch beständigste Phosphormodifikation**. Alle anderen sind in diesem Temperaturbereich metastabil, d.h. nur beständig, weil die Umwandlungsgeschwindigkeit zu klein ist.

Schwarzer Phosphor entsteht aus dem weißen Phosphor bei hoher Temperatur und sehr hohem Druck, z.B. 200°C und 12 000 bar. Ohne Druck erhält man ihn durch Erhitzen von weißem Phosphor auf 380°C mit Quecksilber als Katalysator und Impfkristallen aus schwarzem Phosphor. Diese Phosphormodifikation ist **ungiftig, unlöslich, metallisch und leitet den elektrischen Strom.** Das Atomgitter besteht aus Doppelschichten, die parallel übereinander angeordnet sind, wie aus Abb. 96 zu ersehen ist.

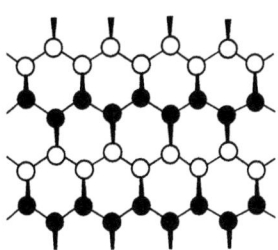

**Abb. 96.** Ausschnitt aus dem Gitter des schwarzen Phosphors in der Draufsicht. ● Diese Phosphoratome liegen über der Papierebene. ○ Diese Phosphoratome liegen unter der Papierebene. ∡P–P–P ≈ 100°

**Verbindungen**

*$PH_3$, Monophosphan,* ist ein farbloses, knoblauchartig riechendes, giftiges, brennbares Gas (Sdp. −87,7°C). Der HPH-Winkel beträgt 93,5°. Das freie Elektronenpaar befindet sich daher vornehmlich in einem s-Orbital. $PH_3$ ist eine schwache Lewis-Base. Mit HI bildet sich $PH_4^+I^-$, Phosphoniumiodid.

*Herstellung:*

(**1.**) Durch Kochen von weißem Phosphor mit Alkalilauge:

$$4\,P + 3\,NaOH + 3\,H_2O \longrightarrow PH_3 + 3\,NaH_2PO_2$$
(Salz der hypophosphorigen Säure)

(**2.**) Durch Hydrolyse von Phosphiden wie $Ca_3P_2$.

(**3.**) In reiner Form durch Zersetzung von Phosphoniumverbindungen:

$$PH_4^+ + OH^- \longrightarrow PH_3 + H_2O$$

PH$_3$ ist stärker reduzierend und schwächer basisch als NH$_3$. Es reduziert z.B. AgNO$_3$ zum Metall. Mit O$_2$ bildet sich H$_3$PO$_4$.

***P$_2$H$_4$, Diphosphan,*** entsteht bei der Hydrolyse von Phosphiden als Nebenprodukt; Sdp. +51,7°C. Es ist selbstentzündlich und zerfällt in PH$_3$ und (PH)$_x$ (gelbe Polymere).

*Phosphoroxide*

***P$_4$O$_6$*** entsteht beim Verbrennen von Phosphor bei beschränkter Sauerstoffzufuhr bzw. bei stöchiometrischem Umsatz. Es leitet sich vom P$_4$-Tetraeder des weißen Phosphors dadurch ab, dass in jede P–P-Bindung unter Aufweitung des PPP-Winkels ein Sauerstoffatom eingeschoben wird.

***P$_4$O$_{10}$, Phosphorpentoxid,*** bildet sich beim Verbrennen von Phosphor im Sauerstoffüberschuss. Seine Molekülstruktur unterscheidet sich von derjenigen des P$_4$O$_6$ lediglich dadurch, dass jedes Phosphoratom noch ein Sauerstoffatom erhält, Abb. 97. P$_4$O$_{10}$ ist das Anhydrid der Orthophosphorsäure, H$_3$PO$_4$. Es ist sehr hygroskopisch und geht mit Wasser über Zwischenstufen in H$_3$PO$_4$ über. Es findet als starkes Trockenmittel vielseitige Verwendung.

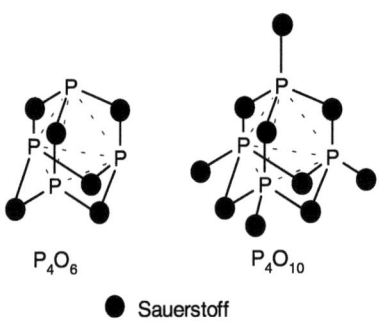

● Sauerstoff

Abb. 97. Struktur von P$_4$O$_6$ und P$_4$O$_{10}$

*Phosphorsäuren*

Phosphor bildet eine Vielzahl von Sauerstoffsäuren: ***Ortho***säuren H$_3$PO$_n$ (n = 2,3,4,5), ***Meta***säuren (HPO$_3$)$_n$ (n = 3 bis 8), ***Poly***säuren H$_{n+2}$P$_n$O$_{3n+1}$ und ***Thio***phosphorsäuren.

***H$_3$PO$_2$, Phosphinsäure*** (früher: Hypophosphorige Säure), ist eine **ein**wertige Säure. Zwei H-Atome sind direkt an Phosphor gebunden. Phosphor hat in dieser Verbindung die Oxidationszahl +1. Sie ist ein starkes Reduktionsmittel und reduziert z.B. CuSO$_4$ zu CuH, Kupferhydrid! Beim Erwärmen auf ca. 130°C disproportioniert sie in PH$_3$ und H$_3$PO$_3$. Ihre Salze, die Phosphinate wie NaH$_2$PO$_2$, sind gut wasserlöslich.

*Molekülstruktur:*

$$\begin{array}{c} H \\ | \\ H-P=O \\ | \\ OH \end{array} \qquad \left[\begin{array}{c} H \\ | \\ H-P-O \\ | \\ O \end{array}\right]^{-}$$

$H_3PO_2$ $\qquad\qquad\qquad$ $H_2PO_2^-$

*Beachte:* Phosphor hat in $H_3PO_2$ eine tetraedrische Umgebung.

*Herstellung:*

$$P_4 + 6\ H_2O \rightleftharpoons PH_3 + 3\ H_3PO_2$$

**$H_3PO_3$, Phosphonsäure** (früher Phosphorige Säure): farblose, in Wasser sehr leicht lösliche Kristalle (Schmp. 70°C). *Herstellung:*

$$PCl_3 + 3\ H_2O \longrightarrow H_3PO_3 + 3\ HCl$$

Sie ist ein relativ starkes Reduktionsmittel. Beim Erwärmen disproportioniert sie in $PH_3$ und $H_3PO_4$. $H_3PO_3$ ist eine **zwei**wertige Säure, weil ein H-Atom direkt an Phosphor gebunden ist. Dementsprechend kennt man Hydrogenphosphonate wie $NaH_2PO_3$ und Phosphonate wie $Na_2HPO_3$.

Struktur von $H_3PO_3$ und ihren Anionen:

$$\begin{array}{c} H \\ | \\ HO-P-OH \\ \| \\ O \end{array} \qquad \left[\begin{array}{c} H \\ | \\ O-P-O \\ | \\ OH \end{array}\right]^{-} \qquad \left[\begin{array}{c} H \\ | \\ O-P-O \\ | \\ O \end{array}\right]^{2-}$$

$H_3PO_3$ $\qquad\qquad$ $H_2PO_3^-$ $\qquad\qquad$ $HPO_3^{2-}$

*Beachte:* Phosphor hat in $H_3PO_3$ eine tetraedrische Umgebung.

**$H_3PO_4$, Orthophosphorsäure,** kurz Phosphorsäure, ist eine **drei**wertige mittelstarke Säure, s. S. 149. Sie bildet Dihydrogenphosphate (primäre Phosphate), Hydrogenphosphate (sekundäre Phosphate) und Phosphate (tertiäre Phosphate), s. S. 150. Über ihre Verwendung im *Phosphatpuffer* s. S. 158.

*Herstellung:*

(1.) $\quad 3\ P + 5\ HNO_3 + 2\ H_2O \longrightarrow 3\ H_3PO_4 + 5\ NO$

(2.) $\quad Ca_3(PO_4)_2 + 3\ H_2SO_4 \longrightarrow 3\ CaSO_4 + 2\ H_3PO_4 \quad$ (20- 50%ige Lösung)

(3.) $\quad P_4O_{10} + 6\ H_2O \longrightarrow 4\ H_3PO_4 \qquad$ (85 - 90%ige wässrige Lösung = sirupöse Phosphorsäure)

*Eigenschaften:* Reine $H_3PO_4$ bildet eine farblose, an der Luft zerfließende Kristallmasse, Schmp. 42°C. Beim Erhitzen bilden sich Polyphosphorsäuren.

*Verwendung:* Phosphorsäure wird zur Rostumwandlung (Phosphatbildung) benutzt. Phosphorsaure Salze finden als Düngemittel Verwendung.

**„Superphosphat"** ist ein Gemisch aus unlösl. $CaSO_4$ und lösl. $Ca(H_2PO_4)_2$.

$$Ca_3(PO_4)_2 + 2\ H_2SO_4 \longrightarrow Ca(H_2PO_4)_2 + 2\ CaSO_4$$

**„Doppelsuperphosphat"** entsteht nach der Gleichung:

$$Ca_3(PO_4)_2 + 4\ H_3PO_4 \longrightarrow 3\ Ca(H_2PO_4)_2$$

*Molekülstruktur* von $H_3PO_4$ und ihren Anionen:

$H_3PO_4 \quad H_2PO_4^- \quad HPO_4^{2-} \quad PO_4^{3-}$

Im $PO_4^{3-}$ sitzt das P-Atom in einem symmetrischen Tetraeder. Alle Bindungen sind gleichartig. Die $\pi$-Bindungen sind $p_\pi$-$d_\pi$-Bindungen.

**$H_4P_2O_7$, Diphosphorsäure** (Pyrophosphorsäure), erhält man durch Eindampfen von $H_3PO_4$-Lösungen oder durch genau dosierte Hydrolyse von $P_4O_{10}$. Die farblose, glasige Masse (Schmp. 61°C) geht mit Wasser in $H_3PO_4$ über. Sie ist eine vierwertige Säure und bildet Dihydrogendiphosphate, z.B. $K_2H_2P_2O_7$, und Diphosphate (Pyrophosphate), z.B. $K_4P_2O_7$.

*Molekülstruktur*

Strukturhinweis: Zwei Tetraeder sind über eine Ecke miteinander verknüpft.

$H_4P_2O_7$ entsteht durch Kondensation aus zwei Molekülen $H_3PO_4$:

$$H_3PO_4 + H_3PO_4 \xrightarrow[-H_2O]{} H_4P_2O_7$$

Durch Erhitzen von $H_3PO_4$ bzw. von primären Phosphaten bilden sich durch intermolekulare Wasserabspaltung höhere **Polysäuren** ($H_{n+2}P_nO_{3n+1}$).

*Na$_5$P$_3$O$_{10}$, Natriumtripolyphosphat,* entsteht nach der Gleichung:

$$Na_4P_2O_7 + 1/n\ (NaPO_3)_n \xrightarrow{\Delta} Na_5P_3O_{10}$$

Es findet vielfache Verwendung, so bei der Wasserenthärtung, Lebensmittelkonservierung, in Waschmitteln.

Das Polyphosphat $Na_nH_2P_nO_{3n+1}$ (n = 30 - 90) bildet mit $Ca^{2+}$-Ionen lösliche Komplexe.

**Metaphosphorsäuren** heißen cyclische Verbindungen der Zusammensetzung $(HPO_3)_n$ (n = 3 - 8). Sie sind relativ starke Säuren. Die Trimetaphosphorsäure bildet einen ebenen Ring; die höhergliedrigen Ringe sind gewellt.

Trimetaphosphat - Ion

$Na_3P_3O_9$ entsteht beim Erhitzen von $NaH_2PO_4$ auf 500°C.

Die *Phosphorsulfide P$_4$S$_3$, P$_4$S$_5$, P$_4$S$_7$* und *P$_4$S$_{10}$* entstehen beim Zusammenschmelzen von rotem Phosphor und Schwefel. Sie dienen in der organischen Chemie als Schwefelüberträger. Ihre Strukturen kann man formal vom $P_4$-Tetraeder ableiten.

*Halogenverbindungen*

Man kennt Verbindungen vom Typ $PX_3$, $PX_5$, $P_2X_4$ und $POX_3$, $PSX_3$ (X = Halogen).

*PF$_3$* entsteht durch Fluorierung von $PCl_3$. Das farblose Gas ist ein starkes Blutgift, da es sich anstelle von $O_2$ an Hämoglobin anlagert. In Carbonylen kann es das CO vertreten.

*PCl$_3$* bildet sich aus den Elementen:

$$P + 2\ Cl_2 \longrightarrow PCl_3$$

Es ist eine farblose, stechend riechende Flüssigkeit (Sdp. 75,9°C). Mit Wasser bildet sich phosphorige Säure:

$$PCl_3 + 3\ H_2O \longrightarrow H_3PO_3 + 3\ HCl$$

Mit Sauerstoff bzw. Schwefel entsteht $POCl_3$, Phosphoroxidchlorid (Phosphorylchlorid), bzw. $PSCl_3$, Thiophosphorylchlorid.

*PCl$_5$* bildet sich direkt aus den Elementen über $PCl_3$ als Zwischenstufe. Im festen Zustand ist es ionisch gebaut: $PCl_4^+PCl_6^-$. Im Dampfzustand und meist auch in Lösung liegen bipyramidal gebaute $PCl_5$-Moleküle vor. $PCl_5$ sublimiert ab 160°C. Hydrolyse liefert über $POCl_3$ als Endprodukt $H_3PO_4$. $PCl_5$ wird als Chlorierungsmittel verwendet.

*POCl₃*, *Phosphoroxidchlorid*, ist eine farblose Flüssigkeit (Sdp.108°C). Es entsteht bei der unvollständigen Hydrolyse von PCl₅, z.B. mit Oxalsäure H₂C₂O₄.

# Arsen

*Vorkommen:* Selten gediegen in Form von grauschwarzen Kristallen als Scherbenkobalt. Mit Schwefel verbunden als As₄S₄ (Realgar), As₂S₃ (Auripigment), NiAs (Rotnickelkies), FeAsS (Arsenkies).

*Gewinnung:* (**1.**) Durch Erhitzen von Arsenkies:

$$FeAsS \longrightarrow FeS + As$$

Arsen sublimiert ab.

(**2.**) Durch Reduktion von As₂O₃ mit Kohlenstoff:

$$As_2O_3 + 3\,C \longrightarrow 2\,As + 3\,CO$$

*Eigenschaften:* Es gibt mehrere monotrope Modifikationen: „**graues**" oder metallisches Arsen ist die normal auftretende und stabilste Modifikation; es ist stahlgrau, glänzend und spröde und leitet den elektrischen Strom; es kristallisiert in einem Schichtengitter. Die gewellten Schichten bestehen aus verknüpften Sechsecken.

Beim Abschrecken von As-Dampf mit flüssiger Luft entsteht nichtmetallisches **gelbes** Arsen, As₄. Es ähnelt in seiner Struktur dem weißen Phosphor, ist jedoch instabiler als dieser.

„**Schwarzes**" Arsen entspricht dem schwarzen Phosphor.

An der Luft verbrennt Arsen zu As₂O₃. In Chloratmosphäre entzündet es sich unter Bildung von AsCl₃. Mit Metallen bildet es Arsenide.

## Verbindungen

*AsH₃* ist ein farbloses, nach Knoblauch riechendes, sehr giftiges Gas. Es verbrennt mit fahler Flamme zu As₂O₃ und H₂O. In der Hitze zerfällt es in die Elemente. Leitet man das entstehende Gasgemisch auf kalte Flächen, scheidet sich ein schwarzer Belag von metallischem Arsen ab (Arsenspiegel, *Marshsche Probe*).

*Herstellung:* Durch Einwirkung von naszierendem Wasserstoff (z.B. aus Zink und Salzsäure) auf lösliche Arsenverbindungen.

### Sauerstoffverbindungen

Alle Oxide und Säuren sind feste weiße Stoffe.

*(As₂O₃)ₓ, Arsentrioxid,* Arsenik, ist ein sehr giftiges, in Wasser sehr wenig lösliches weißes Pulver oder eine glasige Masse. Die kubische Modifikation besteht aus As₄O₆-Molekülen. Die monokline Modifikation ist hochmolekular und besteht aus gewellten Schichten.

*Herstellung:* Durch Verbrennung von Arsen mit Sauerstoff.

*Verwendung:* Zur Schädlingsbekämpfung, zum Konservieren von Tierpräparaten und Häuten, zur Glasfabrikation usw.

*$As_2O_5$* bzw. *$As_4O_{10}$* entsteht durch Erhitzen (Entwässern) von $H_3AsO_4$, Arsensäure, als weiße glasige Masse.

*$H_3AsO_3$, Arsenige Säure,* ist im freien Zustand unbekannt. Ihre wässrige Lösung entsteht beim Lösen von $As_2O_3$ in Wasser. Sie ist eine schwache Säure ($pK_S$ = 9,23) und wirkt je nach Reaktionspartner reduzierend oder oxidierend. Ihre Salze heißen Arsenite. Die Alkali- und Erdalkalisalze leiten sich von der Metaform ab: $KAsO_2$. Schwermetallsalze kennt man von der Orthoform: $Ag_3AsO_3$.

*$H_3AsO_4$, Arsensäure,* entsteht beim Erhitzen von Arsen oder $As_2O_3$ in konz. $HNO_3$ in Form von zerfließenden, weißen Kristallen. Gegenüber geeigneten Reaktionspartnern kann sie als Oxidationsmittel wirken. Verwendung fand sie und ihre Salze, die Arsenate, als Schädlingsbekämpfungsmittel.

Arsensäure ist eine dreiwertige mittelstarke Säure. Dementsprechend gibt es drei Typen von Salzen: z.B. $KH_2AsO_4$, $K_2HAsO_4$, $K_3AsO_4$.

## *Halogenverbindungen*

*$AsF_3$,* farblose Flüssigkeit, z.B. aus $As_2O_3$ mit HF.

*$AsCl_3$,* farblose Flüssigkeit, aus den Elementen oder $As_2O_3$ mit HCl.

*$AsI_3$,* rote Kristalle.

*$AsF_5$,* u.a. aus den Elementen als farbloses Gas.

Alle Arsenhalogenverbindungen sind Lewis-Säuren.

## *Schwefelverbindungen*

*$As_2S_3$* bzw. *$As_4S_6$* kommt in der Natur als Auripigment vor. Es bildet sich beim Einleiten von $H_2S$ in saure Lösungen von As(III)-Substanzen. Es ist löslich in $Na_2S$ zu $Na_3AsS_3$, Natrium-thioarsenit.

*$As_4S_4$, Realgar,* bildet sich beim Verschmelzen der Elemente im richtigen stöchiometrischen Verhältnis.

*$As_2S_5$* bzw. *$As_4S_{10}$* erhält man als gelben Niederschlag durch Einleiten von $H_2S$ in saure Lösungen von As(V)-Verbindungen. In $Na_2S$ z.B. ist es löslich zu $Na_3AsS_4$, Natrium-thioarsenat.

# Antimon

*Vorkommen:* vor allem als $Sb_2S_3$ (Grauspießglanz), in geringen Mengen gediegen und als $Sb_2O_3$ (Weißspießglanz).

*Herstellung:* **(1.)** Durch **Röstreduktionsarbeit**:

$$Sb_2S_3 + 5\ O_2 \longrightarrow Sb_2O_4\ (\text{Tetroxid}) + 3\ SO_2$$

Das Oxid wird mit Kohlenstoff reduziert.

**(2.) Niederschlagsarbeit**: Durch Verschmelzen mit Eisen wird Antimon in den metallischen Zustand übergeführt:

$$Sb_2S_3 + 3\ Fe \longrightarrow 3\ FeS + 2\ Sb$$

*Eigenschaften:* Von Antimon kennt man mehrere monotrope Modifikationen. Das „**graue**", **metallische** Antimon ist ein grauweißes, glänzendes, sprödes Metall. Es kristallisiert in einem Schichtengitter, vgl. As, und ist ein guter elektrischer Leiter. „**Schwarzes**", **nichtmetallisches** Antimon entsteht durch Aufdampfen von Antimon auf kalte Flächen.

Antimon verbrennt beim Erhitzen an der Luft zu $Sb_2O_3$. Mit $Cl_2$ reagiert es unter Aufglühen zu $SbCl_3$ und $SbCl_5$.

*Verwendung* findet es als Legierungsbestandteil: mit Blei als Letternmetall, Hartblei, Lagermetalle. Mit Zinn als Britanniametall, Lagermetalle usw.

**Verbindungen**

***SbH_3*, *Antimonwasserstoff*, *Monostiban*,** ist ein farbloses, giftiges Gas. Die Herstellung und Eigenschaften der endothermen Verbindung sind denen des $AsH_3$ ähnlich.

***SbCl_3*, *Antimontrichlorid*,** ist eine weiße, kristallinische Masse (Antimonbutter). Sie lässt sich sublimieren und aus Lösemitteln schön kristallin erhalten. Mit Wasser bilden sich basische Chloride (Oxidchloride), z.B. SbOCl.

***SbCl_5*, *Antimonpentachlorid*,** entsteht aus $SbCl_3$ durch Oxidation mit Chlor. Es ist eine gelbe, stark hydrolyseempfindliche Flüssigkeit (Schmp. 3,8°C). In allen drei Aggregatzuständen ist die Molekülstruktur eine trigonale Bipyramide. Es ist eine starke Lewis-Säure und bildet zahlreiche Komplexe mit der Koordinationszahl 6, z.B. $[SbCl_6]^-$. $SbCl_5$ findet als Chlorierungsmittel in der organischen Chemie Verwendung.

***Antimonoxide*** sind Säure- und Basen-Anhydride, denn sie bilden sowohl mit starken Säuren als auch mit starken Basen Salze, die *Antimonite* und die *Antimonate*. Alle Oxide und Säuren sind feste, weiße Substanzen.

***(Sb_2O_3)_x*** entsteht beim Verbrennen von Antimon mit Sauerstoff als weißes Pulver. Im Dampf und in der kubischen Modifikation liegen $Sb_4O_6$-Moleküle vor, welche wie $P_4O_6$ gebaut sind. Die rhombische Modifikation besteht aus hochpolymeren Bandmolekülen.

$Sb_2O_3$ löst sich in konz. $H_2SO_4$ oder konz. $HNO_3$ unter Bildung von $Sb_2(SO_4)_3$ bzw. $Sb(NO_3)_3$. In Laugen entstehen Salze der Antimonigen Säure, $HSbO_2$ bzw. $HSb(OH)_4$ (Meta- und Orthoform).

***$Sb_2O_5$*** ist das Anhydrid der „Antimonsäure" $Sb_2O_5 \cdot aq$

$$2\ SbCl_5 + x\ H_2O \longrightarrow Sb_2O_5 \cdot aq + 10\ HCl$$

Es ist ein gelbliches Pulver.

***$SbO_2$, Antimondioxid,*** bzw. ***$Sb_2O_4$ Antimontetroxid,*** bildet sich aus $Sb_2O_3$ oder $Sb_2O_5$ beim Erhitzen auf Temperaturen über 800°C als ein weißes, wasserunlösliches Pulver. Es ist ein Antimon(III,V)-oxid $Sb(III)[Sb(V)O_4]$.

***$Sb_2S_3$*** bzw. ***$Sb_2S_5$*** entstehen als orangerote Niederschläge beim Einleiten von $H_2S$ in saure Lösungen von Sb(III)- bzw. Sb(V)-Substanzen. Sie bilden sich auch beim Zusammenschmelzen der Elemente. Eine graue Modifikation von $Sb_2S_3$ (Grauspießglanz) erhält man beim Erhitzen der orangeroten Modifikation unter Luftabschluss (Bandstruktur). Beide Sulfide lösen sich in $S^{2-}$-haltiger Lösung als Thioantimonit $SbS_3^{3-}$ bzw. Thioantimonat $SbS_4^{3-}$.

# Bismut (früher Wismut)

*Vorkommen:* meist gediegen, als $Bi_2S_3$ (Bismutglanz) und $Bi_2O_3$ (Bismutocker).

*Herstellung:* Rösten von $Bi_2S_3$:

$$Bi_2S_3 + 9/2\ O_2 \longrightarrow Bi_2O_3 + 3\ SO_2$$

und anschließender Reduktion von $Bi_2O_3$:

$$2\ Bi_2O_3 + 3\ C \longrightarrow 4\ Bi + 3\ CO_2$$

*Eigenschaften:* glänzendes, sprödes, rötlich-weißes Metall. Es dehnt sich beim Erkalten aus! Bi ist löslich in $HNO_3$ und verbrennt an der Luft zu $Bi_2O_3$. Bismut kristallisiert in einem Schichtengitter, s. As.

*Verwendung:* als Legierungsbestandteil: **Woodsches Metall** enthält Bi, Cd, Sn, Pb und schmilzt bei 62°C **Rose's Metall** besteht aus Bi, Sn, Pb (Schmp. 94°C). Diese Legierungen finden z.B. bei Sprinkleranlagen Verwendung.

## Verbindungen

*Beachte:* Alle Bismutsalze werden durch Wasser hydrolytisch gespalten, wobei basische Salze entstehen.

***$BiCl_3$*** bildet sich als weiße Kristallmasse aus Bi und $Cl_2$. Mit Wasser entsteht BiOCl.

***$Bi_2O_3$*** entsteht als gelbes Pulver durch Rösten von $Bi_2S_3$ oder beim Verbrennen von Bi an der Luft. Es ist löslich in Säuren und unlöslich in Laugen. Es ist ein ausgesprochen basisches Oxid.

***Bi(NO₃)₃*** bildet sich beim Auflösen von Bi in $HNO_3$. Beim Versetzen mit Wasser bildet sich basisches Bismutnitrat:

$$Bi(NO_3)_3 + 2\ H_2O \longrightarrow Bi(OH)_2NO_3 + 2\ HNO_3$$

***Bi(V)-Verbindungen*** erhält man aus Bi(III)-Verbindungen durch Oxidation mit starken Oxidationsmitteln bei Anwesenheit von Alkalilaugen in Form von „Bismutaten" wie $KBiO_3$, den Salzen einer nicht bekannten Säure.

Bismut(V)-Verbindungen sind starke Oxidationsmittel.

*Verwendung:* Bismutverbindungen wirken örtlich entzündungshemmend und antiseptisch, sie finden daher medizinische Anwendung.

# Kohlenstoffgruppe (C, Si, Ge, Sn, Pb)

Die Elemente dieser Gruppe bilden die IV. Hauptgruppe. Sie stehen von beiden Seiten des PSE gleich weit entfernt. Die Stabilität der maximalen Oxidationsstufe +4 nimmt innerhalb der Gruppe von oben nach unten ab. C, Si, Ge und Sn haben in ihren natürlich vorkommenden Verbindungen die Oxidationsstufe +4, Pb die Oxidationsstufe +2. Während Sn(II)-Ionen reduzierend wirken, sind Pb(IV)-Verbindungen Oxidationsmittel, wie z.B. $PbO_2$.

Kohlenstoff ist ein typisches Nichtmetall und Blei ein typisches Metall. Dementsprechend nimmt der Salzcharakter der Verbindungen der einzelnen Elemente innerhalb der Gruppe von oben nach unten zu. Unterschiede in der chemischen Bindung bedingen auch die unterschiedlichen Eigenschaften wie Härte und Sprödigkeit bei C, Si und Ge, Duktilität beim Sn und die metallischen Eigenschaften beim Blei.

**Hydroxide:** $Ge(OH)_2$ zeigt noch saure Eigenschaften, $Sn(OH)_2$ ist amphoter und $Pb(OH)_2$ ist überwiegend basisch.

**Wasserstoffverbindungen:** $CH_4$ ist die einzige exotherme Wasserstoffverbindung.

Die Unterschiede in der Polarisierung zwischen C und Si: $\overset{\delta-}{C}-\overset{\delta+}{H}$, $\overset{\delta+}{Si}-\overset{\delta-}{H}$, zeigen sich im chemischen Verhalten.

*Beachte:* Kohlenstoff kann als einziges Element dieser Gruppe unter normalen Bedingungen $p_\pi$-$p_\pi$-Mehrfachbindungen ausbilden. Si=Si-Bindungen erfordern besondere sterische Voraussetzungen wie z.B. in Tetramesityldisilen.

# Kohlenstoff

## Kohlenstoffisotope

Natürlich vorkommender Kohlenstoff ist ein Mischelement aus 98,892 % $^{12}_{6}C$, 1,108 % $^{13}_{6}C$ und Spuren $^{14}_{6}C$.

$^{13}_{6}C$ findet in der Kernresonanzspektroskopie Anwendung.

$^{14}_{6}C$ ist ein β-Strahler (0,156 MeV, $t_{1/2}$ = 5730 a)

**Tabelle 23.** Eigenschaften der Elemente der Kohlenstoffgruppe

| Element | Kohlenstoff | Silicium | Germanium | Zinn | Blei | |
|---|---|---|---|---|---|---|
| Elektronenkonfiguration | [He]$2s^22p^2$ | [Ne]$3s^23p^2$ | [Ar]$3d^{10}4s^24p^2$ | [Kr]$4d^{10}5s^25p^2$ | [Xe]$4f^{14}5d^{10}6s^26p^2$ | |
| Schmp. [°C] | 3730 (Graphit) | 1410 | 937 | 232 | 327 | |
| Sdp. [°C] | 4830 | 2680 | 2830 | 2270 | 1740 | |
| Normalpotential [V] (+II) | – | – | – | –0,14 | –0,13 | |
| Ionisierungsenergie [kJ/mol] | 1090 | 790 | 760 | 710 | 720 | |
| Atomradius [pm] | 77 (Kovalenzradius) | 118 | 122 | 162 | 175 | |
| Ionenradius [pm] (bei Oxidationszahl +IV) | 16 | 38 | 53 | 71 | 84 | |
| Elektronegativität | 2,5 | 1,8 | 1,8 | 1,8 | 1,8 | |
| Metallcharakter | | | | | | → zunehmend |
| Affinität zu elektropositiven Elementen | | | | | | → zunehmend |
| Affinität zu elektronegativen Elementen | | | | | | → zunehmend |
| Beständigkeit der E(II)-Verbindungen | | | | | | → zunehmend |
| Beständigkeit der E(IV)-Verbindungen | | | | | | → abnehmend |
| Saurer Charakter der Oxide | | | | | | → abnehmend |
| Salzcharakter der Chloride | | | | | | → zunehmend |

Es entsteht in der Atmosphäre aus Luftstickstoff durch Höhenstrahlung

$$^{14}_{7}N + ^{1}_{0}n \longrightarrow ^{14}_{6}C + ^{1}_{1}H^+$$

und zerfällt wieder in Stickstoff:

$$^{14}_{6}C \longrightarrow ^{14}_{7}N + ^{0}_{-1}e.$$

Verwendet wird $^{14}_{6}C$ zur „Markierung" von Kohlenstoffverbindungen und als „Kohlenstoff-Uhr" zur Altersbestimmung organischer Substanzen.

*Vorkommen:* frei, kristallisiert als Diamant und Graphit. Gebunden als Carbonat, $CaCO_3$, $MgCO_3$, $CaCO_3 \cdot MgCO_3$ (Dolomit) usw. In der Kohle, im Erdöl, in der Luft als $CO_2$, in allen organischen Materialien.

*Eigenschaften:* Kristallisierter Kohlenstoff kommt in drei Modifikationen vor: als *Diamant* und *Graphit* und in Form der sog. *Fullerene*.

---

**Definition:** *Modifikationen* sind verschiedene Zustandsformen chemischer Elemente oder Verbindungen, die bei gleicher Zusammensetzung unterschiedliche Eigenschaften aufweisen.

*Allotropie* heißt die Eigenschaft von *Elementen,* in verschiedenen Modifikationen vorzukommen.

*Polymorphie* heißt die Eigenschaft von *Verbindungen,* in verschiedenen Modifikationen vorzukommen.

---

*Graphit.* metallglänzend, weich, abfärbend. Er ist ein guter Leiter von Wärme und Elektrizität. Natürliche Vorkommen von Graphit gibt es z.B. in Sibirien, Böhmen und bei Passau. Technisch hergestellt wird er aus Koks und Quarzsand im elektrischen Ofen (Acheson-Graphit).

*Verwendung:* als Schmiermittel, Elektrodenmaterial, zur Herstellung von Bleistiften und Schmelztiegeln etc.

*Struktur von Graphit:* Das Kristallgitter besteht aus ebenen Schichten, welche aus allseitig verknüpften Sechsecken gebildet werden. Die Schichten liegen so übereinander, dass die **dritte** Schicht mit der Ausgangsschicht identisch ist. Da für den Aufbau der sechseckigen Schichten von jedem C-Atom jeweils nur drei Elektronen benötigt werden ($sp^2$-Hybridorbitale), bleibt pro C-Atom ein Elektron übrig. Diese überzähligen Elektronen sind zwischen den Schichten praktisch frei beweglich. Sie befinden sich in den übriggebliebenen p-Orbitalen, die einander überlappen und delokalisierte $p_\pi$-$p_\pi$-Bindungen bilden. Sie bedingen die Leitfähigkeit längs der Schichten und die schwarze Farbe des Graphits (Wechselwirkung mit praktisch allen Wellenlängen des sichtbaren Lichts). Abb. 98 zeigt Ausschnitte aus dem Graphitgitter.

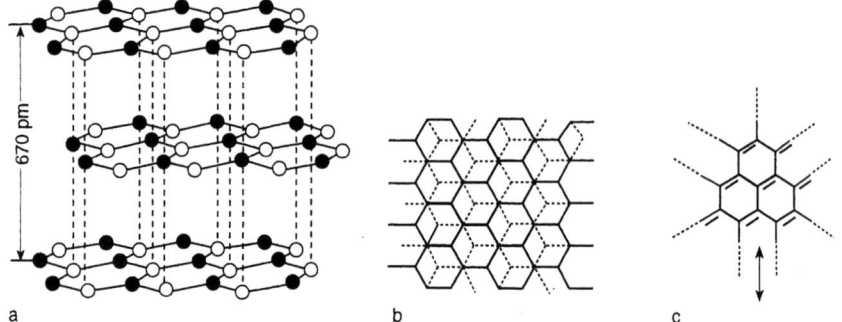

**Abb. 98 a-c.** Ausschnitt aus dem Graphitgitter. **a** Folge von drei Schichten. **b** Anordnung von zwei aufeinanderfolgenden Schichten in der Draufsicht. **c** Andeutung einer mesomeren Grenzstruktur

### Graphitverbindungen

*Kovalente Graphitverbindungen*

Beim Erhitzen von Graphit mit Fluor auf 627°C entsteht „**Graphitfluorid**" (= Kohlenstoffmonofluorid) $(CF)_n$ als grau-weiße nichtleitende Substanz. In den gewellten Kohlenstoffschichten ist der Kohlenstoff $sp^3$-hybridisiert.

*Graphit-Intercalationsverbindungen* sind Einlagerungsverbindungen. Sie entstehen durch Einlagerung von Alkalimetallen, Sauerstoff, Molekülen wie $SbCl_5$ usw. zwischen die Schichten. Diese werden dadurch in Richtung der c-Achse aufgeweitet. *Beispiele:* $C_6K$ (rot), $C_{24}K$ (blau), $C_{24}SbCl_5$ (grau-schwarz).

*Graphitsalze* entstehen aus Graphit und starken Säuren wie $H_2SO_4$, HF. In ihnen ist das Graphitgitter stark aufgequollen. Es dient quasi als Riesenkation, z.B. $C_{24}^+$.

### Diamant

*Diamant* kristallisiert kubisch. Er ist durchsichtig, meist farblos, von großem Lichtbrechungsvermögen und ein typischer Nichtleiter. Im Diamantgitter sind die Orbitale aller C-Atome $sp^3$-hybridisiert. Somit ist jedes C-Atom Mittelpunkt eines Tetraeders aus C-Atomen (Atomgitter). Dies bedingt die große Härte des Diamanten. Er ist der härteste Stoff (Härte 10 in der Skala nach *Mohs*).

Diamant ist eine bei Zimmertemperatur „metastabile" Kohlenstoff-Modifikation. Thermodynamisch stabil ist bei dieser Temperatur nur der Graphit. Die Umwandlungsgeschwindigkeit Diamant $\longrightarrow$ Graphit ist jedoch so klein, dass beide Modifikationen nebeneinander vorkommen. Beim Erhitzen von Diamant im Vakuum auf 1500°C erfolgt die Umwandlung $C_{Diamant} \longrightarrow C_{Graphit}$; $\Delta H_{(25°C)} = -1{,}89$ kJ.

Umgekehrt gelingt auch die Umwandlung von Graphit in Diamant, z.B. bei 3000°C und 150 000 bar (Industriediamanten).

Diamant ist reaktionsträger als Graphit. An der Luft verbrennt er ab 800°C langsam zu $CO_2$. Von nichtoxidierenden Säuren und von Basen wird er nicht angegriffen.

*Verwendung:* Geschliffene Diamanten finden als Brillanten in der Schmuckindustrie Verwendung. Wegen seiner Härte wird der Diamant benutzt zur Herstellung von Schleifscheiben, Bohrerköpfen usw.

Abb. 99 zeigt einen Ausschnitt aus dem Diamantgitter.

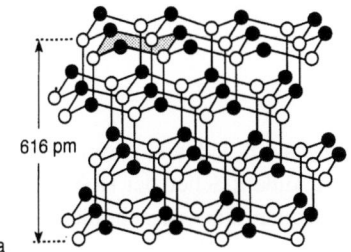
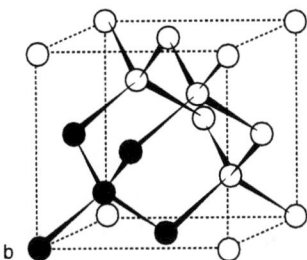

**Abb. 99. a** Kristallgitter des Diamanten. Um die Sesselform der Sechsringe anzudeuten, wurde ein Sechsring schraffiert. **b** Ausschnitt aus dem Kristallgitter. Ein Kohlenstofftetraeder wurde hervorgehoben

*Fullerene* wurden als „Kohlenstoff der dritten Art" 1985 von *R Smalley* und *H. Kroto* als Spuren in einem glasartigen Stein (Fulgurit) entdeckt. Sie waren aus Reisig und Tannennadeln durch Blitzschlag entstanden. Mittlerweile wurden Fullerene spektroskopisch auch im Sternenstaub des Weltraums nachgewiesen. Isoliert wurden sie erstmals 1990.

Präparativ zugänglich sind sie in einer umgerüsteten Lichtbogenanlage, in der Kohleelektroden zu Ruß werden. Mit Lösemitteln können daraus $C_{60}$ und $C_{70}$ isoliert werden.

Die Moleküle sind innen hohl. Ihre Hülle wird aus Fünf- und Sechsecken gebildet. Benannt wurden die *„fußballförmigen"* Gebilde nach dem Architekten *Buckminster Fuller,* der 1967 einen ähnlichen Kugelbau in Montreal gestaltet hat.

Mittlerweile kennt man viele solcher „Buckyballs": $C_{60}$, $C_{70}$, $C_{76}$, $C_{84}$, $C_{94}$, $C_{240}$, $C_{960}$. Sie sind umso stabiler, je größer sie sind.

$C_{60}$-Moleküle sind kubisch-dicht gepackt. Die plättchenförmigen Kristalle sind metallisch glänzend und rötlich-braun gefärbt. Je nach Kombination mit anderen Atomen werden sie zu elektrischen Leitern, Isolatoren ($C_{60}$, $K_6C_{60}$) oder Supraleitern ($K_3C_{60}$). Ihre überlegenen physikalisch-chemischen Eigenschaften geben zu vielen Spekulationen Anlass.

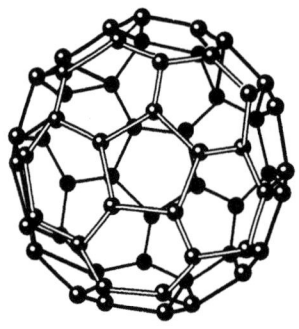

Abb. 99 c. $C_{60}$-Molekül. Durchmesser der Kugel: 700 pm. C–C-Abstand: 141 pm. Die Kugelfläche wird von 12 isolierten Fünfecken und 20 Sechsecken gebildet

Im $C_{60}$ sind die AO der C-Atome $sp^2$-hybridisiert. Jedes C-Atom bildet mit drei Nachbarn je eine σ-Bindung. Die Innen- und Außenflächen der Hohlkugel sind mit π-Elektronenwolken bedeckt. Diese π-Elektronen sind vornehmlich in den Bindungen zwischen den Sechsecken lokalisiert.

### Kohlenstoff-Verbindungen

Die Kohlenstoff-Verbindungen sind so zahlreich, dass sie als **„Organische Chemie"** ein eigenes Gebiet der Chemie bilden. An dieser Stelle sollen nur einige „anorganische" Kohlenstoff-Verbindungen besprochen werden.

*$CO_2$ Kohlendioxid,* kommt frei als Bestandteil der Luft (0,03 - 0,04 %), im Meerwasser und gebunden in Carbonaten vor. Es entsteht bei der Atmung, Gärung, Fäulnis, beim Verbrennen von Kohle. Es ist das Endprodukt der Verbrennung jeder organischen Substanz.

*Herstellung:* **(1.)** Aus Carbonaten wie $CaCO_3$ durch Glühen:

$$CaCO_3 \xrightarrow{\Delta} CaO + CO_2$$

oder mit Säuren:

$$CaCO_3 + H_2SO_4 \longrightarrow CaSO_4 + CO_2 + H_2O$$

**(2.)** Durch Verbrennen von Koks mit überschüssigem Sauerstoff.

*Eigenschaften:* $CO_2$ ist ein farbloses, geruchloses, wasserlösliches Gas und schwerer als Luft. Es ist nicht brennbar und wirkt erstickend. Durch Druck lässt es sich zu einer farblosen Flüssigkeit kondensieren. Beim raschen Verdampfen von flüssigem $CO_2$ kühlt es sich so stark ab, dass es zu festem $CO_2$ (feste Kohlensäure, Trockeneis) gefriert. Im Trockeneis werden die $CO_2$-Moleküle durch *van der Waals-Kräfte* zusammengehalten (Molekülgitter). Eine Mischung von Trockeneis und Aceton oder Methanol usw. dient als Kältemischung für Temperaturen bis – 76°C.

*Struktur von $CO_2$:* Das $CO_2$-Molekül ist linear gebaut. Der C–O-Abstand ist mit 115 pm kürzer als ein C=O-Doppelbindungsabstand. Außer Grenzformel (a) müssen auch die „Resonanzstrukturen" (b) und (c) berücksichtigt werden, um den kurzen Abstand zu erklären:

$$\overline{\underline{O}}=C=\overline{\underline{O}} \longleftrightarrow |\overset{+}{\underline{O}}\equiv C-\overline{\underline{O}}|^{-} \longleftrightarrow {}^{-}|\overline{\underline{O}}-C\equiv \overset{+}{O}|$$

(a) (b) (c)

Die wässrige Lösung von $CO_2$ wirkt wie eine schwache Säure (pH = 4-5; $pK_S$ = 6,46). Es laufen nämlich folgende Gleichgewichtsreaktionen ab:

a) $CO_2 + H_2O \rightleftharpoons H_2CO_3$ $\quad\quad$ pK = 3,16

b) $H_2CO_3 + H_2O \rightleftharpoons H_3O^+ + HCO_3^-$ $\quad\quad$ $pK_{S1}$ = 3,3

c) $HCO_3^- + H_2O \rightleftharpoons H_3O^+ + CO_3^{2-}$ $\quad\quad$ $pK_{S2}$ = 10,40

Das Gleichgewicht von Reaktion (a) liegt praktisch ganz auf der linken Seite. Es handelt sich im wesentlichen um eine physikalische Lösung von $CO_2$ in Wasser. Nach Reaktion (b) ist $H_2CO_3$ eine mittelstarke Säure. Wegen Reaktion (a) sind jedoch nur wenige $H_2CO_3$-Moleküle für die Protolysereaktion verfügbar.

Um die tatsächliche Säurestärke der Lösung wiederzugeben, muss man die Gleichungen (a) und (b) zusammenfassen. Die Säurestärke ergibt sich dann für die ausschlaggebende 1. Stufe unter Berücksichtigung des gelösten $CO_2$:

$$CO_2 + 2\,H_2O \rightleftharpoons HCO_3^- + H_3O^+ \quad\quad pK_S = 6{,}46.$$

*Kohlensäure, $H_2CO_3$* ist in wasserfreier Form nicht beständig.

Sie ist eine *zwei*wertige Säure. Demzufolge bildet sie **Hydrogencarbonate** (primäre Carbonate, Bicarbonate) $M(I)HCO_3$ und **sekundäre Carbonate** (Carbonate) $M(I)_2CO_3$.

*Hydrogencarbonate:* Hydrogencarbonate sind häufig in Wasser leicht löslich. Durch Erhitzen gehen sie in die entsprechenden Carbonate über:

$$2\,M(I)HCO_3 \rightleftharpoons M_2CO_3 + H_2O + CO_2$$

Sie sind verantwortlich für die temporäre Wasserhärte (s. S. 281).

*Carbonate:* Nur die Alkalicarbonate sind leicht löslich und glühbeständig. Alle anderen Carbonate zerfallen beim Erhitzen in die Oxide oder Metalle und $CO_2$. Durch Einleiten von $CO_2$ in die wässrige Lösung von Carbonaten bilden sich Hydrogencarbonate.

*Kohlensäure-Hydrogencarbonatpuffer* (Bicarbonatpuffer) ist ein Puffersystem im Blut (s. hierzu S. 157):

$$H_2O + CO_2 \rightleftharpoons H_2CO_3 \rightleftharpoons HCO_3^- + H^+$$

Das *Carbonat-Ion* $CO_3^{2-}$ ist eben gebaut. Seine Elektronenstruktur lässt sich durch Überlagerung von mesomeren Grenzformeln plausibel machen:

$$\text{(Mesomere Grenzformeln des Carbonat-Ions mit 120° Bindungswinkel)}$$

**CO, Kohlenmonoxid,** entsteht z.B. beim Verbrennen von Kohle bei ungenügender Luftzufuhr. Als Anhydrid der Ameisensäure, HCOOH, entsteht es aus dieser durch Entwässern, z.B. mit $H_2SO_4$. Technisch dargestellt wird es in Form von Wassergas und Generatorgas.

*Wassergas* ist ein Gemisch aus ca. 50 % $H_2$ und 40 % CO (Rest: $CO_2$, $N_2$, $CH_4$). Man erhält es beim Überleiten von Wasserdampf über glühenden Koks.

*Generatorgas* enthält ca. 70 % $N_2$ und 25 % CO (Rest: $O_2$, $CO_2$, $H_2$). Es bildet sich beim Einblasen von Luft in brennenden Koks. Zuerst entsteht $CO_2$, das durch den glühenden Koks reduziert wird. Bei Temperaturen von über 1000°C kann man somit als Gleichung angeben:

$$C + 1/2\ O_2 \longrightarrow CO, \qquad \Delta H = -111\ kJ \cdot mol^{-1}$$

*Eigenschaften:* CO ist ein farbloses, geruchloses Gas, das die Verbrennung nicht unterhält. Es verbrennt an der Luft zu $CO_2$. Mit Wasserdampf setzt es sich bei hoher Temperatur mittels Katalysator zu $CO_2$ und $H_2$ um (*Konvertierung*). CO ist ein starkes Blutgift, da seine Affinität zu Hämoglobin um ein Vielfaches größer ist als diejenige von $O_2$. CO ist eine sehr schwache Lewis-Base. Über das freie Elektronenpaar am Kohlenstoffatom kann es Addukte bilden. Mit einigen Übergangselementen bildet es Komplexe: z.B.

$$Ni + 4\ CO \longrightarrow Ni(CO)_4\ \text{(Nickeltetracarbonyl)}$$

*Elektronenformel von CO:* $^-|C\equiv O|^+$. CO ist isoster mit $N_2$.

*Beachte:* Ionen oder Moleküle mit gleicher Gesamtzahl an Elektronen, gleicher Elektronenkonfiguration, gleicher Anzahl von Atomen und gleicher Gesamtladung heißen ***isoster***. *Beispiel:* $CO_2/N_2O$.

Atome, Ionen, Moleküle mit gleicher Anzahl und Anordnung von Elektronen heißen ***isoelektronisch***. *Beispiele:* $O^{2-}/F^-/Ne/Na^+$ usw. oder $HF/OH^-$.

*Verwendung:* CO wird als Reduktionsmittel in der Technik verwendet, z.B. zur Reduktion von Metalloxiden wie $Fe_2O_3$ im Hochofenprozess. Es dient als Ausgangsmaterial zur Herstellung wichtiger organischer Grundchemikalien, wie z.B. Natriumformiat, Methanol und Phosgen, $COCl_2$.

**Boudouard-Gleichgewicht**

In allen Fällen, in denen CO und Kohlenstoff bei höheren Temperaturen als Reduktionsmittel eingesetzt werden, existiert das *Boudouard-Gleichgewicht:*

$$CO_2 + C \rightleftharpoons 2\,CO, \qquad \Delta H = +173 \text{ kJ·mol}^{-1}$$

Die Lage des Gleichgewichts ist stark temperatur- und druckabhängig.. Siehe auch Hochofenprozess, S. 327.

*$C_3O_2$ (Kohlensuboxid)* entsteht aus Malonsäure, HOOC–CH$_2$–COOH, durch Entwässern mit z.B. P$_4$O$_{10}$. Das monomere $\underline{O}$=C=C=C=$\underline{O}$ polymerisiert bereits bei Raumtemperatur.

*$CS_2$, Schwefelkohlenstoff* (Kohlenstoffdisulfid), entsteht aus den Elementen beim Erhitzen. Es ist eine wasserklare Flüssigkeit (Sdp. 46,3°C), giftig, leichtentzündlich (!). Es löst Schwefel, Phosphor, Iod, Fette u.a. Das Molekül ist gestreckt gebaut und enthält p$_\pi$-p$_\pi$-Bindungen zwischen Kohlenstoff und Schwefel: $\underline{S}$=C=$\underline{S}$.

*COS, Kohlenoxidsulfid,* bildet sich aus S und CO. Es ist ein farb- und geruchloses Gas (Schmp. –138°C, Sdp. –50,2°C).

*$CN^-$, $(CN)_2$, HCN, HOCN* usw. s. S. 205.

*$SCN^-$, $(SCN)_2$* s. S. 205.

*Carbide*

Carbide sind binäre Verbindungen von Elementen mit Kohlenstoff. Eingeteilt werden sie in salzartige, kovalente und metallische Carbide.

# Silicium

*Vorkommen:* Silicium ist mit einem Prozentanteil von 27,5 % nach Sauerstoff das häufigste Element in der zugänglichen Erdrinde. Es kommt nur mit Sauerstoff verbunden vor: als Quarz (SiO$_2$) und in Form von Silicaten (Salze von Kieselsäuren) z.B. im Granit, in Tonen und Sanden; im Tier- und Pflanzenreich gelegentlich als Skelett- und Schalenmaterial.

*Herstellung:* Durch Reduktion von SiO$_2$ mit z.B. Magnesium, Aluminium, Kohlenstoff oder Calciumcarbid, CaC$_2$, im elektrischen Ofen:

$$\text{SiO}_2 + 2\,\text{Mg} \longrightarrow 2\,\text{MgO} + \text{Si} \qquad \text{(fällt als braunes Pulver an)}$$

$$\text{SiO}_2 + \text{CaC}_2 \longrightarrow \text{kompakte Stücke von Si (technisches Verfahren)}$$

In sehr reiner Form erhält man Silicium bei der thermischen Zersetzung von SiI$_4$ oder von HSiCl$_3$ mit H$_2$ und anschließendem „Zonenschmelzen". In hochreaktiver Form entsteht Silicium z.B. bei folgender Reaktion:

$$CaSi_2 + 2\ HCl \longrightarrow 2\ Si + H_2 + CaCl_2$$

*Eigenschaften:* braunes Pulver oder — z.B. aus Aluminium auskristallisiert — schwarze Kristalle, Schmp. 1413°C. Silicium hat eine Gitterstruktur, die der des Diamanten ähnelt; es besitzt Halbleitereigenschaften. Silicium ist sehr reaktionsträge: Aus den Elementen bilden sich z.B. SiS$_2$ bei ca. 600°C, SiO$_2$ oberhalb 1000°C, Si$_3$N$_4$ bei 1400°C und SiC erst bei 2000°C. Eine Ausnahme ist die Reaktion von Silicium mit Fluor: Schon bei Zimmertemperatur bildet sich unter Feuererscheinung SiF$_4$. *Silicide* entstehen beim Erhitzen von Silicium mit bestimmten Metallen im elektrischen Ofen, z.B. CaSi$_2$.

Weil sich auf der Oberfläche eine SiO$_2$-Schutzschicht bildet, wird Silicium von allen Säuren (außer Flusssäure) praktisch nicht angegriffen. In heißen Laugen löst sich Silicium unter Wasserstoffentwicklung und Silicatbildung:

$$Si + 2\ OH^- + H_2O \longrightarrow SiO_3^{2-} + 2\ H_2$$

*Verwendung:* Hochreines Silicium wird in der Halbleiter- und Solarzellentechnik verwendet.

**Verbindungen**

Siliciumverbindungen unterscheiden sich von den Kohlenstoffverbindungen in vielen Punkten.

Die bevorzugte Koordinationszahl von Silicium ist 4. In einigen Fällen wird die KZ 6 beobachtet. Silicium bildet nur in Ausnahmefällen ungesättigte Verbindungen. Stattdessen bilden sich polymere Substanzen. Die Si–O-Bindung ist stabiler als z.B. die C–O-Bindung. Zur Deutung gewisser Eigenschaften und Abstände zieht man gelegentlich auch die Möglichkeit von $p_\pi$-$d_\pi$-Bindungen in Betracht.

*Siliciumwasserstoffe, Silane,* haben die allgemeine Formel Si$_n$H$_{2n+2}$.

*Herstellung:* Als allgemeine Herstellungsmethode für Monosilan SiH$_4$ und höhere Silane eignet sich die Umsetzung von Siliciden mit Säuren, z.B.

$$Mg_2Si + 4\ H_3O^+ \longrightarrow 2\ Mg^{2+} + SiH_4 + 4\ H_2O$$

SiH$_4$ und Si$_2$H$_6$ entstehen auch auf folgende Weise:

$$SiCl_4 + LiAlH_4 \longrightarrow SiH_4 + LiAlCl_4$$

und $\quad 2\ Si_2Cl_6 + 3\ LiAlH_4 \longrightarrow 2\ Si_2H_6 + 3\ LiAlCl_4$

Auch eine Hydrierung von SiO$_2$ ist möglich.

*Eigenschaften:* Silane sind extrem oxidationsempfindlich. Die Bildung einer Si–O-Bindung ist mit einem Energiegewinn von — im Durchschnitt — 368 kJ/mol verbunden. Sie reagieren daher mit Luft und Wasser explosionsartig mit lautem

Knall. Ihre Stabilität nimmt von den niederen zu den höheren Gliedern hin ab. Sie sind säurebeständig.

*SiH₄* und *Si₂H₆* sind farblose Gase. SiH₄ hat einen Schmp. von –184,7°C und einen Sdp. von –30,4°C.

Mit Halogenen oder Halogenwasserstoffen können die H-Atome in den Silanen substituiert werden, z.B.

$$SiH_4 + HCl \longrightarrow HSiCl_3 \qquad (Silicochloroform)$$

Diese Substanzen reagieren mit Wasser unter Bildung von Silicium-Wasserstoff-Sauerstoff-Verbindungen: In einem ersten Schritt entstehen *Silanole*, *Silandiole* oder *Silantriole*. Aus diesen bilden sich anschließend durch Kondensation die sog. *Siloxane*: Beispiel H₃SiCl:

$$H_3SiCl + H_2O \longrightarrow H_3SiOH \qquad (Silanol)$$

$$2\ H_3SiOH \xrightarrow{-H_2O} H_3Si-O-SiH_3 \qquad (Disiloxan)$$

*Alkylchlorsilane* entstehen z.B. nach dem Müller-Rochow-Verfahren:

$$4\ RCl + 2\ Si \xrightarrow{300-400°C} RSiCl_3, R_2SiCl_2, R_3SiCl$$

Bei dieser Reaktion dient Kupfer als Katalysator.

Alkylhalogensubstituierte Silane sind wichtige Ausgangsstoffe für die Herstellung von Siliconen.

*Silicone* (Silico-Ketone), Polysiloxane, sind Polykondensationsprodukte der Orthokieselsäure Si(OH)₄ und/oder ihrer Derivate, der sog. Silanole R₃SiOH, Silandiole R₂Si(OH)₂ und Silantriole RSi(OH)₃. Durch geeignete Wahl dieser Reaktionspartner, des Mischungsverhältnisses sowie der Art der Weiterverarbeitung erhält man ringförmige und kettenförmige Produkte, Blatt- oder Raumnetzstrukturen. Gemeinsam ist allen Substanzen die stabile Si–O–Si-Struktureinheit.
*Beispiele* für den Aufbau von Siliconen:

$$2\ R_3SiOH \xrightarrow{-H_2O} R_3Si-O-SiR_3$$

$$2n\ HO-\underset{R}{\overset{R}{Si}}-OH \xrightarrow{-n H_2O} -\underset{R}{\overset{R}{Si}}-O-\left[\underset{R}{\overset{R}{Si}}-O-\underset{R}{\overset{R}{Si}}-O\right]_n-\underset{R}{\overset{R}{Si}}-$$

*Eigenschaften und Verwendung:* Silicone [R₂SiO]ₙ sind technisch wichtige Kunststoffe. Sie sind chemisch resistent, hitzebeständig, hydrophob und besitzen ein ausgezeichnetes elektrisches Isoliervermögen. Sie finden vielseitige Verwendung als Schmiermittel (Siliconöle, Siliconfette), als Harze, Dichtungsmaterial, Imprägnierungsmittel.

*Halogenverbindungen* des Siliciums haben die allgemeine Formel $Si_nX_{2n+2}$. Die Anfangsglieder bilden sich aus den Elementen, z.B.

$$Si + 2\ Cl_2 \longrightarrow SiCl_4$$

Verbindungen mit n > 1 entstehen aus den Anfangsgliedern durch Disproportionierung oder Halogenentzug, z.B. mit Si. Es gibt auch gemischte Halogenverbindungen wie $SiF_3I$, $SiCl_2Br_2$, $SiFCl_2Br$.

*Beispiele:* $SiF_4$ ist ein farbloses Gas. $SiCl_4$ ist eine farblose Flüssigkeit mit Schmp. –70,4°C und Sdp. 57,57°C. $SiBr_4$ ist eine farblose Flüssigkeit mit Schmp. 5,2°C und Sdp. 152,8°C. $SiI_4$ bildet Kristalle mit einem Schmp. von 120,5°C.

Alle Halogenverbindungen reagieren mit Wasser:

$$SiX_4 + 4\ H_2O \longrightarrow Si(OH)_4 + 4\ HX$$

*Kieselsäuren*

*$Si(OH)_4$, „Orthokieselsäure",* ist eine sehr schwache Säure ($pK_{s1}$ = 9,66). Sie ist nur bei einem pH-Wert von 3,20 einige Zeit stabil. Bei Änderung des pH-Wertes spaltet sie *intermolekular* Wasser ab:

$H_6Si_2O_7$    Orthodikieselsäure

Weitere Wasserabspaltung (**Kondensation**) führt über *Poly*kieselsäuren $H_{2n+2}Si_nO_{3n+1}$ zu *Meta*kieselsäuren $(H_2SiO_3)_n$. Für n = 3, 4 oder 6 entstehen **Ringe**, für n = ∞ **Ketten**. Die Ketten können weiterkondensieren zu **Bändern** $(H_6Si_4O_{11})_\infty$, die Bänder zu **Blattstrukturen** $(H_2Si_2O_5)_\infty$, welche ihrerseits zu **Raumnetzstrukturen** weiterkondensieren können. Als Endprodukt entsteht als ein hochpolymerer Stoff $(SiO_2)_\infty$, das Anhydrid der Orthokieselsäure. In allen Substanzen liegt das Silicium-Atom in der Mitte eines Tetraeders aus Sauerstoffatomen.

Die Salze der verschiedenen Kieselsäuren heißen *Silicate* . Man kann sie künstlich durch Zusammenschmelzen von Siliciumdioxid $SiO_2$ (Quarzsand) mit Basen oder Carbonaten herstellen: z.B.

$$CaCO_3 + SiO_2 \longrightarrow CaSiO_3\ \text{(Calcium-metasilicat)} + CO_2$$

Man unterscheidet:

a) **Inselsilicate** mit isolierten SiO$_4$-Tetraedern (ZrSiO$_4$, Zirkon).

b) **Gruppensilicate** mit einer begrenzten Anzahl verknüpfter Tetraeder: ScSi$_2$O$_7$, Thortveitit.

   (**Ringsilicate.**) Dreiringe: Benitoit, BaTi[Si$_3$O$_9$]; Sechsringe: Beryll, Al$_2$Be$_3$[Si$_6$O$_{18}$].

c) **Kettensilicate** mit eindimensional unendlichen Ketten aus [Si$_2$O$_6$]$^{4-}$-Einheiten und Doppelketten (Band-Silicate) aus [Si$_4$O$_{11}$]$^{6-}$-Einheiten.

d) **Schichtsilicate** (Blatt-Silicate) mit zweidimensional unendlicher Struktur mit [Si$_2$O$_5$]$^{2-}$-Einheiten. Die Kationen liegen zwischen den Schichten. Wichtige Schichtsilicate sind die Tonmineralien und Glimmer. Aus der Schichtstruktur ergeben sich die (besonderen) Eigenschaften von Talk als Schmiermittel, Gleitmittel, die Spaltbarkeit bei Glimmern, oder das Quellvermögen von Tonen.

e) **Gerüstsilicate** mit dreidimensional unendlicher Struktur, siehe (SiO$_2$)$_x$. In diesen Substanzen ist meist ein Teil des Si durch Al ersetzt. Zum Ladungsausgleich sind Kationen wie K$^+$, Na$^+$, Ca$^{2+}$ eingebaut, z.B. Na[AlSi$_3$O$_8$], Albit (Feldspat).

   In den sog. *Zeolithen* gibt es Kanäle und Röhren, in denen sich Kationen und Wassermoleküle befinden. Letztere lassen sich leicht austauschen. Sie dienen daher als Ionenaustauscher (Permutite) und Molekularsiebe und Ersatz von Phosphat in Waschmitteln.

   „*Wasserglas*" heißen wässrige Lösungen von Alkalisilicaten. Sie enthalten vorwiegend Salze: M(I)$_3$HSiO$_4$, M$_2$H$_2$SiO$_4$, MH$_3$SiO$_4$. Wasserglas ist ein mineralischer Leim, der zum Konservieren von Eiern, zum Verkleben von Glas, als Flammschutzmittel usw. verwendet wird.

*SiO$_2$, Siliciumdioxid,* kommt rein vor als Quarz, Bergkristall (farblos), Amethyst (violett), Rauchtopas (braun), Achat, Opal, Kieselsinter etc. Es ist Bestandteil der Körperhülle der Diatomeen (Kieselgur, Infusorienerde). SiO$_2$ ist ein hochpolymerer Stoff (Unterschied zu CO$_2$!). Es existiert in mehreren Modifikationen wie Quarz, Cristobalit, Tridymit, Coesit, Stishovit. In allen Modifikationen mit Ausnahme des Stishovits hat Silicium die Koordinationszahl 4. Im Stishovit hat Silicium die Koordinationszahl 6!

Die besondere Stabilität der Si–O-Bindung wird dadurch erklärt, dass man zusätzlich zu den (polarisierten) Einfachbindungen p$_\pi$-d$_\pi$-Bindungen annimmt. Diese kommen dadurch zustande, dass freie p-Elektronenpaare des Sauerstoffs in leere d-Orbitale des Siliciums eingebaut werden:

$$-\overset{|}{\underset{|}{Si}}-\bar{O}- \longleftrightarrow -\overset{|}{\underset{|}{Si}}=\overset{+}{\bar{O}}-$$

*Eigenschaften:* SiO$_2$ ist sehr resistent. Es ist im allgemeinen unempfindlich gegen Säuren. *Ausnahme:* HF bildet über SiF$_4$ ⟶ H$_2$SiF$_6$. Mit Laugen entstehen langsam Silicate. Durch Zusammenschmelzen mit Alkalihydroxiden oder –carbonaten entstehen glasige Schmelzen, deren wässrige Lösungen das Wasserglas darstellen.

$$SiO_2 + 2\,NaOH \longrightarrow Na_2SiO_3 + H_2O$$

*„Kieselgel"* besteht vorwiegend aus der Polykieselsäure (H$_2$Si$_2$O$_5$)$_\infty$ (Blattstruktur). Durch geeignete Trocknung erhält man daraus „Kiesel-Xerogele" = Silica-Gele. Diese finden wegen ihres starken Adsorptionsvermögens vielseitige Verwendung, z.B. mit CoCl$_2$ imprägniert als *„Blaugel"* (Trockenmittel). Der Wassergehalt zeigt sich durch Rosafärbung an (Co-Aquakomplex). Kieselgel ist ferner ein beliebtes chromatographisches Adsorbens.

Im Knallgasgebläse geschmolzener Quarz liefert **Quarzglas**, das sich durch einen geringen Ausdehnungskoeffizienten auszeichnet. Es ist außerdem gegen alle Säuren außer HF beständig und lässt ultraviolettes Licht durch.

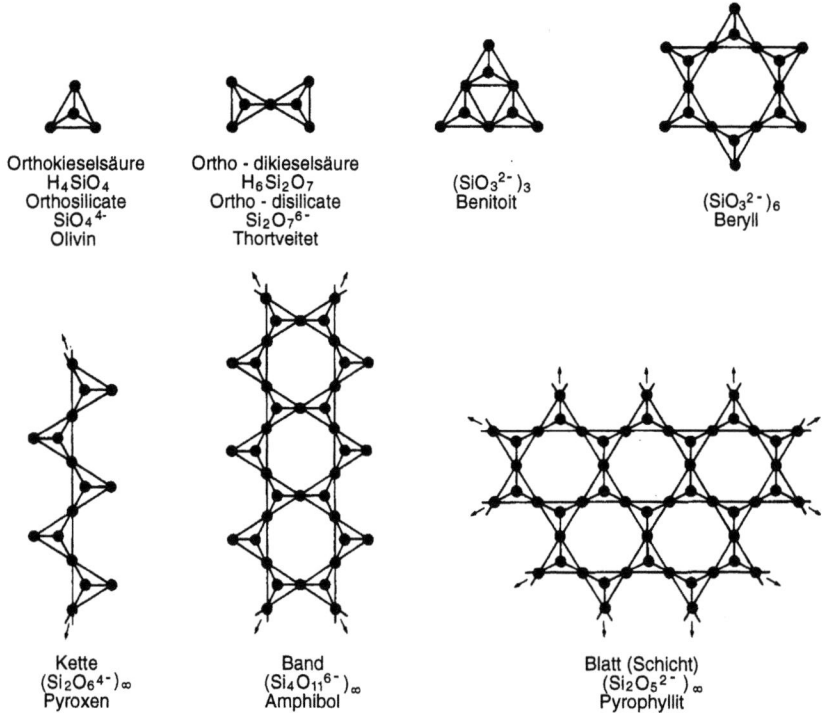

**Abb. 100.** Ausgewählte Beispiele für die Anordnung von Sauerstofftetraedern in Silicaten. Die Si-Atome, welche die Tetraedermitten besetzen, sind weggelassen

Durch Zusammenschmelzen von Sand ($SiO_2$), Kalk (CaO) und Soda ($Na_2CO_3$) erhält man die gewöhnlichen Gläser wie **Fensterglas** und **Flaschenglas** ($Na_2O$, CaO, $SiO_2$).

Spezielle Glassorten entstehen mit Zusätzen. $B_2O_3$ setzt den Ausdehnungskoeffizienten herab (Jenaer Glas, Pyrexglas). Kali-Blei-Gläser enthalten $K_2O$ und PbO (Bleikristallglas, Flintglas). Milchglas erhält man z.B. mit $SnO_2$.

*$H_2SiF_6$, Kieselfluorwasserstoffsäure,* entsteht durch Reaktion von $SiF_4$ mit $H_2O$.

$$3\ SiF_4 + 2\ H_2O \longrightarrow SiO_2 + 2\ H_2SiF_6$$

Sie ist eine starke Säure, jedoch im wasserfreien Zustand unbekannt. Ihre Salze sind die Hexafluorosilicate.

*SiC, Siliciumcarbid* (Carborundum), entsteht aus $SiO_2$ und Koks bei ca. 2000°C. Man kennt mehrere Modifikationen. Allen ist gemeinsam, dass die Atome jeweils **tetraedrisch** von Atomen der anderen Art umgeben sind. Die Bindungen sind überwiegend kovalent. SiC ist sehr hart, chemisch und thermisch sehr stabil und ein Halbleiter. *Verwendung:* als Schleifmittel, als feuerfestes Material, für Heizwiderstände (Silitstäbe).

*$SiS_2$, Siliciumdisulfid,* bildet sich aus den Elementen beim Erhitzen auf Rotglut ($\Delta H° = -207$ kJ). Die farblosen Kristalle zeigen eine Faserstruktur. Im Gegensatz zu $(SiO_2)_x$ besitzt $(SiS_2)_x$ eine Kettenstruktur, da die Tetraeder kantenverknüpft sind.

# Zinn

*Vorkommen:* Als Zinnstein $SnO_2$ und Zinnkies $Cu_2FeSnS_4 \equiv Cu_2S \cdot FeS \cdot SnS_2$.

*Herstellung:* Durch „Rösten" von Schwefel und Arsen gereinigter Zinnstein, $SnO_2$, wird mit Koks reduziert. Erhitzt man anschließend das noch mit Eisen verunreinigte Zinn wenig über den Schmelzpunkt von Zinn, lässt sich das flüssige Zinn von einer schwerer schmelzenden Fe–Sn-Legierung abtrennen („Seigern").

*Eigenschaften:* silberweißes, glänzendes Metall, Schmp. 231,91°C. Es ist sehr weich und duktil und lässt sich z.B. zu Stanniol-Papier auswalzen.

Vom Zinn kennt man neben der *metallischen* Modifikation (β-Zinn) auch eine *nichtmetallische* Modifikation α-Zinn (auch graues Zinn) mit Diamantgitter:

$$\alpha\text{-Zinn} \xrightleftharpoons{13,2°C} \beta\text{-Zinn}$$

Metallisches Zinn ist bei gewöhnlicher Temperatur unempfindlich gegen Luft, schwache Säuren und Basen. Beim Erhitzen in feinverteilter Form verbrennt es an der Luft zu $SnO_2$. Mit Halogenen bilden sich die Tetrahalogenide $SnX_4$. In starken Säuren und Basen geht Zinn in Lösung:

$$Sn + 2\ HCl \longrightarrow SnCl_2 + H_2$$

und $\quad Sn + 4\ H_2O + 2\ OH^- + 2\ Na^+ \longrightarrow 2\ Na^+ + [Sn(OH)_6]^{2-} + 2\ H_2$

Beim Eindampfen lässt sich Natriumstannat $Na_2[Sn(OH)_6]$ isolieren.

*Verwendung:* Zum Verzinnen (Beispiel: verzinntes Eisenblech = Weißblech). Als Legierungsbestandteil: Bronze = Zinn + Kupfer; Britanniametall = Zinn + Antimon + wenig Kupfer; Weichlot oder Schnellot = 40 - 70 % Zinn und 30 - 60 % Blei.

**Zinn-Verbindungen**

In seinen Verbindungen kommt Zinn in den Oxidationsstufen +2 und +4 vor. Die vierwertige Stufe ist die beständigste. Zinn(II)-Verbindungen sind starke Reduktionsmittel.

Am Beispiel des $SnCl_2$ und $SnCl_4$ kann man zeigen, dass in Verbindungen mit höherwertigen Metallkationen der kovalente Bindungsanteil größer ist als in Verbindungen mit Kationen geringerer Ladung (kleinerer Oxidationszahl). Die höher geladenen Kationen sind kleiner und haben eine größere polarisierende Wirkung auf die Anionen als die größeren Kationen mit kleinerer Oxidationszahl (Ionenradien: $Sn^{2+}$: 112 pm, $Sn^{4+}$: 71 pm). Dementsprechend ist $SnCl_2$ eine feste, salzartig gebaute Substanz und $SnCl_4$ eine Flüssigkeit mit $SnCl_4$-Molekülen.

**Zinn(II) – Verbindungen**

***SnCl₂*** bildet sich beim Auflösen von Zinn in Salzsäure. Es kristallisiert wasserhaltig als $SnCl_2 \cdot 2\,H_2O$ („Zinnsalz"). In verdünnter Lösung erfolgt Hydrolyse:

$$SnCl_2 + H_2O \rightleftharpoons Sn(OH)Cl + HCl$$

Wasserfreies $SnCl_2$ entsteht aus $SnCl_2 \cdot 2\,H_2O$ durch Erhitzen in HCl-Gasatmosphäre auf Rotglut.

$SnCl_2$ ist ein starkes Reduktionsmittel.

$$E^0_{Sn/Sn^{2+}} = -0{,}13\,\text{V} \qquad \text{für } a_{H_3O^+} = 1$$

Im Gaszustand ist monomeres $SnCl_2$ gewinkelt gebaut. Festes $(SnCl_2)_x$ enthält $SnCl_3$-Struktureinheiten.

***Sn(OH)₂*** entsteht als weißer, schwerlöslicher Niederschlag beim tropfenweisen Zugeben von Alkalilaugen zu Sn(II)-Salzlösungen:

$$Sn^{2+} + 2\,OH^- \longrightarrow Sn(OH)_2$$

Als amphoteres Hydroxid löst es sich sowohl in Säuren als auch in Basen:

$$Sn(OH)_2 + 2\,H^+ \longrightarrow Sn^{2+} + 2\,H_2O$$
$$Sn(OH)_2 + OH^- \longrightarrow [Sn(OH)_3]^-$$

oder $\quad Sn(OH)_2 + 2\ OH^- \longrightarrow [Sn(OH)_4]^{2-}$

Diese Stannat(II)-Anionen sind starke Reduktionsmittel.

***SnS*** ist dunkelbraun. Es bildet metallglänzende Blättchen Es ist unlöslich in *farblosem „Schwefelammon"*.

***SnO*** löst sich sowohl in Säuren als auch in Alkalilaugen (= amphoter):

$$SnO + 2\ H_3O^+ \rightleftharpoons Sn^{2+} + 3\ H_2O$$

$$SnO + OH^- + H_2O \rightleftharpoons [Sn(OH)_3]^-$$

**Zinn(IV)-Verbindungen**

***SnCl$_4$*** entsteht durch Erhitzen von Zinn im Cl$_2$-Strom. Es ist eine farblose, an der Luft rauchende Flüssigkeit (Schmp. –36,2°C, Sdp. 114,1°C). Mit Wasser reagiert es unter Hydrolyse und Bildung von kolloidgelöstem SnO$_2$. Es lässt sich auch ein Hydrat SnCl$_4$·5 H$_2$O („Zinnbutter") isolieren.

Beim Einleiten von HCl-Gas in eine wässrige Lösung von SnCl$_4$ bildet sich Hexachlorozinnsäure H$_2$[SnCl$_6$]·6 H$_2$O. Ihr Ammoniumsalz (Pinksalz) wird als Beizmittel in der Färberei verwendet.

SnCl$_4$ ist eine starke Lewis-Säure, von der viele Addukte bekannt sind.

$$E^0_{Sn^{2+}/Sn^{4+}} = +0{,}154\ V \quad \text{für } a_{H_3O^+} = 1$$

***SnO$_2$*** kommt in der Natur als Zinnstein vor. Herstellung durch Erhitzen von Zinn an der Luft („Zinnasche"). Es dient zur Herstellung von Email. Beim Schmelzen mit NaOH entsteht Natriumstannat(IV): Na$_2$[Sn(OH)$_6$]. Dieses Natriumhexahydroxostannat (Präpariersalz) wird in der Färberei benutzt. Die zugrunde liegende freie Zinnsäure ist unbekannt.

***SnS$_2$, Zinndisulfid,*** Musivgold, bildet sich in Form goldglänzender, durchscheinender Blättchen beim Schmelzen von Zinn und Schwefel unter Zusatz von NH$_4$Cl. Es findet Verwendung als Goldbronze. Bei der Umsetzung von Zinn(IV)-Salzen mit H$_2$S ist es als gelbes Pulver erhältlich. Mit Alkalisulfid bilden sich Thio-stannate:

$$SnS_2 + Na_2S \longrightarrow Na_2[SnS_3]\ (\text{auch } Na_4[SnS_4])$$

# Blei

*Vorkommen:* selten gediegen, dagegen sehr verbreitet als Bleiglanz, PbS, und Weißbleierz, PbCO$_3$, etc.

*Herstellung:* PbS kann z.B. nach folgenden zwei Verfahren in elementares Blei übergeführt werden:

**(1.) Röstreduktionsverfahren:**

a.) $\quad PbS + 3/2\ O_2 \longrightarrow PbO + SO_2 \qquad$ „Röstarbeit"

b) $\quad PbO + CO \longrightarrow Pb + CO_2 \qquad$ „Reduktionsarbeit"

**(2.) Röstreaktionsverfahren:** Hierbei wird PbS unvollständig in PbO übergeführt. Das gebildete PbO reagiert mit dem verbliebenen PbS nach der Gleichung:

$$PbS + 2\,PbO \longrightarrow 3\,Pb + SO_2 \qquad \text{„Reaktionsarbeit"}$$

Das auf diese Weise gewonnene Blei (Werkblei) kann u.a. elektrolytisch gereinigt werden.

*Verwendung:* Blei findet vielseitige Verwendung im Alltag und in der Industrie, wie z.B. in Akkumulatoren, als Legierungsbestandteil im Schrotmetall (Pb/As), Letternmetall (Pb, Sb, Sn), Blei-Lagermetalle usw..

### Verbindungen

In seinen Verbindungen kommt Blei in der Oxidationsstufe +2 und +4 vor. Die zweiwertige Oxidationsstufe ist die beständigste. Vierwertiges Blei ist ein starkes Oxidationsmittel.

$$E^0_{Pb/Pb^{2+}} = -0{,}126\text{ V} \qquad \text{für } a_{H_3O^+} = 1$$

$$E^0_{Pb/Pb(OH)_3^-} = -0{,}54\text{ V} \qquad \text{für } a_{OH^-} = 1$$

$$E^0_{Pb^{2+}/PbO_2} = +1{,}45\text{ V} \qquad \text{für } a_{H_3O^+} = 1$$

$$\phantom{E^0_{Pb^{2+}/PbO_2}} = +0{,}24\text{ V} \qquad \text{für } a_{OH^-} = 1$$

### Blei(II)-Verbindungen

***PbX$_2$, Blei(II)-Halogenide*** (X = F, Cl, Br, I), bilden sich nach der Gleichung:

$$Pb^{2+} + 2\,X^- \longrightarrow PbX_2$$

Sie sind relativ schwerlöslich. PbF$_2$ ist in Wasser praktisch unlöslich.

***PbSO$_4$:*** $Pb^{2+} + SO_4^{2-} \longrightarrow PbSO_4$ ist eine weiße, schwerlösliche Substanz.

***PbO, Bleiglätte,*** ist ein Pulver (gelbe oder rote Modifikation). Es entsteht durch Erhitzen von Pb, PbCO$_3$ usw. an der Luft und dient zur Herstellung von Bleigläsern. PbO löst sich leicht in Säuren unter Salzbildung. In nicht zu konzentrierter NaOH ist es nur wenig löslich.

***PbS*** kommt in der Natur als Bleiglanz vor. Aus Bleisalzlösungen fällt es mit S$^{2-}$-Ionen als schwarzer, schwerlöslicher Niederschlag aus.

$$Lp_{PbS} = 3{,}4 \cdot 10^{-28}\text{ mol}^2 \cdot L^{-2}$$

***Pb(OH)$_2$*** bildet sich durch Einwirkung von Alkalilaugen oder NH$_3$ auf Bleisalzlösungen. Es ist ein weißes, in Wasser schwerlösliches Pulver. In konzentrierten Alkalilaugen löst es sich unter Bildung von Plumbaten(II):

$$Pb(OH)_2 + OH^- \longrightarrow [Pb(OH)_3]^-$$

**Blei(IV)-Verbindungen**

***PbO$_2$, Bleidioxid,*** entsteht als braunschwarzes Pulver bei der Oxidation von Blei(II)-Salzen durch starke Oxidationsmittel wie z.B. Cl$_2$ oder durch anodische Oxidation (Pb$^{2+}$ → Pb$^{4+}$). PbO$_2$ wiederum ist ein relativ starkes Oxidationsmittel:

$$PbO_2 + 4\ HCl \longrightarrow PbCl_2 + H_2O + Cl_2$$

Beachte seine Verwendung im Blei-Akku.

***Pb$_3$O$_4$, Mennige,*** enthält Blei in beiden Oxidationsstufen: Pb$_2$[PbO$_4$] (Blei(II)-orthoplumbat(IV)). Als leuchtendrotes Pulver entsteht es beim Erhitzen von feinverteiltem PbO an der Luft auf ca. 500°C.

# Borgruppe (B, Al, Ga, In, Tl)

Die Elemente der Borgruppe bilden die III. Hauptgruppe des PSE. Sie haben die Valenzelektronenkonfiguration n $s^2p^1$ und können somit maximal drei Elektronen abgeben bzw. zur Bindungsbildung benutzen.

**Bor** nimmt in dieser Gruppe eine Sonderstellung ein. Es ist ein Nichtmetall und bildet **nur kovalente Bindungen**. Als kristallisiertes Bor zeigt es Halbmetall-Eigenschaften. **Es gibt keine $B^{3+}$-Ionen!** In Verbindungen wie $BX_3$ (X = einwertiger Ligand) versucht Bor, seinen Elektronenmangel auf verschiedene Weise zu beheben.

a) In $BX_3$-Verbindungen, in denen X freie Elektronenpaare besitzt, bilden sich $p_\pi$-$p_\pi$-Bindungen aus.

b) $BX_3$-Verbindungen sind Lewis-Säuren. Durch Adduktbildung erhöht Bor seine Koordinationszahl von drei auf vier und seine Elektronenzahl von sechs auf acht:

$$BF_3 + F^- \longrightarrow BF_4^-$$

c) Bei den Borwasserstoffen werden schließlich drei Atome mit nur zwei Elektronen mit Hilfe von Dreizentrenbindungen miteinander verknüpft.

Die sog. Schrägbeziehung im PSE ist besonders stark ausgeprägt zwischen Bor und Silicium, dem zweiten Element der IV. Hauptgruppe.

Wie in den Hauptgruppen üblich, nimmt der Metallcharakter von oben nach unten zu.

Interessant ist, dass Thallium sowohl einwertig, $Tl^+$, als auch dreiwertig, $Tl^{3+}$, vorkommt.

**Thallium in der Oxidationsstufe +3 ist ein starkes Oxidationsmittel.**

## Bor

*Vorkommen:* Bor kommt nur mit Sauerstoff verbunden in der Natur vor. Als $H_3BO_3$, Borsäure, Sassolin und in Salzen von Borsäuren der allgemeinen Formel $H_{n-2}B_nO_{2n-1}$ vor allem als $Na_2B_4O_7 \cdot 4\ H_2O$, Kernit, oder $Na_2B_4O_7 \cdot 10\ H_2O$, Borax, usw.

**Tabelle 24.** Eigenschaften der Elemente der Borgruppe

| Name | Bor | Aluminium | Gallium | Indium | Thallium |
|---|---|---|---|---|---|
| Elektronenkonfiguration | [He]$2s^22p^1$ | [Ne]$3s^23p^1$ | [Ar]$3d^{10}4s^24p^1$ | [Kr]$4d^{10}5s^25p^1$ | [Xe]$4f^{14}5d^{10}6s^26p^1$ |
| Schmp. [°C] | (2300) | 660 | 30 | 156 | 303 |
| Sdp. [°C] | 3900 | 2450 | 2400 | 2000 | 1440 |
| Normalpotential [V] | – | –1,706 | –0,560 | 0,338 | 0,336 (für Tl$^+$) |
| Ionisierungsenergie [kJ/mol] | 800 | 580 | 580 | 560 | 590 |
| Atomradius [pm] | 79 | 143 | 122 | 136 | 170 |
| Ionenradius [pm] (+III) | 16 | 45 | 62 | 81 | 95 |
| Elektronegativität | 2,0 | 1,5 | 1,6 | 1,7 | 1,8 |
| Metallcharakter | | | | | zunehmend → |
| Beständigkeit der E(I)-Verbindungen | | | | | zunehmend → |
| Beständigkeit der E(III)-Verbindungen | | | | | abnehmend → |
| Basischer Charakter der Oxide | | | | | zunehmend → |
| Salzcharakter der Chloride | | | | | zunehmend → |

*Herstellung:* Als **amorphes** Bor fällt es bei der Reduktion von $B_2O_3$ mit Mg oder Na an. Es wird auch durch Schmelzflusselektrolyse von $KBF_4$ mit KCl als Flussmittel hergestellt. Als sog. ***kristallisiertes*** Bor entsteht es z.B. bei der thermischen Zersetzung von $BI_3$ an 800 - 1000°C heißen Metalloberflächen aus Wolfram oder Tantal. Es entsteht auch bei der Reduktion von Borhalogeniden:

$$2\,BX_3 + 3\,H_2 \longrightarrow 2\,B + 6\,HX$$

*Eigenschaften:* Kristallisiertes Bor (Bordiamant) ist härter als Korund ($\alpha$-$Al_2O_3$). Die verschiedenen Gitterstrukturen enthalten das Bor in Form von $B_{12}$-**Ikosaedern** (Zwanzigflächner) angeordnet.

Bor ist sehr reaktionsträge und reagiert erst bei höheren Temperaturen. Mit den Elementen Chlor, Brom und Schwefel reagiert es oberhalb 700°C zu den Verbindungen $BCl_3$, $BBr_3$ und $B_2S_3$. An der Luft verbrennt es bei ca. 700°C zu Bortrioxid, $B_2O_3$. Oberhalb 900°C entsteht Borstickstoff, $(BN)_x$. Beim Schmelzen mit KOH oder NaOH entstehen unter $H_2$-Entwicklung die entsprechenden Borate und Metaborate. Beim Erhitzen mit Metallen bilden sich **Boride**, wie z.B. $MB_4$, $MB_6$ und $MB_{12}$.

**Verbindungen**

*Borwasserstoffe, Borane:* Die Borane lassen sich in Gruppen einteilen:

$B_nH_{n+4}$: $B_2H_6$, $B_3H_7$, $B_4H_8$, $B_5H_9$, $B_6H_{10}$, $B_8H_{12}$, $B_9H_{13}$, $B_{10}H_{14}$, $B_{12}H_{16}$

$B_nH_{n+6}$: $B_3H_9$; $B_4H_{10}$, $B_5H_{11}$, $B_6H_{12}$, $B_8H_{14}$, $B_9H_{15}$, $B_{10}H_{16}$, $B_{13}H_{19}$, $B_{14}H_{20}$, $B_{20}H_{26}$

$B_nH_{n+8}$: $B_8H_{16}$, $B_{14}H_{22}$, $B_{15}H_{23}$, $B_{30}H_{38}$

$B_nH_{n+10}$: $B_8H_{18}$, $B_{26}H_{36}$, $B_{40}H_{50}$

$B_{20}H_{16}$: = wasserstoffarmes Borhydrid

Der einfachste denkbare Borwasserstoff, $BH_3$, ist nicht existenzfähig. Es gibt jedoch Addukte von ihm, z.B. $BH_3 \cdot NH_3$.

***$B_2H_6$, Diboran,*** ist der einfachste stabile Borwasserstoff. Mit Wasser reagiert es nach der Gleichung:

$$B_2H_6 + 6\,H_2O \longrightarrow 2\,B(OH)_3 + 6\,H_2$$

$B_2H_6$ hat die nachfolgend angegebene Struktur:

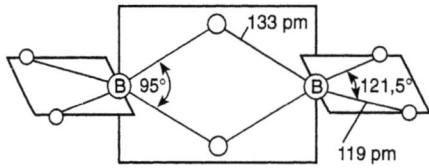

**Abb. 101.** Struktur von $B_2H_6$

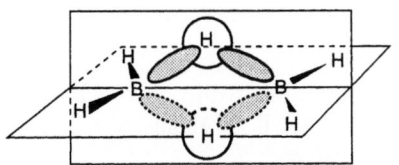

**Abb. 102.** Schematische Darstellung des Zustandekommens der B–H–B-Bindungen

Die Substanz ist eine **Elektronenmangelverbindung**. Um nämlich die beiden Boratome über zwei Wasserstoffbrücken zu verknüpfen, stehen den Bindungspartnern jeweils nur zwei Elektronen zur Verfügung. Die Bindungstheorie erklärt diesen Sachverhalt durch die Ausbildung von sog. **Dreizentrenbindungen**. Auf S. 43 haben wir gesehen, dass bei der Anwendung der MO-Theorie auf zwei Atome ein bindendes und ein lockerndes Molekülorbital entstehen. Werden nun in einem Molekül wie dem $B_2H_6$ drei Atome miteinander verbunden, lässt sich ein **drittes** Molekülorbital konstruieren, dessen Energie zwischen den beiden anderen MO liegt und keinen Beitrag zur Bindung leistet. Es heißt daher **nichtbindendes Molekülorbital**. Auf diese Weise genügen auch in diesem speziellen Fall *zwei Elektronen* im bindenden MO, um *drei Atome* miteinander zu verknüpfen. Im $B_2H_6$ haben wir eine *Dreizentren-Zweielektronen-Bindung*.

In den Polyboranen gibt es außer den B–H–B- auch B–B–B-Dreizentrenbindungen. Bei einigen erkennt man Teilstrukturen des Ikosaeders.

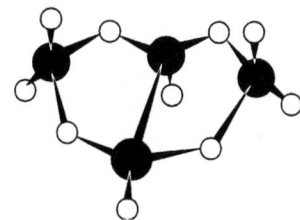

**Abb. 103.** Struktur von $B_4H_{10}$

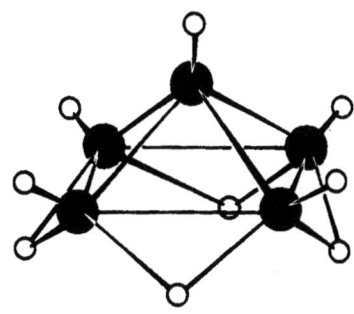

**Abb. 104.** Struktur von $B_5H_9$

*Herstellung der Borane*

**B₂H₆** entsteht z.B. bei der Reduktion von BCl₃ mit LiAlH₄ (Lithiumalanat), Lithiumaluminiumhydrid oder technisch durch Hydrierung von B₂O₃ bei Anwesenheit von Al/AlCl₃ als Katalysator, Temperaturen oberhalb 150°C und einem H₂-Druck von 750 bar.

*Eigenschaften*

Die flüssigen und gasförmigen Borane haben einen widerlichen Geruch. Sie sind alle mehr oder weniger oxidabel. Sie sind zugänglich für Additions-, Substitutions-, Reduktions- und Oxidationsreaktionen. Borane bilden auch Anionen, die Boranate. Ein wichtiges Monoboranat ist das salzartige **Na⁺BH₄⁻, Natriumboranat**. Hergestellt wird es z.B. durch Hydrierung von B(OMe)₃ mit NaH bei 250 - 270°C (*Schlesinger-Verfahren*). Die weiße kristalline Substanz ist an trockener Luft bis 400°C stabil. Anwendung findet sie zur **selektiven Hydrierung**. Geeignete Lösemittel sind u.a. H₂O, Tetrahydrofuran. Zusammen mit Brønsted- oder Lewis-Säuren bildet sie B₂H₆. An Olefinen lassen sich damit *Hydroborierungen* durchführen.

Das Tetrahydridoborat-Ion BH₄⁻ ist tetraedrisch gebaut und isoelektronisch mit CH₄ und NH₄⁺.

*Carborane*

Ersetzt man in Boran-Anionen wie B₆H₆²⁻ je zwei B⁻-Anionen durch zwei (isostere) C-Atome, erhält man ungeladene *„Carborane"*, z.B. B₄C₂H₆, allgemein B_{n-2}C₂H_n mit n = 5 bis 12. Die wichtigsten Carborane sind 1,2- und 1,7-Dicarba-*closo*dodecaborane, B₁₀C₂H₁₂. *closo* heißt: Die Boratome bilden für sich ein geschlossenes Polyeder. Im Gegensatz hierzu werden offene oder unvollständige Polyeder als *nido-Verbindungen* bezeichnet.

*Borhalogenide*

**BF₃** ist ein farbloses Gas (Sdp. –99,9°C, Schmp. –127,1°C). Es bildet sich z.B. nach der Gleichung:

$$B_2O_3 + 6\,HF \longrightarrow 2\,BF_3 + 3\,H_2O$$

Die Fluoratome im BF₃ liegen an den Ecken eines gleichseitigen Dreiecks mit Bor in der Mitte.

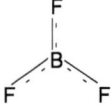

Der kurze Bindungsabstand von 130 pm (Einfachbindungsabstand = 152 pm) ergibt eine durchschnittliche Bindungsordnung von 1 ¹/₃. Den Doppelbindungscharakter jeder B–F-Bindung erklärt man durch eine Elektronenrückgabe vom Fluor zum Bor.

BF₃ ist eine starke Lewis-Säure. Man kennt eine Vielzahl von Additionsverbindungen. *Beispiel:* Bortrifluorid-Etherat BF₃·O(C₂H₅)₂. Mit HF bildet sich HBF₄.

*HBF₄, Fluorborsäure,* entsteht auch bei der Umsetzung von B(OH)₃, Borsäure, mit Fluorwasserstoff HF. Ihre wässrige Lösung ist eine starke Säure. Ihre Metallsalze, die Fluoroborate, entstehen durch Auflösen von Metallsalzen wie Carbonaten und Hydroxiden in wässriger HBF₄. NaBF₄ entsteht z.B. auch nach der Gleichung:

$$NaF + BF_3 \longrightarrow NaBF_4$$

Die Fluoroborate sind salzartig gebaut. In ihrer Löslichkeit sind sie den Perchloraten ähnlich.

Im $BF_4^-$-Ion ist das Boratom tetraedrisch von den vier Fluoratomen umgeben. Diese Anordnung mit KZ. 4 ist beim Bor sehr stabil.

*BCl₃* lässt sich direkt aus den Elementen gewinnen. Es ist eine farblose, leichtbewegliche, an der Luft stark rauchende Flüssigkeit (Sdp. 12,5°C, Schmp. –107,3°C). BCl₃ ist wegen seiner Elektronenpaarlücke ebenfalls eine Lewis-Säure.

*BI₃* ist eine stärkere Lewis-Säure als BF₃.

*Sauerstoff-Verbindungen*

*B₂O₃* entsteht als Anhydrid der Borsäure, H₃BO₃, aus dieser durch Glühen. Es fällt als farblose, glasige und sehr hygroskopische Masse an.

*H₃BO₃, Borsäure, Orthoborsäure,* kommt in der Natur vor. Sie entsteht auch durch Hydrolyse von geeigneten Borverbindungen wie BCl₃ oder Na₂B₄O₇.

*Eigenschaften:* Sie kristallisiert in schuppigen, durchscheinenden sechsseitigen Blättchen und bildet Schichtengitter. Die einzelnen Schichten sind durch Wasserstoffbrücken miteinander verknüpft. Beim Erhitzen bildet sich unter Abspaltung von Wasser die *Metaborsäure,* HBO₂. Weiteres Erhitzen führt zur Bildung von B₂O₃. H₃BO₃ ist wasserlöslich. Ihre Lösung ist eine sehr schwache **ein**wertige Säure:

$$H_3BO_3 + 2\,H_2O \rightleftharpoons H_3O^+ + B(OH)_4^- \qquad pK_S = 9,2$$

Durch *Zusatz* mehrwertiger Alkohole wie z.B. Mannit kann das Gleichgewicht nach rechts verschoben werden. Borsäure erreicht auf diese Weise die Stärke der Essigsäure.

*Borsäure-Ester* sind flüchtig und färben die Bunsenflamme grün. Borsäuretrimethylester bildet sich aus Borsäure und Methanol unter dem Zusatz von konz. H₂SO₄ als wasserentziehendem Mittel:

$$B(OH)_3 + 3\,HOCH_3 \xrightarrow{H_2SO_4} B(OCH_3)_3 + 3\,H_2O$$

Merkhilfe:

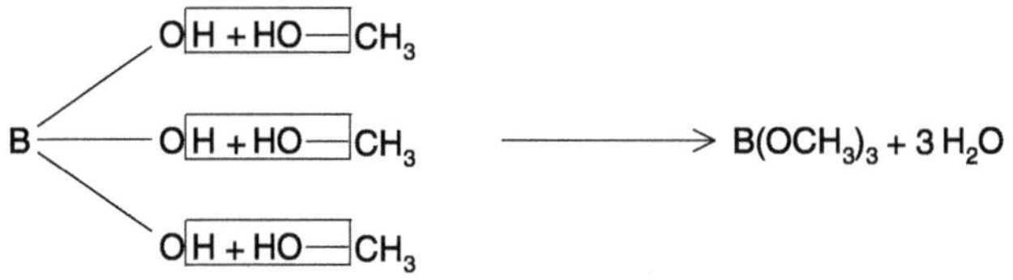

$$B \begin{cases} O|H + HO-|CH_3 \\ O|H + HO-|CH_3 \\ O|H + HO-|CH_3 \end{cases} \longrightarrow B(OCH_3)_3 + 3\,H_2O$$

Zum Mechanismus der Esterbildung s. Teil III!

**Borate:** Es gibt *Ortho*borate, z.B. $NaH_2BO_3$, *Meta*borate, z.B. $(NaBO_2)_3$ und $(Ca(BO_2)_2)_n$, sowie *Poly*borate, *Beispiel:* Borax $Na_2B_4O_7 \cdot 10\,H_2O$. $(NaBO_2)_3$ ist trimer und bildet Sechsringe. Im $(Ca(BO_2)_2)_n$ sind die $BO_2^-$-Anionen zu Ketten aneinandergereiht.

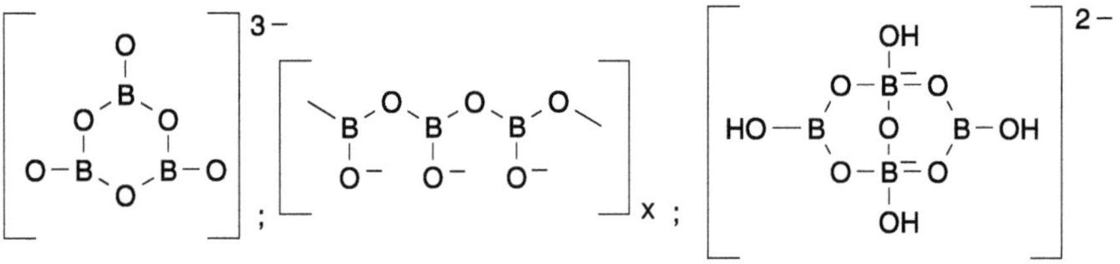

Anionen der Metaborsäure $HBO_2$

Anion der Tetraborsäure $[B_4O_5(OH)_4]^{2-}$

**Perborate** sind z.T. Additionsverbindungen von $H_2O_2$ an Borate. *Beispiel: Natriumperborat* $NaBO_2(OH)_2 \cdot 3\,H_2O$ enthält zwei Peroxogruppen: $[(HO)_2B(-O-O-)_2B(OH)_2]^{2-}\;2\,Na^+$. Bildungsreaktion:

1.  $Na_2B_4O_7 + 2\,NaOH \longrightarrow 4\,NaBO_2 + H_2O$
2.  $NaBO_2 + H_2O_2 + 3\,H_2O \longrightarrow NaBO_2(OH)_2 \cdot 3\,H_2O$

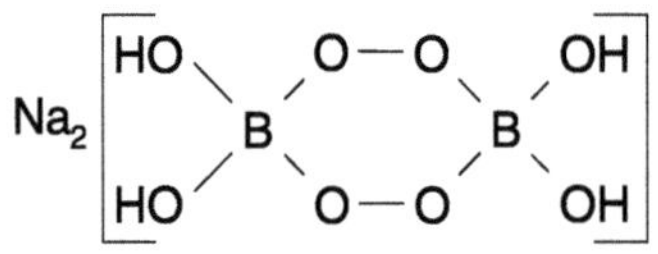

Perborate sind in Waschmitteln, Bleichmitteln und Desinfektionsmitteln enthalten.

# Aluminium

Aluminium ist im Gegensatz zu Bor ein Metall. Entsprechend seiner Stellung im PSE zwischen Metall und Nichtmetall haben seine Verbindungen ionischen *und* kovalenten Charakter. Aluminium ist normalerweise ***drei****wertig*. Eine Stabilisierung seiner Elektronstruktur erreicht es auf folgende Weise: a) Im Unterschied zu Bor kann Aluminium die Koordinationszahl 6 erreichen. So liegen in wässriger Lösung $[Al(H_2O)_6]^{3+}$-Ionen vor. Ein anderes Beispiel ist die Bildung von $[AlF_6]^{3-}$. b) In Aluminiumhalogeniden erfolgt über Halogenbrücken eine Dimerisierung, *Beispiel* $(AlCl_3)_2$. c) In Elektronenmangelverbindungen wie $(AlH_3)_x$ und $(Al(CH_3)_3)_x$ werden Dreizentren-Bindungen ausgebildet. Koordinationszahl 4 erreicht Aluminium auch im $[AlCl_4]^-$.

Im Gegensatz zu $B(OH)_3$ ist $Al(OH)_3$ amphoter!

*Vorkommen:* Aluminium ist das häufigste Metall und das dritthäufigste Element in der Erdrinde. Es kommt nur mit Sauerstoff verbunden vor: in Silicaten wie Feldspäten, $M(I)[AlSi_3O_8] \equiv (M(I))_2O \cdot Al_2O_3 \cdot 6\ SiO_2$, Granit, Porphyr, Basalt, Gneis, Schiefer, Ton, Kaolin usw.; als kristallisiertes $Al_2O_3$ im Korund (Rubin, Saphir); als Hydroxid im Hydrargillit, $Al_2O_3 \cdot 3\ H_2O \equiv Al(OH)_3$, im Bauxit, $Al_2O_3 \cdot H_2O \equiv AlO(OH)$, als Fluorid im Kryolith, $Na_3AlF_6$.

*Gewinnung:* Aluminium wird durch Elektrolyse der Schmelze eines „eutektischen" Gemisches von sehr reinem $Al_2O_3$ (18,5 %) und $Na_3AlF_6$ (81,5 %) bei ca. 950°C und einer Spannung von 5 - 7 V erhalten. Als Anoden dienen vorgebrannte Kohleblöcke oder Söderberg-Elektroden. Sie bestehen aus verkokter Elektrodenkohle.

$Na_3AlF_6$ wird heute künstlich hergestellt.

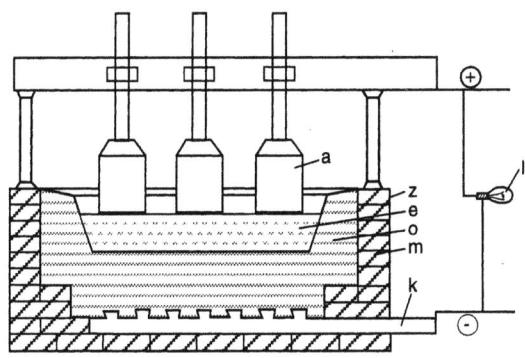

Abb. 105. Aluminium-Zelle. — z Blechmantel; m Mauerwerk; o Ofenfutter; k Stromzuführung zur Kathode; a Anode; e Elektrolyt; l Kontroll-Lampe. (Nach *A. Schmidt*)

Reines $Al_2O_3$ gewinnt man aus Fe- und Si-haltigem Bauxit. Hierzu löst man diesen mit NaOH unter Druck zu $[Al(OH)_4]^-$, Aluminat (Bayer-Verfahren, nasser Aufschluss). Die Verunreinigungen werden als $Fe_2O_3$·aq (Rotschlamm) und Na/Al-Silicat abfiltriert. Das Filtrat wird mit Wasser stark verdünnt und die Fällung/Kristallisation von $Al(OH)_3$·aq durch Impfkristalle beschleunigt. Das abfiltrierte $Al(OH)_3$·aq wird durch Erhitzen in $Al_2O_3$ übergeführt.

*Eigenschaften und Verwendung:* Aluminium ist — unter normalen Bedingungen — an der Luft beständig. Es bildet sich eine dünne, geschlossene Oxidschicht (*Passivierung*), welche das darunterliegende Metall vor weiterem Angriff schützt. Die gleiche Wirkung haben oxidierende Säuren. Durch anodische Oxidation lässt sich diese Oxidschicht verstärken (*Eloxal-Verfahren*). In nichtoxidierenden Säuren löst sich Aluminium unter $H_2$-Entwicklung und Bildung von $[Al(H_2O)_6]^{3+}$. Starke Basen wie KOH, NaOH lösen Aluminium auf unter Bildung von $[Al(OH)_4]^-$, Aluminat-Ionen. Das silberweiße Leichtmetall (Schmp. 660°C) findet im Alltag und in der Technik vielseitige Verwendung. So dient z.B. ein Gemisch von Aluminium und $Fe_3O_4$ als sog. *Thermit* zum Schweißen. Die Bildung von $Al_2O_3$ ist mit 1653,8 kJ so exotherm, dass bei der Entzündung der Thermitmischung Temperaturen bis 2400°C entstehen, bei denen das durch Reduktion gewonnene Eisen flüssig ist („**aluminothermisches Verfahren**"). Aluminium ist ein häufig benutzter Legierungsbestandteil. *Beispiele* sind das *Duraluminium* (Al/Cu-Legierung) und das seewasserfeste *Hydronalium* (Al/Mg-Legierung).

**Verbindungen**

*Al(OH)₃* bildet sich bei tropfenweiser Zugabe von Alkalihydroxidlösung oder besser durch Zugabe von $NH_3$-Lösung zu $[Al(H_2O)_6]^{3+}$. Als *amphotere* Substanz löst es sich sowohl in Säuren als auch in Laugen:

$$Al(OH)_3 + 3\ H_3O^+ \rightleftharpoons Al^{3+} + 6\ H_2O$$

und $\quad Al(OH)_3 + OH^- \rightleftharpoons [Al(OH)_4]^-$

*Al₂O₃, Aluminiumoxid,* kommt in zwei Modifikationen vor. Das kubische $\gamma$-$Al_2O_3$ entsteht beim Erhitzen von $\gamma$-$Al(OH)_3$ oder $\gamma$-$AlO(OH)$ über 400°C. $\gamma$-$Al_2O_3$ ist ein weißes, wasserunlösliches, jedoch hygroskopisches Pulver. In Säuren und Basen ist es löslich. Es findet ausgedehnte Verwendung als *Adsorbens in der Chromatographie,* bei Dehydratisierungen usw. Beim Erhitzen über 1100°C bildet sich das hexagonale $\alpha$-$Al_2O_3$:

$$\gamma\text{-}Al(OH)_3 \xrightarrow{200°C} \gamma\text{-}AlO(OH) \xrightarrow{400°C} \gamma\text{-}Al_2O_3 \xrightarrow{1100°C} \alpha\text{-}Al_2O_3$$

$\alpha$-$Al_2O_3$ kommt in der Natur als Korund vor. Es ist sehr hart, säureunlöslich und nicht hygroskopisch (Schmp. 2050°C) Hergestellt wird es aus Bauxit, AlO(OH). Verwendung findet es bei der Herstellung von Aluminium, von Schleifmitteln, synthetischen Edelsteinen, feuerfesten Steinen und Laborgeräten.

Die Edelsteine Rubin (rot) bzw. Saphir (blau) sind $Al_2O_3$-Kristalle und enthalten Spuren von $Cr_2O_3$ bzw. $TiO_2$.

*Aluminate* M(I)AlO$_2$ ≙ M(I)$_2$O·Al$_2$O$_3$ und M(II)Al$_2$O$_4$ ≡ M(II)O·Al$_2$O$_3$ (Spinell) entstehen beim Zusammenschmelzen von Al$_2$O$_3$ mit Metalloxiden.

*AlCl$_3$* entsteht in wasserfreier Form beim Erhitzen von Aluminium in Cl$_2$- oder HCl-Atmosphäre. Es bildet sich auch entsprechend der Gleichung:

$$Al_2O_3 + 3\ C + 3\ Cl_2 \longrightarrow 2\ AlCl_3 + 3\ CO$$

bei ca. 800°C. AlCl$_3$ ist eine farblose, stark hygroskopische Substanz, die sich bei 183°C durch Sublimation reinigen lässt. Es ist eine starke Lewis-Säure. Dementsprechend gibt es unzählige Additionsverbindungen mit Elektronenpaardonatoren wie z.B. HCl, Ether, Aminen. Auf dieser Reaktionsweise beruht sein Einsatz bei „Friedel-Crafts-Synthesen", Polymerisationen usw. Aluminiumtrichlorid liegt in kristallisierter Form als (AlCl$_3$)$_n$ vor. AlCl$_3$-Dampf zwischen dem Sublimationspunkt und ca. 800°C besteht vorwiegend aus dimeren (AlCl$_3$)$_2$-Molekülen. Oberhalb 800°C entspricht die Dampfdichte monomeren AlCl$_3$-Species.
In wasserhaltiger Form kristallisiert AlCl$_3$ mit 6 H$_2$O.

Eine Schmelze von AlCl$_3$ leitet den elektrischen Strom nicht, es ist daher keine Schmelzflusselektrolyse möglich.

*AlBr$_3$* und *AlI$_3$* liegen auch in kristallisiertem Zustand als dimere Moleküle vor. Das AlBr$_3$ findet als Lewis-Säure gelegentlich Verwendung.

*Al$_2$(SO$_4$)$_3$ · 18 H$_2$O* bildet sich beim Auflösen von Al(OH)$_3$ in heißer konz. H$_2$SO$_4$. Es ist ein wichtiges Hilfsmittel in der Papierindustrie und beim Gerben von Häuten. Es dient ferner als Ausgangssubstanz zur Herstellung von z.B. AlOH(CH$_3$CO$_2$)$_2$, basisches Aluminiumacetat (essigsaure Tonerde), und von KAl(SO$_4$)$_2$·12 H$_2$O (Kaliumalaun).

*Alaune* heißen kristallisierte Verbindungen der Zusammensetzung **M(I)M(III) (SO$_4$)$_2$·12 H$_2$O**, mit M(I) = Na$^+$, K$^+$, Rb$^+$, Cs$^+$, NH$_4^+$, Tl$^+$ und M(III) = Al$^{3+}$, Sc$^{3+}$, Ti$^{3+}$, Cr$^{3+}$, Mn$^{3+}$, Fe$^{3+}$, Co$^{3+}$ u.a. Beide Kationenarten werden entsprechend ihrer Ladungsdichte mehr oder weniger fest von je sechs H$_2$O-Molekülen umgeben. In wässriger Lösung liegen die Alaune vor als: (M(I))$_2$SO$_4$·(M(III))$_2$(SO$_4$)$_3$· 24 H$_2$O.

Alaune sind echte *Doppelsalze*. Ihre wässrigen Lösungen zeigen die chemischen Eigenschaften der getrennten Komponenten. Die physikalischen Eigenschaften der Lösungen setzen sich additiv aus den Eigenschaften der Komponenten zusammen.

*Aluminiumacetate.* Es sind drei Aluminiumacetate bekannt. Technische Verwendung hat das basische Aluminiumacetat (= Aluminiumsubacetat, Aluminiumhydroxiddiacetat) Al(OH)(CH$_3$CO$_2$)$_2$ als Beizmittel, Farblackbildner, zum Hydrophobieren und Flammfestmachen. Die 3 %-ige wässrige Lösung wurde als „essigsaure Tonerde" zur Wunddesinfektion benutzt. Man erhält die Acetate aus Al$_2$(SO$_4$)$_3$·18 H$_2$O mit Ba(CH$_3$CO$_2$)$_2$ oder Pb(CH$_3$CO$_2$)$_2$.

*Aluminiumchlorat* entsteht als Al(ClO$_3$)$_3$·9 H$_2$O bzw. Al(ClO$_3$)$_3$·6 H$_2$O aus einer heiß gesättigten Lösung von Ba(ClO$_3$)$_2$ und Al$_2$(SO$_4$)$_3$ beim Abziehen des Wassers im Vakuum in der Kälte. Es wird z.B. zum Gurgeln benutzt.

*AlR$_3$, Aluminiumtrialkyle*, entstehen z.B. nach der Gleichung:

$$AlCl_3 + 3\ RMgCl \longrightarrow AlR_3 + 3\ MgCl_2$$

Das technisch wichtige Al(C$_2$H$_5$)$_3$ erhält man aus Ethylen, Wasserstoff und aktiviertem Aluminium mit Al(C$_2$H$_5$)$_3$ als Katalysator unter Druck und bei erhöhter Temperatur. Es ist Bestandteil von „Ziegler-Katalysatoren", welche die Niederdruck-Polymerisation von Ethylen ermöglichen.

Die Trialkyle sind dimer gebaut. Die Bindung in diesen Elektronenmangelverbindungen lässt sich durch Dreizentrenbindungen beschreiben.

## Gallium – Indium – Thallium

Diese Elemente sind dem Aluminium nahe verwandte Metalle. Sie kommen in geringen Konzentrationen vor. *Gallium* findet als Füllung von Hochtemperaturthermometern sowie als Galliumarsenid und ähnliche Verbindungen für Solarzellen Verwendung (Schmp. 30°C, Sdp. 2400°C).

Gallium ist nach Silicium der zweitwichtigste Rohstoff für die Elektronik und die gesamte Halbleitertechnologie.

Gallium kommt z.B. in der Erdkruste mit ca. 15g pro Tonne Gestein vor. Es fällt zumeist bei der Kupfer- und Zink-Gewinnung an. Auch bei der Aluminiumgewinnung aus Bauxit wird es durch ein Schwerkraft-Abtrennungsverfahren vom leichteren Aluminium abgetrennt.

*Thallium* ist in seinen Verbindungen *ein-* und *dreiwertig*. Die einwertige Stufe ist stabiler als die dreiwertige. Thallium-Verbindungen sind sehr giftig und finden z.B. als Mäusegift Verwendung.

# Erdalkalimetalle (Be, Mg, Ca, Sr, Ba, Ra)

Die Erdalkalimetalle bilden die II. Hauptgruppe des PSE. Sie enthalten **zwei** locker gebundene Valenzelektronen, nach deren Abgabe sie die Elektronenkonfiguration des jeweils davor stehenden Edelgases haben.

Wegen der — gegenüber den Alkalimetallen — größeren Kernladung und der verdoppelten Ladung der Ionen sind sie härter und haben u.a. höhere Dichten, Schmelz- und Siedepunkte als diese. *Beryllium* nimmt in der Gruppe eine Sonderstellung ein. Es zeigt eine deutliche Schrägbeziehung zum Aluminium, dem zweiten Element der III. Hauptgruppe. Beryllium bildet in seinen Verbindungen Bindungen mit stark kovalentem Anteil aus. $Be(OH)_2$ ist eine amphotere Substanz. In Richtung zum Radium nimmt der basische Charakter der Oxide und Hydroxide kontinuierlich zu. $Ra(OH)_2$ ist daher schon stark basisch. Tabelle 25 enthält weitere wichtige Daten.

## Beryllium

*Vorkommen:* Das seltene Metall kommt hauptsächlich als Beryll vor: $Be_3Al_2Si_6O_{18}$ ≡ 3 $BeO·Al_2O_3·6\ SiO_2$. Chromhaltiger Beryll = Smaragd (grün), eisenhaltiger Beryll = Aquamarin (hellblau).

*Herstellung:* **(1.)** *Technisch:* Schmelzelektrolyse von basischem Berylliumfluorid (2 BeO·5 $BeF_2$) im Gemisch mit $BeF_2$ bei Temperaturen oberhalb 1285 °C. Be fällt in kompakten Stücken an.

(2.) $\quad BeF_2 + Mg \longrightarrow Be + MgF_2$

*Physikalische Eigenschaften:* Beryllium ist ein stahlgraues, sehr hartes, bei 25 °C sprödes Metall. Es kristallisiert in der hexagonal dichtesten Kugelpackung mit einem kovalenten Bindungsanteil.

*Chemische Eigenschaften:* Beryllium verbrennt beim Erhitzen zu BeO. Mit Wasser bildet sich eine dünne zusammenhängende Hydroxidschicht. Es löst sich in verdünnten nichtoxidierenden Säuren wie HCl, $H_2SO_4$ unter $H_2$-Entwicklung. Oxidierende Säuren erzeugen in der Kälte eine dünne BeO-Schicht und greifen das darunterliegende Metall nicht an. Beryllium löst sich als einziges Element der Gruppe in Alkalilaugen.

**Tabelle 25.** Eigenschaften der Erdalkalimetalle

| Name | Beryllium | Magnesium | Calcium | Strontium | Barium | Radium |
|---|---|---|---|---|---|---|
| Elektronenkonfiguration | [He]2s$^2$ | [Ne]3s$^2$ | [Ar]4s$^2$ | [Kr]5s$^2$ | [Xe]6s$^2$ | [Rn]7s$^2$ |
| Schmp. [°C] | 1280 | 650 | 838 | 770 | 714 | 700 |
| Sdp. [°C] | 2480 | 1110 | 1490 | 1380 | 1640 | 1530 |
| Ionisierungsenergie [kJ/mol] | 900 | 740 | 590 | 550 | 502 | – |
| Atomradius [pm] im Metall | 112 | 160 | 197 | 215 | 221 | – |
| Ionenradius [pm] | 30 | 65 | 94 | 110 | 134 | 143 |
| Hydratationsenthalpie [kJ/mol] | −2457,8 | −1892,5 | −1562,6 | −1414,8 | −1273,7 | −1231 |
| Basenstärke der Hydroxide | | | | | | → zunehmend |
| Löslichkeit der Hydroxide | | | | | | → zunehmend |
| Löslichkeit der Sulfate | | | | | | → abnehmend |
| Löslichkeit der Carbonate | | | | | | → abnehmend |

*Verwendung:* Als Legierungsbestandteil, z.B. Be/Cu-Legierung; als Austrittsfenster für Röntgenstrahlen; als Neutronenquelle und Konstruktionsmaterial für Kernreaktoren (hoher Schmp., niedriger Neutronen-Absorptionsquerschnitt) usw.

**Verbindungen**

Beryllium kann formal zwei kovalente Bindungen ausbilden. In Verbindungen wie $BeX_2$ besitzt es jedoch nur ein Elektronenquartett. Die Elektronenkonfiguration von Neon erreicht es auf folgenden Wegen:

**(1.)** Durch *Adduktbildung* mit Donormolekülen wie Ethern, Ketonen, $Cl^-$-Ionen. *Beispiel:* $BeCl_2 \cdot 2\ OR_2$.
**(2.)** Durch Ausbildung von *Doppelbindungen* ($p_\pi$–$p_\pi$-Bindungen). *Beispiel:* $BeCl_2$ und $(BeCl_2)_2$.
**(3.)** Durch Ausbildung von *Dreizentren-Zweielektronen-Bindungen.* Hierbei werden drei Atome durch zwei Elektronen zusammengehalten. *Beispiele:* $(BeH_2)_x$, $(Be(CH_3)_2)_x$.
**(4.)** Durch *Polymerisation. Beispiel:* $(BeCl_2)_x$.

***BeCl₂, Berylliumchlorid:*** Bildungsreaktion:

$$Be + Cl_2 \longrightarrow BeCl_2$$

Es ist hydrolyseempfindlich, sublimierbar und kann als Lewis-Säure zwei Donormoleküle addieren (daher löslich in Alkohol, Ether u.a.). Festes $BeCl_2$ ist polymer, die Verknüpfung erfolgt über Chlorbrücken. Bei 560 °C existieren im Dampf dimere und bei 750 °C monomere Moleküle:

## Magnesium

Magnesium nimmt in der II. Hauptgruppe eine Mittelstellung ein. Es bildet Salze mit $Mg^{2+}$-Ionen. Seine Verbindungen zeigen jedoch noch etwas kovalenten Charakter. In Wasser liegen Hexaqua-Komplexe vor: $[Mg(H_2O)_6]^{2+}$.

*Vorkommen:* Nur in kationisch gebundenem Zustand als Carbonat, Chlorid, Silicat und Sulfat.

$CaMg(CO_3)_2$ = $CaCO_3 \cdot MgCO_3$ (Dolomit); $MgCO_3$ (Magnesit, Bitterspat); $MgSO_4 \cdot H_2O$ (Kieserit); $KMgCl_3 \cdot 6\ H_2O$ = $KCl \cdot MgCl_2 \cdot 6\ H_2O$ (Carnallit); im Meerwasser als $MgCl_2$, $MgBr_2$, $MgSO_4$; als Bestandteil des Chlorophylls.

*Herstellung*

**(1.)** *Schmelzflusselektrolyse* von wasserfreiem $MgCl_2$ bei ca. 700 °C mit einem Flussmittel ($NaCl$, $KCl$, $CaCl_2$, $CaF_2$). Anode: Graphit; Kathode: Eisen.

**(2.)** *„Carbothermisches" Verfahren:*

$$MgO + CaC_2 \longrightarrow Mg + CaO + 2\,C$$

bei 2000 °C im Lichtbogen. Anstelle von $CaC_2$ kann auch Koks eingesetzt werden.

*Verwendung:* Wegen seines geringen spez. Gewichts als Legierungsbestandteil, z.B. in Hydronalium, Duraluminium, Elektronmetallen. Letztere enthalten mehr als 90 % Mg neben Al, Zn, Cu, Si. Sie sind unempfindlich gegenüber alkalischen Lösungen und HF. Gegenüber Eisen erzielt man eine Gewichtsersparnis von 80 %! Als Bestandteil von Blitzlichtpulver, da es mit blendend weißer Flamme verbrennt. Verwendet wird es auch als starkes Reduktionsmittel.

*Chemische Eigenschaften:* Mg überzieht sich an der Luft mit einer dünnen, zusammenhängenden Oxidschicht. Mit kaltem Wasser bildet sich eine $Mg(OH)_2$-Schutzschicht. An der Luft verbrennt es zu MgO und $Mg_3N_2$.

## Verbindungen

*MgO:* $\quad MgCO_3 \xrightarrow{\Delta} MgO + CO_2 \qquad$ (Kristallisiert im NaCl-Gitter)

$\qquad MgCO_3 \xrightarrow{800-900°C} MgO + CO_2 \qquad$ (kaustische Magnesia, bindet mit Wasser ab)

$\qquad MgCO_3 \xrightarrow{1600-1700°C} MgO + CO_2 \qquad$ (Sintermagnesia, hochfeuerfestes Material)

*Mg(OH)₂:*

$$MgCl_2 + Ca(OH)_2 \text{ (Kalkmilch)} \longrightarrow Mg(OH)_2 + CaCl_2$$

*MgCl₂:* Als Carnallit, natürlich und durch Eindampfen der Endlaugen bei der KCl-Gewinnung, oder nach

$$MgO + Cl_2 + C \longrightarrow MgCl_2 + CO$$

*RMgX, Grignard-Verbindungen:* R = Kohlenwasserstoffrest, X = Halogen. Sie entstehen nach der Gleichung:

$$Mg + RX \longrightarrow RMgX$$

in Donor-Lösemitteln wie Ether. Die Substanzen sind gute Alkylierungs- und Arylierungsmittel (s. Teil III).

Ein wichtiger Magnesium-Komplex ist das Chlorophyll:

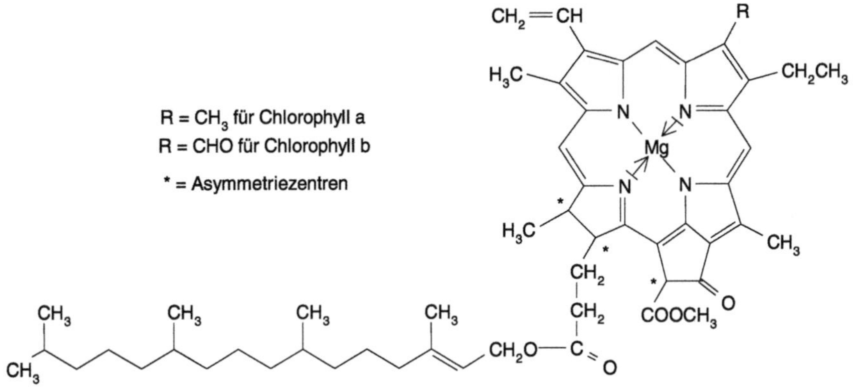

R = CH$_3$ für Chlorophyll a
R = CHO für Chlorophyll b
* = Asymmetriezentren

## Calcium

Calcium ist mit 3,4 % das dritthäufigste Metall in der Erdrinde.

*Vorkommen:* Sehr verbreitet als Carbonat CaCO$_3$ (Kalkstein, Kreide, Marmor), CaMg(CO$_3$)$_2$ ≡ CaCO$_3$·MgCO$_3$ (Dolomit), Sulfat CaSO$_4$·2 H$_2$O (Gips, Alabaster), in Calciumsilicaten, als Calciumphosphate Ca$_5$(PO$_4$)$_3$(OH,F,Cl) (Phosphorit), Ca$_5$(PO$_4$)$_3$F ≡ 3 Ca$_3$(PO$_4$)$_2$·CaF$_2$ (Apatit), und als Calciumfluorid CaF$_2$ (Flussspat, Fluorit).

*Herstellung:* **(1.)** *Schmelzflusselektrolyse* von CaCl$_2$ (mit CaF$_2$ und KCl als Flussmittel) bei 700 °C in eisernen Gefäßen. Als Anode benutzt man Kohleplatten, als Kathode einen Eisenstab („Berührungselektrode").

**(2.)** *Chemisch:*

$$CaCl_2 + 2\ Na \longrightarrow Ca + 2\ NaCl$$

*Eigenschaften:* Weißes, glänzendes Metall, das sich an der Luft mit einer Oxidschicht überzieht. Bei Zimmertemperatur beobachtet man langsame, beim Erhitzen schnelle Reaktion mit O$_2$ und den Halogenen. Calcium zersetzt Wasser beim Erwärmen:

$$Ca + 2\ H_2O \longrightarrow Ca(OH)_2 + H_2$$

An der Luft verbrennt es zu CaO und Ca$_3$N$_2$. Als starkes Reduktionsmittel reduziert es z.B. Cr$_2$O$_3$ zu Cr(0).

**Verbindungen**

*CaH$_2$, Calciumhydrid*, Reduktionsmittel in der organischen Chemie.

*CaO, Calciumoxid, gebrannter Kalk*, wird durch Glühen von CaCO$_3$ bei 900 - 1000 °C in Öfen hergestellt (Kalkbrennen):

$$CaCO_3 \xrightarrow{\Delta} 3\ CaO + CO_2 \uparrow$$

*Ca(OH)$_2$, Calciumhydroxid*, gelöschter Kalk, entsteht beim Anrühren von CaO mit H$_2$O unter starker Wärmeentwicklung und unter Aufblähen; $\Delta H = -62{,}8$ kJ·mol$^{-1}$. *Verwendung:* Zur Desinfektion, für Bauzwecke, zur Glasherstellung, zur Entschwefelung der Abluft von Kohlekraftwerken ($\longrightarrow$ CaSO$_4$·2 H$_2$O).

*Chlorkalk* (Calciumchlorid-hypochlorid, Bleichkalk): 3 CaCl(OCl)·Ca(OH)$_2$· 5 H$_2$O. *Herstellung:* Einleiten von Cl$_2$ in pulverigen, gelöschten Kalk. *Verwendung:* Zum Bleichen von Zellstoff, Papier, Textilien, zur Desinfektion. Enthält 25 - 36 % „wirksames Chlor".

*CaSO$_4$* kommt in der Natur vor als Gips, CaSO$_4$·2 H$_2$O, und kristallwasserfrei als Anhydrit, CaSO$_4$. Gips verliert bei 120 - 130 °C Kristallwasser und bildet den gebrannten Gips, CaSO$_4$·1/2 H$_2$O („Stuckgips"). Mit Wasser angerührt, erhärtet dieser rasch zu einer festen, aus verfilzten Nädelchen bestehenden Masse. Dieser Vorgang ist mit einer Ausdehnung von ca. 1 % verbunden.

Wird Gips auf ca. 650 °C erhitzt, erhält man ein wasserfreies, langsam abbindendes Produkt, den „totgebrannten" Gips. Beim Erhitzen auf 900 - 1100 °C entsteht der Estrichgips, Baugips, Mörtelgips (feste Lösung von CaO in CaSO$_4$). Dieser erstarrt beim Anrühren mit Wasser zu einer wetterbeständigen, harten, dichten Masse. Estrichgips + Wasser + Sand $\longrightarrow$ Gipsmörtel; Estrichgips + Wasser + Kies $\longrightarrow$ Gipsbeton.

*Herstellung von CaSO$_4$:*

$$CaCl_2 + H_2SO_4 \longrightarrow CaSO_4 + 2\ HCl$$

CaSO$_4$ bedingt die **bleibende *(permanente)* Härte des Wassers.** Sie kann z.B. durch Sodazusatz entfernt werden:

$$CaSO_4 + Na_2CO_3 \longrightarrow CaCO_3 + Na_2SO_4$$

Heute führt man die Wasserentsalzung meist mit Ionenaustauschern durch.

*Anmerkung:* Die Wasserhärte wird in „Grad deutscher Härte" angegeben: 1°dH $\triangleq$ 10 mg CaO in 1000 mL H$_2$O = 7,14 mg Ca$^{2+}$/L.

*CaCl$_2$* kristallisiert wasserhaltig als Hexahydrat CaCl$_2$·6 H$_2$O. Wasserfrei ist es ein gutes Trockenmittel. Es ist ein Abfallprodukt bei der Soda-Herstellung nach Solvay. Man gewinnt es auch aus CaCO$_3$ mit HCl.

***CaF₂*** dient als Flussmittel bei der Herstellung von Metallen aus Erzen. Es wird ferner benutzt bei metallurgischen Prozessen und als Trübungsmittel bei der Porzellanfabrikation. Es ist in Wasser unlöslich! Herstellung:

$$Ca^{2+} + 2\ F^- \longrightarrow CaF_2$$

***CaCO₃*** kommt in drei kristallisierten Modifikationen vor: *Calcit* (Kalkspat) = rhomboedrisch, *Aragonit* = rhombisch, *Vaterit* = rhombisch. *Calcit ist die beständigste Form.* Es kommt kristallinisch vor als Kalkstein, Marmor, Dolomit, Muschelkalk, Kreide. *Eigenschaften:* weiße, fast unlösliche Substanz. In kohlensäurehaltigem Wasser gut löslich unter Bildung des leichtlöslichen $Ca(HCO_3)_2$:

$$CaCO_3 + H_2O + CO_2 \longrightarrow Ca(HCO_3)_2$$

Beim Eindunsten oder Kochen der Lösung fällt $CaCO_3$ wieder aus. Hierauf beruht die Bildung von Kesselstein und Tropfsteinen in Tropfsteinhöhlen. *Verwendung:* zu Bauzwecken, zur Glasherstellung usw.

***Ca(HCO₃)₂, Calciumhydrogencarbonat*** (Calciumbicarbonat), bedingt die **temporäre Härte des Wassers.** Beim Kochen verschwindet sie:

$$Ca(HCO_3)_2 \longrightarrow CaCO_3 + H_2O + CO_2$$

Über *permanente* Härte s. $CaSO_4$.

***CaC₂, Calciumcarbid,*** wird im elektrischen Ofen bei ca. 3000 °C aus Kalk und Koks gewonnen:

$$CaO + 3\ C \longrightarrow CaC_2 + CO$$

Es ist ein starkes Reduktionsmittel; es dient zur Herstellung von $CaCN_2$ und Acetylen (Ethin):

$$CaC_2 \xrightarrow{H_2O} Ca(OH)_2 + C_2H_2 \qquad CaC_2 = Ca^{2+}[|C\equiv C|]^{2-}.$$

***CaCN₂, Calciumcyanamid,*** entsteht nach der Gleichung:

$$CaC_2 + N_2 \longrightarrow CaCN_2 + C$$

bei 1100 °C. Seine Düngewirkung beruht auf der Zersetzung durch Wasser zu Ammoniak:

$$CaCN_2 + 3\ H_2O \longrightarrow CaCO_3 + 2\ NH_3$$

***Calciumkomplexe:*** Calcium zeigt nur wenig Neigung zur Komplexbildung. Ein stabiler Komplex, der sich auch zur titrimetrischen Bestimmung von Calcium eignet, entsteht mit Ethylendiamintetraacetat (EDTA):

$$Ca^{2+} + \begin{array}{c} CH_2-\overline{N}(CH_2COO^-)_2 \\ | \\ CH_2-\overline{N}(CH_2COO^-)_2 \end{array} \longrightarrow$$

Struktur des $[Ca(EDTA)]^{2-}$-Komplexes

Wichtige stabile Komplexe bilden sich auch mit Polyphosphaten (sie dienen z.B. zur Wasserenthärtung).

## Mörtel

Mörtel heißen Bindemittel, welche mit Wasser angerührt erhärten (abbinden).

*Luftmörtel,* z.B. Kalk, Gips, werden von Wasser angegriffen. Der Abbindeprozess wird für Kalk- bzw. Gips-Mörtel durch folgende Gleichungen beschrieben:

$$Ca(OH)_2 + CO_2 \longrightarrow CaCO_3 + H_2O$$

bzw. $\quad CaSO_4 \cdot 1/2\, H_2O + 3/2\, H_2O \longrightarrow CaSO_4 \cdot 2\, H_2O$

*Wassermörtel* (z.B. Portlandzement, Tonerdezement) werden von Wasser nicht angegriffen. *Zement* (Portlandzement) wird aus Kalkstein, Sand und Ton (Aluminiumsilicat) durch Brennen bei 1400 °C gewonnen. Zusammensetzung: CaO (58 - 66 %), $SiO_2$ (18 - 26 %), $Al_2O_3$ (4 - 12 %), $Fe_2O_3$ (2 - 5 %). *Beton* ist ein Gemisch aus Zement und Kies.

## Strontium

Strontium steht in seinen chemischen Eigenschaften in der Mitte zwischen Calcium und Barium.

*Vorkommen:* als $SrCO_3$ (Strontianit) und $SrSO_4$ (Coelestin).

*Herstellung:* Schmelzflusselektrolyse von $SrCl_2$ (aus $SrCO_3$ + HCl) mit KCl als Flussmittel

*Verwendung:* Strontiumsalze finden bei der Herstellung von bengalischem Feuer („Rotfeuer") Verwendung.

*Beachte:* $SrCl_2$ ist im Unterschied zu $BaCl_2$ in Alkohol löslich.

# Barium

*Vorkommen:* als $BaSO_4$ (Schwerspat, Baryt), $BaCO_3$ (Witherit).

*Herstellung:* Reduktion von BaO mit Al oder Si bei 1200 °C im Vakuum.

*Eigenschaften:* weißes Metall, das sich an der Luft zu BaO oxidiert. Unter den Erdalkalimetallen zeigt es die größte Ähnlichkeit mit den Alkalimetallen; gegen Wasser verhält es sich wie Calcium.

## Verbindungen

***BaSO₄:*** schwerlösliche Substanz; $c(Ba^{2+}) \cdot c(SO_4^{2-}) = 10^{-10}$ mol²·L⁻² = $Lp_{BaSO_4}$. Ausgangsmaterial für die meisten anderen Ba-Verbindungen:

$$BaSO_4 + 4\,C \longrightarrow BaS + 4\,CO$$

$$BaS + 2\,HCl \longrightarrow BaCl_2 + H_2S$$

*Verwendung:* als Anstrichfarbe (Permanentweiß), Füllmittel für Papier. Bei der Röntgendurchleuchtung von Magen und Darm dient es als Kontrastmittel. Die weiße Anstrichfarbe „Lithopone" entsteht aus BaS und $ZnSO_4$:

$$BaS + ZnSO_4 \longrightarrow BaSO_4 + ZnS$$

***Ba(OH)₂*** entsteht durch Erhitzen von $BaCO_3$ mit Kohlenstoff und Wasserdampf:

$$BaCO_3 + C + H_2O \longrightarrow Ba(OH)_2 + 2\,CO,$$

oder durch Reaktion von BaO mit Wasser. Die wässrige Lösung (Barytwasser) ist eine starke Base.

# Alkalimetalle (Li, Na, K, Rb, Cs, Fr)

Diese Elemente der 1. Hauptgruppe heißen Alkalimetalle. Sie haben alle ein Elektron mehr als das im PSE vorangehende Edelgas. Dieses Valenzelektron wird besonders leicht abgegeben (geringe Ionisierungsenergie), wobei positiv einwertige Ionen entstehen.

Die Alkalimetalle sind sehr reaktionsfähig. So bilden sie schon an der Luft Hydroxide und zersetzen Wasser unter Bildung von $H_2$ und Metallhydroxid. **Mit Sauerstoff erhält man verschiedene Oxide:** *Lithium* bildet ein *normales* Oxid $Li_2O$. *Natrium* verbrennt zu $Na_2O_2$, Natrium*peroxid*. Durch Reduktion mit metallischem Natrium kann dieses in das Natrium*oxid* $Na_2O$ übergeführt werden. Das Natrium*hyperoxid* $NaO_2$ erhält man aus $Na_2O_2$ bei ca. 500 °C und einem Sauerstoffdruck von ca. 300 bar.

*Kalium*, *Rubidium* und *Cäsium* bilden direkt die **Hyperoxide** $KO_2$, $RbO_2$ und $CsO_2$ beim Verbrennen der Metalle an der Luft.

Die Alkalimetalle gehören zu den sog. **Leichtmetallen.** Dies sind Metalle, deren Dichte unterhalb 5 g/cm$^3$ liegen. Die Alkalimetalle reagieren heftig mit *Wasser* unter Bildung von $H_2$ und Metallhydroxid. Mit *Alkoholen* bilden sie $H_2$ und Alkoholate. Lösungen von Alkalimetallen in (trockenem) *flüssigem Ammoniak* haben reduzierende Eigenschaften; s. hierzu unter Natrium!

Die Verbindungen der Alkalimetalle färben die nichtleuchtende Bunsenflamme charakteristisch: Li – rot, Na – gelb, K – rotviolett, Rb – rot, Cs – blau.

## Lithium

Das $Li^+$-Ion ist das kleinste Alkalimetall-Ion. Folglich hat es mit 1,7 die größte Ladungsdichte (Ladungsdichte = Ladung/Radius). Natrium hat zum Vergleich eine Ladungsdichte von 1,0 und $Mg^{2+}$ aus der II. Hauptgruppe von 3,1. Da die Ladungsdichte für die chemischen Eigenschaften von Ionen eine große Rolle spielt, ist es nicht verwunderlich, dass Lithium in manchen seiner Eigenschaften dem zweiten Element der II. Hauptgruppe ähnlicher ist als seinen höheren Homologen.

Die Erscheinung, dass das *erste* Element einer Gruppe auf Grund vergleichbarer Ladungsdichte in manchen Eigenschaften dem *zweiten Element der folgenden*

**Tabelle 26.** Eigenschaften der Alkalimetalle

| Name | Lithium | Natrium | Kalium | Rubidium | Cäsium | Francium |
|---|---|---|---|---|---|---|
| Elektronenkonfiguration | [He]2s$^1$ | [Ne]3s$^1$ | [Ar]4s$^1$ | [Kr]5s$^1$ | [Xe]6s$^1$ | [Rn]7s$^1$ |
| Schmp. [°C] | 180 | 98 | 64 | 39 | 29 | (27) |
| Sdp. [°C] | 1330 | 892 | 760 | 688 | 690 | (680) |
| Ionisierungsenergie [kJ/mol] | 520 | 500 | 420 | 400 | 380 | |
| Atomradius [pm] im Metall | 152 | 186 | 227 | 248 | 263 | |
| Ionenradius [pm] | 68 | 98 | 133 | 148 | 167 | 180 |
| Hydratationsenergie [kJ/mol] | −499,5 | −390,2 | −305,6 | −280,9 | −247,8 | |
| Hydratationsradius [pm] | 340 | 276 | 232 | 228 | 228 | |

*Gruppe* ähnlicher ist als seinen höheren Homologen, nennt man **Schrägbeziehung im PSE**. Deutlicher ausgeprägt ist diese Schrägbeziehung zwischen den Elementen Be und Al sowie B und Si.

*Vorkommen:* Zusammen mit Na und K in Silicaten in geringer Konzentration weit verbreitet.

*Herstellung:* Schmelzelektrolyse von LiCl mit KCl als Flussmittel.

*Eigenschaften:* Silberweißes, weiches Metall. Läuft an der Luft an unter Bildung von Lithiumoxid $Li_2O$ und Lithiumnitrid $Li_3N$ (schon bei 25 °C!). Lithium ist das leichteste Metall.

**Verbindungen**

*$Li_2O$, Lithiumoxid,* entsteht beim Verbrennen von Li bei 100 °C in Sauerstoffatmosphäre.

*LiH, Lithiumhydrid,* entsteht beim Erhitzen von Li mit $H_2$ bei 600 – 700 °C. Es kristallisiert im NaCl-Gitter und ist so stabil, dass es unzersetzt geschmolzen werden kann. Es enthält das **Hydrid-Ion $H^-$** und hat eine stark hydrierende Wirkung. LiH bildet Doppelhydride, die ebenfalls starke Reduktionsmittel sind:

z.B.  $4 LiH + AlCl_3 \longrightarrow LiAlH_4$ (Lithiumaluminiumhydrid) $+ 3 LiCl$

*$Li_3PO_4$* ist schwerlöslich und zum Nachweis von Li geeignet.

*LiCl,* farblose, zerfließliche Kristalle; zum Unterschied von NaCl und KCl z.B. in Alkohol löslich.

*$Li_2CO_3$,* zum Unterschied zu den anderen Alkalicarbonaten in Wasser schwer löslich. Ausgangssubstanz zur Herstellung anderer Li-Salze.

**Lithiumorganyle** (Lithiumorganische Verbindungen), z.B. $LiCH_3$, $LiC_6H_5$. Die Substanzen sind sehr sauerstoffempfindlich, zum Teil selbstzündlich und auch sonst sehr reaktiv. Wichtige Synthese-Hilfsmittel. *Herstellung:*

$2 Li + RX \longrightarrow LiR + LiX$   (X = Halogen)

Lösemittel: Tetrahydrofuran, Benzol, Ether

Auch Metall-Metall-Austausch ist möglich:

$2 Li + R_2Hg \longrightarrow 2 RLi + Hg$

Lithiumorganyle haben typisch kovalente Eigenschaften. Sie sind flüssig oder niedrigschmelzende Festkörper. Sie neigen zu Molekülassoziation. *Beispiel:* $(LiCH_3)_4$

## Natrium

Natrium kommt in seinen Verbindungen als $Na^+$-Kation vor. Ausnahmen sind einige kovalente Komplexverbindungen.

*Vorkommen:* NaCl (Steinsalz oder Kochsalz), $NaNO_3$ (Chilesalpeter), $Na_2CO_3$ (Soda), $Na_2SO_4 \cdot 10\,H_2O$ (Glaubersalz), $Na_3[AlF_6]$ (Kryolith).

*Herstellung:* Durch Schmelzelektrolyse von NaOH (mit der Castner-Zelle) oder bevorzugt NaCl (Downs-Zelle).

*Elektrolyse einer Natriumchlorid-Schmelze (Schmelzelektrolyse)* (Abb. 106)

*Anodenvorgang:* $2\,Cl^- \longrightarrow Cl_2 + 2\,e^-$. Es besteht kein Unterschied zur Chloralkalielektrolyse.

*Kathodenvorgang:* $Na^+ + e^- \longrightarrow Na^0$. An der Kathode nimmt ein $Na^+$-Kation ein Elektron auf und wird zum neutralen Na-Atom reduziert. An der Kathode entsteht metallisches Natrium.

*Gesamtvorgang:* $2\,Na^+ + 2\,Cl^- \xrightarrow{\text{Elektrolyse}} 2\,Na + Cl_2$. Es entstehen metallisches Natrium und Chlorgas.

*Eigenschaften:* Silberweißes, weiches Metall; lässt sich schneiden und zu Draht pressen. Bei 0 °C ist sein elektrisches Leitvermögen nur dreimal kleiner als das von Silber. Im Na-Dampf sind neben wenigen $Na_2$-Molekülen hauptsächlich Na-Atome vorhanden.

Natrium wird an feuchter Luft sofort zu NaOH oxidiert und muss daher *unter Petroleum* aufbewahrt werden. In vollkommen trockenem Sauerstoff kann man es schmelzen, ohne dass es oxidiert! Bei Anwesenheit von Spuren Wasser verbrennt es mit intensiv gelber Flamme zu $Na_2O_2$, Natriumperoxid. Gegenüber elektronegativen Reaktionspartnern ist Natrium sehr reaktionsfähig. z.B.:

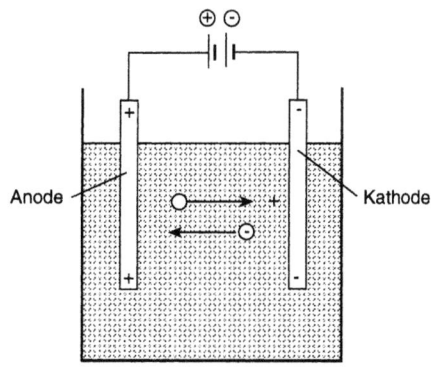

**Abb. 106.** Schmelzelektrolyse von NaCl. $(+) = Na^+$; $(-) = Cl^-$

$$2\,Na + Cl_2 \longrightarrow 2\,NaCl \qquad \Delta H = -881{,}51\ kJ\cdot mol^{-1}$$

$$2\,Na + 2\,H_2O \longrightarrow 2\,NaOH + H_2 \qquad \Delta H = -285{,}55\ kJ\cdot mol^{-1}$$

$$2\,Na + 2\,CH_3OH \longrightarrow 2\,CH_3ONa + H_2$$

Natrium löst sich in absolut trockenem, flüssigem $NH_3$ mit blauer Farbe. In der Lösung liegen solvatisierte $Na^+$-Ionen und solvatisierte Elektronen vor. Beim Erhitzen der Lösung bildet sich Natriumamid, siehe hierzu auch S. 226.

$$2\,Na + 2\,NH_3 \longrightarrow 2\,NaNH_2 + H_2$$

*Verwendung:* Zur Herstellung von $Na_2O_2$ (für Bleich- und Waschzwecke); $NaNH_2$ (z.B. zur Indigosynthese); für organische Synthesen; als Trockenmittel für Ether, Benzol u.a.; für Natriumdampf-Entladungslampen; in flüssiger Form als Kühlmittel in Kernreaktoren (schnelle Brüter), weil es einen niedrigeren Neutronen-Absorptionsquerschnitt besitzt.

## Verbindungen

*NaCl, Natriumchlorid,* Kochsalz, Steinsalz. *Vorkommen:* In Steinsalzlagern, Solquellen, im Meerwasser (3 %) und in allen Organismen. *Gewinnung:* Bergmännischer Abbau von Steinsalzlagern; Auflösung von Steinsalz mit Wasser und Eindampfen der „Sole"; durch Auskristallisieren aus Meerwasser. *Verwendung:* Ausgangsmaterial für $Na_2CO_3$, $NaOH$, $Na_2SO_4$, $Na_2B_4O_7\cdot 10\,H_2O$ (Borax); für Chlorherstellung; für Speise- und Konservierungszwecke; im Gemisch mit Eis als Kältemischung (–21 °C).

*NaOH, Natriumhydroxid,* Ätznatron. *Herstellung:* Durch Elektrolyse einer wässrigen Lösung von NaCl (Chloralkalielektrolyse). NaOH ist in Wasser leicht löslich. *Verwendung:* In wässriger Lösung als starke Base (Natronlauge). Es dient zur Farbstoff-, Kunstseiden- und Seifenfabrikation (s. Teil III), ferner zur Gewinnung von Cellulose aus Holz und Stroh, zur Reinigung von Ölen und Fetten u.a.

*Elektrolyse einer* wässrigen *Natriumchlorid-Lösung (Chloralkalielektrolyse)*
(Abb. 107)

In einer wässrigen Lösung von NaCl liegen hydratisierte $Na^+$-Kationen und $Cl^-$-Anionen vor.

a) *„Diaphragma-Verfahren"*

*Anodenvorgang:* $2\,Cl^- \longrightarrow Cl_2 + 2\,e^-$. An der Anode geben die $Cl^-$-Ionen je ein Elektron ab. Zwei entladene (neutrale) Chloratome vereinigen sich zu einem Chlormolekül. Anode: Retortenkohle; Achesongraphit; Titan/Rutheniumdioxid.

*Kathodenvorgang:* $2\,Na^+ + 2\,H_2O + 2\,e^- \longrightarrow H_2 + 2\,Na^+ + 2\,OH^-$. An der Kathode werden Elektronen auf Wasserstoffatome der Wassermoleküle übertragen. Es bilden sich elektrisch neutrale H-Atome, die zu $H_2$ Molekülen kombinie-

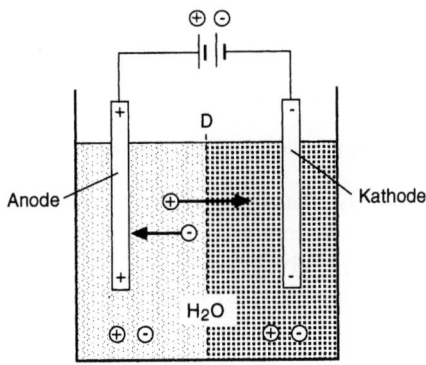

**Abb. 107.** (+) = $Na^+$; (−) = $Cl^-$; D = Diaphragma

ren. Aus den Wassermolekülen entstehen ferner $OH^-$-Ionen. Man erhält **kein** metallisches Natrium! Weil Wasserstoff ein positiveres Normalpotential als Na hat, wird Wasser zersetzt. Kathode: Eisen.

*Gesamtvorgang:* $2\ NaCl + 2\ H_2O \longrightarrow 2\ NaOH + H_2 + Cl_2$. Bei der Elektrolyse einer wässrigen NaCl-Lösung entstehen Natronlauge (NaOH), Chlorgas ($Cl_2$) und Wasserstoffgas ($H_2$).

*Anmerkung:* Bei dieser Versuchsanordnung müssen Kathodenraum und Anodenraum durch ein Diaphragma voneinander getrennt werden, damit die Reaktionsprodukte nicht sofort miteinander reagieren.

b) *„Amalgam-Verfahren"*.

Hier werden Anoden- und Kathodenvorgang in getrennten Zellen durchgeführt.

An der *Hg-Kathode* in der einen Zelle besitzt Wasserstoff eine hohe Überspannung und wird dadurch unedler; er bekommt ein negativeres Redoxpotential als Natrium. Damit wird die Reduktion von $Na^+$ zu $Na^0$ möglich. Das metallische Natrium bildet mit Quecksilber ein Amalgam (0,4 %ig).

In der zweiten Zelle ist Quecksilber als *Anode* geschaltet. Hier wird das Amalgam zu 20 - 50 %iger NaOH-Lösung und Wasserstoff zersetzt ($2\ Na + 2\ H_2O \longrightarrow 2\ NaOH + H_2$). Man erhält reine (chlorid-freie) NaOH.

*$Na_2SO_4$, Natriumsulfat:* Als Glaubersalz kristallisiert es mit 10 $H_2O$. *Vorkommen:* In großen Lagern, im Meerwasser. *Herstellung:*

$$2\ NaCl + H_2SO_4 \longrightarrow Na_2SO_4 + 2\ HCl$$

Es findet *Verwendung* in der Glas-, Farbstoff-, Textil- und Papierindustrie.

*NaNO₃, Natriumnitrat,* Chilesalpeter. *Vorkommen:* Lagerstätten u.a. in Chile, Ägypten, Kleinasien, Kalifornien. *Technische Herstellung:*

$$Na_2CO_3 + 2\ HNO_3 \longrightarrow 2\ NaNO_3 + H_2O + CO_2$$

NaNO₃ ist leichtlöslich in Wasser. *Verwendung* als Düngemittel.

*Na₂CO₃, Natriumcarbonat: Vorkommen* als Soda Na₂CO₃·10 H₂O in einigen Salzen, Mineralwässern, in der Asche von Algen und Tangen. *Technische Herstellung:* **Solvay-Verfahren** (1863): In eine NH₃-gesättigte Lösung von NaCl wird CO₂ eingeleitet. Es bildet sich schwerlösliches NaHCO₃. Durch Glühen entsteht daraus Na₂CO₃. *Das Verfahren beruht auf der Schwerlöslichkeit von NaHCO₃.*

$$2\ NH_3 + 2\ CO_2 + 2\ H_2O \rightleftharpoons 2\ NH_4HCO_3$$

$$2\ NH_4HCO_3 + 2\ NaCl \longrightarrow 2\ NaHCO_3 + 2\ NH_4Cl$$

$$2\ NaHCO_3 \xrightarrow{\Delta} Na_2CO_3 + H_2O + CO_2$$

*Verwendung:* Als Ausgangssubstanz für andere Na-Verbindungen; in der Seifen-, Waschmittel- und Glasindustrie, als schwache Base im Labor.

*Beachte:* „Sodawasser" ist eine Lösung von CO₂ in Wasser (= Sprudel).

*NaHCO₃, Natriumhydrogencarbonat* (Natriumbicarbonat): Entsteht beim Solvay-Verfahren. In Wasser schwerlöslich. *Verwendung* z.B. gegen überschüssige Magensäure, als Brause- und Backpulver. Zersetzt sich ab 100 °C:

$$2\ NaHCO_3 \longrightarrow Na_2CO_3 + CO_2 + H_2O$$

*Na₂O₂, Natriumperoxid,* bildet sich beim Verbrennen von Natrium an der Luft. Starkes Oxidationsmittel.

*Na₂S₂O₄, Natriumdithionit* (s. S. 221): Starkes Reduktionsmittel.

*Na₂S₂O₃, Natriumthiosulfat,* erhält man aus Na₂SO₃ durch Kochen mit Schwefel (s. S. 221). Dient als Fixiersalz in der Photographie, s. S. 203.

# Kalium

*Vorkommen:* Als Feldspat K[AlSi₃O₈] und Glimmer, als KCl (Sylvin) in Kalisalzlagerstätten, als KMgCl₃·6 H₂O (Carnallit), K₂SO₄ usw.

*Herstellung:* Schmelzelektrolyse von KOH.

*Eigenschaften:* Silberweißes, wachsweiches Metall, das sich an der Luft sehr leicht oxidiert. Es wird unter Petroleum aufbewahrt. K ist reaktionsfähiger als Na und zersetzt Wasser so heftig, dass sich der freiwerdende Wasserstoff selbst entzündet:

$$2\ K + 2\ H_2O \longrightarrow 2\ KOH + H_2$$

An der Luft verbrennt es zu Kaliumdioxid KO₂, einem Hyperoxid. Das Valenzelektron des K-Atoms lässt sich schon mit langwelligem UV-Licht abspalten

(Alkaliphotozellen). Das in der Natur vorkommende Kalium-Isotop $^{40}$K ist radioaktiv und eignet sich zur Altersbestimmung von Mineralien.

**Verbindungen**

*KCl, Kaliumchlorid: Vorkommen* als Sylvin und Carnallit, $KCl \cdot MgCl_2 \cdot 6\ H_2O$ = $KMgCl_3 \cdot 6\ H_2O$. *Gewinnung* aus Carnallit durch Behandeln mit Wasser, da KCl schwerer löslich ist als $MgCl_2$. Findet *Verwendung* als Düngemittel.

*KOH, Kaliumhydroxid,* Ätzkali. *Herstellung:* **(1.)** Elektrolyse von wässriger KCl-Lösung (s. NaOH). **(2.)** Kochen von $K_2CO_3$ mit gelöschtem Kalk (Kaustifizieren von Pottasche):

$$K_2CO_3 + Ca(OH)_2 \longrightarrow CaCO_3 + 2\ KOH$$

KOH kann bei 350 - 400 °C unzersetzt sublimiert werden. Der Dampf besteht vorwiegend aus $(KOH)_2$-Molekülen. KOH ist stark hygroskopisch und absorbiert begierig $CO_2$. Es ist eine sehr starke Base (wässrige Lösung = Kalilauge). Es findet u. a. bei der Seifenfabrikation und als Ätzmittel Verwendung.

*$KNO_3$, Kaliumnitrat,* Salpeter. *Herstellung:*

**(1.)** $\quad NaNO_3 + KCl \longrightarrow KNO_3 + NaCl$

**(2.)** $\quad 2\ HNO_3 + K_2CO_3 \longrightarrow 2\ KNO_3 + H_2O + CO_2$

*Verwendung:* Als Düngemittel, Bestandteil des Schwarzpulvers etc.

*$K_2CO_3$, Kaliumcarbonat,* Pottasche. *Herstellung:*

**(1.)** $\quad 2\ KOH + CO_2 \longrightarrow K_2CO_3 + H_2O \quad$ (Carbonisieren von KOH)

**(2.)** *Formiat-Pottasche-Verfahren.* Verfahren in drei Stufen:

a) $\quad K_2SO_4 + Ca(OH)_2 \longrightarrow CaSO_4 + 2\ KOH$

b) $\quad 2\ KOH + 2\ CO \longrightarrow 2\ HCOOK$

c) $\quad 2\ HCOOK + 2\ KOH + O_2 \longrightarrow 2\ K_2CO_3 + 2\ H_2O$

*Verwendung:* Zur Herstellung von Schmierseife und Kaliglas.

*$KClO_3$, Kaliumchlorat: Herstellung* durch Disproportionierungsreaktionen beim Einleiten von $Cl_2$ in heiße KOH:

$$6\ KOH + 3\ Cl_2 \longrightarrow KClO_3 + 5\ KCl + 3\ H_2O$$

$KClO_3$ gibt beim Erhitzen Sauerstoff ab: es disproportioniert in $Cl^-$ und $ClO_4^-$; bei stärkerem Erhitzen spaltet Perchlorat Sauerstoff ab:

$$4\ ClO_3^- \longrightarrow 3\ ClO_4^- + Cl^-$$

$$ClO_4^- \longrightarrow 2\ O_2 + Cl^-$$

*Verwendung* von KClO$_3$: Als Antisepticum, zur Zündholzfabrikation, zu pyrotechnischen Zwecken, zur Unkrautvernichtung, Herstellung von Kaliumperchlorat.

*K$_2$SO$_4$:* Düngemittel.

# Nebengruppenelemente*

Im Langperiodensystem von S. 25 sind zwischen die Elemente der Hauptgruppen II a und III a die sog. **Übergangselemente** eingeschoben. Zur Definition der Übergangselemente s. S. 27.

Man kann nun die jeweils untereinanderstehenden Übergangselemente zu sog. *Nebengruppen* zusammenfassen. Hauptgruppen werden durch den Buchstaben a und Nebengruppen durch den Buchstaben b im Anschluss an die durch römische Zahlen gekennzeichneten Gruppennummern unterschieden.

**Die Elemente der Nebengruppe II b (Zn, Cd und Hg) haben bereits vollbesetzte d-Niveaus:** $d^{10}s^2$ und bilden den Abschluss der einzelnen Übergangsreihen. Sie werden meist gemeinsam mit den Übergangselementen besprochen, weil sie in ihrem chemischen Verhalten manche Ähnlichkeit mit diesen aufweisen.

Die Nummerierung der Nebengruppen erfolgt entsprechend der Anzahl der Valenzelektronen (Zahl der d- *und* s-Elektronen). Die Nebengruppe VIII b besteht aus drei Spalten mit insgesamt 9 Elementen. Sie enthält Elemente unterschiedlicher Elektronenzahl im d-Niveau. Diese Elementeinteilung ist historisch entstanden, weil die nebeneinanderstehenden Elemente einander chemisch sehr ähnlich sind. Die sog. *Eisenmetalle* Fe, Co, Ni unterscheiden sich in ihren Eigenschaften recht erheblich von den sechs übrigen Elementen, den sog. *Platinmetallen,* s. hierzu auch S. 332.

Alle Übergangselemente sind **Metalle.** Sie bilden häufig stabile **Komplexe** und können meist in **verschiedenen Oxidationsstufen** auftreten. Einige von ihnen bilden gefärbte Ionen und zeigen Paramagnetismus (s. hierzu Kap. 6). Infolge der relativ leicht anregbaren d-Elektronen sind ihre Emissionsspektren *Bandenspektren.*

Die mittleren Glieder einer Übergangsreihe kommen in einer größeren Zahl verschiedener Oxidationsstufen vor als die Anfangs- und Endglieder (s. Tabelle 28).

---

* Zu der vorgeschlagenen Durchnummerierung **aller** Gruppen des PSE von 1 bis 18 s. S. 25.

**Tabelle 27.** Eigenschaften der Elemente Sc – Zn

| | III | IV | V | VI | VII | VIII | | | I | II |
|---|---|---|---|---|---|---|---|---|---|---|
| | Sc | Ti | V | Cr | Mn | Fe | Co | Ni | Cu | Zn |
| Elektronen-konfiguration | $3d^14s^2$ | $3d^24s^2$ | $3d^34s^2$ | $3d^54s^1$ | $3d^54s^2$ | $3d^64s^2$ | $3d^74s^2$ | $3d^84s^2$ | $3d^{10}4s^1$ | $3d^{10}4s^2$ |
| Atomradius [pm]* | 161 | 145 | 132 | 137 | 137 | 124 | 125 | 125 | 128 | 133 |
| Schmelzpunkt [°C] | 1540 | 1670 | 1900 | 1900 | 1250 | 1540 | 1490 | 1450 | 1083 | 419 |
| Siedepunkt [°C] | 2730 | 3260 | 3450 | 2640 | 2100 | 3000 | 2900 | 2730 | 2600 | 906 |
| Dichte [g/cm³] | 3,0 | 4,5 | 5,8 | 7,2 | 7,4 | 7,9 | 8,9 | 8,9 | 8,9 | 7,3 |
| Ionenradius [pm]** | | | | | | | | | | |
| $M^{2+}$ | | 90 | 88 | 88 | 80 | 76 | 74 | 72 | 69 | 74 |
| $M^{3+}$ | 81 | 87 | 74 | 63 | 66 | 64 | 63 | 62 | | |
| $E^0_{M/M^{2+}}$ [V] | – | –1,63 | –1,2 | –0,91 | –1,18 | –0,44 | –0,28 | –0,25 | –0,35 | –0,76 |
| $E^0_{M/M^{3+}}$ [V] | –2,1 | –1,2 | –0,85 | –0,74 | –0,28 | –0,04 | –0,4 | | | |

\* im Metall.
\*\* im chemisch stabilen Gaszustand.
Die $E^0$-Werte sind in saurer Lösung gemessen.

**Tabelle 28.** Wichtige Oxidationsstufen und die zugehörigen Koordinationszahlen der Elemente Sc – Zn, Mo, Ru – Cd, W, Os – Hg und Ce

| Sc | Ti | V | Cr | Mn | Fe | Co | Ni | Cu | Zn |
|---|---|---|---|---|---|---|---|---|---|
| +III | +III 6 | +II 6 | +II 6 | +II 4,6 | +II 6 | +II | +II 4,6 | +I 4,6 | +II 4,6 |
| | +IV 4,6 | +III 4,5,6 | +III 4,6 | (+III) 5 | +III 6 | +III | (+III) | +II 4,6 | |
| | (7,8) | +IV 4,5,6 | +VI 4 | (+IV) 6 | (+IV) 4 | | | | |
| | | +V 4,5,6 | | (+VI) 4 | (+VI) 4 | | | | |
| | | | | +VII 3,4 | | | | | |

| | Mo | | | | Ru | Rh | Pd | Ag | Cd |
|---|---|---|---|---|---|---|---|---|---|
| Ce +III | +III 6 | | | | +II 5,6 | +III 5 | +II 4 | +I 2,4 | +II 4,6 |
| +IV 4 | +IV 6,8 | | | | +III 6 | +IV 6 | +IV 6 | (+II) 4 | |
| | +V 5,6,8 | | | | +IV 6 | | | | |
| | +VI 4,6,8 | | | | +VI 4,5,6 | | | | |

| | W | | | | Os | Ir | Pt | Au | Hg |
|---|---|---|---|---|---|---|---|---|---|
| | +IV 6,8 | | | | +IV 6 | +III 6 | +II 4 | +I 2,4 | +I |
| | +V 5,6,8 | | | | +VI 4,5,6 | +IV 6 | +IV 6 | +III 4,(5),6 | +II 2,4,6 |
| | +VI 4,6,8 | | | | +VIII 4,5,6 | (+VI) 6 | | | |

Die Oxidationszahlen sind durch römische Zahlen gekennzeichnet.

Die arabischen Zahlen geben die zugehörigen Koordinationszahlen an.

**Tabelle 29.** Eigenschaften der Elemente Mo, Ru – Cd und W, Os – Hg

|  | Mo | Ru | Rh | Pd | Ag | Cd |
|---|---|---|---|---|---|---|
| Elektronen-konfiguration | $4d^55s^1$ | $4d^75s^1$ | $4d^85s^1$ | $4d^{10}$ | $4d^{10}s^1$ | $4d^{10}s^2$ |
| Atomradius [pm]* | 136 | 133 | 134 | 138 | 144 | 149 |
| Schmelzpunkt [°C] | 2610 | 2300 | 1970 | 1550 | 961 | 321 |
| Siedepunkt [°C] | 5560 | 3900 | 3730 | 3125 | 2210 | 765 |
| Dichte [g/cm³] | 10,2 | 12,2 | 12,4 | 12,0 | 10,5 | 8,64 |
| $E^0_{M/M^+}$ |  |  |  |  | +0,79 |  |
| $E^0_{M/M^{2+}}$ |  | +0,45 | +0,6 | +1,0 |  | –0,4 |
| $E^0_{M/M^{3+}}$ | –0,2 |  |  |  |  |  |

|  | W | Os | Ir | Pt | Au | Hg |
|---|---|---|---|---|---|---|
| Elektronen-konfiguration | $5d^46s^2$ | $5d^66s^2$ | $5d^96s^0$ | $5d^96s^1$ | $5d^{10}s^1$ | $5d^{10}s^2$ |
| Atomradius [pm]* | 137 | 134 | 136 | 139 | 144 | 152 |
| Schmelzpunkt [°C] | 3410 | 3000 | 2450 | 1770 | 1063 | –39 |
| Siedepunkt [°C] | 5930 | 5500 | 4500 | 3825 | 2970 | 357 |
| Dichte [g/cm³] | 19,3 | 22,4 | 22,5 | 21,4 | 19,3 | 13,54 |
| $E^0_{M/M^+}$ |  |  |  |  | +1,68 |  |
| $E^0_{M/M^{2+}}$ |  | +0,85 | +1,1 | +1,0 |  | +0,85 |
| $E^0_{M/M^{4+}}$ | +0,05 |  |  |  |  |  |

*im Metall.

Die $E^0$-Werte sind in saurer Lösung gemessen.

**Innerhalb einer Nebengruppe nimmt die Stabilität der höheren Oxidationsstufen von oben nach unten zu (Unterschied zu den Hauptgruppen!).**

Die meisten Übergangselemente kristallisieren in dichtesten Kugelpackungen. Sie zeigen relativ **gute elektrische Leitfähigkeit** und sind im allgemeinen ziemlich **hart**, oft **spröde** und haben relativ **hohe Schmelz- und Siedepunkte**. Den Grund hierfür kann man in den relativ kleinen Atomradien und dem bisweilen beträchtlichen kovalenten Bindungsanteil sehen.

*Beachte:* Die Elemente der Gruppe II b (Zn, Cd, Hg) sind weich und haben niedrige Schmelzpunkte.

*Vorkommen:* meist als Sulfide und Oxide, einige auch gediegen.

*Herstellung:* durch Rösten der Sulfide und Reduktion der entstandenen Oxide mit **Kohlenstoff** oder **CO**. Falls Carbidbildung eintritt, müssen andere Reduktionsmittel verwendet werden: **Aluminium** für die Herstellung von Mn, V, Cr, Ti,

**Wasserstoff** für die Herstellung von W, die Reduktion eines Chlorids mit **Magnesium** oder **elektrolytische Reduktion**.

Hochreine Metalle erhält man durch thermische Zersetzung der entsprechenden Iodide an einem heißen Wolframdraht. S. hierzu die Übersicht S. 334.

*Oxidationszahlen*

Die höchsten Oxidationszahlen erreichen die Elemente nur gegenüber den stark elektronegativen Elementen Cl, O und F. Die Oxidationszahl +8 wird in der Gruppe VIII b nur von Os und Ru erreicht.

Tabelle 28 enthält eine Zusammenstellung wichtiger Oxidationsstufen und der zugehörigen Koordinationszahlen.

## Eigenschaften von einigen wichtigen Oxiden wie $MnO_2$ und $CrO_3$ sowie Säureanionen wie $MnO_4^-$ und $CrO_4^{2-}$

*Mangandioxid, $MnO_2$:* Grundsätzlich sind Mangan(IV)-Verbindungen nicht sehr beständig. Die Stabilität des $MnO_2$ beruht u.a. auch auf seiner außerordentlich geringen Wasserlöslichkeit.

Folgende Reaktionen des $MnO_2$ sind wichtig:

1. Beim Auflösen in Säuren entstehen Mn(II)- bzw. Mn(III)-Salze:

$$MnO_2 + 4\ HCl \longrightarrow MnCl_2 + Cl_2 + 2\ H_2O$$

   Diese Reaktion hat für die Chlorherstellung im Laboratorium gewisse praktische Bedeutung.

2. Beim Erhitzen erfolgt Sauerstoffabspaltung:

$$4\ MnO_2 \xrightarrow{500\,°C} 2\ Mn_2O_3 + O_2$$

3. Als amphoteres Oxid reagiert $MnO_2$ mit Basen zu Manganiten:

$$MnO_2 + Ca(OH)_2 \longrightarrow CaMnO_3 + H_2O$$

Verwendet man dagegen konz. KOH, entsteht eine blaue Lösung, die gleiche Mengen von Mn(V)- und Mn(III)-Verbindungen enthält.

Außerdem unterscheidet man zwischen basischen und sauren Oxiden (Basenanhydride, Säureanhydride), je nachdem, ob bei ihrer Reaktion mit Wasser Basen oder Säuren gebildet werden.

*Chromtrioxid, $(CrO_3)_x$* ist das Anhydrid der Chromsäure, die jedoch nur in verdünnter wässriger Lösung bekannt ist:

$$CrO_3 + H_2O \rightleftharpoons H_2CrO_4$$

Ähnlich dem $MnO_2$ spaltet auch $CrO_3$ beim Erhitzen leicht Sauerstoff ab:

$$2\ CrO_3 \xrightarrow{250\,°C} Cr_2O_3 + 1\ 1/2\ O_2$$

$(CrO_3)_x$ ist daher ein starkes Oxidationsmittel. Mit organischen Substanzen reagiert es manchmal explosionsartig. $(CrO_3)_x$ ist sehr giftig; es löst sich leicht in Wasser.

*Kaliumpermanganat, $KMnO_4$,* ist eine wichtige Verbindung, die vor allem in der Analytik als Oxidationsmittel eingesetzt wird. Auf seiner oxidierenden Wirkung, insbesondere auf der Fähigkeit, Sauerstoff abzuspalten, beruht die Verwendung als Desinfiziens und Desodorans. Das dabei außerdem entstehende Mangandioxid wirkt adstringierend.

Bei Oxidationsreaktionen mit Permanganat ist zu unterscheiden:

a) Oxidation in **saurer** Lösung: Reduktion des Permanganats zu $Mn^{2+}$:

$$MnO_4^- + 8\,H^+ + 5\,e^- \longrightarrow Mn^{2+} + 4\,H_2O$$

b) Oxidation in **alkalischer** Lösung: Reduktion des Permanganats zu Braunstein:

$$MnO_4^- + 2\,H_2O + 3\,e^- \longrightarrow MnO_2 + 4\,OH^-$$

*Beispiele:*

$$2\,MnO_4^- + 3\,SO_3^{2-} + H_2O \longrightarrow 2\,MnO_2 + 3\,SO_4^{2-} + 2\,OH^-$$

$$2\,MnO_4^- + 10\,I^- + 16\,H^+ \longrightarrow 2\,Mn^{2+} + 5\,I_2 + 8\,H_2O$$

*Kaliumchromat, $K_2CrO_4$,* und *Kaliumdichromat, $K_2Cr_2O_7$,* sind ebenfalls starke Oxidationsmittel. In basischer Lösung liegt das gelbe tetraedrische Chromation $CrO_4^{2-}$ vor. Durch Erhöhung der $H^+$-Ionenkonzentration verfärbt sich die Lösung nach orange unter Bildung von dimeren Dichromationen, $Cr_2O_7^{2-}$. Zwischen Chromat- und Dichromationen besteht ein pH-abhängiges Gleichgewicht:

$$2\,CrO_4^{2-} \underset{OH^-}{\overset{H^+}{\rightleftharpoons}} Cr_2O_7^{2-} + H_2O$$

alkalisch/neutral     sauer  
gelb     orange

Bei Zugabe von Kationen, die schwerlösliche Chromate bilden, werden ausschließlich die Chromate gefällt und nicht die Dichromate:

$$Ba^{2+} + CrO_4^{2-} \longrightarrow BaCrO_4\downarrow$$

$$2\,Ba^{2+} + Cr_2O_7^{2-} + H_2O \longrightarrow 2\,BaCrO_4 + 2\,H^+$$

Viele anorganische Substanzen, insbesondere Salze wie Halogenide und Sulfate, werden häufig in der Therapie verwendet. Darüber hinaus sind bestimmte Metalle als Spurenelemente lebenswichtig. Hier sollen nur einige wichtige Verbindungen der Nebengruppenelemente besprochen werden. Sie sind zum Teil Bestandteil der Arzneibücher.

Einige Metalle sind für den Ablauf biologischer Prozesse von zentraler Bedeutung. Chemisch betrachtet bilden sie Komplexe mit verschiedenen organischen Verbindungen, insbesondere mit Proteinen.

**Tabelle 30**

| Verbindung | Eigenschaften, pharmazeutische Anwendung |
|---|---|
| Kupfersulfat, $CuSO_4 \cdot 5\,H_2O$ | Reagens (*Fehling, Trommer, Haines*), Emeticum bei Vergiftungen, Adstringens, Ätzmittel |
| Silbernitrat, $AgNO_3$ | Reagens, Antisepticum, Adstringens, Ätzmittel (Höllensteinstift) |
| Zinkchlorid, $ZnCl_2$ | Adstringens, Antiseptikum, Ätzmittel |
| Zinksulfat, $ZnSO_4 \cdot 7\,H_2O$ | Adstringens, Desinfiziens vor allem in der Augenheilkunde |
| Quecksilber(I)-chlorid, $Hg_2Cl_2$ | Laxans, als Pulver bei Ekzemen |
| Quecksilber(II)-chlorid, $HgCl_2$ | Reagens, Antiseptikum, Desinfektionsmittel |
| Mangan(II)-sulfat, $MnSO_4 \cdot 4\,H_2O$ | Reagens, Mn dient als Spurenelement zur Aktivierung von Enzymen und zur Steigerung von Oxidationsprozessen |
| Eisen(II)-sulfat, $FeSO_4 \cdot 7\,H_2O$ | Reagens, zur Eisentherapie bei Anämien |
| Eisen(III)-chloridlösung, $FeCl_3$ | Reagens, Ätzmittel, zur Blutstillung |
| Cobalt(II)-chlorid, $CoCl_2 \cdot 6\,H_2O$ | Reagens, Anämien, Co ist Spurenelement und Bestandteil des Vitamins $B_{12}$ |
| Nickel(II)-sulfat, $NiSO_4 \cdot 7\,H_2O$ | Adstringens |
| Cd, V, Cr, Mo, Ce | Verbindungen werden derzeit therapeutisch nicht angewandt; alle Schwermetallverbindungen sind giftig. |

**Eisen** ist der anorganische Bestandteil des **Hämoglobins**, dem Farbstoff der roten Blutkörperchen (Erythrocyten). Im Zentrum des Porphinringsystems, dem Protoporphyrin, bestehend aus 4 miteinander verknüpften Pyrrolringen, befindet sich das $Fe^{2+}$-Ion, das mit den Stickstoffatomen der Pyrrolringe vier Bindungen eingeht, von denen zwei „koordinative" Bindungen sind. In dieser Form bezeichnet man den $Fe^{2+}$-Porphyrin-Grundkörper als **Häm;** er ist die farbgebende Komponente des Hämoglobins. Hämin ist optisch inaktiv!

Das zweiwertige Eisen kann leicht zur dreiwertigen Stufe oxidiert werden; es entsteht *Methämoglobin*. Die freie Koordinationsstelle wird durch ein Anion, meist $OH^-$, besetzt. Dadurch ist keine Sauerstoffanlagerung bzw. -transport mehr möglich. Das $Fe^{3+}$-Porphyrinringsystem heißt hier *Hämatin* (bei $Cl^-$ als Anion: *Hämin*).

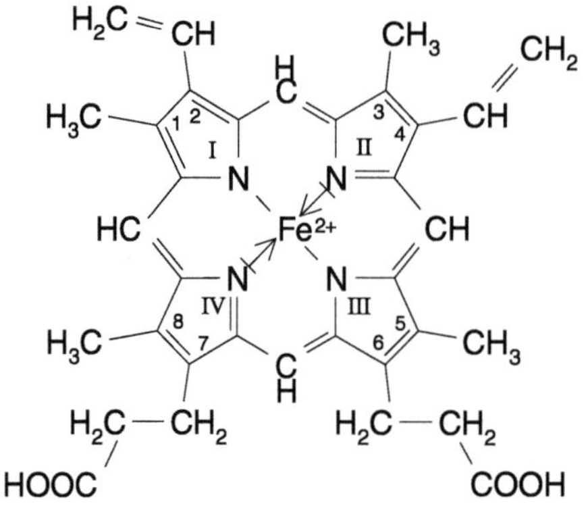

**Abb. 108.** Häm

**Cobalt:** das *Vitamin $B_{12}$*, Cyanocobalamin, ähnelt im Aufbau dem Häm. Das makrocyclische Grundgerüst heißt *Corrin*. Vier Koordinationsstellen am Cobalt sind durch die Stickstoffatome des Corrins besetzt, als weitere Liganden treten die CN⁻-Gruppe und 5,6-Dimethylbenzimidazol auf, das über eine Seitenkette mit einem Ring des Corrins verknüpft ist.

Die Vitamin-$B_{12}$-Wirkung bleibt auch erhalten wenn CN⁻ durch andere Anionen ersetzt wird, z.B. OH⁻, Cl⁻, $NO_2^-$, OCN⁻, SCN⁻ u.a.

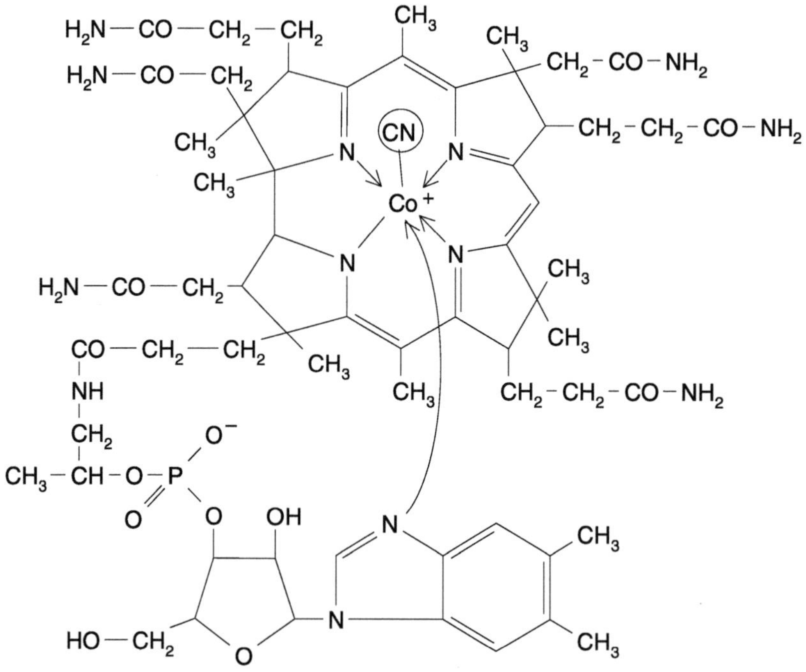

**Abb. 109.** Vitamin $B_{12}$

**Kupfer** ist als Spurenelement bei der Hämoglobinbildung (Erythropoese) beteiligt, ferner wurde Kupfer als Bestandteil der prosthetischen Gruppe des Warburgschen Atmungsferments (auch Cytochrom-Oxydase genannt) gefunden. Dieses Enzym enthält 1 Atom Cu pro Cytohämmolekül.

**Zink** ist Bestandteil des Enzyms Carboanhydrase und des Insulins.

**Mangan** findet man als Spurenelement im Blutserum des menschlichen Körpers, außerdem als Bestandteil der Enzyme Arginase und Phosphatase .

# I. Nebengruppe

Eigenschaften der Elemente

|  | Cu | Ag | Au |
|---|---|---|---|
| Ordnungszahl | 29 | 47 | 79 |
| Elektronenkonfiguration | $3d^{10}\,4s^1$ | $4d^{10}\,5s^1$ | $5d^{10}\,6s^1$ |
| Schmp. [°C] | 1083 | 961 | 1063 |
| Ionenradius [pm] | | | |
| $M^+$ | 96 | 126 | 137 |
| $M^{2+}$ | 69 | 89 | – |
| $M^{3+}$ | – | – | 85 |
| Spez. elektr. Leitfähigkeit $[\Omega^{-1}\cdot cm^{-1}]$ | $5{,}72\cdot 10^5$ | $6{,}14\cdot 10^5$ | $4{,}13\cdot 10^5$ |

*Übersicht*

Die Elemente dieser Gruppe sind **edle** Metalle und werden vielfach als **Münzmetalle** bezeichnet. *Edel bedeutet:* Sie sind wenig reaktionsfreudig, denn die Valenzelektronen sind fest an den Atomrumpf gebunden. Der edle Charakter nimmt vom Kupfer zum Gold hin zu. In nicht oxidierenden Säuren sind sie unlöslich. Kupfer löst sich in $HNO_3$ und $H_2SO_4$, Silber in $HNO_3$, Gold in Königswasser ($HCl : HNO_3 = 3 : 1$).

Die Elemente unterscheiden sich in der Stabilität ihrer Oxidationsstufen: Stabil sind im allgemeinen Cu(II)-, Ag(I)- und Au(III)-Verbindungen.

## Kupfer

*Vorkommen:* gediegen, als $Cu_2S$ (Kupferglanz), $Cu_2O$ (Cuprit, Rotkupfererz), $CuCO_3\cdot Cu(OH)_2$ (Malachit), $CuFeS_2$ ($\equiv Cu_2S\cdot Fe_2S_3$) (Kupferkies).

*Herstellung:* **(1.) Röstreaktionsverfahren:**

$$2\,Cu_2S + 3\,O_2 \longrightarrow 2\,Cu_2O + 2\,SO_2$$

und $\quad Cu_2S + 2\,Cu_2O \longrightarrow 6\,Cu + SO_2$

Geht man von CuFeS$_2$ aus, muss das Eisen zuerst durch kieselsäurehaltige Zuschläge verschlackt werden (Schmelzarbeit).

**(2.)** Kupfererze werden unter Luftzutritt mit verd. H$_2$SO$_4$ als CuSO$_4$ gelöst. Durch Eintragen von elementarem Eisen in die Lösung wird das edlere Kupfer metallisch abgeschieden (**Zementation**, Zementkupfer):

$$Cu^{2+} + Fe \longrightarrow Cu + Fe^{2+}$$

Die Reinigung von Rohkupfer („Schwarzkupfer") erfolgt durch **Elektroraffination**, s. S. 335.

*Eigenschaften:* Reines Kupfer ist gelbrot. Unter Bildung von Cu$_2$O erhält es an der Luft die typische kupferrote Farbe. Bei Anwesenheit von CO$_2$ bildet sich mit der Zeit basisches Carbonat (**Patina**): CuCO$_3 \cdot$Cu(OH)$_2$. **Grünspan ist basisches Kupferacetat.** Kupfer ist weich und zäh und kristallisiert in einem kubisch flächenzentrierten Gitter. Es besitzt hervorragende thermische und elektrische Leitfähigkeit.

*Verwendung:* Wegen seiner besonderen Eigenschaften findet Kupfer als Metall vielfache Verwendung. Es ist auch ein wichtiger Legierungsbestandteil, z.B. mit Sn in der *Bronze*, mit Zn im *Messing* und mit Zn und Ni im *Neusilber*. Das hervorragende elektrische Leitvermögen wird in der Elektrotechnik genutzt.

**Kupferverbindungen**

**Kupfer(II)-Verbindungen:** Elektronenkonfiguration 3d$^9$; paramagnetisch; meist gefärbt.

*CuO* (schwarz) bildet sich beim Verbrennen von Kupfer an der Luft. Es gibt leicht seinen Sauerstoff ab. Bei stärkerem Erhitzen entsteht Cu$_2$O.

*Cu(OH)$_2$* bildet sich als hellblauer schleimiger Niederschlag:

$$Cu^{2+} + 2\ OH^- \longrightarrow Cu(OH)_2$$

Beim Erhitzen entsteht CuO. Cu(OH)$_2$ ist amphoter;

$$Cu(OH)_2 + 2\ OH^- \rightleftharpoons [Cu(OH)_4]^{2+} \text{ (hellblau)}$$

Komplex gebundenes Cu$^{2+}$ wird in alkalischer Lösung leicht zu Cu$_2$O reduziert (s. hierzu Fehlingsche Lösung, (s. Teil III).

*CuS* (schwarz), Gestein; Lp$_{CuS}$ = 10$^{-40}$ mol$^2 \cdot$L$^{-2}$

*CuF$_2$* (weiß) ist vorwiegend ionisch gebaut (verzerrtes Rutilgitter).

*CuCl$_2$* ist gelbbraun. Die Substanz ist über Chlorbrücken vernetzt: (CuCl$_2$)$_x$. Es enthält planar-quadratische CuCl$_4$-Einheiten. CuCl$_2$ löst sich in Wasser unter Bildung eines grünen Dihydrats: CuCl$_2$(H$_2$O)$_2$. Die Struktur ist planar. Die Cu–Cl-Bindung besitzt einen beträchtlichen kovalenten Bindungscharakter.

*[Cu(NH₃)₄]*$^{2+}$ bildet sich in wässriger Lösung aus $Cu^{2+}$-Ionen und $NH_3$. Die tiefblaue Farbe des Komplex-Ions dient als qualitativer Kupfernachweis. Der „Cu(II)-tetrammin-Komplex" hat eine quadratisch-planare Anordnung der Liganden, wenn man nur die nächsten Nachbarn des $Cu^{2+}$-Ions berücksichtigt. **In wässriger Lösung liegt ein verzerrtes Oktaeder vor**; hier kommen zwei $H_2O$-Moleküle als weitere Liganden (in größerem Abstand) hinzu. S. hierzu Kapitel 5.3. Die alkalische Lösung des Komplexes $[Cu(NH_3)_4](OH)_2$ (Schweizers Reagens) löst Cellulose. Durch Einspritzen der Cellulose-Lösungen in Säuren oder Basen bilden sich Cellulosefäden (**Kupferseide**).

**Kupfer(I)-Verbindungen:** $3d^{10}$; diamagnetisch, farblos. Sie enthalten große polarisierbare Anionen und kovalenten Bindungsanteil.

In Wasser sind $Cu^+$-Ionen instabil:

$$2\ Cu^+ \rightleftharpoons Cu^{2+} + Cu$$

Das Gleichgewicht liegt auf der rechten Seite. Nur Anionen und Komplexliganden, welche mit $Cu^+$ schwerlösliche oder stabile Verbindungen bilden, verhindern die Disproportionierung. Es bilden sich dann sogar $Cu^+$-Ionen aus $Cu^{2+}$ Ionen.

*Beispiele:*

$$Cu^{2+} + 2\ I^- \longrightarrow CuI + 1/2\ I_2$$
$$2\ Cu^{2+} + 4\ CN^- \longrightarrow 2\ CuCN + (CN)_2$$

*$Cu_2O$* entsteht durch Reduktion von $Cu^{2+}$ als gelber Niederschlag. Rotes $Cu_2O$ erhält man durch Erhitzen von CuO bzw. gelbem $Cu_2O$.

# Silber

*Vorkommen:* gediegen, als $Ag_2S$ (Silberglanz), AgCl (Hornsilber), in Blei- und Kupfererzen.

*Gewinnung:* Silber findet sich im Anodenschlamm bei der Elektroraffination von Kupfer. Angereichert erhält man es bei der Bleiherstellung. Die Abtrennung vom Blei gelingt z.B. durch „Ausschütteln" mit flüssigem Zink (= **Parkesieren**). Zn und Pb sind unterhalb 400°C praktisch nicht mischbar. Ag und Zn bilden dagegen beim Erstarren Mischkristalle in Form eines Zinkschaums auf dem flüssigen Blei. Durch teilweises Abtrennen des Bleis wird das Ag im Zinkschaum angereichert. Nach Abdestillieren des Zn bleibt ein „Reichblei" mit 8 - 12 % Ag zurück. Die Trennung Ag/Pb erfolgt jetzt durch Oxidation von Pb zu PbO, welches bei 884°C flüssig ist, auf dem Silber schwimmt und abgetrennt werden kann (**Treibarbeit**). Eine weitere Möglichkeit der Silbergewinnung bietet die **Cyanidlaugerei** (s. Goldgewinnung, unten). Die Reinigung des Rohsilbers erfolgt elektrolytisch.

*Eigenschaften:* Ag besitzt von allen Elementen das größte thermische und elektrische Leitvermögen. Weitere Eigenschaften s. S. 302.

*Verwendung:* elementar für Münzen, Schmuck, in der Elektronik etc. oder als Überzug (Versilbern). Zur Verwendung von AgBr in der Photographie s. S. 203.

**Silberverbindungen**

**Silber(I)-Verbindungen:** Elektronenkonfiguration $4d^{10}$; meist farblos, stabilste Oxidationsstufe.

*$Ag_2O$* (dunkelbraun) entsteht bei der Reaktion:

$$2\,Ag^+ + 2\,OH^- \longrightarrow 2\,AgOH \longrightarrow Ag_2O + H_2O$$

*$Ag_2S$* (schwarz) hat ein Löslichkeitsprodukt von $\approx 1{,}6 \cdot 10^{-49}$ mol$^3 \cdot$L$^{-3}$.

*$AgNO_3$* ist das wichtigste Ausgangsmaterial für andere Ag-Verbindungen. Es ist leicht löslich in Wasser und entsteht nach folgender Gleichung:

$$3\,Ag + 4\,HNO_3 \longrightarrow 3\,AgNO_3 + NO + 2\,H_2O$$

*AgF* ist ionisch gebaut. Es ist leicht löslich in Wasser!

*AgCl* bildet sich als käsiger, weißer Niederschlag aus $Ag^+$ und $Cl^-$ $Lp_{AgCl} = 1{,}6 \cdot 10^{-10}$ mol$^2 \cdot$L$^{-2}$. In konz. HCl ist AgCl löslich:

$$AgCl + Cl^- \longrightarrow [AgCl_2]^-$$

Mit wässriger verd. $NH_3$-Lösung entsteht das lineare Silberdiamminkomplex-Kation: $[Ag(NH_3)_2]^+$.

*AgBr* s. S. 138, 203.

AgF, AgCl, AgBr besitzen NaCl-Struktur.

*AgSCN* entsteht aus $Ag^+$ + $SCN^-$, Lp = $0{,}5 \cdot 10^{-12}$ mol$^2 \cdot$L$^{-2}$. Es ist polymer gebaut:

```
   S        
    \       
     Ag     N
       \   /
        N   
        |   
        C   N
       / \ /
      S   Ag
           \
            S
```

*AgCN* zeigt eine lineare Kettenstruktur mit kovalenten Bindungsanteilen: –Ag–CN–Ag–CN– . Es ist im $CN^-$-Überschuss löslich.

# Gold

*Vorkommen:* hauptsächlich gediegen.

*Gewinnung:* **(1.)** Aus dem Anodenschlamm der **Kupfer-Raffination**. **(2.) Mit dem Amalgamverfahren:** Au wird durch Zugabe von Hg als Amalgam (Au/Hg) aus dem Gestein herausgelöst. Hg wird anschließend abdestilliert. **(3.)** Aus goldhaltigem Gestein durch **Cyanidlaugerei**: Goldhaltiges Gestein wird unter Luftzutritt mit verdünnter NaCN-Lösung behandelt. Gold geht dabei als Komplex in Lösung. Mit Zn-Staub wird Au$^+$ dann zu Au reduziert:

a)  $2\,Au + 4\,NaCN + H_2O + 1/2\,O_2 \longrightarrow 2\,Na[Au(CN)_2] + 2\,NaOH$

b)  $2\,Na[Au(CN)_2] + Zn \longrightarrow Na_2[Zn(CN)_4] + 2\,Au$

Die Reinigung erfolgt elektrolytisch.

*Eigenschaften:* Gold ist sehr weich und reaktionsträge. Löslich ist es z.B. in Königswasser und Chlorwasser.

*Verwendung:* zur Herstellung von Münzen und Schmuck und als Legierungsbestandteil mit Cu oder Palladium, in der Dentaltechnik, Optik, Glas-, Keramikindustrie, Elektrotechnik, Elektronik

**Gold(I)-Verbindungen** sind in wässriger Lösung nur beständig, wenn sie schwerlöslich (AuI, AuCN) oder komplex gebunden sind. Sie disproportionieren leicht in Au(0) und Au (III). *Beispiele:*

$$AuCl + Cl^- \longrightarrow [Cl-Au-Cl]^-; \qquad 3\,AuCl \rightleftharpoons 2\,Au + AuCl_3$$

**Gold(III)-Verbindungen:** Das Au$^{3+}$-Ion ist ein starkes Oxidationsmittel. Es ist fast immer in einen planar-quadratischen Komplex eingebaut. *Beispiele:* (AuCl$_3$)$_2$, (AuBr$_3$)$_2$. Die Herstellung dieser Substanzen gelingt aus den Elementen. (AuCl$_3$)$_2$ bildet mit Salzsäure Tetrachlorgoldsäure (hellgelb):

$$2\,HCl + Au_2Cl_6 \longrightarrow 2\,H[AuCl_4]$$

*Au(OH)$_3$* wird durch OH$^-$-Ionen gefällt. Im Überschuss löst es sich:

$$Au(OH)_3 + OH^- \rightleftharpoons [Au(OH)_4]^- \quad (Aurate)$$

Beim Trocknen entsteht AuO(OH), beim Erhitzen Au.

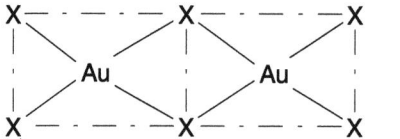

planar - quadratische Umgebung des Au$^{3+}$ in Au$_2$X$_6$

*Cassiusscher Goldpurpur* ist ein rotes Goldkolloid. Man erhält es aus Au(III)-Lösungen durch Reduktion mit SnCl$_2$. Es dient als analytischer Nachweis von Gold und vor allem zum Färben von Glas und Porzellan.

„*Flüssiges Gold*" sind Umsetzungsprodukte von Gold(III)-chloro-Komplexen mit schwefelhaltigen Terpenen oder Harzen. Sie werden zum Bemalen von Glas und Porzellan benutzt.

# II. Nebengruppe

Eigenschaften der Elemente

|  | Zn | Cd | Hg |
|---|---|---|---|
| Ordnungszahl | 30 | 48 | 80 |
| Elektronenkonfiguration | $3d^{10}\,4s^2$ | $4d^{10}\,5s^2$ | $5d^{10}\,6s^2$ |
| Schmp. [°C] | 419 | 321 | –39 |
| Sdp. [°C] | 906 | 765 | 357 |
| Ionenradius $M^{2+}$ [pm] | 74 | 97 | 110 |
| $E^0_{M/M^{2+}}$ [V] | –0,76 | –0,40 | +0,85 |

## *Übersicht*

**Zn** und **Cd** haben in ihren Verbindungen — unter normalen Bedingungen — die Oxidationszahl +2. **Hg kann positiv ein- und zweiwertig sein.** Im Unterschied zu den Erdalkalimetallen sind die s-Elektronen fester an den Kern gebunden. Die Metalle der II. Nebengruppe sind daher *edler* als die Metalle der II. Hauptgruppe. Die Elemente bilden Verbindungen mit z.T. sehr starkem kovalenten Bindungscharakter, z.B. Alkylverbindungen wie $Zn(CH_3)_2$. Sie zeigen eine große Neigung zur Komplexbildung: $Hg^{2+} \gg Cd^{2+} > Zn^{2+}$. An feuchter Luft überziehen sich die Metalle mit einer dünnen Oxid- bzw. Hydroxidschicht, die vor weiterem Angriff schützt **(Passivierung). Hg hat ein positives Normalpotential**, es lässt sich daher schwerer oxidieren und löst sich — im Gegensatz zu Zn und Cd — nur in oxidierenden Säuren. Hg bildet mit den meisten Metallen Legierungen, die sog. *Amalgame.*

*Vorkommen der Elemente:* Zn und Cd kommen meist gemeinsam vor als Sulfide, z.B. ZnS (Zinkblende), Carbonate, Oxide oder Silicate. Die Cd-Konzentration ist dabei sehr gering. Hg kommt elementar vor und als HgS (Zinnober).

*Herstellung:* (**1.**) Rösten der Sulfide bzw. Erhitzen der Carbonate und anschließende Reduktion der entstandenen Oxide mit Kohlenstoff:

$$ZnS + 3/2\, O_2 \longrightarrow ZnO + SO_2$$
bzw. $\quad ZnCO_3 \longrightarrow ZnO + CO_2$
$$ZnO + C \longrightarrow Zn + CO$$

(2.) Elektrolyse von ZnSO$_4$ (aus ZnO und H$_2$SO$_4$) mit Pb-Anode und Al-Kathode.

Die Reinigung erfolgt durch fraktionierte Destillation oder elektrolytisch. Cd fällt bei der Destillation an. HgS liefert beim Erhitzen direkt metallisches Hg.

*Verwendung:*

**Zink:** als Eisenüberzug (Zinkblech, verzinktes Eisen), als Legierungsbestandteil z.B. im Messing (CuZn), als Anodenmaterial für Trockenbatterien, mit Säuren als Reduktionsmittel. ZnO, Zinkweiß, ist eine Malerfarbe. Kristallisiertes ZnS findet als Material für Leuchtschirme Verwendung, denn es leuchtet nach Belichten nach (*Phosphoreszenz*).

**Cadmium:** als Rostschutz, als Elektrodenmaterial in Batterien, in Form seiner Verbindungen als farbige Pigmente, Legierungsbestandteil (Woodsches Metall, Schnellot) und zur Absorption von Neutronen in Kernreaktoren.

**Quecksilber:** Verwendung zur Füllung von Thermometern, Barometern, Manometern, als Elektrodenmaterial, Quecksilberdampflampen für UV-reiches Licht usw. Quecksilber-Verbindungen sind wie das Metall sehr giftig und oft Bestandteil von Schädlingsbekämpfungsmitteln; sie finden aber auch bei Hautkrankheiten Verwendung. Silberamalgam dient noch als Zahnfüllmaterial. Alkalimetall-Amalgame sind starke Reduktionsmittel.

**Zink-Verbindungen**

*Zn(OH)$_2$* ist amphoter. Mit OH$^-$-Ionen bilden sich Zinkate: [Zn(OH)$_4$]$^{2-}$.

*ZnO* ist eine Malerfarbe *(Zinkweiß):* $\quad$ Zn + 1/2 O$_2$ $\longrightarrow$ ZnO.

*ZnS* (weiß) kommt in zwei Modifikationen vor: *Zinkblende* (kubisch) und *Wurtzit* (hexagonal).

*ZnSO$_4$* bildet mit BaS Lithopone (weißes Farbstoffpigment):

$$\text{ZnSO}_4 + \text{BaS} \longrightarrow \text{BaSO}_4 + \text{ZnS}$$

*ZnR$_2$, Zinkorganyle,* sind die ältesten metallorganischen Verbindungen. Zn(CH$_3$)$_2$ wurde 1849 von *E. Frankland* entdeckt. Es sind unpolare, flüssige oder tiefschmelzende Substanzen. Sie sind linear gebaut. *Herstellung:* Zn + Alkylhalogenid im Autoklaven oder Umsetzung von ZnCl$_2$ mit entsprechenden Lithiumorganylen oder Grignard-Verbindungen (s. Teil III).

**Cadmium-Verbindungen**

*CdS* ist schwerlöslich in Säuren.

$$\text{Cd}^{2+} + \text{S}^{2-} \longrightarrow \text{CdS (gelb)}$$

Cadmiumgelb ist eine Malerfarbe. Lp$_{CdS}$ = 10$^{-29}$ mol$^2 \cdot$L$^{-2}$

*CdCl$_2$* und *CdI$_2$* bilden typische Schichtengitter.

## Quecksilber-Verbindungen

**Hg(I)-Verbindungen** sind diamagnetisch. Sie enthalten die Einheit $[Hg-Hg]^{2+}$ mit einer kovalenten Hg–Hg-Bindung. $Hg_2^{2+}$-Ionen disproportionieren sehr leicht:

$$Hg_2^{2+} \rightleftharpoons \overset{0}{Hg} + Hg^{2+} \qquad E^0 = -0{,}12 \text{ V}$$

*Beispiele:*

$$Hg_2^{2+} + 2\ OH^- \rightleftharpoons Hg + HgO + H_2O$$
$$Hg_2^{2+} + S^{2-} \rightleftharpoons Hg + HgS$$
$$Hg_2^{2+} + 2\ CN^- \rightleftharpoons Hg + Hg(CN)_2$$

Hg(I)-halogenide, X–Hg–Hg–X, sind linear gebaut und besitzen vorwiegend kovalenten Bindungscharakter. Mit Ausnahme von $Hg_2F_2$ sind sie in Wasser schwerlöslich. $Hg_2I_2$ ist gelb gefärbt, die anderen Halogenide sind farblos.

***Hg₂Cl₂ (Kalomel)*** bildet sich in der Kälte nach der Gleichung:

$$2\ HgCl_2 + SnCl_2 \longrightarrow Hg_2Cl_2 + SnCl_4$$

Es entsteht auch aus $HgCl_2$ und Hg. Mit $NH_3$ bildet sich ein schwarzer Niederschlag:

$$Hg_2Cl_2 + 2\ NH_3 \longrightarrow Hg + HgNH_2Cl + NH_4Cl$$

Die schwarze Farbe rührt von dem feinverteilten, elementaren Quecksilber her.

### Hg(II)-Verbindungen

***HgO*** kommt in zwei Modifikationen vor (verschiedene Korngröße bedingt Farbunterschied!):

$$Hg^{2+} + 2\ OH^- \longrightarrow HgO \text{ (gelb)} + H_2O$$

und $\qquad Hg^{2+} + 1/2\ O_2 \longrightarrow HgO \text{ (rot)}$

Bei Temperaturen > 400°C zerfällt HgO in die Elemente. Kristallines HgO besteht aus $\{Hg-O-Hg-O\}$-Ketten.

$Hg(OH)_2$ ist nicht isolierbar!

***HgS*** kommt in der Natur als *Zinnober (rot)* vor. Diese Modifikation besitzt Kettenstruktur wie HgO. Aus $Hg^{2+} + S^{2-}$ bildet sich HgS *(schwarz)* mit Zinkblendestruktur, $Lp_{HgS} = 1{,}67 \cdot 10^{-54}\ mol^2 \cdot L^{-2}$. Durch Erwärmen von schwarzem HgS, z.B. in $Na_2S$-Lösung, entsteht rotes HgS.

***Hg(CN)₂*** $\xrightarrow{\Delta}$ $Hg + (CN)_2$; $\qquad Hg(CN)_2 + 2\ CN^- \longrightarrow [Hg(CN)_4]^{2-}$

*HgI₂* ist enantiotrop und ein schönes Beispiel für das Phänomen der **Thermochromie:**

$$HgI_2 \text{ (rot)} \xrightleftharpoons{127°C} HgI_2 \text{ (gelb)}$$

Entsprechend der **Ostwaldschen Stufenregel** entsteht bei der Herstellung aus $Hg^{2+}$ und $I^-$ zuerst die gelbe Modifikation, die sich in die rote umwandelt. Mit überschüssigen $I^-$-Ionen bildet sich ein Tetraiodokomplex:

$$HgI_2 + 2\ I^- \longrightarrow [HgI_4]^{2-}$$

Eine alkalische Lösung von $K_2[HgI_4]$ dient als *Nesslers-Reagens* zum Ammoniak-Nachweis:

$$2\ [HgI_4]^{2-} + NH_3 + 3\ OH^- \longrightarrow [Hg_2N]I \cdot H_2O + 7\ I^- + 2\ H_2O$$
(braunrote Färbung)

Mit viel $NH_3$ bildet sich ein rotbrauner Niederschlag von $[Hg_2N]OH$ *(Millonsche Base)*.

*HgCl₂ (Sublimat)* bildet sich beim Erhitzen von $HgSO_4$ mit NaCl. Schmp. 280°C, Sdp. 303°C. Es ist sublimierbar, leichtlöslich in Wasser und bildet Chlorokomplexe $[HgCl_3]^-$ und $[HgCl_4]^{2-}$, in denen im festen Zustand sechsfachkoordiniertes Hg vorliegt.

$[HgCl_4]^{2-}$ - Bandstruktur
KZ. 6 am Hg

$HgCl_2$ ist ein linear gebautes Molekül. In wässriger Lösung ist es nur sehr wenig dissoziiert. $HgCl_2$ ist sehr giftig!

*Reaktion mit wässriger NH₃-Lösung:* Es entsteht Hg(II)-amid-chlorid = weißes **unschmelzbares Präzipitat:**

$$HgCl_2 + 2\ NH_3 \longrightarrow Hg(NH_2)Cl + NH_4Cl$$

$Hg(NH_2)Cl$ bildet gewinkelte Ketten:

# III. Nebengruppe

Eigenschaften der Elemente

|  | Sc | Y | La | Ac |
|---|---|---|---|---|
| Ordnungszahl | 21 | 39 | 57 | 89 |
| Elektronenkonfiguration | $3d^1\,4s^2$ | $4d^1\,5s^2$ | $5d^1\,6s^2$ | $6d^1\,7s^2$ |
| Schmp. [°C] | 1540 | 1500 | 920 | 1050 |
| Ionenradius $M^{3+}$ [pm] | 81 | 92 | 114 | 118 |
| Dichte [g·cm$^{-3}$] | 2,99 | 4,472 | 6,162 | |

*Übersicht*

Die **d$^1$-Elemente** sind typische Metalle, ziemlich weich, silbrig-glänzend und sehr reaktionsfähig. Sie haben in allen Verbindungen die Oxidationsstufe +3. Ihre Verbindungen zeigen große Ähnlichkeit mit denen der Lanthanoiden. Sc, Y und La werden daher häufig zusammen mit den Lanthanoiden als Metalle der „Seltenen Erden" bezeichnet. Die Abtrennung von Sc und Y von Lanthan und den Lanthanoiden gelingt mit Ionenaustauschern. Y, La finden Verwendung z.B. in der Elektronik und Reaktortechnik.

Verschiedene keramische Supraleiter bestehen aus Ba–La–Cu-Oxiden. Für die Verbindung $YBa_2Cu_3O_7$ wurde eine Sprungtemperatur von 92 K angegeben.

# IV. Nebengruppe

Eigenschaften der Elemente

|  | Ti | Zr | Hf |
|---|---|---|---|
| Ordnungszahl | 22 | 40 | 72 |
| Elektronenkonfiguration | $3d^2 4s^2$ | $4d^2 5s^2$ | $5d^2 6s^2$ |
| Schmp. [°C] | 1670 | 1850 | 2000 |
| Sdp. [°C] | 3260 | 3580 | 5400 |
| Ionenradius [pm] $M^{4+}$ | 68 | 79 | 78 |

## *Übersicht*

Titan ist mit etwa 0,5 % Massenanteil an der Lithosphäre beteiligt. Die Elemente überziehen sich an der Luft mit einer schützenden Oxidschicht. Die Lanthanoidenkontraktion ist dafür verantwortlich, dass Zirkon und Hafnium praktisch gleiche Atom- und Ionenradien haben und sich somit in ihren chemischen Eigenschaften kaum unterscheiden. Hf kommt immer zusammen mit Zr vor. Bei allen Elementen ist die Oxidationsstufe +4 die beständigste.

***HfC, Hafniumcarbid***, hat den höchsten bekannten Schmelzpunkt einer chemischen Verbindung: Schmp. **4160** °C.

*Hinweis:* Hafnium ist das erste mit Hilfe der Röntgenspektroskopie entdeckte Element (*Hevesy* u. *Coster*, 1923).

## Titan

*Vorkommen:* in Eisenerzen vor allem als $FeTiO_3$ (Ilmenit), als $CaTiO_3$ (Perowskit), $TiO_2$ (Rutil) und in Silicaten. Titan ist in geringer Konzentration sehr verbreitet.

*Herstellung:* Ausgangsmaterial ist $FeTiO_3$ und $TiO_2$.

$$2\,TiO_2 + 3\,C + 4\,Cl_2 \longrightarrow 2\,TiCl_4 + 2\,CO + CO_2$$

$TiCl_4$ (Sdp. 136°C) wird durch Destillation gereinigt. Anschließend erfolgt die Reduktion mit Natrium oder Magnesium unter Schutzgas (Argon):

$$TiCl_4 + 2\,Mg \longrightarrow Ti + 2\,MgCl_2$$

Das schwarze, schwammige Titan wird mit $HNO_3$ gereinigt und unter Luftausschluss im elektrischen Lichtbogen zu duktilem metallischem Titan geschmolzen. **Ferrotitan** wird als Ausgangsstoff für legierte Stähle durch Reduktion von $FeTiO_3$ mit Kohlenstoff hergestellt.

Sehr reines Titan erhält man durch thermische Zersetzung von $TiI_4$ an einem heißen Wolframdraht. Bei diesem **Verfahren von *van Arkel* und *de Boer* (Aufwachsverfahren)** erhitzt man pulverförmiges Ti und Iod in einem evakuierten Gefäß, das an eine Glühbirne erinnert, auf ca. 500°C. Hierbei bildet sich flüchtiges $TiI_4$. Dieses diffundiert an den ca. 1200°C heißen Wolframdraht und wird zersetzt. Während sich das Titan metallisch an dem Wolframdraht niederschlägt, steht das Iod für eine neue *„Transportreaktion"* zur Verfügung.

*Eigenschaften:* Das silberweiße Metall ist gegen $HNO_3$ und Alkalien resistent, weil sich eine zusammenhängende Oxidschicht bildet (Passivierung). Es hat die — im Vergleich zu Eisen — geringe Dichte von 4,5 g·cm$^{-1}$. In einer Sauerstoffatmosphäre von 25 bar verbrennt Titan mit gereinigter Oberfläche bei 25°C vollständig zu $TiO_2$. Das gebildete $TiO_2$ löst sich dabei in geschmolzenem Metall.

*Verwendung:* im Apparatebau, für Überschallflugzeuge, Raketen, Rennräder, Brillenfassungen usw., weil es ähnliche Eigenschaften hat wie Stahl, jedoch leichter und korrosionsbeständiger ist.

**Titan(IV)-Verbindungen:** Alle Verbindungen sind kovalent gebaut. Es gibt keine $Ti^{4+}$-Ionen!

*TiCl₄:* $\quad 2\,TiO_2 + 3\,C + 4\,Cl_2 \longrightarrow 2\,TiCl_4 + CO_2 + 2\,CO$

Farblose, an der Luft rauchende Flüssigkeit.

Es hydrolysiert zu $TiO_2$. Mit HCl bildet es einen oktaedrischen Komplex.

$$TiCl_4 + 2\,HCl \longrightarrow [TiCl_6]^{2-}$$

*TiO₂* kommt in drei Modifikationen vor: **Rutil** (tetragonal), **Anatas** (tetragonal) und **Brookit** (rhombisch). Oberhalb 800°C wandeln sich die beiden letzten *monotrop* in Rutil um. $TiO_2 + BaSO_4$ ergibt **Titanweiß** (Anstrichfarbe). Es besitzt ein hohes Lichtbrechungsvermögen und eine hohe Dispersion. $TiO_2$ wird als weißes Pigment vielfach verwendet.

*TiOSO₄·H₂O Titanoxidsulfat* (Titanylsulfat), ist farblos. Bildung:

$$TiO + H_2SO_{4\,konz.} \longrightarrow Ti(SO_4)_2$$

$$Ti(SO_4)_2 + H_2O \longrightarrow TiOSO_4·H_2O$$

Im Titanylsulfat liegen endlose –Ti–O–Ti–O–Zickzack-Ketten vor. Die $SO_4^{2-}$-Ionen und $H_2O$-Moleküle vervollständigen die KZ. 6 am Titan. Von Bedeutung ist seine Reaktion mit $H_2O_2$. Sie findet als qualitative Nachweisreaktion für $H_2O_2$ bzw. Titan Verwendung:

$$\text{TiO(SO}_4) + \text{H}_2\text{O}_2 \longrightarrow \text{TiO}_2(\text{SO}_4) \text{ (Peroxo-Komplex)}$$

Das $\text{TiO}_2^{2+} \cdot x\, \text{H}_2\text{O}$ ist orangegelb.

**Titan-organische** Verbindungen sind Bestandteile von Katalysatoren (z.B. Ziegler/Natta-Katalysator für Niederdruckpolymerisation von Ethylen.)

„Titanorganyle" gibt es mit Ti(III) und Ti(IV).

# V. Nebengruppe

Eigenschaften der Elemente

|  | V | Nb | Ta |
|---|---|---|---|
| Ordnungszahl | 23 | 41 | 73 |
| Elektronenkonfiguration | $3d^3\,4s^2$ | $4d^4\,5s^1$ | $5d^3\,6s^2$ |
| Schmp. [°C] | 1900 | 2420 | 3000 |
| Ionenradius [pm] $M^{5+}$ | 59 | 69 | 68 |

### *Übersicht*

Die Elemente sind typische Metalle. $V_2O_5$ ist amphoter, $Ta_2O_5$ sauer. Die Tendenz, in niederen Oxidationsstufen aufzutreten, nimmt mit steigender Ordnungszahl ab. So sind Vanadin(V)-Verbindungen im Gegensatz zu Tantal(V)-Verbindungen leicht zu V(III)- und V(II)-Verbindungen reduzierbar.

Niedere Halogenide von Niob und Tantal werden durch Metall-Metall-Bindungen stabilisiert. $Nb_6Cl_{14}$ und $Ta_6Cl_{14}$ enthalten $[M_6Cl_{12}]^{2+}$-Einheiten.

Auf Grund der Lanthanoidenkontraktion sind sich Niob und Tantal sehr ähnlich und unterscheiden sich merklich vom Vanadin.

## Vanadin

*Vorkommen:* Eisenerze enthalten oft bis zu 1 % $V_2O_5$. Bei der Stahlherstellung sammelt sich $V_2O_5$ in der Schlacke des Konverters. Weitere Vanadinvorkommen sind der Carnotit $K(UO_2)VO_4 \cdot 1{,}5\,H_2O$, der Patronit $VS_4$ (komplexes Sulfid) und der Vanadinit $Pb_5(VO_4)_3Cl$.

*Herstellung:* (**1.**) Durch Reduktion von $V_2O_5$ mit Calcium oder Aluminium. (**2.**) Nach dem Verfahren von *van Arkel* und *de Boer* durch thermische Zersetzung von $VI_2$.

*Eigenschaften:* Reines Vanadin ist stahlgrau, duktil und lässt sich kalt bearbeiten. Es wird durch eine dünne Oxidschicht passiviert. In oxidierenden Säuren sowie HF ist es löslich.

*Verwendung:* Vanadin ist ein wichtiger Legierungsbestandteil von Stählen. Vanadinstahl ist zäh, hart und schlagfest. *Ferrovanadin* enthält bis zu 50 % Vanadin. Zur Herstellung der Legierung reduziert man ein Gemisch von $V_2O_5$ und Eisenoxid mit Koks im elektrischen Ofen. $V_2O_5$ dient als Katalysator bei der $SO_3$-Herstellung.

## Verbindungen des Vanadins

Vanadinverbindungen enthalten das Metall in sehr verschiedenen Oxidationsstufen. Wichtig und stabil sind die Oxidationsstufen +4 und +5.

**Vanadin mit der Oxidationsstufe –1:** $[V(CO)_6]^-$. In dieser Verbindung erreicht Vanadin die Elektronenkonfiguration von Krypton. *Herstellung:* Reduktion von $[V(CO)_6]$ mit Natrium.

**Vanadin mit der Oxidationsstufe 0** liegt vor im Carbonyl $[V(CO)_6]$ oder $[V(dipy)_3]$. *Beachte:* $[V(CO)_6]$ (dunkelgrün) ist einkernig, obwohl ihm ein Elektron zur Edelgaskonfiguration fehlt. Es ist paramagnetisch und lässt sich leicht reduzieren. V hat dann 36 Elektronen.

$$V(CO)_6 + Na \longrightarrow [V(CO)_6]^- Na^+$$

**Vanadin(II)-Verbindungen** sind sehr reaktiv. Sie sind starke Reduktionsmittel. Man erhält sie durch kathodische Reduktion oder Reduktion mit Zink aus V(III)-Verbindungen.

**Vanadin(III)-Verbindungen** sind sehr unbeständig. Die wässrigen Lösungen sind **grün.**

**Vanadin(IV)-Verbindungen** sind unter normalen Bedingungen sehr beständig. Sie entstehen aus V(II)- und V(III)-Verbindungen durch Oxidation z.B. mit Sauerstoff oder durch Reduktion von V(V)-Verbindungen.

*$VO_2$,* dunkelblau bis schwarz, ist amphoter (Rutilstruktur).

$$VO_2 + 4\ OH^- \longrightarrow [VO_4]^{4-} + 2\ H_2O$$

**Die Vanadate(IV) sind farblos.** In schwach alkalischer Lösung bilden sich **Isopolyvanadate(IV)**.

### Vanadin(V)-Verbindungen

*$V_2O_5$* (orange), Vanadinpentoxid, ist das stabilste Vanadinoxid. Es bildet sich beim Verbrennen von Vanadinpulver im Sauerstoffüberschuss oder beim Glühen anderer Vanadinverbindungen an der Luft. Das amphotere Oxid hat einen ähnlichen Bau wie $[Si_2O_5]^{2-}$, s. S. 258. Es dient als Katalysator bei der Herstellung von $H_2SO_4$.

# VI. Nebengruppe

Eigenschaften der Elemente

|  | Cr | Mo | W |
|---|---|---|---|
| Ordnungszahl | 24 | 42 | 74 |
| Elektronenkonfiguration | $3d^5 4s^1$ | $4d^5 5s^1$ | $5d^4 6s^2$ |
| Schmp. [°C] | 1900 | 2610 | 3410 |
| Ionenradius [pm] |  |  |  |
| $M^{6+}$ | 52 | 62 | 62 |
| $M^{3+}$ | 63 |  |  |

### *Übersicht*

Die Elemente dieser Gruppe sind hochschmelzende Schwermetalle. Chrom weicht etwas stärker von den beiden anderen Elementen ab. Die Stabilität der höchsten Oxidationsstufe nimmt innerhalb der Gruppe von oben nach unten zu. Die bevorzugte Oxidationsstufe ist bei Chrom +3, bei Molybdän und Wolfram +6.

*Beachte:* Cr(VI)-Verbindungen sind starke Oxidationsmittel.

## Chrom

*Vorkommen:* als $FeCr_2O_4 \equiv FeO \cdot Cr_2O_3$, Chromeisenstein (Chromit). Die Substanz ist ein *Spinell*. Die $O^{2-}$-Ionen bauen eine dichteste Kugelpackung auf, die $Cr^{3+}$-Ionen besetzen die oktaedrischen und die $Fe^{2+}$-Ionen die tetraedrischen Lücken.

*Herstellung:* **Reines Chrom gewinnt man mit dem** *Thermitverfahren:*

$$Cr_2O_3 + 2\,Al \longrightarrow Al_2O_3 + 2\,Cr \qquad \Delta H = -536\ kJ \cdot mol^{-1}$$

*Eigenschaften:* Chrom ist silberweiß, weich und relativ unedel. Es löst sich in nichtoxidierenden Säuren unter $H_2$-Entwicklung. Gegenüber starken Oxidationsmitteln wie konz. $HNO_3$ ist es beständig (Passivierung).

*Verwendung:* Beim **Verchromen** eines Werkstückes wird elementares Chrom kathodisch auf einer Zwischenschicht von Cadmium, Nickel oder Kupfer abgeschieden und das Werkstück auf diese Weise vor Korrosion geschützt. Chrom ist ein wichtiger Legierungsbestandteil für Stähle. **"Ferrochrom"** ist eine Cr–Fe-Legierung mit bis zu 60 % Cr. Man erhält sie durch Reduktion von $FeCr_2O_4$ (Chromit) mit Koks im elektrischen Ofen.

**Chromverbindungen**

In seinen Verbindungen besitzt das Element Chrom formal die Oxidationszahlen –2 bis +6. Am stabilsten ist Chrom in der Oxidationsstufe +3.

**Chrom(III)-Verbindungen** sind besonders stabil. Sie enthalten drei ungepaarte Elektronen.

*CrCl₃* ist die wichtigste Chromverbindung. Sie ist rot und schuppig. Ihr Gitter besteht aus einer kubisch-dichtesten Packung von Chlorid-Ionen. Zwischen jeder zweiten $Cl^-$-Doppelschicht sind zwei Drittel der oktaedrischen Lücken von $Cr^{3+}$-Ionen besetzt. Das schuppenartige Aussehen rührt davon her, dass die anderen Schichten aus $Cl^-$-Ionen durch Van der Waals-Kräfte zusammengehalten werden. Reinstes $CrCl_3$ ist unlöslich in Wasser. Bei Anwesenheit von $Cr^{2+}$-Ionen geht es aber leicht in Lösung. Die Herstellung gelingt aus Chrom oder $Cr_2O_7^{2-}$ mit Koks im Chlorstrom bei Temperaturen oberhalb 1200°C.

*Cr₂O₃* (grün) besitzt *Korundstruktur*. Es entsteht wasserfrei beim Verbrennen von Chrom an der Luft. Wasserhaltig erhält man es beim Versetzen wässriger Lösungen von Cr(III)-Verbindungen mit $OH^-$-Ionen. Wasserhaltiges $Cr_2O_3$ ist amphoter. Mit Säuren bildet es $[Cr(H_2O)_6]^{3+}$-Ionen und mit Laugen $[Cr(OH)_6]^{3-}$-Ionen (*Chromite*). Beim Zusammenschmelzen von $Cr_2O_3$ mit Metalloxiden M(II)O bilden sich *Spinelle* $M(II)O \cdot Cr_2O_3$.

---

In **Spinellen** bauen $O^{2-}$-Ionen eine kubisch-dichteste Packung auf, und die $M^{3+}$- bzw. $M^{2+}$-Ionen besetzen die oktaedrischen bzw. tetraedrischen Lücken in dieser Packung. *Beachte:* Die $Cr^{3+}$-Ionen sitzen in oktaedrischen Lücken.

---

*Cr₂(SO₄)₃* entsteht aus $Cr(OH)_3$ und $H_2SO_4$. Es bildet violette Kristalle mit 12 Molekülen Wasser: $[Cr(H_2O)_6]_2(SO_4)_3$.

*KCr(SO₄)₂·12 H₂O* (Chromalaun) kristallisiert aus Lösungen von $K_2SO_4$ und $Cr_2(SO_4)_3$ in großen dunkelvioletten Oktaedern aus.

*Verwendung:* $Cr_2(SO_4)_3$ und $KCr(SO_4)_2 \cdot 12\ H_2O$ werden zur Chromgerbung von Leder verwendet (Chromleder).

**Chrom(VI)-Verbindungen** sind starke Oxidationsmittel.

*CrF₆* ist ein gelbes, unbeständiges Pulver. Es entsteht aus den Elementen bei 400°C und 350 bar.

*CrO₃:* orangerote Nadeln, Schmp. 197°C. *Herstellung:*

$$Cr_2O_7^{2-} + H_2SO_{4\ konz.} \longrightarrow (CrO_3)_x$$

Die Substanz ist sehr giftig (cancerogen!); sie löst sich leicht in Wasser. In viel Wasser erhält man $H_2CrO_4$, in wenig Wasser Polychromsäuren $H_2Cr_nO_{3n+1}$ (s. unten). $(CrO_3)_x$ ist das Anhydrid der Chromsäure $H_2CrO_4$. Es ist aus Ketten von $CrO_4$-Tetraedern aufgebaut, wobei die Tetraeder jeweils über zwei Ecken verknüpft sind. $(CrO_3)_x$ ist ein starkes Oxidationsmittel. Mit organischen Substanzen reagiert es bisweilen explosionsartig.

*$CrO_2Cl_2$, Chromylchlorid,* entsteht aus Chromaten mit Salzsäure. Es ist eine dunkelrote Flüssigkeit mit Schmp. −96,5°C und Sdp. 116,7°C.

*Chromate $M(I)_2CrO_4$; Dichromate $M(I)_2Cr_2O_7$*

*Herstellung* von $Na_2CrO_4$: (**1.**) Durch Oxidationsschmelze;

**in der Technik:**

$$Cr_2O_3 + 3/2\, O_2 + 2\, Na_2CO_3 \longrightarrow 2\, Na_2CrO_4 + 2\, CO_2$$

**im Labor:**

$$Cr_2O_3 + 2\, Na_2CO_3 + 3\, KNO_3 \longrightarrow 2\, Na_2CrO_4 + 3\, KNO_2 + 2\, CO_2$$

(**2.**) Durch anodische Oxidation von Cr(III)-sulfat-Lösung an Bleielektroden.

*Herstellung* von $Na_2Cr_2O_7$:

$$2\, Na_2CrO_4 + H_2SO_4 \longrightarrow Na_2Cr_2O_7 + Na_2SO_4 + H_2O$$

*Eigenschaften:* Zwischen $CrO_4^{2-}$ und $Cr_2O_7^{2-}$ besteht in verdünnter Lösung ein pH-abhängiges Gleichgewicht:

$$2\, CrO_4^{2-} \underset{OH^-}{\overset{H_3O^+}{\rightleftharpoons}} Cr_2O_7^{2-} + H_2O$$
  gelb         orange

Bei der Bildung von $Cr_2O_7^{2-}$ werden zwei $CrO_4^{2-}$-Tetraeder unter Wasserabspaltung über eine Ecke miteinander verknüpft. Diese **Kondensationsreaktion** läuft schon bei Zimmertemperatur ab. Dichromate sind nur bei pH-Werten < 7 stabil. In konzentrierten, stark sauren Lösungen bilden sich unter Farbvertiefung höhere **Polychromate** der allgemeinen Formel: $[Cr_nO_{3n+1}]^{2-}$.

**Chromate und Dichromate sind starke Oxidationsmittel.** Besonders stark oxidierend wirken **saure** Lösungen. So werden schwefelsaure Dichromat-Lösungen z.B. bei der Farbstoffherstellung verwendet. Einige Chromate sind schwerlösliche Substanzen: $BaCrO_4$, $PbCrO_4$ und $Ag_2CrO_4$ sind gelb, $Hg_2CrO_4$ ist rot. $PbCrO_4$ (Chromgelb) und $PbCrO_4 \cdot Pb(OH)_2$ (Chromrot) finden als Farbpigmente kaum noch Verwendung wegen der krebserregenden Eigenschaften vieler Chrom(VI)-Verbindungen, wenn sie in atembarer Form (z.B. als Staub, Aerosol) auftreten.

Struktur von $Cr_2O_7^{2-}$

*$CrO_5 \equiv CrO(O_2)_2$, **Chromperoxid**,* ist eine tiefblau gefärbte instabile Verbindung. Mit Ether, Pyridin usw. lässt sie sich stabilisieren. Sie zerfällt in $Cr^{3+}$ und Sauerstoff. *Herstellung:*

$$HCrO_4^- + 2\,H_2O_2 + H^+ \xrightarrow{25°C} CrO_5 + 3\,H_2O$$

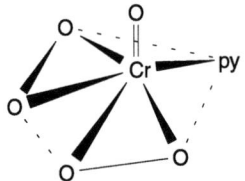

Struktur von $CrO(O_2)_2\cdot py$

## Molybdän

*Vorkommen:* $MoS_2$ (Molybdänglanz, Molybdänit), $PbMoO_4$ (Gelbbleierz).

*Gewinnung:* Durch Rösten von $MoS_2$ entsteht $MoO_3$. Dieses wird mit Wasserstoff zu Molybdän reduziert. Das anfallende Metallpulver wird anschließend zu kompakten Metallstücken zusammengeschmolzen.

*Eigenschaften:* Molybdän ist ein hartes, sprödes, dehnbares Metall. Als Legierungsbestandteil in Stählen erhöht es deren Härte und Zähigkeit. **Ferromolybdän** enthält 50 - 85 % Mo. Man erhält es durch Reduktion von $MoO_3$ und Eisenoxid mit Koks im elektrischen Ofen.

Molybdän ist relativ beständig gegen nichtoxidierende Säuren (Passivierung). Oxidierende Säuren und Alkalischmelzen führen zur Verbindungsbildung.

### Molybdän-Verbindungen

$MoO_3$ ist ein weißes, in Wasser kaum lösliches Pulver. Beim Erhitzen wird es gelb. In Alkalilaugen löst es sich unter Bildung von **Molybdaten.**

Bei einem pH-Wert > 6,5 entsteht **Monomolybdat** $M(I)_2MoO_4$. Beim Ansäuern erfolgt Kondensation zu **Polymolybdaten.**

Bei pH ≈ 6 bildet sich vornehmlich $[Mo_7O_{24}]^{6-}$, **Heptamolybdat** (Paramolybdat), und bei pH-Werten ≈ 3 $[Mo_8O_{26}]^{4-}$, **Oktamolybdat** (Metamolybdat). Die Polysäuren stehen miteinander im Gleichgewicht. Sie kommen auch in hydratisierter Form vor. Bei einem pH-Wert < 1 fällt gelbes $(MoO_3)_x \cdot aq$ aus, welches sich bei weiterem Säurezusatz als $(MoO_2)X_2$ auflöst.

*$(NH_4)_6Mo_7O_{24}$, Ammoniummolybdat,* findet in der analytischen Chemie Verwendung zum Nachweis von Phosphat. In salpetersaurer Lösung bildet sich ein gelber Niederschlag von $(NH_4)_3[P(Mo_{12}O_{40})]$ = Ammonium-12-molybdato-phosphat.

Im $[Mo_7O_{24}]^{6-}$ sind sechs $MoO_6$-Oktaeder zu einem hexagonalen Ring verknüpft, wobei sie das siebte Mo-Atom oktaedrisch umgeben.

*Molybdänblau* ist eine blaugefärbte, kolloidale Lösung von Oxiden mit *vier- und sechswertigem* Molybdän. Es entsteht beim Reduzieren einer angesäuerten Molybdatlösung z.B. mit $SnCl_2$ und dient als analytische Vorprobe.

*$MoS_2$* bildet sich beim Erhitzen von Molybdänverbindungen, wie $MoO_3$ mit $H_2S$. Es besitzt ein Schichtengitter und wird als temperaturbeständiger Schmierstoff verwendet.

# Wolfram

*Vorkommen:* Wolframit $(Mn,Fe(II))WO_4$, Scheelit $CaWO_4$, Wolframocker $WO_3 \cdot aq$.

*Herstellung:* Durch Reduktion von $WO_3$ mit Wasserstoff bei ca. 1200°C erhält man Wolfram in Pulverform. Dieses wird zusammengepresst und in einer Wasserstoffatmosphäre elektrisch gesintert.

*Eigenschaften:* Das weißglänzende Metall zeichnet sich durch einen hohen Schmelzpunkt und große mechanische Festigkeit aus. Es lässt sich zu langen dünnen Drähten ausziehen. An seiner Oberfläche bildet sich eine dünne, zusammenhängende Oxidschicht, wodurch es gegen viele Säuren resistent ist. Wolfram verbrennt bei Rotglut zu $WO_3$. In Alkalihydroxidschmelzen löst es sich unter Bildung von Wolframaten.

*Verwendung:* Wolfram findet vielfache technische Verwendung, so z.B. als Glühfaden in Glühbirnen und als Legierungsbestandteil in „Wolframstahl". **Ferrowolfram** enthält 60 - 80 % W. Man gewinnt es durch Reduktion von Wolframerz und Eisenerz mit Koks im elektrischen Ofen. **Wolframcarbid WC** wird mit ca. 10 % Kobalt gesintert und ist unter der Bezeichnung **Widiametall** als besonders harter Werkstoff, z.B. für Bohrerköpfe, im Handel.

## Wolfram-Verbindungen

*$WO_3$, Wolfram(VI)-oxid* (Wolframocker), entsteht als gelbes Pulver beim Glühen vieler Wolfram-Verbindungen an der Luft. Es ist unlöslich in Wasser und Säuren, löst sich aber in starken Alkalihydroxidlösungen unter Bildung von Wolframaten.

## Wolframate, Polysäuren

**Monowolframate, $M(I)_2WO_4$,** sind nur in stark alkalischem Medium stabil. Beim Ansäuern tritt Kondensation ein zu Anionen von *Polywolframsäuren*, die auch hydratisiert sein können:

$$6\ WO_4^{2-} \rightleftharpoons [HW_6O_{21}]^{5-} \qquad \text{Hexawolframat-Ion}$$

bzw. $[H_7W_6O_{24}]^{5-}$ (hydratisiertes Ion).

$$2\ [HW_6O_{21}]^{5-} \rightleftharpoons [W_{12}O_{41}]^{10-} \qquad \text{Dodekawolframat-Ion}$$

(bzw. hydratisiert).

Bei pH-Werten < 5 erhält man

$$12\ WO_4^{2-} \rightleftharpoons [W_{12}O_{39}]^{6-} \qquad \text{Metawolframat-Ion}$$

bzw. $[H_2W_{12}O_{40}]^{6-}$ (= hydratisiert).

Sinkt der pH-Wert unter 1,5, bildet sich $(WO_3)_x \cdot aq$ (Wolframoxidhydrat).

---

Die Säuren, welche diesen Anionen zugrunde liegen, heißen *Isopolysäuren*, weil sie die gleiche Ausgangssäure besitzen.

*Heteropolysäuren* nennt man im Gegensatz dazu Polysäuren, welche entstehen, wenn man mehrbasige schwache Metallsäuren wie Wolframsäure, Molybdänsäure, Vanadinsäure mit mehrbasigen, mittelstarken Nichtmetallsäuren (= *Stammsäuren*) wie Borsäure, Kieselsäure, Phosphorsäure, Arsensäure, Periodsäure kombiniert. Man erhält gemischte Polysäureanionen bzw. ihre Salze.

Heteropolysäuren des Typs $[X(W_{12}O_{40})]^{(n-8)-}$ mit n = Wertigkeit des Heteroatoms erhält man mit den Heteroatomen X = P, As, Si.

Heteropolysäuren des Typs $[X(W_6O_{24})]^{(n-12)-}$ kennt man mit X = I, Te, Fe usw.

---

*Wolframblau* entsteht als Mischoxid mit $W^{4+}$ und $W^{5+}$ bei der Reduktion von Wolframaten mit $SnCl_2$ u.a.

# VII. Nebengruppe

Eigenschaften

|  | Mn | Tc | Re |
|---|---|---|---|
| Ordnungszahl | 25 | 43 | 75 |
| Elektronenkonfiguration | $3d^5 4s^2$ | $4d^5 5s^2$ | $5d^5 6s^2$ |
| Schmp. [°C] | 1250 | 2140 | 3180 |
| Ionenradius $M^{2+}$ [pm] | 80 | | |
| Ionenradius $M^{7+}$ [pm] | 46 | | 56 |

## *Übersicht*

Von den Elementen der VII. Nebengruppe besitzt nur Mangan Bedeutung. Rhenium ist sehr selten und Technetium wird künstlich hergestellt. Die Elemente können in ihren Verbindungen verschiedene Oxidationszahlen annehmen. Während Mn in der Oxidationsstufe +2 am stabilsten ist, sind $Re^{2+}$- und $Tc^{2+}$-Ionen nahezu unbekannt. Mn(VII)-Verbindungen sind starke Oxidationsmittel. Re(VII)- und Tc(VII)-Verbindungen sind dagegen sehr stabil.

## Mangan

*Vorkommen:* in Form von Oxiden: $MnO_2$ (Braunstein), $MnO(OH) \equiv Mn_2O_3 \cdot H_2O$ (Manganit), $Mn_3O_4 \equiv MnO \cdot Mn_2O_3$ (Hausmannit), $Mn_2O_3$ (Braunit); ferner als Carbonat (Manganspat) und Silicat sowie in den sog. Manganknollen auf dem Meeresboden der Tiefsee.

*Herstellung:* durch Reduktion der Oxide mit Aluminium:

$$3\ Mn_3O_4 + 8\ Al \longrightarrow 9\ Mn + 4\ Al_2O_3$$

oder $\quad 3\ MnO_2 + 4\ Al \longrightarrow 3\ Mn + 2\ Al_2O_3$

*Eigenschaften:* Mangan ist ein silbergraues, hartes, sprödes und relativ unedles Metall. Es löst sich leicht in Säuren unter $H_2$-Entwicklung und Bildung von $Mn^{2+}$-Ionen. Mn reagiert mit den meisten Nichtmetallen. An der Luft verbrennt es zu $Mn_3O_4$.

*Verwendung:* Mangan ist ein wichtiger Legierungsbestandteil. **„Manganstahl"** entsteht bei der Reduktion von Mangan-Eisenerzen mit Koks im Hochofen oder elektrischen Ofen. Mn dient dabei u.a. als Desoxidationsmittel für Eisen:

$$Mn + FeO \longrightarrow MnO + Fe$$

**„Ferromangan"** ist eine Stahllegierung mit einem Mn-Gehalt von 30 - 90 %. Von den Mangan-Verbindungen findet vor allem $KMnO_4$, Kaliumpermanganat, als Oxidations- und Desinfektionsmittel Verwendung.

## Mangan-Verbindungen

Mangan kann in seinen Verbindungen die Oxidationszahlen -3 bis +7 annehmen. Von Bedeutung sind jedoch nur die Oxidationsstufen +2 in $Mn^{2+}$-Kationen, +4 im $MnO_2$ und +7 in $KMnO_4$.

**Mn(II)-Verbindungen** haben die energetisch günstige Elektronenkonfiguration $3d^5$. Mn(II)-Verbindungen sind in Substanz und saurem Medium stabil. In alkalischer Lösung wird $Mn^{2+}$ durch Luftsauerstoff leicht zu $Mn^{4+}$ oxidiert:

$$Mn(OH)_2 \text{ (farblos)} \longrightarrow MnO_2 \cdot aq \text{ (braun)}$$

*MnO* ist ein Basenanhydrid. Es kristallisiert wie NaCl. Beim Erhitzen geht es in $Mn_2O_3$ über.

*MnS* fällt im Trennungsgang der qualitativen Analyse als fleischfarbener Niederschlag an. Man kennt auch eine orangefarbene und eine grüne Modifikation.

## Mn (IV)-Verbindungen

*$MnO_2$, Braunstein,* ist ein schwarzes kristallines Pulver. Wegen seiner außerordentlich geringen Wasserlöslichkeit ist es sehr stabil. Das amphotere $MnO_2$ ist Ausgangsstoff für andere Mn-Verbindungen, z.B.

$$MnO_2 + H_2SO_4 \xrightarrow{+C} MnSO_4$$

**$MnO_2$ ist ein Oxidationsmittel:**

$$2\,MnO_2 \xrightarrow{>500°C} Mn_2O_3 + 1/2\,O_2$$

Zusammen mit Graphit bildet es die positive Elektrode in Trockenbatterien (Leclanché-Element).

Als „Glasmacherseife" dient es zum Aufhellen von Glasschmelzen. *Herstellung:* z.B. durch anodische Oxidation von Mn(II)-Substanzen.

**Mn(VI)-Verbindungen:** Das tiefgrüne *Manganat(VI)* $K_2MnO_4$ entsteht z.B. bei der Oxidationsschmelze von $Mn^{2+}$ mit $KNO_3 + Na_2CO_3$ oder

$$MnO_2 + 1/2\,O_2 + 2\,KOH \longrightarrow K_2MnO_4 + H_2O$$

Beim Ansäuern beobachtet man eine Disproportionierungsreaktion:

$$MnO_4^{2-} \xrightarrow{H_3O^+} MnO_2 + MnO_4^-$$

**Mn (VII)-Verbindungen**

*Beispiel: KMnO₄, Kaliumpermanganat.* Es ist ein starkes Oxidationsmittel. In alkalischem Milieu wird es zu $MnO_2$ reduziert ($E^0 = +0{,}59$ V). In saurer Lösung geht die Reduktion bis zum Mn(II) ($E^0 = +1{,}51$ V).

*Herstellung:* technisch durch anodische Oxidation; im Labor durch Oxidationsschmelze und Ansäuern des grünen Manganat (VI) oder durch Oxidation von Mn(II) bzw. Mn(IV) mit $PbO_2$ in konz. $HNO_3$-Lösung.

*$Mn_2O_7$:* Dieses Säureanhydrid entsteht als **explosives** grünes Öl aus $KMnO_4$ und konz. $H_2SO_4$.

# VIII. Nebengruppe

Diese Nebengruppe enthält **neun** Elemente mit unterschiedlicher Elektronenzahl im d-Niveau. Die sog. *Eisenmetalle* Fe, Co, Ni sind untereinander chemisch sehr ähnlich. Sie unterscheiden sich in ihren Eigenschaften recht erheblich von den sog. *Platinmetallen,* welche ihrerseits wieder in Paare aufgetrennt werden können.

Eigenschaften

| Element | Ordnungszahl | Elektronenkonfiguration | Schmp.[°C] | Ionenradius [pm] $M^{2+}$ | $M^{3+}$ | $M^{4+}$ | Dichte [g·cm$^{-3}$] |
|---|---|---|---|---|---|---|---|
| Fe | 26 | $3d^6\,4s^2$ | 1540 | 76 | 64 |    | 7,9 |
| Co | 27 | $3d^7\,4s^2$ | 1490 | 74 | 63 |    | 8,9 |
| Ni | 28 | $3d^8\,4s^2$ | 1450 | 72 | 62 |    | 8,9 |
| Ru | 44 | $4d^7\,5s^2$ | 2300 |    |    | 67 | 12,2 |
| Rh | 45 | $4d^8\,5s^1$ | 1970 | 86 | 68 |    | 12,4 |
| Pd | 46 | $4d^{10}$ | 1550 | 80 |    | 65 | 12,0 |
| Os | 76 | $4f^{14}\,5d^6\,6s^2$ | 3000 |    |    | 69 | 22,4 |
| Ir | 77 | $4f^{14}\,5d^7\,6s^2$ | 2454 |    |    | 68 | 22,5 |
| Pt | 78 | $4f^{14}\,5d^9\,6s^1$ | 1770 | 80 |    | 65 | 21,4 |

# Eisenmetalle

## Eisen

*Vorkommen:* Die wichtigsten Eisenerze sind: $Fe_3O_4 \equiv FeO \cdot Fe_2O_3$, Magneteisenstein (Magnetit); $Fe_2O_3$, Roteisenstein (Hämatit); $Fe_2O_3 \cdot aq$, Brauneisenstein; $FeCO_3$, Spateisenstein (Siderit); $FeS_2$, Eisenkies (Pyrit); $Fe_{1-x}S$, Magnetkies (Pyrrhotin).

*Herstellung:* Die oxidischen Erze werden meist mit Koks im **Hochofen** reduziert (Abb. 110). Ein Hochofen ist ein 25 - 30 m hoher schachtförmiger Ofen von ca. 10 m Durchmesser. Die eigenartige Form (aufeinandergestellte Kegel) ist nötig, weil mit zunehmender Temperatur das Volumen der „Beschickung" stark zunimmt und dies ein „Hängen" des Ofens bewirken würde. Daher ist der **„Kohlensack"** die breiteste Stelle im Ofen. Unterhalb des Kohlensacks schmilzt die Beschickung, was zu einer Volumenverminderung führt. Die Beschickung des Ofens erfolgt so, dass man schichtweise Koks und Eisenerz mit **Zuschlag** einfüllt.

Im unteren Teil des Ofens wird heiße Luft („ **Heißwind**") eingeblasen. Hiermit verbrennt der Koks vorwiegend zu CO (Temperatur bis 1800°C). Die aufsteigenden Gase reduzieren das Erz in der mittleren Zone zu schwammigem Metall. Ein Teil des CO disproportioniert bei 400 - 900°C in $CO_2$ und C (Boudouard-Gleichgewicht s. S. 253).

In der **„Kohlungszone"** wird Eisen mit dem Kohlenstoff legiert. Dadurch sinkt der Schmelzpunkt des Eisens von 1539°C auf ca. 1150 - 1300°C ab. Das **„Roheisen"** tropft nach unten und wird durch das **„Stichloch"** abgelassen. Die ebenfalls flüssige **Schlacke** sammelt sich auf dem Roheisen und schützt es vor der Oxidation durch den Heißwind. Die Schlacke wird ebenfalls durch eine Öffnung „abgestochen".

Im oberen Teil des Hochofens wird das Gemisch aus Erz, Koks und Zuschlägen durch die aufsteigenden heißen Gase vorgewärmt. Das 100 - 300°C heiße **Gichtgas** (60 % $N_2$; 30 % CO; $CO_2$) dient in Wärmetauschern zum Aufwärmen der Luft (Heißwind).

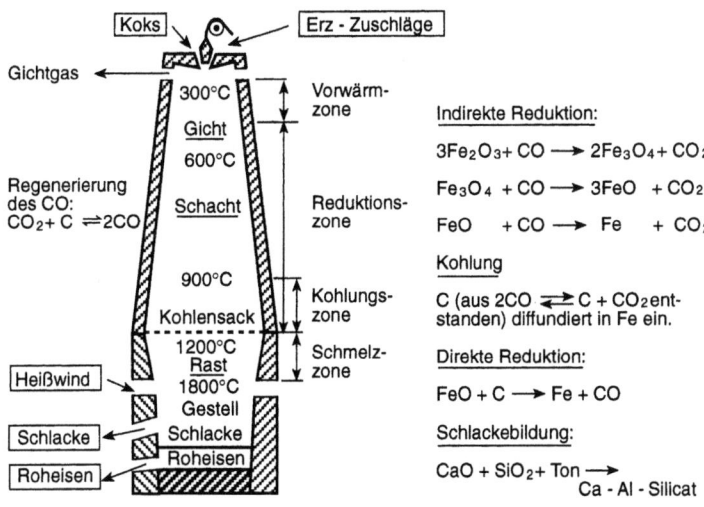

**Abb. 110.** Schematische Darstellung des Hochofenprozesses

Die *Zuschläge* dienen dazu, die Beimengungen („*Gangart*") der Erze in die *Schlacke* überzuführen. Die Zuschläge richten sich demnach nach der Zusammensetzung des Erzes. Enthält das Erz $Al_2O_3$ und $SiO_2$, nimmt man als *basische* Zuschläge z.B. Dolomit, Kalkstein etc. Enthält es CaO, gibt man umgekehrt Feldspat, $Al_2O_3$ etc. als *sauren* Zuschlag zu. In beiden Fällen will man leichtschmelzbare Calcium-Aluminium-Silicate = „Schlacke" erhalten.

Das *Roheisen* enthält ca. 4 % C, ferner geringe Mengen an Mn, Si, S, P u.a. Es wird als **Gusseisen** verwendet.

*Schmiedbares Eisen* bzw. *Stahl* erhält man durch Verringerung des C-Gehalts im Roheisen **unter 1,7 %**.

Reines, C-freies Eisen *(Weicheisen)* ist nicht härtbar.

Zur Stahlerzeugung dienen das Siemens-Martin-Verfahren und das Windfrisch-Verfahren im Konverter.

Beim **Siemens-Martin-Verfahren** (Herdfrischverfahren) wird ein Gemisch aus Roheisen und Schrott geschmolzen und der Kohlenstoff des Roheisens durch den Sauerstoffgehalt des Schrotts oxidiert. Der Prozess verläuft relativ langsam und kann jederzeit unterbrochen werden. Man kann so Stahl mit einem bestimmten C-Gehalt herstellen.

Beim **Konverterverfahren** (Windfrischverfahren) wird der gesamte Kohlenstoff im Roheisen durch Einblasen von Luft oder Aufblasen von Sauerstoff verbrannt. Man erhält eine Oxidschlacke und reines Eisen. Anschließend wird das entkohlte Eisen mit der gewünschten Menge Kohlenstoff dotiert, z.B. durch Zugabe von kohlenstoffhaltigem Eisen.

Der nach beiden Verfahren erzeugte Stahl wird je nach Verwendungszweck mit anderen Metallen **legiert**, z.B. Ti, V, Mo, W, Ni, Cr.

*Eigenschaften:* Reines Eisen kommt in drei enantiotropen Modifikationen vor: **α-Fe** (kubisch-innenzentriert), **γ-Fe** (kubisch-dicht), **δ-Fe** (kubisch-innenzentriert):

$$\alpha\text{-Eisen} \xrightleftharpoons{906°C} \gamma\text{-Eisen} \xrightleftharpoons{1401°C} \delta\text{-Eisen} \xrightleftharpoons{1539°C} \text{flüssiges Eisen}$$

**α-Fe** ist wie Cobalt und Nickel *ferromagnetisch*. Bei **768 °C (Curie-Temperatur)** wird es paramagnetisch. Eisen wird von feuchter, $CO_2$-haltiger Luft angegriffen. Es bilden sich Oxidhydrate, $FeO(OH) \cdot aq$ (= *Rostbildung*).

## Eisenverbindungen

In seinen Verbindungen ist Eisen hauptsächlich *zwei-* und *dreiwertig*, wobei der Übergang zwischen beiden Oxidationsstufen relativ leicht erfolgt:

$$Fe^{2+} \rightleftharpoons Fe^{3+} + e^- \qquad\qquad E^0 = +0{,}77 \text{ V}$$

**Eisen (II)-Verbindungen**

*Fe(OH)₂* entsteht unter Luftausschluss als weiße Verbindung bei der Reaktion:

$$Fe^{2+} + 2\ OH^- \longrightarrow Fe(OH)_2$$

Es wird an der Luft leicht zu Fe (OH)₃·aq oxidiert.

*FeO* ist nicht in reinem Zustand bekannt und nur oberhalb 560°C stabil. Es entsteht z.B. aus FeC₂O₄ durch Erhitzen.

*FeCl₂·6 H₂O* bildet sich beim Auflösen von Eisen in Salzsäure.

*FeSO₄·7 H₂O* entsteht aus Eisen und verdünnter H₂SO₄. *Beachte:* Wegen der Bildung einer Oxidschicht (Passivierung) wird Eisen von konz. H₂SO₄ nicht angegriffen.

*(NH₄)₂SO₄·FeSO₄·6 H₂O* (**Mohrsches Salz**) ist ein Doppelsalz. In Lösung zeigt es die Eigenschaften der Komponenten. Im Gegensatz zu anderen Fe(II)-Verbindungen wird es durch Luftsauerstoff nur langsam oxidiert.

**Fe(II)-Komplexverbindungen** sind ebenfalls mehr oder weniger leicht zu Fe(III)-Komplexen zu oxidieren. Relativ stabil ist z.B. K₄[Fe(CN)₆]·3 H₂O, Kaliumhexacyanoferrat(II) (*gelbes Blutlaugensalz*). *Herstellung:*

$$Fe^{2+} + 6\ CN^- \longrightarrow [Fe(CN)_6]^{4-}$$

Biologisch wichtig ist der Eisenkomplex, welcher im **Hämoglobin**, dem Farbstoff der roten Blutkörperchen (Erythrocyten), vorkommt; s. hierzu Teil III.

**Eisen (III) -Verbindungen**

*γ-Fe₂O₃:* In der kubisch-dichten Packung aus $O^{2-}$-Ionen sind die tetraedrischen und oktaedrischen Lücken willkürlich mit $Fe^{3+}$-Ionen besetzt. Bei 300°C erhält man aus der γ-Modifikation *α-Fe₂O₃* mit einer hexagonal-dichten Kugelpackung aus $O^{2-}$-Ionen, wobei zwei Drittel der Lücken mit Fe(III) besetzt sind.

*Fe₃O₄* besitzt eine *inverse* **Spinellstruktur**, $Fe^{3+}[\overset{II}{Fe}\ \overset{III}{Fe}\ O_4]$. In einer kubisch-dichten Kugelpackung aus $O^{2-}$-Ionen sitzen die **Fe²⁺**-Ionen in oktaedrischen Lücken, die **Fe³⁺**-Ionen in tetraedrischen *und* oktaedrischen Lücken.

*FeCl₃* entsteht aus den Elementen. Es bildet wie CrCl₃ ein Schichtengitter aus. Im Dampf liegen bei 400°C dimere Fe₂Cl₆-Moleküle vor. Die Umgebung der Fe-Atome ist tetraedrisch; s. Al₂Cl₆.

**Fe³⁺-Ionen in Wasser:** Beim Auflösen von Fe (III)-Salzen in Wasser bilden sich [Fe(H₂O)₆]³⁺-Ionen. Diese reagieren sauer:

$$[Fe(H_2O)_6]^{3+} + H_2O \rightleftharpoons [Fe(H_2O)_5(OH)]^{2+} + H_3O^+$$

$$[Fe(H_2O)_5OH]^{2+} + H_2O \rightleftharpoons [Fe(H_2O)_4(OH)_2]^+ + H_3O^+$$

[Fe(H₂O)₆]²⁺ ist eine sog. **Kationsäure** und [Fe(H₂O)₅OH]²⁺ eine **Kationbase**.

Bei dieser „Hydrolyse" laufen dann Kondensationsreaktionen ab (besonders beim Verdünnen oder Basenzusatz); es entstehen unter Braunfärbung kolloide Kondensate der Zusammensetzung (FeOOH)$_x$·aq. Mit zunehmender Kondensation flockt Fe(OH)$_3$·aq bzw. Fe$_2$O$_3$·n H$_2$O aus. Die Kondensate bezeichnet man auch als **„Isopolybasen"**.

Al$^{3+}$ und Cr$^{3+}$ verhalten sich analog.

Um die „Hydrolyse" zu vermeiden, säuert man z.B. wässrige FeCl$_3$-Lösungen mit Salzsäure an. Es bilden sich gelbe Chlorokomplexe: [FeCl$_4$(H$_2$O)$_2$]$^-$.

*Fe$_2$(SO$_4$)$_3$* entsteht nach der Gleichung:

$$Fe_2O_3 + 3\ H_2SO_4 \longrightarrow Fe_2(SO_4)_3 + 3\ H_2O$$

Mit Alkalisulfaten bildet es Alaune (Doppelsalze) vom Typ M(I)Fe(SO$_4$)$_2$· 12 H$_2$O.

*Fe(SCN)$_3$* ist blutrot gefärbt. Seine Bildung ist ein empfindlicher Nachweis für Fe$^{3+}$:

$$Fe^{3+} + 3\ SCN^- \longrightarrow Fe(SCN)_3$$

Mit überschüssigem SCN$^-$ entsteht u.a. [Fe(SCN)$_6$]$^{3-}$ bzw. [Fe(NCS)$_6$]$^{3-}$. (Die Umlagerung ist IR-spektroskopisch nachgewiesen.)

*K$_3$[Fe(CN)$_6$]*, Kaliumhexacyanoferrat(III) (rotes Blutlaugensalz), ist **thermodynamisch instabiler** als das gelbe K$_4$[Fe(CN)$_6$] (hat Edelgaskonfiguration) und gibt langsam Blausäure (HCN) ab. *Herstellung:* Aus K$_4$[Fe(CN)$_6$] durch Oxidation, z.B. mit Cl$_2$.

*Fe$^{III}$[Fe$^{III}$Fe$^{II}$(CN)$_6$]$_3$* ist „*unlösliches Berlinerblau*" oder „*unlösliches Turnbulls-Blau*". Es entsteht entweder aus K$_4$[Fe(CN)$_6$] und überschüssigen Fe$^{3+}$-Ionen oder aus K$_3$[Fe(CN)$_6$] mit überschüssigen Fe$^{2+}$-Ionen und wird als blauer Farbstoff verwendet. Lösliches Berlinerblau ist K[Fe$^{III}$Fe$^{II}$(CN)$_6$].

**Eisen(0)-verbindungen:** *Beispiele* sind die Carbonyle, die auf S. 59 besprochen wurden.

**Eisen(IV)-**, **Eisen(V)-** und **Eisen(VI)-Verbindungen** sind ebenfalls bekannt. Es sind Oxidationsmittel.

*(π-C$_5$H$_5$)$_2$Fe, Ferrocen,* s. S. 59.

## Cobalt und Nickel

*Vorkommen und Gewinung*

**Cobalterze:** CoAsS, Cobaltglanz; CoAs$_2$, Speiscobalt; Co$_3$S$_4$, Cobaltkies u.a.

**Nickelerze:** NiS, Gelbnickelkies (Millerit); NiAs, Rotnickelkies; NiAsS, Arsennickelkies; u.a.

Da die Mineralien relativ selten sind, werden Cobalt und Nickel bei der Aufarbeitung von **Kupfererzen** und **Magnetkies** (FeS) gewonnen. Nach ihrer Anreicherung werden die Oxide mit **Kohlenstoff** zu den Rohmetallen reduziert. Diese werden elektrolytisch gereinigt.

**Reines Nickel** erhält man z.B. auch nach dem *Mond-Verfahren* durch Zersetzung von Nickeltetracarbonyl:

$$Ni(CO)_4 \overset{\Delta}{\rightleftharpoons} Ni + 4\,CO$$

*Verwendung:* Cobalt und Nickel sind wichtige Legierungsbestandteile von Stählen. Cobalt wird auch zum Färben von Gläsern (Cobaltblau) benutzt. Nickel findet Verwendung als Oberflächenschutz (Vernickeln), als Münzmetall, zum Plattieren von Stahl und als Katalysator bei katalytischen Hydrierungen.

**Cobalt-Verbindungen**

In seinen Verbindungen hat Cobalt meist die Oxidationszahlen +2 und +3. In einfachen Verbindungen ist die zweiwertige und in Komplexen die dreiwertige Oxidationsstufe stabiler.

**Cobalt(II)-Verbindungen:** In einfachen Verbindungen ist die zweiwertige Oxidationsstufe sehr stabil. Es gibt zahlreiche wasserfreie Substanzen wie **CoO**, das zum Färben von Glas benutzt wird, oder **CoCl$_2$** (blau), das mit Wasser einen rosa gefärbten Hexaqua-Komplex bildet. Es kann daher als Feuchtigkeitsindikator dienen, z.B. im „Blaugel", s. S. 258. $Co^{2+}$ bildet oktaedrische (z.B. $[Co(H_2O)_6]^{2+}$), tetraedrische (z.B. $[CoCl_4]^{2-}$) und mit bestimmten Chelatliganden planar-quadratische Komplexe.

**Cobalt(III)-Verbindungen:** Einfache Co(III)-Verbindungen sind instabil. So wird z.B. $Co^{3+}$ in CoF$_3$ von Wasser sofort zu $Co^{2+}$ reduziert. **CoF$_3$** ist deshalb ein gutes **Fluorierungsmittel**.

Besonders stabil ist die dreiwertige Oxidationsstufe in Komplexverbindungen. $Co^{3+}$ bildet oktaedrische Komplexe, z.B. $[Co(H_2O)_6]^{3+}$, von denen die Ammin-, Acido- und Aqua-Komplexe schon lange bekannt sind und bei der Erarbeitung der Theorie der Komplexverbindungen eine bedeutende Rolle gespielt haben. Ein wichtiger biologischer Co(III)-Komplex ist das **Vitamin B$_{12}$, Cyanocobalamin**.

*($\pi$-C$_5$H$_5$)$_2$Co, Cobaltocen,* s. Ferrocen, S. 59.

**Nickel-Verbindungen**

Nickel tritt in seinen Verbindungen fast nur *zwei*wertig auf. Da sich Nickel in verdünnten Säuren löst, sind viele Salze bekannt, die meist gut wasserlöslich sind. Das schwerlösliche Ni(CN)$_2$ geht mit CN$^-$ als $[Ni(CN)_4]^{2-}$ komplex in Lösung.

Nickel bildet **paramagnetische oktaedrische Komplexe** wie z.B. $[Ni(H_2O)_6]^{2+}$ und $[Ni(NH_3)_6]^{2+}$, **paramagnetische tetraedrische Komplexe** wie $[NiCl_4]^{2-}$ und

**diamagnetische planar-quadratische Komplexe** wie [Ni(CN)$_4$]$^{2-}$ und Bis(dimethylglyoximato)-nickel(II), bekannt auch als **Nickeldiacetyldioxim.** Dieser rote Komplex entsteht aus einer ammoniakalischen Lösung von Ni-Salzen und einer Lösung von Diacetyldioxim (= Dimethylglyoxim) in Ethanol. Er dient zum qualitativen Nickelnachweis sowie zur quantitativen Nickelbestimmung. Im Kristall sind die quadratischen Komplexe parallel übereinander **gestapelt**, wobei eine Metall-Metall-Wechselwirkung zu beobachten ist.

Bis(dimethylglyoximato)-nickel(II),
Ni-Diacetyldioxim (Grenzstruktur)

**Tabelle 31.** Beispiele für Carbonyle

*Einkernige* Carbonyle

| | |
|---|---|
| **Ni(CO)$_4$** | Farblose Flüssigkeit, Schmp. –25°C, Sdp. 43°C; Bau: tetraedrisch. Eigenschaften: sehr giftig, entzündlich, zersetzt sich leicht zu Metall und CO |
| **Fe(CO)$_5$** | Gelbe Flüssigkeit, Schmp. –20°C, Sdp. 103°C; Bau: trigonale Bipyramide. Bestrahlung mit UV-Licht gibt Fe$_2$(CO)$_9$ |

*Mehrkernige* Carbonyle

| | |
|---|---|
| **Mn$_2$(CO)$_{10}$** | Gelbe Kristalle, Schmp. 151°C; an der Luft langsame Oxidation |
| **Fe$_2$(CO)$_9$** | Bronzefarbige Blättchen; Zersetzungspunkt 100°C; nichtflüchtig; fast unlöslich in organischen Lösemitteln |
| **Fe$_3$(CO)$_{12}$** | Dunkelgrüne Kristalle; Zersetzung oberhalb 140°C; mäßig löslich |

# Platinmetalle

*Vorkommen und Gewinnung*

Die Elemente kommen meist gediegen (z.T. als Legierung) oder als Sulfide vor. Daher finden sie sich oft bei der Aufbereitung von z.B. Nickelerzen oder der Goldraffination. Nach ihrer Anreicherung werden die Elemente in einem langwierigen Prozess voneinander getrennt. Er beruht auf Unterschieden in der Oxidierbarkeit der Metalle und der Löslichkeit ihrer Komplexsalze.

*Eigenschaften und Verwendung*

Die Elemente sind hochschmelzende, schwere Metalle, von denen **Ruthenium** und **Osmium** kaum verwendet werden. **Rhodium** wird Platin zulegiert (1 - 10 %), um dessen Haltbarkeit und katalytische Eigenschaften zu verbessern. **Iridium** ist widerstandsfähiger als Platin; es ist unlöslich in Königswasser. Zur Herstellung von Laborgeräten und Schreibfedern findet eine Pt-Ir-Legierung Verwendung. **Platin** und **Palladium** sind wichtige Katalysatoren in Technik und Labor, s. z.B. NO-Herstellung S. 233 und Hydrierungsreaktionen (Teil III). Platin wird darüber hinaus in der Schmuckindustrie benutzt und dient zur Herstellung von technischen Geräten sowie der Abgasreinigung von Ottomotoren. Heißes Palladiumblech ist so durchlässig für Wasserstoff, dass man es zur Reinigung von Wasserstoff benutzen kann.

**Palladium** löst sich in $Cl_2$-haltiger Salzsäure oder in konz. $HNO_3$.

**Platin** geht in Königswasser in Lösung, es bildet sich $H_2[PtCl_6]\cdot 6\ H_2O$, Hexachloroplatin(IV)-Säure.

*Beachte:* Platingeräte werden angegriffen von schmelzenden Cyaniden, Hydroxiden, Sulfiden, Phosphat, Silicat, Blei, Kohlenstoff, Silicium, LiCl, $HgCl_2$ u.a.

**Verbindungen der Platinmetalle**

Wichtige Verbindungen der Platinmetalle sind die **Oxide**, **Halogenide** und die Vielzahl von **Komplexverbindungen**, s. Kap. 6, S. 58.

*Ruthenium* und *Osmium*

bilden Verbindungen mit den Oxidationszahlen von -2 bis +8 (z.B. in $RuO_4$ und $OsO_4$). Das farblose, giftige $OsO_4$ (Schmp. ~ 40°C, Sdp. 130°C) ist bei Zimmertemperatur flüchtig. Es eignet sich als selektives Oxidationsmittel in der organischen Chemie. Bekannt sind ferner **Halogenide**. Komplexverbindungen mit $Ru^{2+}$ bzw. $Os^{2+}$ sind oft diamagnetisch und oktaedrisch gebaut.

*Rhodium* und *Iridium*

Die beständigste Oxidationszahl ist +3. Man kennt eine Vielzahl von Komplexen: Bei Koordinationszahl 4 sind sie planar-quadratisch und bei Koordinationszahl 6 oktaedrisch gebaut. Rh(III)-Komplexe sind diamagnetisch.

*Palladium* und *Platin*

Viele ihrer Verbindungen waren Forschungsobjekte der klassischen Komplexchemie (s. Kapitel 6, S. 55). Komplexverbindungen mit $Pd^{2+}$ und $Pt^{2+}$ sind **planar-quadratisch** gebaut. Verbindungen mit $Pd^{4+}$ und $Pt^{4+}$ haben Koordinationszahl 6 und somit **oktaedrischen** Bau.

Von besonderer praktischer Bedeutung ist die Fähigkeit von metallischem Palladium, Wasserstoffgas in sein Gitter aufzunehmen. Unter beträchtlicher Gitteraufweitung entsteht hierbei eine **Palladium-Wasserstoff-Legierung** (maximale Formel: $PdH_{0,85}$) Bei Hydrierungen kann der Wasserstoff in sehr reaktiver Form wieder abgegeben werden. Ähnlich, jedoch weniger ausgeprägt, ist diese Erscheinung beim Platin. Da Platin auch Sauerstoffgas absorbieren kann, wird es häufig als Katalysator bei Oxidationsprozessen eingesetzt.

*cis-[PtCl$_2$(NH$_3$)$_2$]* (quadratisch) zeigt Anti-Tumor-Wirkung.

*[Pd(PF$_3$)$_4$]* bzw. *[Pt(PF$_3$)$_4$]* enthalten $\overset{0}{Pd}$ bzw. $\overset{0}{Pt}$. Sie sind tetraedrisch gebaut.

*PtF$_6$* mit Pt (VI) ist ein sehr starkes Oxidationsmittel. Es reagiert mit $O_2$ bzw. Xenon zu $O_2^+[PtF_6]^-$ bzw. $Xe^+[PtF_6]^-$.

## Allgemeine Verfahren zur Reindarstellung von Metallen (Übersicht)

Einige Metalle kommen in elementarem Zustand (= gediegen) vor: **Au, Ag, Pt, Hg**. Siehe *Cyanidlaugerei* für Ag, Au.

**Von den Metallverbindungen sind die wichtigsten:** Oxide, Sulfide, Carbonate, Silicate, Sulfate, Phosphate und Chloride.

Entsprechend den Vorkommen wählt man die Aufarbeitung. *Sulfide* führt man meist durch Erhitzen an der Luft ( = *Rösten*) in die **Oxide** über.

### I. Reduktion der *Oxide* zu den Metallen

1) **Reduktion mit Kohlenstoff bzw. CO:**

   Fe, Cd, Mn, Mg, Sn, Bi, Pb, Zn, Ta.

   Metalle, die mit Kohlenstoff *Carbide* bilden, können auf diese Weise nicht rein erhalten werden. Dies trifft für die meisten Nebengruppenelemente zu.

   S. auch „Ferrochrom", „Ferromangan", „Ferrowolfram", „Ferrovanadin".

2) **Reduktion mit Metallen**

   a) Das *aluminothermische Verfahren* eignet sich z.B. für $Cr_2O_3$, $MnO_2$, $Mn_3O_4$, $Mn_2O_3$, $V_2O_5$, BaO (im Vakuum), $TiO_2$.

   $$Cr_2O_3 + Al \longrightarrow Al_2O_3 + 2\,Cr \qquad \Delta H = -535\ kJ\cdot mol^{-1}$$

b) Reduktion mit *Alkali-* oder *Erdalkalimetallen*

$V_2O_5$ mit Ca; $TiO_2$ bzw. $ZrO_2$ über $TiCl_4$ bzw. $ZrCl_4$ mit Na oder Mg.

Auf die gleiche Weise gewinnt man Lanthanoide und einige Actinoide.

3) **Reduktion mit *Wasserstoff* bzw. *Hydriden***

*Beispiele:* $MoO_3$, $WO_3$, $GeO_2$, $TiO_2$ (mit $CaH_2$).

## II. *Elektrolytische* Verfahren

1) **Schmelzelektrolyse**

Zugänglich sind auf diese Weise **Aluminium** aus $Al_2O_3$, **Natrium** aus NaOH, die **Alkali-** und **Erdalkalimetalle** aus den Halogeniden.

2) **Elektrolyse wässriger Lösungen**

Cu, Cd bzw. Zn aus $H_2SO_4$-saurer Lösung von $CuSO_4$, $CdSO_4$ bzw. $ZnSO_4$. Vgl. Kupfer-Raffination.

Reinigen kann man auf diese Weise auch Ni, Ag, Au.

## III. Spezielle Verfahren

1) **Röst-Reaktionsverfahren**

für Pb aus PbS und Cu aus $Cu_2S$.

2) **Transport-Reaktionen**

a) **Mond-Verfahren:** $Ni + 4\,CO \xrightarrow{80°C} Ni(CO)_4 \xrightarrow{180°C} Ni + 4\,CO$

b) **Aufwachs-Verfahren** *(van Arkel* und *de Boer)* für Ti, V, Zr, Hf.

*Beispiel:* $Ti + 2\,I_2 \underset{1200°C}{\overset{500°C}{\rightleftharpoons}} TiI_4$

3) **Erhitzen (Destillation, Sublimation)**

As durch Erhitzen von FeAsS. Hg aus HgS unter Luftzutritt.

4) **Niederschlagsarbeit:**

$$Sb_2S_3 + 3\ Fe \longrightarrow 2\ Sb + 3\ FeS$$

5) **Zonenschmelzen**

# III. Grundwissen der organischen Chemie

# 1 Allgemeine Grundlagen

## 1.1 Einleitung

Die **Organische Chemie** ist heute der Teilbereich der Chemie, der sich mit den Kohlenstoff-Verbindungen beschäftigt. Der Begriff „organisch" hatte im Lauf der Zeit unterschiedliche Bedeutung. Im 16. und 17. Jhdt. unterschied man mineralische, pflanzliche und tierische Stoffe. In der zweiten Hälfte des 18. Jhdt. wurde es üblich, die mineralischen Stoffe als „unorganisierte Körper" von den „organisierten Körpern" pflanzlichen und tierischen Ursprungs abzugrenzen. Im 19. Jhdt. wurde dann der Begriff „Körper" auf chemische Substanzen beschränkt. Jetzt benutzte man auch den Ausdruck „organische Chemie".

## 1.2 Grundlagen der chemischen Bindung

Die Grundlagen der chemischen Bindung wurden bereits in Teil I, Kap. 5 ausführlich diskutiert. Charakteristisch für organische Verbindungen sind mehr oder minder polarisierte Atombindungen (kovalente oder homöopolare Bindungen), wobei neben Einfachbindungen auch Doppel- oder Dreifachbindungen möglich sind, je nach Hybridisierung der Kohlenstoffatome. Tabelle 32 gibt einen Überblick über die wichtigsten Eigenschaften dieser Bindungen.

**Tabelle 32.** Eigenschaften der Einfach- und Mehrfachbindungen zwischen zwei Kohlenstoff-Atomen

| Bindung | —C—C— | C=C | —C≡C— |
|---|---|---|---|
| Bindende Orbitale | $sp^3$ | $sp^2$, $p_z$ | $sp$, $p_y$, $p_z$ |
| Bindungstyp | $\sigma$ | $\sigma + \pi_z$ | $\sigma + \pi_y + \pi_z$ |
| Winkel zw. den Bindungen | 109,5° | 120° | 180° |
| Bindungslänge [pm] | 154 | 134 | 120 |
| Bindungsenergie [kJ·mol$^{-1}$] | 331 | 620 | 812 |
| Freie Drehbarkeit um C–C | ja | nein | nein |

Die reine kovalente Bindung ist meist eine **Elektronenpaarbindung**. Die beiden Elektronen der Bindung stammen von beiden Bindungspartnern. Es ist üblich, ein Elektronenpaar, das die Bindung zwischen zwei Atomen herstellt, durch einen Strich **(Valenzstrich)** darzustellen. Eine mit Valenzstrichen aufgebaute Molekülstruktur nennt man **Valenzstruktur**.

### Mesomerie

Für manche Moleküle lassen sich mehrere Valenzstrukturen angeben.

Beispiel: Benzen (Benzol)

Die tatsächliche Elektronenverteilung kann durch keine Valenzstruktur allein wiedergegeben werden. Man findet **keine alternierenden Einfach- und Doppelbindungen**, also keine unterschiedlich lange Bindungen. Vielmehr können die senkrecht zur Ringebene stehenden p-Orbitale mit beiden benachbarten p-Orbitalen gleich gut überlappen. Der C–C-Abstand im Benzol beträgt 139.7 pm, und liegt somit zwischen dem der Einfach- (147.6 pm) und der Doppelbindung (133.8 pm) (s. Tabelle 33). Jede einzelne **Valenzstruktur** ist nur eine **Grenzstruktur** (**„mesomere Grenzstruktur"**). Die wirkliche Elektronenverteilung ist ein **Resonanzhybrid** oder **mesomerer Zwischenzustand,** d.h. eine **Überlagerung aller denkbaren Grenzstrukturen** (Grenzstrukturformeln). Diese Erscheinung heißt **Mesomerie** oder **Resonanz**. Je mehr vergleichbare Grenzstrukturen man formulieren kann, desto stabiler wird das System.

Das Mesomeriezeichen ⟵⟶ darf **nicht** mit einem Gleichgewichtszeichen ⇌ verwechselt werden!!!

### Bindungslängen und Bindungsenergien

Die Bindungslänge und die Bindungsenergie hängt in erster Linie von der Hybridisierung und der Art der Bindung ab (s. a Tabelle 32). Weitere Substituenten haben meist nur einen geringen Einfluss, so dass sich für die meisten Bindungen typische Bindungslängen angeben lassen (Tabelle 33), die weitestgehend konstant sind. Wie die aufgeführten Beispiele zeigen, **verkürzt sich die Bindung mit zunehmendem s-Anteil der Hybridorbitale.**

Tabelle 33. Bindungslängen in Kohlenwasserstoffen in pm

| | | | | | | | | |
|---|---|---|---|---|---|---|---|---|
| $sp^3$ | C–H | 109 | $sp^3$–$sp^3$ | C–C | 154 | $sp^2$–$sp^2$ | C–C | 146 |
| $sp^2$ | C–H | 108.6 | $sp^3$–$sp^2$ | C–C | 150 | $sp^2$–$sp^2$ | C=C | 134 |
| $sp$ | C–H | 106 | $sp^3$–$sp$ | C–C | 147 | $sp$–$sp$ | C≡C | 120 |

Auch für die Bindungsenergien der meisten Bindungen lassen sich Durchschnittswerte angeben, welche z.B. für die Berechnung von Reaktionsenthalpien herangezogen werden können. Einige typische Beispiele sind in Tabelle 34 zusammengestellt. Beim genaueren Betrachten spezifischer Bindungen findet man jedoch teilweise beträchtliche Abweichungen von diesen gemittelten Werten. Einige signifikante Beispiele finden sich in Tabelle 35.

Die in Tabelle 34 und 35 angegebenen **Bindungsdissoziationsenergien** beziehen sich auf eine **homolytische Bindungsspaltung zu ungeladenen Radikalen. Radikale sind demzufolge Verbindungen mit einem ungepaarten Elektron.**

Je stabiler die gebildeten Radikale sind, desto leichter werden diese Bindungen gespalten (s. Kap. 3). So entstehen bei der Dissoziation des Methans und des Ethens besonders instabile Radikale, was sich in einer relativ hohen Dissoziationsenergie niederschlägt. Auf der anderen Seite sind Allyl- und Benzyl-Radikale durch **Mesomerie besonders stabilisiert**, weshalb diese Bindungen besonders leicht gespalten werden. Dies zeigt sich sowohl bei der Spaltung der C–H-Bindung des Toluols als auch der C–C-Bindung des Ethylbenzols. Höher substituierte Radikale sind stabiler als primäre Radikale. Dies erklärt den Trend zu schwächeren Bindungen mit zunehmendem Substitutionsgrad.

Allylradikal: $CH_2=CH-\dot{C}H_2 \longleftrightarrow \dot{C}H_2-CH=CH_2$

Benzylradikal:

Ph–$\dot{C}H_2 \longleftrightarrow$ ... $=CH_2 \longleftrightarrow$ ... $=CH_2 \longleftrightarrow$ ... $=CH_2$

**Tabelle 34.** Durchschnittliche Bindungsenergien (kJ·mol$^{-1}$)

| H–H | 431 | Cl–Cl | 238 | C–H | 410 | Cl–H | 427 | C=C | 607 | C=O | 724 |
|---|---|---|---|---|---|---|---|---|---|---|---|
| C–C | 339 | Br–Br | 188 | N–H | 385 | Br–H | 364 | C≡C | 828 | C–O | 331 |
| O–O | 142 | I–I | 151 | O–H | 456 | I–H | 297 | N≡N | 941 | C–N | 276 |

**Tabelle 35.** Spezifische Bindungsdissoziationsenergien (kJ·mol$^{-1}$)

| | | | |
|---|---|---|---|
| $CH_3$–H | 435 | $H_3C$–$CH_3$ | 368 |
| $CH_3CH_2$–H | 410 | $H_5C_2$–$CH_3$ | 356 |
| $CH_2=CH$–H | 435 | $(CH_3)_2CH$–$CH_3$ | 343 |
| $CH_2=CHCH_2$–H | 356 | $H_5C_2$–$C_2H_5$ | 326 |
| $PhCH_2$–H | 356 | $PhCH_2$–$CH_3$ | 293 |

## 1.3 Systematik organischer Verbindungen

Organische Substanzen bestehen in der Regel aus den Elementen C, H, O, N und S. Im Bereich der Biochemie kommt P hinzu. Die Vielfalt der organischen Verbindungen war schon früh Anlass zu einer systematischen Gruppeneinteilung. Eine generelle Übersicht ist in Abb. 111 dargestellt. Weitere Unterteilungen in Untergruppen sind natürlich möglich. Grundlage der Systematisierung ist stets das **Kohlenstoffgerüst.** Die daranhängenden **„funktionellen Gruppen"** werden erst im zweiten Schritt beachtet. Dies gilt im Prinzip auch für die Nomenklatur organischer Verbindungen.

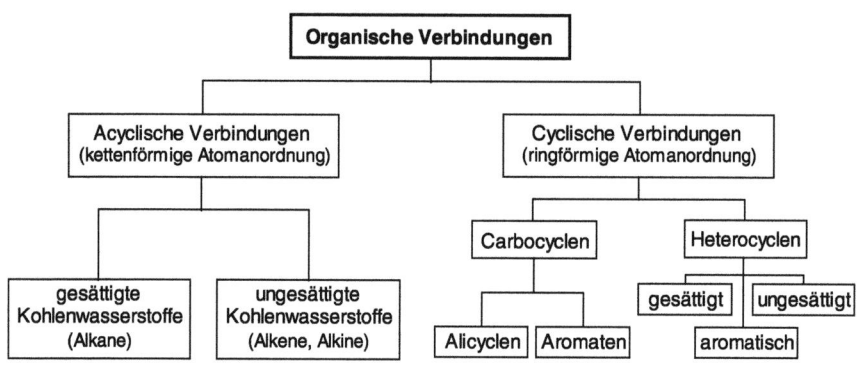

**Abb. 111.** Systematik der Stoffklassen

## 1.4 Nomenklatur

Es ist das Ziel der Nomenklatur, einer Verbindung, die durch eine Strukturformel gekennzeichnet ist, einen Namen eindeutig zuzuordnen und umgekehrt. Bei der Suche nach einem Namen für eine Substanz hat man bestimmte Regeln zu beachten.

Einteilungsprinzip der allgemein verbindlichen **IUPAC-** oder **Genfer Nomenklatur**:

Jede Verbindung ist (in Gedanken) aus einem **Stamm-Molekül (Stamm-System)** aufgebaut, dessen Wasserstoffatome durch ein oder mehrere Substituenten ersetzt sind. Das Stammmolekül liefert den Hauptbestandteil des systematischen Namens und ist vom Namen des zugrunde liegenden einfachen Kohlenwasserstoffes abgeleitet. Die Namen der Substituenten werden unter Berücksichtigung einer vorgegebenen **Rangfolge (Priorität)** als Vor-, Nach- oder Zwischensilben zu dem Namen des Stammsystems hinzugefügt. Sind **mehrere gleiche Substituenten** im Molekül enthalten, so wird dies durch die **Vorsilben** di-, tri- tetra, penta, usw. ausgedrückt.

Die Verwendung von **Trivialnamen** ist auch heute noch verbreitet (vor allem bei Naturstoffen), weil die systematischen Namen oft zu lang und daher meist zu unhandlich sind.

## Stammsysteme

Stammsysteme sind u.a. die **acyclischen** Kohlenwasserstoffe, die gesättigt (Alkane) oder ungesättigt (Alkene, Alkine) sein können. Weitere Stammsysteme sind die **cyclischen** Kohlenwasserstoffe. Auch hier gibt es gesättigte (Cycloalkane) und ungesättigte Systeme (Cycloalkene, Aromaten). Das Ringgerüst ist entweder nur aus C-Atomen aufgebaut (**isocyclische** oder **carbocyclische** Kohlenwasserstoffe), oder es enthält auch andere Atome (**Heterocyclen**). Ringsysteme, deren Stammsystem oft mit Trivialnamen benannt ist, sind die **polycyclischen** Kohlenwasserstoffe (z.B. einfache kondensierte Polycyclen und Heterocyclen). Cyclische Kohlenwasserstoffe mit Seitenketten werden entweder als kettensubstituierte Ringsysteme oder als ringsubstituierte Ketten betrachtet. Weitere Hinweise zur Nomenklatur finden sich auch bei den einzelnen Substanzklassen.

## Substituierte Systeme

In substituierten Systemen werden die funktionellen Gruppen dazu benutzt, die Moleküle in verschiedene Verbindungsklassen einzuteilen. Sind mehrere Gruppen in einem Molekül vorhanden, z.B. bei Hydroxycarbonsäuren, dann wird **eine funktionelle Gruppe als Hauptfunktion** ausgewählt, und die restlichen werden in alphabetischer Reihenfolge in geeigneter Weise als Vorsilben hinzugefügt (s. Anwendungsbeispiel). Die Rangfolge der Substituenten ist verbindlich festgelegt. In der Regel wird die am höchsten oxidierte Funktion Stammfunktion. Demzufolge haben Carbonsäuren Priorität vor Aldehyden und Ketonen, und diese wiederum vor Alkoholen. Tabelle 36 fasst diejenigen funktionellen Gruppen mit niedrigster Priorität zusammen, die nicht als Hauptfunktion auftreten.

Tabelle 36. Funktionelle Gruppen, die nur als Vorsilben auftreten.

| Gruppe | Vorsilbe | Gruppe | Vorsilbe |
|---|---|---|---|
| –F | Fluor- | –$NO_2$ | Nitro- |
| –Cl | Chlor- | –NO | Nitroso- |
| –Br | Brom- | –OCN | Cyanato- |
| –I | Iod- | –OR | Alkyloxy- bzw. Aryloxy- |
| =$N_2$ | Diazo- | –SR | Alkylthio- bzw. Arylthio- |
| –CN | Cyano | | |

## 1.5 Chemische Formelsprache

In der Organischen Chemie gibt es eine ganze Reihe verschiedener Formeln, mit unterschiedlichem Informationsgehalt. Dies sei am Beispiel der **Glucose** illustriert.

**Verhältnisformel:** Die Verhältnisformel gibt die Art und das kleinstmögliche Verhältnis der Elemente einer organ. Verbindung an.

**Beispiel:** $(CH_2O)_n$

**Summenformel:** Die Summenformel gibt die Anzahl der einzelnen Elemente an, sagt aber noch nichts über den Aufbau des Moleküls.

**Beispiel:** $C_6H_{12}O_6$

**Konstitutionsformel:** Die Konstitutionsformel gibt an, welche Atome über welche Bindung miteinander verknüpft sind, macht jedoch keine Aussage über die räumliche Anordnung der Atome und Bindungen.

**Beispiel:**

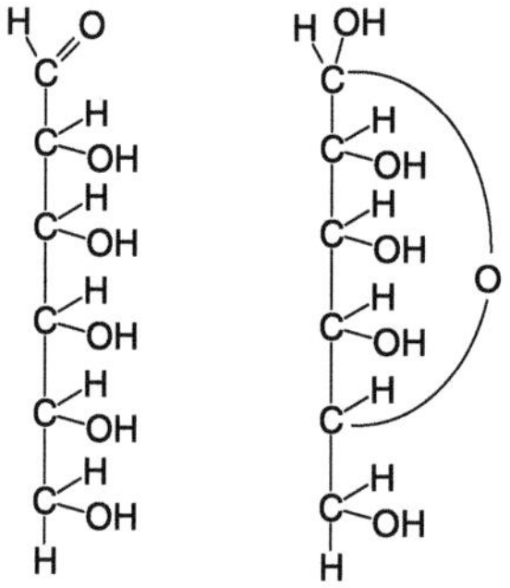

**Konfigurationsformel:** Die Konfigurationsformel gibt an, welche räumliche Anordnung die Atome in einem Molekül bekannter Konstitution haben. Sie berücksichtigt aber nicht Rotationen um Einfachbindungen.

**Beispiel:**

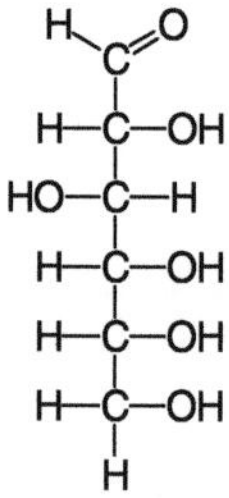

*Fischer*-Projektion 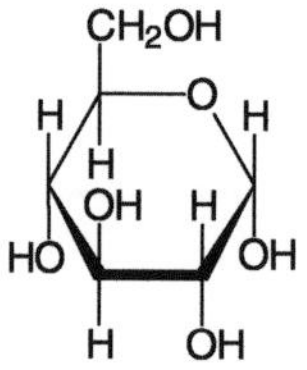   *Haworth*-Ringformel

Konformationsformel: Die Konformationsformel beschreibt die räumliche Anordnung der Atome unter Berücksichtigung von Rotationen um Einfachbindungen.

**Beispiel:**

*Sessel*-Konformation I  ⟷  *Sessel*-Konformation II

## 1.6 Isomerie

Als **Isomere** bezeichnet man Moleküle mit der gleichen Summenformel, die sich jedoch in der Sequenz der Atome (**Konstitutionsisomere**) oder deren räumlichen Anordnung (**Stereoisomere**) unterscheiden (Abb. 112).

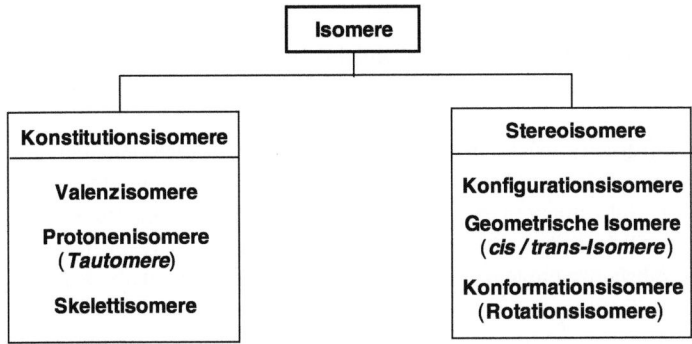

**Abb. 112.** Isomere

**Konstitutionsisomere** unterscheiden sich vor allem in der **Verknüpfung der Atome** untereinander, und werden daher häufig auch als **Strukturisomere** bezeichnet. Man kann diese Gruppe weiter unterteilen in:

**Valenzisomere** unterscheiden sich in der **Anzahl von σ- und π-Bindungen**.

**Beispiel:** Benzol $C_6H_6$

Neben diesen vier Strukturen gibt es noch eine Vielzahl weiterer Valenzisomerer mit dieser Summenformel.

**Protonenisomere** unterscheiden sich durch die **Stellung eines Protons**.

**Beispiel:** Keto-Enol-Tautomerie

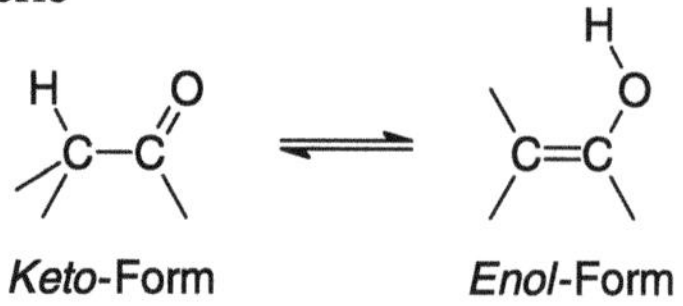

Keto-Form ⇌ Enol-Form

**Skelettisomere** unterscheiden sich im **Kohlenstoffgerüst**.

**Beispiel:** Pentan

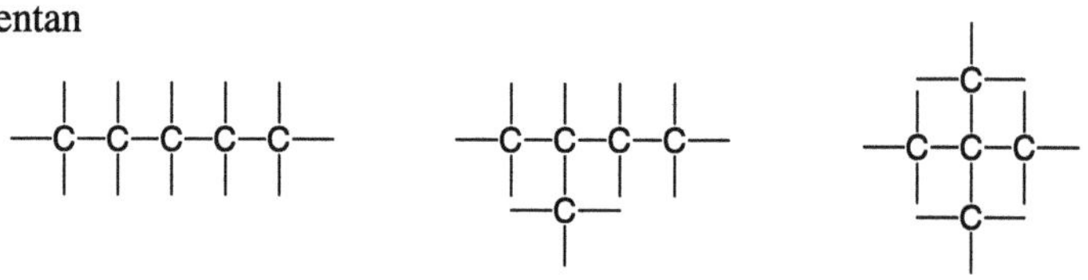

**Stereoisomere** besitzen die **gleiche Summenformel und Atomsequenz**, unterscheiden sich jedoch in der **räumlichen Anordnung der Substituenten**.

**Konfigurationsisomere** treten immer bei Molekülen mit mindestens einem **asymmetrischen Atom** auf. Dies ist der Fall, wenn an einem Atom vier verschiedene Substituenten sitzen, man spricht dann von einem **stereogenen Zentrum** oder **Chiralitätszentrum**. Auf dieses Phänomen wird im Kap. 23 (Stereochemie) ausführlicher eingegangen. Verbindungen mit nur einem asym. Atom kommen als **Enantiomere** vor, mit einem zweiten asym. Zentrum kommen zusätzlich noch **Diastereomere** hinzu. Bei Verbindungen mit **n Chiralitätszentren** existieren insgesamt $2^n$ **Stereoisomere**.

**Enantiomere** verhalten sich wie **Bild und Spiegelbild**. Sie lassen sich nicht durch Drehung zur Deckung bringen. **Enantiomere haben die gleichen physikalischen und chemischen Eigenschaften** (Schmelzpunkte, Siedepunkte, etc.), **sie unterscheiden sich nur in ihrer Wechselwirkung mit polarisiertem Licht**. Dieses Phänomen bezeichnet man als **optische Aktivität**.

**Beispiel:** Milchsäure (Fischer Projektion)

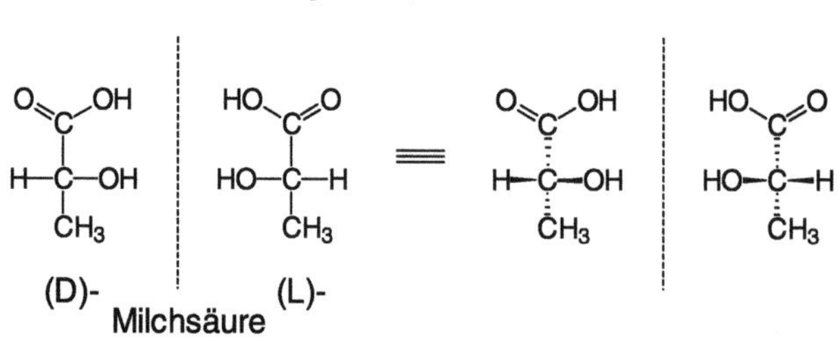

(D)- Milchsäure (L)-

Im Gegensatz hierzu verhalten sich **Diastereomere nicht wie Bild und Spiegelbild.** Sie haben **unterschiedliche chemische und physikalische Eigenschaften.**

**Beispiel:** Weinsäure (2 Zentren → $2^2 = 4$ Stereoisomere)

```
          Enantiomere    Diastereomere
            ↙      ↘    ↙       ↘
           COOH    HOOC      COOH              COOH
        HO-C-H    H-C-OH    H-C-OH          HO-C-H
        H-C-OH    HO-C-H    H-C-OH    =     HO-C-H
           COOH    HOOC      COOH              COOH
           (D)-     (L)-       (DL)-Weinsäure
           Weinsäure           Meso-Weinsäure
         optisch aktiv        optisch inaktiv
```

**Geometrische Isomere** unterscheiden sich in der **räumlichen Anordnung** von Substituenten an einer **Doppelbindung**. Bei 1,2-disubstituieren Verbindungen spricht man von *cis/trans-Isomerie*. Diese Isomere haben unterschiedliche chemische und physikalische Eigenschaften (Dipolmoment µ, etc.), die *trans*-Form ist die in der Regel etwas energieärmere Form.

**Beispiel:** 1,2-Dichlorethen

cis: Sdp. 60 °C, µ = 1.85 D

trans: Sdp. 48 °C, µ = 0 D

Bei höher substituierten Verbindungen muss eine Gewichtung der Substituenten vorgenommen werden. Dies geschieht mit Hilfe der Regeln von **Cahn, Ingold** und **Prelog (CIP)**, die in Kapitel 23.3.2 ausführlich besprochen werden.

**Konformationsisomere** unterscheiden sich in der **räumlichen Anordnung** von Substituenten an einer **Einfachbindung**. Diese können durch einfache Rotation um diese Bindung ineinander umgewandelt werden (s.a. Kap. 3.2.1). Bei cyclischen Strukturen führt dies häufig zu einem ‚Umklappen' der Struktur.

**Beispiel:** 1,4-Dimethylcyclohexan

Sessel 1 ⇌ Wanne ⇌ Sessel 2

# 2 Grundbegriffe organisch-chemischer Reaktionen

Man unterscheidet Reaktionen zwischen ionischen Substanzen und solchen mit kovalenter Bindung.

## 2.1 Reaktionen zwischen ionischen Substanzen

Hier tritt ein Austausch geladener Komponenten ein. Ursachen für die Bildung der neuen Substanzen sind z.B. Unterschiede in der Löslichkeit, Packungsdichte, Gitterenergie oder Entropie.

**Allgemeines Schema:**

1. $(A^+B^-)_{fest} \xrightarrow{\text{Lösemittel}} A^+_{solvatisiert} + B^-_{solvatisiert}$

2. $(C^+D^-)_{fest} \xrightarrow{\text{Lösemittel}} C^+_{solvatisiert} + D^-_{solvatisiert}$

3. $A^+_{solv.} + B^-_{solv.} + C^+_{solv.} + D^-_{solv.} \longrightarrow (A^+D^-)_{fest} + (B^-C^+)_{fest} + \text{Lösemittel}$

Manchmal fällt auch nur *ein* schwerlösliches Reaktionsprodukt aus.

## 2.2 Reaktionen von Substanzen mit kovalenter Bindung

Werden durch chemische Reaktionen aus kovalenten Ausgangsstoffen neue Elementkombinationen gebildet, so müssen zuvor die Bindungen zwischen den Komponenten der Ausgangsstoffe gelöst werden. Hierzu gibt es verschiedene Möglichkeiten:

**1.** Bei dieser **homolytischen Spaltung** erhält jedes Atom ein Elektron. Dies wird durch einen „halben Pfeil" ($\frown$) angedeutet. Es entstehen sehr reaktionsfähige Bruchstücke, die ihre Reaktivität dem ungepaarten Elektron verdanken und die **Radikale** heißen.

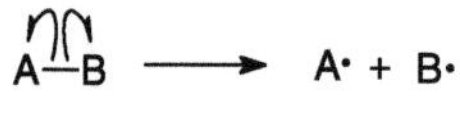

$A\overset{\frown\frown}{-}B \longrightarrow A\cdot + B\cdot$

2. Bei der **heterolytischen Spaltung** entstehen ein positives Ion (**Kation**) und ein negatives Ion (**Anion**). A|⁻ bzw. B|⁻ haben ein freies Elektronenpaar und reagieren als **Nucleophile** („kernsuchende" Teilchen). A⁺ bzw. B⁺ haben Elektronenmangel und werden **Elektrophile** („elektronensuchend") genannt. Die heterolytische Spaltung ist ein Grenzfall. Meist treten nämlich keine isolierten (isolierbaren) Ionen auf, sondern die Bindungen sind nur mehr oder weniger stark polarisiert, d.h. die Bindungspartner haben eine mehr oder minder große Partialladung.

a) A—B ⟶ A|⁻ + B⁺    b) A—B ⟶ A⁺ + B|⁻

3. Bei den **elektrocyclischen Reaktionen**, die **intra**molekular (= innerhalb desselben Moleküls) oder **inter**molekular (= zwischen zwei oder mehreren Molekülen) ablaufen können, werden **Bindungen gleichzeitig gespalten und neu ausgebildet**. Man kann sich diese Reaktionen als cyclische Elektronenverlagerungen vorstellen, bei denen gleichzeitig mehrere Bindungen verschoben werden:

$$\begin{matrix} A & C \\ | & + | \\ B & D \end{matrix} \longrightarrow \begin{bmatrix} A\text{----}C \\ | \quad | \\ B\text{----}D \end{bmatrix}^{\neq} \longrightarrow \begin{matrix} A\text{—}C \\ + \\ B\text{—}D \end{matrix}$$

**Zusammenfassung der Begriffe mit Beispielen**

**Kation**: positiv geladenes Ion; Ion⁺

**Anion**: negativ geladenes Ion; Ion⁻

**Elektrophil**: Ion oder Molekül mit einer Elektronenlücke (sucht Elektronen), wie Säuren, Kationen, Halogene, z.B. $H^+$, $NO_2^+$, $NO^+$, $BF_3$, $AlCl_3$, $FeCl_3$, $Br_2$ (als $Br^+$), nicht aber $NH_4^+$!

**Nucleophil**: Ion oder Molekül mit Elektronen-„Überschuss" (sucht Kern), wie Basen, Anionen, Verbindungen mit mindestens einem freien Elektronenpaar, z.B. HO|⁻, RO|⁻, RS|⁻, Hal⁻, $H_2\underline{O}$, $R_2\underline{O}$, $R_3\overline{N}$, $R_2\underline{S}$, aber auch Alkene und Aromaten mit ihrem π-Elektronensystem: $R_2C=CR_2$

**Radikal**: Atom oder Molekül mit einem oder mehreren ungepaarten Elektronen wie Cl·, Br·, I·, R–$\overline{\underline{O}}$·, $O_2$ (Diradikal).

## 2.3 Säuren und Basen, Elektrophile und Nucleophile

<u>Definition nach *Brønsted*</u>:

1923 schlug Brønsted folgende Definition vor, die für die organische Chemie sehr gut geeignet ist:

**Eine Säure ist ein Protonen-Donor, eine Base ein Protonen-Akzeptor.**

Die Tendenz ein Proton abzuspalten bzw. aufzunehmen bezeichnet man als **Säure**- bzw. **Basestärke**. Ein Maß für die Säurestärke ist der **$pK_s$-Wert**, der negative dekadische Logarithmus der **Säurekonstante $K_s$**. Eine ausführliche Behandlung dieses Themas findet sich in Teil I, Kap. 10, so dass hier nicht weiter darauf eingegangen werden soll. In Tabelle 37 sind die für den Organiker wichtigsten $pK_s$-Werte zusammengestellt. Die hier angegebenen $pK_s$-Werte sollte man sich gut einprägen, erleichtern sie einem doch das Verständnis vieler Reaktionen ungemein.

**Tabelle 37.** $pK_s$-Werte organischer Verbindungen im Vergleich mit Wasser

| Säure | Base | pKs |
|---|---|---|
| RCOOH | RCOO$^-$ | 4-5 |
| $CH_3COCH_2COCH_3$ | $CH_3CO\bar{C}HCOCH_3$ | 9 |
| ArOH | ArO$^-$ | 8-11 |
| $RCH_2NO_2$ | $R\bar{C}HNO_2$ | 10 |
| $NCCH_2CN$ | $NC\bar{C}HCN$ | 11 |
| $CH_3COCH_2COOR$ | $CH_3CO\bar{C}HCOOR$ | 11 |
| $ROOCCH_2COOR$ | $ROOC\bar{C}HCOOR$ | 13 |
| $CH_3OH$ | $CH_3O^-$ | 15.2 |
| $H_2O$ | $OH^-$ | **15.74** |
| Cyclopentadien-$CH_2$ | Cyclopentadienyl-$\bar{C}H$ | 16 |
| ROH | RO$^-$ | 16-17 |
| $RCONH_2$ | $RCONH^-$ | 17 |
| $RCOCH_2R$ | $RCO\bar{C}HR$ | 19-20 |
| $RCH_2COOR$ | $R\bar{C}HCOOR$ | 24-25 |
| $RCH_2CN$ | $R\bar{C}HCN$ | 25 |
| $HC\equiv CH$ | $HC\equiv C|^-$ | 25 |
| $NH_3$ | $NH_2^-$ | 35 |
| $PhCH_3$ | $PhCH_2^-$ | 40 |
| $CH_4$ | $CH_3^-$ | 48 |

*Definition nach **Lewis**:*

Etwa zur selben Zeit wie Brønsted formulierte *Lewis* eine etwas andere, allgemeinere Säure-Base-Theorie. Auch hier ist eine **Base** eine Verbindung mit einem **verfügbaren doppelt besetzten Orbital**, sei es ein freies Elektronenpaar oder eine π-Bindung.

Eine **Lewis-Säure** ist eine Verbindung mit einem **unbesetzten Orbital**. In einer Lewis Säure-Base-Reaktion kommt es nun zu einer Wechselwirkung des Elektronenpaars der Base (**Elektronenpaardonor**) mit dem unbesetzten Orbital der Säure (**Elektronenpaarakzeptor**) unter Bildung einer kovalenten Bindung. Typische **Lewis-Basen** sind $H_2O$, $NH_3$, Amine, CO, $CN^-$. Typische **Lewis-Säuren** sind z.B. $AlCl_3$, $BF_3$, etc. mit nur sechs Valenzelektronen (anstatt acht).

Teilchen mit (einem) freien Elektronenpaar(en) haben in der Regel sowohl basische als auch nucleophile Eigenschaften. Von **Basizität** spricht man, wenn der beteiligte Reaktionspartner ein **Proton** ist, andere **Elektrophile** werden von einem **Nucleophil** angegriffen.

**Beispiel:** Umsetzung eines Carbonsäureesters mit Natriumamid.

Das $NaNH_2$ kann hierbei als sehr starke Base ($pK_s$ 35) das relativ acide Proton des Esters ($pK_s \approx 25$) entfernen unter Bildung des Esterenolats. Andererseits kann es aber als Nucleophil auch an der positivierten Carbonylgruppe angreifen unter Abspaltung von Alkoholat ($pK_s \approx 17$) und Bildung des Amids. Beide Prozesse können parallel ablaufen, was oft zu Produktgemischen führt.

Während **Acidität bzw. Basizität eindeutig definiert** sind und gemessen werden können (**thermodynamische Größen**), ist die **Nucleophilie** auf eine bestimmte Reaktion bezogen und wird meist mit der Reaktionsgeschwindigkeit des Reagenz korreliert (**kinetische Größe**). Sie wird außer von der Basizität auch von der Polarisierbarkeit des Moleküls, sterischen Effekten, Lösemitteleinflüssen u.a. bestimmt.

## 2.4 Substituenten-Effekte

Der Mechanismus der Spaltung einer Bindung hängt u.a. ab vom Bindungstyp, dem Reaktionspartner und den Reaktionsbedingungen. Meist liegen keine reinen Ionen- oder Atombindungen vor, sondern es herrschen Übergänge (je nach Elektronegativität der Bindungspartner) zwischen den diskreten Erscheinungsformen der chemischen Bindung vor. Überwiegt der kovalente Bindungsanteil gegenüber dem ionischen, spricht man von einer **polarisierten (polaren) Atombindung**. In einer solchen Bindung sind die Ladungsschwerpunkte mehr oder weniger weit voneinander entfernt, die Bindung besitzt ein **Dipolmoment**. Zur Kennzeichnung der Ladungsschwerpunkte in einer Bindung und einem Molekül verwendet man meist die Symbole $\delta^+$ und $\delta^-$ ($\delta$ bedeutet Teilladung). Auch unpolare Bindungen können unter bestimmten Voraussetzungen polarisiert werden (induzierte Dipole).

### Induktive Effekte

Mit der **Ladungsasymmetrie einer Bindung** bzw. in einem Molekül eng verknüpft sind die **induktiven Substituenten-Effekte (I-Effekte)**. Hierunter versteht man elektrostatische Wechselwirkungen zwischen polaren (polarisierten) Substituenten und dem Elektronensystem des substituierten Moleküls. Bei solchen Wechselwirkungen handelt es sich um **Polarisationseffekte**, die meist durch σ-**Bindungen** auf andere Bindungen bzw. Molekülteile übertragen werden. Besitzt der polare Substituent eine **elektronenziehende Wirkung** und verursacht er eine positive Partialladung, sagt man, er übt einen **–I-Effekt** aus. Wirkt der Substituent **elektronenabstoßend**, d.h. erzeugt er in seiner Umgebung eine negative Partialladung, dann übt er einen **+I-Effekt** aus

**Beispiel:**

$$\overset{\delta\delta\delta+}{CH_3} - \overset{\delta\delta+}{CH_2} - \overset{\delta+}{CH_2} - \overset{\delta-}{Cl} \quad \text{1–Chlorpropan}$$

Das Chloratom übt einen induktiven elektronenziehenden Effekt (–I-Effekt) aus, der eine positive Partialladung am benachbarten C-Atom zur Folge hat. Man erkennt, dass die anderen C–C-Bindungen ebenfalls polarisiert werden. Die Wirkung nimmt allerdings mit zunehmendem Abstand vom Substituenten sehr stark ab, was durch eine Vervielfachung des $\delta$-Symbols angedeutet wird. **Bei mehreren Substituenten addieren sich die induktiven Effekte im Allgemeinen.**

Durch den I-Effekt wird hauptsächlich die Elektronenverteilung im Molekül beeinflusst. Dadurch werden im Molekül Stellen erhöhter bzw. verminderter Elektronendichte hervorgerufen. An diesen Stellen können polare Reaktionspartner angreifen.

Durch Vergleich der Acidität von α-substituierten Carbonsäuren (s. Kap. 18.3.1) kann man qualitativ eine Reihenfolge für die Wirksamkeit verschiedener Substituenten R festlegen (mit H als Bezugspunkt):

$$R-CH_2-COOH \rightleftharpoons R-CH_2-COO^- + H^+$$

**Substituenteneinfluß:**

$$(CH_3)_3C < (CH_3)_2CH < C_2H_5 < CH_3 < \mathbf{H} < C_6H_5 < CH_3O < OH < I < Br < Cl < CN < NO_2$$

+I-Effekt (elektronenabstoßend)     –I-Effekt (elektronenziehend)

**Auch ungesättigte Gruppen zeigen einen –I-Effekt, der zusätzlich durch „mesomere Effekte" verstärkt werden kann.**

## Mesomere Effekte

Als **mesomeren Effekt** (**M-Effekt**) eines Substituenten bezeichnet man seine Fähigkeit, die **Elektronendichte in einem π-Elektronensystem zu verändern**. Im Gegensatz zum induktiven Effekt kann der mesomere Effekt **über mehrere Bindungen hinweg** wirksam sein, er ist stark von der Molekülgeometrie abhängig. **Substituenten** (meist solche mit freien Elektronenpaaren), **die mit dem π-System** des Moleküls **in Wechselwirkung treten** können und eine **Erhöhung der Elektronendichte** bewirken, üben einen **+M-Effekt** aus.

**Beispiele** für Substituenten, die einen +M-Effekt hervorrufen können:

$-\overline{\underline{Cl}}|,\ -\overline{\underline{Br}}|,\ -\overline{\underline{I}}|,\ -\overline{\underline{O}}-H,\ -\overline{\underline{O}}-R,\ -\overline{N}H_2,\ -\overline{\underline{S}}-H$

**Beispiel** zum +M-Effekt: Im Vinylchlorid überlagert sich das nichtbindende p-AO des Cl-Atoms teilweise mit den π-Elektronen der Doppelbindung, wodurch ein delokalisiertes System entsteht. Die Elektronendichte des π-Systems wird dadurch erhöht, die des Chlorsubstituenten erniedrigt, was sich in der Ladungsverteilung der mesomeren Grenzformel ausdrückt.

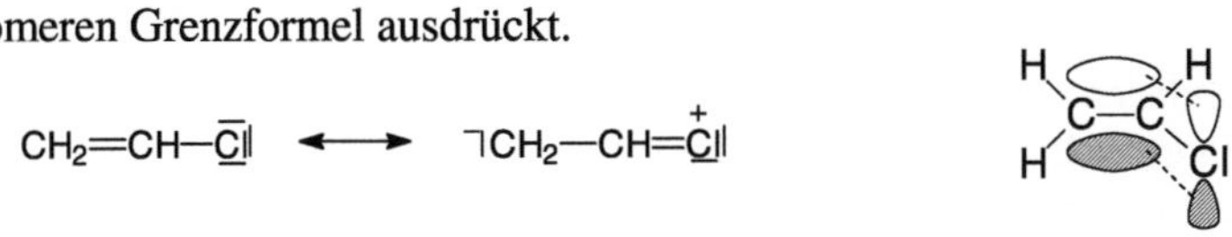

$CH_2=CH-\overline{\underline{Cl}}|\ \longleftrightarrow\ ^-CH_2-CH=\overset{+}{\underline{Cl}}|$

**Substituenten mit einer polarisierten Doppelbindung, die in Mesomerie mit dem π-Elektronensystem des Moleküls stehen, sind elektronenziehend.** Sie verringern die Elektronendichte, d.h. sie üben einen **–M-Effekt** aus. Er wächst mit

— dem Betrag der Ladung des Substituenten.

  **Beispiel:** $-CH=NR_2^+$ hat einen starken –M-Effekt

— der Elektronegativität der enthaltenen Elemente.

  **Beispiel:**  $-CH=NR\ <\ -CH=O\ <\ -C\equiv N\ <\ -NO_2$

— der Abnahme der Stabilisierung durch innere Mesomerie.

  **Beispiel:** 

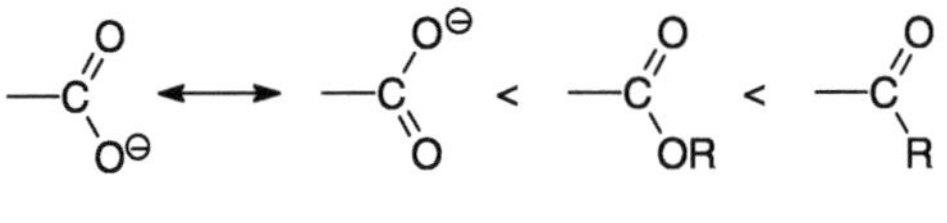

$$-C\overset{O}{\underset{O^\ominus}{\diagup}}^\ominus \longleftrightarrow -C\overset{O^\ominus}{\underset{O}{\diagup}} \ <\ -C\overset{O}{\underset{OR}{\diagup}} \ <\ -C\overset{O}{\underset{R}{\diagup}}$$

Statt von mesomeren Effekten wird oft auch von **Konjugationseffekten** gesprochen. Damit soll angedeutet werden, dass eine Konjugation mit den π-Elektronen stattfindet, die über mehrere Bindungen hinweg wirksam sein kann. Durch Konjugation wird z.B. die Elektronendichte in einer Doppelbindung oder einem aromatischen Ring herabgesetzt, wenn sich die π-Elektronen des Substituenten mit dem ungesättigten oder aromatischen System überlagern (s.a. Kap. 7.1).

## 2.5 Reaktive Zwischenstufen

Zwischenstufen wie Carbeniumionen (Carbokationen), Carbanionen, Radikale und Carbene sind bei vielen Reaktionen von großer Bedeutung.

### 2.5.1 Carbeniumionen

**Carbeniumionen haben an einem Kohlenstoff-Atom eine positive Ladung.** Dieses C-Atom besitzt nur sechs anstatt acht Valenzelektronen. Die drei σ-Bindungen im $R_3C^+$- sind **trigonal** angeordnet. Die **planare Struktur** resultiert aus der Abstoßung der Bindungselektronenpaare der C–R-Bindungen, die in dieser Anordnung den maximalen Abstand voneinander haben. Die Struktur des $sp^2$-hybridisierten Kations entspricht der von Bortrifluorid.

Eine Stabilisierung von Carbeniumionen wird durch Elektronen-Donoren als Substituenten erreicht, wobei die planare $sp^2$-Anordnung der Substituenten am zentralen C-Atom die Ladungsverteilung erleichtert.

**Die Stabilität von Carbeniumionen** wird also in folgender Reihe abnehmen:

$$R_3C^+ \quad > \quad R_2HC^+ \quad > \quad RH_2C^+ \quad > \quad H_3C^+$$
$$\text{tertiär} \qquad \text{sekundär} \qquad \text{primär} \qquad \text{Methyl}$$

Die Stabilisierung der Carbeniumionen in der angegebenen Reihenfolge kann mit dem +I-Effekt der Alkyl-Gruppen oder auch durch eine Delokalisierung von Bindungselektronen, die sog. **Hyperkonjugation („no-bond-Resonanz")**, erklärt werden.

**Beispiel:** Hyperkonjugation des Ethyl-Kations

**Zur Erklärung der Hyperkonjugation** nimmt man an, dass zwischen dem leeren p-Orbital des zentralen C-Atoms und den σ-Orbitalen der C–H-Bindungen eine gewisse Überlappung stattfindet, wodurch die positive Ladung über diese Bindungen delokalisiert wird.

Besser als durch Hyperkonjugation lassen sich Carbeniumionen über **mesomere Effekte** stabilisieren. Hierbei kommt es zu einer Überlappung des leeren p-Orbitals mit einem freien Elektronenpaar eines Nachbaratoms oder einer π-Bindung.

**Beispiele** für mesomeriestabilisierte Carbeniumionen:

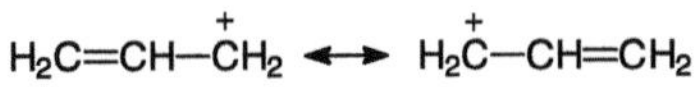

$H_2C=CH-\overset{+}{C}H_2 \longleftrightarrow H_2\overset{+}{C}-CH=CH_2$

Allyl-Kation

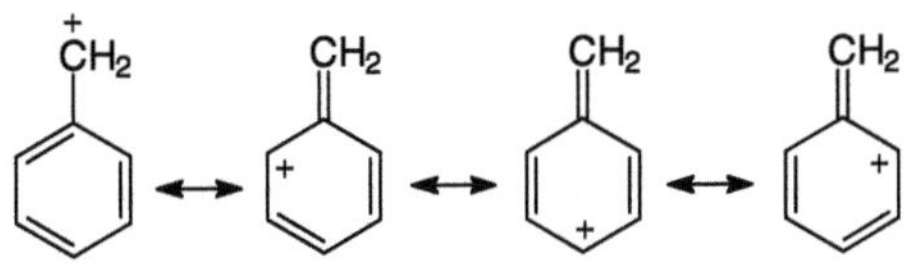

Benzyl-Kation

### Erzeugung von Carbeniumionen

Carbeniumionen können auf verschiedene Weise gebildet werden: bei der $S_N1$-Reaktion, beim Zerfall von Diazonium-Kationen, durch Addition eines Protons an ungesättigte Verbindungen wie Alkene, u.a.

Carbeniumionen unterliegen dann Folgereaktionen wie etwa: Reaktionen mit einem Nucleophil ($S_N1$), Abspaltung eines Protons (E1), Anlagerung an eine Mehrfachbindung (Addition), Umlagerungen u.a.

### 2.5.2 Carbanionen

**Carbanionen sind Verbindungen mit einem negativ geladenen Kohlenstoff-Atom, an das drei Liganden gebunden sind.** Dieses C-Atom in $R_3Cl^-$ besitzt ein Elektronenoktett und hat in **nichtkonjugierten Carbanionen** eine **tetraedrische Umgebung**, da sich das freie Elektronenpaar und die Bindungselektronenpaare abstoßen. Das Carbanion invertiert rasch ($10^8$ - $10^4$ s$^{-1}$) über einen sp$^2$-Zustand:

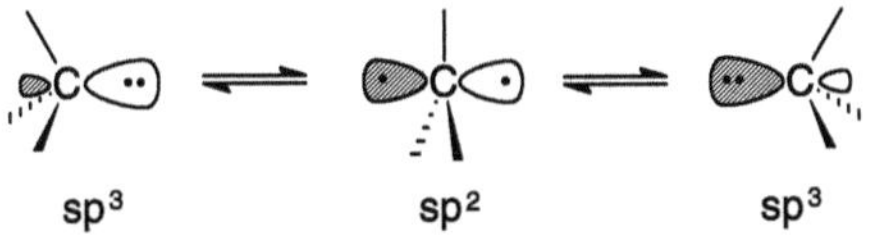

sp$^3$ ⇌ sp$^2$ ⇌ sp$^3$

Carbanionen werden von –I-Substituenten stabilisiert und durch +I-Substituenten destabilisiert. Wie die Carbeniumionen so lassen sich auch die Carbanionen besonders gut **durch mesomere Effekte stabilisieren**.

**Beispiele:**

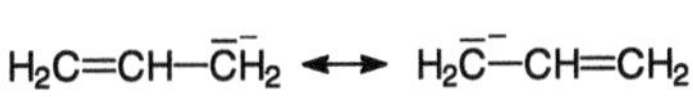

$H_2C=CH-\overset{-}{C}H_2 \longleftrightarrow H_2\overset{-}{C}-CH=CH_2$

Allyl-Anion

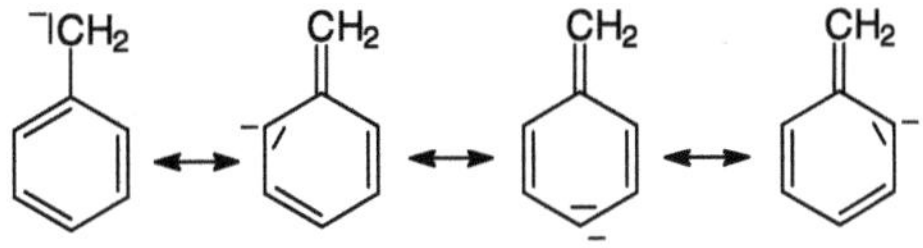

Benzyl-Anion

Verbindungen welche besonders leicht solche stabilisierten Carbanionen bilden werden als **C-H-acide Verbindungen** bezeichnet:

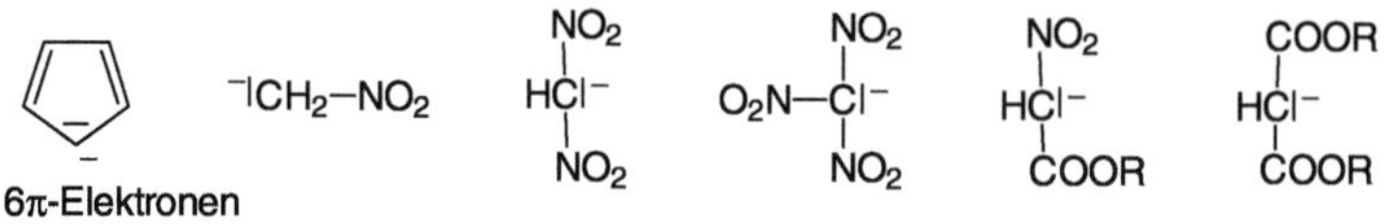

[Strukturen: Cyclopentadienyl-Anion 6π-Elektronen (arom. System); ⁻|CH₂–NO₂; HC(NO₂)₂⁻; C(NO₂)₃⁻; HC(NO₂)(COOR)⁻; HC(COOR)₂⁻]

## Erzeugung von Carbanionen

Carbanionen werden meist durch Entfernung eines Atoms oder einer anderen Abgangsgruppe gebildet. Besonders beliebt ist die Abspaltung eines Protons mit starken Basen wie $NaNH_2$ oder $C_4H_9Li$. Carbanionen sind an vielen Reaktionen beteiligt, da sie zur **Knüpfung von C–C-Bindungen** dienen können.

### 2.5.3 Carbene

**Carbene enthalten ein neutrales, zweibindiges C-Atom mit einem Elektronensextett.** Sie sind stark elektrophile Reagenzien, deren zentrales C-Atom zwei nichtbindende Elektronen besitzt: $R_2C|$ (s. Abb. 113). Im sog. **Singulett**-Carben sind beide Elektronen gepaart und das C-Atom hat $sp^2$-Geometrie. Das $p_z$-Orbital bleibt unbesetzt. **Ein Singulett-Carben verfügt also über ein nucleophiles und ein elektrophiles Zentrum.** Die beiden gepaarten Elektronen im $sp^2$-Orbital befinden sich näher am Kern als die Bindungselektronenpaare. Daher ist die Abstoßung zwischen dem freien Elektronenpaar und den Bindungselektronen größer als zwischen den Bindungselektronen. Demzufolge ist der Bindungswinkel nicht 120°, wie man für $sp^2$-Hybridisierung erwarten sollte, sondern deutlich kleiner (103°).

Im **Triplett**-Carben befinden sich beide Elektronen in zwei verschiedenen p-Orbitalen ($\rightarrow$ sp-Geometrie). Sie sind ungepaart, d.h. das **Triplett-Carben verhält sich wie ein Diradikal.** Beim Triplett-Carben gehen die beiden Bindungselektronenpaare auf maximale Distanz zueinander, daher die sp-Hybridisierung und der Bindungswinkel von 180°.

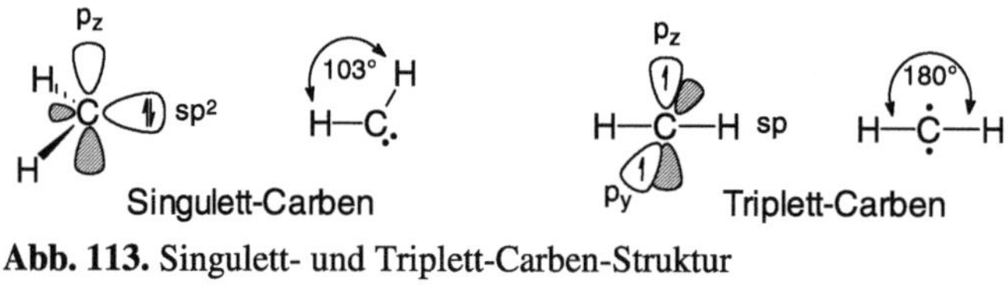

[Abbildung: Singulett-Carben mit $p_z$-Orbital, $sp^2$, 103°, H–C–H; Triplett-Carben mit $p_z$, $p_y$, sp, 180°, H–C–H]

**Abb. 113.** Singulett- und Triplett-Carben-Struktur

Das energiereichere Singulett-Methylen ist weniger stabil: es wird bei den meisten Darstellungsweisen zuerst gebildet.

**Beispiele:**

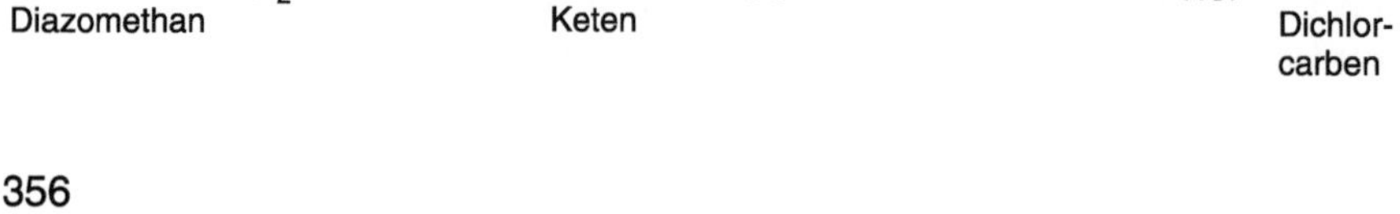

$CH_2=\overset{+}{N}=\overset{-}{N|} \xrightarrow[-N_2]{h\nu} |CH_2$  Diazomethan

$CH_2=C=O \xrightarrow[-CO]{h\nu} |CH_2$  Keten

$CHCl_3 \xrightarrow[-HCl]{OH^-} |CCl_2$  Dichlorcarben

## 2.5.4 Radikale

**Radikale sind Teilchen mit einem oder mehreren ungepaarten Elektronen.**
Radikale können auf verschiedene Weise gebildet werden, z.b. durch **thermische Spaltung** von Atombindungen, **Photolyse** und **Redoxprozesse**.

Die **Stabilität der Alkyl-Radikale** nimmt in der Reihe primär < sekundär < tertiär zu (Hyperkonjugationseffekte).

Elektrisch neutrale Radikale werden durch Mesomerie-Effekte sehr stark stabilisiert (s. Kap. 1.2), jedoch weniger durch induktive Effekte. **Das Triphenylmethyl-Radikal** z.B. ist in Lösung einige Zeit beständig, da die Rekombination zweier Radikale aufgrund sterischer Hinderung behindert ist. Diese Beständigkeit bezeichnet man als **Persistenz**. Die Rekombination des Triphenylmethyl-Radikals liefert auch nicht das erwartete Hexaphenylethan sondern ein Cyclohexadienderivat.

**Beispiel:**

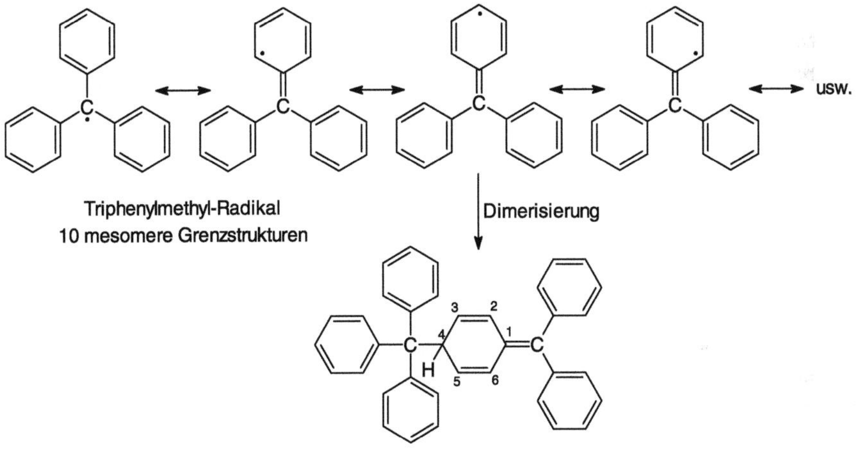

Triphenylmethyl-Radikal
10 mesomere Grenzstrukturen

Dimerisierung

1-Diphenylmethylen-4-triphenylmethyl-2,5-cyclohexadien

## 2.6 Übergangszustände

Im Gegensatz zu Zwischenprodukten, die oft isoliert oder spektroskopisch untersucht werden können, sind „**Übergangszustände**" hypothetische Annahmen bestimmter Molekülstrukturen. Sie sind jedoch für das Erarbeiten von Reaktionsmechanismen sehr nützlich. Bei ihrer Formulierung geht man zunächst davon aus, dass diejenigen Reaktionsschritte bevorzugt werden, welche die Elektronenzustände und die Positionen der Atome der Reaktionspartner am geringsten verändern. Das bedeutet, dass man zunächst nur jene Bindungen berücksichtigt, die bei der Reaktion verändert werden (**Prinzip der geringsten Strukturänderung**).

## 2.7 Reaktionstypen

### 2.7.1 Additions-Reaktionen

Bei Additionsreaktionen werden Moleküle oder Molekülfragmente an eine Mehrfachbindung angelagert. Diese Reaktionen können elektrophil, nucleophil oder radikalisch ablaufen.

**Elektrophile Addition**

Eine C=C-Doppelbindung kann leicht von elektrophilen Reagenzien angegriffen werden, denn sie ist ein Zentrum relativ hoher Ladungsdichte. Der Angriff an dem $sp^2$-hybridisierten C-Atom erfolgt senkrecht zu der Ebene, in der die C-Atome und ihre Substituenten liegen (Beispiele s. Kap. 6.1).

**Nucleophile Addition**

Nucleophile Additionen an C=C-Doppelbindungen sind nur möglich, wenn elektronenziehende Gruppen im Substrat vorhanden sind, wobei das angreifende Reagenz auch ein Carbanion sein kann (Beispiele s. Kap. 6.3).

**Radikalische Addition**

Bei der Anlagerung von HBr an eine Doppelbindung kann man je nach Reaktionsbedingung zwei verschiedene Produkte finden:

**Beispiel:**

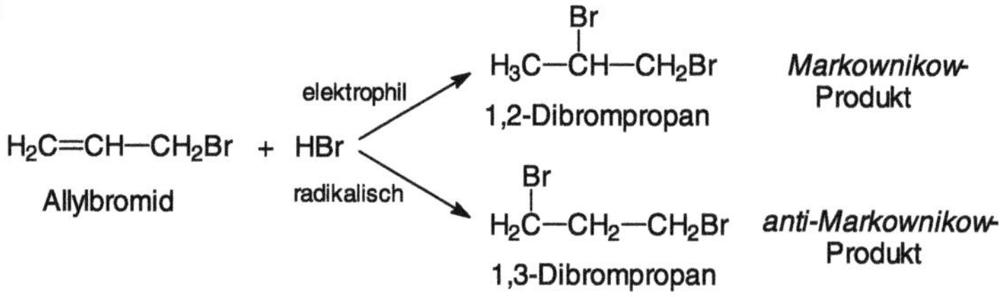

$$H_2C=CH-CH_2Br + HBr \xrightarrow{\text{elektrophil}} H_3C-\underset{\underset{Br}{|}}{C}H-CH_2Br \quad \text{Markownikow-Produkt}$$
$$\text{Allylbromid} \qquad \text{1,2-Dibrompropan}$$

$$\xrightarrow{\text{radikalisch}} H_2\underset{\underset{Br}{|}}{C}-CH_2-CH_2Br \quad \text{anti-Markownikow-Produkt}$$
$$\text{1,3-Dibrompropan}$$

1,2-Dibrompropan entsteht durch elektrophile Addition, wobei bei dem Angriff von $H^+$ das **stabilere Carbeniumion** gebildet wird. Die Bildung von 1,3-Dibrompropan verläuft dagegen nach einem radikalischen Mechanismus. Hierbei greift ein **Bromradikal** an der Doppelbindung an, wobei auch hier das **stabilste Radikal** gebildet wird.

### 2.7.2 Eliminierungs-Reaktionen

Die **Eliminierung** kann als **Umkehrung der Addition** aufgefasst werden. Es werden meist Gruppen oder Atome von benachbarten C-Atomen unter Bildung von Mehrfachbindungen entfernt. Die Eliminierung ist eine Konkurrenzreaktion zur Substitution, da jedes Nucleophil auch basische Eigenschaften hat. Die Eliminierung verläuft wie die Substitution entweder **monomolekular (E1)** oder **bimolekular (E2)** durch Angriff einer Base an einem Substrat (Beispiele s. Kap. 11.2).

## 2.7.3 Substitutions-Reaktionen

Unter einer **Substitution** versteht man den **Ersatz eines Atoms oder einer Atomgruppe** in einem Molekül **durch ein anderes Atom bzw. eine andere Atomgruppe**. Im Gegensatz zur Addition entstehen daher stets zwei Produkte. Substitutionen können nucleophil, elektrophil oder auch radikalisch verlaufen.

### Nucleophile Substitution

Die nucleophile Substitution findet hauptsächlich an aktivierten gesättigten Kohlenstoff-Verbindungen statt, wobei Eliminierungen und Umlagerungen als Nebenreaktionen auftreten können. Vom Mechanismus her unterscheiden wir die **bi-molekulare** nucleophile Substitution ($S_N2$) und die **mono-molekulare** nucleophile Substitution ($S_N1$) (Beispiele s. Kap. 10).

$S_N1$-Reaktionen sind zweistufig verlaufende Prozesse, wobei der erste, reversible Schritt geschwindigkeitsbestimmend ist. Ebenso wie bei E1-Reaktionen tritt ein Carbeniumion als Zwischenprodukt auf (siehe Beispiel bei E1).

$S_N2$-Reaktionen sind einstufig und verlaufen über einen energiereichen Übergangszustand I. Die wichtigsten Konkurrenzreaktionen sind Eliminierungen.

### Elektrophile Substitution

Die elektrophile Substitution ist eine typische Reaktion aromatischer Verbindungen, die infolge ihres $\pi$-Elektronensystems leicht mit elektrophilen Reagenzien reagieren. Dabei entsteht zunächst ein **$\pi$-Komplex** und daraus ein positiv geladenes, mesomeriestabilisiertes Zwischenprodukt (**$\sigma$-Komplex**), das in das Endprodukt übergeht (Beispiele s. Kap. 8).

### Radikalische Substitution

**Die radikalische Substitution verläuft bei Aliphaten über zwei Stufen.** Bei der Chlorierung von Alkanen wird zunächst ein Radikal aus den Edukten gebildet, das dann mit einem zweiten Molekül unter Substitution reagiert (Beispiele s. Kap. 4).

## 2.7.4 Radikal-Reaktionen

Bei der **homolytischen Spaltung** einer kovalenten Bindung entstehen Radikale. Charakteristisch ist, dass diese Reaktionen meist mit hoher Geschwindigkeit ablaufen. Radikalreaktionen werden durch **Radikalbildner (Initiatoren)** gestartet, und können durch **Radikalfänger (Inhibitoren)** verlangsamt oder gestoppt werden.

Der Reaktionsablauf gliedert sich in:

**die Startreaktion,**

**die Kettenfortpflanzung und**

**den Kettenabbruch.**

## 2.7.5 Umlagerungen

**Umlagerungen sind Isomerisierungs-Reaktionen, bei denen oft auch das Grundgerüst eines Moleküls verändert wird.** Dabei finden Positionsänderungen von Atomen oder Atomgruppen **innerhalb** eines Moleküls statt. Es können ionische oder radikalische Zwischenprodukte auftreten. Auf den eigentlichen Umlagerungsschritt folgen oft weitere Reaktionen, wie Eliminierungen, Additionen u.a.

**Die wichtigsten und häufigsten Umlagerungen laufen über Teilchen mit Elektronenmangel wie Carbeniumionen.** Dabei wandert die umgelagerte Gruppe (in der Regel ein H-Atom oder eine Alkylgruppe) mit ihrem Bindungselektronenpaar an ein Nachbaratom mit einem Elektronensextett (1,2-Verschiebung). Sie füllt dieses zu einem stabilen Oktett auf, verhält sich also wie ein Nucleophil. Man bezeichnet solche Reaktionen als **anionotrope** oder **Sextett-Umlagerungen**.

**Beispiel:**

*Wagner-Meerwein*-Umlagerung von Alkenen in Gegenwart von Säuren:

$$H_3C-\underset{CH_3}{\overset{CH_3}{\underset{|}{\overset{|}{C}}}}-CH=CH_2 \xrightarrow{+H^+} H_3C-\underset{CH_3}{\overset{CH_3}{\underset{|}{\overset{|}{C}}}}-\overset{+}{C}H-CH_3 \xrightarrow{\circlearrowleft} H_3C-\underset{CH_3}{\overset{+}{\underset{|}{C}}}-CH-CH_3 \xrightarrow{-H^+} \underset{H_3C}{\overset{H_3C}{>}}C=C\underset{CH_3}{\overset{CH_3}{<}}$$

3,3-Dimethyl-1-buten                                                                                2,3-Dimethyl-2-buten

Triebkraft bei beiden Reaktionen ist die Bildung des stabileren Carbeniumions.

## 2.7.6 Redox-Reaktionen

Die wichtigsten Reaktionen dieser Art sind **Oxidationen** und **Reduktionen** von Carbonylverbindungen sowie **Hydrierungen** von Mehrfachbindungssystemen. In der Biochemie kommt die Bildung bzw. Auflösung von S–S-Bindungen hinzu, z.B. zur Fixierung von Proteinstrukturen.

## 2.7.7 Heterolytische Fragmentierung

**Bei der heterolytischen Fragmentierung zerfällt ein Molekül i.a. in drei Bruchstücke.** Die Reaktion weist formal Ähnlichkeit mit der Eliminierung auf.

**Beispiel:**

$$A-B-\underset{R}{\overset{R}{\underset{|}{\overset{|}{C}}}}-\underset{R}{\overset{R}{\underset{|}{\overset{|}{C}}}}-X \longrightarrow A-B + \underset{R}{\overset{R}{>}}C=C\underset{R}{\overset{R}{<}} + X|$$

## 2.7.8 Phasentransfer-Katalyse und Kronenether

**Phasentransfer-Katalyse (PTC)** beschleunigt oder ermöglicht gar erst Reaktionen zwischen Verbindungen in verschiedenen Phasen. Im Allgemeinen lässt man ein in Wasser gelöstes Salz, das auch als Festkörper vorliegen kann, mit einer Substanz in einem organischen, nicht-polaren Lösemittel reagieren. Als **Phasentransfer-Katalysatoren** dienen häufig **quartäre Ammonium- oder Phosphonium-Salze** und neutrale Komplexliganden wie **Kronenether** und **Kryptanden**.

**Vorteile einer PTC-Reaktion im Vergleich zu einer konventionellen Reaktion:** mildere Reaktionsbedingungen, höhere Ausbeuten, leichtere Aufarbeitung der Reaktionsmischung, Verzicht auf teure, wasserfreie Lösemittel.

**Haupteinsatzbereich:** nucleophile Substitutionsreaktionen wie *S*-, *O*-, *C*- und *N*-Alkylierungen, α- und β-Eliminierungen, Redox-Reaktionen, *Michael*-Reaktionen.

**Beispiel:**

$C_8H_{17}-Cl$ + NaCN $\xrightarrow{H_2O}$ keine Reaktion

$C_8H_{17}-Cl$ + NaCN $\xrightarrow[\text{Katalysator}]{H_2O/\text{Decan}}$ $C_8H_{17}-CN$ + NaCl

Katalysator: $(C_4H_9)_3P^+(n\text{-}C_{16}H_{33})$ $Br^-$ Tributylhexadecyl-phosphoniumbromid

Bei der Umsetzung von 1-Chloroctan mit Natriumcyanid in Wasser beobachtet man keine Umsetzung. Es bildet sich eine **Emulsion** (Zweiphasensystem), da Chloroctan in Wasser nicht löslich ist. Es kann sich daher mit den im Wasser gelösten Cyanid-Ionen nicht umsetzen. Gibt man jedoch als organisches Lösemittel Decan hinzu und einen Phasentransferkatalysator, so erhält man das Substitutionsprodukt nach zweistündigem Erhitzen in fast quantitativer Ausbeute.

**Erklärung:**

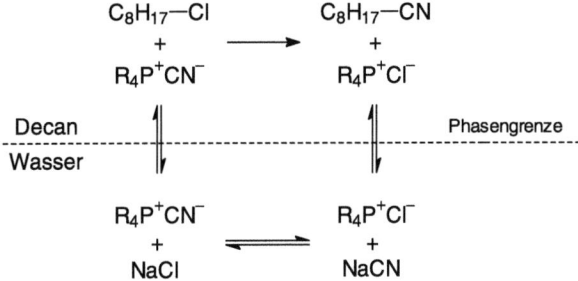

Das quartäre Phosphoniumsalz ist in beiden Phasen löslich. Im Wasser stellt sich ein Gleichgewicht der Gegenionen ein, das Cyanid kann als Phosphoniumsalz in die organische Phase transportiert werden. Dort ist das Cyanid nicht solvatisiert und daher besonders nucleophil. Nach der Reaktion wandert das abgespaltene Chlorid als Phosphoniumsalz in die Wasserphase, wo ein erneuter Cyclus beginnt.

Von besonderer Bedeutung als Katalysatoren sind die **Kronenether** und die **Kryptanden**.

**Kronenether** sind macrocyclische Ether mit mehreren Sauerstoffatomen. Der Name spielt auf die zickzackförmige Anordnung der Atome an. Die O-Atome sind meist durch Ethylen-Brücken verknüpft. Die O-Atome können teilweise oder ganz durch andere Heteroatome wie N, P, S ersetzt sein. Die Benennung der Kronenether erfolgt meist nach der ‚Krone-Nomenklatur'. Dabei gibt man die Ringglieder in Klammer an, und die Anzahl der Heteroatome wird dem Namen nachgestellt.

**Beispiele:**

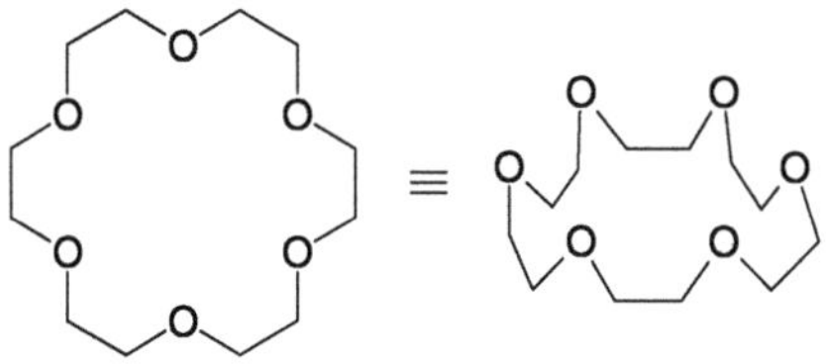

[18]Krone-6 (18K6) 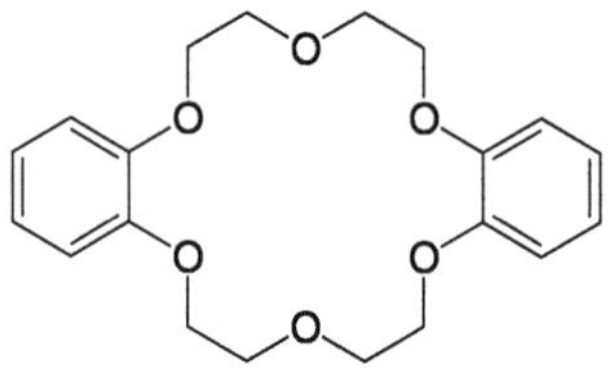          Dibenzo-[18]Krone-6

**Eigenschaften:** Die Kronenether sind thermisch stabil. Als *mehrzähnige* Liganden können sie mit Metallionen, insbesondere Alkali- und Erdkalimetall-Ionen stabile Komplexe bilden (= „Kronenverbindungen" oder Coronate). Je nach Größe der zu komplexierenden Kationen verwendet man unterschiedlich große Kronenether. So wird z.B. Natrium von 15K5 besser komplexiert als von 18K6, der vor allem für das größere Kaliumion geeignet ist:

**Beispiele:**

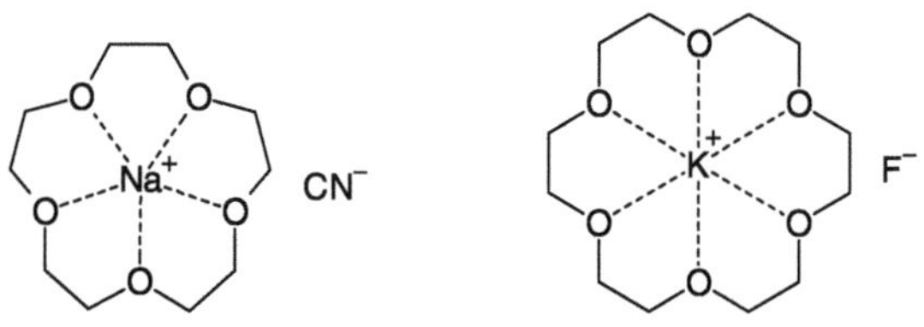

**Kryptanden** sind mit den Kronenethern verwandte mehrcyclische Verbindungen wie der abgebildete Azapolyether, in dem zwei Brückenkopf-Stickstoffatome durch Brücken mit einem oder mehreren O-Atomen verbunden sind. Die mit Metallionen entstehenden Komplexe heißen **Kryptate**.

**Beispiel:**

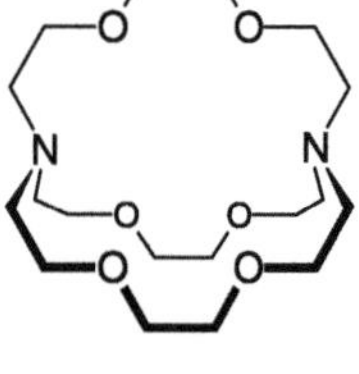

# 3 Gesättigte Kohlenwasserstoffe (Alkane)

## 3.1 Offenkettige Alkane

Das einfachste offenkettige Alkan ist das **Methan, CH₄**. Durch sukzessives Hinzufügen einer CH₂-Gruppe lässt sich daraus die homologe Verbindungsreihe der Alkane mit der **Summenformel $C_nH_{2n+2}$** ableiten.

Eine **homologe Reihe** ist eine Gruppe von Verbindungen, die sich um **einen bestimmten, gleichbleibenden Baustein unterscheiden.**

Während die chemischen Eigenschaften des jeweils nächsten Gliedes der Reihe durch die zusätzliche CH₂-Gruppe nur wenig beeinflusst werden, ändern sich die **physikalischen Eigenschaften** im Allgemeinen regelmäßig mit der Zahl der Kohlenstoff-Atome (Tabelle 38).

Die ersten vier Glieder der Tabelle haben Trivialnamen. Die Bezeichnungen der höheren Homologen leiten sich von griechischen oder lateinischen Zahlwörtern ab, die man mit der Endung -an versieht. Durch Abspaltung eines H-Atoms von einem Alkan entsteht ein **Alkyl-Rest** R (Radikal, Gruppe), der die Endung -yl erhält (s. Tabelle 38):

**Beispiel:**

$$\text{Alkan} \xrightarrow{\text{minus 1 H}} \text{Alkyl}$$

$$\text{CH}_3\text{-CH}_3 \qquad \cdot\text{CH}_2\text{-CH}_3$$

$$\text{Ethan} \qquad \text{Ethyl}$$

**Verschiedene** Reste an einem Zentralatom erhalten einen Index, z.B. R', R" oder $R^1$, $R^2$ usw.

Zur formelmäßigen Darstellung der Alkane ist die in Tabelle 38 verwendete Schreibweise zweckmäßig. Die dort aufgeführten Alkane sind **unverzweigte** oder **normale Kohlenwasserstoffe** (*n*-**Alkane**). Die ebenfalls übliche Bezeichnung „geradkettig" ist etwas irreführend, da Kohlenstoffketten wegen der Bindungswinkel von etwa 109° am Kohlenstoffatom keineswegs „gerade" sind (vgl. Kap. 3.1.2).

**Tabelle 38.** Homologe Reihe der Alkane

| Summen-formel | Formel | Name | Eigenschaften Schmp. (in °C) | Sdp. (in °C) | Alkyl $C_nH_{2n+1}$ |
|---|---|---|---|---|---|
| $CH_4$ | $CH_4$ | Methan | –184 | –164 | Methyl |
| $C_2H_6$ | $CH_3$–$CH_3$ | Ethan | –171,4 | –93 | Ethyl |
| $C_3H_8$ | $CH_3$–$CH_2$–$CH_3$ | Propan | –190 | –45 | Propyl |
| $C_4H_{10}$ | $CH_3$–$(CH_2)_2$–$CH_3$ | Butan | –135 | –0,5 | Butyl |
| $C_5H_{12}$ | $CH_3$–$(CH_2)_3$–$CH_3$ | Pentan | –130 | +36 | Pentyl (Amyl) |
| $C_6H_{14}$ | $CH_3$–$(CH_2)_4$–$CH_3$ | Hexan | –93,5 | +68,7 | Hexyl |
| $C_7H_{16}$ | $CH_3$–$(CH_2)_5$–$CH_3$ | Heptan | –90 | +98,4 | Heptyl |
| $C_8H_{18}$ | $CH_3$–$(CH_2)_6$–$CH_3$ | Octan | –57 | +126 | Octyl |
| $C_9H_{20}$ | $CH_3$–$(CH_2)_7$–$CH_3$ | Nonan | –53,9 | +150,6 | Nonyl |
| $C_{10}H_{22}$ | $CH_3$–$(CH_2)_8$–$CH_3$ | Decan | –32 | +173 | Decyl |
| ⋮ | | | | | |
| $C_{17}H_{36}$ | $CH_3$–$(CH_2)_{15}$–$CH_3$ | Heptadecan | +22,5 | +303 | Heptadecyl |
| $C_{20}H_{42}$ | $CH_3$–$(CH_2)_{18}$–$CH_3$ | Eicosan | +37 | – | Eicosyl |

Abkürzungen: Methyl = Me, Ethyl = Et, Propyl = Pr, Butyl = Bu

**Hinweis:** Diese Abkürzungen und auch andere nur verwenden, wenn keine Missverständnisse auftreten können. So kann Me = Metall und Pr = Praseodym bedeuten.

### 3.1.1 Nomenklatur und Struktur

Von den normalen Kohlenwasserstoffen, den *n*-Alkanen, unterscheiden sich die **verzweigten Kohlenwasserstoffe,** die in speziellen Fällen mit der Vorsilbe *iso*- gekennzeichnet werden. Das einfachste Beispiel ist *iso*-**Butan**. Für **Pentan** kann man drei verschiedene Strukturformeln angeben. (unter den Formeln stehen die physikalischen Daten und die Namen gemäß den Regeln der chemischen Nomenklatur):

**isomere Pentane:**

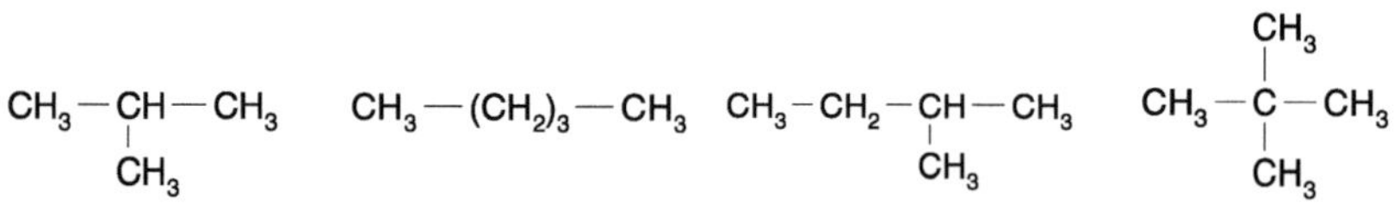

$CH_3$—CH—$CH_3$  
　　　$CH_3$

Methylpropan  
(*iso*-Butan)

$CH_3$—$(CH_2)_3$—$CH_3$

*n*-Pentan  
Sdp. 36 °C  
Schmp. –129,7 °C

$CH_3$—$CH_2$—CH—$CH_3$  
　　　　　$CH_3$

2-Methyl-butan  
(*iso*-Pentan)  
Sdp. 27,9 °C  
Schmp. –158,6 °C

　　　$CH_3$  
　　　|  
$CH_3$—C—$CH_3$  
　　　|  
　　　$CH_3$

2,2-Dimethylpropan  
(*neo*-Pentan)  
Sdp. 9,5 °C  
Schmp. –20 °C

**Eine Verbindung wird nach dem längsten geradkettigen Abschnitt im Molekül benannt.** Die Seitenketten werden wie Alkyl-Radikale bezeichnet und alphabetisch geordnet (Bsp.: Ethyl vor Methyl). Ihre Position im Molekül wird durch Zahlen angegeben. Taucht ein **Substituent** mehrfach auf, so wird die Anzahl der Reste durch Vorsilben wie *di-*, *tri-*, *tetra-*, etc. ausgedrückt. Diese Vorsilben werden bei der alphabetischen Anordnung der Reste nicht berücksichtigt (Bsp.: Ethyl vor Di<u>m</u>ethyl). Manchmal findet man auch Positionsangaben mit griechischen Buchstaben. Diese geben die Lage eines C-Atoms einer Kette relativ zu einem anderen an. Man spricht von α-ständig, β-ständig etc. Weitere Hinweise zur Nomenklatur finden sich in Kapite1.4.

**Beispiel:**

$$\begin{array}{c} H_3C \\ | \\ H_3C-\overset{1}{C}-\overset{2}{C}H-CH_2-CH_3 \\ | \quad | \\ H_3C \quad CH_2-CH_2-CH_3 \\ \phantom{H_3C}\ \ 4 \quad \ 5 \quad \ 6 \end{array}$$  3-Ethyl-2,2 dimethyl-hexan

An diesem Beispiel lassen sich verschiedene Typen von Alkyl-Resten unterscheiden, die wie folgt benannt werden (R bedeutet einen Kohlenwasserstoff-Rest):

| Benennung | C-Atom | Formelauszug | allgemein: |
|---|---|---|---|
| primäre Gruppen<br>primäres C-Atom *C* | 1,6 | —$CH_3$ ; —$CH_2$-$CH_3$ | R—$CH_3$ |
| sekundäre Gruppen<br>sekundäres C-Atom *C* | 4,5 | $\overset{\|}{C}H_2$-$CH_2$-$CH_3$ | R—$CH_2$—R |
| tertiäre Gruppen<br>tertiäres C-Atom *C* | 3 | —$CH$—$CH_2$—<br>\|<br>$CH_2$— | R—$CH$—R<br>\|<br>R |
| Quartäres C-Atom *C* | 2 | $H_3C$<br>\|<br>$H_3C$-$C$-$CH$—<br>\|<br>$H_3C$ | R<br>\|<br>R-$C$-R<br>\|<br>R |

**Strukturisomere** nennt man Moleküle mit **gleicher Summenformel, aber verschiedener Strukturformel** (s. Kap. 1.6). Wie am Beispiel der isomeren Pentane gezeigt, unterscheiden sie sich in ihren physikalischen Eigenschaften (Schmelz- und Siedepunkte, Dichte, etc.) denn diese Eigenschaften hängen in hohem Maße von der Gestalt der Moleküle ab. So zeigen hochverzweigte, kugelige Moleküle in der Regel eine höhere Flüchtigkeit (niederer Sdp.) als lineare, unverzeigte.

## 3.1.2 Bau der Moleküle, Konformationen der Alkane

Im Ethan sind die Kohlenstoff-Atome durch eine rotationssymmetrische σ-Bindung verbunden (s. Kap. 1). **Die Rotation der CH₃-Gruppen um die C–C-Bindung gibt verschiedene räumliche Anordnungen, die sich in ihrem Energieinhalt unterscheiden und Konformere genannt werden** (s.a. Kap. 2).

Zur Veranschaulichung der Konformationen (s. Abb. 114) des **Ethans** CH₃–CH₃ verwendet man folgende zeichnerische Darstellungen:

**1. Sägebock-Projektion** (perspektivische Sicht):

*gestaffelt*     *ekliptisch*
(*staggered*)     (*eclipsed*)

**2. Stereo-Projektion** (Blick von der Seite). Die Keile zeigen nach vorn, die punktierten Linien nach hinten. Die durchgezogenen Linien liegen in der Papierebene:

*gestaffelt*     *ekliptisch*
(*staggered*)     (*eclipsed*)

**3.** *Newman*-**Projektion** (Blick von vorne in die C–C-Bindung). Die durchgezogenen Linien sind Bindungen zum vorderen C-Atom, die am Kreis endenden Linien Bindungen zum hinteren C-Atom. Die Linien bei der **ekliptischen** Form müssten strenggenommen aufeinander liegen (**verdeckte** Konformation). Bei der **gestaffelten** Konformation stehen die H-Atome exakt **auf Lücke**.

*gestaffelt*     *ekliptisch*
(*staggered*)     (*eclipsed*)

Neben diesen beiden extremen **Konformationen** gibt es unendlich viele konformere Anordnungen.

Der Verlauf der potentiellen Energie bei der gegenseitigen Umwandlung ist in Abb. 114 dargestellt. Aufgrund der Abstoßung der Bindungselektronen der C-H-Bindungen ist die gestaffelte Konformation um 12,5 kJ/mol energieärmer als die ekliptische. Im Gitter des festen Ethans tritt daher ausschließlich die gestaffelte Konformation auf.

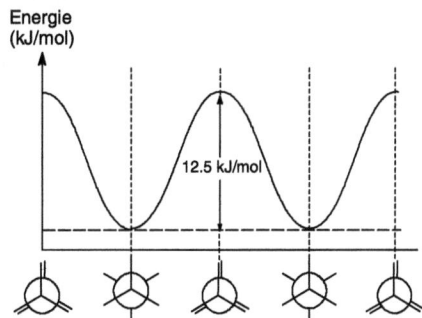

**Abb. 114.** Verlauf der potentiellen Energie bei der inneren Rotation eines Ethanmoleküls (Diederwinkeldiagramm)

Größere Energieunterschiede findet man beim **n-Butan**. Wenn man n-Butan als 1,2-disubstituiertes Ethan auffasst (Ersatz je eines H-Atoms durch eine $CH_3$-Gruppe), ergeben sich verschiedene ekliptische und gestaffelte Konformationen, die man wie in Abb. 115 angegeben unterscheidet. Die Energieunterschiede, Torsionswinkel und Bezeichnungen sind zusätzlich aufgeführt.

Da der Energieunterschied zwischen den einzelnen Formen gering ist, können sie sich (bei 20 °C) leicht ineinander umwandeln. Sie stehen miteinander im Gleichgewicht und können deshalb nicht getrennt isoliert werden; man kann sie jedoch z.B. IR-spektroskopisch nachweisen.

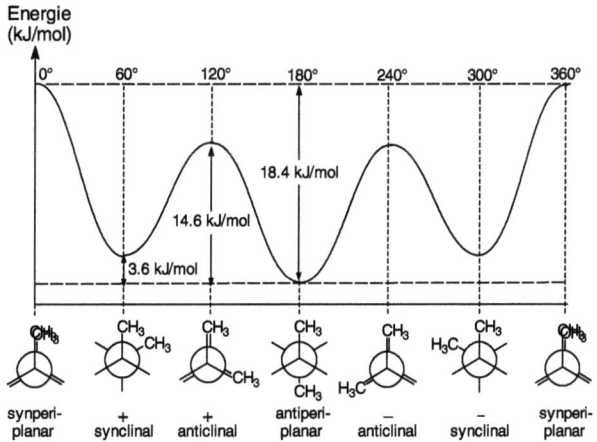

**Abb. 115.** Potentielle Energie der Konformationen des n-Butans

### 3.1.3 Vorkommen, Gewinnung und Verwendung der Alkane

Gesättigte Kohlenwasserstoffe (KW) sind in der Natur weit verbreitet, so z.B. im Erdöl (Petroleum) und im Erdgas. Die wirtschaftliche Bedeutung des Erdöls liegt darin, dass aus ihm neben Benzin, Diesel- und Heizöl sowie Asphalt und Bitumen bei der fraktionierten Destillation und der weiteren Aufarbeitung viele wertvolle Ausgangsstoffe für die chemische und pharmazeutische Industrie gewonnen werden.

**Tabelle 39.** Verwendung wichtiger Alkane (E = Energie)

| Verbindung | | | Verwendung |
|---|---|---|---|
| Methan | $\xrightarrow{+O_2}$ | $CO_2 + E$ | Heizzwecke |
| | $\xrightarrow{+H_2O}$ | $CO + H_2$ | $H_2$-Herstellung |
| | $\xrightarrow{+O_2}$ | C | Ruß als Füllmaterial |
| | $\xrightarrow{+O_2/NH_3}$ | HCN | Synthese |
| Ethan | $\xrightarrow{+O_2}$ | $CO_2 + E$ | Heizzwecke |
| | $\xrightarrow{+Cl_2}$ | $CH_3CH_2Cl$ | Chlorethan |
| | $\xrightarrow{-H_2}$ | $CH_2=CH_2$ | Ethen |
| Propan, Butan | $\xrightarrow{+O_2}$ | $CO_2 + E$ | Heizzwecke |
| | $\xrightarrow{-H_2}$ | Alkene | Synthese |
| Pentan, Hexan | Extraktionsmittel (z.B. Speiseöle aus Früchten) | | |

### 3.1.4 Herstellung von Alkanen

Neben zahlreichen, oft recht speziellen Verfahren zur Gewinnung bzw. Herstellung von Alkanen bieten die *Wurtz*-**Synthese** und die *Kolbe*-**Synthese** allgemein gangbare Wege, gezielt Kohlenwasserstoffe bestimmter Kettenlänge zu erhalten.

**1. *Wurtz*-Synthese**

Ausgehend von Halogenalkanen (s. Kap. 9) lassen sich zahlreiche höhere Kohlenwasserstoffe aufbauen. So konnten Verbindungen bis zur Summenformel $C_{70}H_{142}$ aufgebaut werden.

**Beispiel:** Synthese von Eicosan aus 1-Ioddecan

$$C_{10}H_{21}I + 2\ Na \longrightarrow C_{10}H_{21}Na + NaI$$
$$C_{10}H_{21}Na + C_{10}H_{21}I \longrightarrow H_{21}C_{10}-C_{10}H_{21} + NaI$$

## 2. *Kolbe*-Synthese

Die *Kolbe*-Synthese eignet sich zum Aufbau komplizierter gesättigter Kohlenwasserstoffe. Dabei werden konzentrierte Lösungen von **Salzen von Carbonsäuren elektrolysiert**. Man kann auch Gemische verschiedener Carbonsäuren einsetzen, erhält dabei jedoch auch Gemische von Kohlenwasserstoffen. Dem Carboxylat-Anion wird an der Anode ein Elektron entzogen, wobei ein **Radikal** entsteht. Nach Abspaltung von $CO_2$ kombinieren die Alkyl-Radikale zum gewünschten Kohlenwasserstoff.

$$2\ C_nH_{2n+1}COO^- \xrightarrow{-2e^-} C_{2n}H_{4n+2} + 2\ CO_2$$

**Beispiel:** Synthese von *n*-Butan

**Radikal-Bildung:** $CH_3-CH_2-COO^- \xrightarrow{-e^-} CH_3-CH_2-COO\cdot$ (Propionat-Anion → Radikal)

**Radikal-Zerfall:** $CH_3-CH_2-COO\cdot \longrightarrow CH_3-CH_2\cdot + CO_2$ (Ethyl-Radikal)

**Radikal-Rekombination:** $2\ CH_3-CH_2\cdot \longrightarrow CH_3-CH_2-CH_2-CH_3$ (*n*-Butan)

### 3.1.5 Eigenschaften gesättigter Kohlenwasserstoffe

Alkane sind ziemlich reaktionsträge und werden daher oft als **Paraffine** (parum affinis = wenig verwandt bzw. reaktionsfähig) bezeichnet. Der Anstieg der Schmelz- und Siedepunkte innerhalb der homologen Reihe (s. Tabelle 38) ist auf zunehmende *van der Waals*-**Kräfte** zurückzuführen. Die neu hinzutretende $CH_2$-Gruppe wirkt sich bei den ersten Gliedern am stärksten aus. Die Moleküle sind als ganzes **unpolar** und lösen sich daher gut in anderen Kohlenwasserstoffen, hingegen nicht in polaren Lösemitteln wie Wasser. Solche Verbindungen bezeichnet man als **hydrophob** (wasserabweisend) oder **lipophil** (fettfreundlich). Substanzen mit OH-Gruppen (z.B. Alkohole) sind dagegen **hydrophil** (wasserfreundlich) (vgl. Teil I, Kap. 6).

Obwohl Alkane weniger reaktionsfreudig sind als andere Verbindungen, erlauben sie doch mancherlei Reaktionen, die über Radikale als Zwischenstufen verlaufen (s. Kapitel 4).

## 3.2 Cyclische Alkane

**Die Cycloalkane sind gesättigte Kohlenwasserstoffe mit ringförmig geschlossenem Kohlenstoffgerüst.** Sie bilden ebenfalls eine homologe Reihe. Als wichtige Vertreter seien genannt (neben der ausführlichen Strukturformel ist hier auch die vereinfachte Darstellung angegeben):

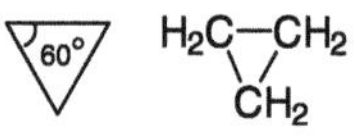

Cyclopropan 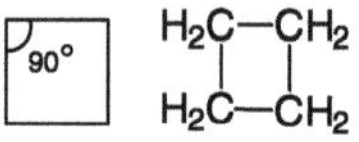        Cyclobutan

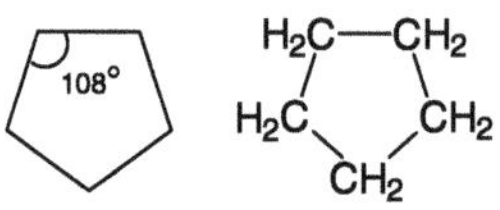

Cyclopentan 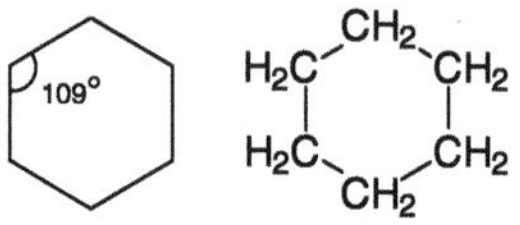        Cyclohexan

Cyclopropan findet Verwendung als Inhalationsnarkotikum, Cyclohexan als Lösemittel. Durch Oxidation erhält man hieraus Cyclohexanol, Cyclohexanon und unter oxidativer Ringspaltung Adipinsäure (s. Kap. 18.5.1), ebenfalls wichtige synthetische Bausteine.

Außer einfachen Ringen gibt es auch kondensierte Ringsysteme, die vor allem in Naturstoffen, wie z.B. den Steroiden zu finden sind:

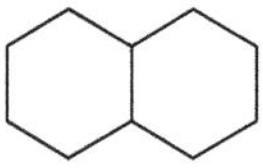

Decalin 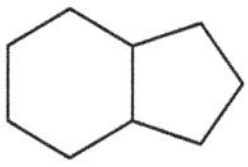    Hydrindan 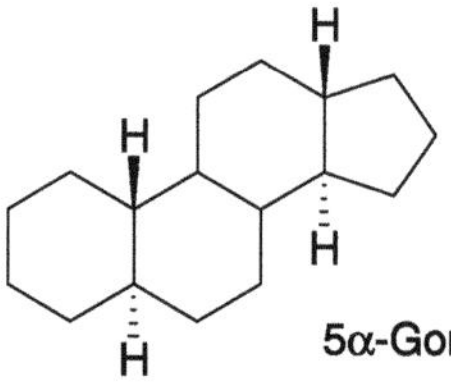    5α-Gonan (Steran)

Cycloalkane haben die gleiche **Summenformel** wie Alkene, nämlich $C_nH_{2n}$. Sie zeigen aber ein ähnliches chemisches Verhalten wie die offenkettigen Alkane. Ausnahmen hiervon sind Cyclopropan und Cyclobutan, die relativ leicht Reaktionen unter Ringöffnung eingehen. Dies ist auf die kleinen Bindungswinkel und die damit verbundene **Ringspannung** zurückzuführen.

### 3.2.1 Bau der Moleküle, Konformationen der Cycloalkane

Im Gegensatz zum Sechsring sind im **Drei-** und **Vierring** die Bindungswinkel deformiert. Es tritt eine **Ringspannung** auf, die *Baeyer*-**Spannung** genannt wird: Alle C-Atome sollten sp³-hybridisiert sein und Bindungswinkel von 109,3° bilden. Wegen der Winkeldeformation ist die Überlappung der Orbitale jedoch nicht optimal. Es wird vermutet, dass die Änderung der Bindungswinkel durch Änderungen in der Hybridisierung der C-Atome zustande kommt und dadurch die Bindung einer C=C-Bindung ähnlich wird. Abbildung 111a zeigt dies am Beispiel der bindenden $sp^3$-Orbitale des Cyclopropans. Die außerhalb der Kernverbindungslinien liegenden **„gekrümmten"** Bindungen sind gut zu erkennen. Das neuere **Walsh-Modell** in Abb. 116b geht davon aus, dass die C–C-Bindungen des Rings durch Überlappung dreier p-Orbitale mit je einem $sp^2$-Orbital entstehen. Dabei tritt auch eine antibindende Wechselwirkung auf. Damit lässt sich die hohe Reaktivität des Cyclopropans gegenüber $Br_2$ oder $H_2SO_4$ im Vergleich zu Cyclobutan und den anderen Cycloalkanen erklären, die keine entsprechende Reaktion zeigen.

Bei **unsubstituierten** Cycloalkanen tritt überdies – infolge von Wechselwirkungen zwischen den H-Atomen – eine **Konformationsspannung** auf, die man oft als *Pitzer*-**Spannung** (Abb. 117) bezeichnet. Sie ist besonders ausgeprägt bei Cyclopropan mit seinem relativ starren, planaren Molekülgerüst. Cyclobutan und Cyclopentan versuchen diese Wechselwirkungen durch einen gewinkelten Molekülbau zu vermindern, wobei sich die aus der Ebene herausgedrehten $CH_2$-Gruppen durch ständiges Umklappen abwechseln. Der Cyclohexanring liegt bevorzugt in der Sesselkonformation vor.

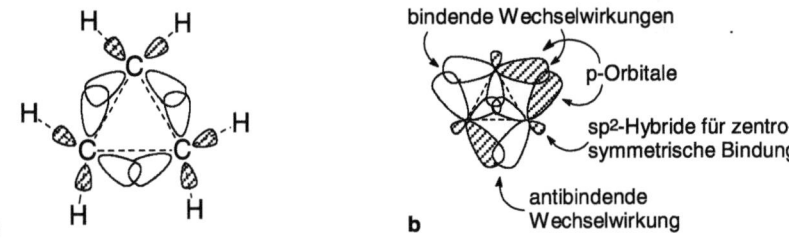

**Abb. 116.** a Bindende $sp^3$-Orbitale im Cyclopropan. b Walsh-Modell des Cyclopropans

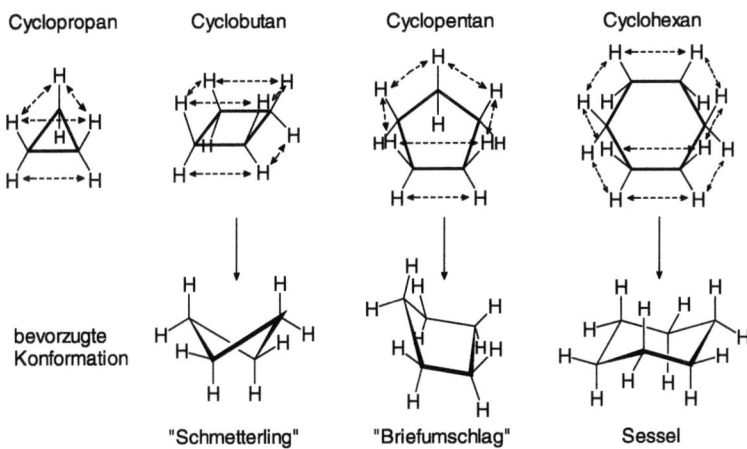

**Abb. 117.** Konformationsspannung und Vorzugskonformationen bei Cycloalkanen

**Das Cyclohexan-Ringsystem**

Die sicherlich bekannteste Konformation von Cycloalkanen ist die bereits angesprochene **Sesselkonformation** des Cyclohexans. Sie ist die energetisch günstigste Konformation, und liegt daher bevorzugt vor. Durch Drehung um C-C-Bindungen kann man die Sesselkonformation über eine andere wichtige Konformation, die **Wannenkonformation**, in einen zweiten Sessel umwandeln. Beide Formen stehen bei Raumtemperatur miteinander im Gleichgewicht. Ihr Nachweis gelingt nur mit spektroskopischen Methoden (z.B. NMR-Spektroskopie).

Anhand der Projektionsformeln der Molekülstrukturen in Abb. 118 erkennt man, dass die **Sesselformen energieärmer** sind, weil bei den Substituenten keine sterische Hinderung auftritt. Die H-Atome bzw. die Substituenten stehen auf Lücke (gestaffelt, *staggered*). Im Gegensatz hierzu stehen sie bei der Wannenform verdeckt (ekliptisch, *eclipsed*).

Bei der gegenseitigen Umwandlung der beiden Sesselformen ineinander werden neben der Wannenform eine Reihe weiterer Konformationen, wie die **Halbsessel-** und **Twist-Konformationen** durchlaufen. Auch diese sind energetisch weniger günstig als die Sesselkonformation (Abb. 119).

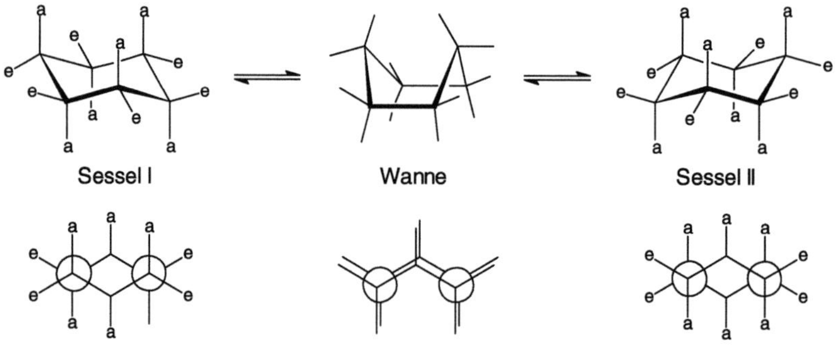

**Abb. 118.** Sessel- und Wannenform von Cyclohexan mit den verschiedenen Positionen der Substituenten (perspektivische und Newman-Projektionen)

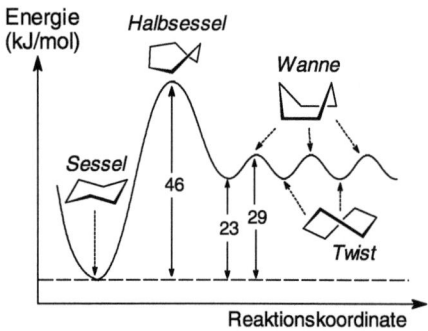

**Abb. 119.** Potentielle Energie verschiedener Konformationen von Cyclohexan

**Beim Sessel unterscheidet man zwei Orientierungen der Substituenten.** Sie können einerseits **axial** (a) stehen, dann ragen sie senkrecht zu dem gewellten Sechsring abwechselnd nach oben und unten heraus. Andererseits sind auch **äquatoriale** (e) Stellungen möglich, wobei die Substituenten hierbei in der Ringebene liegen. Zur korrekten zeichnerischen Darstellung richtet man die Bindungen zu den äquatorialen Substituenten parallel zur übernächsten Bindung im Ring aus.

### Substituierte Cyclohexane

Die gegenseitige Umwandlung der Sesselkonformationen ineinander bewirkt eine Wanderung von Atomen aus der axialen Position in die äquatoriale und umgekehrt. Bei substituierten Cyclohexanen führt dies dazu, dass **Substituenten mit der größeren Raumbeanspruchung vorzugsweise die äquatorialen Stellungen einnehmen,** weil die Wechselwirkungen mit den axialen H-Atomen geringer sind, und der zur Verfügung stehende Raum am größten ist.

äquatoriale Methyl-Gruppe (um 7,5 kJ/mol stabiler als die Struktur mit der axialen Methyl-Gruppe)

Sterische Wechselwirkungen bei axialer Methyl-Gruppe

**Disubstituierte Cycloalkane** unterscheiden sich durch die Stellung der Substituenten am Ring. Stehen zwei Substituenten auf derselben Seite der Ringebene, werden sie als *cis*-ständig, stehen sie auf entgegengesetzten Seiten, als *trans*-ständig bezeichnet. Diese *cis-trans*-Isomere sind Stereoisomere (s. Kap. 1.6) und lassen sich nicht ineinander umwandeln, da hierzu C–C-Bindungen gespalten werden müssten.

### 1,2-disubstituierte Cyclohexan-Derivate

I    trans    II         I    cis    II

Aus der Stellung der Substituenten in der *trans* (a,a oder e,e)- bzw. der *cis* (e,a)-Form ergibt sich, dass erstere **stabiler** ist: Im *trans*-Isomer I können beide Substituenten die energetisch günstigere äquatoriale Stellung einnehmen. Bei den entsprechenden *cis*-Isomeren befindet sich immer ein Substituent in der weniger günstigen axialen Position.

## 1,3-disubstituierte Cyclohexan-Derivate

|   trans   |   cis   |
| :---: | :---: |
| I  ⇌  II | I  ⇌  II |

Hier ist aus den gleichen Gründen von den beiden *cis*-Formen Form II **stabiler**. Man beachte, dass in diesem Fall entsprechend obiger Definition die Stellungen a,a bzw. e,e als *cis* und a,e als *trans* bezeichnet werden.

## 1,4-disubstituierte Cyclohexan-Derivate

|   trans   |   cis   |
| :---: | :---: |
| I  ⇌  II | I  ⇌  II |

Von den beiden *trans* (a,a oder e,e)- und *cis* (e,a)- Isomeren ist die diäquatoriale ***trans*-Form I am stabilsten.**

## Kondensierte Ringsysteme

Sind cyclische Verbindungen über eine **gemeinsame Bindu**ng verknüpft, so spricht man von **kondensierten Ringen**.

**Beispiel:** Decalin (Decahydronaphthalin)

Beim ***trans*-Decalin** (Sdp. 185°C) sind die beiden Ringe **e/e-verknüpft**. Hierdurch entsteht ein sehr **starres Ringsystem**. Das *trans*-Decalin ist um 8.4 kJ/mol stabiler als das *cis*-Decalin.

Beim ***cis*-Decalin** (Sdp. 194°C) liegt eine **a/e-Verknüpfung** der beiden Ringe vor. Hierdurch wird das System sehr flexibel, wobei die Substituenten beim **Umklappen von Konformation I in II** aus der axialen in die äquatoriale Position wandern und umgekehrt.

**Beispiel:** Das Steran-Gerüst

Die beim Decalin gezeigte *cis-trans*-Isomerie findet man auch bei anderen kondensierten Ringsystemen. Besonders wichtig ist **das Grundgerüst der Steroide, das Steran** (Gonan). Das Molekül besteht aus einem hydrierten Phenanthren-Ringsystem (drei anellierte Cyclohexan-Sechsringe A, B, C), an das ein Cyclopentan-Ring D kondensiert ist. Es handelt sich also um ein **tetracyclisches Ringgerüst**. In fast allen **natürlichen Steroiden** sind die **Ringe B und C sowie C und D *trans*-verknüpft**. Die Ringe A und B können sowohl *trans*- (5α-Steran, Cholestan-Reihe) als auch *cis*-verknüpft (5β-Steran, Koprostan-Reihe) sein. Die relative Konfiguration der Substituenten bezieht sich auf die Gruppe am C-Atom 10. Bindungen, die nach oben aus der Molekülebene herausragen, werden als **β-Bindungen** bezeichnet. Sie werden in den vereinfachten Formeln mit durchgezogenen Valenzstrichen geschrieben. **α-Bindungen** zeigen nach unten, sie werden mit punktierten Linien kenntlich gemacht. Danach stehen α-Bindungen in *trans*-Stellung, β-Bindungen in *cis*-Stellung zur Gruppe am C-10-Atom.

A/B *trans*: 5α-Steran (ausgewählte α- und β-Positionen sind markiert)

A/B *cis*: 5β-Steran

**Beispiel:** Cholesterol (= Cholesterin; 3β-Hydroxy-$\Delta^5$-cholesten; Cholest-5-en-3β-ol)

## 3.2.2 Herstellung von Cycloalkanen

**Cyclopropan:**

a) Umsetzung von 3-Brom-1-chlorpropan mit Natrium nach *Wurtz*

$$H_2C\begin{matrix}CH_2-Cl\\ CH_2-Br\end{matrix} + 2\,Na \longrightarrow H_2C\begin{matrix}CH_2\\ |\\ CH_2\end{matrix} + NaBr + NaCl$$

b) Durch Cycloaddition aliphatischer Diazoverbindungen

Durch eine 1,3-dipolare Cycloaddition eines Diazoalkans an ein Alken bildet sich ein Pyrazolinderivats (Kap. 22.6.3), welches anschließend thermisch Stickstoff abspalten kann, unter Bildung des Cyclopropanringes.

$$R-CH=CH-R + CH_2N_2 \longrightarrow \underset{\text{'Pyrazolin'}}{\text{Pyrazolin-Struktur}} \xrightarrow{\Delta, -N_2} \text{Cyclopropan-Struktur}$$

Alken   Diazomethan

**Cyclobutan:**

a) Reduktion von Cyclobutanon nach *Wolff-Kishner* (s. Kap. 16.4.2.2)

$$\square=O + N_2H_4 \xrightarrow{-H_2O} \square=N-NH_2 \xrightarrow{C_2H_5ONa} \square + N_2$$

b) Durch [2+2]-Cycloaddition

Substituierte Cyclobutanone erhält man durch Dimerisierung aktivierter Doppelbindungen, welche thermisch oder photochemisch cyclisiert werden können.

$$2\,C_6H_5-CH=CH-COOH \xrightarrow{h\nu} \begin{matrix}C_6H_5-CH-CH-COOH\\ |\qquad\quad |\\ C_6H_5-CH-CH-COOH\end{matrix} + \begin{matrix}C_6H_5-CH-CH-COOH\\ |\qquad\quad |\\ HOOC-CH-CH-C_6H_5\end{matrix}$$

Zimtsäure                    Truxinsäure                   Truxillsäure

**Cyclopentan:** *Clemmensen-Reduktion* von Cyclopentanon (s. Kap. 16.4.2.1)

$$\pentagon=O \xrightarrow[-H_2O]{Zn(Hg),\,HCl} \pentagon$$

**Cyclohexan:** Katalytische Hydrierung von Benzol am Nickel-Kontakt.

**Größerer Ringe** erhält man durch intramolekulare **Ringschlussreaktionen** bei sehr niedrigen Konzentrationen (**Verdünnungsprinzip**).

# 4 Die radikalische Substitutions-Reaktion ($S_R$)

## 4.1 Herstellung von Radikalen

**Radikale sind Atome, Moleküle oder Ionen mit ungepaarten Elektronen.** Sie bilden sich u.a. bei der photochemischen oder thermischen Spaltung neutraler Moleküle. Während eine thermische Spaltung ($\Delta$) immer gelingt, setzt eine photochemische Bindungsspaltung (h·v) die Absorption der Strahlung voraus. „Farbige Verbindungen" wie etwa Halogene werden besonders leicht gespalten. Moleküle mit niedriger Bindungsdissoziationsenergie wie **1** (125 kJ/mol) und **2** (130 kJ/mol) werden oft als **Initiatoren** (Starter) benutzt, die beim Zerfall eine gewünschte Radikalreaktion einleiten.

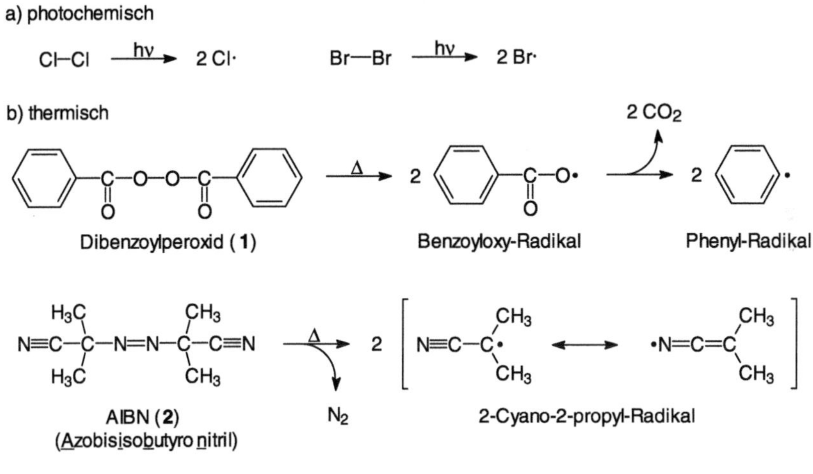

a) photochemisch

$$Cl-Cl \xrightarrow{h\nu} 2\,Cl\cdot \qquad Br-Br \xrightarrow{h\nu} 2\,Br\cdot$$

b) thermisch

Dibenzoylperoxid (**1**) $\xrightarrow{\Delta}$ 2 Benzoyloxy-Radikal $\xrightarrow{2\,CO_2}$ 2 Phenyl-Radikal

AIBN (**2**) (<u>A</u>zob<u>is</u>iso<u>b</u>utyro <u>n</u>itril) $\xrightarrow{\Delta}$ 2 [ 2-Cyano-2-propyl-Radikal ] + $N_2$

Auch durch **Redox-Reaktionen** lassen sich Radikale erzeugen.

*Beispiele:*

- die *Kolbe*-Synthese von Kohlenwasserstoffen (s. Kap. 3.1.4.2)
- die *Sandmeyer*-Reaktion von Aryldiazonium-halogeniden (s. Kap. 14.5.2)
- die Reaktion von Peroxiden mit $Fe^{2+}$ zur Zerstörung von Etherperoxiden:

$$R-O-O-H + Fe^{2+} \longrightarrow Fe^{3+} + R-O\cdot + OH^-$$

## 4.2 Struktur und Stabilität

**Radikale nehmen von der Struktur her eine Zwischenstellung ein zwischen den Carbanionen und Carbeniumionen.** Bei einfachen Radikalen $R_3C\cdot$ liegt vermutlich eine Geometrie vor, die zwischen einem flachen Tetraeder und einem planaren $sp^2$-Gerüst liegt.

|  |  |  |
|:---:|:---:|:---:|
| $sp^3$ | $sp^3/sp^2$ | $sp^2$ |
| Carbanion | Radikal | Carbeniumion |

Die Stabilität von Radikalen nimmt in dem Maße zu, wie das ungepaarte Elektron im Molekül delokalisiert werden kann. **Mesomere Effekte** können Radikale zusätzlich **stabilisieren** (s.a. Kap. 2.4). Für Alkyl-Radikale gilt daher — wie bei den Carbeniumionen — die Reihenfolge:

primär < sekundär < tertiär

## 4.3 Ablauf von Radikalreaktionen

Alle radikalischen Substitutionsreaktionen sind **Kettenreaktionen**, welche in der Regel durch die Spaltung eines Initiatormoleküls ausgelöst werden. Die in dieser **Startreaktion** gebildeten reaktiven Radikale I· setzen dann die eigentlich **Reaktionskette** in Gang, die sich immer wiederholt. Die Anzahl der durchlaufenen Cyclen pro Startreaktion bezeichnet man als **Kettenlänge**. Die Kettenlänge hängt ab von der Anzahl der **Kettenabbruchsreaktionen**, bei welcher die für die Kette benötigten reaktiven Radikale verbraucht werden. Je mehr Abbruchreaktionen, desto kürzer die Kette.

$$\begin{aligned}
I_2 &\longrightarrow 2\,I\cdot \quad\}\text{ Startreaktion}\\
I\cdot + A{-}B &\longrightarrow I{-}A + B\cdot\\
B\cdot + C{-}D &\longrightarrow B{-}C + D\cdot\\
D\cdot + A{-}B &\longrightarrow D{-}A + B\cdot \quad\}\text{ Reaktionskette}\\
B\cdot + C{-}D &\longrightarrow B{-}C + D\cdot\\
&\vdots\\
2\,B\cdot &\longrightarrow B_2\\
2\,D\cdot &\longrightarrow D_2 \quad\}\text{ Kettenabbruch}\\
B\cdot + D\cdot &\longrightarrow B{-}D
\end{aligned}$$

Ob, wie schnell und wie selektiv eine solche Kettenreaktion abläuft, hängt von der ‚Energiebilanz' der Reaktion ab. Hierzu vergleicht man die Energie, die benötigt wird um die A–B- bzw. die C–D-Bindungen zu spalten, mit der Energie die bei der Bildung der D–A- und der B–C-Bindung frei wird.

Insgesamt endotherme Reaktionen laufen nicht ab, exotherme Reaktionen um so schneller und unselektiver, je mehr Energie frei wird. Die zur Spaltung des Initiators benötigte Energie muss hierbei nicht berücksichtigt werden.

## 4.4 Selektivität bei radikalischen Substitutions-Reaktionen

**Homolysen** verlaufen um so leichter, je **kleiner die Bindungsenergie der aufzuspaltenden Elektronenpaarbindung ist**. Eine Zusammenstellung der **Bindungsdissoziationsenergien** relevanter Bindungen findet sich in Kapitel 1.2. Von den Alkylradikalen entstehen die tertiären Radikale am leichtesten und sind auch am stabilsten. Dennoch erhält man bei vielen Reaktionen, wie z.B. Halogenierungen oftmals Isomerengemische. Dies ist nicht verwunderlich, wenn man bedenkt, dass die Anzahl der primären H-Atome in einem Alkan größer ist als z.B. die Anzahl der tertiären. Es ist somit eine höhere Wahrscheinlichkeit für einen radikalischen Angriff gegeben (statistischer Faktor).

Die Produktverteilung hängt jedoch nicht nur vom Kohlenwasserstoff ab, sondern vor allem auch vom verwendeten Halogen. **Fluorierungen** z.B. sind extrem exotherme Reaktionen und **lassen sich überhaupt nicht kontrollieren**; C–C-Bindungen werden hierbei genauso gespalten wie C–H-Bindungen. Auch **Chlorierungen** verlaufen in der Regel recht **unselektiv**, wobei es häufig auch zu Mehrfachchlorierungen kommt.

Bei **Bromierungen** kann sich allerdings die Reaktivität der H-Atome am Reaktionszentrum (Reihenfolge: tertiär > sekundär > primär) so stark bemerkbar machen, dass **bevorzugt ein Isomer entsteht** (Regioselektivität). So bildet sich bei der Bromierung von Isobutan zu 99 % tertiäres Butylbromid (2-Brom-2-methylpropan).

|  |  |  |
|---|---|---|
| X = Cl | 64 : 36 |
| X = Br | 1 : 99 |

Der Selektivitäts-bestimmende Schritt ist hierbei die Abstraktion eines H-Atoms aus dem Kohlenwasserstoff durch ein Halogenradikal, unter Bildung eines Alkylradikals und Halogenwasserstoff. Betrachtet man die Bindungsdissoziationsenergien der hierbei beteiligten Bindungen, so erkennt man, dass dieser Schritt bei der Bromierung endotherm ist, und zwar um so mehr, je instabiler das gebildete Alkylradikal ist.

Bindungsdissoziationsenergien:

H–Br: 366 kJ/mol   H–Cl: 431 kJ/mol   $RCH_2$–H: 410 kJ/mol   $R_3C$–H: 381 kJ/mol

So wird bei der Bildung von HBr weniger Energie frei, als zur Spaltung der C–H-Bindung benötigt wird. Die Differenz ist jedoch bei der tertiären C–H-Bindung relativ gering, so dass diese selektiv angegriffen wird. Bei der Chlorierung ist dieser Reaktionsschritt insgesamt exotherm und demzufolge weniger selektiv.

Relative Reaktivitäten gegenüber Halogenradikalen:

|     | $RCH_2-H$ | $R_2CH-H$ | $R_3C-H$ |
|-----|-----------|-----------|----------|
| F·  | 1         | 1.2       | 1.4      |
| Cl· | 1         | 4.7       | 9.8      |
| Br· | 1         | 250       | 6300     |

## 4.5 Beispiele für Radikalreaktionen

### 4.5.1 Photochlorierung von Alkanen mit $Cl_2$

$$RCH_3 + Cl_2 \xrightarrow{h\nu} RCH_2\text{-}Cl + H\text{-}Cl$$

Alkan → Halogenalkan

Die bei der Halogenierung entstehenden **Halogenalkane** (Alkylhalogenide) sind wichtige Lösemittel und reaktionsfähige Ausgangsstoffe. Einige dieser **halogenierten Kohlenwasserstoffe** sind häufig verwendete Lösemittel und haben narkotische Wirkungen. Chlorethan $C_2H_5Cl$ findet z.B. für die zahnmedizinische Anästhesierung Verwendung.

In einer Startreaktion wird zunächst ein Chlorradikal gebildet. Danach wird aus einem Alkan durch Abstraktion eines H· ein Radikal erzeugt, das seinerseits ein Chlormolekül angreift und so eine Reaktionskette in Gang setzt, die bei Bestrahlung mit Sonnenlicht explosionsartig verlaufen kann.

$$Cl_2 \xrightarrow{h\nu} 2\,Cl\cdot \qquad \text{Startreaktion}$$

$$Cl\cdot + RCH_2\text{-}CH_3 \longrightarrow HCl + RCH_2\text{-}CH_2\cdot$$
$$RCH_2\text{-}CH_2\cdot + Cl_2 \longrightarrow RCH_2\text{-}CH_2\text{-}Cl + Cl\cdot$$
Reaktionskette

$$2\,Cl\cdot \longrightarrow Cl_2$$
$$Cl\cdot + RCH_2\text{-}CH_2\cdot \longrightarrow RCH_2\text{-}CH_2\text{-}Cl$$
$$2\,RCH_2\text{-}CH_2\cdot \longrightarrow RCH_2\text{-}CH_2\text{-}CH_2\text{-}CH_2R$$
$$2\,RCH_2\text{-}CH_2\cdot \longrightarrow RCH=CH_2 + RCH_2\text{-}CH_3$$
Kettenabbruch (Disproportionierung)

## 4.5.2 Photochlorierung von Alkanen mit Sulfurylchlorid, $SO_2Cl_2$

Hierbei wird z.B. Dibenzoylperoxid als Starter benutzt.

$$(C_6H_5COO)_2 \xrightarrow{\Delta} 2\ C_6H_5COO\cdot$$
$$C_6H_5COO\cdot \longrightarrow C_6H_5\cdot + CO_2$$
$$C_6H_5\cdot + SO_2Cl_2 \longrightarrow C_6H_5Cl + \cdot SO_2Cl$$

Startreaktion

$$\cdot SO_2Cl + R-H \longrightarrow R\cdot + HSO_2Cl \longrightarrow HCl + SO_2$$
$$R\cdot + SO_2Cl_2 \longrightarrow R-Cl + \cdot SO_2Cl$$

Reaktionskette

Diese Reaktion liefert prinzipiell dasselbe Reaktionsprodukt wie die Chlorierung mit elementarem Chlor, jedoch verläuft diese Chlorierung selektiver. Dies lässt sich anhand einer höheren Stabilität und daher auch höheren Selektivität des intermediär gebildeten Chlorsulfonylradikals erklären.

### 4.5.3 Chlorsulfonierung

Bei der **Chlorsulfonierung** (nach *Reed*) lässt man Chlor und Schwefeldioxid unter UV-Bestrahlung auf Alkane einwirken. Hierbei kommt es wie bei der Photochlorierung zur Spaltung des Chlors und zur Bildung eines Alkylradikals. Dieses reagiert dann sehr schnell mit $SO_2$. Das dabei gebildete Sulfonylradikal reagiert anschließend mit $Cl_2$ zum Sulfonylchlorid und $Cl\cdot$, das den nächsten Cyclus einleitet. Da der erste Schritt wie bei der Photochlorierung wenig selektiv erfolgt, entstehen auch bei diesem Prozess Produktgemische. Technisch ist dieses Verfahren interessant, da aus höheren Alkanen langkettige Sulfonylchloride gebildet werden, die wichtige Ausgangsverbindungen z.B. für Waschmittel darstellen.

$$Cl_2 \xrightarrow{h\nu} 2\ Cl\cdot \quad \text{Startreaktion}$$

$$Cl\cdot + RCH_3 \longrightarrow HCl + RCH_2\cdot$$
$$RCH_2\cdot + SO_2 \longrightarrow RCH_2-SO_2\cdot$$
$$RCH_2-SO_2\cdot + Cl_2 \longrightarrow RCH_2-SO_2Cl + Cl\cdot$$

Reaktionskette

### 4.5.4 Pyrolysen

Unter **Pyrolyse** versteht man die thermische Zersetzung einer Verbindung. Die technische Pyrolyse langkettiger Alkane wird als **Cracken** bezeichnet (bei ca. 700 - 900 °C). Dabei entstehen kurzkettige Alkane, Alkene und Wasserstoff durch Dehydrierung. Die Bruchstücke gehen z.T. Folgereaktionen ein (Isomerisierung, Ringschlüsse u.a.).

# 5 Ungesättigte Kohlenwasserstoffe (Alkene, Alkine)

## 5.1 Alkene

### 5.1.1 Nomenklatur und Struktur

Die **Alkene**, häufig auch noch als **Olefine** bezeichnet, bilden eine **homologe Reihe** von Kohlenwasserstoffen mit **einer oder mehreren C=C-Doppelbindungen**. Die Namen werden gebildet, indem man bei dem entsprechenden Alkan die Endung -an durch -en ersetzt und die Lage der Doppelbindung im Molekül durch Ziffern, manchmal auch durch das Symbol $\Delta$, angibt. **Ihre Summenformel ist $C_nH_{2n}$.** Wir kennen **normale, verzweigte** und **cyclische** Alkene. Bei den Alkenen treten erheblich mehr Isomere (s. a. Kap. 1.6) auf als bei den Alkanen. Zu der Verzweigung kommen die verschiedenen möglichen Lagen der Doppelbindung (**Konstitutionsisomerie**) und die *cis-trans*-**Isomerie** hinzu.

**Beispiele** (die ersten drei Verbindungen unterscheiden sich um eine $CH_2$-Gruppe = homologe Reihe):

$CH_2{=}CH_2$  Ethen (Ethylen)

$CH_2{=}CH{-}CH_3$  Propen (Propylen)

$CH_2{=}CH{-}CH_2{-}CH_3$  1-Buten

$CH_2{=}C(CH_3){-}CH_3$  2-Methylpropen (Isobuten)

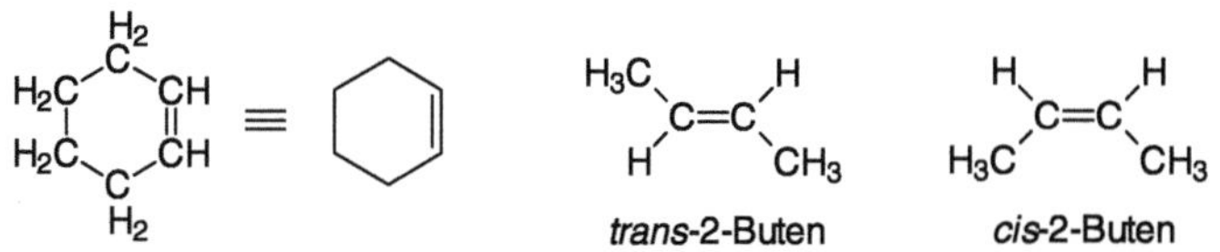

Cyclohexen

*trans*-2-Buten / *E*-2-Buten

*cis*-2-Buten / *Z*-2-Buten

**Reste:** $CH_2{=}CH{-}$ Vinyl (Ethenyl)    $CH_2{=}CH{-}CH_2{-}$ Allyl (2-Propenyl)

*cis-trans*-Isomerie (geometrische Isomerie)

Diese Art von Isomerie tritt auf, **wenn die freie Drehbarkeit um die Kohlenstoff-Kohlenstoff-Bindung aufgehoben wird,** z.B. durch einen Ring (s. Kap. 3.2.1) oder eine Doppelbindung. Bei letzterer wird die Rotation durch die außerhalb der Bindungsachse liegenden Überlappungszonen der p-Orbitale eingeschränkt.

Beim *trans*-**2-Buten** befinden sich jeweils gleiche Substituenten an gegenüberliegenden Seiten der Doppelbindung, beim *cis*-**2-Buten** auf derselben Seite.

Diese *cis-trans*-Benennung ist sehr gut geeignet zur Beschreibung 1,2-disubstituierter Doppelbindungen, sie bereitet jedoch Probleme bei drei- und vierfach substituierten Systemen. Hinzu kommt, dass die geometrische Isomerie auch bei Molekülen mit andersartigen Doppelbindungen wie C=N oder N=N auftreten kann. **Daher hat man ein Bewertungssystem ausgewählt, bei dem die Substituenten gemäß den *Cahn-Ingold-Prelog*-Regeln** (s. Kap. 23.3.2) **nach fallender Ordnungszahl geordnet werden.** Dies gilt auch für größere Gruppen. Befinden sich die Substituenten mit höherer Priorität auf derselben Seite der Doppelbindung, liegt eine **Z-Konfiguration** (Z von „zusammen") vor. Liegen diese Substituenten auf entgegengesetzten Seiten, spricht man von einer **E-Konfiguration** (*E* von „entgegen").

**Beispiele:**

1-Brom-1-chlor-2-methyl-1-buten        2-Brom-3-chlor-2-penten

Br > Cl    C₂H₅ > CH₃    **Prioritäten**    Br > CH₃    Cl > C₂H₅

Im Gegensatz zu Konformeren können *cis-trans*-Isomere getrennt werden, sie unterscheiden sich in ihren physikalischen Eigenschaften (Schmelzpunkt, Siedepunkt, oft auch charakteristisch im Dipolmoment).

### 5.1.2 Vorkommen und Herstellung von Alkenen

**Alkene werden großtechnisch bei der Erdölverarbeitung durch thermische Crack-Verfahren oder katalytische Dehydrierung gewonnen.**

**1. Im Labor** werden oft **Eliminierungs-Reaktionen** (s. Kap. 11) für die Alken-Herstellung benutzt. Analoges gilt für die Alkine.

**Beispiel:** Dehydratisierung von Alkoholen thermisch und/oder im sauren Milieu

$$CH_3-CH_2-OH \xrightarrow[\substack{Al_2O_3 \\ 400°C}]{\substack{H_2SO_4 \\ 150°C}} CH_2{=}CH_2 + H_2O$$

Ethanol → Ethen

Die saure Dehydratisierung erfolgt durch Protonierung der OH-Funktion und Bildung eines Carbeniumions unter $H_2O$-Abspaltung (E1-Mechanismus, s. Kap. 11.2.1). Daher können bei höheren Alkoholen Nebenreaktionen wie Umlagerungen auftreten, was zu Produktgemischen führen kann.

**Beispiel:** Eliminierung von Halogenwasserstoff im basischen Milieu

cis-1-Chlor-2-methylhexan → 1-Methylcyclohexen + $H_2O$ + $Cl^-$

Die Eliminierung erfolgt in der Regel nach einem $E_2$-Mechanismus (Kap.11.2.3), wobei bei cyclischen Verbindungen das abgespaltene Proton *trans* zum austretenden Chlorid orientiert sein muß. Eine analoge Eliminierung aus *trans*-1-Chlor-2-methylhexan ist daher nicht möglich.

**2.** Die **partielle Reduktion von Alkinen** erlaubt durch geeignete Wahl der Reaktionsbedingungen die selektive Herstellung von *cis*- oder *trans*-Alkenen.

Die Verwendung eines teilweise vergifteten Katalysators, des sog. ***Lindlar*-Katalysators** ($Pd/CaCO_3/PbO$) erlaubt eine **partielle Hydrierung der Dreifachbindung**. Der zu übertragende Wasserstoff und das Alkin werden gleichzeitig an den Katalysator gebunden und der Wasserstoff **ausschließlich** auf 'eine Seite' der Dreifachbindung übertragen. Es wird **stereospezifisch** ein *cis*-Alken gebildet.

$$R-C{\equiv}C-R \xrightarrow[\text{Katalysator}]{\substack{H_2 \\ \text{Lindlar-}}} \underset{cis}{\overset{R \quad R}{\underset{H \quad H}{C{=}C}}} \quad \text{stereospezifisch!}$$

Bei der Reduktion mit **Natrium in flüssigen Ammoniak** kommt es zu einer Übertragung von Elektronen vom Natrium auf die Dreifachbindung. Es bildet sich intermediär ein Dianion, wobei die neg. Ladungen sich gegenseitig abstoßen und daher auf 'maximale Distanz' zueinander gehen. Anschließende Protonierung liefert daher **bevorzugt** (aber nicht ausschließlich) das ***trans*-Produkt**. Diese Reaktion verläuft **stereoselektiv** (s.a.Kap.23.5.2).

R−C≡C−R $\xrightarrow{\text{Na/NH}_3}$ [ ... ] ⟶ C=C (trans, H/R) **stereoselektiv**

## 5.1.3 Diene und Polyene

Neben Molekülen mit nur einer Doppelbindung gibt es auch solche, die mehrere Doppelbindungen enthalten, z.B. die Diene und Polyene. Man unterscheidet

**kumulierte** (direkt benachbarte) Doppelbindungen

**konjugierte** Doppelbindungen (alternierende Doppel- und Einfachbindungen)

**isolierte** Doppelbindungen (keine Wechselwirkungen zwischen den Doppelbindungen).

**Beispiele:**

| $CH_2=C=CH-CH_2-CH_3$ | $CH_2=CH-CH=CH-CH_3$ | $CH_2=CH-CH_2-CH=CH_2$ |
|---|---|---|
| 1,2-Pentadien | 1,3-Pentadien | 1,4-Pentadien |
| *kumuliert* | *konjugiert* | *isoliert* |

### Kumulene

Verbindungen mit zwei oder mehr **aneinandergereihten Doppelbindungen** heißen **Kumulene**. Das einfachste Kumulen ist das Propadien (Allen), das zwei $sp^2$- und ein sp-hybridisiertes C-Atom enthält: $H_2C=C=CH_2$. Die p-Orbitale der beiden π-Bindungen stehen hierbei senkrecht zueinander.

Kumulene sind stereochemisch besonders interessant, da sie bei **gerader Anzahl** von Doppelbindungen **chiral** sind und bei **ungerader Anzahl** als *cis-trans*-Isomere auftreten (s. Kap. 23.4.3).

### Konjugierte Diene

Während sich Moleküle mit **isolierten Doppelbindungen** wie **einfache Alkene** verhalten, haben Moleküle mit **konjugierten Doppelbindungen** andere Eigenschaften. Dies macht sich besonders bei Additionsreaktionen (s. Kap. 6) bemerkbar.

**Konjugierte π-Systeme haben außerdem einen kleineren Energieinhalt als isolierte Doppelbindungen und sind somit stabiler.** Der Grund hierfür ist die **Delokalisierung von π-Elektronen** in den konjugierten Polyenen wie z.B. beim Butadien. Alle C-Atome liegen hier in einer Ebene, daher können sich alle vier mit je einem Elektron besetzten p-Atomorbitale überlappen. **Es bildet sich eine über das ganze Molekülgerüst verteilte Elektronenwolke.**

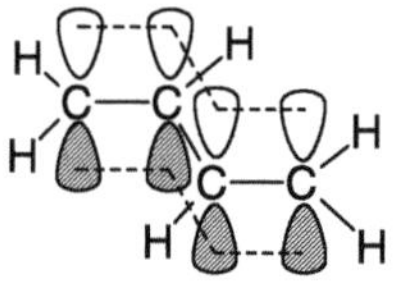

Besonders wichtige Reaktionen solcher konjugierter Diene sind *Diels-Alder*-Reaktionen, sogenannte **[4+2]-Cycloadditionen**, welche im nächsten Kapitel ausführlich behandelt werden.

## 5.2 Alkine

Eine weitere homologe Reihe ungesättigter Verbindungen bilden die unverzweigten und verzweigten Alkine. Der Prototyp für diese Moleküle mit einer **C≡C-Dreifachbindung** ist das **Ethin (Acetylen), HC≡CH**.

Die H-Atome im Ethin und anderen endständigen Alkinen lassen sich leicht durch Metallatome ersetzen, wobei **Acetylide** gebildet werden. Hiervon sind besonders die **Schwermetall-acetylide** wie $Ag_2C_2$ und $Cu_2C_2$ **sehr explosiv**. Durch Protonierung der Acetylide erhält man die entsprechenden Alkine. So bildet sich aus $CaC_2$ (Calciumcarbid) Acetylen.

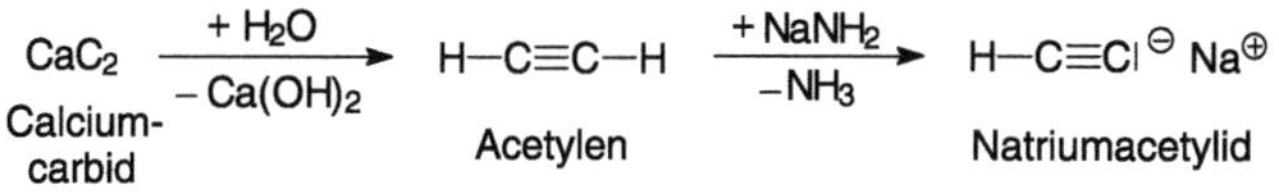

$$CaC_2 \text{ (Calciumcarbid)} \xrightarrow[-Ca(OH)_2]{+H_2O} H-C≡C-H \text{ (Acetylen)} \xrightarrow[-NH_3]{+NaNH_2} H-C≡C^{\ominus} Na^{\oplus} \text{ (Natriumacetylid)}$$

**Das Acetylid-Ion ist ein Nucleophil** und kann mit verschiedenen Elektrophilen weiter umgesetzt werden (***Reppe*-Chemie**), z.B. mit dem elektrophilen $CO_2$:

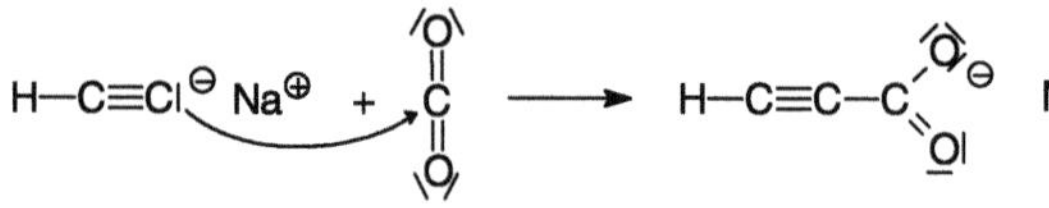

$$H-C≡C^{\ominus} Na^{\oplus} + CO_2 \longrightarrow H-C≡C-COO^{\ominus} Na^{\oplus}$$

oder mit Halogenalkanen:

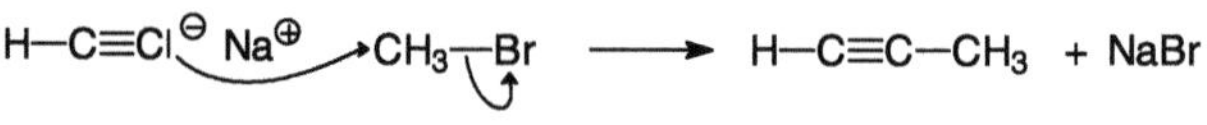

$$H-C≡C^{\ominus} Na^{\oplus} + CH_3-Br \longrightarrow H-C≡C-CH_3 + NaBr$$

Weitere, vor allem auch technisch wichtige Umsetzungen sind:

die **Ethinylierung:** Reaktion des Acetylens mit Aldehyden oder Ketonen und Kupferacetylid ($CuC_2$) als Katalysator, wobei die C≡C-Bindung erhalten bleibt. Es entstehen Alkinole oder Alkindiole. Diese Reaktion dient auch zur Herstellung von **Isopren** (für die Kunststoffherstellung) **aus Aceton**:

$$HC\equiv CH \xrightarrow{CuC_2} \begin{array}{l} \nearrow \underset{R}{\overset{H}{C}}=O \rightarrow R-CH-C\equiv CH \quad \text{'Alkinol'} \\ \phantom{\nearrow} \phantom{R-CH-}OH \\ \searrow 2\, \underset{R}{\overset{H}{C}}=O \rightarrow R-CH-C\equiv C-CH-R \quad \text{'Alkindiol'} \\ \phantom{\searrow 2\,} \phantom{R-CH}OH \phantom{-C\equiv C-}OH \end{array}$$

$$\downarrow H_3C\overset{O}{\underset{}{C}}CH_3 \text{ Aceton}$$

$$\underset{\text{3-Hydroxy-3-methyl-1-butin}}{H_3C-\underset{\underset{OH}{|}}{\overset{\overset{CH_3}{|}}{C}}-C\equiv CH} \xrightarrow{H_2 \text{ Kat.}} \underset{\text{3-Hydroxy-3-methyl-1-buten}}{H_3C-\underset{\underset{OH}{|}}{\overset{\overset{CH_3}{|}}{C}}-CH=CH_2} \xrightarrow{-H_2O} \underset{\substack{\text{3-Methyl-1,3-butadien} \\ \text{(Isopren)}}}{H_2C=\overset{\overset{CH_3}{|}}{C}-CH=CH_2}$$

Der **ungesättigte Charakter der Ethine** zeigt sich in zahlreichen **Additionsreaktionen** (s. Kap. 6), wobei **Vinylverbindungen** erhalten werden:

$$HC\equiv CH \text{ Ethin} \begin{cases} \xrightarrow{H_2 \text{ Kat.}} H_2C=CH_2 \text{ Ethen} \xrightarrow{H_2 \text{ Kat.}} H_3C-CH_3 \text{ Ethan} \\ \xrightarrow{Cl_2} ClHC=CHCl \text{ 1,2-Dichlorethen} \xrightarrow{Cl_2} Cl_2HC-CHCl_2 \text{ 1,2,2,2-Tetrachlorethan} \\ \xrightarrow{H_2O} H_2C=CHOH \text{ Vinylalkohol} \xrightarrow{\text{Tautom.}} CH_3-CHO \text{ Acetaldehyd} \\ \xrightarrow{ROH} H_2C=CHOR \text{ Vinylether} \end{cases}$$

**Carbonylierung:** Aus Acetylen und Kohlenmonoxid erhält man mit Wasser, Alkoholen oder Aminen ungesättigte Carbonsäuren oder ihre Derivate:

$$HC\equiv CH + CO \begin{cases} \xrightarrow{+ H-OH} H_2C=CH-COOH \quad \text{Acrylsäure} \\ \xrightarrow{+ H-OR} H_2C=CH-COOR \quad \text{Acrylsäureester} \\ \xrightarrow{+ H-NR_2} H_2C=CH-CONR_2 \quad \text{Acrylsäureamide} \end{cases}$$

**Cyclisierung:** Durch Polymerisation von Acetylen bilden sich Cycloolefine, z.B. Cyclooctatetraen (COT), Benzol u.a.

Benzol + Styrol $\xleftarrow{\text{(Ni) Polymerisation}}$ HC≡CH $\xrightarrow{\text{(Ni}^{2+}\text{) Polymerisation}}$ Cyclooctatetraen

# 6 Additionen an Alkene und Alkine

Additionen sind die bei weitem wichtigsten Reaktionen ungesättigter Verbindungen, wobei man zwischen vier verschiedenen Mechanismen unterscheiden kann. Drei davon verlaufen **stufenweise**. Im ersten Schritt addiert ein Elektrophil, ein Nucleophil oder ein Radikal an ein Ende der Mehrfachbindung. Das hierbei gebildete Intermediat reagiert in einem zweiten Schritt zum Reaktionsprodukt ab. Prinzipiell können nach diesen Mechanismen auch cyclische Verbindungen aufgebaut werden. Im Gegensatz hierzu werden bei **konzertierten Cycloadditionen** beide Bindungen gleichzeitig gebildet. Solche Reaktionen nennt man **pericyclische Reaktionen**.

## 6.1 Elektrophile Additionen

Elektrophile Additionen an Doppel- und Dreifachbindungen laufen immer nach einem **zweistufigen Mechanismus** ab, bei dem im ersten Schritt ein Elektrophil (E) mit dem relativ gut polarisierbaren $\pi$-System wechselwirkt. Es kommt zur Umwandlung einer $\pi$-Bindung in eine $\sigma$-Bindung und zur Bildung eines Carbeniumions, welches nun mit einem Nucleophil (Nu) abreagiert. Das angreifende Elektrophil muss nicht unbedingt eine positive Ladung tragen, oft genügt das positivierte Ende eines Dipols

$$\diagup\!\!\!\!\text{C}=\text{C}\!\!\!\diagup + \text{E}^+ \longrightarrow \diagup\!\!\!\!\text{C}-\overset{+}{\text{C}}\!\!\!\diagup \overset{\text{Nu}^-}{\longrightarrow} \overset{\text{E}}{\diagup}\!\!\!\!\text{C}-\text{C}\!\!\!\overset{\text{Nu}}{\diagup}$$

### 6.1.1 Additionen symmetrischer Verbindungen

**1. Halogenierung**

Die **Bromierung** ist ein besonders interessantes Beispiel für eine elektrophile Addition. Das angreifende Elektrophil ist hierbei ein **neutrales Brommolekül**, welches mit der Doppelbindung einen sog. **$\pi$-Komplex** bildet. Hierdurch kommt es zu einer **Polarisierung der Br-Br-Bindung** und letztendlich zur Abspaltung eines Bromid-Ions. Es bildet sich ein **Bromoniumion**. Dieser Vorgang ist der

**geschwindigkeitsbestimmende Schritt.** Das Bromoniumion kann nun von Nucleophilen im zweiten schnellen Reaktionsschritt angegriffen werden, aber **nur noch von der dem Brom gegenüber liegenden Seite**. Die Addition erfolgt **stereospezifisch** *anti*.

$$2 \quad \text{C=C} \xrightarrow{Br_2} \text{C} \overset{|\overline{Br}|\delta^-}{\underset{|\overline{Br}|\delta^+}{\vdots}} \text{C} \longrightarrow \underset{\text{Bromoniumion}}{\text{C} \overset{Br}{\overset{+}{-}} \text{C}} + Br^- \longrightarrow \underset{anti}{\overset{Br}{\text{C-C}} \text{Br}}$$

π-Komplex      Bromoniumion

Interessant verläuft auch die Addition an **konjugierte Diene** (s. Kap. 5.1.3). Hierbei bilden sich **Produktgemische aus 1,2- und 1,4-Additionsprodukt.** Grund hierfür ist die Mesomeriestabilisierung des primär gebildeten Carbeniumions (Allylkation).

$$CH_2=CH-CH=CH_2 \xrightarrow{Br_2} \underset{\text{1,2-Addukt}}{\underset{Br \quad Br}{CH_2-CH-CH=CH_2}} + \underset{\text{1,4-Addukt}}{\underset{Br \quad\quad\quad Br}{CH_2-CH=CH-CH_2}}$$

Die Addition von Chlor (oder Brom) an Ethin (Acetylen) führt stufenweise über (*E*)-1,2-Dichlorethen zum 1,1,2,2-Tetrachlorethan.

$$\underset{\text{Ethin (Acetylen)}}{HC\equiv CH} + Cl_2 \longrightarrow \underset{(E)\text{-1,2-Dichlorethen}}{\overset{H\quad Cl}{\underset{Cl\quad H}{C=C}}} \xrightarrow{Cl_2} \underset{\text{1,1,2,2-Tetrachlorethan}}{Cl_2HC-CHCl_2}$$

### 6.1.2 Additionen unsymmetrischer Verbindungen (*Markownikow*-Regel)

#### 1. Addition von Halogenwasserstoff

Bei der Addition einer unsymmetrischen Verbindung (z.B. H–Hal) an ein Alken können prinzipiell zwei Produkte (**I** und **II**) entstehen. Experimentell stellt man aber fest, dass ausschließlich Produkt **II** gebildet wird:

$$H_3C-CH=CH_2 \xrightarrow{H^+} \begin{array}{c} H_3C-\overset{H}{\underset{}{CH}}-\overset{+}{C}H_2 \xrightarrow{Hal^-} H_3C-\overset{H}{\underset{Hal}{CH}}-CH_2 \quad \textbf{I} \\ \\ H_3C-\overset{+}{\underset{}{CH}}-\overset{H}{\underset{}{C}H_2} \xrightarrow{Hal^-} H_3C-\underset{Hal}{\overset{H}{CH}}-CH_2 \quad \textbf{II} \end{array}$$

**Allgemein gilt: Bei der Addition einer unsymmetrischen Verbindung addiert sich der elektrophile Teil des Reagenz so, dass das stabilste Carbeniumion gebildet wird.** Sekundäre Carbeniumionen sind stabiler als primäre.

**Regel von *Markownikow*:** Für die häufig durchgeführten Additionen von Protonensäuren (HCl, HBr, etc.) gilt: Der Wasserstoff ($H^+$) wandert an das C-Atom der Doppelbindung das die meisten H-Atome trägt: „**Wer hat, dem wird gegeben!**"

Wie die Halogenierung, so verläuft auch die **Addition von Halogenwasserstoff an Ethin** stufenweise. Zuerst bildet sich das entsprechende Vinylhalogenid, welches dann (nach *Markownikow*) in die geminale Dihalogenverbindung überführt wird.

$$HC\equiv CH + HI \longrightarrow H_2C=CHI \xrightarrow{HI} H_3C-CHI_2$$
Acetylen — Iodethen (Vinyliodid) — 1,1-Diiodethan

## 2. Addition von hypohalogenigen Säuren

Beachte, dass bei der Addition von HOCl und HOBr die Rolle der elektrophilen Spezies dem Halogen zukommt! **Das Halogen geht an das C-Atom mit der größeren Zahl von H-Atomen.** Deprotonierung der OH-Gruppe führt über eine intramolekulare $S_N$-Reaktion zur Bildung von Epoxiden (vgl. Kap. 6.1.3.2).

$$(H_3C)_2C=CH_2 + HO\overset{\delta^-}{-}\overset{\delta^+}{Br} \longrightarrow H_3C-\underset{H_3C}{\overset{OH}{\underset{|}{C}}}-CH_2-Br \xrightarrow{KOtBu} H_3C-\underset{H_3C}{\overset{O}{\underset{|}{C}}}\diagdown CH_2$$

2-Methylpropen — Hypobromige Säure — 1-Brom-2-methyl-2-propanol — 1,1-Dimethyloxiran

## 3. Addition von Interhalogenverbindungen

$$H_3C-CH=CH_2 + \overset{\delta^+}{I}-\overset{\delta^-}{Cl} \longrightarrow H_3C-\overset{Cl}{\underset{|}{CH}}-CH_2-I$$

Propen — 2-Chlor-1-iodpropan

## 4. Die Addition von Wasser (Hydratisierung)

Wasser kann nur in Gegenwart einer Säure addiert werden, da $H_2O$ selbst nicht elektrophil genug ist. Auch hier bildet sich das *Markownikow*-Produkt. Die Rückreaktion, die Eliminierung von $H_2O$ aus Alkoholen, dient zur Herstellung von Alkenen (Kap. 5.1.2).

$$H_3C-CH=CH_2 \underset{}{\overset{H^+}{\rightleftarrows}} H_3C-\overset{+}{C}H-CH_3 \overset{H_2O}{\rightleftarrows} H_3C-\underset{}{\overset{H\overset{+}{O}H}{\underset{|}{CH}}}-CH_3 \overset{-H^+}{\rightleftarrows} H_3C-\overset{OH}{\underset{|}{CH}}-CH_3$$

Propen — 2-Propanol

Bei Verwendung von konz. $H_2SO_4$ als Katalysator bilden sich auch Alkylhydrogensulfate. Diese Schwefelsäureester werden jedoch in der Regel durch Wasser rasch hydrolysiert, weshalb Schwefelsäure sehr gerne verwendet wird.

$$H_3C-\overset{+}{C}H-CH_3 \xrightarrow{HSO_4^-} H_3C-\underset{\underset{\displaystyle O-SO_3H}{|}}{C}H-CH_3 \xrightarrow{H_2O} H_3C-\underset{\underset{\displaystyle OH}{|}}{C}H-CH_3 + H_2SO_4$$

**Alkine** sind gegenüber elektrophilen Reaktionen etwas **weniger reaktionsfähig** als Alkene. Daher gelingt eine sauer katalysierte Hydratisierung nicht ohne weiteres. Hier bedarf es eines **Katalysators**. In der Regel verwendet man **Quecksilbersalze**. Dabei bildet sich primär Vinylalkohol, der jedoch als solcher nicht stabil ist und sich in Acetaldehyd umwandelt (Keto-Enol-Tautomerie, Kap. 1.6).

$$HC\equiv CH + H_2O \xrightarrow[H_2SO_4]{HgSO_4} H_2C=C\overset{OH}{\underset{H}{\diagdown}} \rightleftharpoons H_3C-C\overset{O}{\underset{H}{\diagdown}}$$
$$\text{Vinylalkohol} \qquad \text{Acetaldehyd}$$

Analog lassen sich auch Alkohole und Carbonsäuren an Alkine addieren:

$$\underset{\text{Acetaldehyd-diethylacetal}}{H_3C-CH(OC_2H_5)_2} \xleftarrow[Hg^{2+}]{2\,C_2H_5OH} HC\equiv CH \xrightarrow[Hg^{2+}]{H_3CCOOH} \underset{\text{Vinylacetat}}{H_3CCOO-HC=CH_2}$$

### 6.1.3 Stereospezifische *syn*-Additionen

**1. Hydroborierung**

Im Gegensatz zur sauer katalysierten Hydratisierung ist die **Hydroborierung** (für $R_2BH$ wird häufig $BH_3$ eingesetzt) **mit anschließender $H_2O_2$-Oxidation** und Hydrolyse formal eine *anti-Markownikow*-**Addition von Wasser**:

$$R-CH=CH_2 \xrightarrow{R_2BH} R-\underset{\underset{\displaystyle H}{|}}{C}H-\underset{\underset{\displaystyle BR_2}{|}}{C}H_2 \xrightarrow{H_2O_2} R-\underset{\underset{\displaystyle H}{|}}{C}H-\underset{\underset{\displaystyle OBR_2}{|}}{C}H_2 \xrightarrow[-R_2BOH]{H_2O} R-\underset{\underset{\displaystyle H}{|}}{C}H-\underset{\underset{\displaystyle OH}{|}}{C}H_2$$

Diese Methode zur **Herstellung primärer Alkohole** verläuft als *syn*-**Addition** eines Bor-Derivates an ein Alken. Das Additionsprodukt wird dann mit $H_2O_2/OH^-$ oxidiert und zum Alkohol hydrolysiert. Geht man von $BH_3$ aus, so lassen sich alle drei H-Atome übertragen.

Zum Mechanismus der Reaktion:
Borane als Lewis-Säuren koordinieren an das $\pi$–System des Alkens. Danach wird der Wasserstoff über einen **Vier-Zentren-Übergangszustand** auf das eine, das B auf das andere (sterisch weniger gehinderte) C-Atom der Doppelbindung übertragen. **Die Hydroborierung verläuft daher *syn*-stereospezifisch.**

$$R-CH=CH_2 \xrightarrow{R_2BH} R-CH\overset{\cdot}{\cdot}CH_2 \longrightarrow \left[ \begin{array}{c} R-CH\text{---}CH_2 \\ | \quad\quad | \\ H\text{----}BR_2 \end{array} \right] \longrightarrow R-CH-CH_2 \\ \quad\quad\quad\quad\quad\quad\quad\quad\quad\quad\quad\quad\quad H\quad BR_2$$

## 2. Epoxidierung

*Prileschajew-Oxidation*: Persäuren (R–C(O)OOH) oxidieren Alkene **stereospezifisch** zu **Epoxiden (Oxirane)** (vgl. Kap. 6.1.2), deren Dreiring anschließend z.B. im sauren Medium zu einem 1,2-Diol hydrolysiert werden kann.

Formal lässt sich auch für diese Reaktion ein **cyclischer Übergangszustand** formulieren, in dem das π-System des Alkens am elektrophilen Sauerstoffatom der Persäure angreift.

## 3. *Cis*-Dihydroxylierung

Alkene können in schwach **alkalischer Kaliumpermanganat-Lösung** auch zu Diolen oxidiert werden, wobei zunächst in einer *syn*-Addition cyclische Mangan-(V)-Ester entstehen, die anschließend hydrolysiert werden. Diese Reaktion dient auch zum Nachweis von Doppelbindungen (***Baeyer*-Probe**). Dieser elektrocyclische Prozess verläuft analog auch mit **Osmiumtetroxid** ($OsO_4$).

## 6.2 Cycloadditionen

Cycloadditionen sind ringbildende Additionsreaktionen, bei denen **die Summenformel des Produkts (Cycloaddukt) der Summe der Summenformeln der Edukte entspricht.** Wie die zuletzt besprochenen Beispiele, so verlaufen **alle einstufigen Cycloadditionen *cis*-selektiv.**

### 6.2.1 Ozonolyse

Durch Anlagerung von **Ozon**, $O_3$, an eine Doppelbindung entstehen **explosive Ozonide**, deren Reduktion (Zn/Essigsäure oder katalytische Hydrierung) **zwei Carbonylverbindungen** liefert, die sich leicht isolieren und identifizieren lassen.

Die Ozonolyse wird daher oft bei der Strukturaufklärung von Naturstoffen verwendet. Oxidative Aufarbeitung (z.B. mit $H_2O_2$) führt zu den entsprechenden Carbonsäuren, sofern eine Oxidation der Carbonylverbindung möglich ist.

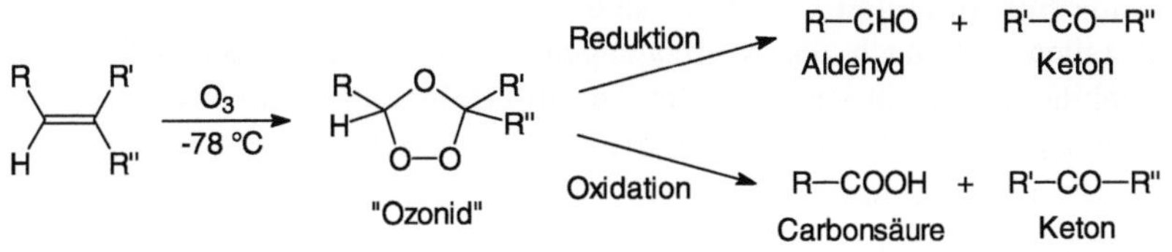

Die Bildung der Ozonide lässt sich zwanglos als eine Reaktionsabfolge über zwei **1,3-dipolare Cycloadditionen** erklären. Dabei addiert $O_3$ als 1,3-Dipol in einer **stereospezifischen *syn*-Addition** an die Doppelbindung. Das dabei gebildete **Primärozonid** ist nicht stabil und zerfällt in eine polare Carbonylverbindung und einen weiteren Dipol. Entsprechend der Polarität dieser beiden Fragmente kommt es zu einer zweiten 1,3-dipolaren Cycloaddition und der Bildung des **Sekundärozonids**.

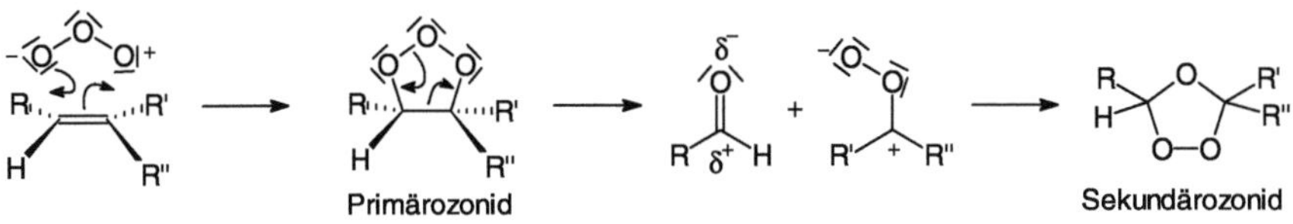

### 6.2.2 *Diels-Alder* Reaktionen

Eine für 1,3-Diene charakteristische Cycloaddition ist die *Diels-Alder-Reaktion*. Diese Cycloaddition erfolgt **streng stereospezifisch** mit einem möglichst elektronenarmen Alken als sog. **Dienophil. Die Reaktion verläuft konzertiert (Synchronreaktion) und es werden keine Zwischenstufen durchlaufen.** Dabei entsteht nur das Produkt einer *syn*-Addition.

**Beispiel:**

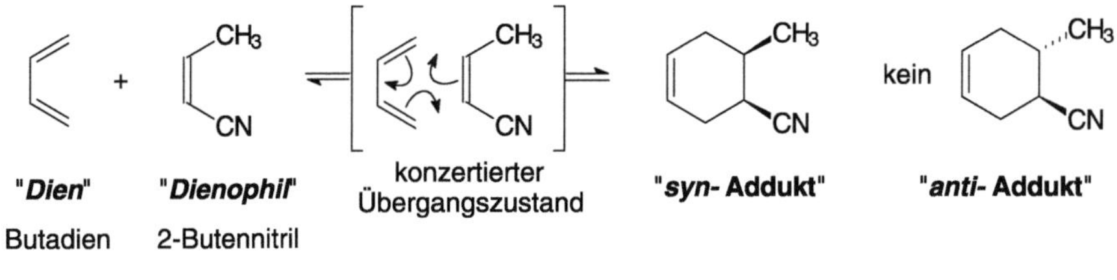

Man kann so in einem Reaktionsschritt einen Sechsring aufbauen, wobei zwei π-Bindungen gelöst und zwei neue σ-Bindungen geknüpft werden. Daher findet diese Reaktion sehr häufig Anwendung in der Naturstoffsynthese. Die *Diels-Alder*-Reaktion ist ein reversibler Prozess.

## 6.3 Nucleophile Additionen

Die Doppelbindung kann auch nucleophil angegriffen werden, falls **elektronenziehende Substituenten** vorhanden sind (z.B. -COR, -COOR, -CN, -NO$_2$). Hierunter fallen z.B. auch die Verbindungen, die bei Diels-Alder-Reaktionen als Dienophile in Betracht kommen. Der Angriff erfolgt hierbei am positivierten Ende der Doppelbindung. Bei **α,β-ungesättigten Carbonylverbindungen** spricht man von einer **1,4-Addition**. Der Angriff kann auch direkt an der Carbonylgruppe erfolgen (1,2-Addition), diese Reaktionen werden jedoch bei den Carbonylverbindungen besprochen (Kap. 17 und 20).

### 6.3.1 Nucleophile Additionen von Aminen

Ammoniak und Amine addieren relativ glatt an α,β-ungesättigte Carbonylverbindungen und Nitrile. Durch Addition an Acrylsäureester erhält man β-Aminosäurederivate:

$$R_2NH + H_2C\overset{\beta}{=}\overset{\alpha}{CH}-C(=O)OR \longrightarrow R_2N-\overset{\beta}{CH_2}-\overset{\alpha}{CH_2}-C(=O)OR$$

### 6.3.2 *Michael*-Additionen

Handelt es sich bei dem angreifenden Nucleophil um ein Carbanion, wird die Additionsreaktion als *Michael*-**Addition** bezeichnet. Vor allem Umsetzungen von CH-aciden Verbindungen (siehe Kap. 20.2.2.4) wie Nitromethan oder Malonsäureestern sind hierbei von Bedeutung. Auch hier gilt es zu beachten, dass der Angriff an α,β-ungesättigte Carbonylverbindungen auch am Carbonyl-*C* erfolgen kann.

**Beispiel:**

Malonsäureester → Malonat-Anion + Acrylnitril → 2-Cyanoethylmalonsäureester

## 6.4 Radikalische Additionen

Bromwasserstoff lässt sich außer über eine elektrophile Addition auch radikalisch an Alkene addieren, wobei die radikalische Reaktion die schnellere ist. **Hierbei gilt die *Markownikow*-Regel nicht,** es entsteht das regioisomere Produkt. So bildet sich bei der Reaktion von Propen mit HBr in Gegenwart von Peroxiden 1-Brompropan. Der Grund hierfür ist in der **höheren Stabilität des gebildeten sekundären Alkylradikals** zu suchen (s.a. Kap. 4.2). Dieses Phänomen, die Addition nach *anti-Markownikow*, wird oft auch als **Peroxid-Effekt** bezeichnet.

Zum Verlauf von radikalischen Reaktionen s. Kap. 4.

$$
\begin{array}{rl}
RO-OR \xrightarrow{\Delta} & 2\ RO\cdot \\
RO\cdot + HBr \longrightarrow & ROH + Br\cdot
\end{array} \bigg\} \text{Startreaktion}
$$

$$
\begin{array}{rl}
Br\cdot + H_2C{=}CH{-}CH_3 \longrightarrow & Br{-}CH_2{-}\dot{C}H{-}CH_3 \\
Br{-}CH_2{-}\dot{C}H{-}CH_3 + HBr \longrightarrow & Br{-}CH_2{-}CH_2{-}CH_3 + Br\cdot
\end{array} \bigg\} \text{Radikalkette}
$$

## 6.5 Di-, Oligo- und Polymerisationen

Die bisher beschriebenen Arten von Additionsreaktionen können auch verwendet werden um Alkene mit sich selbst umzusetzen. Dabei addiert ein Katalysator (Kat) an ein Alken, dieses an ein nächstes, usw. Es bilden sich zuerst Dimere, dann Trimere, Oligomere und schließlich Polymere (s. Kap. 24, Kunststoffe).

Als Katalysatoren können sowohl elektrophile Teilchen (z.B. H$^+$), Nucleophile (z.B. Carbanionen) als auch Radikale (z.B. RO·) verwendet werden. So lässt sich z.B. 2-Methylpropen im Sauren leicht dimerisieren, wobei zwei regioisomere Alkene gebildet werden können, je nachdem welches Proton abgespalten wird.

2-Methylpropen

2,4,4-Trimethyl-2-penten    2,4,4-Trimethyl-1-penten
**Nebenprodukt**            **Hauptprodukt**

# 7 Aromatische Kohlenwasserstoffe (Arene)

## 7.1 Chemische Bindung in aromatischen Systemen

Während im Ethen die Mehrfachbindung zwischen den Kernen lokalisiert ist, gibt es in anderen Molekülen „delokalisierte" oder Mehrzentrenbindungen, so im Benzen (Benzol), $C_6H_6$. Hier bilden die Kohlenstoff-Atome einen **ebenen Sechsring** und tragen je ein H-Atom. Das entspricht einer $sp^2$-**Hybridisierung** am Kohlenstoff. Die Bindungswinkel sind 120°.

Nach den Vorstellungen der Bindungs-Theorie beteiligen sich die übriggebliebenen Elektronen nicht an der σ-Bindung. Durch Überlappung der $p_z$-Orbitale kommt es zu einer vollständigen Delokalisierung dieser Elektronen. Es bilden sich **zwei Bereiche** hoher Ladungsdichte ober- und unterhalb der Ringebene (**π-System**, Abb. 120).

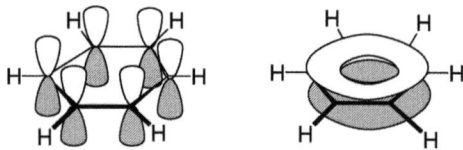

**Abb. 120.** Bildung des π-Bindungssystems des Benzols durch Überlappung der p-AO. Die σ-Bindungen sind durch Linien dargestellt

**Die Elektronen des π-Systems sind gleichmäßig über das Benzol-Molekül verteilt (cyclische Konjugation). Alle C–C-Bindungen sind daher gleich lang (139.7 pm) und gleichwertig.**

Will man die elektronische Struktur des Benzols nach **dem VB-Modell durch Valenzstriche darstellen, so muss man hierfür Grenzformeln (Grenzstrukturen)** angeben. Sie sind für sich nicht existent, sondern sind lediglich Hilfsmittel zur Beschreibung des tatsächlichen Bindungszustandes, wofür man oft Formel VI verwendet. Die wirkliche Struktur kann jedoch durch Kombination dieser (fiktiven) Grenzstrukturen nach den Regeln der Quantenmechanik beschrieben werden. Den energieärmeren „*Kekulé*-**Strukturen**" **I** und **II** kommt dabei das größte Gewicht zu.

$$\left[\text{I} \leftrightarrow \text{II} \leftrightarrow \text{III} \leftrightarrow \text{IV} \leftrightarrow \text{V}\right] \equiv \text{VI}$$

Dieses Phänomen bezeichnet man als **Mesomerie** oder **Resonanz**. Die **Delokalisierung der Elektronen führt zu einer Mesomeriestabilisierung** des aromatischen Systems im Vergleich zu einem fiktiven Cyclohexatrien. Der Energiegewinn („**Resonanzenergie**", Stabilisierungsenergie) lässt sich z.B. aus **Hydrierungsenthalpien** abschätzen. So liefert die Hydrierung einer Doppelbindung im Cyclohexen 120 kJ/mol. Für ein fiktives Cyclohexatrien (ohne Mesomeriestabilisierung) würde man also 360 kJ/mol erwarten. Tatsächlich findet man jedoch bei der Hydrierung von Benzol nur 209 kJ/mol. Die Differenz von 151 kJ/mol ist die Resonanzenergie.

Cyclohexen + $H_2$ ⟶ Cyclohexan        $\Delta H = -120$ kJ/mol

Benzol + $3H_2$ ⟶ Cyclohexan        $\Delta H = -209$ kJ/mol

**Kohlenwasserstoffe, die das besondere Bindungssystem des Benzols enthalten, zählen zu den „aromatischen" Verbindungen (Aromaten).** Es gibt auch zahlreiche Verbindungen mit Heteroatomen, die aromatischen Charakter besitzen und mesomeriestabilisiert sind (s. Kap. 22.3).

Quantenmechanische Berechnungen ergaben, dass **monocyclische konjugierte Cyclopolyene mit (4n+2) π-Elektronen aromatisch sind** und sich durch besondere Stabilität auszeichnen *(Hückel-Regel)*. Dies gilt sowohl für neutrale als auch für ionische π-Elektronensysteme, sofern eine planare Ringanordnung mit sp²-hybridisierten C-Atomen vorliegt, denn dies ist die Bedingung für maximale Überlappung von p-Orbitalen.

| n = 0 | n = 1 | n = 1 | n = 1 | n = 2 |
|---|---|---|---|---|
| 2π-Elektronen | 6π-Elektronen | 6π-Elektronen | 6π-Elektronen | 10π-Elektronen |
| Cyclopropenyl-kation | Cyclopenta-dienylanion | Benzol | Cyclohepta-trienylkation (Tropylium-Kation) | Cycloocta-tetraenyldianion |

Als **anti-aromatisch** bezeichnet man cyclisch konjugierte Systeme mit **4n π-Elektronen** (z.B. Cyclobutadien, Cyclooctatetraen).

## 7.2 Beispiele für aromatische Verbindungen; Nomenklatur

Die H-Atome des Benzol-Ringes können sowohl durch Heteroatome wie auch durch andere Kohlenstoffketten (Seitenketten) ersetzt (substituiert) werden. Sind mehrere Benzolringe über eine **gemeinsame Bindung** verknüpft, so spricht man von **kondensierten (anellierten) Ringen**.

**Ansaverbindungen** sind Verbindungen, bei denen zwei Positionen eines aromatischen Rings über einen „Henkel" verknüpft sind. Handelt es sich hierbei um eine **reine Kohlenstoffkette**, spricht man von **Cyclophanen**. Vor allem bei Verbindungen mit einer kurzen Kohlenstoffkette liegt eine hohe Ringspannung vor, was zu einer Verformung des Benzolringes führt (Wannenform).

**Beispiele:**

Toluol — Styrol — Naphthalin — Anthracen (linear anelliert) — Phenanthren (angular anelliert)

Biphenyl — *p*-Terphenyl — Triphenylmethan

Ansa-Verbindung — 2,2-Paracyclophan

Wegen der Symmetrie des Benzolrings gibt es nur ein einziges Methylbenzol (Toluol), jedoch drei verschiedene Dimethylbenzole (Xylole). Substituenten in **1,2-Stellung** werden als *ortho-* (*o-*), in **1,3-Stellung** als *meta-* (*m-*) und in **1,4-Stellung** als *para-* (*p-*) *ständig* bezeichnet. Trägt eine aromatische Verbindung mehrere verschiedene Substituenten, so werden diese wie bei den aliphatischen Verbindungen (s. Kap. 3.1) in alphabetischer Reihenfolge geordnet. Tritt ein aromatischer Rest selbst als Substituent in einer Verbindungen auf, wird er als Aryl-Rest (Ar-) bezeichnet, speziell im Falle des Benzols als Phenyl-Rest (Ph-) (Bsp.: Triphenylmethan).

Bei **anellierten aromatischen Systemen** gibt man an, an welche Bindung ein weiteres aromatisches System ankondensiert ist. Hierzu werden die Bindungen mit a,b,c,... durchnumeriert, beginnend am Ring ‚rechts oben'. Ein angelagerter Benzolring wird als Benzo-, ein Naphthylring als Naphtho-, usw. bezeichnet.

**Beispiele:**

Pyren    Benzo[a]pyren

## 7.3 Vorkommen und Herstellung

Die aromatischen Kohlenwasserstoffe werden im Allgemeinen aus **Steinkohlenteer** oder aus **Erdöl** gewonnen, wobei jedoch der Anteil im Erdöl in der Regel recht gering ist. Steinkohlenteer ist ein Nebenprodukt der Verkokung von Steinkohle.

$$\text{Steinkohle} \xrightarrow{1000°C} \underset{80\%}{\text{Koks}} + \underset{5\%}{\text{Teer}} + \underset{5\%}{\text{Ammoniakwasser}} + \underset{10\%}{\text{Leuchtgas}}$$

Der hauptsächlich gebildete Koks dient vor allem zur Reduktion von Erzen. Der Teer wird wie das Erdöl mit speziellen Verfahren auf die Aromaten hin aufgearbeitet. Unter den hunderten von Verbindungen findet man auch eine ganze Reihe kondensierter Aromaten wie Naphthalin und Anthracen, Phenole sowie heterocyclische Verbindungen (s. Kap. 22) wie etwa Pyridin und Homologe.

**Benzol** (Benzen) selbst entsteht z.B. beim thermischen Cracken aus *n*-Hexan durch dehydrierende Cyclisierung und Aromatisierung, durch Dehydrierung von Methylcyclopentan/Cyclohexan oder cyclisierende Trimerisierung von Ethin (Acetylen) (3 $C_2H_2 \longrightarrow C_6H_6$).

*n*-Hexan $\xrightarrow[-4 H_2]{\Delta \text{ Kat.}}$ Benzol $\xleftarrow[-3 H_2]{\Delta \text{ Kat.}}$ Cyclohexan $\rightleftharpoons$ Methylcyclopentan

**Alkylbenzole**: Wie Benzol lassen sich auch die homologen Alkylbenzole aus Kokereigas und Steinkohleteer gewinnen, sie lassen sich jedoch auch synthetisieren, z.B. durch *Friedel-Crafts*-**Alkylierung** (s. Kap. 8.2.4). Hierbei bilden sich in der Regel Gemische aus Mono- und Mehrfachalkylierungsprodukten, welche anschließend getrennt werden müssen.

Benzol + R–Cl $\xrightarrow{AlCl_3}$ Ph–R + R–Ph–R + R,R-Ph–R + ···

**Kondensierte Aromaten** werden ebenfalls überwiegend aus dem Steinkohlenteer gewonnen. **Naphthalin** kommt darin zu ca. 5% vor. Die farblosen, glänzenden Blättchen (Schmp. 80 °C) besitzen einen charakteristischen Geruch (Mottenkugeln) und lösen sich in organischen Lösemittel, nicht in Wasser. Die Eigenschaften von Anthracen (Schmp. 218 °C) sind ähnlich. Durch Oxidation erhält man hieraus Anthrachinon, ein wichtiges Ausgangsprodukt für die Herstellung von Farbstoffen (Anthrachinonfarbstoffe).

## 7.4 Eigenschaften und Verwendung

**Benzol** ist eine farblose, stark lichtbrechende Flüssigkeit mit charakteristischem Geruch. Früher wurde Benzol häufig als Lösemittel verwendet. In der Zwischenzeit wurde es jedoch weitestgehend durch die weit weniger toxischen Alkylbenzole (Toluol, etc.) ersetzt. Beim längeren Einatmen verursacht Benzol Brechreiz und Schwindel, bis hin zur Bewusstlosigkeit. Chronische Vergiftungen führen zu einer Schädigung nicht nur der Leber und Nieren sondern auch des Knochenmarks, was zu einer Abnahme der Zahl an roten Blutkörperchen führt.

**Kondensierte Aromaten** wie etwa Pyren und Benzo[a]pyren übertreffen das Benzol deutlich in ihrer Toxizität. Die meisten dieser Verbindungen sind krebserregend (carcinogen) und erzeugen bei längerem Einwirken auf die Haut Hautkrebs. Auch das erhöhte Lungenkrebsrisiko von Rauchern ist hierauf zurückzuführen. Besonders gefürchtet ist das Benzo[a]pyren, welches im Körper enzymatisch epoxidiert wird. Die hierbei gebildeten hochreaktiven Intermediate können im Körper mit Nucleophilen wie zum Beispiel der Desoxyribonucleinsäure (DNA) reagieren, wodurch das Erbmaterial geschädigt wird.

Die **Alkylbenzole** sind im Gegensatz hierzu nicht oder wenig toxisch, da Oxidationsprozesse bei ihnen nicht am aromatischen Ring, sondern in der Seitenkette stattfinden (s. Kap. 7.5.2).

## 7.5 Reaktionen aromatischer Verbindungen

Die mit Abstand wichtigsten Reaktionen aromatischer Verbindungen sind die **aromatischen Substitutionsreaktionen**, die im nächsten Kapitel ausführlich besprochen werden. Alle übrigen Reaktionen, die nicht unter diesen Reaktionstyp fallen, werden hier vorgestellt.

### 7.5.1 Additionsreaktionen aromatischer Verbindungen

Aufgrund der **Mesomeriestabilisierung** sind aromatische Verbindungen relativ **reaktionsträge hinsichtlich Additionsreaktionen**. Einige Beispiele gibt es dennoch:

**1. Katalytische Hydrierung**

Die Hydrierung von Aromaten gelingt wie bei den Alkenen mit Wasserstoff/Metallkatalysator aufgrund des Mesomerieeffekts jedoch unter deutlich drastischeren Bedingungen. Bei der katalytischen Hydrierung werden alle drei Doppelbindungen hydriert. Sie ermöglicht deshalb einen leichten Zugang zu Cycloalkanen (z.B. Toluol → Methylcyclohexan). Bei kondensierten Aromaten kann man je nach Reaktionsbedingungen eine teilweise oder vollständige Hydrierung erreichen. Die teilweise Hydrierung erfolgt hierbei so, dass ein aromatisches Ringsystem intakt bleibt.

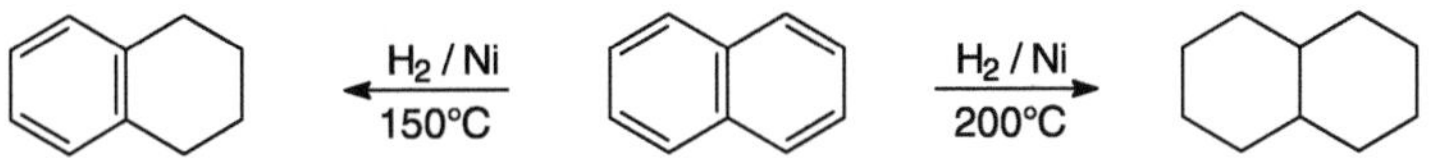

**2. *Birch*-Reduktion**

Eine **selektive Hydrierung** gelingt unter den Bedingungen einer **Ein-Elektron-Transfer-Reaktion**. Lithium oder Natrium in flüssigem Ammoniak dienen als Elektronenüberträger (s.a. Kap. 5.1.2), Ethanol als Protonendonator. Reduktionsmittel sind **solvatisierte Elektronen,** die an den Aromaten addieren unter Bildung eines Radikalanions. Dieses wird durch den Alkohol protoniert, bevor ein weiteres Elektron übertragen wird. Erneute Protonierung des resultierenden Anions führt zum gewünschten Produkt.

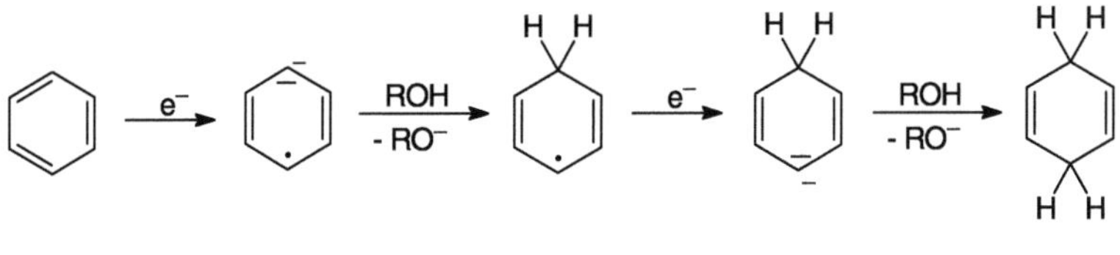

Interessant ist die Reduktion substituierter Verbindungen. Elektronenschiebende Substituenten verlangsamen die Reaktion, der Substituent befindet sich im Reduktionsprodukt an einer Doppelbindung. Im Gegensatz hierzu beschleunigt ein elektronenziehender Substituent die Reaktion, der Substituent befindet sich anschließend zwischen den Doppelbindungen.

### 3. Radikalische Chlorierung

Aromaten können sowohl durch elektrophile Substitutions- (Kap. 8.2.3) als auch durch radikalische Additions-Reaktionen halogeniert werden. **Bei der Addition von Chlor an Benzol** werden $Cl_2$-Moleküle durch eingestrahltes UV-Licht in Cl-Atome gespalten, die sich nach einem Radikalkettenmechanismus an Benzol addieren. Als Endprodukt entsteht Hexachlorcyclohexan, das in 8 isomeren Formen auftreten kann, wovon das γ-Isomere als Insektizid benutzt wird.

### 7.5.2 Reaktionen von Alkylbenzolen in der Seitenkette

Toluol (Methylbenzol) ist ein beliebter Ersatz für das früher häufig verwendete Benzol. Im Gegensatz zu diesem sind bei den Alkylbenzolen auch Reaktionen in der Seitenkette möglich, wobei der benzylischen Position eine Bedeutung zukommt. Vor allem Radikalreaktionen laufen hier bevorzugt ab, da sich ein mesomeriestabilisiertes Benzylradikal bilden kann (s. Kap. 4.2)

### 1. Oxidation

Im Gegensatz zu Alkanen, die gegenüber Oxidationsmitteln weitestgehend resistent sind, lassen sich alkylierte Aromaten mit $KMnO_4$ oder katalytisch durch Sauerstoff oxidieren. Längere Alkylketten werden hierbei oxidativ abgebaut.

Ein technisch wichtiger Prozess ist die *Hock'sche* **Phenolsynthese** (s. Kap. 12.2.2.1), bei der Cumol (Isopropylbenzol) in Gegenwart von Sauerstoff an der Benzylposition zum Hydroperoxid oxidiert wird. Dieses wird anschließend im sauren Milieu unter Bildung von **Phenol** und **Aceton** umgelagert.

## 2. Halogenierung

**Durch radikalische Halogenierung entstehen Aromaten mit halogenierter Seitenkette**. Bei der Chlorierung von Toluol erhält man je nach den Reaktionsbedingungen Benzylchlorid, Benzalchlorid und Benzotrichlorid oder ihr Gemisch. Die Reaktion verläuft unter dem Einfluss von **UV-Licht** und **Wärme** nach einem Radikalketten-Mechanismus. Bei Verwendung eines **Katalysators** und ausreichender Kühlung findet eine **elektrophile Aromatensubstitution** am 'Kern' statt (s. Kap. 8.2.3).

$$\underset{\text{Toluol}}{C_6H_5-CH_3} \xrightarrow{Cl_2, \; h\nu \text{ oder } \Delta} \underset{\text{Benzylchlorid}}{C_6H_5-CH_2Cl} + \underset{\text{Benzalchlorid}}{C_6H_5-CHCl_2} + \underset{\text{Benzotrichlorid}}{C_6H_5-CCl_3}$$

**Merkregel**: Kälte, Katalysator ⇒ Kern (KKK)
Sonnenlicht, Siedehitze ⇒ Seitenkette (SSS)

# 8 Die aromatische Substitution ($S_{Ar}$)

## 8.1 Die elektrophile aromatische Substitution ($S_{E,Ar}$)

### 8.1.1 Allgemeiner Reaktionsmechanismus

Aromatische Kohlenwasserstoffe (Arene), obwohl formal ungesättigte Verbindungen, neigen kaum zu Additions-, sondern hauptsächlich zu elektrophilen Substitutions-Reaktionen ($S_E$). Die $S_E$-Reaktion verläuft zunächst analog der elektrophilen Addition an Alkene (s. Kap. 6). Der Aromat bildet mit dem Elektrophil einen Elektronenpaardonor-Elektronenpaaracceptor-Komplex (**π-Komplex 1**), wobei das π-Elektronensystem erhalten bleibt. Daraus entsteht dann als Zwischenstufe ein **σ-Komplex**, in dem vier π-Elektronen über fünf C-Atome delokalisiert sind. Dies ist i.a. auch der geschwindigkeitsbestimmende Schritt. Der σ-Komplex stabilisiert sich nun aber nicht durch die Addition eines Nucleophils (vgl. Alkene, Kap. 6.1), sondern eliminiert ein Proton (über einen zweiten π-Komplex) und bildet das 6π-Elektronensystem zurück. Dieser Schritt ist energetisch stark begünstigt und somit relativ schnell.

### 8.1.2 Mehrfachsubstitution

An monosubstituierten Aromaten können weitere Substitutions-Reaktionen durchgeführt werden. Dabei lässt sich häufig voraussagen, welche Produkte bevorzugt gebildet werden. **Bei einer Zweitsubstitution werden die Reaktionsgeschwindigkeit und die Eintrittsstelle des neuen Substituenten von dem im Ring bereits vorhandenen Substituenten beeinflusst.** Aus den beobachteten Substituenteneffekten lassen sich Substitutionsregeln ableiten (vgl. Tabelle 40).

**Tabelle 40.** Substituenten-Effekte bei der elektrophilen aromatischen Substitution

| Substituent | Elektronische Effekte des Substituenten | Wirkung auf die Reaktivität | Orientierende Wirkung | |
|---|---|---|---|---|
| -OH | –I, +M | aktiviert | o, p | |
| -O$^-$ | +I, +M | aktiviert | o, p | |
| -OR | –I, +M | aktiviert | o, p | 1. Ordnung |
| -NH$_2$, -NHR, -NR$_2$ | –I, +M | aktiviert | o, p | |
| -Alkyl | +I | aktiviert | o, p | |
| -F, -Cl, -Br, -I | –I, +M | desaktiviert | o, p | |
| -NO$_2$ | –I, –M | desaktiviert | m | |
| -NH$_3^+$, -NR$_3^+$ | –I | desaktiviert | m | |
| -SO$_3$H | –I, –M | desaktiviert | m | |
| -CO–X (X= H, R, -OH, -OR, -NH$_2$) | –I, –M | desaktiviert | m | 2. Ordnung |
| -CN | –I, –M | desaktiviert | m | |

## 1. Substitutionsregeln

**Substituenten 1. Ordnung** dirigieren in *ortho-* (*o-*) und/oder *para-* (*p-*) Stellung. Sie können **aktivierend** wirken wie -OH, -$\overline{\underline{\text{O}}}$I$^-$, -OCH$_3$, -NH$_2$, Alkylgruppen, oder **desaktivierend** wirken wie -F, -Cl, -Br, -I, -CH=CR$_2$.

**Beispiel:**

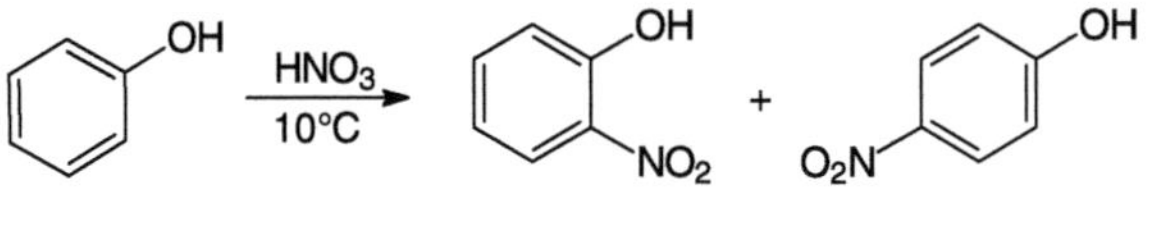

Phenol → (HNO$_3$, 10°C) → *o*-Nitrophenol + *p*-Nitrophenol

Phenol wird in *o-* und *p-*Stellung nitriert, und zwar schneller als Benzol.
Chlorbenzol wird auch in *o-* und *p-*Stellung nitriert, jedoch langsamer als Benzol.

**Substituenten 2. Ordnung** dirigieren in *meta-* (*m-*)Stellung und wirken desaktivierend: -NH$_3^+$, -NO$_2$, -SO$_3$H, -COOR.

**Beispiel:**

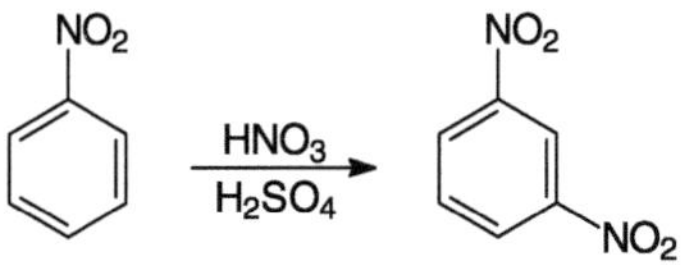

Nitrobenzol → (HNO$_3$, H$_2$SO$_4$) → *m*-Dinitrobenzol

## 2. Auswirkungen von Substituenten auf die Orientierung und die Reaktivität bei der elektrophilen Substitution

### Auswirkungen auf die Orientierung

Tabelle 40 zeigt, dass **Substituenten, welche die Elektronendichte im Benzolring erhöhen, nach *ortho* und *para* dirigieren.** +I- und +M-Substituenten aktivieren offenbar diese Stellen im Ring in besonderer Weise. Auf der anderen Seite dirigieren **Substituenten, welche die Elektronendichte im Ring erniedrigen, vorzugsweise nach *meta*.** Zwar werden alle Ringpositionen desaktiviert, die *m*-Stelle jedoch weniger als *ortho*- und *para*-Stellen.

Zur Erläuterung der Substituenten-Effekte wollen wir die σ-Komplexe für einen monosubstituierten Aromaten betrachten (Abb. 121) und dabei annehmen, dass diese den Übergangszuständen ähnlich sind. Besonders wichtig ist die durch $\delta^+$-markierte Ladungsverteilung der positiven Ladung im Carbeniumion in Bezug auf die Lage und Eigenschaften des Substituenten S.

### Wirkung des Erstsubstituenten durch induktive Effekte

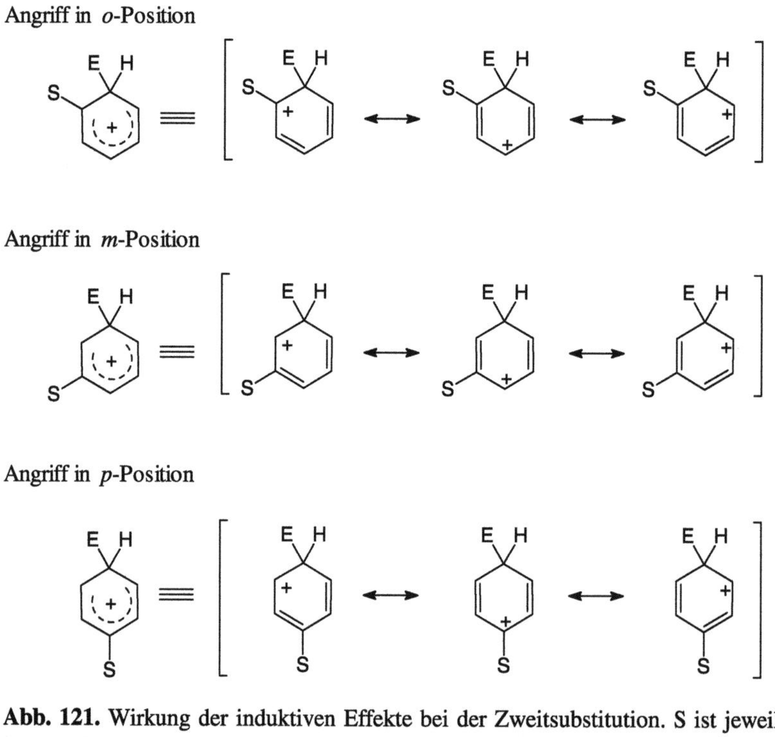

Angriff in *o*-Position

Angriff in *m*-Position

Angriff in *p*-Position

**Abb. 121.** Wirkung der induktiven Effekte bei der Zweitsubstitution. S ist jeweils ein +I- bzw. –I-Substituent im σ-Komplex, E der neu eintretende elektrophile Zweitsubstituent

### +I-Effekt

**Ein +I-Substituent stabilisiert das Carbeniumion und damit auch den Übergangszustand, der zum Produkt führt, besonders gut in *o*- und *p*-Stellung.** Der +I-Effekt wirkt sich in der *m*-Stellung — wegen der anderen Ladungsdelokalisation — am schwächsten aus.

**+I-Substituenten dirigieren also nach *ortho* und *para*.**

### –I-Effekt

**Ein –I-Substituent destabilisiert das Carbeniumion und damit auch den entsprechenden Übergangszustand.** Die Wirkung von S macht sich in allen Ringpositionen bemerkbar. Betrachtet man jedoch wieder die Ladungsverteilung, dann erkennt man, dass sich die elektronenziehenden Effekte in der *meta*-Stellung am schwächsten auswirken.

**–I-Substituenten dirigieren also nach *meta*.**


### Wirkung des Erstsubstituenten durch mesomere Effekte (= Resonanzeffekte)

Angriff in *o*-Position

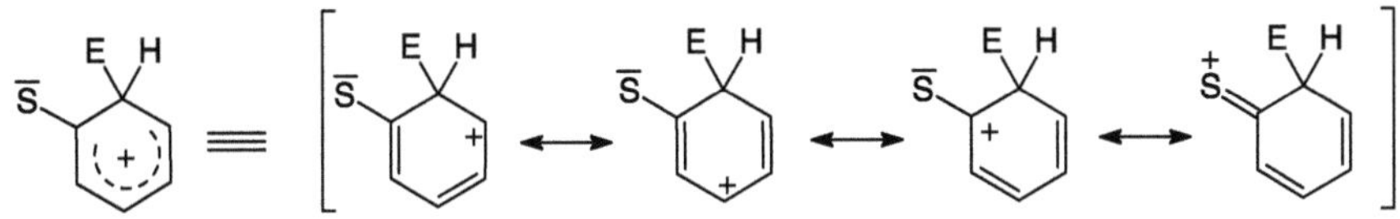

Angriff in *m*-Position

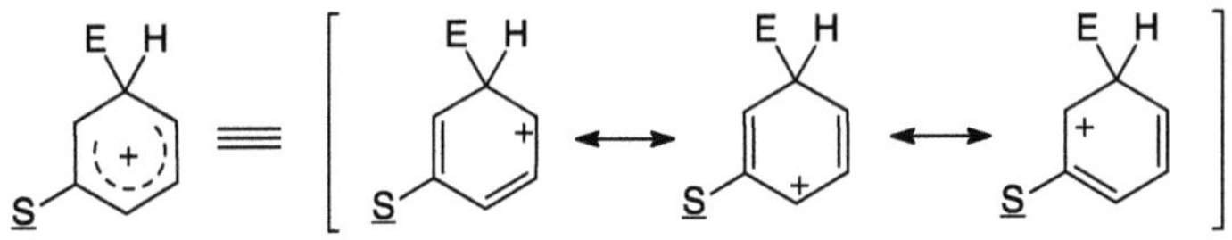

Angriff in *p*-Position

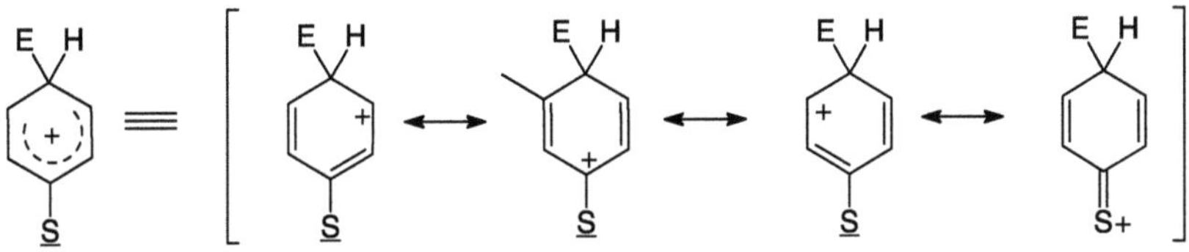

**Abb. 122.** Mesomerie-Effekte bei der Zweitsubstitution. S ist ein +M-Substituent im σ-Komplex, E der neu eintretende elektrophile Zweitsubstituent

**+M-Effekt**

Besitzt S ein freies Elektronenpaar (z.B. eine Amino-Gruppe) und übt dadurch einen +M-Effekt aus, können für die *o*- **und *p*-Substitution** im Gegensatz zur *m*-Substitution noch **weitere Grenzformeln** formuliert werden. Die Übergangszustände bei *o*- und *p*-Substitution werden dadurch stärker stabilisiert als bei *m*-Substitution.

**+M-Substituenten wirken also *o*- und *p*-dirigierend.**

**–M-Effekt**

Bei –M-Substituenten (z.B. einer Nitro-Gruppe) treten bei *o*- und *p*-Substitution Grenzstrukturen mit gleichsinnigen Ladungen an benachbarten Atomen auf. Diese Strukturen sind daher energetisch sehr ungünstig. Im Vergleich zum Benzol sind alle Positionen desaktiviert. Im Falle einer *m*-Substitution wird das Carbeniumion jedoch am wenigsten desaktiviert, da hier die Ladungen günstiger verteilt sind. Daher wird vorzugsweise *meta*-Substitution eintreten.

**–M-Substituenten wirken *m*-dirigierend**.

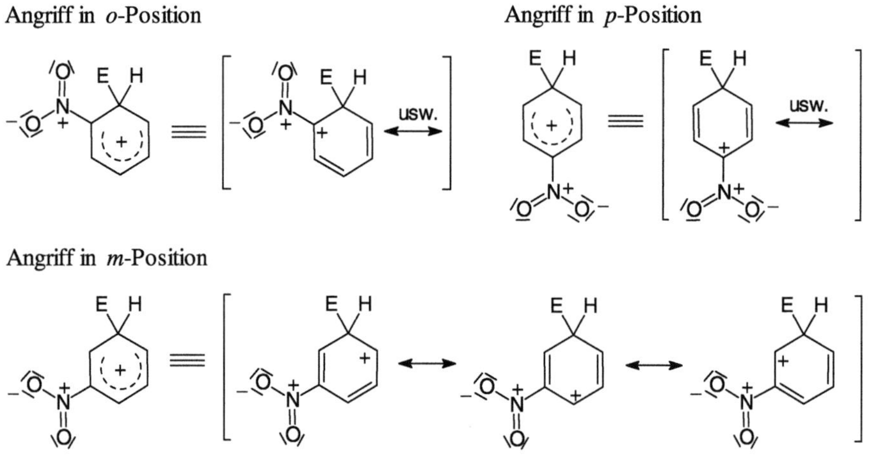

**Abb. 123.** Mesomerie-Effekte bei der Zweitsubstitution. $NO_2$- ist ein –M-Substituent im σ-Komplex, E der neu eintretende elektrophile Zweitsubstituent

**Auswirkung von Substituenten auf die Reaktivität**

Tabelle 40 gibt auch Auskunft über die Auswirkung von Substituenten auf die Reaktivität bei der $S_E$-Reaktion von mono-substituierten Aromaten. Ebenso wie bei der Frage nach der Orientierung müssen wir hier den Einfluss des Substituenten auf den aktivierten σ-Komplex betrachten.

## Induktive Effekte

Ist S in Abb. 121 ein +I-Substituent, so wird er die Elektronendichte im Ring erhöhen und also aktivierend wirken. Ist S ein –I-Substituent, so vermindert er die Elektronendichte im Ring (er erhöht die positive Ladung) und wirkt desaktivierend, was sich bekanntlich in der *meta*-Position am schwächsten auswirkt.

## Mesomere Effekte

Ist S in Abb. 122 ein +M-Substituent, erhöht er die Reaktivität im Vergleich zum unsubstituierten Benzol. Die Delokalisierung der Elektronen ist bei *o*- und *p*-Substitution besonders ausgeprägt. Ist S ein –M-Substituent, wird die Elektronendichte im Ring vermindert und die Reaktivität herabgesetzt.

## Kooperative Effekte

In der Regel treten diese Effekte nicht getrennt voneinander auf, sondern gekoppelt. Bei vielen Substituenten handelt es sich um Heteroatome, die elektronegativer sind als Kohlenstoff und daher einen –I-Effekt ausüben. Vor allem bei den Elementen der 2. Periode ist jedoch der mesomere Effekt sehr stark ausgeprägt und überwiegt in der Regel den –I-Effekt. Daher sind Sauerstoff- und Stickstoff-Substituenten in der Gesamtbilanz aktivierend und aufgrund des mesomeren Effekts *o/p*-dirigierend. Aminogruppen aktivieren hierbei stärker als Sauerstoff-Substituenten. Mit zunehmender Größe der Elemente (Übergang im Periodensystem von 'oben nach unten') nimmt der mesomere Effekt ab, so dass bei den Halogenen der –I-Effekt überwiegt. Halogenaromaten sind daher im Vergleich zum Benzol desaktiviert, dirigieren jedoch aufgrund ihres (wenn auch schwachen) +M-Effekts ebenfalls *o/p*.

## Sterische Effekte bei der Substitution

Neben den polaren Effekten, auf die das aromatische System besonders empfindlich reagiert, wirken sich in manchen Fällen auch sperrige Substituenten auf die Produktverteilung aus.

**Beispiel:**

R = CH$_2$CH$_3$     55%     45%
R = C(CH$_3$)$_3$     12%     88%

## 8.2 Beispiele für elektrophile Substitutionsreaktionen

### 8.2.1 Nitrierung

Aromatische Nitro-Verbindungen sind wichtige Ausgangsstoffe für die Farbstoff- und Sprengstoffindustrie und zur Synthese von Arzneimitteln. Zur Nitrierung von Aromaten verwendet man neben rauchender Salpetersäure sog. **Nitriersäure,** eine Mischung von konz. $HNO_3$ und konz. $H_2SO_4$. **Nitrierendes Agens ist das Nitryl-(Nitronium-)Kation, $NO_2^+$.** Dieses entsteht durch Protonierung der Salpetersäure entweder durch sich selbst (Autoprotonierung) oder durch die stärkere Schwefelsäure:

$$HNO_3 + 2\,HX \rightleftharpoons O=\overset{+}{N}=O + H_3O^+ + 2\,X^- \quad (X^- = NO_3^-,\ HSO_4^-)$$

Die Konzentration des Nitrylkations, und damit die Reaktivität des Nitrierungsmittels, hängt von der Lage des Gleichgewichts ab. Je stärker die protonierende Säure, desto höher die Konzentration an $NO_2^+$. Besonders effektiv ist daher eine Mischung aus konz. $HNO_3$ und Oleum (Schwefelsäure mit $SO_3$ angereichert), mit der auch desaktivierte Aromaten nitriert werden können. **Somit lässt sich durch die Zusammensetzung der Nitriersäure sehr schön das ‚Nitrierungspotential' der Mischung einstellen.** Man kann dadurch Aromaten stufenweise nitrieren.

**Beispiel:**

Toluol → (68% $HNO_3$ / konz. $H_2SO_4$) → *o-* und *p-*Nitrotoluol → (konz. $HNO_3$ / konz. $H_2SO_4$) → 2,4-Dinitrotoluol → (konz. $HNO_3$ / Oleum) → 2,4,6-Trinitrotoluol

### 8.2.2 Sulfonierung

Aromatische **Sulfonsäuren** sind Zwischenprodukte für Farbstoffe, sowie Wasch- und Arzneimittel. Oft hat die Einführung einer Sulfo-Gruppe (-$SO_3H$) den Zweck, eine Verbindung in ihr wasserlösliches Na-Salz zu überführen. Als elektrophiles Agens fungiert vermutlich das $SO_3$-Molekül, eine Lewis-Säure, die in rauchender Schwefelsäure enthalten ist. Die **Sulfonierung** ist im Vergleich zu anderen elektrophilen aromatischen Substitutions-Reaktionen eine **reversible Reaktion**, weil die $HO_3S$-Gruppe auch eine gute Abgangsgruppe ist.

Benzol + $SO_3$ ⇌ [π-Komplex] ⇌ [σ-Komplex] ⇌ Benzolsulfonsäure

## Kinetisch und thermodynamisch kontrollierte Reaktionen

Besonders schön lässt sich dieses reversible Verhalten am Beispiel der Sulfonierung von Naphthalin zeigen. Je nach Reaktionsbedingungen erhält man entweder das α- oder das β-substituierte Produkt.

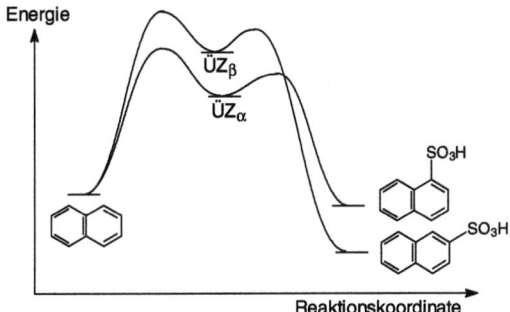

1-Naphthalin-
sulfonsäure
(α-Produkt)

2-Naphthalin-
sulfonsäure
(β-Produkt)

Unterhalb 100 °C verläuft die Reaktion so, dass hauptsächlich das instabilere α-Produkt gebildet wird. Diese Reaktion ist kinetisch kontrolliert. Der Übergangszustand für das α-Substitutionsprodukt (ÜZ$_\alpha$) liegt energetisch tiefer als der des β-Produkts (ÜZ$_\beta$) (Abb. 124). Bei 160 °C wird die Reaktion reversibel und thermodynamisch kontrolliert; es entsteht das stabilere β-Produkt. Die geringere Stabilität des α-Produkts ist auf sterische Wechselwirkungen zwischen der Sulfonsäuregruppe und dem parallel dazu angeordneten Wasserstoffatom am Nachbarring zurückzuführen.

**Abb. 124.** Energiediagramm der Sulfonierung von Naphthalin

Durch Umsetzung mit Chlorsulfonsäure erhält man die entsprechenden Sulfonsäurechloride (**Sulfochlorierung**):

### 8.2.3 Halogenierung

Aromaten können sowohl durch elektrophile Substitutions- als auch durch radikalische Additions-Reaktionen (s. Kap. 7.5.1.3) halogeniert werden. Bei Alkyl-substituierten Derivaten kann zudem eine Halogenierung in der Seitenkette erfolgen (Kap. 7.5.2.2).

**Die direkte Chlorierung als Substitutions-Reaktion** gelingt nur mit Hilfe von Katalysatoren (wie Fe, $FeCl_3$ und $AlCl_3$), welche eine Polarisierung des Halogenmoleküls bewirken, und dadurch einen elektrophilen Angriff erleichtern.

Die entsprechende Bromierung verläuft analog. Gezielte Fluorierungen lassen sich nicht mit elementarem Fluor durchführen, da es hierbei auch zu C–C-Bindungsspaltungen kommt. Fluorbenzol erhält man mit der *Balz-Schiemann*-Reaktion aus Diazoniumsalzen (s. Kap. 14.5.2).

### 8.2.4 Alkylierung nach *Friedel-Crafts*

Alkylierte aromatische Kohlenwasserstoffe entstehen bei der Reaktion von Halogenalkanen mit Aromaten in Gegenwart eines Katalysators. Hierfür muss man ebenfalls eine **Lewis-Säure** wie $AlCl_3$ zusetzen, welche die Halogenalkane durch Polarisierung der C–Hal-Bindung aktiviert. Da die Lewis-Säure nach der Reaktion zurückgebildet wird, benötigt man bei der ***Friedel-Crafts*-Alkylierung nur katalytische Mengen an Lewis-Säure**.

Allerdings treten häufig Mehrfachalkylierungen auf, da die bei der Alkylierung gebildeten Produkte elektronenreicher und somit nucleophiler sind als die Ausgangsverbindung. Diese Reaktion wird deshalb im Labor nur wenig benutzt. Wie die Sulfonierung, so ist auch die ***Friedel-Crafts*-Alkylierung reversibel**. Daher findet die *tert.*-Butylgruppe häufig Anwendung als sterisch anspruchsvolle Schutzgruppe, die leicht sauer katalysiert wieder abgespalten werden kann.

$$H_2C=\underset{CH_3}{\overset{CH_3}{|}} \underset{(H_2SO_4)}{\overset{H^+}{\rightleftharpoons}} H_3C-\underset{CH_3}{\overset{CH_3}{\underset{|}{\overset{|}{C^+}}}} \underset{H^+}{\overset{C_6H_6}{\rightleftharpoons}} \text{(Cumol)}$$

## 8.2.5 Acylierung nach *Friedel-Crafts*

Ähnlich wie die Alkylierung verläuft die *Friedel-Crafts*-Acylierung mit Säurehalogeniden (X = Cl) und -anhydriden (X = RCOO) in Gegenwart von Lewis-Säuren wie AlCl$_3$. **Diese Reaktion ist die wichtigste Methode zur Gewinnung aromatischer Ketone.** Sie verläuft über ein Acyliumion bzw. einen Acylium-Komplex. Diese Komplexe sind sterisch sehr anspruchsvoll, so dass bei substituierten Aromaten bevorzugt das *p*-Produkt gebildet wird.

$$R-\overset{O}{\underset{X}{\overset{\|}{C}}} + AlCl_3 \rightleftharpoons R-\overset{O}{\underset{X\cdots AlCl_3}{\overset{\|}{C}}} \text{ bzw. } R-\overset{O\cdots AlCl_3}{\underset{X}{\overset{\|}{C}}} \rightleftharpoons R-\overset{+}{C}=O + AlCl_3X^-$$

Acylium-Komplexe    Acylium-Ion

**Beispiele:**

$$C_6H_6 + CH_3COCl \xrightarrow{AlCl_3} C_6H_5-\overset{O}{\overset{\|}{C}}-CH_3$$
Acetophenon

$$C_6H_6 + C_6H_5COCl \xrightarrow{AlCl_3} C_6H_5-\overset{O}{\overset{\|}{C}}-C_6H_5$$
Benzophenon

Die bei der Reaktion gebildeten Ketone sind ebenfalls in der Lage mit AlCl$_3$ Komplexe zu bilden. Daher werden bei der **Acylierung stöchiometrische Mengen an Lewis-Säuren** benötigt, im Gegensatz zur Alkylierung.

*Friedel-Crafts*-**Acylierungen dienen im Labor nicht nur zur Herstellung von Ketonen, sondern auch zur Synthese aliphatisch-aromatischer Kohlenwasserstoffe.** Dabei wird oft zunächst der Aromat acyliert und das gebildete Keton mit Zink/Salzsäure (Zn/HCl) (*Clemmensen*-Reduktion, s. Kap. 16.4.2.1) oder Hydrazin/Base (N$_2$H$_4$/OH$^-$) (*Wolff-Kishner*-Reduktion, s. Kap. 16.4.2.2) reduziert. Damit lassen sich die Probleme der *Friedel-Crafts*-Alkylierung umgehen.

Ein Sonderfall ist die **Formylierung nach *Gattermann/Koch***. Sie verläuft bei 30 bar **CO-Druck** vermutlich über einen Acylium-Komplex H–C$^+$=O AlCl$_4^-$ und nicht über das instabile Formylchlorid HCOCl:

$$C_6H_6 + CO + HCl \xrightarrow{AlCl_3} C_6H_5-CHO$$
Benzaldehyd

## 8.3 Die nucleophile aromatische Substitution ($S_{N,Ar}$)

Nucleophile Substitutionen am Aromaten finden im allgemeinen an di- oder polysubstituierten Aromaten statt, die eine oder mehrere elektronenziehende, und somit aktivierende Gruppen tragen. Das Reagenz ist meist ein starkes Nucleophil. Die Reaktionen können mono- oder bimolekular verlaufen oder nach Mechanismen, die Eliminierungen oder Additionen beinhalten.

Häufig stellt man fest, dass dabei ein bereits vorhandener Substituent durch einen anderen (und nicht etwa wie sonst ein Proton) ersetzt wird. Derartige Reaktionen heißen *ipso*-**Substitutionen**. Sie können dabei nach verschiedenen Mechanismen ablaufen; es sind elektrophile und nucleophile aromatische *ipso*-Substitutionen bekannt.

### 8.3.1 Monomolekulare nucleophile Substitution am Aromaten ($S_N 1_{,Ar}$)

Die monomolekulare Substitution ist viel seltener als die bimolekulare Substitution. Nach ihr verläuft vermutlich die Umsetzung von Diazoniumsalzen (s. Kap. 14.5.2) in wässriger und alkoholischer Lösung zu Phenolen bzw. Arylethern.

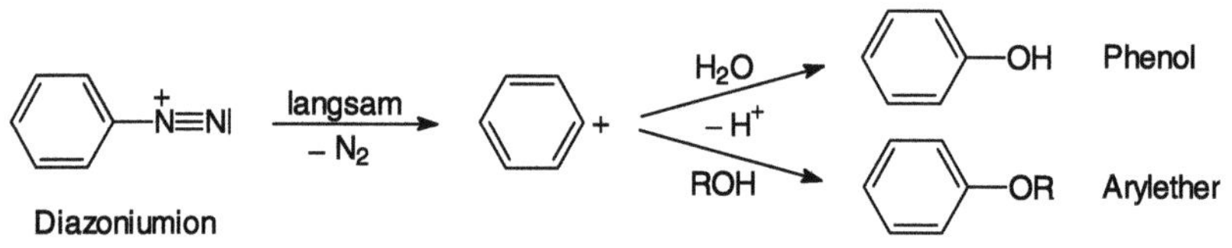

### 8.3.2 Bimolekulare nucleophile Substitution am Aromaten ($S_N 2_{,Ar}$)

**1. Additions-Eliminierungs-Mechanismus**

Die bimolekulare aromatische nucleophile Substitution ist ein zweistufiger Prozess (Unterschied zu $S_N 2$ an Aliphaten, Kap. 10), bei dem zuerst durch Angriff eines Nucleophils ein Carbanion gebildet wird. Dieser Schritt ist geschwindigkeitsbestimmend. Im zweiten schnellen Schritt wird dann das aromatische System wiederhergestellt unter Abspaltung der Abgangsgruppe. Wird dabei kein H-Atom abgespalten, handelt es sich um eine *ipso*-Substitution.

**Beispiel:**

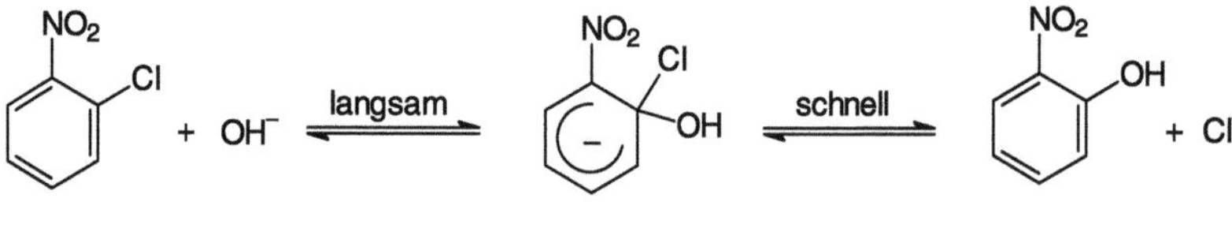

Elektronenziehende Substituenten, insbesondere mit –M-Effekt, können das Carbanion-Zwischenprodukt vor allem in *o*- und *p*-Stellung stabilisieren.

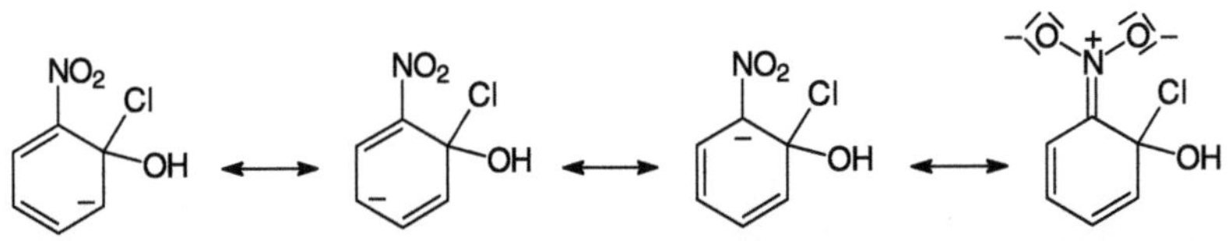

Analoge Grenzstrukturen lassen sich auch für *p*-Nitrochlorbenzol formulieren! **Die Nitrogruppe fördert also die nucleophile Substitution in eben den Stellungen, in denen sie die elektrophile erschwert.**

**Für nucleophile aromatische Substitutionen gilt bezüglich einer Zweitsubstitution das Umgekehrte wie für die elektrophile Substitution!**

**Elektronenziehende Substituenten** aktivieren den Aromaten und dirigieren den Zweitsubstituenten nach *ortho* **und** *para*. Grund hierfür ist die Stabilisierung des als Zwischenprodukt auftretenden Carbanions durch den Mesomerieeffekt bei Addition des Nucleophils an die *o*- oder *p*-Position. Der I-Effekt der Substituenten spielt eine deutlich geringere Rolle.

**–M-Substituenten in** *o*- **oder** *p*-**Stellung zu einem Halogenatom erleichtern daher erheblich nucleophile Substitutionen an Halogenaromaten.** So wird z.B. Pikrylchlorid (2,4,6-Trinitrochlorbenzol) noch wesentlich leichter als Nitrochlorbenzol durch verdünnte Natronlauge hydrolysiert.

Das F-Atom im *Sanger-Reagenz* (2,4-Dinitrofluorbenzol) kann gut durch die nucleophile $NH_2$-Gruppe einer Aminosäure unter Bildung eines sekundären Amins ersetzt werden. Diese Reaktion nutzt man zur Sequenzanalyse von Peptiden und Proteinen.

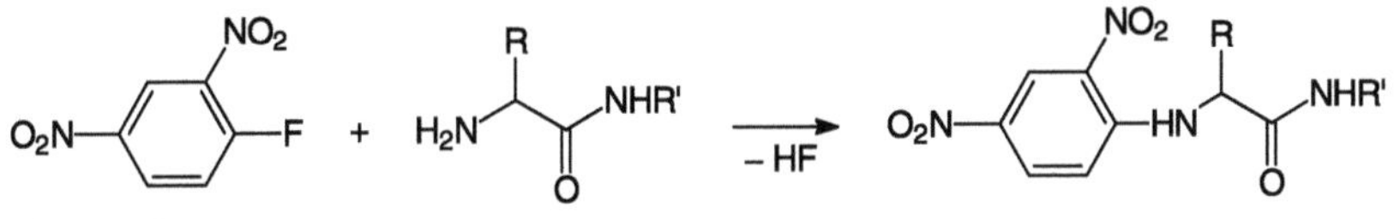

Den Additions- Eliminierungs-Mechanismus findet man jedoch nicht nur bei Substraten, die neben dem elektronenziehenden Substituenten noch eine Abgangsgruppe tragen. Fehlt diese, so kann auch Hydrid ($H^-$) substituiert werden.

Von den nucleophilen Substitutionen, die unter Ersatz eines H-Atoms ablaufen, ist vor allem die *Tschitschibabin*-**Reaktion** von Bedeutung. Hierbei wird Pyridin (ein Heteroaromat, s. Kap. 22) von der sehr starken Base Natriumamid ($NaNH_2$) angegriffen. Über den Additions-Eliminierungs-Mechanismus entsteht 2-Aminopyridin und Natriumhydrid, welches als starke Base das Aminopyridin deprotoniert. Durch wässrige Aufarbeitung erhält man das Amin.

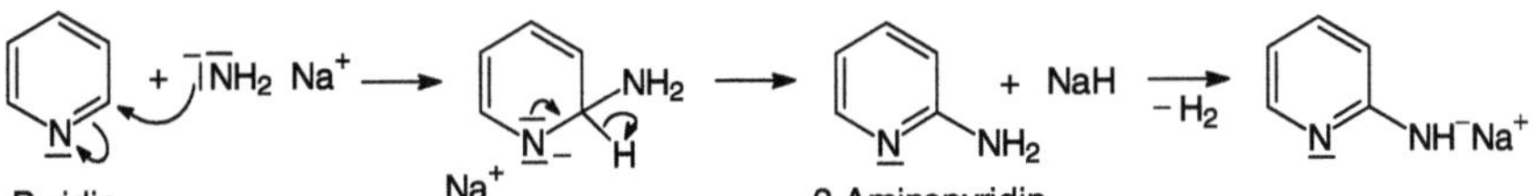

## 2. Eliminierungs-Additions-Mechanismus (Arin-Mechanismus)

Eine andere Art der nucleophilen Substitution führt über **Arine** als Zwischenstufe. **Ein Arin oder Dehydrobenzol enthält ein aromatisches System mit einer Dreifachbindung.** Eine solche hochreaktive Zwischenstufe wurde erstmals von *Wittig* postuliert. Diese Arine werden über einen Eliminierungs-Additions-Mechanismus gebildet. Diesen Mechanismus findet man dann, wenn man **Halogenaromaten ohne weitere elektronenziehende Gruppen mit starken Basen** umsetzt.

Ein Beispiel ist die Umsetzung von Chlorbenzol mit Natriumamid in flüssigem Ammoniak. Die Bildung des Arins kann man nachweisen, indem man $^{14}$C-markiertes (*) Chlorbenzol verwendet. Die Addition des Ammoniaks ist an beiden Positionen der Dreifachbindung gleich wahrscheinlich. Man erhält daher ein Gemisch der beiden markierten Aniline. Verwendet man substituierte Chlorbenzole, wie etwa Chlortoluol, bildet sich ein Gemisch der regioisomeren Produkte.

Analog verläuft die Hydrolyse von Chlorbenzol mit NaOH/H$_2$O zu Phenol (s. Kap. 12.2.2.3) und von *o*-Chlorphenol zu Brenzcatechin (*o*-Dihydroxybenzol).

Gezielt lassen sich Arine herstellen durch thermische Zersetzung von Diazoniumsalzen (s. Kap. 14.5.2), abgeleitet von der Anthranilsäure (*o*-Aminobenzoesäure).

Aufgrund der Dreifachbindung sind Arine sehr gespannte und folglich hochreaktive Verbindungen. Sie gehen daher eine Reihe von Reaktionen ein, unter anderem auch Cycloadditionen. Eine gute Möglichkeit zum Nachweis und zum Abfangen dieser Spezies, die auch von synthetischem Interesse ist, ist die *Diels-Alder*-Reaktion (s. Kap. 6.2.2) mit einem geeigneten Dien, z.B. Cyclopentadien.

# 9 Halogenkohlenwasserstoffe

## 9.1 Chemische Eigenschaften

Ersetzt man in den Kohlenwasserstoffen ein oder mehrere H-Atome durch Halogenatome (X), erhält man organische Halogenverbindungen mit einer C–Hal-Bindung. Die Bindung ist entsprechend der unterschiedlichen Elektronegativität polarisiert nach $^{\delta+}$C–X$^{\delta-}$. Dadurch ist das C-Atom einem Angriff nucleophiler Reagenzien zugänglich. Die Polarität der C–X-Bindung ist abhängig vom Halogenatom und von der Hybridisierung am C-Atom; sie nimmt in der Reihe $sp^3 > sp^2 > sp$ ab. Stabilisierende Mesomerieeffekte sind zusätzlich zu berücksichtigen.

Für die Reaktivität der Halogenverbindungen ist kennzeichnend, dass die Halogenatome (außer F) gut austretende Gruppen sind, und die Reaktivität mit der Polarisierbarkeit ansteigt:

| | |
|---|---|
| Polarität: | C–F > C–Cl > C–Br > C–I |
| Polarisierbarkeit: | C–F < C–Cl < C–Br < C–I |
| Reaktivität: | C–F < C–Cl < C–Br < C–I |

**Typische Reaktionen sind:**

**1. nucleophile Substitution am C-Atom,** bei der das Halogenatom durch eine andere funktionelle Gruppe ersetzt wird (s. Kap. 10);

**2. Eliminierungsreaktionen,** d.h. Abspaltung von Halogenwasserstoff oder eines Halogenmoleküls unter Bildung einer Doppelbindung (s. Kap. 11);

**3. Reduktion durch Metalle** zu Organometall-Verbindungen. Hierbei kommt es zu einer ‚Umpolung' des Kohlenstoffatoms, das die funktionelle Gruppe trägt (s. Kap. 15).

**Beispiel:** *Grignard* **Reaktion**

$$R-\overset{\delta+}{C}H_2-\overset{\delta-}{Br} + Mg \longrightarrow R-\overset{\delta-}{C}H_2-\overset{\delta+}{M}gBr$$

Halogenkohlenwasserstoffe sind meist farblose Flüssigkeiten oder Festkörper. Innerhalb homologer Reihen findet man die bekannten Regelmäßigkeiten der Siedepunkte. Halogenalkane sind in Wasser unlöslich, aber in den üblichen organischen Lösemitteln löslich (lipophiles Verhalten).

Der qualitative Nachweis von Halogen in organischen Verbindungen gelingt mit der **Beilstein**-Probe. Hierbei zersetzt man eine Substanzprobe an einem glühenden Kupferdraht. Die entstehenden flüchtigen Kupferhalogenide färben die Bunsenbrennerflamme grün.

## 9.2 Verwendung

Halogenverbindungen sind Ausgangssubstanzen für Synthesen, da sie meist leicht herstellbar sind. Vor allem die Iod- und Bromverbindungen sind zudem sehr reaktionsfähig. Methyliodid (Iodmethan) ist z.B. ein gutes Methylierungsmittel, es erwies sich jedoch im Tierversuch als carcinogen. Chlorierte Verbindungen sind gegenüber vielen Reaktionen inert und können daher als Lösemittel (Methylenchlorid, Chloroform, etc.) verwendet werden. Neben ihrer teilweise narkotisierenden Wirkung (Chloroform, etc.) ist auch eine gewisse Toxizität zu beachten. Vollständig fluorierte Verbindungen sind chemisch völlig inert und ungiftig.

Polymere Fluorverbindungen (Teflon) zeigen eine hohe Hitzebeständigkeit und dienen daher z.B. zum Beschichten von Pfannen. Eine ähnlich hohe Resistenz zeigen auch die ungiftigen Fluorchlorkohlenwasserstoffe (FCKW). Aufgrund der niederen Siedepunkte vor allem der Methan- und Ethanderivate wurden sie früher sehr häufig als Kühlmittel (Freon, Frigen) in Kühlschränken und Klimaanlagen verwendet, ebenso wie als Treibmittel für Kunststoffschäume. Mittlerweile sind diese Verbindungen jedoch umstritten und in Deutschland verboten, da sie die Ozonschicht der Erde zerstören. Aufgrund ihrer hohen Flüchtigkeit und chemischen Inertheit gelangen sie nämlich bis in die Stratosphäre, wo sie unter dem Einfluss der harten UV-Strahlung in Radikale zerfallen, die dann mit dem Ozon reagieren. Dies gilt vor allem für die wasserstofffreien FCKW. Wasserstoffhaltige Derivate (Frigen 22 $CHClF_2$) sind weniger stabil und werden bereits in den niederen Schichten der Atmosphäre weitestgehend abgebaut.

**Tabelle 41.** Verwendung und Eigenschaften einiger Halogen-Kohlenwasserstoffe

| Name | Formel | Schmp. °C | Sdp. °C | Verwendung |
|---|---|---|---|---|
| Chlormethan (Methylchlorid) | $CH_3Cl$ | –98 | –24 | Methylierungsmittel, Kältemittel |
| Brommethan (Methylbromid) | $CH_3Br$ | –94 | 4 | Methylierungsmittel, Bodenbegasung |
| Dichlormethan (Methylenchlorid) | $CH_2Cl_2$ | –97 | 40 | Löse- und Extraktionsmittel |
| Trichlormethan (Chloroform) | $CHCl_3$ | –63,5 | 61,2 | Extraktionsmittel, Narkosemittel |
| Tetrachlorkohlenstoff | $CCl_4$ | –23 | 76,7 | Fettlösemittel, |
| Dichlordifluormethan | $CCl_2F_2$ | –111 | –30 | Treibmittel, Kältemittel (Frigen 12) |
| Difluorchlormethan | $CHF_2Cl$ | –146 | –41 | Treibgas, $\xrightarrow{700°C}$ $CF_2=CF_2$ (Frigen 22) |
| Chlorethan (Ethylchlorid) | $C_2H_5Cl$ | –138 | 12 | Anästhetikum |
| Vinylchlorid | $CH_2=CH-Cl$ | –154 | –14 | Kunststoffe (PVC) |
| Tetrafluorethen | $CF_2=CF_2$ | –142,5 | –76 | Teflon |
| Halothane | z.B. $F_3C-CHClBr$ | – | – | Anästhesie |
| Halone | z.B. $F_2BrC-CF_2Br$ | – | – | Feuerlöschmittel |
| Chlorbenzol | $C_6H_5Cl$ | –45 | 132 | → Phenol, Nitrochlorbenzol etc. |
| γ-Hexachlorcyclohexan (Gammexan) | $C_6H_6Cl_6$ | 112 | – | Insektizid |

Die bisher üblichen Verwendungen sind neuerdings stark beschränkt wegen der Human- und Umwelttoxizität vieler Halogenkohlenwasserstoffe.

## 9.3 Herstellungsmethoden

**1. Aliphatische Halogenverbindungen** werden im industriellen Maßstab meist durch radikalische Substitutionsreaktionen (s. Kap. 4) oder durch Umsetzung von Alkohol mit Halogenwasserstoff hergestellt. Bei letzterer Methode handelt es sich jedoch um eine Gleichgewichtsreaktion:

$$R-OH + HX \rightleftharpoons R-X + H_2O$$

Im Laboratorium hat sich neben der Addition von Halogenwasserstoffen oder Halogenen an Alkene (s. Kap. 6.1) vor allem die Umsetzung von Alkoholen mit Phosphor- oder Thionylhalogeniden (s. Kap. 12.1.3) bewährt.

So bildet sich bei der Reaktion mit Thionylchlorid ein wenig stabiles Chloralkylsulfit, welches beim Erwärmen unter Abspaltung von gasförmigem $SO_2$ zerfällt:

$$R-OH + SOCl_2 \xrightarrow{-HCl} \left[ R-O-\underset{O}{\overset{\|}{S}}-Cl \right] \longrightarrow R-Cl + SO_2$$

**2. Eine besondere Reaktion** ist die Oxidation von Silbercarboxylaten mit Brom (*Hunsdiecker*-**Reaktion**):

$$R-COO^-Ag^+ + Br_2 \longrightarrow R-Br + CO_2 + AgBr$$

In dieser radikalisch verlaufenden Reaktion bildet sich im ersten Schritt ein Intermediat mit einer sehr instabilen O-Br-Bindung. Diese wird homolytisch gespalten unter Bildung eine Acylradikals, welches decarboxyliert (s. Kap. 4). Das entstehende Alkylradikal reagiert mit weiterem Brom oder kann mit Bromradikalen rekombinieren.

$$R-COO^-Ag^+ + Br_2 \xrightarrow{-AgBr} R-C\overset{O}{\underset{O-Br}{\diagdown}} \longrightarrow Br\cdot + R-C\overset{O}{\underset{O\cdot}{\diagdown}} \xrightarrow{-CO_2} R\cdot$$

**3. Fluorverbindungen** lassen sich nicht direkt durch die Umsetzung mit Fluor erhalten, wohl aber durch Austausch von Chloratomen mit Fluoriden oder HF:

$$CCl_4 + SbF_3 \longrightarrow CCl_2F_2 \quad \text{(Dichlordifluormethan, 'Freon 12')}$$
$$C_7H_{16} + 32\,CoF_3 \longrightarrow C_7F_{16} + 16\,HF + 32\,CoF_2$$

**4. Iodverbindungen** entstehen durch nucleophile Substitution (Kap. 10) aus anderen Halogenverbindungen (*Finkelstein*-**Reaktion**). Diese Reaktion ist prinzipiell eine Gleichgewichtsreaktion, das Gleichgewicht lässt sich jedoch sehr einfach auf die Seite der Iodverbindungen verschieben. Hierzu führt man die Reaktion **in Aceton** durch und nützt den Effekt aus, dass sich Natriumiodid in Aceton löst, nicht jedoch die anderen Natriumhalogenide. Diese fallen demzufolge aus und werden dadurch dem Gleichgewicht entzogen.

$$R-X + NaI \xrightarrow{Aceton} R-I + NaX\downarrow$$

**5. Aromatische Halogenverbindungen** können durch elektrophile Substitutions-Reaktionen an Aromaten in Gegenwart eines Katalysators hergestellt werden (Kernchlorierung, s. Kap. 8.2.3).

Bei aliphatisch-aromatischen Kohlenwasserstoffen ist auch eine Seitenkettenchlorierung möglich (Radikalreaktion unter dem Einfluss von Sonnenlicht bzw. UV-Licht, s. Kap. 7.5.2).

# 10 Die nucleophile Substitution ($S_N$) am gesättigten C-Atom

Die nucleophile aliphatische Substitutions-Reaktion ($S_N$) ist eine der am besten untersuchten Reaktionen der organischen Chemie. Sie ist dadurch gekennzeichnet, dass ein **nucleophiler Reaktionspartner Nu|** einen **Substituenten X| (Abgangsgruppe, nucleofuge Gruppe)** verdrängt und dabei das für die C–Nu-Bindung erforderliche Elektronenpaar liefert:

$$\text{Nu|} + \text{R–}\overset{\delta^+}{\text{CH}_2}\text{–}\overset{\delta^-}{\text{X}} \longrightarrow \text{R–CH}_2\text{–Nu} + \text{X|}$$

Im Hinblick auf den Reaktionsmechanismus können unterschieden werden:

a) **die monomolekulare nucleophile Substitution, die im Idealfall nach 1. Ordnung verläuft ($S_N1$)**;
b) **die bimolekulare nucleophile Substitution, die im Idealfall eine Reaktion 2. Ordnung ist ($S_N2$)**.

## 10.1 Der $S_N1$-Mechanismus

**Typische Substrate** für Substitutionen nach dem $S_N1$-Mechanismus sind **tertiäre Halogenide**. Wie hier am Beispiel der alkalischen Hydrolyse von *tert.*-Butylchlorid gezeigt, verläuft die Reaktion **monomolekular**:

$$\underset{\substack{\text{2-Chlor-2-methyl-propan}\\(tert.\text{-Butylchlorid})}}{\text{H}_3\text{C}-\underset{\underset{\text{CH}_3}{|}}{\overset{\overset{\text{CH}_3}{|}}{\text{C}}}-\text{Cl}} \underset{\text{langsam}}{\rightleftharpoons} \underset{Carbeniumion}{\text{H}_3\text{C}-\underset{\underset{\text{CH}_3}{|}}{\overset{\overset{\text{CH}_3}{|}}{\text{C}^+}} + \text{Cl}^-} \xrightarrow{\text{schnell}} \underset{\substack{\text{2-Methyl-2-propanol}\\(tert.\text{-Butanol})}}{\text{H}_3\text{C}-\underset{\underset{\text{CH}_3}{|}}{\overset{\overset{\text{CH}_3}{|}}{\text{C}}}-\text{OH} + \text{Cl}^-}$$

Der geschwindigkeitsbestimmende Schritt ist der Übergang des vierbindigen tetraedrischen, $sp^3$-hybridisierten C-Atoms in das dreibindige, ebene Trimethylcarbeniumion ($sp^2$-hybridisiert). Der Reaktionspartner OH⁻ ist dabei nicht beteiligt, man erhält ein **Geschwindigkeitsgesetz erster Ordnung**. Das gebildete **Carbeniumion** ist eine **Zwischenstufe** und kein Übergangszustand, was sich auch im Reaktionsprofil bemerkbar macht (Abb. 125b).

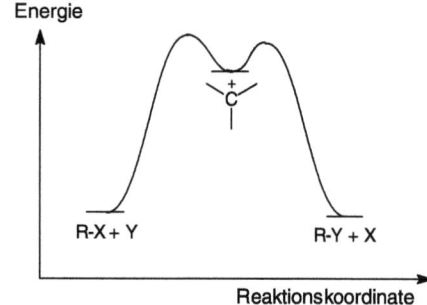

$$v = \frac{dc(RX)}{dt} = k \cdot c(RX)$$

a  b

**Abb. 125a,b.** Die $S_N1$-Reaktion. **a** Geschwindigkeitsgesetz. **b** Energiediagramm

## 10.1.1 Auswirkungen des Reaktionsmechanismus

### 1. Racemisierung

Die Bildung eines **planaren Carbeniumions** hat weitreichende Konsequenzen für die Umsetzung **chiraler Ausgangsverbindungen** (s.a. Kap. 25.5.2). Geht man zum Beispiel von optisch aktiven Halogenverbindungen wie etwa 3-Chlor-3-methyl-hexan aus, so kann das im ersten Schritt gebildete Carbeniumion von OH⁻ **von beiden Seiten mit derselben Wahrscheinlichkeit angegriffen werden**. Der gebildete Alkohol entsteht demzufolge als **racemisches Gemisch (Racemat)**.

**$S_N1$-Reaktionen verlaufen also unter weitgehender Racemisierung!**

### 2. *Wagner-Meerwein*-Umlagerungen

Mit *Wagner-Meerwein*-Umlagerungen muss man immer rechnen wenn **Carbeniumionen als Zwischenstufen** gebildet werden, und sich diese durch [1,2]-Verschiebung von Atomen oder Molekülgruppen **in stabilere Carbeniumionen** umwandeln können. H-Atome wandern hierbei besonders leicht, aber auch ganze Alkylgruppen können transferiert werden. Für Alkylgruppe gilt folgende

**Wanderungstendenz:** $C_{tertiär} > C_{sekundär} > C_{primär} > CH_3$

Versetzt man z.B. Neopentylalkohol (2,2-Dimethylpropanol) mit konz. Schwefelsäure, bildet sich nach Protonierung der OH-Gruppe und Wasserabspaltung das Neopentylkation, ein primäres Carbeniumion. Dieses kann sich durch Wanderung einer der benachbarten Methylgruppen in das erheblich stabilere tertiäre Carbeniumion umwandeln. Dieser Prozess ist relativ schnell, und man findet in der Regel Folgeprodukte dieses umgelagerten Carbeniumions.

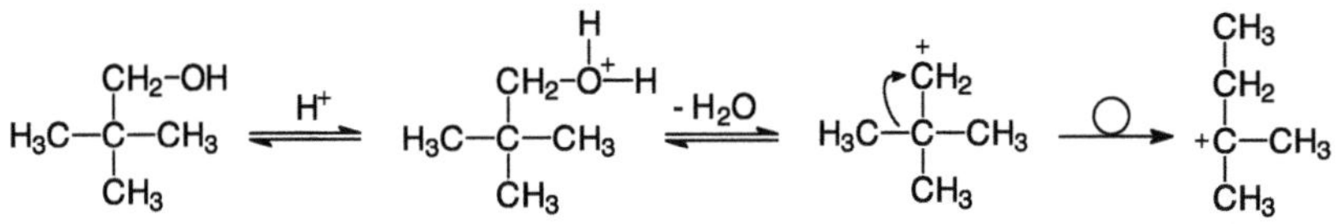

## 10.2 Der $S_N2$-Mechanismus

**Bei der $S_N2$-Reaktion**, hier am Beispiel von 2-Brombutan gezeigt, **erfolgen Bindungsbildung und Lösen der Bindung gleichzeitig.** Der geschwindigkeitsbestimmende Schritt ist die Bildung des **Übergangszustandes I**, d.h. der Angriff des Nucleophils. **Bei dieser bimolekularen Reaktion sind beide Reaktionspartner beteiligt,** es gilt ein **Geschwindigkeitsgesetz 2. Ordnung** (Abb. 126).

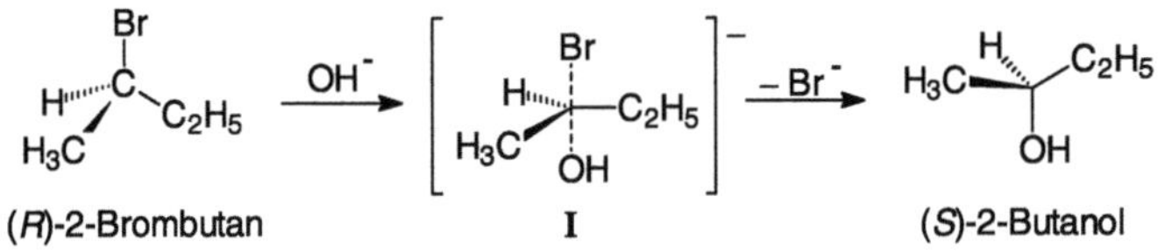

Der nucleophile Partner (OH⁻) nähert sich dem Molekül von der dem Substituenten (-Br) **gegenüberliegenden Seite.** In dem Maße, wie die C–Br-Bindung gelockert wird, bildet sich die neue C–OH-Bindung aus. **Im Übergangszustand I befinden sich die OH-Gruppe und das Br-Atom auf einer Geraden.**

Ist das Halogen an ein optisch aktives C-Atom gebunden, z.B. beim 2-Brombutan, entsteht das Spiegelbild der Ausgangsverbindung. Dabei wird die Konfiguration am chiralen C-Atom umgekehrt. Man spricht daher von **Inversion,** hier speziell von *Waldenscher* **Umkehr.**

Am Formelbild erkennt man deutlich, dass die drei Substituenten am zentralen C-Atom in eine zur ursprünglichen entgegengesetzten Konfiguration „umgestülpt" werden. **Vergleich:** Umklappen eines Regenschirms (im Wind).

**Die Inversion ist charakteristisch für eine $S_N2$-Reaktion.**

Im Gegensatz zur $S_N1$-Reaktion lässt sich die Bildung von Alkenen (Olefinen) und von Umlagerungsprodukten durch entsprechende Wahl der Reaktionsbedingungen vermeiden.

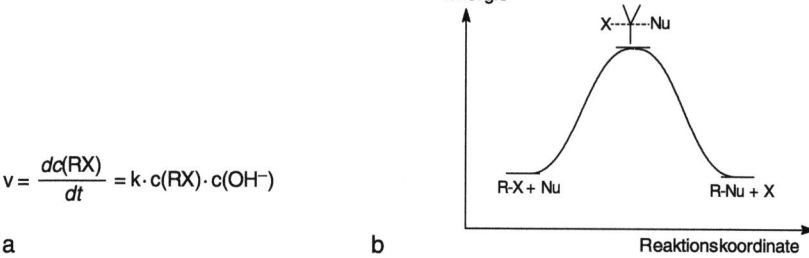

Abb. 126a,b. Die $S_N2$-Reaktion. **a** Geschwindigkeitsgesetz. **b** Energiediagramm

## 10.3 Das Verhältnis $S_N1/S_N2$ und die Möglichkeiten der Beeinflussung einer $S_N$-Reaktion

Die besprochenen $S_N1$- und $S_N2$-Mechanismen konkurrieren je nach Reaktion unterschiedlich stark miteinander bei jeder $S_N$-Reaktion. Oft gibt es jedoch die Möglichkeit, das Verhältnis von $S_N1$ zu $S_N2$ zu beeinflussen. Die im folgenden diskutierten Faktoren sind natürlich miteinander verknüpft und werden nur der Übersichtlichkeit wegen getrennt besprochen.

### 10.3.1 Konstitution des organischen Restes R

Aus der Betrachtung des Übergangszustandes einer $S_N1$-Reaktion geht hervor, dass die Substitution bei einem **+I-Effekt** (→) des Restes R erleichtert wird, weil er die **Bildung eines Carbeniumions begünstigt**. Da sowohl der +I-Effekt als auch die Stabilität von Carbeniumionen in der Reihenfolge primär < sekundär < tertiär zunehmen (s. Kap. 2.5.4), sind **für tertiäre Alkyl-Derivate vorwiegend $S_N1$-Reaktionen zu erwarten**:

$$\underset{\underset{CH_3}{|}}{\overset{\overset{CH_3}{|}}{H_3C-\overset{+}{C}-CH_3}} > \underset{\underset{CH_3}{|}}{\overset{\overset{H}{|}}{H_3C-\overset{+}{C}-CH_3}} > \underset{\underset{CH_3}{|}}{\overset{\overset{H}{|}}{H-\overset{+}{C}-H}} > \underset{\underset{H}{|}}{\overset{\overset{H}{|}}{H-\overset{+}{C}-H}}$$

Bei **$S_N2$-Reaktionen** ist zu berücksichtigen, dass im Übergangszustand **fünf Substituenten** um das zentrale C-Atom gruppiert sind. Der +I-Effekt wird durch die mit zunehmender Alkylierung stark wachsende **sterische Hinderung** überkompensiert. Dadurch wird die **$S_N2$-Reaktion** erschwert. Sie wird **vorzugsweise bei primären Alkyl-Derivaten** auftreten, da in diesem Fall die Hinderung durch voluminöse, raumerfüllende Alkylgruppen fehlt. **Die Reihenfolge der Reaktivität ist also umgekehrt wie bei $S_N1$.**

$$\text{Bei R-X gilt für R} = \begin{array}{c} \xrightarrow{S_N1 \text{ nimmt zu}} \\ \text{primär} \quad \text{sekundär} \quad \text{tertiär} \\ \xleftarrow{S_N2 \text{ nimmt zu}} \end{array}$$

Sekundäre Alkyl-Derivate liegen im Grenzbereich zwischen $S_N1$ und $S_N2$. Die Reaktion kann daher z.B. durch Variation des Nucleophils oder des Lösemittels in einem breiten Bereich gesteuert werden. Eine Steuerung nach $S_N1$ erfolgt auch dann, wenn die Carbeniumionen durch mesomere Effekte stabilisiert werden. Dies gilt z.B. für Allylchlorid, $CH_2=CH-CH_2-Cl$, oder Benzylchlorid (s.a. Kap. 2.5.1).

### 10.3.2 Die Art der Abgangsgruppe

Die Art der Abgangsgruppe X beeinflusst vor allem die Geschwindigkeit der nucleophilen Substitution und weniger das Verhältnis von $S_N1$ zu $S_N2$. Die Spaltung der C–X-Bindung erfolgt um so leichter, je stabiler das austretende Ion oder je stärker die korrespondierende Säure H–X ist. Für die Stabilität bekannter Gruppen gilt folgende Reihe:

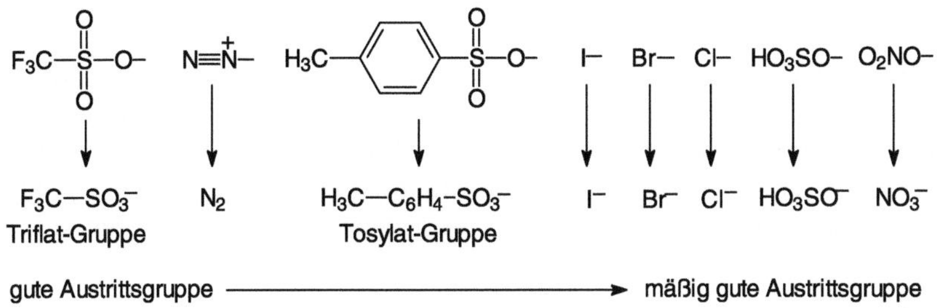

$F_3C-SO_3^-$  $N_2$  $H_3C-C_6H_4-SO_3^-$  $I^-$  $Br^-$  $Cl^-$  $HO_3SO^-$  $NO_3^-$
Triflat-Gruppe         Tosylat-Gruppe

gute Austrittsgruppe ⟶ mäßig gute Austrittsgruppe

Man erkennt, dass zu den **guten Austrittsgruppen** die **Anionen starker Säuren** zählen. **Schlechte Abgangsgruppen** sind Gruppen wie -OH, -OR, -NH$_2$, -OCOR, die schwer durch andere Nucleophile zu verdrängen sind.

### 10.3.3 Das angreifende Nucleophil Nu|

**Die Geschwindigkeit einer $S_N2$-Reaktion wird mit zunehmender Nucleophilie von Nu| erhöht.** Für die Nucleophilie verschiedener Teilchen in einem protischen Lösemittel gilt etwa:

$$RS^- > CN^- > I^- > OH^- > Br^- > Cl^- > CH_3COO^- > H_2O > F^-$$

**Qualitative Aussagen** zum Reaktionsverhalten lassen sich anhand des **Konzepts der harten und weichen Lewis-Säuren und –Basen (HSAB-Konzept)** machen. Nach diesem Konzept **reagieren bevorzugt Teilchen vergleichbarer Härte miteinander**: harte Nucleophile mit harten Elektrophilen, weiche Nucleophile mit weichen Elektrophilen. **Weiche Anionen (Nucleophile) sind groß, gut polarisierbar und wenig elektronegativ** (Bsp. $I^-$, $RS^-$ $R_3P$), **harte Anionen (Nucleophile) sind klein und stark elektronegativ** (Bsp. $F^-$, $Cl^-$, $RO^-$, $OH^-$, $RNH_2$).

Ähnliche Betrachtungen kann man auch für den Verlauf von $S_N$-Reaktionen anstellen. Die **$S_N1$-Reaktion verläuft über ein Carbeniumion** (sp$^2$-C mit positiver Ladung), also ein vergleichsweise **hartes Zentrum**. Im Vergleich hierzu ist die

Ladung beim **S$_N$2-Übergangszustand** auf ein- und austretendes Teilchen verteilt, man hat hier also einen **weichen Übergangszustand** vorliegen. Weiche Nucleophile reagieren daher bevorzugt nach S$_N$2, harte Nucleophile nach S$_N$1.

Für den Reaktionsablauf ist von Bedeutung, dass schlecht austretende Gruppen ein starkes Nucleophil erfordern. Dies wiederum begünstigt die als Nebenreaktion auftretende Eliminierung. Es ist daher oft günstiger, gut austretende Gruppen in ein Molekül einzuführen. **Darüber hinaus begünstigt eine hohe Konzentration des Nucleophils Nul die S$_N$2-Reaktion (Zeitgesetz!)**: Sie wird stark beschleunigt. Umgekehrt wirkt sich eine Verminderung der Konzentration von Nul hauptsächlich auf die S$_N$2-Reaktion aus, nicht aber auf die S$_N$1-Reaktion.

### 10.3.4 Lösemitteleffekte

**Lösemittel solvatisieren die Reaktionspartner und den Übergangszustand**, setzen dadurch die Aktivierungsenergie der Reaktion herab und **beeinflussen in starkem Ausmaß das Verhältnis S$_N$1/S$_N$2**. Wichtige Lösemitteleigenschaften für S$_N$-Reaktionen sind die **Dielektrizitätskonstante** (Lösemittelpolarität), das **Solvatationsvermögen** und die Fähigkeit, **Wasserstoff-Brückenbindungen** auszubilden.

Für **polare und protische Lösemittel** gilt: **je größer ein Atom, desto größer die Nucleophilie**. Dies ist verständlich, wenn man bedenkt, dass **große Atome leichter polarisierbar** sind (z.B. I$^-$ > Br$^-$ > Cl$^-$), weil ihre äußeren Elektronen weniger fest gebunden werden. Mit zunehmender Größe wird die Solvatation geringer (kleinere Solvatationsenergie), und die kleinere Solvathülle wird bei der Reaktion leichter abgebaut. Das I$^-$-Ion ist daher in protischen Lösemitteln, obwohl die schwächere Base, ein stärkeres Nucleophil als das kleine, schwer polarisierbare F$^-$-Ion, das zudem starke H-Brückenbindungen ausbildet. Geht man aber zu einem **dipolar-aprotischen Lösemittel**, z.B. Aceton, über, so wird die Nucleophilie-Skala umgekehrt und es gilt: F$^-$ > Br$^-$ > I$^-$; jetzt liegt nämlich das stärker basische, wenig solvatisierte (**„nackte"**) F$^-$-Ion vor.

Da beim **S$_N$1-Mechanismus** sowohl das Carbeniumion als auch das austretende Anion stabilisiert werden müssen, **begünstigen protische Lösemittel** („harte Lösemittel") wie Wasser, Alkohole und Carbonsäuren diese Reaktion. Darüber hinaus kann man auch **durch Erhöhung der Polarität des Lösemittels** S$_N$1-Reaktionen begünstigen, weil dadurch die Ionisierung des Eduktes und damit die Geschwindigkeit der S$_N$1-Reaktion beschleunigt werden (z.B. durch den Wechsel von 80 % Ethanol zu Wasser).

**S$_N$2-Reaktionen** laufen dagegen bevorzugt **in aprotischen Lösemitteln** („weiche Lösemittel") ab wie Dimethylformamid, (CH$_3$)$_2$N–CHO, oder Dimethylsulfoxid, (CH$_3$)$_2$SO. Deshalb ist beim Lösemittelwechsel (protisch → aprotisch) nicht nur eine Veränderung der Reaktionsgeschwindigkeit, sondern auch ein Übergang etwa von S$_N$1 nach S$_N$2 möglich.

# 11 Die Eliminierungs-Reaktionen (E1, E2)

Eine Abspaltung zweier Atome oder Gruppen aus einem Molekül, ohne dass andere Gruppen an ihre Stelle treten, heißt Eliminierungs-Reaktion.

**Bei einer 1,1- oder α-Eliminierung stammen beide Gruppen vom gleichen Atom, bei der häufigeren 1,2- oder β-Eliminierung von benachbarten Atomen.**

Eliminierungen können stattfinden:

- **ohne** Teilnahme anderer Reaktionspartner, in der Regel thermisch (Beispiel: Esterpyrolyse):

$$H-\overset{\beta}{C}-\overset{\alpha}{C}-X \longrightarrow C=C + HX$$

- **unter** dem Einfluss von Basen (B) oder Lösemittel-Molekülen:

$$B| + H-C-C-X \longrightarrow BH + C=C + X|$$

- **mit** Reduktionsmitteln aus *vicinal* (= benachbart) disubstituierten Verbindungen (Beispiel: 1,2-Dihalogen-Verbindungen, M = Metall):

$$M + X-C-C-X \longrightarrow C=C + MX_2$$

## 11.1 α- oder 1,1-Eliminierung

Werden beide Gruppen vom gleichen C-Atom abgespalten, spricht man von einer **α-Eliminierung**. Bekanntestes Beispiel ist die Bildung von Dichlorcarben aus Chloroform mit einer starken Base.

Im ersten Schritt wird ein Carbanion gebildet, aus dem Dichlorcarben als Zwischenprodukt entsteht. Durch geeignete Olefine wie 2-Buten lassen sich in einer Abfangreaktion Cyclopropane synthetisieren (s.a. Kap. 3.2.2).

$$\text{Cl}_3\text{C-H} + \text{OH}^- \underset{\text{schnell}}{\rightleftharpoons} \text{Cl}_3\text{C}^- + \text{H}_2\text{O} \xrightarrow[\text{langsam}]{-\text{Cl}^-} \underset{\substack{\text{Dichlor-}\\\text{carben}}}{\text{:CCl}_2} \xrightarrow[\text{schnell}]{\text{H}_2\text{O}/\text{OH}^-} \text{CO} + \text{HCO}_2^- + \text{Cl}^-$$

## 11.2 β- oder 1,2-Eliminierung

Ebenso wie Substitutionen können auch Eliminierungen **mono-** oder **bimolekular** verlaufen (E1- bzw. E2-Reaktion). Bezüglich des zeitlichen Verlaufs der Spaltung der H–C- und C–X-Bindung gibt es mehrere Möglichkeiten, die mehr oder weniger kontinuierlich ineinander übergehen. Die drei bekanntesten sind:

1) **E1:**   $C_\alpha$–X wird zuerst gelöst.
2) **E1cB:** H–$C_\beta$ wird zuerst aufgelöst.
3) **E2:**   Beide Bindungen werden etwa gleichzeitig gelöst.

### 11.2.1 Eliminierung nach einem E1-Mechanismus

**Der erste Reaktionsschritt**, die Heterolyse der $C_\alpha$–X-Bindung, **ist bei E1- und $S_N$1-Reaktionen gleich.** Er führt zu einem **Carbeniumion** als Zwischenprodukt.

$$H-\overset{\beta}{\underset{|}{C}}-\overset{\alpha}{\underset{|}{C}}-X \rightleftharpoons H-\underset{|}{\overset{|}{C}}-\underset{|}{\overset{|}{C}}\cdots X \rightleftharpoons H-\underset{|}{\overset{|}{C}}-\overset{+}{\underset{\backslash}{C}}{}^{/} + X^-$$

Dieser Schritt ist geschwindigkeitsbestimmend. Im folgenden schnellen Reaktionsschritt kann das Carbeniumion mit einem Nucleophil reagieren (→ $S_N$1), oder es wird vom β-C-Atom ein Proton abgespalten und ein Alken gebildet (→ E1).

**Beispiel:** Hydrolyse von *tert.*-Butylchlorid (2-Chlor-2-methyl-propan)

$$\underset{\underset{\text{CH}_3}{|}}{\overset{\overset{\text{CH}_3}{|}}{\text{H}_3\text{C}-\text{C}-\text{Cl}}} \underset{}{\overset{\text{H}_2\text{O}}{\rightleftharpoons}} \underset{\underset{\text{CH}_3}{|}}{\overset{\overset{\text{CH}_3}{|}}{\text{H}_3\text{C}-\overset{+}{\text{C}}}} + \text{Cl}^- \begin{array}{c} \xrightarrow[S_N 1]{\text{H}_2\text{O}} \text{H}_3\text{C}-\underset{\underset{\text{CH}_3}{|}}{\overset{\overset{\text{CH}_3}{|}}{\text{C}}}-\text{OH} + \text{H}^+ \\ \\ \xrightarrow{\text{E1}} \text{H}_2\text{C}=\text{C}\overset{\diagup \text{CH}_3}{\diagdown \text{CH}_3} + \text{H}^+ \end{array}$$

Geschwindigkeitsgleichung für beide Reaktionsabläufe:

$$v = \frac{dc(\text{RX})}{dt} = k \cdot c(\text{RX})$$

Beide Reaktionen verlaufen sehr schnell. Das Verhältnis E1/$S_N$1 ist nur wenig zu beeinflussen; es treten die bekannten Umlagerungen von Carbeniumionen als Nebenreaktionen auf (s. Kap. 10.1.1).

Auch die säurekatalysierte Dehydratisierung von Alkoholen zu Alkenen verläuft monomolekular. Da die Eliminierung an verschiedenen Positionen erfolgen kann, werden in der Regel Produktgemische erhalten.

$$R-CH_2-\underset{CH_3}{\overset{CH_3}{\underset{|}{\overset{|}{C}}}}-OH + H^+ \rightleftharpoons R-CH_2-\underset{CH_2-H}{\overset{CH_3}{\underset{|}{\overset{+|}{C}}}} + \overset{H}{\underset{H}{\overset{|}{O}}} \rightleftharpoons R-CH_2-\underset{CH_2}{\overset{CH_3}{\underset{\|}{\overset{|}{C}}}} + H_3O^+$$

### 11.2.2 Eliminierung nach einem E1cB-Mechanismus

Reaktionen nach diesem Mechanismus sind relativ selten. Er wird über ein **Carbanion** formuliert. Am Beispiel erkennt man, dass unter dem Einfluss einer starken Base (B) zuerst die $C_\beta$–H-Bindung gelöst wird (schneller Schritt). Dabei wird das Carbanion, die **konjugierte Base** (cB) gebildet, die in einem zweiten, langsamen Reaktionsschritt eine Abgangsgruppe eliminiert. Die Reaktionsgeschwindigkeit ist daher nur von der Konzentration dieser konjugierten Base abhängig.

$$\underset{B^- \curvearrowright H}{\overset{F}{\underset{|}{Br_2C-CF_2}}} \underset{schnell}{\rightleftharpoons} \underset{konjugierte\ Base}{Br_2\overset{-}{C}-CF_2^F} \underset{langsam}{\rightleftharpoons} Br_2C=CF_2 + BH + F^-$$

Geschwindigkeitsgleichung:

$$v = \frac{dc(RX)}{dt} = k \cdot c(konj.\ Base)$$

### 11.2.3 Eliminierung nach einem E2-Mechanismus

Der wichtigste Reaktionsmechanismus ist bei den Eliminierungen der einstufige E2-Mechanismus. **Die Abtrennung der Gruppe vom α-C-Atom (meist ein Proton), die Bildung der Doppelbindung und der Austritt der Abgangsgruppe X verlaufen simultan.** Die Base, z.B. $OH^-$, entfernt ein Proton von einem Kohlenstoffatom und gleichzeitig tritt die Abgangsgruppe, z.B. ein Bromidion, aus. **Der geschwindigkeitsbestimmende Schritt ist die Reaktion zwischen der Base und dem Halogenalkan.**

**Beispiel:** Eliminierung von HBr aus Bromethan:

$$\underset{Br}{\overset{Br^- \curvearrowright H}{\underset{|}{H_2C-CH_2}}} \longrightarrow \left[ \underset{Br}{\overset{B---H}{\underset{|}{H_2C=CH_2}}} \right]^{\neq} \longrightarrow H_2C=CH_2 + BH + Br^-$$

Geschwindigkeitsgleichung:

$$v = \frac{dc(RX)}{dt} = k \cdot c(B) \cdot c(RX)$$

**Zum stereochemischen Verlauf der Reaktion nach E2**

E2-Reaktionen verlaufen dann besonders gut, wenn die austretenden Gruppen H und X *trans*-ständig sind und **H, $C_\alpha$, $C_\beta$, X in einer Ebene liegen** (antiperiplanare Anordnung). In diesem Fall spricht man auch von ***anti*-Eliminierung** (der Ausdruck „*trans*" ist der „Stereochemie" vorbehalten). Zur graphischen Darstellung des Reaktionsverlaufs eignet sich besonders die **Sägebock-Projektion** (s. Kap. 3.1.2)

**Beispiel:** Stereoselektive Eliminierung von HBr aus 1-Brom-1,2-diphenyl-propan

(1S,2R)-1-Brom-1,2-diphenylpropan

**I**

(E)-1,2-Diphenylpropen

(1R,2R)-1-Brom-1,2-diphenylpropan

**II**

(Z)-1,2-Diphenylpropen

Aus den 1,2-Diphenylpropylhalogen-Verbindungen entstehen jeweils nur die nach dem *anti*-Mechanismus zu erwartenden Produkte. Die diastereomeren Halogenide **I** und **II** (s. Kap. 23) liefern daher **stereoselektiv** die entsprechenden Alkene mit entgegengesetzter Olefingeometrie (geometrische Isomere, s.a. Kap. 1.6).

Besonders ausgeprägte *anti*-**Stereoselektivität** zeigen **Cyclohexan-Derivate**, da die Eliminierung bevorzugt aus der *trans*-diaxialen Konformation (vgl. Kap. 3.2.1) erfolgt.

Betrachten wir z.B. die HX-Eliminierung aus Cyclohexylderivat **III** mit axialer Austrittsgruppe, so erkennt man, dass der Base zwei *anti*-orientierte Protonen zur Verfügung stehen. Daher wird bei dieser Reaktion immer ein Gemisch der Alkene **IV** und **V** gebildet. Das Verhältnis dieser **Regioisomeren** wird vor allem durch die Austrittstendenz der Gruppe X, sowie die Stärke und die Größe der Base B bestimmt (s.a. Kap. 11.4).

Befindet sich die Austrittsgruppe nicht in einer axialen Position, so muss gegebenenfalls das Substrat zuvor von einer Sesselform (s.a. Kap. 3.2.1) in die andere übergehen, damit Eliminierung erfolgen kann.

Ganz anders liegen daher die Verhältnisse bei der Eliminierung aus dem zu **III** isomeren Derivat **VI** mit äquatorialer Austrittsgruppe. Eine *anti*-Eliminierung ist hierbei aus dieser Konformation nicht möglich. Zur Eliminierung muss das Molekül daher aus der energetisch günstigen Sesselkonformation **VI** in die erheblich ungünstigere Konformation **VI'** übergehen. In dieser Konformation befindet sich jedoch nur 1 H-Atom *anti* zur Austrittsgruppe. Daher erfolgt die Eliminierung hier regioselektiv zum Alken **V**. Das isomere Alken **IV** wird nicht erhalten.

## 11.3 Das Verhältnis von Eliminierung zu Substitution

Bei der Besprechung der $S_N$-Reaktionen wurde schon darauf hingewiesen, dass oft Eliminierungen als Konkurrenzreaktionen auftreten. Dies ist verständlich, wenn man die Reaktionsmöglichkeiten eines Nucleophils Nu$^-$ mit einem geeigneten Partner betrachtet. **Jedes Nucleophil ist auch eine Base** und kann daher zur Eliminierung führen.

$S_N1$-Substitutionen werden normalerweise von E1-Eliminierungen als Nebenreaktionen begleitet, da beide über ein Carbeniumion als gemeinsames Zwischenprodukt verlaufen. Ebenso konkurrieren $S_N2$-Substitution und E2-Eliminierung miteinander, obwohl beide Prozesse über verschiedene Reaktionswege ablaufen.

**Beeinflussung von E/$S_N$**

Allgemein gilt für das Verhältnis E1/E2: **E1 wird begünstigt durch die Bildung stabiler Carbeniumionen und durch ein gut ionisierendes und Ionen solvatisierendes Lösemittel.** Ebenso wie bei der $S_N$-Reaktion gilt auch, dass gute Abgangsgruppen wie die Tosylat-Gruppe leicht eliminiert werden. Für die Halogene findet man erwartungsgemäß: **F < Cl < Br < I**, d.h. I wird am leichtesten eliminiert. Es ist nicht überraschend, dass die Eliminierung im Vergleich zur Substitution mit zunehmender Stärke der angreifenden Base zunimmt. Auch die Verwendung von Basen mit großem Raumbedarf (z.B. Ethyldicyclohexylamin), die nicht oder nur schwer Substitutions-Reaktionen eingehen können, fördert die Eliminierung. Häufig verwendete Basen sind: $NR_2^- > RO^- > HO^-$. Wechselt man das Lösemittel von protisch zu dipolar-aprotisch, verringert sich die Solvatisierung der Basen über die H-Brückenbindungen und ihre Basizität kommt voll zur Wirkung.

**Hohe Reaktionstemperaturen begünstigen die Eliminierung und niedere eine Substitutions-Reaktion**, da die Aktivierungsenergie für eine Eliminierung häufig größer ist.

**Eliminierungen werden auch durch elektronenziehende Substituenten stark begünstigt.** Ein Grund ist die Erhöhung der Acidität der β-Atome, die dann von der Base leichter entfernt werden können. **Beispiel:** Dehydratisierung im Anschluss an die Aldolreaktion (Kap. 17.3.2).

**Hochsubstituierte Verbindungen reagieren bevorzugt in einer Eliminierungs-Reaktion.** Der nucleophile Angriff z.B. an einem tertiären Halogenid ist sterisch stark gehindert, wohingegen die Deprotonierung an einer benachbarten, häufig weniger gehinderten Position erfolgt. Daher können auch tertiäre Halogenide nach einem E2-Mechanismus reagieren, wenn der Angriff an der Peripherie des Moleküls erfolgt.

Für das Verhältnis $E2/S_N2$ ergibt sich daher folgende Reihe:

```
                              E2 nimmt zu
                         ─────────────────────▶
   Bei R–X gilt für R =    primär   sekundär   tertiär
                         ◀─────────────────────
                              S_N2 nimmt zu
```

**Beispiele:** Bei der Eliminierung von Bromalkanen mit Ethanolat in Ethanol findet man üblicherweise 10 % Alken bei primären, 60 % Alken bei sekundären und 90 % Alken bei tertiären Bromalkanen.

## 11.4 Isomerenbildung bei Eliminierungen

Stehen benachbart zur Abgangsgruppe X zwei nicht äquivalente β-H-Atome für die Eliminierung zur Verfügung, können isomere Alkene entstehen.

**Stehen beide H-Atome an einem benachbarten C-Atom, so bilden sich (*E/Z*)-Isomere (Geometrische Isomere).** Die beiden zur Eliminierung geeigneten *anti*-Positionen **I** und **II** können sich durch Rotation ineinander umwandeln (Konformationsisomere, Kap. 1.6).

Stehen beide H-Atome an verschiedenen benachbarten C-Atomen, so bilden sich Regioisomere. Ein Beispiel hierzu wurde bereits beim E2-Mechanismus diskutiert (Kap. 11.2.3).

**Orientierung bei regioselektiven Eliminierungen:** *Saytzeff-* **und** *Hofmann-***Eliminierung**

Das Verhältnis der regioisomeren Produkte hängt sehr stark von der Austrittsgruppe, dem Lösemittel sowie der Basizität und Raumerfüllung der Base ab.

$$H_3C-\overset{H^b}{\underset{}{CH}}-\overset{H^a}{\underset{X}{CH}}-CH_2$$

$$\swarrow -H^bX \qquad \searrow -H^aX$$

$H_3C-CH=CH-CH_3$          $H_3C-CH_2-CH=CH_2$
**Saytzeff-Produkt**          **Hofmann-Produkt**

| | | |
|---|---|---|
| X = Br | 81% | 19% |
| X = $^+$N(CH$_3$)$_3$ | 5% | 95% |

Bei Bromalkanen entsteht, wie bei den meisten Eliminierungen, bevorzugt das stärker verzweigte (höher substituierte) Alken (**Regel von** *Saytzeff*). Bei der Eliminierung von quartären Ammonium-Salzen (***Hofmann-*Eliminierung**) bildet sich das weniger verzweigte Alken.

Zur Erklärung können elektronische und sterische Effekte herangezogen werden: Das *Saytzeff*-Produkt ist das **thermodynamisch günstigere Produkt** und wird bevorzugt gebildet, wenn gute Abgangsgruppen wie -Br verwendet werden. Je besser die Abgangsgruppe, desto mehr verschiebt sich der Mechanismus der Eliminierung nach E1, desto höher ist der Anteil an *Saytzeff*-Produkt.

Verwendet man hingegen **relativ schlechte Abgangsgruppen** wie etwa -N$^+$(CH$_3$)$_3$, so bedarf es des Mitwirkens der Base zur Eliminierung. Die Eliminierung erfolgt nach E2 und der Angriff der Base ist der Produkt-bestimmende Schritt. Sperrige Gruppen erschweren die Eliminierung eines Protons in ihrer Nachbarschaft, und die Reaktion erfolgt bevorzugt an einer endständigen Methylgruppe. Der Anteil an *Hofmann*-Produkt lässt sich daher auch durch Verwendung sterisch gehinderter Basen erhöhen.

# 11.5 Beispiele für wichtige Eliminierungs-Reaktionen

## 11.5.1 *anti*-Eliminierungen

### 1. Dehalogenierung von 1,2-Dihalogen-Verbindungen

Zum Schutz von Doppelbindungen während einer Synthese (z.B. vor Oxidationen) addiert man oft Brom (Kap. 6.1.1) und debromiert anschließend das Produkt wieder. Da beide Reaktionen stereochemisch einheitlich *anti*-selektiv verlaufen, bleibt die Konfiguration der Doppelbindung letztendlich erhalten. Zur Dehalogenierung dienen Reduktionsmittel wie etwa unedle Metalle (Zn, Mg u.a.).

(*E*)-Alken (*E*)-Alken

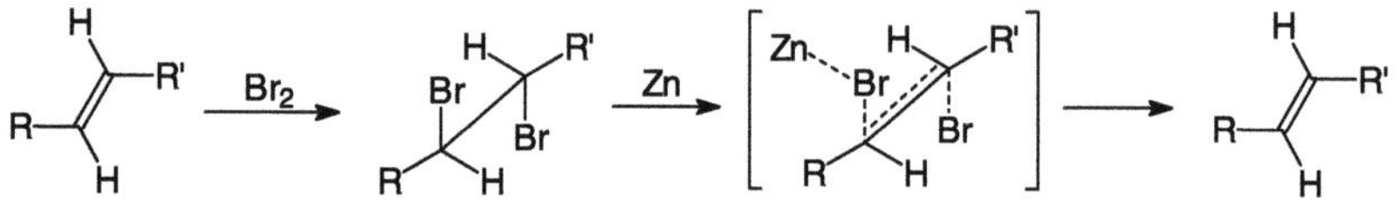

Durch Doppeleliminierung von HX aus geeigneten 1,2-Dihalogenalkanen mit Basen lassen sich je nach Reaktionsbedingung auch Alkine, Allene und konjugierte Diene herstellen.

**Beispiel:**

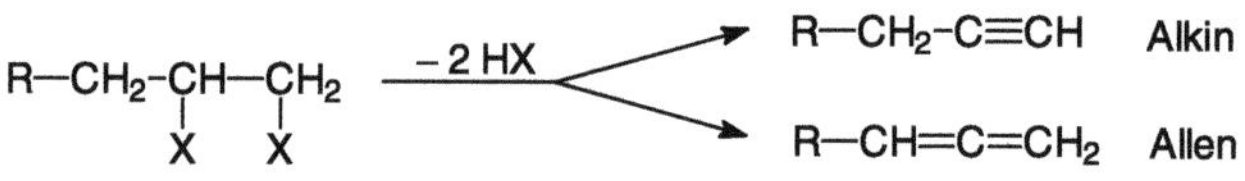

### 2. Biochemische Dehydrierungen

Die zur technischen Herstellung von Alkenen wichtigen Dehydrierungen sind auch biologisch von Bedeutung. Gut untersucht wurde die Abspaltung von Wasserstoff aus Bernsteinsäure durch das Enzym **Succinat-Dehydrogenase**. Der Wasserstoff wird hierbei auf **FAD** (Flavin-Adenin-Dinucleotid) übertragen. Bei den Experimenten wurden die Verbindungen mit Deuterium (D) markiert. Dabei zeigte sich, dass die Oxidation der Bernsteinsäure zur Fumarsäure eine ***anti*-Eliminierung** ist.

Bernsteinsäure Fumarsäure

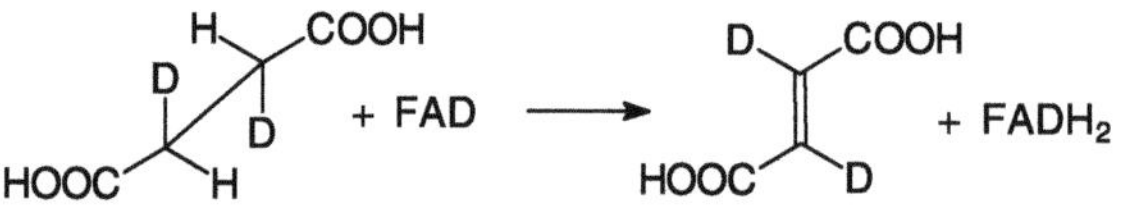

## 11.5.2 *syn*-Eliminierungen (thermische Eliminierungen)

Zahlreiche organische Verbindungen spalten bei einer Pyrolysereaktion H–X ab und bieten so eine gute Möglichkeit zur Gewinnung reiner Alkene in hohen Ausbeuten.

Die Reaktionen verlaufen vermutlich über **cyclische Mehrzentren-Prozesse** mit hoher *syn*-Selektivität.

**Beispiele:**

**1. Pyrolyse von Xanthogenaten nach *Tschugaeff***

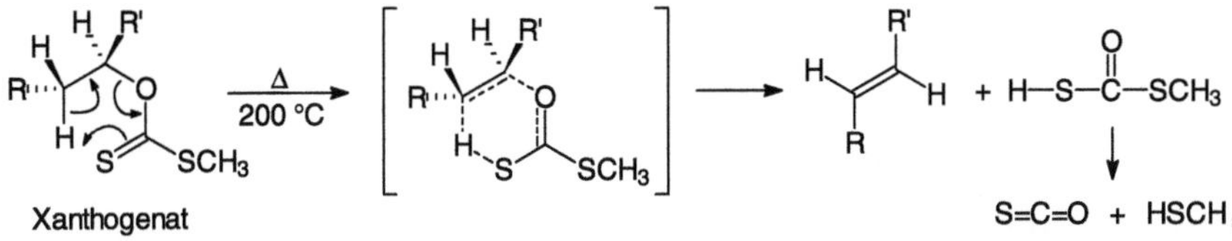

Die für die Reaktion benötigten Xanthogenate erhält man sehr einfach aus dem entsprechenden Alkoholat durch Umsetzung mit $CS_2$ (Schwefelkohlenstoff) und anschließende S-Methylierung (z.B. mit Methyliodid) (s.a. Kap. 21.5).

**2. Pyrolyse von Estern**

Die Eliminierung gelingt auch mit anderen Estern, jedoch sind hier drastischere Bedingungen erforderlich.

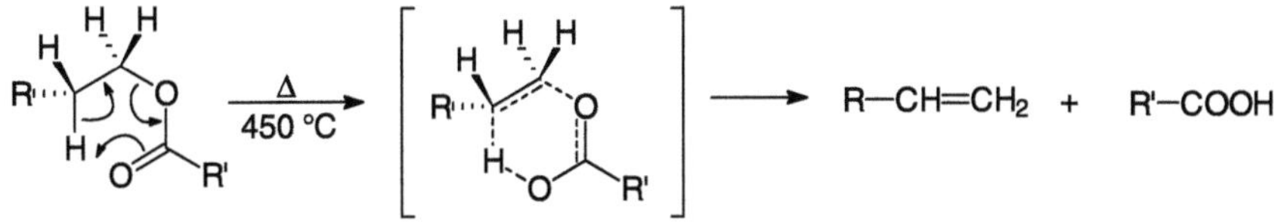

**3. *Cope*-Eliminierung von Aminoxiden**

Unter vergleichsweise milden Bedingungen verlaufen Eliminierungen quartärer Aminooxide. Diese erhält man durch Oxidation tertiärer Amine. Man erkennt, dass das Substrat mit seinem neg. geladenen Sauerstoff seine „eigene Base" zur Eliminierung des β-ständigen Wasserstoffs mitbringt.

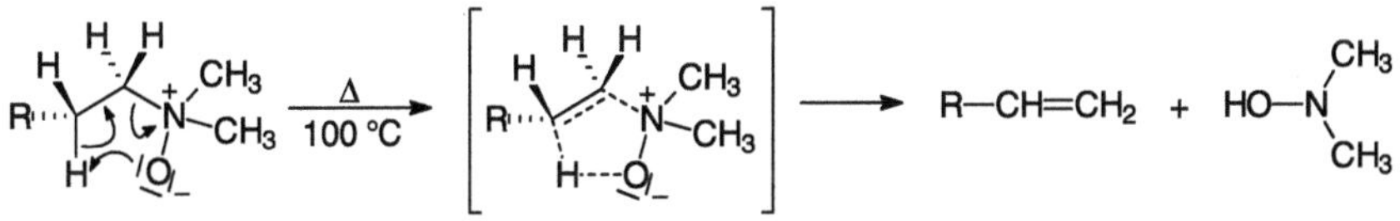

**4. Decarboxylierung von 3-Oxocarbonsäuren**

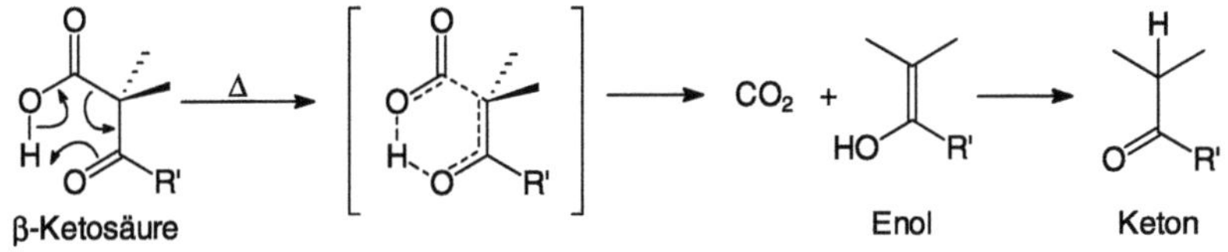

Die Decarboxylierung von (substituierten) Malonsäuren verläuft analog.

# 12 Sauerstoff-Verbindungen

## 12.1 Alkohole (Alkanole)

### 12.1.1 Beispiele und Nomenklatur

Alkohole (Alkanole) enthalten eine oder mehrere OH-Gruppen im Molekül. Dabei kann i. Allg. maximal nur eine OH-Gruppe an ein und dasselbe C-Atom gebunden sein (*Erlenmeyer*-**Regel**, Ausnahme s. Kap. 17.1.2.1). Man unterscheidet nach dem Substitutionsgrad des Kohlenstoffatoms, das die OH-Gruppe trägt, **primäre, sekundäre und tertiäre Alkohole** und nach der Anzahl der OH-Gruppen **ein-, zwei-, drei- und mehrwertige Alkohole.**

**Die Namen werden gebildet, indem man an den Namen des betreffenden Alkans die Endung -ol anhängt.** Auch hier ist die Bildung homologer Reihen möglich. Sind verschiedene Isomere möglich, so wird die Stellung der OH-Gruppe durch eine Ziffer dem systematischen Namen vorangestellt.

**Beispiele:**

*primär:*

| $H_3C-OH$ | $H_3C-CH_2-OH$ | $H_3C-CH_2-CH_2-OH$ | $H_3C-CH_2-CH_2-CH_2-OH$ |
|---|---|---|---|
| Methanol (Holzgeist) | Ethanol (Weingeist) | 1-Propanol | 1-Butanol |

*sekundär:*     *tertiär:*     *zweiwertig:*     *dreiwertig:*

$$H_3C-\underset{OH}{\underset{|}{C}H}-CH_3 \qquad H_3C-\underset{OH}{\overset{CH_3}{\underset{|}{\overset{|}{C}}}}-CH_3 \qquad \underset{OH}{\underset{|}{C}H_2}-\underset{OH}{\underset{|}{C}H_2} \qquad \underset{OH}{\underset{|}{C}H_2}-\underset{OH}{\underset{|}{C}H}-\underset{OH}{\underset{|}{C}H_2}$$

2-Propanol (Isopropanol)     2-Methyl-2-propanol (*tert.*-Butanol)     1,2-Ethandiol (Ethylenglykol)     1,2,3-Propantriol (Glycerin)

Wie bei den Alkanen steigen Schmelz- und Siedepunkte der Alkohole mit zunehmender Kohlenstoffzahl an (Tabelle 42). Allerdings liegen die Werte der Alkohole höher als die der Alkane der entsprechenden Molekülmasse. Der Grund hierfür ist die **Assoziation der Moleküle über Wasserstoff-Brückenbindungen,** wobei ein H-Atom mit dem freien Elektronenpaar eines benachbarten Sauerstoffatoms wechselwirkt (Abb. 127).

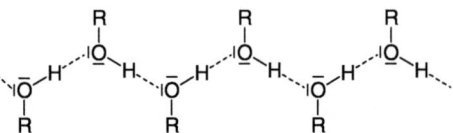

**Abb. 127.** H-Brückenbindung

Ebenso verändern sich die Löslichkeiten: Die polare Hydroxyl-Gruppe erhöht die Löslichkeit der Alkohole in Wasser. Dies gilt besonders für die kurzkettigen und die mehrwertigen Alkohole. **Die Hydrophilie wirkt sich um so geringer aus, je länger der Kohlenwasserstoff-Rest ist.** Dann bestimmt vor allem der hydrophobe (lipophile) organische Rest das Löseverhalten. **Höhere Alkohole** lösen sich nicht mehr in Wasser, weil die gegenseitige Anziehung der Alkoholmoleküle durch die *van der Waals*-Kräfte größer wird als die Wirkung der H-Brücken zwischen den Alkohol- und den Wassermolekülen. Sie sind dann nur noch in lipophilen Lösemitteln löslich. Die **niederen Alkohole** wie Methanol und Ethanol lösen sich dagegen sowohl in unpolaren (hydrophoben) wie auch in polaren (hydrophilen) Lösemitteln.

**Tabelle 42.** Physikalische Eigenschaften und Verwendung von Alkoholen

| Verbindung | Schmp. °C | Sdp. °C | weitere Angaben |
|---|---|---|---|
| Methanol (Methylalkohol) | –97 | 65 | Lösemittel, Methylierungsmittel, Ausgangsprodukt für Formaldehyd und Anilinfarben; giftig |
| Ethanol (Ethylalkohol) | –114 | 78 | Ausgangsprodukt für Butadien, Ether, alkoholische Getränke |
| 1-Propanol (*n*-Propylalkohol) | –126 | 97 | Lösemittel |
| 2-Propanol (Isopropylalkohol) | –90 | 82 | Aceton-Gewinnung, Lösemittel |
| 1-Butanol (*n*-Butylalkohol) | –80 | 117 | Lösemittel für Harze, Esterkomponente für Essig- und Phthalsäure |
| 2-Methyl-1-propanol (Isobutylalkohol) | –108 | 108 | |
| 2-Methyl-2-propanol (*tert.*-Butylalkohol) | 25 | 83 | Aluminium-*tert.*-butylat (Katalysator) |
| 2-Propen-1-ol (Allylalkohol) | –129 | 97 | |
| 1,2-Ethandiol (Glykol) | –11 | 197 | Polyesterkomponente, Gefrierschutzmittel, Lösemittel für Lacke und Acetylcellulose |
| 1,2,3-Propantriol (Glycerin) | 20 | 290 | Alkydharze, Dynamit, Weichmacher für Filme, Frostschutzmittel; Bestandteil der Fette |

## 12.1.2 Herstellung von Alkoholen

### 12.1.2.1 Einwertige Alkohole

Aus der großen Anzahl von Herstellungsmethoden für Alkohole sind folgende Verfahren allgemein anwendbar. Die Reaktionen sind hier nur zusammengefasst, sie werden in den jeweils angegebenen Kapiteln näher erläutert.

**1. Hydrolyse von Halogenalkanen mit NaOH oder Ag$_2$O** (s. Kap. 10)

$$R-Cl + NaOH \longrightarrow R-OH + NaCl$$
$$2\,R-Cl + Ag_2O + H_2O \longrightarrow 2\,R-OH + 2\,AgCl$$

Ag$_2$O bildet in Wasser basisches Silberhydroxid (AgOH), das Silber erhöht die Austrittstendenz des Halogenids.

**2. Reaktion von *Grignard*-Reagenzien mit Carbonylverbindungen** (s. Kap. 17.2.2)

$$R-Mg-Cl + R'-\underset{H}{\overset{O}{C}} \longrightarrow R-\underset{\overset{|}{OH}}{C}H-R'$$

**3. Reduktion von Ketonen** (s. Kap. 17.1.1)

$$R-\overset{O}{\underset{\|}{C}}-R' \xrightarrow{[2\,H]} R-\underset{\overset{|}{OH}}{C}H-R'$$

**4. Anlagerung von Wasser an Alkene** (s. Kap. 6.1.2):

$$R-CH=CH_2 + H_2O \xrightarrow{H^+} R-\underset{\overset{|}{OH}}{C}H-CH_3$$

Die sauer katalysierte **Hydratisierung** von Alkenen erfolgt nach *Markownikow* und liefert **sekundäre Alkohole**.

**5. Hydroborierungs-Oxidations-Reaktion** (s. Kap. 6.1.3).

$$R-CH=CH_2 + BHR_2 \longrightarrow R-CH_2-CH_2-BR_2 \xrightarrow[HO^-]{H_2O_2} R-CH_2-CH_2-OH$$

Die Addition des Borans erfolgt nach *anti-Markownikow*. Die gebildete primäre Borverbindung kann oxidativ zum **primären Alkohol** gespalten werden.

## 6. Allylische Oxidation mit Selendioxid

Alkene lassen sich nicht nur durch Hydratisierung und Hydroborierung/Oxidation in Alkohole umwandeln sondern auch durch **allylische Oxidation**. Dadurch entstehen **ungesättigte Allylalkohole**. Das Reagenz Selendioxid reagiert über einen **cyclischen Übergangszustand** und ist daher empfindlich gegenüber sterischer Hinderung. Oxidation erfolgt daher selektiv an der sterisch weniger gehinderten Position.

## 7. Spezielle Verfahren

Für die wichtigsten Alkohole gibt es zusätzlich spezielle Herstellungsverfahren.

### Methanol:

Methanol wurde ursprünglich durch **trockene Destillation von Holz** gewonnen. Daher der alte Name *Holzgeist*.

Technisch gewinnt man Methanol aus Kohlenmonoxid und Wasserstoff (Synthesegas):

$$CO + 2H_2 \xrightarrow[ZnO/Cr_2O_3]{200 \text{ bar, } 400 \text{ °C}} CH_3OH$$

### Ethanol:

Technisch gewinnt man Ethanol durch Hydratisierung von Ethen und Reduktion von Acetaldehyd.

Eine weitere Möglichkeit ist die **alkoholische Gärung**. Bei der alkoholischen Gärung werden Poly-, Di- oder Monosaccharide (Stärke, Zucker) mit Hilfe der in der Hefe vorhandenen Enzyme zu Ethanol abgebaut.

$$\underset{\text{Glucose}}{C_6H_{12}O_6} \xrightarrow{\text{Hefe}} 2\,C_2H_5OH + 2\,CO_2$$

Als Ausgangsmaterialien dienen z.B. stärkehaltige Produkte wie Kartoffeln, Melasse, Reis oder Mais. Die Stärke wird durch das Enzym Diastase in Maltose, Maltose durch das Enzym Maltase in Glucose umgewandelt (s. Kap. 25). Die Vergärung der Glucose zu Ethanol und Kohlendioxid erfolgt dann in Gegenwart von **Hefe**, die den Enzymkomplex **Zymase** enthält. Nach Abschluss des Vergärungsprozesses besitzt das Reaktionsgemisch einen Volumengehalt von ca. 20 % Ethanol, das durch Destillation bis auf 95,6 % angereichert werden kann.

### Propanole:

**1-Propanol** erhält man technisch durch Hydroformylierung von Ethen und Reduktion des dabei gebildeten Propionaldehyds.

$$H_2C=CH_2 + CO + H_2 \longrightarrow \underset{\text{Propionaldehyd}}{H_3C-CH_2-CHO} \xrightarrow{H_2} H_3C-CH_2-CH_2-OH$$

**2-Propanol** gewinnt man durch Hydratisierung von Propen.

**Propargylalkohol:**

Diesen ungesättigten Alkohol erhält man technisch aus Ethin (Acetylen) und Formaldehyd (*Reppe*-Verfahren):

$$HC\equiv CH + H-CHO \xrightarrow{CuC_2} HC\equiv CH-CH_2-OH$$

Ethin                              Propargylalkohol
(Acetylen)

### 12.1.2.2 Mehrwertige Alkohole

**Ethylenglykol (1,2-Glykol)** ist ein **zweiwertiger Alkohol**. Man erhält ihn

a) durch Reaktion von Ethylenoxid mit Wasser (s.a. Kap. 12.3.3.1)

$$H_2C\overset{\diagdown}{\underset{O}{-}}CH_2 + H_2O \xrightarrow{H^+} \underset{HO\ \ OH}{H_2C-CH_2}$$

b) Durch Anlagerung von HOCl an Ethen (Ethylen) und Hydrolyse des Ethylenchlorhydrins (Epichlorhydrin) (vgl. Kap. 6.1.2.2). Andere 1,2-Diole erhält man durch *cis*-**Dihydroxylierung** (Kap. 6.1.3.3)

$$H_2C=CH_2 + HOCl \longrightarrow \underset{Cl\ \ OH}{H_2C-CH_2} \xrightarrow[\substack{-NaCl\\-CO_2}]{+NaHCO_3} \underset{HO\ \ OH}{H_2C-CH_2}$$

Ethylen                     Ethylenchlorhydrin

**Glycerin**, ein **dreiwertiger** Alkohol, ist Bestandteil von **Fetten und Ölen** und entsteht neben den freien Fettsäuren bei deren alkalischer Hydrolyse (Verseifung).

$$\begin{array}{c} CH_2-O-COR \\ CH-O-COR \\ CH_2-O-COR \end{array} \xrightarrow{NaOH} \begin{array}{c} CH_2-OH \\ CH-OH \\ CH_2-OH \end{array} + 3\ RCOO^-Na^+$$

Fett                    Glycerin       Seife

**Technisch** wird Glycerin hauptsächlich durch Umsetzung von Propen (Bestandteil der Crackgase) mit Chlor und Hydrolyse der Halogen-Verbindungen gewonnen:

$$\underset{\text{Propen}}{\begin{array}{c}CH_3\\CH\\||\\CH_2\end{array}} \xrightarrow[-HCl]{+Cl_2} \underset{\text{Allylchlorid}}{\begin{array}{c}CH_2Cl\\CH\\||\\CH_2\end{array}} \xrightarrow[-KCl]{+KOH} \underset{\text{Allylalkohol}}{\begin{array}{c}CH_2OH\\CH\\||\\CH_2\end{array}} \xrightarrow{+HOCl} \underset{\substack{\text{Glycerin-1-}\\\text{chlorhydrin}}}{\begin{array}{c}CH_2OH\\CHOH\\CH_2Cl\end{array}} \xrightarrow[-KCl]{+KOH} \underset{\text{Glycerin}}{\begin{array}{c}CH_2OH\\CHOH\\CH_2OH\end{array}}$$

Glycerin und Ethylenglykol sind Ausgangsstoffe für viele chemische Synthesen. Es sind zähflüssige, süß schmeckende Flüssigkeiten, beliebig mischbar mit Wasser und nur wenig löslich in Ether. Sie werden u.a. als Frostschutzmittel und Lösemittel verwendet. Glycerin ist in der pharmazeutischen Technologie ein viel verwendeter Bestandteil von Salben und anderen Arzneizubereitungen. **Der Sprengstoff Dynamit ist Glycerintrinitrat, das in Kieselgur aufgesaugt wurde** und so gegen Erschütterungen relativ unempfindlich ist.

### 12.1.3 Reaktionen der Alkohole

**1. Basizität und Acidität der Alkohole**

Alkohole verfügen wie Wasser über zwei freie Elektronenpaare am Sauerstoff und können daher als Nucleophile und Basen reagieren. Mit **starken Säuren** bilden sich **Alkyloxoniumionen**: Dies ermöglicht erst die nucleophilen Substitutions-Reaktionen bei Alkoholen, da $H_2O$ eine viel bessere Abgangsgruppe ist als $OH^-$. Analog wirken Lewis-Säuren wie $ZnCl_2$ oder $BF_3$:

$$R\text{-}\overset{+}{O}H_2 + HCl \longrightarrow R\text{-}\overset{+}{O}H_2 \; Cl^- \qquad \text{mit } BF_3: \; R\text{-}\overset{+}{O}H(BF_3^-)H$$

Alkohole sind etwas weniger sauer als Wasser (s. $pK_s$-Tabelle, S. 350), sie **bilden mit Alkalimetallen salzartige Alkoholate**, wobei das H-Atom der OH-Gruppe ersetzt wird:

$$H_5C_2\text{-}OH + Na \longrightarrow H_5C_2\text{-}O^-Na^+ + \tfrac{1}{2}H_2$$
Ethanol $\qquad\qquad\qquad$ Natriumethanolat

Diese Alkoholate sind demzufolge etwas basischer als die entsprechenden Alkalihydroxide. Sie werden gerne als Basen und Nucleophile verwendet. Durch Umsetzung z.B. mit Halogenalkanen entstehen aus Alkoholaten **Ether** *(Williamson-Synthese)*:

$$H_5C_2\text{-}O^-Na^+ + Cl\text{-}R \longrightarrow H_5C_2\text{-}O\text{-}R + NaCl$$

Die **OH-Gruppe** der Alkohole vermag also analog zu $H_2O$ sowohl als **Protonen-Donor** als auch als **Protonen-Akzeptor** zu fungieren:

$$R\text{-}\overset{+}{O}H_2 \; \underset{}{\overset{-H^+}{\rightleftharpoons}} \; R\text{-}OH \; \underset{}{\overset{-H^+}{\rightleftharpoons}} \; R\text{-}O^-$$

Die **Acidität** der Alkohole nimmt in der Reihenfolge **primär > sekundär > tertiär** ab. Ein Grund hierfür ist, dass die sperrigen Alkylgruppen die Hydratisierung mit $H_2O$-Molekülen behindern, die das Alkoholat-Anion stabilisiert. Die Wirkung des +I-Effektes der Alkylgruppen ist umstritten. Infolge seiner relativ kleinen Methylgruppe ist Methanol eine etwa so starke Säure wie Wasser, während der einfachste aromatische Alkohol, das Phenol $C_6H_5$–OH, mit $pK_S = 9,95$ eine weitaus stärkere Säure darstellt. Der Grund ist hierbei in der Mesomeriestabilisierung des Phenolat-Anions zu sehen (s. Kap. 12.2.3).

|       | $CH_3OH$ | $RCH_2OH$ | $R_2CHOH$ | $R_3COH$ | $C_6H_5OH$ |
|-------|----------|-----------|-----------|----------|------------|
| $pK_S$: | 15,2   | 16        | 16,5      | 17       | 10         |

## 2. Reaktionen von Alkoholen in Gegenwart von Säuren

Die Reaktion von Säuren mit Alkoholen kann je nach den Reaktionsbedingungen zu unterschiedlichen Produkten führen. Dabei wird in der funktionellen Gruppe C–O–H entweder die C–O-Bindung oder die O–H-Bindung gespalten.

### 1. Eliminierungen

In einer Eliminierungsreaktion können durch Erhitzen mit konz. $H_2SO_4$ oder $H_3PO_4$ Alkene gebildet werden.

**Die β-Eliminierung von Alkoholen ist eine wichtige Methode zur Herstellung von Alkenen.**

Verschieden substituierte Alkohole reagieren wie folgt:

| Substitutionsgrad | | Säure | Temperatur | Mechanismus |
|---|---|---|---|---|
| primär: | $CH_3CH_2OH$ | 95 % $H_2SO_4$ | 160 °C | E2 |
| sekundär: | $\begin{array}{c}H_3C\\H_3C\end{array}\!\!>\!\!CHOH$ | 60 % $H_2SO_4$ | 120 °C | E2/E1 |
| tertiär: | $(H_3C)_3C$–OH | 20 % $H_2SO_4$ | 90 °C | E1 |

Die Reaktivitätsunterschiede machen sich in den unterschiedlichen Reaktionsbedingungen deutlich bemerkbar. Vor allem bei Reaktionen nach dem **E1-Mechanismus** (s. Kap. 11.2.1) treten oft **Nebenreaktionen** der gebildeten Carbeniumionen auf, wie etwa Racemisierung (bei optisch aktiven Alkoholen) oder Umlagerungen (*Wagner-Meerwein*-**Umlagerungen**). In der Regel wird das stabilere Carbeniumion gebildet.

**Beispiel:** 3,3-Dimethyl-2-butanol → 2,3-Dimethyl-2-buten.

## 2. Substitutionen

Beim Versetzen von Alkoholen mit Säure (HY) können sich neben den Eliminierungsprodukten prinzipiell auch zwei Substitutionsprodukte bilden. Entweder es reagiert das gebildete **Alkyloxoniumion** mit einem weiteren Alkoholmolekül unter Bildung eines Ethers, oder es reagiert mit dem Anion der Säure unter Bildung eines Esters:

$$R-OH \xrightarrow{+H^+} R-\overset{+}{O}H_2 \xrightarrow{-H_2O} \begin{array}{l} \xrightarrow{+ROH} R-\overset{H}{\underset{+}{O}}-R \xrightarrow{-H^+} R-O-R \quad \text{Ether} \\ \xrightarrow{+Y^-} RY \quad \text{Ester} \quad (Y = \text{Säure-Rest}) \end{array}$$

Welches Produkt bevorzugt gebildet wird, hängt in erster Linie von der Nucleophilie des am Alkyloxoniumion angreifenden Teilchens ab. Das Produktverhältnis lässt sich auch dadurch beeinflussen, dass eine Komponente im Überschuss eingesetzt wird.

## 3. Veresterung

Für die Umsetzung von Alkoholen mit Säuren gilt ganz allgemein:

$$\text{Alkohol} + \text{Säure} \rightleftharpoons \text{Ester} + \text{Wasser}$$

Der Mechanismus der Veresterung hängt dabei ganz entscheidend von der verwendeten Säure und der Art des Alkohols ab:

1) Bei **Verwendung starker Säuren**, wie etwa Mineralsäuren ($H_2SO_4$, HCl), erfolgt eine Protonierung der OH-Funktion des Alkohols unter Bildung eines **Alkyloxoniumions**, das vom Säureanion nucleophil angegriffen wird. Ob im weiteren Schritt ein Carbeniumion gebildet wird, oder ob der Angriff des Säureanions in einer $S_N2$-Reaktion erfolgt, hängt von der Art des Alkohols ab. Während tertiäre Alkohole über ein Carbeniumion reagieren, erfolgt der Angriff an primären Alkoholen nach $S_N2$. Säuren mit mehreren OH-Gruppen können mehrmals mit Alkohol reagieren.

$$HO-\overset{O}{\underset{O}{S}}-OH + CH_3-\overset{-}{O}^*H \rightleftharpoons HO-\overset{O}{\underset{O}{S}}-\overset{-}{O} + CH_3-\overset{+}{\underset{H}{O}}^*H \rightleftharpoons HO-\overset{O}{\underset{O}{S}}-\overset{-}{O}-CH_3 + H_2O^*$$

$$H_3C-\overset{-}{O}-\overset{O}{\underset{O}{S}}-\overset{-}{O} + CH_3-\overset{+}{\underset{H}{O}}^*H \rightleftharpoons H_3C-\overset{-}{O}-\overset{O}{\underset{O}{S}}-\overset{-}{O}-CH_3 + H_2O^*$$

**Letztendlich wird nach diesem Mechanismus die C–O-Bindung des Alkohols gespalten.** Dies lässt sich nachweisen, indem man $^{18}$O-markierten (O*) Alkohol verwendet. Die Markierung befindet sich nach der Reaktion im abgespaltenen Wasser. Es ist dabei gleichgültig, ob die $H_2O$-Abspaltung nach $S_N1$ oder $S_N2$ erfolgt. **Tertiäre Alkohole reagieren immer nach diesem Mechanismus!**

2) Bei der **Verwendung relativ schwacher Säuren**, wie etwa Carbonsäuren (s. Kap. 18), reicht deren Säurestärke nicht aus um den Alkohol zu protonieren. Will man diese Säuren verestern, bedarf es einer zusätzlichen Säure, die den Protonierungsschritt übernimmt. Diese sollte ein wenig nucleophiles Anion besitzen, um Konkurrenzreaktionen zu vermeiden. Die Protonierung kann auch hier am Sauerstoff des Alkohols erfolgen (Mechanismus 1) oder alternativ an der Carbonylgruppe der Carbonsäure. Diesen Mechanismus findet man vor allem bei der Veresterung von primären und sekundären Alkoholen mit Carbonsäuren:

$$CH_3-\overset{*}{\underset{}{O}}H + R-C\underset{OH}{\overset{O-H}{\diagup}} \rightleftharpoons R-C\underset{+O^*H\,/\,H_3C}{\overset{O-H}{\diagup}OH} \xrightarrow{-H_2O} R-C^+\underset{O^*-CH_3}{\overset{O-H}{\diagup}} \xrightarrow{-H^+} R-C\underset{O^*-CH_3}{\overset{O}{\diagdown}}$$

Auch dieser Mechanismus lässt sich massenspektrometrisch durch Markierung mit $^{18}O$ nachweisen. Nach der Reaktion des markierten Alkohols findet man die Markierung im gebildeten Ester. **Das abgespaltene Wasser stammt in diesem Fall aus der Carbonsäure. Beim Alkohol wird die O–H-Bindung gespalten.**

Die säurekatalysierte Veresterung ist eine **reversible Reaktion**, wobei das Gleichgewicht z.B. durch Entfernen des gebildeten Wassers in Richtung auf die Produkte hin verschoben werden kann (s. Kap. 19.1).

### 4. Herstellung von Halogen-Verbindungen

Eine wichtige Reaktion, bei der die C–O-Bindung gespalten wird, ist auch die Umsetzung von Alkoholen mit Halogenwasserstoff oder Phosphorhalogeniden zu Halogenalkanen (s. Kap. 9). Die Umsetzung mit Halogenwasserstoff erfolgt analog dem 1. Mechanismus der Veresterung.

### 5. Reaktionen von Diolen

Grundsätzlich verhalten sich Diole und andere mehrwertige Alkohole chemisch ähnlich wie einwertige Alkohole. Die OH-Gruppen können auch nacheinander reagieren; dadurch lassen sich Mono- und Diester herstellen. Hier sollen jedoch nur typische Reaktionen von Diolen besprochen werden.

**Typische Reaktionen von 1,2-Diolen (Glykolen) sind Umlagerungen des *Wagner-Meerwein*-Typs und oxidative Spaltungen (Glykolspaltung).**

### Pinakol-Pinakolon-Umlagerung

Die säurekatalysierte Dehydratisierung von 1,2-Glykolen führt zu einem umgelagerten Keton:

$$\underset{\text{Pinakol}}{\overset{H_3C\ \ CH_3}{H_3C-\underset{HO\ \ OH}{C-C}-CH_3}} \xrightarrow[-H_2O]{+H^+} \overset{H_3C\ \ CH_3}{^+C-\underset{H_3C\ \ OH}{C}-CH_3} \longrightarrow \overset{H_3C\ \ CH_3}{H_3C-\underset{H_3C\ \ OH}{C-C^+}} \xrightarrow{-H^+} \underset{\text{Pinakolon}}{\overset{H_3C\ \ CH_3}{H_3C-\underset{H_3C\ \ \ O}{C-C}}}$$

Das 2,3-Dimethyl-2,3-butandiol (**Pinakol**) wird an einer OH-Gruppe protoniert; unter Wasserabspaltung bildet sich ein Carbeniumion. Dieses stabilisiert sich durch eine *Wagner-Meerwein*-Umlagerung. Das dabei gebildete Carbeniumion wird durch den +M-Effekt des Sauerstoffs besonders gut stabilisiert (die mesomeren Effekte überwiegen bei weitem die induktiven Effekte der Alkylgruppen). Nach Abspaltung eines Protons erhält man 3,3-Dimethyl-2-butanon (**Pinakolon**). Bei unsymmetrischen Glykolen wird im ersten Schritt bevorzugt die Gruppe protoniert, die zum stabileren Carbeniumion führt.

## Glykolspaltung

C–C-Bindungen mit benachbarten OH-Gruppen lassen sich in der Regel oxidativ spalten. Geeignete Oxidationsmittel sind **Bleitetraacetat** (Methode nach *Criegee*) oder **Periodsäure** (nach *Malaprade*).

Im ersten Schritt bildet sich ein cyclischer Ester **I**, welcher unter C–C-Bindungsspaltung zerfällt. Bei dieser Redoxreaktion kommt es zu einer Oxidation des Kohlenstoffs und einer Reduktion des Bleis.

## Cyclisierungen

Diole wie 1,4-Butandiol werden bei der säurekatalysierten Dehydratisierung in cyclische Ether überführt. Es handelt sich dabei um den intramolekularen nucleophilen Angriff einer OH-Gruppe:

## 6. Oxidationsreaktionen

In Umkehrung ihrer Bildung lassen sich Alkohole mit den unterschiedlichsten Oxidationsmitteln umsetzen, wobei sie je nach Stellung der Hydroxyl-Gruppe zu verschiedenen Produkten oxidiert werden, die alle eine Carbonyl-Gruppe (>C=O) enthalten:

primärer Alkohol $\underset{\text{Red.}}{\overset{\text{Oxid.}}{\rightleftharpoons}}$ Aldehyd $\underset{\text{Red.}}{\overset{\text{Oxid.}}{\rightleftharpoons}}$ Carbonsäure

sekundärer Alkohol $\underset{\text{Red.}}{\overset{\text{Oxid.}}{\rightleftharpoons}}$ Keton $\not\longrightarrow$ Abbau des Moleküls

tertiärer Alkohol $\not\longrightarrow$ Abbau des Moleküls

Die Oxidation von Ketonen und tertiären Alkoholen ist nicht ohne weiteres möglich, da hierbei das C-C-Gerüst gespalten werden muss.

Die Oxidationsprodukte Aldehyd, Keton und Carbonsäuren lassen sich durch Reduktion wieder in die entsprechenden Alkohole überführen. Da lediglich die funktionelle Gruppe abgewandelt wird, bleibt das Grundgerüst des Moleküls erhalten.

## 12.2 Phenole

### 12.2.1 Beispiele und Nomenklatur

Phenole enthalten eine oder mehrere OH-Gruppen **unmittelbar** an einen aromatischen Ring (sp$^2$-C-Atom) gebunden. Entsprechend unterscheidet man **ein-** und **mehrwertige Phenole** ($C_6H_5$–$CH_2$–OH ist kein Phenol, sondern Benzylalkohol!).

Einwertige Phenole:

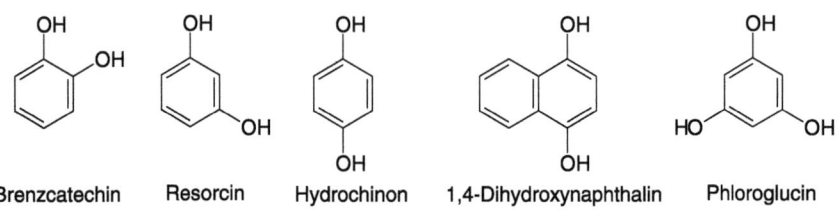

Phenol   o-Kresol   m-Kresol   p-Kresol   α-Naphthol   β-Naphthol

Mehrwertige Phenole:

Brenzcatechin   Resorcin   Hydrochinon   1,4-Dihydroxynaphthalin   Phloroglucin

**Tabelle 43.** Physikalische Eigenschaften und Verwendung von Phenole

| Verbindung | Schmp. °C | Sdp. °C | Verwendung |
|---|---|---|---|
| Hydroxybenzol (Phenol) | 41 | 181 | Farbstoffe, Kunstharze (Phenoplaste), Lacke, künstliche Gerbstoffe |
| 2-Methyl-hydroxy-benzol (o-Kresol) | 31 | 191 | Desinfektionsmittel |
| 3-Methyl-hydroxy-benzol (m-Kresol) | 11 | 202 | Desinfektionsmittel |
| 4-Methyl-hydroxy-benzol (p-Kresol) | 34 | 202 | Desinfektionsmittel |
| 1-Hydroxy-naphthalin (α-Naphthol) | 94 | | Farbstoffindustrie |
| 2-Hydroxy-naphthalin (β-Naphthol) | 123 | | Farbstoffindustrie |
| 1,2-Dihydroxy-benzol (Brenzcatechin) | 105 | 280 | fotografischer Entwickler |
| 1,3-Dihydroxy-benzol (Resorcin) | 110 | 295 | Farbstoffindustrie, Antiseptikum |
| 1,4-Dihydroxy-benzol (Hydrochinon) | 170 | 246 | fotografischer Entwickler |
| 1,3,5-Trihydroxy-benzol (Phloroglucin) | 218 | | |

## 12.2.2 Herstellung von Phenolen

Phenole sind Bestandteil vieler pflanzlicher Farb- und Gerbstoffe sowie von ätherischen Ölen, Steroiden, Alkaloiden und Antibiotika und dienen als Inhibitoren bei Radikalreaktionen.

Neben der **Gewinnung aus Steinkohlenteer** gibt es andere Herstellungsverfahren und technische Synthesen.

### 1. *Hock*-Verfahren (Cumol-Phenol-Verfahren)

Aus dem Propen der Crackgase und Benzol erhält man durch *Friedel-Crafts*-Alkylierung (s. Kap. 8.2.4) **Cumol** und daraus durch **Oxidation mit Luftsauerstoff** Cumolhydroperoxid. Dieses wird mit verd. Schwefelsäure in Aceton und Phenol gespalten. Man erhält bei diesem eleganten Prozess also gleich zwei kommerziell verwertbare Produkte.

Benzol + Propen $\xrightarrow{H_3PO_4}$ Cumol $\xrightarrow{+O_2}$ Cumolhydroperoxid $\xrightarrow{H_2SO_4}$ Phenol + Aceton

Zum Mechanismus der Reaktion:

Der **erste Schritt**, die Oxidation des Cumols verläuft **radikalisch**. Sauerstoff als Diradikal greift hierbei die besonders aktivierte benzylische Position des Cumols an: dabei bildet sich ein tertiäres benzylisches Radikal **I**, welches sich mit dem Luftsauerstoff zum Peroxyradikal **II** umsetzt. Dieses kann von weiterem Cumol ein H-Atom abstrahieren unter Bildung des Cumolhydroperoxids und Radikal **I** (radikalische Kettenreaktion, s. Kap. 4).

Im **zweiten Schritt**, der sauren Spaltung zum Phenol, erfolgt eine **Protonierung** des Hydroperoxids. Unter Wasserabspaltung bildet sich formal ein **Oxeniumion III** mit einer positiven Ladung und einem **Elektronensextett am Sauerstoff**. Solche **Oxeniumionen sind nicht stabil** und gehen spontan **Umlagerungen** ein. Wahrscheinlich erfolgt die Wanderung des Phenylrings sogar synchron zur Wasserabspaltung. Der Phenylring wandert bevorzugt, da hierbei die positive Ladung über den aromatischen Ring mesomeriestabilisiert werden kann (vgl. Wagner-Meerwein-Umlagerung, Kap. 10.1.1). Dabei bildet sich ein relativ stabiles tertiäres Carbeniumion **IV**, an welches Wasser addiert werden kann. Das gebildete Halbketal **V** (s. Kap. 17.1.2) ist nicht stabil und zerfällt in Phenol und Aceton.

**2. Aus Natrium-Benzolsulfonat mit Natronlauge** (nucleophile Aromatensubstitution, s. Kap. 8.3) und anschließendem Freisetzen aus dem Phenolat mit $H_2CO_3$:

$$\text{C}_6\text{H}_5\text{-SO}_3^-\text{Na}^+ + \text{NaOH} \xrightarrow{350\,°C} \text{C}_6\text{H}_5\text{-OH} + \text{NaHSO}_3$$

**3. Alkalische Hydrolyse von Chlorbenzol** (nucleophile Aromatensubstitution, s. Kap. 8.3):

$$\text{C}_6\text{H}_5\text{-Cl} + 2\,\text{NaOH} \xrightarrow[\text{(Cu)}]{300\,°C,\,180\,\text{bar}} \text{C}_6\text{H}_5\text{-O}^-\text{Na}^+ + \text{NaCl} + \text{H}_2\text{O}$$

4. **Verkochung von Diazoniumsalzen** (s. Kap. 14.5.2).

$$\text{C}_6\text{H}_5\text{-}\overset{+}{\text{N}}\equiv\text{N}|\ \text{X}^- \xrightarrow[-\text{N}_2]{\Delta} \text{C}_6\text{H}_6 \xrightarrow{+\text{H}_2\text{O}} \text{C}_6\text{H}_5\text{-OH} + \text{H}^+$$

### 12.2.3 Eigenschaften von Phenolen

**Phenol, $C_6H_5OH$,** ist eine farblose, kristalline Substanz mit charakteristischem Geruch, die sich an der Luft langsam rosa färbt. In Ethanol und Ether ist Phenol leicht löslich. Wässrige Lösungen hingegen sind nur in niederer oder sehr hoher Konzentration homogen. Die Löslichkeit ist temperaturabhängig: Oberhalb von 66 °C sind Phenol und Wasser in jedem Verhältnis mischbar.

**Das chemische Verhalten der Phenole wird durch die Hydroxyl-Gruppe bestimmt.** Phenole sind im Gegensatz zu den Alkoholen erheblich stärkere Säuren: $C_6H_5OH$ („Carbolsäure") mit $pK_S \approx 9$ (z. Vgl. $C_2H_5$–OH: $pK_S \approx 17$).

Phenole lösen sich daher in Alkalihydroxid-Lösungen unter Bildung von Phenolaten. Die Basizität einer $NaHCO_3$-Lösung reicht dazu jedoch nicht aus. Die Trennung von Phenolen und Carbonsäuren gelingt durch Ausschütteln mit NaOH- bzw. $NaHCO_3$-Lösung. Durch anschließendes Einleiten von $CO_2$ in die wässrige Phenolat-Lösung wird Phenol in öligen Tropfen wieder abgeschieden.

Ein guter **qualitativer Nachweis** für Phenole ist ihre Reaktion mit $FeCl_3$ in Wasser oder Ethanol unter Bildung farbiger Eisensalze.

Die Acidität der Phenole beruht darauf, dass das Phenolat-Anion **mesomeriestabilisiert** ist (vgl. die formale Analogie zum Enolat-Anion, Kap. 17.3.1):

Dabei wird die negative Ladung des Sauerstoffatoms in das π-System des Benzolrings einbezogen. Zugleich wird die Elektronendichte im Ring erhöht und der Benzolkern einer elektrophilen Substitution leichter zugänglich (s. Kap. 8.1). Dies gilt insbesondere für den Angriff eines Elektrophils in der 2- und 4-Stellung. Im Gegensatz zum Benzol wird die Substitution an diesen Stellen begünstigt sein, d.h. Phenole bzw. Phenolate lassen sich leichter nitrieren, sulfonieren und chlorieren.

Elektronenanziehende Gruppen, wie z.B. Nitrogruppen in 2- und 4-Stellung am Aromaten erhöhen die Acidität beträchtlich. So ist für 2,4,6-Trinitrophenol **(Pikrinsäure)** $pK_S = 0,8$.

## 12.2.4 Reaktionen von Phenolen

### 1. Reaktionen an der OH-Gruppe

**Veresterung** mit Säurechloriden oder Säureanhydriden *(Schotten-Baumann-Reaktion*, auch möglich mit Alkoholen).

C₆H₅–OH + (CH₃CO)₂O ⟶ C₆H₅–O–CO–CH₃ + CH₃COOH

Acetanhydrid → Essigsäurephenylester / Phenylacetat

**Ether-Bildung** mit Halogenalkanen (*Williamson*-**Synthese**, s. Kap. 12.3.1.1):

C₆H₅–O⁻Na⁺ + CH₃–Cl ⟶ C₆H₅–O–CH₃ + NaCl

Natriumphenolat, Methylchlorid → Anisol / Methylphenylether

### 2. Elektrophile Substitutionsreaktionen am Aromaten

Bei der **Nitrierung** (s.a. Kap. 8.2.1) wird ein Gemisch von *o*- und *p*-Nitrophenol erhalten:

Phenol + $HNO_3$ (10 °C) ⟶ *o*-Nitrophenol + *p*-Nitrophenol

Bei der **Sulfonierung** von Phenol mit konz. $H_2SO_4$ erhält man bei 20 °C hauptsächlich *o*-Phenolsulfonsäure und bei 100 °C die *p*-Verbindung. Die Reaktion verläuft im ersten Fall offenbar kinetisch, im zweiten Fall thermodynamisch kontrolliert (vgl. Kap. 8.2.2).

Phenol + $H_2SO_4$:
- 20 °C ⟶ *o*-Phenolsulfonsäure
- 100 °C ⟶ *p*-Phenolsulfonsäure

*Reimer-Tiemann*-**Synthese** zur Herstellung von **Phenolaldehyden**

Bei der Einwirkung von Chloroform und Natronlauge auf Phenol entsteht **Salicylaldehyd**. Aus Chloroform und Natronlauge bildet sich zuerst das äußerst reaktive **Dichlorcarben** $|CCl_2$ (s.a. Kap. 2.5.3 und 14.1.4), das als Elektrophil mit dem Phenolat-Anion reagiert. Das dabei gebildete Carbanion ist basischer als das Phenolat-Ion, so dass es zu Umprotonierung kommt. Es entsteht Dichlormethylphenolat, das zu Salicylaldehyd hydrolysiert wird:

*Kolbe-Schmitt*-**Reaktion** zur Darstellung von **Phenolcarbonsäuren**

Natriumphenolat gibt mit Kohlendioxid als Hauptprodukt **Salicylsäure**. Dieses *ortho*-Substitutionsprodukt lässt sich durch Wasserdampfdestillation von dem als Nebenprodukt gebildeten *p*-Isomeren abtrennen. Das Isomerenverhältnis lässt sich durch Wahl des Gegenions steuern. Mit Kaliumphenolat erhält man überwiegend das *p*-Produkt.

**Bei Kupplungsreaktionen mit Diazoniumsalzen** fungiert als Elektrophil ein Diazonium-Kation (s.a. Kap. 14.3.1).

**Redoxprozesse:** Viele mehrwertige Phenole, vor allem *o*- und *p*-dihydroxylierte Aromaten lassen sich durch Oxidation in Chinone überführen (s.a. Kap. 16.4.4).

## 12.3 Ether

Ether enthalten eine Sauerstoff-Brücke im Molekül und können als Disubstitutionsprodukte des Wassers betrachtet werden. Man unterscheidet **einfache (symmetrische)**, **gemischte (unsymmetrische)** und **cyclische** Ether:

| einfach | gemischt | cyclisch | |
|---|---|---|---|
| $H_3C-O-CH_3$ | $H_3C-O-C_6H_5$ | Tetrahydrofuran | Tetrahydropyran |
| Dimethylether | Methylphenylether Anisol | | |

### 12.3.1 Herstellung

**1. Offenkettige Ether**

**Die säurekatalysierte Dehydratisierung von Alkoholen** bei 140 °C führt zu **symmetrischen Ethern**. Im ersten Schritt kommt es zu einer Protonierung der OH-Funktion, wodurch diese in eine bessere Austrittsgruppe verwandelt wird. An dem gebildeten Alkyloxoniumion kann ein zweites Alkoholmolekül angreifen, unter Bildung des Ethers. Die nucleophile Substitution (s. Kap. 10) kann nach einem $S_N2$- oder $S_N1$-Mechanismus (über Carbeniumion) erfolgen, je nach Art des verwendeten Alkohols.

$$R-\bar{O}H \xrightleftharpoons{+H^+} R-\overset{+}{O}H_2 \xrightarrow{+ROH} H_2O + R-\overset{H}{\underset{|}{\overset{+}{O}}}-R \xrightleftharpoons{-H^+} R-\bar{O}-R$$

*Williamson*-**Synthese**

Die Umsetzung von **Halogenalkanen mit Natriumalkoholaten** führt zu (gemischten) Ethern:

$$R-\bar{O}|^- + R'-CH_2-Br \xrightarrow{-Br^-} R-O-CH_2-R'$$

**2. Cyclische Ether**

**Die Anlagerung von Sauerstoff an Alkene liefert Epoxide (Oxirane).** Als Oxidationsmittel können Luftsauerstoff (in Gegenwart eines Silberkatalysators) und Persäuren verwendet werden (s. auch *Prileschajew*-Reaktion, Kap. 6.1.3.2).

$$H_2C=CH_2 \xrightarrow[(Ag)]{\frac{1}{2}O_2} H_2C\overset{O}{\underset{}{-}}CH_2$$

Ethen / Ethylen → Oxiran / Ethylenoxid

**Auch Chlorhydrine lassen sich mit Basen in Epoxide überführen** (vgl. Kap. 6.1.2.2).

$$H_2C-CH_2-Cl \quad \underset{OH}{\overset{+OH^-}{\rightleftharpoons}} \quad H_2O + H_2C-CH_2-Cl \quad \xrightarrow{-Cl^-} \quad H_2C-CH_2$$
$$\qquad\qquad\qquad\qquad\qquad\qquad\qquad\qquad\qquad\qquad\qquad O$$

**Die katalytische Hydrierung von Furan ergibt Tetrahydrofuran** (THF) ein wichtiges Lösemittel:

Furan $\xrightarrow[\text{Kat.}]{2 H_2}$ Tetrahydrofuran

**Beim Erhitzen von Ethylenglykol mit konz. Mineralsäuren entsteht 1,4-Dioxan**, ebenfalls ein Lösemittel. Aus 1,4-Butandiol bildet sich Tetrahydrofuran (Kap. 12.1.3.5).

$$2 \begin{array}{c} CH_2-OH \\ | \\ CH_2-OH \end{array} \xrightarrow[-2 H_2O]{H^+} \text{1,4-Dioxan}$$

Ethylenglykol

## 12.3.2 Eigenschaften der Ether

Ether sind farblose Flüssigkeiten, die im Vergleich zu den Alkoholen in Wasser nur wenig löslich sind, da sie **keine H-Brücken** bilden können. Sie haben daher auch eine kleinere Verdampfungswärme und einen niedrigeren Siedepunkt als die konstitutionsisomeren Alkohole.

Verglichen mit Alkoholen sind Ether **reaktionsträge** und können deshalb als inerte Lösemittel verwendet werden. Sie sind unempfindlich gegen Alkalien, Alkalimetalle und Oxidations- bzw. Reduktionsmittel. Gegenüber molekularem Sauerstoff besitzen Ether jedoch eine gewisse Reaktivität (Radikalische Oxidation): **Beim Stehenlassen an der Luft bilden sich unter Autoxidation sehr explosive Peroxide,** was besonders beim Destillieren beachtet werden muss. Diese Reaktion wird durch Licht initiiert, daher sollte man Ether immer in dunklen Flaschen lagern.

$$R-CH_2-O-CH_2-R + O_2 \xrightarrow{h\nu} R-\underset{|}{\overset{O-O-H}{C}H}-O-CH_2-R$$

Ether $\qquad\qquad\qquad\qquad\qquad$ Etherhydroperoxid

**Diethylether** („Äther") wird im Labor oft als Lösemittel verwendet. Er ist erwartungsgemäß mit Wasser nur wenig mischbar (ca. 2 g/100 g $H_2O$) und hat einen niedrigen Flammpunkt. Seine Dämpfe sind schwerer als Luft und bilden mit ihr explosive Gemische. Mit starken Säuren bilden sich wasserlösliche Oxoniumsalze.

### 12.3.3 Reaktionen der Ether

**1. Ether-Spaltung**

In der präparativen Chemie werden OH-Gruppen gegen weitere Reaktionen oft durch Veretherung oder Veresterung geschützt. Während **Diarylether gegenüber HI inert** sind, werden Dialkylether und Arylalkylether, obwohl sonst sehr reaktionsträge, von HI gespalten. Besonders gut verläuft die Reaktion mit **Benzyl-** oder **Alkyl-Gruppen**, so dass erstere oft als Schutzgruppe verwendet wird:

$$R-\bar{\underline{O}}-CH_2-C_6H_5 + HI \rightleftharpoons R-\overset{H}{\underset{|}{\overset{+}{O}}}-CH_2-C_6H_5 + I^- \longrightarrow ROH + C_6H_5-CH_2-I$$

Benzylether

Diese Reaktion wird auch zur **quantitativen Bestimmung von Alkoxy-Gruppen** nach *Zeisel* verwendet.

**Ringöffnung von Epoxiden**

**Oxiran** lässt sich im Gegensatz zu anderen Ethern nicht nur elektrophil sondern auch nucleophil angreifen und ist ein wichtiges industrielles Zwischenprodukt, das auch als Insektizid und in der Medizin zum Sterilisieren verwendet wird.

$$H_2C\overset{O}{-}CH_2 \begin{cases} \xrightarrow{H_2O} HO-CH_2-CH_2-OH \quad \text{Glykol} \\ \xrightarrow{NH_3} HO-CH_2-CH_2-NH_2 \quad \text{Ethanolamin} \\ \xrightarrow{ROH} HO-CH_2-CH_2-OR \quad \text{Glykolether} \end{cases}$$

**2. Umlagerungsreaktionen**

Eine Besonderheit der **Allyl-arylether** ist die Möglichkeit zur **Umlagerung in Allylphenole**. Bei dieser *Claisen*-**Umlagerung** handelt es sich um eine sogenannte [3,3]-sigmatrope Umlagerung, bei der ein cyclischer Übergangszustand durchlaufen wird.

Allyl-arylether → cyclischer Übergangszustand → → o-Allylphenol

Normalerweise bildet sich das *o*-substituierte Phenol. Bei Verwendung von Allylarylethern, bei denen beide *o*-Positionen substituiert sind, erfolgt die Umlagerung jedoch in die *p*-Position.

# 13 Schwefel-Verbindungen

Die einfachste Schwefel-Kohlenstoff-Verbindung ist der Schwefelkohlenstoff $CS_2$. Vom Schwefelwasserstoff $H_2S$ leiten sich den Alkoholen und Ethern analoge Verbindungen ab, die **Thiole** (Mercaptane) und die **Sulfide** (Thioether). Durch Oxidation von Thiolen erhält man **Disulfide**, aus Thioethern **Sulfoxide** und **Sulfone**. Bei den **Sulfonsäuren** ist der organische Rest direkt an den Schwefel gebunden, im Gegensatz zu den **Schwefelsäureestern**.

| R—SH | R—S—R' | R—S—S—R' | R—S(=O)—R |
|---|---|---|---|
| Thiole Mercaptane | Sulfide Thioether | Disulfide | Sulfoxide |

| R—S(=O)(=O)—R | R—S(=O)(=O)—OH | R—O—S(=O)(=O)—OH (OR) |
|---|---|---|
| Sulfone | Sulfonsäuren | Schwefelsäureester |

## 13.1 Thiole

**Thiole oder Thioalkohole sind Monosubstitutionsprodukte des $H_2S$ und enthalten als funktionelle Gruppe die SH-Gruppe.** Eine andere Bezeichnung ist **Mercaptane**, da die Thiole leicht unlösliche Quecksilbersalze (Mercaptide) bilden (*„mercurium captans"*).

$$R-SH + HgO \longrightarrow (RS)_2Hg + H_2O$$

**Beispiele:**

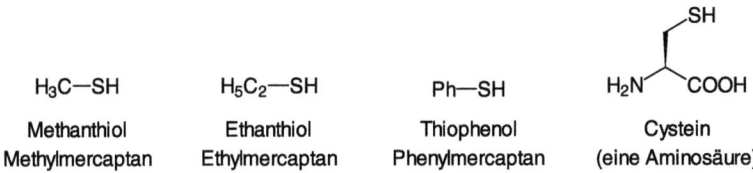

| $H_3C$—SH | $H_5C_2$—SH | Ph—SH | $H_2N$—CH(SH)—COOH |
|---|---|---|---|
| Methanthiol Methylmercaptan | Ethanthiol Ethylmercaptan | Thiophenol Phenylmercaptan | Cystein (eine Aminosäure) |

Ebenso wie H₂S sind Thiole nicht assoziiert und zeigen einen im Vergleich zu den Alkoholen niedrigeren Siedepunkt, da sie **keine H-Brücken** ausbilden können. **Thiole sind auch viel stärker sauer als Alkohole** (kleinerer $pK_S$-Wert) **und bilden gut kristallisierende Schwermetallsalze.** Sie lassen sich an ihrem äußerst widerwärtigen Geruch leicht erkennen. So wird u.a. eine Mischung aus 75 % *tert*-Butylmercaptan (TBM) und 25 % Propylmercaptan zur Odorierung von Erdgas eingesetzt.

### 13.1.1 Herstellung

Thiole können auf verschiedene Weise leicht hergestellt werden.

**1. Aus allen Mercaptiden wird durch Mineralsäure das Mercaptan freigesetzt:**

$$(RS)_2Hg + 2\,HCl \longrightarrow R-SH + HgCl_2$$

**2. Durch Erhitzen von Halogenalkanen mit Kaliumhydrogensulfid:**

$$H_3C-I + KSH \longrightarrow KI + H_3C-SH \xrightarrow{H_3C-I} H_3C-S-CH_3$$

Methyliodid                     Methylmercaptan      Dimethylsulfid

Das Problem bei dieser Reaktion besteht darin, dass das primär gebildete Mercaptan, bzw. das daraus durch Deprotonierung gebildete Mercaptid, nucleophiler ist (+I-Effekt der Alkylgruppe) als das eingesetzte Kaliumsulfid. Es kann daher zu einer Zweifachalkylierung kommen, unter Bildung des Dialkylsulfids (s.a. Kap. 8.2.4 und 14.1.2).

**3. Durch Alkylierung von Thioharnstoff:**

Um das Problem der Mehrfachalkylierung zu umgehen, verwendet man bevorzugt *S*-Nucleophile die nur noch einfach reagieren können, wie etwa **Thioharnstoff**. Durch Alkylierung erhält man hieraus ein **S-Alkyl-isothiuroniumsalz**, welches sich durch Erwärmen mit Natronlauge in das gewünschte Thiol und Harnstoff spalten lässt.

$$S=C(NH_2)_2 + RBr \longrightarrow \left[R-S-C(NH_2)_2\right]^+ Br^- \xrightarrow{NaOH} R-SH + O=C(NH_2)_2 + KBr$$

Thioharnstoff             Isothiuroniumsalz              Thiol     Harnstoff

### 13.1.2 Vorkommen

In der Natur bilden sich Thiole bei Zersetzungsprozessen (Fäulnis) von Eiweiß (S-haltige Verbindungen); sie sind für den unangenehmen Geruch bei der Verwesung organischer Substanz mitverantwortlich.

## 13.1.3 Reaktionen

### 1. Oxidationen

Thiole können ebenso wie Alkohole oxidiert werden, jedoch ist z.B. Ethanthiol leichter zu oxidieren als Ethanol. Der Angriff erfolgt nicht am C-Atom wie bei den Alkoholen, sondern **am S-Atom**. Man erhält je nach Bedingungen **Disulfide oder Sulfonsäuren**.

Unter relativ milden Bedingungen, z.B. Oxidation mit Luftsauerstoff, erhält man die Disulfide. Diese sind erheblich stabiler als ihre Sauerstoff-Analoga, die Peroxide.

$$H_5C_2-SH + O_2 \longrightarrow H_5C_2-S-S-C_2H_5 + H_2O$$
Ethanthiol        Diethyldisulfid

Ein biochemisch wichtiges Thiol ist die Aminosäure **Cystein**. Durch Oxidation erhält man das Disulfid **Cystin**, das wieder zu Cystein reduziert werden kann. Diese Redox-Reaktion ist ein wichtiger biochemischer Vorgang in der lebenden Zelle.

Cysteine ⇌ (Oxidation/Reduktion) Cystin (Disulfidbrücke)

Solche **Disulfidbrücken** sind entscheidend beteiligt an der Stabilität und räumlichen Struktur von Peptiden und Proteinen, wie etwa Enzymen oder Hormonen. In diesen wird häufig die räumliche Struktur durch Disulfidbrücken zwischen verschiedenen Bereichen des Proteins fixiert. So besteht z.B. das wichtige Peptidhormon Insulin aus zwei Peptidsträngen die über Disulfidbrücken verknüpft sind. Reduziert man Insulin, so fallen diese Ketten auseinander, das Hormon ist zerstört (denaturiert).

Eine Anwendung dieses Oxidations-/Reduktionsprozesses ist die **Dauerwelle**. Hierbei wird zuerst die natürliche Struktur des Haarproteins durch Aufbrechen der Disulfidbrücken (Reduktionsmittel: Thioglykolsäure HS–CH$_2$–COOH) zerstört. Die Haare werden dann in die gewünschte Form gebracht, und die Struktur durch Oxidation (mit H$_2$O$_2$) und die Ausbildung neuer Disulfidbrücken fixiert.

Durch Decarboxylierung von Cystein entsteht **Cysteamin**, NH$_2$–CH$_2$–CH$_2$–SH, dessen SH-Gruppe die aktivierende Gruppe im Coenzym A ist.

Durch stärkere Oxidationsmittel (HNO$_3$) erfolgt Oxidation bis zur Sulfonsäure:

$$R-SH \xrightarrow{[O]} R-S-OH \xrightarrow{[O]} R-\overset{O}{\underset{\|}{S}}-OH \xrightarrow{[O]} R-SO_3H$$
Thiol    Sulfensäure    Sulfinsäure    Sulfonsäure

## 2. Reduktionen

Durch katalytische Hydrierung ist eine **Desulfurierung** möglich. Diese Reaktion ist wichtig zur Entfernung von Thiolen aus dem Erdöl (Entschwefelung, vgl. Claus-Prozess).

$$R-SH + H_2 \longrightarrow R-H + H_2S$$

## 13.2 Thioether (Sulfide)

Die Thioether, analog den Ethern benannt, sind eigentlich als Sulfide aufzufassen und zu benennen. **Sie leiten sich formal vom Schwefelwasserstoff ab, in dem die beiden H-Atome durch Alkyl-Gruppen ersetzt sind.**

**Beispiele:**

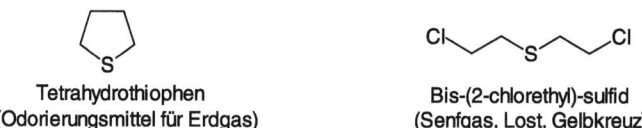

Tetrahydrothiophen  
(Odorierungsmittel für Erdgas)

Bis-(2-chlorethyl)-sulfid  
(Senfgas, Lost, Gelbkreuz)

### 13.2.1 Herstellung

Man erhält Thioether durch Erhitzen von Halogenalkanen mit Kaliumsulfid (s. Kap. 13.1.1) oder Alkalimercaptiden. Die letzte Methode hat den Vorteil, dass so auch Sulfide mit unterschiedlichen Alkylketten aufgebaut werden können.

### 13.2.2 Reaktionen

Thioether können aufgrund der beiden einsamen Elektronenpaare am S-Atom folgende Reaktionen eingehen:

**1. Mit Halogenalkanen entstehen Trialkylsulfoniumsalze.** Der Schwefel ist hier dreibindig. Sulfoniumsalze sind die *S*-analogen Verbindungen der Oxoniumsalze. Sie sind wie diese gute Alkylierungsmittel, wobei der Angriff von Nucleophilen an einem der Reste R erfolgt, unter Abspaltung des Thioethers.

$$\begin{array}{c} R \\ \diagdown \\ S \\ \diagup \\ R \end{array} + R-Cl \longrightarrow \begin{array}{c} R \\ \diagdown_+ \\ S-R \\ \diagup \\ R \quad Cl^- \end{array} \xrightarrow{HNu} \begin{array}{c} R \\ \diagdown \\ S \\ \diagup \\ R \end{array} + R-Nu + HCl$$

Thioether          Sulfoniumsalz

**2. Durch Oxidation entstehen zunächst Sulfoxide, dann Sulfone.** Technisch führt man diese Reaktion mit Luftsauerstoff durch.

Die Formeln des Sulfoxids und des Sulfons zeigen, dass der Schwefel nicht immer der Oktettregel gehorcht: Im Gegensatz zum Sauerstoff, der seine Außenelektronen nur auf dem s- und p-Niveau unterbringen kann, verfügt der Schwefel noch über **freie d-Orbitale**. Die Ausbildung einer $\mathbf{p_\pi}$-$\mathbf{d_\pi}$-**Bindung** kann zu einem pyramidalen Molekül führen. So nimmt das freie Elektronenpaar am Schwefel der Sulfoxide eine Ecke des Tetraeders ein. Sulfoxide mit zwei unterschiedlichen Resten R (R ≠ R') sind daher chiral (s.a. Kap. 23).

Ein als Lösemittel gebräuchliches Sulfoxid ist das Dimethylsulfoxid $(CH_3)_2SO$ (DMSO). Mit starken Basen bildet es Carbanionen.

## 13.3 Sulfonsäuren

**Die $SO_3H$-Gruppe heißt Sulfonsäuregruppe.** Sulfonsäuren dürfen nicht mit Schwefelsäureestern verwechselt werden: In den Estern ist der Schwefel über Sauerstoff mit Kohlenstoff verbunden, in den Sulfonsäuren ist S direkt an ein C-Atom gebunden.

### 13.3.1 Herstellung

**1. Durch Oxidation von Thiolen** (Kap. 13.1.3).

**2. Aromatische Sulfonsäuren** entstehen durch Sulfonierung von Benzol mit $SO_3$ oder konz. Schwefelsäure (s. Kap. 8.2.2). Die vom Toluol abgeleitete analoge *p*-Toluolsulfonsäure ist eine wichtige Austrittsgruppe für organische Synthesen.

Bei Einwirkung von Chlorsulfonsäure („**Sulfochlorierung**") entstehen **Sulfonsäurechloride,** die weiter umgesetzt werden können:

$$\text{C}_6\text{H}_6 + \text{ClSO}_3\text{H} \xrightarrow{-\text{H}_2\text{O}} \text{C}_6\text{H}_5\text{-SO}_2\text{Cl} \text{ (Benzolsulfochlorid)}$$

$$\text{Benzolsulfochlorid} \xrightarrow{\text{NaOH}} \text{C}_6\text{H}_5\text{-SO}_3^-\text{Na}^+ \text{ (Na-Benzolsulfonat)}$$

$$\xrightarrow{\text{NH}_3} \text{C}_6\text{H}_5\text{-SO}_2\text{NH}_2 \text{ (Benzolsulfonamid)}$$

$$\xrightarrow{\text{ROH}} \text{C}_6\text{H}_5\text{-SO}_2\text{OR} \text{ (Benzolsulfonsäureester)}$$

### 13.3.2 Verwendung von Sulfonsäuren

Die Natriumsalze alkylierter aromatischer Sulfonsäuren dienen als Tenside. Einige **Sulfonamide** werden als Chemotherapeutica verwendet. Stammsubstanz ist das **Sulfanilamid** $H_2N–C_6H_4–SO_2–NH_2$ (*p*-Amino-benzolsulfonamid), das als Amid der Sulfanilsäure $H_2N–C_6H_4–SO_3H$ (*p*-Amino-benzolsulfonsäure) anzusehen ist.

**Beispiele:**

$$H_2N-C_6H_4-SO_2-NH-\underset{\underset{S}{\|}}{C}-NH_2 \quad \text{Sulfathiocarbamid}$$

$$HOOC-CH_2-CH_2-\underset{\underset{O}{\|}}{C}-HN-C_6H_4-SO_2-NH-\text{(Thiazol)} \quad \text{Succinoylsulfathiazol}$$

Die antibakterielle Wirkung der Sulfonamide beruht auf „einer Verwechslung". Um sich zu vermehren benötigen Bakterien zur Synthese von Folsäure *p*-Aminobenzoesäure, $HOOC–C_6H_4–NH_2$. Das für die Synthese zuständige Enzym ist jedoch wenig selektiv und kann auch Sulfanilsäurederivate einbauen, was dann jedoch zu unwirksamen Verbindungen führt. Tiere und Menschen bauen keine Folsäure selbst auf, so dass für sie die Sulfonamide weitestgehend untoxisch sind.

Die Wirksamkeit der verschiedenen Sulfonamide hängt u.a. von der Art des Restes am Amid-Stickstoff ab. Da Sulfonamide im Organismus am Amid-Stickstoff teilweise acetyliert werden, setzt man Kombinationspräparate oder entsprechend disubstituierte Verbindungen ein.

Von den Alkansulfonsäurederivaten ist das **Methansulfonylchlorid** („**Mesylchlorid**") als Hilfsmittel bei Synthesen sehr beliebt, weil sich damit leicht die -SO$_2$CH$_3$-Gruppe (Mesyl-Gruppe) einführen lässt, die auch eine gute Abgangsgruppe (Mesylat) darstellt:

$$R-CH_2-OH \xrightarrow[\text{Base}]{CH_3SO_2Cl} R-CH_2-O-SO_2CH_3 \xrightarrow{\text{HNu}} R-CH_2-Nu + CH_3SO_3H$$
$$\text{"Mesylat"}$$

# 14 Stickstoff-Verbindungen

## 14.1 Amine

### 14.1.1 Nomenklatur

Amine können als **Substitutionsprodukte des Ammoniaks** aufgefasst werden. Nach der Anzahl der im NH$_3$-Molekül durch andere Gruppen ersetzten H-Atome unterscheidet man **primäre, sekundäre** und **tertiäre Amine. Die Substitutionsbezeichnungen beziehen sich auf das N-Atom;** demzufolge ist das *tertiär*-Butylamin ein primäres Amin. Falls der Stickstoff vier Substituenten trägt, spricht man von **(quartären) Ammonium-Verbindungen.**

**Beispiele:**

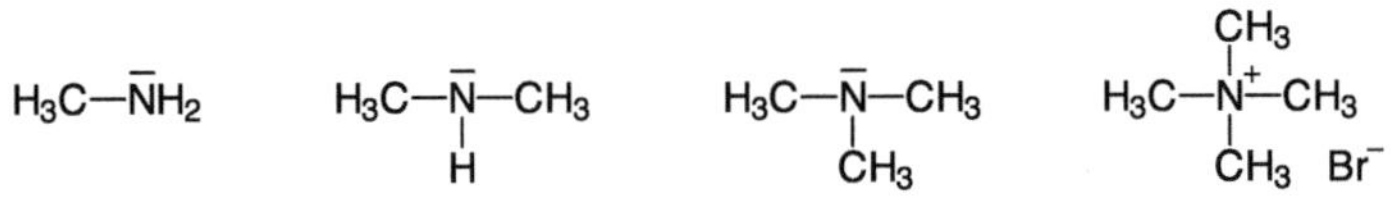

| H$_3$C—NH$_2$ | H$_3$C—NH—CH$_3$ | H$_3$C—N(CH$_3$)—CH$_3$ | [H$_3$C—N$^+$(CH$_3$)$_2$—CH$_3$] Br$^-$ |
|---|---|---|---|
| Methylamin | Dimethylamin | Trimethylamin | Tetramethylammoniumbromid |
| *primär* | *sekundär* | *tertiär* | *quartär* |

weitere primäre Amine:

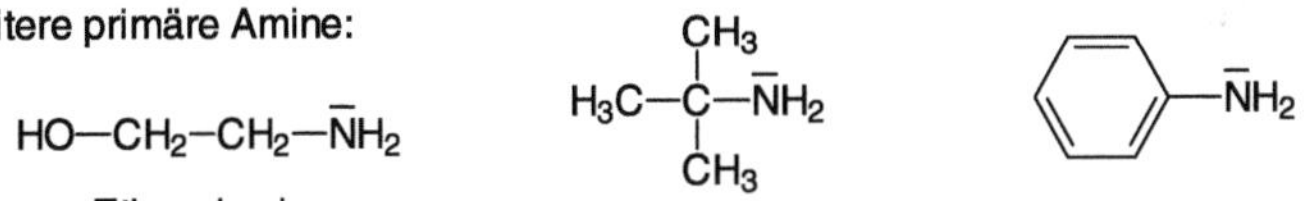

HO—CH$_2$—CH$_2$—NH$_2$     (CH$_3$)$_3$C—NH$_2$     C$_6$H$_5$—NH$_2$

Ethanolamin (Colamin)     *tert.*-Butylamin     Anilin

Unter **Di- und Triaminen** versteht man aliphatische oder aromatische Kohlenwasserstoff-Verbindungen, die im Molekül zwei oder drei NH$_2$-Gruppen besitzen.

**Beispiele:**

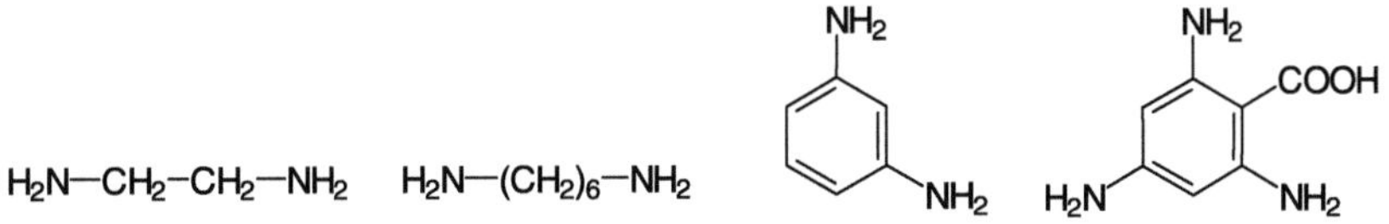

H$_2$N—CH$_2$—CH$_2$—NH$_2$     H$_2$N—(CH$_2$)$_6$—NH$_2$     *m*-Phenylendiamin     2,4,6-Triaminobenzoesäure

Ethylendiamin     Hexamethylendiamin

**Cyclische Amine** gehören zu der umfangreichen Substanzklasse der heterocyclischen Verbindungen (s. Kap. 22). Es sind ringförmige Kohlenwasserstoffe (zumeist 5- und 6-Ringe), in denen eine oder mehrere CH- bzw. $CH_2$-Gruppen durch >NH bzw. >N– ersetzt sind. Es gibt **gesättigte, partiell ungesättigte und aromatische Systeme**. Cyclische Amine und Imine sind Bestandteile vieler biochemisch wichtiger Verbindungen (Aminosäuren, Enzyme, Nucleinsäure, Farbstoffe, Alkaloide, Vitamine u.a.) und zahlreicher Arzneimittel. Auch viele kondensierte heterocyclische Systeme gehören in diese Stoffklasse: Indol, Acridin, Chinolin, Isochinolin, Purin, Pteridin, Alloxazin u.a.

Große Bedeutung und weite Verbreitung haben Amine auch deshalb, weil viele Verbindungen funktionelle Gruppen besitzen, die sich formal von den Aminen ableiten (Tabelle 44).

**Tabelle 44.** Einige technisch wichtige Amine

| Name | Formel | Schmp. °C | Sdp. °C | Verwendung |
|---|---|---|---|---|
| Methylamin | $CH_3NH_2$ | –92 | 7,5 | chem. Synthesen, Kühlmittel |
| Ethylendiamin | $(H_2N–CH_2)_2$ | 8 | 117 | Komplexbildner |
| Hexamethylendiamin | $H_2N–(CH_2)_6–NH_2$ | 39 | 196 | → Polyamide |
| Anilin | $C_6H_5–NH_2$ | –6 | 184 | chem. Synthesen |
| p-Toluidin | p-$CH_3–C_6H_4–NH_2$ | 44 | 200 | → Farbstoffe |
| N-Methylanilin | $H_3C–NH–C_6H_5$ | –57 | 196 | → Farbstoffe |
| 4-Aminophenol | p-$HO–C_6H_4–NH_2$ | 186 (Zers.) | – | fotogr. Entwickler |
| β-Phenylethylamin | $C_6H_5–CH_2–CH_2–NH_2$ | – | 186 | Arzneimittel |

### 14.1.2 Herstellung von Aminen

**1. Umsetzung von Halogen-Verbindungen mit $NH_3$ oder Aminen**

Diese Methode eignet sich besonders zur Gewinnung mehrfach alkylierter Amine und von quartären Ammoniumsalzen. Für primäre Amine ist sie wenig geeignet.

$$\overline{N}H_3 \xrightarrow{CH_3I} H_2\overline{N}CH_3 \xrightarrow{CH_3I} H\overline{N}(CH_3)_2 \xrightarrow{CH_3I} \overline{N}(CH_3)_3 \xrightarrow{CH_3I} N(CH_3)_4^+ I^-$$

**Das Problem dieser Reaktion:** Mit jedem eingeführten Alkylrest nimmt die Nucleophilie des Stickstoffs zu (+I-Effekt der Alkylgruppe), d.h. das primäre Amin ist nucleophiler als der eingesetzte Ammoniak und wird daher leichter weiter alkyliert (s.a. Kap. 13.1.1). Verwendet man also stöchiometrische Mengen an Alkylierungsmittel erhält man immer Produktgemische. Mit einem Überschuss an Alkylierungsmittel bekommt man jedoch problemlos die **quartären Ammoniumsalze**.

***Hofmann*-Abbau (Methode der erschöpfenden Methylierung):** Dies macht man sich bei der Strukturbestimmung von *N*-haltigen Naturstoffen (z.B. Alkaloiden) zunutze. Mit AgOH wird ein quartäres Ammoniumhydroxid gebildet, das beim Erhitzen in ein Alken und ein tertiäres Amin übergeht (*Hofmann*-Eliminierung! s. Kap. 11.4).

**Beispiel:**

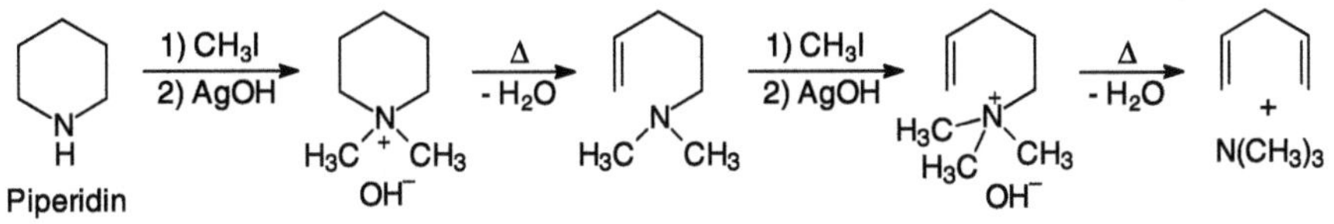


**Aromatische Amine** erhält man durch **nucleophile Aromatensubstitution** (s. Kap. 8.3) von elektronenarmen halogenierten Aromaten:

*p*-Nitrochlorbenzol *p*-Nitroanilin

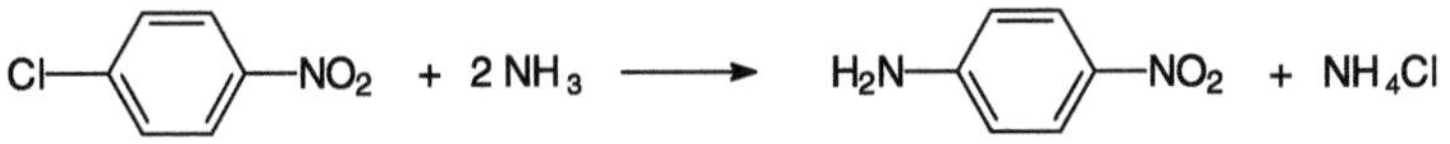

## 2. *Gabriel*-Synthese

Um das Problem der Mehrfachalkylierung zu umgehen, **verwendet man zur Synthese primärer Amine geschützte *N*-Nucleophile** (s.a. Kap. 13.1.1.3), wie etwa **Phthalimid**. Aufgrund der beiden elektronenziehenden Carbonylgruppen ist die NH-Bindung acidifiziert, und das Proton mit KOH leicht entfernbar. Das erhaltene Salz lässt sich dann als Nucleophil, das nur noch einmal reagieren kann, mit Alkylhalogeniden umsetzen. Das gebildete Alkylphthalimid wird anschließend gespalten (bevorzugt mit Hydrazin) unter Bildung des primären Amins.

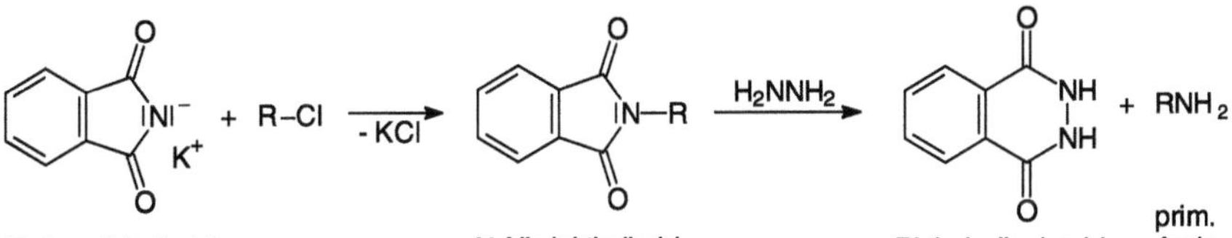


Kaliumphthalimid *N*-Alkylphthalimid Phthaloylhydrazid prim. Amin

## 3. Reduktion von Nitroverbindungen und *N*-haltigen Carbonsäurederivaten

Zur Herstellung **aromatischer Amine** verwendet man vor allem die Reduktion von **Nitroverbindungen** (s. Kap. 14.2.3). Als Reduktionsmittel wird häufig Eisenschrott verwendet, wobei die dabei gebildeten Eisenoxide als Pigmente verwertet werden können.

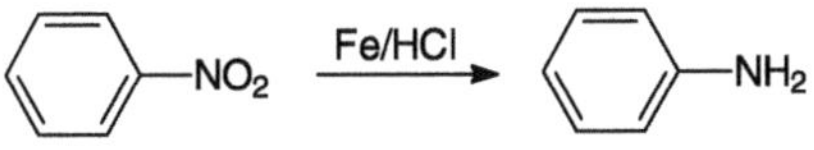


Nitrobenzol Anilin

Aliphatische Amine erhält man durch Reduktion von Carbonsäureamiden und Nitrilen (s. Kap. 20.1.3.2).

$$R-\underset{NH_2}{\overset{O}{\overset{\|}{C}}} \xrightarrow{LiAlH_4} R-CH_2-NH_2 \xleftarrow{LiAlH_4} R-C\equiv N$$

Carbonsäureamid                                                                     Nitril

### 4. Abbau von Carbonsäurederivaten

Stickstoffhaltige Carbonsäurederivate können nicht nur durch Reduktion in Amine überführt werden sondern teilweise auch durch Abbaureaktionen. **Die dabei gebildeten primären Amine enthalten ein C-Atom weniger als die ursprünglichen Carbonsäure-Verbindungen.**

Folgende Varianten werden angewandt:

*Hofmann*-**Abbau** (1881) von Amiden

$$R-\underset{NH_2}{\overset{O}{\overset{\|}{C}}}$$

*Curtius*-**Abbau** (1894) von Aziden (z.B. aus Hydraziden)

$$R-\underset{NH-NH_2}{\overset{O}{\overset{\|}{C}}} \xrightarrow[-2\,H_2O]{+HNO_3} R-\underset{|\underline{N}-\overset{+}{N}\equiv N|}{\overset{O}{\overset{\|}{C}}}$$

*Lossen*-**Abbau** (1875) von Hydroxamsäure-Derivaten

$$R-\underset{NH-OCOR'}{\overset{O}{\overset{\|}{C}}}$$

*Schmidt*-**Reaktion** (1923) von Carbonsäuren über Azide

$$R-\underset{OH}{\overset{O}{\overset{\|}{C}}} \xrightarrow[-H_2O]{+HN_3/H^+} R-\underset{|\underline{N}-\overset{+}{N}\equiv N|}{\overset{O}{\overset{\|}{C}}}$$

Diese Abbaureaktionen sind in ihrem Mechanismus einander sehr ähnlich.

Exemplarisch sei hier der *Hofmann*-Abbau von Acetamid zu Methylamin erläutert:

$$H_3C-\underset{NH_2}{\overset{O}{\overset{\|}{C}}} + NaOH + Br_2 \longrightarrow H_3C-NH_2 + NaBr + CO_2$$

Acetamid                                     Methylamin

Im einzelnen laufen dabei folgende Reaktionen ab:

Aus Natronlauge und $Br_2$ entsteht Natriumhypobromit mit positiv polarisiertem Bromatom. Im Gleichgewicht deprotoniert die NaOH das Amid, welches dann an diesem polarisierten Bromatom angreift. Dabei bildet sich *N*-Bromacetamid. Aufgrund der Elektronegativität des Broms ist dieses Bromamid acider als das ursprüngliche Amid und wird daher ebenfalls deprotoniert unter Bildung des Intermediats **I**. An diesem tritt nun eine Alkylwanderung ein, und unter Abspaltung von Bromid kommt es zur Bildung eines Isocyanats. Im wässrig basischen Milieu ist dieses Isocyanat jedoch nicht stabil, es addiert Wasser unter Bildung einer Carbamidsäure. Auch diese ist nicht stabil und spaltet $CO_2$ ab unter Freisetzung des Amins.

$$2\ NaOH + Br_2 \longrightarrow NaOBr + NaBr + H_2O$$

$$H_3C-C(=O)NH_2 \xrightarrow[-NaOH]{NaOBr} H_3C-C(=O)NH-Br \xrightarrow[-H_2O]{NaOH} H_3C-C(=O)N^-=Br\ Na^+ \xrightarrow{-NaBr} H_3C-N=C=O$$

Acetamid — *N*-Bromacetamid — **I** — Methylisocyanat

$$\xrightarrow{H_2O} H_3C-NH-C(=O)OH \longrightarrow H_3C-NH_2 + CO_2$$

Methylcarbamidsäure

Das früher formulierte Acylnitren $R-C(=O)-\underline{N}$ tritt vermutlich nicht auf. Im wässrigen Medium würde man eine α-Addition von $H_2O$ erwarten unter Bildung einer Hydroxamsäure, was jedoch nicht beobachtet wird. Die Wanderung des $CH_3$-Restes bei der Umlagerung von **I** erfolgt wahrscheinlich gleichzeitig mit der Abspaltung des $Br^-$-Ions.

**Zentrale Verbindung aller Abbaureaktionen ist das Isocyanat**, welches bei allen Reaktionen gebildet wird. Bei Abbaureaktionen im wässrigen Milieu wird hieraus über die Carbamidsäurestufe das Amin erhalten.

Eine Ausnahme bildet der *Curtius*-Abbau, der über ein isolierbares Acylazid verläuft. Dieses Azid wird thermisch zersetzt, wozu kein $H_2O$ benötigt wird. **Unter diesen Bedingungen lässt sich das Isocyanat erhalten**, das dann bei Bedarf mit anderen Nucleophilen umgesetzt werden kann. Mit Alkoholen erhält man z.B. Urethane (s. Kap. 21.2). Die *Schmidt*-Reaktion ist mit dem *Curtius*-Abbau eng verwandt, und unterscheidet sich nur in der Herstellung des Acylazids.

$$R-C(=O)-\overset{+}{N}=N=\overset{-}{N} \longleftrightarrow R-C(=O)-\overset{+}{N}-\overset{-}{N}\equiv N \xrightarrow[-N_2]{\Delta} R-N=C=O \xrightarrow{R'OH} R-HN-C(=O)OR'$$

Acylazid — Isocyanat — Urethan

## 5. Reduktive Aminierung von Carbonylverbindungen

Aus Aldehyden und Ketonen bilden sich mit Aminen und Ammoniak in einer Eintopfreaktion intermediär Imine (s. Kap. 17.1.3), welche sofort zum Amin reduziert werden können.

$$\underset{R}{\overset{R'}{>}}C=O + H_2NR'' \xrightarrow{-H_2O} \underset{R}{\overset{R'}{>}}C=NR'' \xrightarrow[pH\ 4-5]{NaBH_3CN} \underset{R}{\overset{R'}{>}}CH-NHR''$$

Imin

Selektiv wirkende Reduktionsmittel (wegen der Carbonylgruppe) sind z.B. katalytisch aktivierter $H_2$ oder $NaBH_3CN$, Natriumcyanoborhydrid.

**Das Problem:** Die Carbonylgruppe ist im Vergleich zur Imingruppe die reaktivere und sollte daher bevorzugt angegriffen werden. Daher sollten solche reduktiven Aminierungen eigentlich nicht möglich sein.

**Die Lösung:** Man verwendet als wenig reaktionsfähiges Reduktionsmittel $NaBH_3CN$, welches nicht mehr in der Lage ist mit Carbonylgruppen zu reagieren. Im Gegensatz zu anderen Hydriden ist diese Verbindung auch in Gegenwart schwacher Säuren noch stabil. Man kann die Reduktion also auch z.B. bei pH 4 durchführen. Unter diesen schwach sauren Bedingungen bleibt die Carbonylgruppe unverändert, die viel basischere Imingruppierung wird jedoch protoniert (Iminiumion). **Protonierte Imine sind aber reaktionsfähiger als unprotonierte Carbonylgruppen** (s.a Kap. 17.1.3) und können daher bevorzugt umgesetzt werden, z.B. mit $NaBH_3CN$.

Eine ältere Methode ist die sog. reduktive Alkylierung von primären und sekundären Aminen nach *Leuckart-Wallach*. Verwendet man Formaldehyd ($CH_2O$) *(Eschweiler-Clarke-Reaktion)* und reduziert mit Ameisensäure (HCOOH), werden sekundäre Amine methyliert und primäre Amine dimethyliert:

$$H_5C_6-CH_2-NH_2 \xrightarrow[HCOOH]{CH_2O} H_5C_6-CH_2-N(CH_3)_2$$

Die Reaktion verläuft vermutlich ebenfalls über ein Iminiumion, das sich im Sauren aus Formaldehyd und dem Amin bildet. Dieses wird unter Hydridtransfer (s.a. Kap. 17.1.1) durch Ameisensäure reduziert, die selbst zu $CO_2$ oxidiert wird.

$$H-O-\overset{H}{\underset{O}{C}}\overset{H}{\phantom{=}}\overset{H}{C}=\overset{+}{N}R_2 \longrightarrow H^+ + CO_2 + H_3C-NR_2$$

### 14.1.3 Eigenschaften der Amine

Amine besitzen wie die Stammsubstanz Ammoniak polarisierte Atombindungen und können **intermolekulare Wasserstoff-Brücken** ausbilden. Die Moleküle mit einer geringen Anzahl von C-Atomen sind daher wasserlöslich. Ebenso wie bei den Alkoholen nimmt die Löslichkeit mit zunehmender Größe des Kohlenwasserstoff-Restes ab. Verglichen mit Alkoholen sind die H-Brückenbindungen zwischen Aminen schwächer. Bei der Verwendung von aromatischen Aminen ist ihre hohe Toxizität und Hautresorbierbarkeit zu beachten.

Das **freie Elektronenpaar am Stickstoff** verleiht den Aminen **basische und nucleophile Eigenschaften**. Bei heteroaromatischen Aminen muss man jedoch darauf achten, ob das freie Elektronenpaar Teil des aromatischen Systems ist oder nicht. Nur Amine, deren Elektronenpaar nicht am aromatischen System beteiligt ist (Bsp. Pyridin) sind basisch.

**Basizität**

Eine typische Eigenschaft der Amine ist ihre Basizität. Wie Ammoniak können sie unter Bildung von Ammoniumsalzen ein Proton anlagern. Die Extraktion mit z.B. 10-prozentiger Salzsäure ist eine oft benutzte, einfache Methode zur Trennung von Aminen und neutralen organischen Verbindungen aus organischen Phasen. Durch Zugabe einer Base, z.B. Natriumhydroxid, lässt sich diese Reaktion umkehren, d.h. das Amin bildet sich zurück.

Eine Deprotonierung von Aminen ist wegen ihrer geringen Acidität nur mit extrem starken Basen wie Alkalimetallen oder Alkyllithium-Verbindungen möglich.

Es ist wichtig, die Stärke der einzelnen Basen quantitativ erfassen zu können. Dazu dient ihr $pK_S$-Wert. Kennt man diesen Wert, kann man über die bekannte Beziehung $pK_S + pK_B = 14$ auch den $pK_B$-Wert in Wasser ausrechnen. Ferner kann man aufgrund der Gleichung $pH = 7 + 1/2\, pK_S + 1/2 \lg c$ den pH-Wert einer Amin-Lösung der Konzentration c berechnen.

**Beispiel:** 0,1 molare Lösung von Ammoniak:

$$pH = 7 + 1/2\, (9{,}25 + \lg 0{,}1) = 7 + 1/2\, (9{,}25 - 1) = 7 + 4{,}1 = 11{,}1$$

Liegt eine Mischung aus Ammoniak und Ammoniumchlorid vor, so lässt sich hierfür die Gleichung für Puffer anwenden. Allgemein gilt für Puffersysteme wie Amine und ihre Hydrochloride, wenn die Komponenten im Verhältnis 1 : 1, also äquimolar vorliegen: $pH = pK_S$.

**Beispiel:** Eine 1 : 1-Mischung von Anilin und Anilinhydrochlorid hat in Wasser den pH-Wert 4,58.

Mit Hilfe der pK-Werte lassen sich die Amine in eine Reihenfolge bringen (Tabelle 45). Dabei gilt: **Je größer der $pK_S$- und je kleiner der $pK_B$-Wert ist, desto basischer ist das Amin.**

*Hinweis:* Der $pK_S$-Wert von „Methylamin" in Tabelle 45 ist tatsächlich der $pK_S$-Wert des Methylammoniumions. Der $pK_S$-Wert von Methylamin selbst ist etwa 35!

Die Basizität der Amine kann in weitem Umfang durch Substituenten beeinflusst werden (vgl. Acidität der Carbonsäuren, Kap. 18.3). Ihre Stärke hängt davon ab, wie leicht sie ein Proton aufnehmen können.

**Tabelle 45.** pK-Werte von Aminen

|  | $pK_B$ | Name | Formel | $pK_S$ bzw. $pK_a$ |  |
|---|---|---|---|---|---|
|  | 3,29 | Dimethylamin | $(CH_3)_2NH$ | 10,71 |  |
|  | 3,32 | tert. Butylamin | $(CH_3)_3CNH_2$ | 10,68 |  |
| steigende | 3,36 | Methylamin | $CH_3NH_2$ | 10,64 | fallende |
| Basizität | 4,26 | Trimethylamin | $(CH_3)_3N$ | 9,74 | Basizität |
|  | 4,64 | Benzylamin | $C_6H_5CH_2NH_2$ | 9,36 |  |
|  | **4,75** | **Ammoniak** | **$NH_3$** | **9,25** |  |
|  | 9,42 | Anilin | $C_6H_5NH_2$ | 4,58 |  |

$pK_s$ gilt für die Reaktion: $R^1R^2R^3NH^+ \rightleftharpoons R^1R^2R^3N + H^+$.

**Ein aliphatisches Amin ist stärker basisch als Ammoniak**, weil die elektronenliefernden Alkyl-Gruppen die Verteilung der positiven Ladung im Ammoniumion begünstigen. Die Abnahme der Basizität bei tertiären Aminen im Vergleich zu sekundären und primären Aminen beruht darauf, dass im ersten Fall die **Hydratisierung**, die auch zur Stabilisierung des Ammoniumions beiträgt, erschwert ist. Der Basizitätsunterschied beruht demnach sowohl auf Solvatationseffekten als auch auf elektronischen Effekten.

Erwartungsgemäß vermindert die Einführung von Elektronenakzeptoren die Basizität, weil dadurch die Möglichkeit zur Aufnahme eines Protons verringert wird. Stark elektronenziehende Gruppen erhöhen die Acidität der N–H-Bindung.

**Säureamide** sind in Wasser nur sehr schwach basisch; monosubstituierte Sulfonamide haben etwa die gleiche Acidität wie Phenol.

**Aromatische Amine** sind nur schwache Basen. Beim Anilin tritt das Elektronenpaar am Stickstoff mit den π-Orbitalen des Phenylrings in Wechselwirkung (+M-Effekt):

Die Resonanzstabilisierung des Moleküls wird teilweise wieder aufgehoben, wenn ein Aniliniumion gebildet wird:

$pK_S = 4.58$

Die geringe Basizität aromatischer Amine ist also eine Folge der größeren Resonanzstabilisierung des Amins im Vergleich zum entsprechenden Ammoniumsalz. Kleinere Änderungen sind durch die Einführung von Substituenten in den aromatischen Ring möglich: **Elektronendonoren** wie $-NH_2$, $-OCH_3$, $-CH_3$ stabilisieren das Kation und erhöhen die Basizität, **Elektronenakzeptoren** wie $-NH_3^+$, $-NO_2$, $-SO_3^-$ vermindern die Basizität noch stärker.

Eine Basizitätsabnahme ist auch typisch für solche Basen, deren N-Atome an Mehrfachbindungen beteiligt sind. So ist **Pyridin** mit $pK_B = 8{,}96$ eine schwächere Base als **Triethylamin** ($pK_B = 3{,}42$), weil das freie Elektronenpaar stärker durch das $sp^2$-hybridisierte N-Atom gebunden wird.

**Beim Pyrrol ist das Elektronenpaar in ein aromatisches 6-Elektronen-π-System eingebaut** (s. Kap. 22.3.1.1) und damit die Anlagerung eines Protons sehr erschwert ($pK_B \approx 13{,}6$).

### 14.1.4 Reaktionen der Amine

**1. Umsetzungen mit Salpetriger Säure HNO₂**

Lässt man Amine mit Salpetriger Säure, HNO₂, reagieren, so können je nach Substitutionsgrad verschiedene Verbindungen entstehen:

**Primäre aromatische Amine bilden Diazoniumsalze:**

$$Ar-NH_2 + HONO \xrightarrow{HX} Ar-\overset{+}{N}\equiv N\ X^- + H_2O$$
$$\text{Diazoniumsalz}$$

**Primäre aliphatische Amine (auch Aminosäuren!) bilden instabile Diazoniumsalze, die weiter zerfallen** (*van Slyke*-**Reaktion**). Intermediär bildet sich ein Carbeniumion, das die typischen Folgereaktionen (s. Kap. 10.1 und 11.2) eingeht:

$$R-NH_2 + HONO \xrightarrow[-H_2O]{HX} \left[R-\overset{+}{N}\equiv N\ X^-\right] \xrightarrow{-N_2} R^+\ X^- \longrightarrow \text{Folgeprodukte}$$

**Sekundäre aliphatische oder aromatische Amine bilden Nitrosamine**, die meist toxisch und carcinogen sind:

$$R_2NH + HONO \xrightarrow{-H_2O} R_2N-NO$$
$$\text{Nitrosamin}$$

**Tertiäre aliphatische Amine** reagieren bei Raumtemperatur nicht mit Salpetriger Säure, sie werden jedoch beim Erwärmen durch HNO₂ gespalten. Dabei bilden sich ebenfalls Nitrosamine.

Bei **tertiären aromatischen Aminen** kann zudem durch elektrophile Aromatensubstitution (s. Kap. 8) eine **Nitrosierung des aromatischen Rings** erfolgen:

$$R_2N-\underset{}{\bigcirc} + HONO \xrightarrow{-H_2O} R_2N-\underset{}{\bigcirc}-NO$$

**Zum Reaktionsmechanismus:**

Das nitrosierende Reagenz bei allen Reaktionen ist das Elektrophil N₂O₃ bzw. NO⁺. Diese bilden sich durch Autoprotonierung der HNO₂. Wird HCl zur Protonierung verwendet, bildet sich nur NO⁺.

$$2\ HNO_2 \longrightarrow H_2O + |\overset{+}{N}=\overset{\frown}{O} + O_2N^- \rightleftharpoons O_2N-NO$$

$$HNO_2 + HCl \longrightarrow H_2O + |\overset{+}{N}=\overset{\frown}{O} + Cl^-$$

Das NO⁺ reagiert mit dem Amin unter Bildung eines *N*-**Nitrosoammoniumions**:

$$R-\underset{R^2}{\underset{|}{N}}-R^1 + \overset{+}{N}=O \longrightarrow R-\underset{R^2}{\underset{|}{\overset{+}{N}}}-\underset{}{N}=O$$

Dieses kann je nach verwendetem Amin weiterreagieren, wie etwa bei:

**Primären Aminen**:

$$R-\overset{H}{\underset{H}{\overset{|}{N^+}}}-N=O \xrightarrow{-H^+} R-\overset{H}{\underset{}{\overset{|}{N}}}-N=O \rightleftharpoons R-N=N-OH \xrightarrow[-H_2O]{H^+} R-\overset{+}{N}\equiv N$$

**Sekundären Aminen**:

$$R-\overset{R^1}{\underset{H}{\overset{|}{N^+}}}-N=O \xrightarrow{-H^+} R-\overset{R^1}{\underset{}{\overset{|}{N}}}-N=O$$

Nitrosamin

**Tertiären Aminen**:

$$R-\overset{R^1}{\underset{R^2}{\overset{|}{C}}}-\overset{R^1}{\underset{}{\overset{|}{N^+}}}-N=O \xrightarrow[-NO^-]{-H_3O^+} \underset{R}{\overset{R}{>}}C=\underset{R^2}{\overset{R^1}{\underset{}{N^+}}} \xrightarrow{H_2O} \underset{R}{\overset{R}{>}}C=O + H_2\underset{R^2}{\overset{R^1}{N}}$$

Immonium-Ion

In einer β-Eliminierung (s. Kap. 11.2) wird ein Immoniumion gebildet, das durch Wasser hydrolysiert wird. Das dabei entstehende sekundäre Amin reagiert mit überschüssigem NO⁺ zum Nitrosamin.

### 2. Oxidationen

**Primäre Amine ergeben bei der Oxidation zunächst Hydroxylamine (I)**. Diese können zu **Nitroso- (II)** bzw. **Nitroverbindungen (III)** oder zu **Oximen (IV)** bzw. **Hydroxamsäuren (V)** weiteroxidiert werden.

$$R^1-\overset{R^2}{\underset{R^3}{\overset{|}{C}}}-NH_2 \xrightarrow{Oxid.} R^1-\overset{R^2}{\underset{R^3}{\overset{|}{C}}}-NH-OH \xrightarrow[R^1-R^3 \neq H]{Oxid.} R^1-\overset{R^2}{\underset{R^3}{\overset{|}{C}}}-NO \xrightarrow{Oxid.} R^1-\overset{R^2}{\underset{R^3}{\overset{|}{C}}}-NO_2$$
$$\qquad\qquad\qquad\qquad\quad \text{I} \qquad\qquad\qquad\qquad\qquad\qquad \text{II} \qquad\qquad\qquad \text{III}$$

Oxid. | R³= H

$$R^1-\overset{R^2}{\underset{}{\overset{|}{C}}}=N-OH \xrightarrow[R^2=H]{Oxid.} R^1-\overset{O}{\underset{}{\overset{\|}{C}}}_{NH-OH}$$
$$\qquad \text{IV} \qquad\qquad\qquad\qquad \text{V}$$

**Sekundäre Amine** bilden *N,N*-**Dialkylhydroxylamine**, die evtl. weiterreagieren können:

$$R_2\bar{N}H \xrightarrow{H_2O_2} R_2\overset{|\bar{O}|^-}{\underset{|}{\overset{+}{N}}}H \longrightarrow R_2N-OH$$

**Tertiäre Amine lassen sich zu Aminoxiden oxidieren**, die bei geeigneten Edukten durch Erhitzen in einer *syn*-Eliminierung Alkene liefern können (*Cope*-**Eliminierung**, Kap. 11.5.2).

$$R-\underset{R^2}{\overset{R^1}{\underset{|}{\overset{|}{N}}}}| + H_2O_2 \longrightarrow R-\underset{R^2}{\overset{R^1}{\underset{|}{\overset{|}{N^{\pm}}}}}\bar{O}|^-$$

Diese Reaktionen lassen sich auch mit verschiedenen aromatischen Aminen durchführen, insbesondere bei Verwendung von Persäuren (z.B. $CF_3CO_3H$) als Oxidationsmittel.

## 3. Trennung und Identifizierung von Aminen

### a) *Hinsberg*-Trennung

Gemische von aliphatischen oder aromatischen Aminen mit unterschiedlichem Substitutionsgrad können nach Reaktion mit **Benzolsulfochlorid** $C_6H_5SO_2Cl$ in alkalischer Lösung getrennt werden. Nur die primären und sekundären Amine bilden gut kristallisierende Sulfonamide. Aufgrund der stark elektronenziehenden Wirkung der Sulfonylgruppe ist das verbleibende H-Atom der primären Sulfonamide sehr acide. Daher lösen sich diese Amide in Natronlauge, im Gegensatz zu den sekundären Amiden, welche nicht deprotoniert werden können.

**Primäre Amine:**

$$C_6H_5SO_2Cl + R\bar{N}H_2 \xrightarrow[-HCl]{NaOH} C_6H_5SO_2-\bar{N}HR \xrightarrow[-H_2O]{NaOH} C_6H_5SO_2-\bar{\bar{N}}R \ Na^+$$

**Sekundäre Amine:**

$$C_6H_5SO_2Cl + R_2\bar{N}H \xrightarrow[-HCl]{NaOH} C_6H_5SO_2-\bar{N}R_2 \xrightarrow{NaOH} /\!/$$

**Tertiäre Amine** reagieren nicht unter diesen Bedingungen. Die unumgesetzten Amine können mit verd. Salzsäure als Hydrochlorid entfernt werden.

### b) Isonitril-Reaktion

Ein wichtiger Nachweis für primäre Amine ist die Isonitril-Reaktion. Dabei werden Amine im Basischen mit Chloroform umgesetzt. Aus Chloroform bildet sich unter dem Einfluss der Base Dichlorcarben (s.a. Kap. 12.2.4), welches mit dem Amin reagiert.

$$\text{CHCl}_3 + \text{NaOH} \longrightarrow |\text{CCl}_2 + \text{NaCl} + \text{H}_2\text{O}$$
$$\text{Dichlorcarben}$$

$$\text{R}\overset{-}{\text{N}}\text{H}_2 + |\text{CCl}_2 \longrightarrow \text{R}\overset{+}{\text{N}}\text{H}_2-\overset{-}{\text{C}}\text{Cl}_2 \xrightarrow{2\,\text{NaOH}} \text{R}-\overset{+}{\text{N}}\equiv\text{C}^- + 2\,\text{NaCl} + \text{H}_2\text{O}$$
$$\text{Isonitril}$$

### 14.1.5 Biochemisch wichtige Amine

Neben den **Alkaloiden** und **Aminosäuren** (Kap. 26) gibt es eine Vielzahl biologisch interessanter Amine. Durch **Decarboxylierung erhält man aus Aminosäuren** eine ganze Reihe wichtiger **biogener Amine**. Besondere Bedeutung kommt hierbei den Verbindungen zu, die von Phenylalanin und dessen Derivaten abgeleitet werden. Zu dieser Gruppe der β-**Phenylethylamine** gehören Verbindungen wie Dopamin, Adrenalin und Mescalin.

**Dopamin** bildet sich aus Tyrosin (*p*-Hydroxyphenylalanin) durch **Hydroxylierung des aromatischen Rings (Dopa) und anschließende Decarboxylierung**. Dopamin ist ein wichtiger **Neurotransmitter**, auf dessen Mangel im Gehirn die *Parkinsonsche* **Krankheit** zurückzuführen ist. Zur Behandlung dieser Krankheit kann Dopamin selbst nicht verwendet werden, da es die **Blut-Hirn-Schranke** nicht durchdringt. Daher verabreicht man den Patienten die entsprechende Aminosäure **Dopa** (3,4-Dihydroxyphenylalanin). Diese ist in der Lage die Blut-Hirn-Schranke zu durchdringen, sie wird dann im Gehirn decarboxyliert unter Bildung des eigentlichen Wirkstoffs Dopamin.

Durch **Hydroxylierung von Dopamin** an der benzylischen Position bildet sich zuerst **Noradrenalin** (nor bedeutet: es fehlt eine $CH_3$-Gruppe), welches anschließend durch *N*-Methylierung in **Adrenalin** überführt wird.

**Adrenalin** wurde als erstes **Hormon aus dem Nebennierenmark** (*ad* = bei, *renes* = Niere) isoliert. Adrenalin wirkst stark **blutdrucksteigernd** und fördert den Glykogenabbau in Leber und Muskel, was zu einer **Erhöhung des Blutzuckerspiegels** führt. Adrenalin wird daher vor allem bei Stress ausgeschüttet.

Durch weitere Oxidation des aromatischen Rings kommt man zum Grundgerüst des Mescalins. **Mescalin** findet sich als Inhaltsstoff des **Peyotl-Kaktus** (*Lophophora williamsii*). Es ist das älteste bekannte Halluzinogen, das bereits in vorkolumbianischer Zeit von mittelamerikanischen Volksstämmen als **Kultdroge** verwendet wurde. Mescalin wirkt lähmend auf das zentrale Nervensystem, in hohen Dosen führt es zu Blutdruckabfall, Atemdepression und fortschreitender Lähmung. Die bekannteste Wirkung ist jedoch die Erzeugung visueller, farbiger Halluzinationen, die Veränderung der Sinneseindrücke, des Denkens bis hin zur Bewusstseinsspaltung. In dieser Hinsicht ist es vergleichbar mit anderen halluzinogenen Drogen wie etwas LSD.

**Ephedrin** ist ein wichtiger Bestandteil der chinesischen *Ma-Huang*-**Droge**, die aus verschiedenen *Ephedra*-Arten gewonnen wird. Ephedrin wirkt blutdrucksteigernd und anregend auf das sympathische Nervensystem. Daher werden Ephedrin und verwandte Verbindungen (**Amphetamine**) illegaler Weise als Aufputschmittel verwendet (**Weckamine**). Es fand auch Anwendung als Appetitzügler. Ephedrin enthält zwei asymmetrische C-Atome, so dass insgesamt vier verschiedene Stereoisomere existieren (s.a. Kap. 23.1).

Neben diesen biogenen Aminen kommt auch **quartären Ammoniumsalzen** eine große Bedeutung vor.

$$HO-CH_2-CH_2-\overset{+}{\underset{CH_3}{\underset{|}{N}}}-CH_3 \quad OH^-$$
Cholin

$$CH_3COO-CH_2-CH_2-\overset{+}{\underset{CH_3}{\underset{|}{N}}}-CH_3 \quad OH^-$$
Acetylcholin

$$CH_2=CH-\overset{+}{\underset{CH_3}{\underset{|}{N}}}-CH_3 \quad OH^-$$
Neurin

**Cholin** ist ein essentieller Bestandteil der **Phosphatide** (Phospholipide) sowie des Acetylcholins. Es wirkt gefäßerweiternd, blutdrucksenkend und regelt die Darmbewegung.

**Acetylcholin** ist ein wichtiger **Neurotransmitter des parasympathischen Nervensystems**. Es wirkt **blutdrucksenkend und stark muskelkontrahierend**. Diese Wirkung wird reguliert durch das Enzym Acetylcholinesterase, welche das Acetylcholin spaltet und dadurch die Wirkung aufhebt. Giftgase wie **Tabun** und **Sarin** hemmen dieses Enzym, so dass es zu einer andauernden Übererregung des Nervensystems kommt (Nervengase).

**Neurin** bildet sich durch Fäulnis aus Cholin durch Wasserabspaltung. Es ist höchst toxisch und zählt zu den **Leichengiften**.

## 14.2 Nitro-Verbindungen

### 14.2.1 Nomenklatur und Beispiele

Bei **Nitro-Verbindungen** ist die $NO_2$-Gruppe über das **Stickstoffatom mit Kohlenstoff verknüpft** (Bsp.: Nitromethan). Im Unterschied dazu ist die $NO_2$-Gruppe der Salpetersäureester über ein O-Atom an Kohlenstoff gebunden (Bsp. Glycerintrinitrat). **Der gebräuchliche Name Nitroglycerin ist daher falsch!**

$$CH_3-NO_2$$
Nitromethan

$$\begin{array}{l}CH_2-O-NO_2\\ |\\ CH-O-NO_2\\ |\\ CH_2-O-NO_2\end{array}$$
Glycerintrinitrat
("Nitroglycerin")

### 14.2.2 Herstellung

**Aliphatische Nitroverbindungen**

Bei der **direkten Nitrierung von Alkanen mit Salpetersäure** handelt es sich vermutlich um eine radikalische Substitutions-Reaktion. Bei den höheren Paraffinen erhält man Gemische verschiedener Nitroverbindungen:

$$H_3C-CH_3 \xrightarrow[450\,°C]{HNO_3} H_5C_2-NO_2 + H_3C-NO_2$$

$$\text{Nitroethan} \qquad \text{Nitromethan}$$

$$80-90\% \qquad\quad 10-20\%$$

**Eine brauchbare Methode im Labor ist die Umsetzung von Halogenalkanen mit Alkalinitrit.** Allerdings entstehen hier gleichzeitig auch die isomeren Salpetrigsäureester (Alkylnitrite), da es sich bei dem Nitrition um ein sogenanntes **ambidentes Nucleophil** handelt:

$$R-X + NaNO_2 \xrightarrow{-NaX} R-NO_2 + R-ONO$$

$$\text{Nitroalkan} \quad \text{Alkylnitrit}$$

Das Nitroalkan wird bevorzugt nach dem $S_N2$-Mechanismus gebildet, während das Alkylnitrit eher nach einem $S_N1$-Mechanismus entsteht (s. Kap. 10). Eine Steuerung ist in begrenztem Umfang durch Wahl eines geeigneten Reaktionspartners und Variation des Lösemittels möglich.

**Aromatische Nitro-Verbindungen**

Aromatische Nitroverbindungen erhält man durch Nitrierung des entsprechenden aromatischen Kohlenwasserstoffs in einer elektrophilen Aromatensubstitution (Kap. 8.2.1).

### 14.2.3 Eigenschaften und Reaktionen von Nitroverbindungen

Bei der Nitrogruppe sind wie bei der Carboxylgruppe (Kap. 18.3) mehrere mesomere Grenzformeln möglich:

$$\left[ -\overset{+}{N}\overset{\overset{\displaystyle \bar O|}{\Vert}}{\underset{\underset{\displaystyle |\bar{\underline{O}}|^-}{}}{}} \longleftrightarrow -\overset{+}{N}\overset{\overset{\displaystyle |\bar{\underline{O}}|^-}{\diagup}}{\underset{\underset{\displaystyle |\bar O}{\diagdown}}{}} \right] \equiv -\overset{+}{N}\overset{\overset{\displaystyle O}{\diagup}}{\underset{\underset{\displaystyle O}{\diagdown}}{}}^-$$

Benachbarte C–H-Bindungen werden durch die stark polare $NO_2$-Gruppe beeinflusst (–I-Effekt). **Primäre und sekundäre Nitroparaffine sind daher C–H-acide Verbindungen, die mit Basen Salze bilden.** Durch Ansäuern erhält man daraus die sog. *aci*-Form. Dieses Phänomen ist vergleichbar mit der Keto-Enol-Tautomerie (Kap. 16.3). Die *aci*-Form ist formal das Derivat einer Carbonylverbindung. Daher lässt es sich durch starke Säuren in eine solche spalten (*Nef*-Reaktion).

$$R-CH_2-\overset{+}{N}\overset{\overset{\bar{O}|}{\nearrow}}{\underset{\bar{O}|^-}{\searrow}} + B^- \underset{-H^+}{\rightleftharpoons} \left[ R-\overset{-}{C}H-\overset{+}{N}\overset{\overset{\bar{O}|}{\nearrow}}{\underset{\bar{O}|^-}{\searrow}} \longleftrightarrow R-CH=\overset{+}{N}\overset{\overset{\bar{O}|^-}{\nearrow}}{\underset{\bar{O}|^-}{\searrow}} \right] \underset{+H^+}{\rightleftharpoons} R-CH=\overset{+}{N}\overset{\overset{\bar{O}|^-}{\nearrow}}{\underset{OH}{\searrow}}$$

nitro-Form $\hspace{8cm}$ aci-Form

Das nach Abgabe des Protons vom α-C-Atom entstandene Anion ist mesomeriestabilisiert. Es ist ein gutes Nucleophil das sich mit Elektrophilen in $S_N$-Reaktionen umsetzen lässt. Der Angriff erfolgt dabei am C. Das erhaltene Produkt kann anschließend zum Amin reduziert, oder durch *Nef*-Reaktion in die entsprechende Carbonylverbindung umgewandelt werden.

$$R-CH_2-\overset{+}{N}\overset{\overset{\bar{O}|}{\nearrow}}{\underset{\bar{O}|^-}{\searrow}} + B^- \underset{-H_2O}{\rightleftharpoons} R-\overset{-}{C}H-\overset{+}{N}\overset{\overset{\bar{O}|}{\nearrow}}{\underset{\bar{O}|^-}{\searrow}} \xrightarrow{+E^+} R-\overset{E}{\underset{}{C}}H-\overset{+}{N}\overset{\overset{\bar{O}|}{\nearrow}}{\underset{\bar{O}|^-}{\searrow}} \overset{Red.}{\nearrow} \underset{H^+ \atop -N_2O}{\searrow} \begin{array}{c} R-\overset{E}{\underset{}{C}}H-NH_2 \\ \\ \overset{E}{\underset{R}{C}}=O \end{array}$$

Sie reagieren ferner wie alle C–H-aciden Verbindungen mit Carbonylverbindungen („**Nitroaldolreaktion**", vgl. Kap. 17.3.2). Ein bekanntes Beispiel ist die Kondensation von Nitromethan mit Trimethoxybenzaldehyd, dessen Reaktionsprodukt zu Mescalin reduziert werden kann:

[3,4,5-Trimethoxybenzaldehyd] + $CH_3NO_2$ $\xrightarrow{-H_2O}$ [Zwischenprodukt mit CH=CH–$NO_2$] $\xrightarrow[-2H_2O]{+4H_2}$ Mescalin ($CH_2$–$CH_2$–$NH_2$)

### 1. Reduktionen von Nitro-Verbindungen

**Aliphatische Nitroverbindungen** lassen sich z.B. mit Zinn in Salzsäure oder durch katalytische Hydrierung zu **Aminen** reduzieren. Dabei wird die Stufe der **Hydroxylamine** durchlaufen:

$$R-NO_2 \xrightarrow[-H_2O]{4H} R-NHOH \xrightarrow[-H_2O]{2H} R-NH_2$$

Nitroverb. $\hspace{2cm}$ Hydroxylamin $\hspace{2cm}$ Amin

Bei der Reduktion **aromatischer Nitro-Verbindungen lassen sich je nach der $H_3O^+$-Konzentration verschiedene Produkte erhalten:**

**Reduktion in saurer Lösung mit Metallen als Reduktionsmittel:** Wie bei den Nitroalkanen erhält man direkt die entsprechende **Aminoverbindung**, wobei man **Nitrosobenzol** und **Phenylhydroxylamin** als Zwischenstufe annimmt.

C$_6$H$_5$—NO$_2$ → C$_6$H$_5$—NO → C$_6$H$_5$—NHOH → C$_6$H$_5$—NH$_2$

Nitrobenzol — Nitrosobenzol — *N*-Phenylhydroxylamin — Anilin

So erhält man aus Nitrobenzol das technisch wichtige Anilin. Als Reduktionsmittel wird in der Regel Eisen (Schrott) in Salzsäure verwendet, wobei Fe$_3$O$_4$ (für Pigmente) gebildet wird.

Der letzte Schritt der Kaskade erfolgt nur in stark saurem Medium. Daher entsteht bei der **Reduktion in neutraler bis schwach saurer Lösung Phenylhydroxylamin**.

**Reduktion in alkalischem Milieu:** Die Reduktion verläuft zunächst wie im Sauren. Aus den Reduktionsprodukten **Nitrosobenzol** und **Phenylhydroxylamin** bildet sich im Basischen jedoch unter Wasserabspaltung **Azoxybenzol**, welches zum **Hydrazobenzol** weiterreduziert werden kann. Reduktion von Nitrobenzol mit Zn/NaOH liefert direkt Hydrazobenzol:

C$_6$H$_5$—N=O + HN(OH)—C$_6$H$_5$ → C$_6$H$_5$—N=N$^+$(O$^-$)—C$_6$H$_5$  **Azoxybenzol** (gelb)

↓ Reduktion

C$_6$H$_5$—NH—NH—C$_6$H$_5$  **Hydrazobenzol** (farblos)

Bei Verwendung von **Lithiumaluminiumhydrid** als Reduktionsmittel erhält man aus Nitrobenzol **Azobenzol**, das durch katalytische Hydrierung in **Hydrazobenzol** überführt werden kann.

$$2\ H_5C_6\text{—}NO_2 \xrightarrow{8\ H} H_5C_6\text{—}N=N\text{—}C_6H_5 + 4\ H_2O$$
Azobenzol (rot)

### 14.2.4 Verwendung von Nitroverbindungen

**1.** Nitroverbindungen sind **Ausgangsstoffe für Amine**.

**2.** Nitromethan und Nitrobenzol werden als **Lösemittel** verwendet.

**3. Handelsübliche Sprengstoffe sind meist Nitro-Verbindungen oder Salpetersäureester.** Der Grund hierfür ist ihre thermodynamische Labilität bei gleichzeitiger hoher kinetischer Stabilität.

Zerfallsgleichungen für **2,4,6-Trinitrotoluol** (TNT) und **Glycerintrinitrat** („Nitroglycerin"):

$$2\ H_3C-C_6H_2(NO_2)_3 \longrightarrow 7\ CO + 7\ C + 5\ H_2O + 3\ N_2 \quad \Delta H = -940\ kJ/mol \equiv 4\ kJ/g$$

$$4\ C_3H_5(ONO_2)_3 \longrightarrow 12\ CO_2 + 10\ H_2O + 6\ N_2 + O_2$$

Bei der hohen freiwerdenden Energie verdampft das gebildete Wasser, so dass letztendlich z.B. beim Glycerintrinitrat **aus vier Molekülen Flüssigkeit 29 Moleküle Gas entstehen**. Die Verhältnisse beim TNT sind ähnlich. Dies erklärt die extreme Druckwelle (Stoßwelle) die mit diesen Sprengstoffen erzeugt wird.

Wichtige Sprengstoffe für **Explosionen** (Stoßwelle < 1000 m/s) und **Detonationen** (Stoßwelle 2000 - 8000 m/s) sind: Ester, z.B. Cellulosenitrat (Schießbaumwolle), Glycerintrinitrat (als Dynamit, aufgesaugt z.B. in Kieselgur, als Sprenggelatine mit Cellulosenitrat), Pentaerythrit-tetranitrat $C(CH_2ONO_2)_4$; Nitro-Verbindungen wie TNT, Nitroguanidin, Hexogen (1,3,5-Trinitro-1,3,5-triaza-cyclohexan).

## 14.3 Azo-Verbindungen

Unter Azo-Verbindungen versteht man Verbindungen die an einer Azo-Gruppe –N=N– auf beiden Seiten Alkyl- oder Arylgruppen tragen. Dabei sind die Diarylderivate viel stabiler als die aliphatischen Vertreter. So ist Azomethan (nicht zu verwechseln mit Diazomethan, Kap. 14.5) ein explosives Gas, während der einfachste aromatische Vertreter Azobenzol der Grundkörper der Azofarbstoffe darstellt.

$$H_3C-N=N-CH_3 \qquad H_5C_6-N=N-C_6H_5$$
$$\text{Azomethan} \qquad \text{Azobenzol}$$

### 14.3.1 Herstellung der Azoverbindungen

**a) Oxidation von Hydrazinderivaten:**

$$H_3C-NH-NH-CH_3 + HNO_2 \longrightarrow H_3C-N=N-CH_3 + NO + H_2O$$

$$H_5C_6-NH-NH-C_6H_5 + NaOBr \longrightarrow H_5C_6-N=N-C_6H_5 + NaBr + H_2O$$

**b) Durch Reduktion von Nitrobenzol** mit Natriumamalgam oder LiAlH$_4$:

$$2\ H_5C_6-NO_2 \xrightarrow{8\ H} H_5C_6-N=N-C_6H_5 + 4\ H_2O$$

**c) Durch Kondensation aromatischer Nitrosoverbindungen mit Aminoverbindungen.** So lassen sich auch unsymmetrische Azoverbindungen erhalten.

$$Ar^1-NO + H_2N-Ar^2 \longrightarrow Ar^1-N=N-Ar^2$$

d) **Durch Azokupplung eines Diazoniumsalzes mit einem elektronenreichen Aromaten.** Dies ist ein extrem wichtiger Prozess zur Herstellung sogenannter **Azofarbstoffe**. Es handelt sich hierbei um eine elektrophile Aromatensubstitution (s. Kap. 8.1) die in der Regel nur mit aktivierten Aromaten gelingt. Dabei ist zwischen Phenolen und Aminen zu unterscheiden.

1. **Kupplung mit Phenolen**

**Die Reaktion erfolgt in schwach basischem Medium.** Dort liegen Phenolat-Anionen vor, d.h. das aromatische System ist stärker aktiviert als im Phenol (vgl. Kap. 12.2). Neben der *p*-Azoverbindung entsteht auch teilweise die *o*-Azoverbindung, wie dies nach den Substitutionsregeln zu erwarten ist.

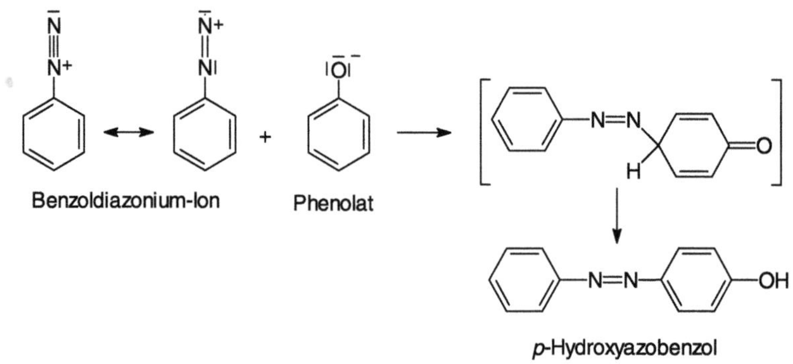

*p*-Hydroxyazobenzol

2. **Kupplung mit aromatischen Aminen**

**Bei Aminen hängt der Reaktionsverlauf vom pH-Wert und der Art des eingesetzten Amins ab.** Das elektrophile Diazoniumion wird zunächst am Ort der höchsten Elektronendichte angreifen.

Bei **primären Aminen** (Anilinen) ist dies ist in der Regel der Stickstoff des Anilins. In schwach saurem Medium (z.B. in Essigsäure, AcOH) bildet sich daher bevorzugt das **Triazen**. Dieser Prozess ist jedoch reversibel. Durch Temperaturerhöhung und in Gegenwart stärkerer Säure (z.B. HCl) wird das Triazen wieder gespalten und es bildet sich das Azoprodukt (nicht reversibel). Man darf jedoch nicht zu sauer werden, da sonst alles Anilin protoniert, und als Aniliniumsalz als desaktivierter Aromat nicht mehr angegriffen wird.

Auch bei der Kupplung von Anilinen erhält man ein Gemisch von *o*- und *p*-Substitutionsprodukt, auch wenn hier nur das *p*-Produkt gezeigt ist.

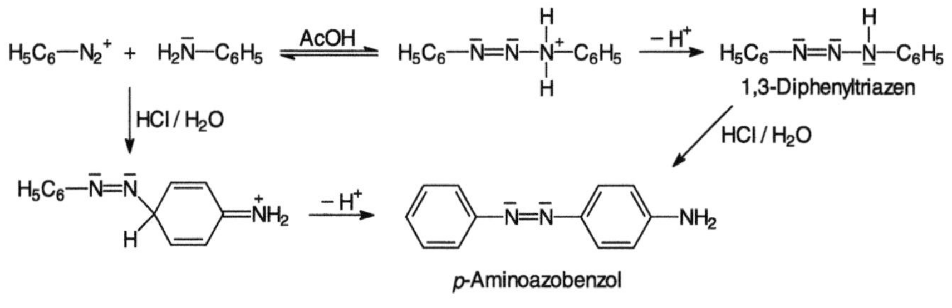

*p*-Aminoazobenzol

Bei *N,N*-disubstituierten Anilinen erfolgt die Kupplung auch in schwach saurem Medium direkt am aromatischen Ring, da eine *N*-Kupplung zu keinem stabilen Produkt führt.

C$_6$H$_5$—N$_2^+$ + C$_6$H$_5$—N(CH$_3$)$_2$ ⟶ C$_6$H$_5$—N=N—C$_6$H$_4$—N(CH$_3$)$_2$

*N,N*-Dimethylanilin        *p*-Dimethylaminoazobenzol

## 14.4 Hydrazo-Verbindungen

### 14.4.1 Herstellung der Hydrazoverbindungen

**Reduktion von Diazoniumsalzen**

**Phenylhydrazin** erhält man technisch wie im Laboratorium durch Reduktion von Diazoniumsalzen mit Natriumsulfit:

$$H_5C_6-\overset{+}{N}\equiv N\ Cl^- + 2\ Na_2SO_3 + 2\ H_2O \longrightarrow H_5C_6-NH-NH_2 + HCl + 2\ Na_2SO_4$$

**Reduktion von Nitroverbindungen**

Symmetrisch disubstituierte aromatische Hydrazine (z.B. Hydrazobenzol) erhält man durch Reduktion aromatischer Nitroverbindungen im Alkalischen (Kap. 14.2.3).

### 14.4.2 Reaktionen der Hydrazoverbindungen

**Phenylhydrazin** reagiert mit Carbonylverbindungen unter Bildung gut kristallisierender **Hydrazone** (Kap. 17.1.3). Diese dienten früher zur Identifizierung und Charakterisierung von Carbonylverbindungen.

$$H_5C_6-NH-NH_2 + O=C\overset{R'}{\underset{R}{{}}} \longrightarrow H_5C_6-NH-N=C\overset{R'}{\underset{R}{{}}} + H_2O$$

Phenylhydrazin        Phenylhydrazon

Die wichtigste Reaktion des Hydrazobenzols ist die **Benzidin-Umlagerung**, die im Sauren eintritt.

C$_6$H$_5$—NH—NH—C$_6$H$_5$ $\xrightarrow{H^+}$ H$_2$N—C$_6$H$_4$—C$_6$H$_4$—NH$_2$

Hydrazobenzol        Benzidin
(1,2-Diphenylhydrazin)

Nach der Protonierung der N-Atome bildet sich ein stark polarer Übergangszustand aus. Die Spaltung der N–N-Bindung und Knüpfung der C–C-Bindung finden bei der Umlagerung zu Benzidin (4,4'-Biphenyldiamin) gleichzeitig statt.

Als Nebenprodukt erhält man das 2,4'-Biphenyldiamin. Bei dessen Bildung wird die N-N-Bindung zuerst gelöst, bevor es zur C-C-Knüpfung kommt.

**Benzidin** ist wichtig für die Herstellung von Azofarbstoffen, es ist jedoch **stark carcinogen**.

## 14.5 Diazo-Verbindungen, Diazoniumsalze

### 14.5.1 Herstellung von Diazo- und Diazoniumverbindungen

Durch **Umsetzung primärer Amine mit Natriumnitrit** im Sauren erhält man Diazoniumsalze (s. Kap. 14.1.4). Aliphatische Diazoniumsalze sind unbeständig und zerfallen sofort unter Abspaltung von Stickstoff (Bildung eines Carbeniumions). Aromatische Diazoniumsalze sind hingegen bei Temperaturen unter 5 °C beständig, und können in einer Reihe weiterer Reaktionen umgesetzt werden.

$$Ar-NH_2 + HONO \xrightarrow{HX} Ar-\overset{+}{N}\equiv N| \ X^- + H_2O$$
Diazoniumsalz

Durch Deprotonierung aliphatischer Diazoniumsalze erhält man die etwas stabileren Diazoverbindungen. Verbindungen mit elektronenziehenden Gruppen (z.B. Diazoester, Diazoketone), welche die Deprotonierung begünstigen, sind daher besonders stabil.

**Diazomethan**, eine der wichtigsten Diazoverbindungen, erhält man im Basischen aus *N*-Nitroso-*N*-methyl-*p*-toluolsulfonamid. Das gebildete Diazomethan wird zusammen mit Ether kontinuierlich abdestilliert. Die so erhaltene etherische Lösung ist einige Zeit im Kühlschrank haltbar.

[Reaktionsschema: N-Nitroso-N-methyl-p-toluolsulfonamid + KOH → Diazomethan (mesomere Grenzstrukturen) + $H_3C-C_6H_4-SO_3^- K^+$ + $H_2O$]

**Diazomethan ist giftig, carcinogen, und in reiner Form explosiv.** Daher sollte sehr vorsichtig mit dieser Verbindung umgegangen werden.

Mesomeriestabilisierte **Diazoester** erhält man sehr einfach aus **Aminosäureestern** (nicht den freien Aminosäuren) mit Natriumnitrit und Salzsäure:

[Reaktionsschema: $H_2C(NH_2)-COOR$ + $NaNO_2$, + HCl / −NaCl, −2 $H_2O$ → Diazoessigester (drei mesomere Grenzstrukturen)]

Die ebenfalls mesomeriestabilisierten **Diazoketone** erhält man durch Umsetzung von **Säurechloriden** (Kap. 20.1.2.2.1) mit **Diazomethan**. Dabei greift das negativ polarisierte Kohlenstoffatom des Diazomethans an der Carbonylgruppe des Säurechlorids an.

[Reaktionsschema: R−CO−Cl + $H_2C=N_2$ → −HCl → Diazoketon (mesomere Grenzstrukturen)]

Diese Reaktion ist ein Schlüsselschritt bei der *Arndt-Eistert*-**Synthese** zur Verlängerung von Carbonsäuren (s. Kap. 14.5.2).

### 14.5.2 Reaktionen von Diazo- und Diazoniumverbindungen

**Umsetzungen aromatischer Diazoniumsalze**

Für die vergleichsweise stabilen aromatischen Diazoniumverbindungen gibt es eine Reihe von Umsetzungsmöglichkeiten:

1) Bei der **Azokupplung** werden Diazoniumsalze mit elektronenreichen Aromaten (Phenol- und Anilinderivate) umgesetzt, wobei Azoverbindungen (Kap. 14.3.1) erhalten werden. Besonders wichtig sind hierbei die **Azofarbstoffe**.

2) Durch *Sandmeyer*-**Reaktion** gelingt in einer **radikalischen Substitutionsreaktion** die Einführung von Chlor, Brom und Cyanid-Substituenten. Hierzu werden die Diazoniumsalze mit den entsprechenden Kupfer(I)-salzen umgesetzt.

$$\text{Ar}-\overset{+}{\text{N}}\equiv\text{N}|\ X^- \xrightarrow{\text{CuX}} \text{Ar}-X + N_2 \qquad X = Cl, Br, CN$$

Durch Übergang von Cu(I) nach Cu(II) und zurück wird die radikalische Reaktion katalysiert. Im Einzelnen lassen sich folgende Teilschritte formulieren:

$$\text{Ar}-\overset{+}{\text{N}}\equiv\text{N}|\ X^- \xrightarrow[-\text{CuX}_2]{+\text{CuX}} \text{Ar}-\bar{\text{N}}=\bar{\text{N}}\cdot \xrightarrow{-N_2} \text{Ar}\cdot \xrightarrow[-\text{CuX}]{+\text{CuX}_2} \text{Ar}-X$$

Zur Herstellung der entsprechenden **Iodverbindungen wird kein Cu(I)-Salz benötigt**, da das Redoxpotential für $2I^-/I_2$ günstig genug liegt, um den Elektronentransfer zu bewerkstelligen.

3) Bei der **Phenolverkochung** werden die Diazoniumsalze **in Wasser erhitzt**. Sie spalten dabei spontan $N_2$ ab, unter Bildung eines sehr reaktionsfähigen Arylkations, welches dann mit dem Wasser abreagiert.

$$\underset{}{\text{C}_6\text{H}_5}-\overset{+}{\text{N}}\equiv\text{N}|\ X^- \xrightarrow[-N_2]{\Delta} \text{C}_6\text{H}_5^+ \xrightarrow{+H_2O} \text{C}_6\text{H}_5-\text{OH} + H^+$$

**Hinweis:** Beim Arylkation befindet sich die positive Ladung in einem $sp^2$-Orbital senkrecht zum π-System. Es ist daher nicht mesomeriestabilisiert und besonders reaktionsfähig.

Führt man die Reaktion in **Methanol** durch, so erhält man die entsprechenden **Methylether**. Bei höheren Alkoholen beobachtet man Reduktion des Diazoniumsalzes zum aromatischen Kohlenwasserstoff, wobei der Alkohol zum Aldehyd oxidiert wird.

4) Die **Reduktion der Diazoniumsalze zum Kohlenwasserstoff** gelingt am besten mit Hypophosphoriger Säure oder Ameisensäure. Als Gegenion im Diazoniumsalz verwendet man bevorzugt das wenig nucleophile Hydrogensulfat.

$$\text{C}_6\text{H}_5-\overset{+}{\text{N}}\equiv\text{N}|\ \text{HSO}_4^- + H_3PO_2 + H_2O \longrightarrow \text{C}_6\text{H}_5-H + H_2SO_4 + H_3PO_3$$

Durch Reduktion mit Natriumsulfit erhält man Phenylhydrazin (Kap. 14.4.1).

5) Bei der *Balz-Schiemann* **Reaktion** werden Tetrafluoroborate der Diazoniumsalze erhitzt, wobei sich **Fluoraromaten** bilden. Auch diese Reaktion erfolgt unter $N_2$-Abspaltung und der Bildung eines Arylkations.

$$\text{C}_6\text{H}_5-\overset{+}{\text{N}}\equiv\text{N}|\ BF_4^- \xrightarrow{\Delta} \text{C}_6\text{H}_5-F + BF_3 + N_2$$

**Umsetzungen aliphatischer Diazoverbindungen**

Durch Protonierung von Diazoverbindungen entstehen instabile Diazoniumsalze, die spontan $N_2$ eliminieren.

**Diazomethan** wird wegen seiner großen Reaktivität als **Methylierungsmittel für acide Substanzen** verwendet. So sind Carbonsäuren ($pK_s \approx 4$) und Phenole ($pK_s \approx 10$) in der Lage Diazomethan zu protonieren. Das gebildete Carbeniumion methyliert anschließend das Säureanion.

$$\overset{H}{\underset{H}{\text{IC}}}\text{—}\overset{+}{\text{N}}\text{≡NI} \xrightarrow[- RCOO^-]{+ RCOOH} \overset{H}{\underset{H}{\text{HC}}}\text{—}\overset{+}{\text{N}}\text{≡NI} \xrightarrow{- N_2} H_3C^+ \xrightarrow{+ RCOO^-} RCOOCH_3$$

Aus Phenolen erhält man so die entsprechenden Methylester. Alkohole ($pK_s \approx 17$) sind nicht mehr acide genug und lassen sich daher so nicht umsetzen.

Die Umsetzung von **Diazomethan mit Säurechloriden liefert Diazoketone**.

Diazomethan findet zudem Anwendung als 1,3-Dipol in **1,3-dipolaren Cycloadditionen** (s.a Kap. 22.6.3) sowie zur Erzeugung von Carben ($H_2C|$) durch Belichtung (Kap. 2.5.3).

**Diazoester** werden ebenfalls durch Säuren leicht protoniert. Das unter $N_2$-Abspaltung gebildete Carbeniumion reagiert mit dem Anion der Säure.

**Diazoketone** sind zentrale Intermediate bei *Arndt-Eistert*-**Synthesen**. Schlüsselschritt ist hierbei die **thermische Zersetzung von Diazoketonen**. Unter $N_2$-Abspaltung bildet sich hierbei ein **Acylcarben**, eine Verbindung mit einem Elektronensextet am Carben-C. Dieses instabile Intermediat lagert sich um durch Wanderung einer benachbarten Alkylgruppe (*Wolff*-**Umlagerung**) unter Bildung eines Ketens. **Ketene sind sehr reaktionsfähige Carbonsäurederivate** (s. Kap. 19.2.6.1), die leicht Nucleophile addieren. So erhält man bei Umsetzungen in Wasser Carbonsäuren, in Alkoholen Ester und in Gegenwart von Aminen Amide.

| Diazoketon | Acylcarben | Keten | Carbonsäurederivate |
|---|---|---|---|

# 15 Element-organische Verbindungen

In der präparativen organischen Chemie finden zunehmend Verbindungen Verwendung, die Heteroatome enthalten (B, Si, Li, Cd u.a.). Die Bindungen zwischen Kohlenstoff und den Heteroatomen ähneln in ihren Eigenschaften mehr organischen als anorganischen Bindungen, nicht zuletzt wegen des organischen Restes R. Verbindungen mit den elektropositiven Elementen (Metallen) bezeichnet man oft als **metallorganische Verbindungen** R–M. In diesem Kapitel soll ein kurzer Überblick über element-organische Verbindungen allgemein gegeben werden, unter besonderer Berücksichtigung ihrer Bedeutung für Synthesen. Nicht besprochen werden u.a. die π-Komplexe der Übergangsmetalle und ähnliche Verbindungen. Es sei jedoch darauf hingewiesen, dass diese Substanzklassen z.B. als Katalysatoren von großer technischer Bedeutung sind.

## 15.1 Bindung und Reaktivität

Viele Reaktionen von Verbindungen des Typs R–M zeichnen sich dadurch aus, dass die Heteroelemente nicht im Endprodukt erhalten bleiben, sondern lediglich zur Aktivierung der Reaktionspartner dienen. Dies beruht darauf, dass diese Verbindungen leicht nucleophile Substitutions-Reaktionen eingehen, bei denen die Bindung zwischen dem C-Atom und dem Heteroatom gelöst wird. Ein Blick auf die Elektronegativitäts-Skala zeigt, dass die Elektronegativitäts-Werte für die Heteroatome kleiner sind als der Wert für Kohlenstoff. Die Bindung ist daher polarisiert: **das C-Atom erhält eine negative Partialladung.** Im allgemeinen wächst die chemische Reaktionsfähigkeit mit zunehmendem Ionen-Charakter der M–C-Bindung (abhängig von der Elektronegativität von M). Ionische Bindungen werden mit den stärksten elektropositiven Elementen wie Na und K erhalten. Die meisten Hauptgruppenelemente bilden **kovalente** σ-M–C-Bindungen aus. Dabei entstehen mit Elementen wie Li, B, Al, Be Elektronenmangelverbindungen.

Verbindungen vom Typ M–CR$_3$ kann man als maskierte **Carbanionen** des Typs R$_3$C$^-$ betrachten. R$_3$C–H selbst ist zu wenig acide, um Carbanionen bilden zu können. Betrachtet man aber die Ladungsverteilung im Halogenalkan $^{\delta+}$R–Hal$^{\delta-}$ und z.B. der daraus hergestellten metallorganischen Verbindung $^{\delta-}$R–Li$^{\delta+}$, so fällt auf, dass der organische Rest R „umgepolt" wurde ($\delta^+ \rightarrow \delta^-$). Reaktivitätsumpolungen dieser Art findet man bei vielen Kohlenstoff-Heteroatom-Verbindungen.

## 15.2 Eigenschaften elementorganischer Verbindungen

Oft ist es notwendig, elementorganische Verbindungen unter Schutzgas-Atmosphäre zu handhaben (meist unter $N_2$ oder Ar), da sie in der Regel oxidations- oder hydrolyseempfindlich sind. Manche sind sogar selbstentzündlich. Bei weniger reaktiven Verbindungen und Ether als Lösemittel genügt das über der Lösung befindliche „Ether-Polster".

## 15.3 Beispiele für elementorganische Verbindungen (angeordnet nach dem Periodensystem)

### 15.3.1 I. Gruppe: Lithium

Einfache Verbindungen wie Phenyllithium erhält man durch Reaktion von metallischem Lithium mit Halogenverbindungen (**Halogen-Metall-Austausch**).

$$C_6H_5Br + 2\,Li \longrightarrow C_6H_5Li + LiBr$$

Eine weitere Methode ist der **Metall-Metall-Austausch (Transmetallierung, Ummetallierung)**:

$$4\,C_6H_5Li + (CH_2\!\!=\!\!CH_2)_4Sn \longrightarrow 4\,H_2C\!\!=\!\!CHLi + (C_6H_5)_4Sn$$

Li-organische Verbindungen werden im technischen Maßstab außerdem hergestellt durch Addition von Lithiumorganylen an Alkene:

$$R\text{--}Li + CH_2\!\!=\!\!CH_2 \longrightarrow R\text{--}CH_2\text{--}CH_2Li$$

Das tetramere Methyllithium $(CH_3Li)_4$ sowie Butyllithium werden häufig als **starke Basen und Nucleophile** bei Synthesen verwendet. **Sie sind reaktiver als** *Grignard*-**Verbindungen**.

### 15.3.2 II. Gruppe: Magnesium

Für Synthesen von besonderer Bedeutung sind die *Grignard*-**Verbindungen**. Sie werden meist durch Umsetzung von Alkyl- oder Arylhalogeniden mit metallischem Magnesium hergestellt (**Halogen-Metall-Austausch**). Die Reaktion wird gewöhnlich in wasserfreiem Ether durchgeführt, in dem (vermutlich) solvatisierte monomere RMgX-Moleküle (als Ether-Komplex) vorliegen. Mit zunehmender Konzentration treten auch Dimere und stärker assoziierte Aggregate auf:

$$\overset{\delta^+}{R}\text{--}\overset{\delta^-}{X} + Mg \longrightarrow \overset{\delta^-}{R}\text{--}\overset{\delta^+}{MgX}$$

Grignard-Reagenz — Ether-Komplex — dimere Verbindung

Die Kohlenstoff-Magnesium-Bindung ist erwartungsgemäß stark polarisiert, wobei der Kohlenstoff die negative Teilladung trägt. **_Grignard_-Verbindungen sind daher nucleophile Reagenzien**, die mit elektrophilen Reaktionspartnern nucleophile Substitutionsreaktionen eingehen. **Vereinfacht betrachtet greift das Carbanion Rl⁻ am positivierten Atom des Reaktionspartners an.**

### 1. Reaktionen von Verbindungen mit aktivem Wasserstoff

Substanzen wie Wasser, Alkohole, Amine, Alkine und andere C–H-acide Verbindungen zersetzen _Grignard_-Verbindungen unter Bildung von Kohlenwasserstoffen. Dies gilt ganz allgemein für metallorganische Verbindungen. Durch volumetrische Bestimmung des entstandenen Alkans kann man den aktiven **Wasserstoff quantitativ erfassen** *(Zerewitinoff-Reaktion)*. Durch Schutz der OH-Gruppe von Alkoholen, z.B. als Ether (s. Kap. 12.3), lässt sich die Zersetzungsreaktion vermeiden.

$$CH_3-MgBr + H_2O \longrightarrow CH_4 + Mg(OH)Br$$
$$CH_3-MgBr + ROH \longrightarrow CH_4 + Mg(OR)Br$$

### 2. Addition an Verbindungen mit polaren Mehrfachbindungen

#### Reaktion mit Aldehyden und Ketonen

Bei Verwendung von Formaldehyd erhält man primäre Alkohole. Andere Aldehyde ergeben sekundäre Alkohole; Ketone liefern tertiäre Alkohole.

#### Reaktion mit Kohlendioxid

Die Umsetzung von _Grignard_-Verbindungen mit Kohlendioxid führt zur Bildung von Carbonsäuren.

#### Reaktion mit Estern

Bei der Umsetzung von Estern entstehen primär Ketone, die jedoch reaktiver sind als die ursprünglich eingesetzten Ester (s. Kap. 20.1.1.1). Daher reagieren sie schneller weiter als der Ester. Deshalb kann man Ester nicht zum Keton umsetzen. Die Reaktion geht zum tertiären Alkohol durch. Ameisensäureester ergeben sekundäre Alkohole.

$$R-\overset{\delta^+}{\underset{\underset{\delta^-}{OR'}}{\overset{\overset{\delta^-}{O}}{C}}}+ \overset{MgBr}{\underset{CH_3}{|}} \longrightarrow R-\underset{CH_3}{\overset{O-MgBr}{\underset{|}{\overset{|}{C}-OR'}}} \xrightarrow{-R'OMgBr} R-\underset{CH_3}{\overset{O}{\overset{\|}{C}}} \xrightarrow{CH_3MgBr} R-\underset{CH_3}{\overset{O-MgBr}{\underset{|}{\overset{|}{C}-CH_3}}}$$

### Reaktion mit Nitrilen

Bei der Umsetzung von Nitrilen kann das intermediär gebildete Magnesium-Salz nicht zerfallen wie bei den Estern, sondern das Keton bildet sich erst bei der wässrigen Aufarbeitung. Unter diesen Bedingungen zersetzt sich jedoch auch die *Grignard*-Verbindung, so dass keine weitere Reaktion am Keton erfolgen kann. **Die Umsetzung von Nitrilen ist eine gute Möglichkeit zur Herstellung von Ketonen.**

$$R-\overset{\delta^+}{C}\equiv\overset{\delta^-}{N} + CH_3MgBr \longrightarrow R-\underset{CH_3}{\overset{NMgBr}{\overset{\|}{C}}} \xrightarrow[-Mg(OH)Br]{+H_2O} R-\underset{CH_3}{\overset{NH}{\overset{\|}{C}}} \xrightarrow[-NH_3]{+H_2O} R-\underset{CH_3}{\overset{O}{\overset{\|}{C}}}$$

### 15.3.3 III. Gruppe: Bor

**Bor: Bor-organische Verbindungen** und dabei vor allem die Trialkylborane sind reaktive Zwischenprodukte bei organischen Synthesen, da sich Borane leicht an Alkene addieren (vgl. **Hydroborierung,** Kap. 6.1.3). Von großer Bedeutung sind auch Reduktionen mit $B_2H_6$ oder $NaBH_4$ (s. Kap. 17.1.1).

Die Produkte der Hydroborierung können entweder durch Hydrolyse oder durch Oxidation aufgearbeitet werden:

$$R-CH=CH_2 + R'_2BH \longrightarrow R-CH_2-CH_2-BR'_2 \begin{array}{c} \xrightarrow{H_2O/H^+} R-CH_2-CH_3 \\ \xrightarrow{H_2O_2/OH^-} R-CH_2-CH_2-OH \end{array}$$

### 15.3.4 V. Gruppe: Phosphor

#### *Wittig*-Reaktion

Quartäre Phosphoniumhalogenide mit α-ständigem H-Atom werden durch starke Basen (z.B. *n*-Butyllithium) in **Alkyliden-phosphorane** überführt. Diese sind mesomeriestabilisiert (***Ylid-Ylen*-Struktur**) mit einer stark polarisierten P=C-Bindung.

$$R^1-\underset{\underset{X^-}{R^2}}{\overset{\overset{H}{|}}{C}}-\overset{+}{P}R_3 \xrightarrow[-LiX]{n-BuLi} \left[ \underset{\underset{\text{Ylid}}{R^2}}{\overset{\overset{R^1}{|}}{C}}-\overset{+}{P}R_3 \longleftrightarrow \underset{\underset{\text{Ylen}}{R^2}}{\overset{R^1}{\overset{}{C}}}=PR_3 \right]$$

Wichtigste Reaktion dieser **Phosphor-Ylide** ist die **Carbonyl-Olefinierung nach Wittig**. Hierzu stellt man zunächst in zwei Schritten ein Alkylidenphosphoran (*„Wittig-Reagenz"*) her. Das *Wittig*-Reagenz reagiert mit der Carbonylgruppe unter Bildung einer neuen C–C-Bindung entsprechend den Polaritäten der Reaktionspartner. Unter Abspaltung von Triphenylphosphanoxid erhält man ein Alken.

$$R-CH_2-Br + P(C_6H_5)_3 \xrightarrow{S_N2} R-CH_2-\overset{+}{P}(C_6H_5)_3 \; Br^- \xrightarrow[-LiBr]{n-BuLi} R-CH_2=P(C_6H_5)_3$$

Triphenylphosphan — 'Phosphonium-Salz' — Alkylmethylentriphenylphosphoran

$$R'-\overset{\delta+}{CH}=\overset{\delta-}{O} + R-\overset{-}{CH_2}-\overset{+}{P}(C_6H_5)_3 \longrightarrow \underset{\text{'Oxaphosphetan'}}{\begin{array}{c}R'-HC-O\\ |\quad\quad |\\ R-HC-P(C_6H_5)_3\end{array}} \longrightarrow \underset{\text{Alken}}{\begin{array}{c}R'-CH\\ ||\\ R-CH\end{array}} + \underset{\text{'Phosphanoxid'}}{\begin{array}{c}O\\ ||\\ P(C_6H_5)_3\end{array}}$$

Bei Verwendung **nicht-stabilisierter Ylide** (R = Alkyl) bilden sich überwiegend **(Z)-Alkene**, während mit **stabilisierten Yliden** (R = COOR, COR, CN, etc.) mit hoher Stereoselektivität die entsprechenden **(E)-konfigurierten Alkene** gebildet werden. Von stabilisierten Yliden spricht man, wenn die negative Ladung am C-Atom durch elektronenziehende Gruppen stabilisiert wird.

Die Reaktion verläuft auch mit R = H und liefert somit aus Aldehyden terminale Alkene, RCH=CH$_2$. Diese Übertragung der Methylengruppe gelingt auch mit Ketonen, die sich ansonsten nicht umsetzen lassen.

*Horner-Wadsworth-Emmons-Reaktion*

Eng verwandt mit der *Wittig*-Reaktion ist die Olefinierung nach *Horner, Wadsworth* und *Emmons*. Hierbei geht man von den entsprechenden Phosphonsäureestern aus, die man über *die Michaelis-Arbuzov*-Reaktion erhält. Bei Verwendung ‚stabilisierter' Phosphonsäureester erhält man auch hier mit hoher Selektivität die (*E*)-konfigurierten Produkte. Ein Vorteil der *Horner-Wadsworth-Emmons*-Reaktion gegenüber der *Wittig*-Reaktion ist die Tatsache, **dass sich normalerweise auch Ketone umsetzen lassen**. Außerdem bildet sich ein wasserlöslicher Phosphorsäuredialkylester, der leicht abgetrennt werden kann.

$$P(OCH_3)_3 + Br-CH_2-COOR \longrightarrow (CH_3O)_2\overset{O}{\overset{||}{P}}-CH_2-COOR$$

$$(CH_3O)_2\overset{O}{\overset{||}{P}}-CH_2-COOR + R'CHO \xrightarrow{NaH} \underset{(E)\text{-Alken}}{\begin{array}{c}R'\;\;\;\;\;\;H\\ \diagdown\;\;\diagup\\ C\\ ||\\ C\\ \diagup\;\;\diagdown\\ H\;\;\;\;\;\;COOR\end{array}} + \underset{\begin{array}{c}\text{Phosphorsäure-}\\\text{dimethylester}\end{array}}{(CH_3O)_2\overset{O}{\overset{||}{P}}-OH}$$

'Phosphonsäureester'

# Verbindungen mit ungesättigten funktionellen Gruppen

## Die Carbonyl-Gruppe

Die wichtigste funktionelle Gruppe ist die Carbonylgruppe $R^1R^2C=\underline{\overline{O}}$. Bei ihr sind sowohl der Kohlenstoff als auch der Sauerstoff **sp²-hybridisiert**. R, C und O liegen demzufolge in einer Ebene und haben Bindungswinkel von ≈ 120°. C und O sind durch eine Doppelbindung miteinander verbunden.

Der Unterschied zwischen einer C=C- und einer C=O-Doppelbindung besteht darin, **dass die Carbonylgruppe polar** ist, aufgrund der höheren Elektronegativität des Sauerstoffs. Die Carbonylgruppe besitzt daher am Kohlenstoff ein elektrophiles und am Sauerstoff ein nucleophiles Zentrum, d.h. das C-Atom ist positiv polarisiert (trägt eine positive Partialladung), das O-Atom ist negativ polarisiert (trägt eine negative Partialladung).

Carbonylverbindungen lassen sich wie folgt nach steigender Reaktivität ordnen:

Carboxylat < Carbonsäure < Carbonsäureamid < Carbonsäureester < Keton < Aldehyd < Carbonsäurechlorid

Die **Reaktivität** der Carbonylgruppe beruht auf der **Polarität der C-O-Bindung**. Reaktionen an der Carbonylgruppe sind in der Regel Angriffe von Nucleophilen am positivierten C-Atom. Die Reaktionsgeschwindigkeit wird daher um so höher sein, je größer die Elektrophilie des Carbonyl-*C* ist. Elektronenschiebende Gruppen erniedrigen die positive Partialladung und somit die Reaktionsgeschwindigkeit, während elektronenziehende Gruppen an der Carbonylgruppe deren Reaktivität erhöhen.

Heteroatom-Substituenten an der Carbonylgruppe wirken in der Regel induktiv (–I-Effekt) und mesomer unter Beteiligung ihres freien Elektronenpaars (+M-Effekt) (s.a. Kap. 2.4.4).

Den **stärksten desaktivierenden** Effekt hat die **Carboxylatgruppe** mit ihrer negativen Ladung. Carboxylate lassen sich daher nur noch mit den reaktivsten Nucleophilen, wie etwa Alkyllithium-Verbindungen (s. Kap. 15.4.1) umsetzen.

Da Nucleophile in der Regel auch basische Eigenschaften haben, werden **Carbonsäuren** unter den Reaktionsbedingungen ebenfalls **deprotoniert** und somit desaktiviert.

Stickstoff ist im Vergleich zum Sauerstoff weniger elektronegativ. Daher hat ein $N$-Substituent einen geringeren –I-Effekt und einen höheren +M-Effekt als ein $O$-Substituent. **Carbonsäureamide sind daher weniger reaktionsfähig als Ester.**

Bei den ‚höheren Halogenen' überwiegt der **–I-Effekt den +M-Effekt**. Säurehalogenide sind somit **besonders reaktionsfähig**, und reaktiver als z.B. Aldehyde.

**Alkylgruppen** besitzen einen schwachen +I-Effekt. Somit sind **Ketone etwas weniger reaktionsfähig als Aldehyde**. Diese elektronischen Effekte sind jedoch relativ gering. Vielmehr spielen hier auch sterische Aspekte eine große Rolle.

Dies wird verständlich wenn man bedenkt, dass bei allen Additionen an die Carbonylgruppe primär eine **tetrahedrale Zwischenstufe** gebildet wird, aus der heraus weitere Folgereaktionen ablaufen. Die verschiedenen Carbonylverbindungen unterscheiden sich in eben diesen Folgereaktionen. Daher kann man unterscheiden zwischen den Umsetzungen von Aldehyden und Ketonen und denen der Carbonsäurederivate.

$$\underset{X}{\overset{R}{\diagdown}}C=O + Nu^- \longrightarrow \underset{\underset{X}{|}}{\overset{\overset{R}{|}}{Nu-C-\bar{O}|^-}} \longrightarrow \text{Folgeprodukte}$$

tetrahedrale Zwischenstufe

**Anmerkung:** ‚tetrahedral' bedeutet, dass vier miteinander verbundene Atome eine Tetraeder-Struktur bilden.

# 16 Aldehyde, Ketone und Chinone

## 16.1 Nomenklatur und Beispiele

**Aldehyde und Ketone sind primäre Oxidationsprodukte der Alkohole.** Sie haben die Carbonylgruppe gemeinsam. Bei einem **Aldehyd** trägt das C-Atom dieser Gruppe ein *H*-Atom und ist mit einem zweiten C-Atom verbunden (Aldehyd = *Al*cohol *dehydrogenatus*). Beim Keton ist das Carbonyl-C-Atom mit zwei weiteren C-Atomen verknüpft. (Beachte: Ein Lacton ist kein Keton!)

**Aldehyde tragen die Endsilbe –al, angefügt an den systematischen Namen, Ketone die Endung -on.** Für Aldehyde werden jedoch meist noch Trivialnamen verwendet, die von der entsprechenden Carbonsäure abgeleitet sind. Ketone werden oft benannt indem man an die beiden Reste (in alphabetischer Reihenfolge) die Endung '-keton' anhängt.

Beispiele:

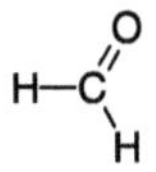

Formaldehyd  Acetaldehyd  Butyraldehyd  Isobutyraldehyd  Benzaldehyd
Methanal     Ethanal      Butanal       2-Methylpropanal

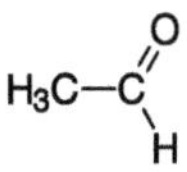

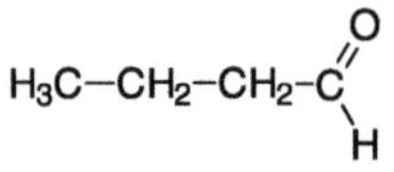

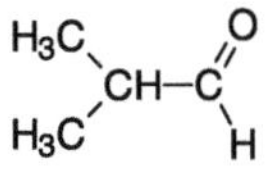

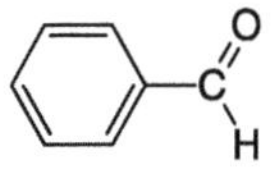

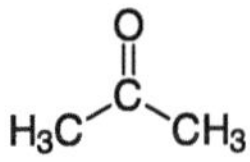

Aceton        Methylvinylketon 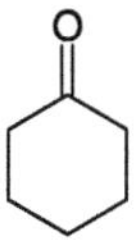  Cyclohexanon 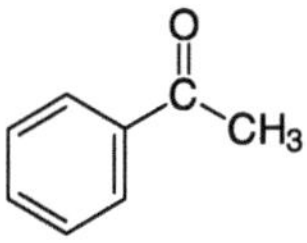  Acetophenon        Benzophenon
2-Propanon                                    Methylphenylketon  Diphenylketon

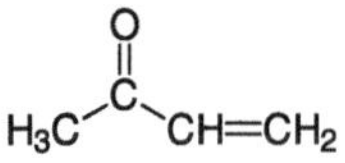

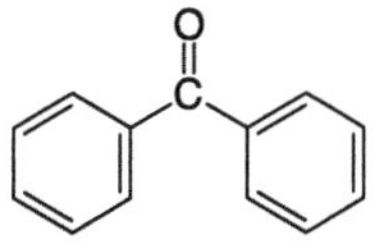

**Chinone** nennt man Verbindungen, die **zwei Carbonyl-Funktionen in cyclischer Konjugation enthalten.**

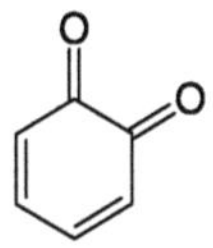

*o*-Benzochinon 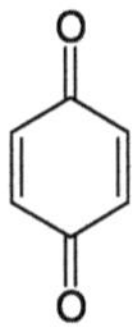   *p*-Benzochinon 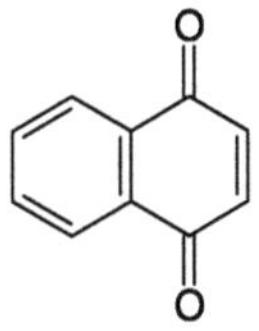   1,4-Naphthochinon 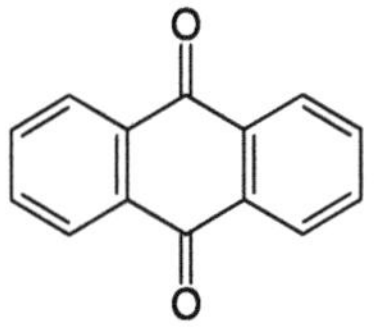   9,10-Anthrachinon

## 16.2 Herstellung von Aldehyden und Ketonen

### 1. Oxidation von Alkoholen

Die Oxidation primärer Alkohole gibt Aldehyde. Die Oxidation sekundärer Alkohole gibt Ketone (s. Kap. 12.1.3.6). Gebräuchliche Oxidationsmittel für **sekundäre Alkohole** sind $KMnO_4$, $K_2Cr_2O_7$ oder $CrO_3$.

$$\underset{\text{sek. Alkohol}}{R-\underset{\underset{OH}{|}}{C}H-R} \xrightarrow{K_2CrO_7} \underset{\text{Keton}}{R-\underset{\underset{O}{\|}}{C}-R}$$

Bei der Oxidation primärer **Alkohole** muss man jedoch darauf achten, dass die Oxidation nicht weitergeht bis zur Carbonsäure. Das Problem bei den Aldehyden kommt daher, dass Aldehyde in wässrigem Milieu Hydrate (Kap. 17.1.2) bilden können, die **leicht weiteroxidiert** werden können. Leichtflüchtige Aldehyde können vereinzelt aus dem Reaktionsgemisch abgetrennt und dadurch vor weiterer Oxidation geschützt werden.

**Chinone** erhält man durch Oxidation (Dehydrierung) der entsprechenden Hydrochinone. So lässt sich das Hydrochinon (*p*-Dihydroxybenzol) leicht zu dem Chinon (*p*-Benzochinon) oxidieren. Dabei geht das aromatische System in ein „**chinoides**" über. Auch andere Dihydroxy-Aromaten mit OH-Gruppen in *o*- oder *p*-Stellung können zu Chinonen oxidiert werden.

### 2. Reduktion von Carbonsäurederivaten

Die Reduktion von **Carbonsäurechloriden mit $H_2$** und Palladium als Katalysator führt zu gesättigten Alkoholen. Zusatz von $BaSO_4$ und eines Kontaktgiftes (Thioharnstoff, Phenylsenföl) verhindert, dass der zunächst entstehende Aldehyd zum Alkohol reduziert wird. Dieses Verfahren ist als *Rosenmund*-**Reduktion** zur Darstellung von Aldehyden aus Säurechloriden bekannt:

$$R-\overset{O}{\underset{Cl}{C}} \xrightarrow[Pd/BaSO_4]{H_2} R-\overset{O}{\underset{H}{C}} + HCl$$

### 3. Umsetzung von Carbonsäurederivaten mit metallorganischen Verbindungen

Analog zur Umsetzung mit Hydriden lassen sich Carbonsäurederivate auch mit metallorganischen Verbindungen (R–M) (Kap. 15) umsetzen. Aber auch hier besteht das Problem der Mehrfachreaktion, da das bei der Reaktion gebildete (und erwünschte) Keton oftmals reaktionsfähiger ist als die eingesetzte Carbonylverbindung. Es reagiert daher weiter unter Bildung eines tertiären Alkohols. Deshalb verwendet man häufig die entsprechenden Nitrile (s. Kap. 15.3.2), oder man setzt sehr reaktionsfähige Derivate wie **Säurechloride** mit wenig reaktiven metallorganischen Verbindungen wie **Kupfer-** oder **Cadmium-Verbindungen** um.

Diese reagieren zwar noch mit Säurehalogeniden, jedoch nicht mehr mit Ketonen, so dass die Reaktion hier anhält.

$$2 \text{ R-COCl} + \text{R}'_2\text{Cd} \longrightarrow 2 \text{ R-COR}' + \text{CdCl}_2$$

### 4. *Friedel-Crafts*-Acylierungen

Aromatische Aldehyde und Ketone lassen sich durch ***Friedel-Crafts*-Acylierung** (Kap. 8.2.5) aus Säurechloriden in Gegenwart von AlCl$_3$ als Katalysator erhalten.

$$C_6H_6 + H_3C-COCl \xrightarrow{\text{AlCl}_3} C_6H_5-CO-CH_3 + \text{HCl}$$

Acetophenon

Ein Spezialfall der *Friedel-Crafts*-Acylierung ist die ***Vilsmeier-Haack*-Reaktion** (Kap. 8.2.5). Mit ihr gelingt die Einführung des Formyl-Restes in aktivierte Aromaten (Aniline und Phenolderivate) mittels **POCl$_3$** und ***N*-Methylformanilid** als CHO-Donator.

$$\text{H}_3\text{CO-C}_6\text{H}_4\text{-H} + \text{OHC-N(CH}_3\text{)-C}_6\text{H}_5 \xrightarrow{\text{POCl}_3} \text{H}_3\text{CO-C}_6\text{H}_4\text{-CHO} + \text{HN(CH}_3\text{)-C}_6\text{H}_5$$

Anisol    *N*-Methylformanilid      Anisaldehyd    *N*-Methylanilin

Aromatische Aldehyde und Ketone können auch durch andere elektrophile Substitutionsreaktionen erhalten werden. Dazu gehören die ***Reimer-Tiemann*-Reaktion** (Kap. 12.2.4.2) sowie die ***Houben-Hoesch*-Synthese** (Kap. 8.2.5). Bei ihr werden Phenole und deren Derivate mit **Nitrilen** umgesetzt, wobei Imine erhalten werden, die sich anschließend zu den entsprechenden Ketonen hydrolysieren lassen.

$$\text{Ar-H} + \text{R-CN} + \text{HCl} \xrightarrow{\text{AlCl}_3} \left[ \text{Ar-C(NH}_2^+\text{)(R)} \cdot \text{Cl}^- \right] \xrightarrow{\text{H}_2\text{O/H}^+} \text{Ar-CO-R}$$

Die analoge Reaktion mit **HCN** ergibt Aldehyde und heißt ***Gattermann*-Formylierung**.

### 5. Oxidative Spaltungsreaktionen

**Alkene** lassen sich durch Ozon oxidativ spalten (Kap. 6.2.1). Durch **Ozonolyse** erhält man aus **tetrasubstituierten Alkenen Ketone**, aus **1,2-disubstituierten Alkenen bei reduktiver Aufarbeitung Aldehyde**.

$$\underset{R}{\overset{H}{>}}C=C\underset{R^2}{\overset{R^1}{<}} \xrightarrow{O_3} \left[ \underset{R}{\overset{H}{>}}C\underset{O-O}{\overset{O}{<}}C\underset{R^2}{\overset{R^1}{<}} \right] \xrightarrow{\text{reduktive Aufarbeitung}} \underset{R}{\overset{H}{>}}C=O + O=C\underset{R^2}{\overset{R^1}{<}}$$

**1,2-Diole** lassen sich durch **Glykolspaltung** (Kap. 12.1.3.5) mit Bleitetraacetat Pb(OAc)$_4$ oder Natriumperiodat NaIO$_4$ ebenfalls zu den entsprechenden Carbonylverbindungen spalten.

$$\underset{R}{\overset{HO}{>}}HC-CH\underset{R}{\overset{OH}{<}} \xrightarrow{NaIO_4} 2\ R-CHO$$

## 16.3 Eigenschaften

Die Siedepunkte der Aldehyde und Ketone liegen tiefer als die der analogen Alkohole, da die Moleküle **untereinander keine H-Brücken** ausbilden können. Niedere Aldehyde und Ketone sind wasserlöslich und können mit H$_2$O-Molekülen H-Brücken bilden und zu Additionsprodukten (Hydrate) (s. Kap. 17.1.2) reagieren.

**Keto-Enol-Tautomerie**

Aldehyde und Ketone mit α-ständigen Wasserstoff-Atomen bilden „**tautomere Gleichgewichte**" (s. Kap. 1.6) mit den entsprechenden Enolen. Die Lage des Gleichgewichts hängt von der Temperatur, dem Reaktionsmedium und dem Energieinhalt der beiden Formen ab. Enole sind dann besonders stabil, wenn die Möglichkeit zur Konjugation besteht. Während sich bei reinen Aldehyden und Ketonen das Gleichgewicht nur langsam einstellt, erfolgt diese Einstellung in Lösung (durch Säuren und Basen katalysiert) schneller. **Meist liegt das Gleichgewicht auf der Seite des Ketons, außer wenn die Enolform z.B. durch Konjugation begünstigt wird.**

**Beispiele:**

| Aceton | | Acetylaceton | |
|---|---|---|---|
| Keto-Form | Enol-Form | Keto-Form | Enol-Form |
| 99,9997% | 0,0003% | 15% | 85% |

Die Stabilisierung der Enol-Form der 1,3-Diketone beruht auf der Bildung einer **intramolekularen Wasserstoff-Brückenbindung** und der Ausbildung konjugierter Doppelbindungen.

## 16.4 Redoxreaktionen von Carbonylverbindungen

### 16.4.1 Reduktion zu Alkoholen

In Umkehrung ihrer Bildungsreaktion (Oxidation von Alkoholen) lassen sich Aldehyde und Ketone durch Reduktion wieder in Alkohole überführen. Dabei wird in der Regel ein **Hydridion** in mehr oder minder freier Form auf die Carbonylgruppe übertragen (Kap. 17.1.1).

$$Na^+ H_3B^- \!\!-\!\! H + \underset{R}{\overset{R}{>}}\!\!C\!\!=\!\!O + H\!\!-\!\!OC_2H_5 \longrightarrow H\!\!-\!\!\underset{R}{\overset{R}{\underset{|}{C}}}\!\!-\!\!OH + Na^+ H_3B^-\!\!-\!\!OC_2H_5$$

### 16.4.2 Reduktion zu Kohlenwasserstoffen

Unter bestimmten Voraussetzungen können Ketone auch zu Kohlenwasserstoffen reduziert werden, wobei die Carbonyl-Gruppe in eine Methylengruppe überführt wird.

**1. Nach *Clemmensen***

Die Methode nach *Clemmensen* reduziert mittels **amalgamiertem Zink** und **starken Mineralsäuren** Ketone, die dieses stark saure Milieu aushalten:

$$\underset{R}{\overset{O}{\underset{}{\|}}}\!\!\underset{}{C}\!\!\underset{R'}{} \xrightarrow[HCl]{Zn/Hg} R\!\!-\!\!CH_2\!\!-\!\!R'$$

**2. Nach *Wolff-Kishner***

Verbindungen, die säurelabil sind, bzw. mit Säuren in nicht gewünschter Weise reagieren, können mit **Basen**, z.B. Hydrazin und Lauge, nach der ***Wolff-Kishner*-Methode** reduziert werden:

$$\underset{R}{\overset{O}{\underset{}{\|}}}\!\!\underset{}{C}\!\!\underset{R'}{} + H_2N\!\!-\!\!NH_2 \xrightarrow{OH^-} R\!\!-\!\!CH_2\!\!-\!\!R' + N_2 + H_2O$$

Das Keton bildet mit Hydrazin ein Hydrazon (s. Kap. 17.1.3), das im alkalischen Medium nach folgendem Schema abgebaut wird:

$$\underset{R}{\overset{R'}{>}}\!\!C\!\!=\!\!O + H_2\bar{N}\!\!-\!\!\bar{N}H_2 \rightleftharpoons \underset{R}{\overset{R'}{>}}\!\!C\!\!=\!\!\bar{N}\!\!-\!\!\bar{N}H_2$$

$$\underset{R}{\overset{R'}{>}}\!\!C\!\!=\!\!\bar{N}\!\!-\!\!\bar{N}H_2 \underset{-H_2O}{\overset{+OH^-}{\rightleftharpoons}} \underset{R}{\overset{R'}{>}}\!\!C\!\!=\!\!\bar{N}\!\!-\!\!\bar{N}H \longleftrightarrow \underset{R}{\overset{R'}{>}}\!\!|\bar{C}\!\!-\!\!N\!\!=\!\!NH \underset{-OH^-}{\overset{+H_2O}{\rightleftharpoons}} \underset{R}{\overset{R'}{>}}\!\!HC\!\!-\!\!N\!\!=\!\!NH$$

$$\underset{R}{\overset{R'}{>}}\!\!HC\!\!-\!\!N\!\!=\!\!N\!\!-\!\!H + |\bar{O}H^- \xrightarrow{-H_2O, -N_2} \underset{R}{\overset{R'}{>}}\!\!HC|^- \underset{-OH^-}{\overset{+H_2O}{\longrightarrow}} \underset{R}{\overset{R'}{>}}\!\!CH_2$$

### 16.4.3 Oxidationsreaktionen

Die meisten bisher vorgestellten Reaktionen sind mit Aldehyden und Ketonen möglich. **Unterschiede zeigen beide im Verhalten gegen Oxidationsmittel:**

**Aldehyde werden zu Carbonsäuren oxidiert; Ketone hingegen lassen sich normalerweise an der Carbonyl-Gruppe nicht weiter oxidieren.**

### Nachweis der Aldehydfunktion

Zum Nachweis von Verbindungen mit Aldehyd-Funktionen dient ihre reduzierende Wirkung auf Metallkomplexe. So wird bei der *Fehling*-**Reaktion** eine alkalische Kupfer(II)-tartrat-Lösung ($Cu^{2+}$/$OH^-$/Weinsäure) zu rotem $Cu_2O$ reduziert ($Cu^{2+} \rightarrow Cu^+$) und bei der *Tollens*-**Reaktion** (Silberspiegel-Prüfung) eine ammoniakalische Silbersalzlösung ($Ag^+$/$NH_4^+OH^-$) zu metallischem Silber. Alkohole und Ketone geben damit keine Reaktion.

**Ausnahmen**: *Fehling*-Reaktionen mit Benzaldehyd ($\rightarrow$ *Cannizzaro*-Reaktion) und Isobutyraldehyd verlaufen negativ.

Die *Fehling*-Reaktion ist wegen des niedrigeren Redoxpotentials von $Cu^{2+}$ im Vergleich zu $Ag^+$ als Nachweisreaktion weniger geeignet.

### 16.4.4 Redoxverhalten der Chinone

Auf die Herstellung der Chinone durch Oxidation der entsprechenden Hydrochinone wurde bereits hingewiesen. Umgekehrt lassen sich Chinone sehr leicht zu den Hydrochinonen reduzieren. **Chinone und ihre Hydrochinone können durch Redoxreaktionen ineinander umgewandelt werden.**

Chinon  Semichinon  Hydrochinon

Für dieses Reaktionsschema ergibt sich das Redoxpotential aus der *Nernstschen* **Gleichung** (s. Teil I, Kap. 11) zu:

$$E = E^0 + \frac{R \cdot T \cdot 2{,}303}{2 \cdot F} \cdot \lg \frac{c(\text{Chinon}) \cdot c^2(H^+)}{c(\text{Hydrochinon})}$$

Daraus kann man u.a. folgende Schlüsse ziehen:

1. Ist das Produkt der Konzentrationen von Chinon und $H^+$ gleich der Konzentration von Hydrochinon, so wird $E = E^0$, da $\lg 1/1 = \lg 1 = 0$ ist. Das Redoxpotential des Systems ist dann so groß wie sein **Normalpotential $E^0$**.

2. Mischt man ein Hydrochinon mit seinem Chinon im Molverhältnis 1 : 1, so entsteht eine Additionsverbindung, das tiefgrüne **Chinhydron,** ein sog. **charge-transfer-Komplex.** Er besteht aus zwei Komponenten, dem elektronenreichen Donor (hier Hydrochinon) und dem elektronenziehenden Akzeptor (hier Chinon). Die entsprechenden Komplexe nennt man daher auch **Donor-Akzeptor-Komplexe.** Sie sind meist intensiv farbig, wobei man die Farbe dem Elektronenübergang Donor → Akzeptor zuschreibt. In einer gesättigten Chinhydron-Lösung liegen die Reaktionspartner in gleicher Konzentration (also 1:1) vor. Damit vereinfacht sich die *Nernstsche* Gleichung zu:

$$E = E^0 + \frac{R \cdot T \cdot 2{,}3}{2 \cdot F} \cdot \lg c^2(H^+) = E^0 + \frac{R \cdot T \cdot 2{,}3}{F} \cdot \lg c(H^+) \quad = E^0 - \frac{R \cdot T \cdot 2{,}3}{F} \cdot pH$$

Jetzt ist das Redoxpotential nur noch vom pH-Wert der Lösung abhängig. Eine **Chinhydron-Elektrode** kann daher zu Potentialmessungen benutzt werden.

Chinone wirken als Oxidationsmittel, so z.B. **Chloranil** (Tetrachlor-*p*-benzochinon):

| 1,2-Dihydro-naphthalin | Tetrachlor-*p*-benzochinon | Naphthalin | Tetrachlor-hydrochinon |

Die **1,4-Chinone** sind auch **ungesättigte Ketone,** die 1,2 und 1,4-Additionsreaktionen eingehen können. Außerdem sind *Diels-Alder*-**Reaktionen** (Kap. 6.2.2) möglich mit **Chinon als Dienophil.**

**Semichinone** sind mesomeriestabilisiert (sowohl das Radikal als auch die neg. Ladung). 1,4-Benzochinon wird daher als Inhibitor bei radikalischen Polymerisationen benutzt.

**Hydrochinone** werden als **Reduktionsmittel** verwendet, z.B. als fotografische Entwickler, oder bei der technischen Herstellung von $H_2O_2$.

# 17 Reaktionen von Aldehyden und Ketonen

Typische Reaktionen aller Carbonylverbindungen sind **Additionen von Nucleophilen an die Carbonylgruppe**. Für Aldehyde und Ketone lässt sich folgender allgemeiner Mechanismus formulieren:

$$HNu + \underset{R}{\overset{R^1}{C}}=O \longrightarrow HNu^+-\underset{R}{\overset{R^1}{C}}-\bar{O}| \longrightarrow Nu-\underset{R}{\overset{R^1}{C}}-OH \dashrightarrow \text{Folgereaktionen}$$

Das nucleophile Reagenz lagert sich an das positivierte C-Atom der >C=O-Gruppe an. Unter Protonenwanderung bildet sich daraus eine Additionsverbindung, die je nach den Reaktionsbedingungen weiterreagieren kann. Die Reaktion wird durch Säuren beschleunigt, da Protonen als elektrophile Teilchen mit dem nucleophilen Carbonyl-Sauerstoff reagieren können und dadurch die Polarität der C=O-Gruppe erhöhen (**Säurekatalyse**).

Manchmal ist es zweckmäßig, **in alkalischer Lösung** zu arbeiten, wenn durch Deprotonierung von HNu ein reaktiveres Nucleophil Nu⁻ gebildet wird.

Die verschiedenen Umsetzungen der Carbonylverbindungen unterscheiden sich in der Art der Nucleophile (Heteroatom- oder C-Nucleophile) und in der Art der Folgereaktionen.

**Carbonylverbindungen mit Wasserstoffatomen in α-Position** stehen über die **Keto-Enol-Tautomerie** (Kap. 16.3) mit der entsprechenden Enolform im Gleichgewicht. Sie sind relativ acide und lassen sich **mit starken Basen unter Bildung eines Enolats deprotonieren. Enolate sind sehr gute C-Nucleophile** und können als solche z.B. mit anderen Carbonylverbindungen reagieren.

$$\underset{\text{Keto-Form}}{\overset{H}{\underset{}{C}}-C\overset{O|}{\diagup}} \rightleftharpoons \underset{\text{Enol-Form}}{\overset{H}{\underset{}{O}}\diagdown C=C} \xrightarrow[-H^+]{\text{starke Base}} \underset{\text{mesomeriestabilisiertes Enolat}}{C=C\overset{|\bar{O}|^-}{\diagup} \longleftrightarrow \bar{C}-C\overset{O|}{\diagup}}$$

**Carbonylverbindungen mit Wasserstoffatomen in α-Position können also sowohl als Elektrophil als auch als Nucleophil umgesetzt werden.**

## 17.1 Additionen von Hetero-Nucleophilen

### 17.1.1 Addition von 'Hydrid'

In Umkehrung ihrer Bildungsreaktion (Oxidation von Alkoholen) lassen sich Aldehyde und Ketone durch Reduktion wieder in Alkohole überführen. Die Reduktion mit $H_2$/Pt verläuft relativ langsam und ist wenig selektiv, da hierbei nicht nur C=O sondern auch C=C-Bindungen hydriert werden. Besser geeignet sind Metallhydride wie **Natriumborhydrid** ($NaBH_4$) in Ethanol oder **Lithiumaluminiumhydrid** ($LiAlH_4$) in Ether.

$$Na^+ H_3B^-\!-\!H + R_2C=O + H\!-\!OC_2H_5 \longrightarrow R_2CH\!-\!OH + Na^+ H_3B^-\!-\!OC_2H_5$$

$$H_3Al^-\!-\!H + R_2C=O\cdots Li^+ \longrightarrow R_2CH\!-\!O^- LiAlH_3^+ \xrightarrow{3\ R_2CO} Li^+[Al(OCHR_2)_4]^-$$
$$\downarrow H_2O$$
$$4\ R_2CH\!-\!OH + LiOH + Al(OH)_3$$

Beim sehr reaktiven $LiAlH_4$ lassen sich prinzipiell alle 4 Wasserstoffatome übertragen, wobei die Reaktivität der dabei gebildeten Alkoxyaluminiumhydride kontinuierlich abnimmt. Auf diese Weise lassen sich auch mildere und selektivere Aluminiumhydride herstellen, die dann z.B. nur noch mit sehr reaktionsfähigen Carbonylverbindungen reagieren. Isolierte C=C-Doppelbindungen werden von Bor- und Aluminiumhydriden nicht angegriffen.

Verwendet man anstelle von $LiAlH_4$ das analoge $LiAlD_4$ so lassen sich Isotopenmarkierte Verbindungen herstellen.

### 1. *Meerwein-Ponndorf-Verley*-Reduktion

Eine weitere Methode Carbonylgruppen zu reduzieren, ohne dass auch andere im Molekül vorhandene reduzierbare Gruppen wie Doppelbindungen oder Nitro-Gruppen miterfasst werden, ist die ***Meerwein-Ponndorf-Verley*-Reduktion**. Aldehyde bzw. Ketone reagieren hierbei mit Isopropylalkohol in Gegenwart von Aluminiumisopropylat:

$$R'R\,C=O + (H_3C)_2CH\!-\!OH \xrightleftharpoons{Al[OCH(CH_3)_2]_3} R'R\,CH\!-\!OH + (H_3C)_2C=O$$

Diese Reaktion ist eine Gleichgewichtsreaktion und kann daher auch umgekehrt eingesetzt werden zur Oxidation von Alkoholen mit Aceton (***Oppenauer*-Oxidation**). Das Gleichgewicht dieser Redox-Reaktion lässt sich durch Abdestillieren des Nebenproduktes Aceton vollständig nach rechts zugunsten des gebildeten Alkohols verschieben.

Die Reduktion der Carbonylverbindung erfolgt durch Übertragung eines Hydridions vom α-Kohlenstoff-Atom einer Isopropyl-Gruppe des Aluminiumisopropylats auf den Carbonyl-Kohlenstoff:

$$\underset{(OiPr)_2}{\overset{R'\ \ CH_3}{\underset{O\diagdown_{Al}\diagup O}{R-C-H\ \ \ C-CH_3}}} \rightleftharpoons \ \underset{O}{\overset{H_3C\diagdown\ \diagup CH_3}{C}} + \underset{\diagdown Al(OiPr)_2}{\overset{R'}{\underset{O}{R-C-H}}} \overset{iPrOH}{\rightleftharpoons} RR'CHOH\ +\ Al(OiPr)_3$$

## 2. *Cannizzaro*-Reaktion

**Aldehyde ohne α-ständiges H-Atom können in Gegenwart von starken Basen keine Aldole bilden** (s. Kap. 17.3.2), **sondern unterliegen der *Cannizzaro*-Reaktion.** Unter **Disproportionierung** entsteht aus einem Aldehyd ein äquimolares **Gemisch des analogen primären Alkohols und der Carbonsäure.** Neben aromatischen Aldehyden (z.B. Benzaldehyd, PhCHO) gehen auch einige aliphatische Aldehyde wie Formaldehyd und Trimethylacetaldehyd (Pivalaldehyd) die *Cannizzaro*-Reaktion ein.

$$2\ C_6H_5CHO\ +\ NaOH \longrightarrow C_6H_5CH_2OH\ +\ C_6H_5COO^-Na^+$$

Benzaldehyd                        Benzylalkohol     Natrium-Benzoat

**Mechanismus:** Die Anlagerung eines OH⁻-Ions an das C-Atom der polarisierten C=O-Gruppe ermöglicht die Abspaltung eines **Hydrid-Ions H⁻**, das sich an das positivierte C-Atom einer zweiten Carbonylverbindung anlagert. Auf diese Weise entstehen Alkoholat und Säure, die anschließend ein Proton austauschen.

$$2\ \overset{Ph}{\underset{O}{C}}\overset{H}{\diagdown} + NaOH \rightleftharpoons \underset{|O|^-Na^+}{\overset{OH}{\underset{}{Ph-C-H}}} \overset{H}{\underset{O}{\diagup C\diagdown Ph}} \longrightarrow \underset{O}{\overset{Ph\diagdown \diagup OH}{C}} + \underset{|O|^-Na^+}{\overset{H_2C\diagdown Ph}{}} \longrightarrow \begin{array}{c}PhCH_2OH\\+\\PhCOO^-Na^+\end{array}$$

**Gekreuzte *Cannizarro*-Reaktionen** sind möglich, **wenn zwei Aldehyde ohne α-H-Atom** miteinander umgesetzt werden. In der Regel verwendet man hierbei **Formaldehyd** als eine Komponente, da dieser Aldehyd immer zur Ameisensäure oxidiert wird. Der entsprechende zweite Aldehyd wird dann zum Alkohol reduziert (s. Kap. 17.3.2. Herstellung von Pentaerythrit).

### *Claisen-Tischtschenko*-Reaktion

Verwendet man wie bei der *Meerwein-Ponndorf-Verley*-Reduktion Aluminiumalkoholate als Base, so können auch enolisierbare, aliphatische Aldehyde im Sinne einer Cannizarro-Reaktion umgesetzt werden. Bei dieser ***Claisen-Tischtschenko*-Reaktion** entsteht aus 2 Molekülen Aldehyd ein Ester. So lässt sich technisch z.B. Essigsäureethylester aus Acetaldehyd in Gegenwart von Aluminiumethanolat herstellen.

2 H₃C–CHO + Al(OC₂H₅)₃ ⟶ [Transition state with H₃C–CH–O and H–C(CH₃)=O coordinated to Al(OC₂H₅)₂] ⟶ Al(OC₂H₅)₃ + CH₃–C(=O)–O–C₂H₅

Aluminiumalkoholate sind schwache Basen und vermögen daher nicht Aldolreaktionen (Kap. 17.3.2) zu katalysieren.

## 17.1.2 Reaktion mit *O*-Nucleophilen

### 1. Hydratbildung

**Wasser** lagert sich unter Bildung von **Hydraten** an, die im Allg.. nicht isolierbar sind:

H₂O + R'RC=O ⇌ HO–CR'R–OH (Hydrat)

Je reaktiver die entsprechende Carbonylverbindung, desto höher ist der Hydratanteil im Gleichgewicht. Während **Formaldehyd** (ein farbloses Gas) in wässriger Lösung vollständig hydratisiert ist, beträgt der Hydratanteil des **Acetaldehyds** lediglich 60 %. Durch Einführung elektronenziehender Gruppen ist eine Stabilisierung dieser Hydrate möglich, so dass sie isoliert werden können, z.B. **Chloralhydrat** oder **Ninhydrin**.

Cl₃C–CHO + H₂O ⇌ Cl₃C–CH(OH)₂
Chloral        Chloralhydrat

Triketoindan + H₂O ⇌ Ninhydrin

### 2. Acetalbildung

Die Reaktion von **Aldehyden** mit **Alkoholen** verläuft analog unter Bildung von **Halbacetalen**. Diese lassen sich in **Gegenwart von Säure** und überschüssigem Alkohol zu **Acetalen** umsetzen. Aus **Ketonen** erhält man die entsprechenden **Ketale**.

R–CHO + R'OH ⇌ R–CH(OR')(OH) $\xrightarrow{+ R'OH / H^+}$ R–CH(OR')₂ + H₂O

Aldehyd         Halbacetal                          Acetal

**Die Acetalbildung verläuft in zwei Schritten.** Zunächst bildet sich unter Addition eines Alkohols ein **Halbacetal**. Diese Reaktion ist völlig analog zur Hydratbildung und **benötigt keine Säure**. Ganz anders der zweite Schritt: Hier wird Säure benötigt um eine OH-Gruppe zu protonieren. Erst dann lässt sich $H_2O$ abspalten unter Bildung eines gut stabilisierten Carbeniumions (+M-Effekt des Sauerstoffs), an das sich das zweite Alkoholmolekül anlagert. Deprotonierung liefert dann das entsprechende Acetal (bzw. Ketal wenn man von Ketonen ausgeht).

$$R-\underset{OH}{\overset{OR'}{C}}-H \;\overset{H^+}{\rightleftharpoons}\; R-\underset{\overset{+}{O}\underset{H}{\,}H}{\overset{OR'}{C}}-H \;\overset{-H_2O}{\rightleftharpoons}\; R-\overset{OR'}{\underset{+}{C}}-H \;\overset{+R'OH}{\rightleftharpoons}\; R-\underset{\overset{+}{O}\,R'}{\overset{OR'}{C}}-H \;\overset{-H^+}{\rightleftharpoons}\; R-\underset{OR'}{\overset{OR'}{C}}-H$$

Halbacetal · · · · Acetal

Da alle Reaktionsschritte Gleichgewichtsreaktionen sind, lassen sich **Acetale im Sauren leicht wieder spalten**. Dagegen sind sie im Basischen stabil. Um das Gleichgewicht auf die Seite der Acetale zu verschieben kann man das bei der Reaktion gebildete **Wasser entfernen**. Hierbei haben sich **Orthoester** bewährt, welche sich im Sauren mit $H_2O$ zu Estern und Alkohol umsetzen. Dies ist besonders wichtig bei der Bildung von Ketalen.

$$R-\underset{OR'}{\overset{OR'}{\underset{|}{\overset{|}{C}}}}-OR' + H_2O \overset{H^+}{\longrightarrow} R-\underset{OR'}{\overset{O}{C}} + 2\,R'OH$$

Orthoester · · · · Ester

Besonders günstig verläuft die Acetalbildung bei der Umsetzung von **Diolen**, da hierbei **cyclische Acetale** gebildet werden. Der zweite Reaktionsschritt verläuft in diesem Fall intramolekular. Diese cyclischen Acetale und Ketale sind relativ stabil und werden daher gerne als **Schutzgruppe für Carbonylverbindungen** verwendet. Die Spaltung erfolgt im Sauren.

$$R-\overset{O}{\underset{H}{C}} + \underset{HO}{\overset{HO}{\,}}\!\!\!\searrow\!\!\underset{CH_2}{\overset{CH_2}{\,}} \rightleftharpoons R-\underset{H}{\overset{O-CH_2-CH_2}{C}\!-\!OH\quad OH} \;\overset{H^+}{\rightleftharpoons}\; \underset{H}{\overset{R}{\,}}\!\!C\!\!\underset{O-CH_2}{\overset{O-CH_2}{\,}} + H_2O$$

· · Ethylenglykol · · Halbacetal · · cyclisches Acetal

Befinden sich OH- und Carbonylgruppe in einem Molekül, so bilden sich sehr leicht cyclische Halbacetale. Die wichtigsten Beispiele hierzu findet man bei den Kohlenhydraten (Kap. 25).

## 3. Polymerisation

Aliphatische Aldehyde neigen besonders in Gegenwart von Protonen zur Polymerisation (genauer: **Polykondensation**; vgl. Kap. 24.1.3). **Formaldehyd** polymerisiert zu **Paraformaldehyd** mit linearer Kettenstruktur. Er bildet sich bereits beim Stehenlassen einer Formalinlösung (40 %ige wässrige Formaldehyd-Lösung).

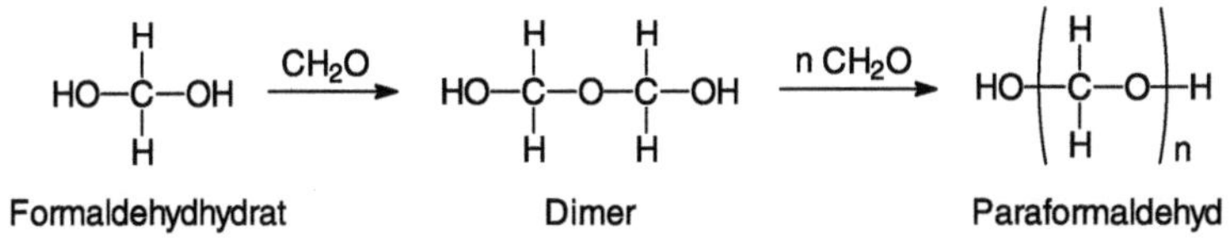

$$\text{HO}-\underset{\underset{H}{|}}{\overset{\overset{H}{|}}{C}}-\text{OH} \xrightarrow{CH_2O} \text{HO}-\underset{\underset{H}{|}}{\overset{\overset{H}{|}}{C}}-\text{O}-\underset{\underset{H}{|}}{\overset{\overset{H}{|}}{C}}-\text{OH} \xrightarrow{n\,CH_2O} \text{HO}\left(\underset{\underset{H}{|}}{\overset{\overset{H}{|}}{C}}-\text{O}\right)_n\!\!\text{H}$$

Formaldehydhydrat       Dimer       Paraformaldehyd

Ein trimeres cyclisches Produkt, das **Trioxan**, wird durch Zugabe verdünnter Säuren erhalten:

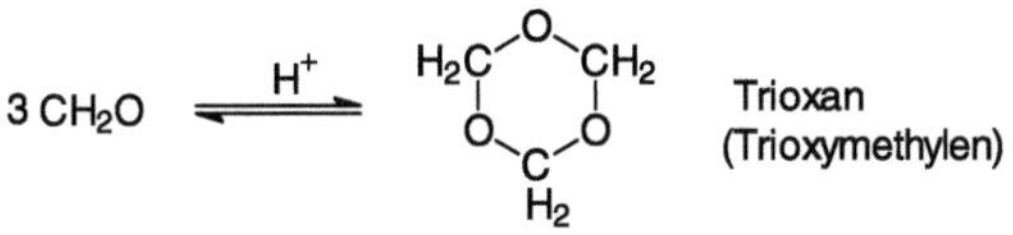

$$3\,CH_2O \xrightleftharpoons{H^+} \text{Trioxan (Trioxymethylen)}$$

Acetaldehyd oligomerisiert im Sauren zu **Paraldehyd** und **Metaldehyd**:

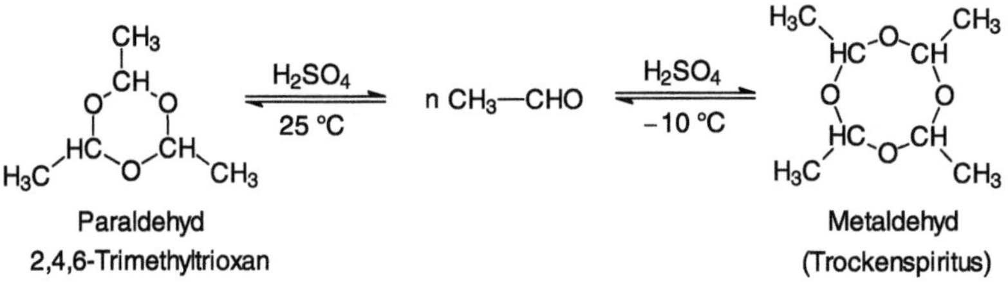

Paraldehyd
2,4,6-Trimethyltrioxan

Metaldehyd
(Trockenspiritus)

### 17.1.3 Reaktion mit *N*-Nucleophilen

**Primäre Amine**

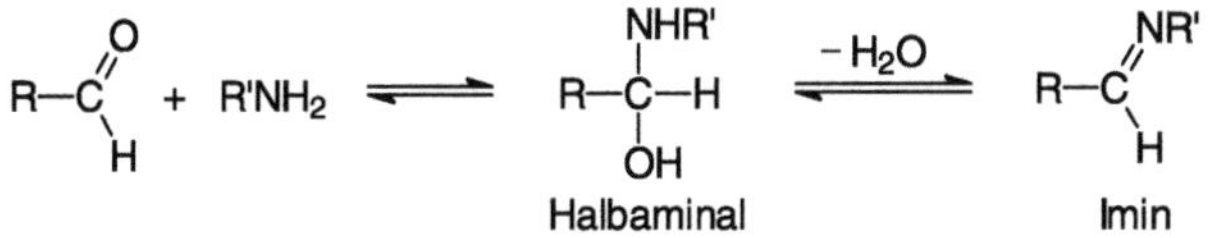

$$R-\overset{O}{\underset{H}{C}} + R'NH_2 \rightleftharpoons R-\underset{\underset{OH}{|}}{\overset{\overset{NHR'}{|}}{C}}-H \xrightleftharpoons{-H_2O} R-\overset{NR'}{\underset{H}{C}}$$

Halbaminal       Imin

Das primär gebildete Halbaminal ist instabil und im Allg. nicht isolierbar. Es geht unter Dehydratisierung (Wasserabspaltung) in ein Imin (Azomethin, *Schiff'sche* Base) über. Der mechanistische Ablauf entspricht einem Additions-Eliminierungsprozess. Das Imin kann mit Reduktionsmitteln wie $H_2$/Ni zum Amin reduziert werden (**reduktive Aminierung**).

Analog verhalten sich auch andere 'Aminderivate'.

**Beispiele:**

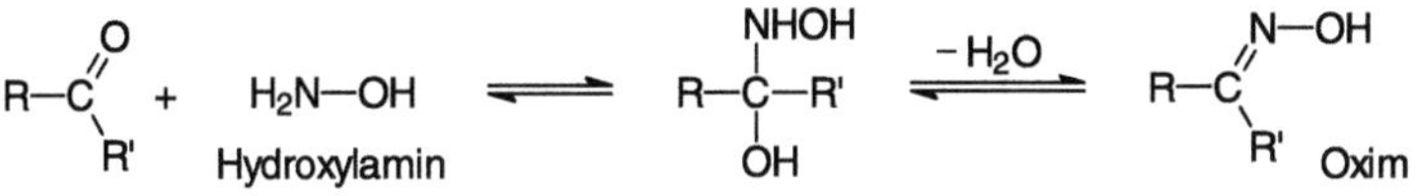

$$R-\overset{O}{\underset{R'}{C}} + H_2N-OH \rightleftharpoons R-\underset{\underset{OH}{|}}{\overset{\overset{NHOH}{|}}{C}}-R' \xrightleftharpoons{-H_2O} R-\overset{N-OH}{\underset{R'}{C}}$$

Hydroxylamin       Oxim

$$\text{R}-\overset{\overset{\text{O}}{\|}}{\underset{\text{R'}}{\text{C}}} + \text{H}_2\text{N}-\text{NH}-\text{CO}-\text{NH}_2 \underset{\text{Semicarbazid}}{\overset{-\text{H}_2\text{O}}{\rightleftharpoons}} \text{R}-\overset{\overset{\text{N}-\text{NH}-\text{CO}-\text{NH}_2}{\|}}{\underset{\text{R'}}{\text{C}}} \;\text{Semicarbazon}$$

$$\text{R}-\overset{\overset{\text{O}}{\|}}{\underset{\text{R'}}{\text{C}}} + \text{H}_2\text{N}-\text{NH}_2 \underset{\text{Hydrazin}}{\overset{-\text{H}_2\text{O}}{\rightleftharpoons}} \text{R}-\overset{\overset{\text{N}-\text{NH}_2}{\|}}{\underset{\text{R'}}{\text{C}}} \underset{\text{Hydrazon}}{\overset{\text{RR'CO}}{\rightleftharpoons}} \underset{\text{Azin}}{\overset{\text{R'}}{\underset{\text{R}}{\text{C}=\text{N}-\text{N}=\text{C}}}\overset{\text{R'}}{\underset{\text{R}}{}}}$$

Bei Umsetzungen unsubstituierter Hydrazine können beide Aminogruppen reagieren, so dass sich neben den Hydrazonen auch Azine bilden können.

**Phenylhydrazone** und **Semicarbazone** sind in der Regel sehr gut kristallisierende Verbindungen und dienten daher früher zur **Identifizierung von Carbonylverbindungen** (anhand ihres Schmelzpunktes).

Bei Umsetzungen von Aldehyden und unsymmetrischen Ketonen (R ≠ R') können sich bei deren Derivaten zwei stereoisomere Produkte bilden (*E/Z*-Isomere. s. Kap. 1.6).

**Hinweis:** Die Bezeichnung der Produkte richtet sich danach, ob die Ausgangsverbindung ein Aldehyd oder ein Keton ist, also z.B. Aldimin bzw. Ketimin, Aldoxim bzw. Ketoxim etc.

**Sekundäre Amine** reagieren unter Bildung eines teilweise isolierbaren Primäraddukts, welches unter Wasserabspaltung in ein **Enamin** übergeht:

$$\underset{\text{R}}{\overset{\text{R}^1}{\text{HC}}}-\overset{\overset{\text{O}}{\|}}{\underset{\text{R}^2}{\text{C}}} + \text{HNR}'_2 \longrightarrow \underset{\text{R}}{\overset{\text{R}^1}{\text{HC}}}-\overset{\overset{\text{OH}}{}}{\underset{\text{R}^2}{\text{C}-\text{NR}'_2}} \longrightarrow \underset{\text{R}}{\overset{\text{R}^1}{\text{C}}}=\overset{\overset{\text{NR}'_2}{}}{\underset{\text{R}^2}{\text{C}}} + \text{H}_2\text{O}$$

Primäraddukt      Enamin

Spaltet das Primärprodukt intramolekular kein Wasser ab (z.B. bei Aldehyden ohne α-Wasserstoffatom), sondern reagiert mit einem weiteren Molekül Amin, so erhält man **Aminale**. Auch diese Reaktion wird durch Säure katalysiert und ist daher völlig analog zur Bildung von Acetalen.

$$\text{Ph}-\overset{\overset{\text{O}}{\|}}{\underset{\text{H}}{\text{C}}} + \text{HNR}_2 \longrightarrow \text{Ph}-\overset{\overset{\text{OH}}{}}{\underset{\text{H}}{\text{C}-\text{NR}_2}} \xrightarrow{+\text{HNR}_2/\text{H}^+} \text{Ph}-\overset{\overset{\text{NR}_2}{}}{\underset{\text{H}}{\text{C}-\text{NR}_2}} + \text{H}_2\text{O}$$

Aminal

**Tertiäre Amine** reagieren nicht, da sie keinen Wasserstoff am Stickstoffatom tragen.

**Enamine** stehen mit den **Iminen** in einem **tautomeren Gleichgewicht**, das der Keto-Enol-Tautomerie analog ist:

$$\begin{array}{c} R^1 \quad NR' \\ HC-C \\ R \quad R^2 \end{array} \rightleftharpoons \begin{array}{c} R^1 \quad NHR' \\ C=C \\ R \quad R^2 \end{array} \qquad \begin{array}{c} R^1 \quad NR'_2 \\ C=C \\ R \quad R^2 \end{array} \rightleftharpoons \begin{array}{c} R^1 \quad \overset{+}{N}R'_2 \\ |C-C \\ R \quad R^2 \end{array}$$

Die Imine können als Ketonderivate von Nucleophilen am Imin-Kohlenstoff angegriffen werden. Auf der anderen Seite ist die Amino-Gruppe ein Elektronendonor. Enamine sind daher am β-C-Atom negativ polarisiert und können dort als Nucleophile leicht mit Elektrophilen umgesetzt werden.

**Imine, Enamine und Ketone kann man bezüglich ihrer Reaktivität wie folgt einstufen:**

a) **Reaktion an der Carbonylgruppe:**

$$\underset{\text{Iminium-Ion}}{+N=C \longleftrightarrow \,|N-C+} \quad > \quad \underset{\text{Carbonylgruppe}}{O=C} \quad > \quad \underset{\text{Imin}}{N=C}$$

Iminiumionen erhält man durch Protonierung von Iminen oder Enaminen. Für diese lassen sich mesomere Grenzstrukturen formulieren mit einer positiven Ladung am C-Atom. **Iminiumionen sind daher an dieser Stelle stärker positiviert als die Carbonylgruppe und somit reaktiver.** Da Stickstoff weniger elektronegativ ist als Sauerstoff, sind **Imine weniger reaktionsfähig als Carbonylverbindungen.**

b) **Reaktionen am β-C-Atom:**

$$\underset{\text{Enolat}}{C=C-O^-} \quad > \quad \underset{\text{Enamin}}{C=C-NRR'} \quad > \quad \underset{\text{Enol}}{C=C-OH}$$

Das **Enolat** mit seiner negativen Ladung hat die mit Abstand **größte Reaktivität.** Da Stickstoff weniger elektronegativ ist als Sauerstoff, und er zusätzlich einen stärkeren +M-Effekt ausübt, besitzen Enamine eine höhere negative Ladungsdichte am β-C-Atom. **Enamine sind daher nucleophiler als Enole.**

Anwendungsbeispiele: Reduktive Aminierung (Kap. 14.1.2.5), Synthese von 1,3-Diketonen (Kap. 20.2.1), Heterocyclen-Synthesen (Kap. 22).

**Umsetzungen mit Ammoniak**

Besonderes Interesse verdienen die Reaktionen, die Formaldehyd und Acetaldehyd mit Ammoniak eingehen können.

**Acetaldehyd** reagiert mit $NH_3$ über ein Acetaldimin zu 2,4,6-Trimethyl-hexahydro-1,3,5-triazin:

$$3\ H_3C-\overset{O}{\underset{H}{C}} + 3\ NH_3 \xrightleftharpoons{-H_2O} 3\ H_3C-\overset{NH}{\underset{H}{C}} \rightleftharpoons \text{[Triazin-Struktur mit } H_3C, H\text{]}$$

Acetaldehyd — Acetaldimin

**Formaldehyd** reagiert prinzipiell ähnlich. Die Reaktion geht jedoch weiter, indem das Triazin mit Ammoniak zum Endprodukt **Hexamethylentetramin** (Urotropin) weiter reagiert. Dieses zersetzt sich unter Säureeinfluss wieder in den bakterizid wirkenden Formaldehyd.

$$3\ H-\overset{O}{\underset{H}{C}} + 3\ NH_3 \xrightleftharpoons{-3H_2O} \text{Hexahydro-1,3,5-triazin} \xrightarrow[+NH_3,\ -3H_2O]{+3\ HCHO} \text{Hexamethylentetramin}$$

Die Umsetzung von **Benzaldehyd** (PhCHO) mit $NH_3$ weicht ebenfalls vom üblichen Reaktionsschema ab. Es entsteht zunächst das erwartete Benzaldimin, das sofort mit überschüssigem Benzaldehyd zu Hydrobenzamid kondensiert:

$$2\ Ph-\overset{O}{\underset{H}{C}} + 2\ NH_3 \xrightleftharpoons{-2H_2O} 2\ Ph-\overset{NH}{\underset{H}{C}} \xrightarrow{PhCHO} \begin{array}{c}Ph-CH=N\\ \phantom{Ph-CH=N}CH-Ph\\ Ph-CH=N\end{array} + H_2O$$

Benzaldehyd — Benzaldimin — Hydrobenzamid

### 17.1.4 Reaktion mit *S*-Nucleophilen

#### Umsetzungen mit Thiolen

Analog zur Umsetzung von Carbonylverbindungen mit Alkoholen verläuft die Umsetzung mit **Thiolen**. Dabei bilden sich **Thioacetale** bzw. **Thioketale**. Deren Bildung erfolgt sehr leicht, da Thiole sehr nucleophil sind, viel nucleophiler als Alkohole oder Wasser. Deshalb ist die Thioacetalbildung eigentlich auch keine Gleichgewichtsreaktion mehr. Prinzipiell sollten sich Thioacetale ebenfalls im Sauren spalten lassen, jedoch reagiert das über den Schwefel stabilisierte Carbeniumion leichter mit dem abgespaltenen Thiol (unter erneuter Thioacetalbildung) als mit Wasser unter Thioacetalspaltung (vgl. Acetalspaltung). Man arbeitet daher in Gegenwart von Quecksilbersalzen, welche unlösliche Mercaptide bilden, und dadurch das abgespaltene Thiol aus dem Gleichgewicht entfernen.

$$R-\overset{O}{\underset{H}{C}} + 2\ R'SH \rightleftharpoons R-\overset{SR'}{\underset{H}{C}}-SR' \xrightarrow[HgCl_2]{H_2O/H^+} R-\overset{O}{\underset{H}{C}} + Hg(SR')_2 + 2\ HCl$$

Thioacetal — Mercaptid

Den von den Aldehyden abgeleiteten **Thioacetalen** kommt eine besondere Bedeutung zu, da das verbleibende Wasserstoffatom mit starken Basen entfernt werden kann. Das gebildete Carbanion kann dann mit Elektrophilen umgesetzt werden. Die ursprünglich positivierte Carbonylgruppe wurde also **umgepolt** (s. Kap. 15.1).

**Addition von Natriumhydrogensulfit**

Natriumhydrogensulfit (Bisulfit) addiert ebenfalls an Carbonylverbindungen unter Bildung eines wasserlöslichen Adduktes. Diese Reaktion wird daher zur Reinigung und Abtrennung von Carbonylverbindungen von anderen organischen Verbindungen verwendet. Nach Zugabe von Säuren oder Basen wird aus dem kristallinen Addukt (**Bisulfit-Addukt**) die Carbonylverbindung wieder freigesetzt:

$$R-\overset{O}{\underset{R'}{C}} + NaHSO_3 \rightleftharpoons \underset{\text{Addukt}}{R-\overset{OH}{\underset{R'}{C}}-SO_3^-Na^+} \xrightarrow{H^+} R-\overset{O}{\underset{R'}{C}} + H_2O + SO_2 + Na^+$$

## 17.2 Additionen von Kohlenstoff-Nucleophilen

### 17.2.1 Umsetzungen mit Blausäure bzw. Cyanid

**1. Cyanhydrinbildung**

Durch **Anlagerung von Blausäure** (HCN) an Carbonylverbindungen erhält man α-Hydroxycarbonitrile, sogenannte **Cyanhydrine**:

$$R-\overset{O}{\underset{R'}{C}} + HCN \rightleftharpoons \underset{\text{Cyanhydrin}}{R-\overset{OH}{\underset{R'}{C}}-CN}$$

Die Reaktion erfolgt in wässrigem Milieu in Gegenwart schwacher Basen, die das nucleophile Cyanidion CN⁻ erzeugen. Die Reaktion ist reversibel, deshalb lassen sich Cyanhydrine im Basischen auch wieder spalten. Die Gleichgewichtslage hängt von der Struktur der Carbonylverbindung ab, wobei sowohl elektronische als auch sterische Effekte eine Rolle spielen. So sind die Cyanhydrine von Aldehyden stabiler als die von Ketonen (wieso?).

**2. *Strecker*-Synthese**

Führt man die Reaktion in Gegenwart stöchiometrischer Mengen Ammoniak durch, so erhält man nach vorgelagerter Iminbildung α-Aminonitrile. Diese lassen sich durch Verseifung in α-Aminosäuren überführen (s. Kap. 26.1.3).

$$\text{R-C(=O)H} + \text{HCN} + \text{NH}_3 \rightleftharpoons \underset{\alpha\text{-Aminonitril}}{\text{R-C(NH)(H)-CN}} \xrightarrow{+2\,H_2O\,/\,H^+} \underset{\alpha\text{-Aminosäure}}{\text{R-C(NH)(H)-COOH}}$$

## 3. Benzoinkondensation

Führt man die Umsetzung mit Cyaniden nicht in Wasser durch, sondern in organischen Lösemitteln, so erhält man keine Cyanhydrine, wegen einer ungünstigen Gleichgewichtslage. Bei **aromatischen Aldehyden** (Aldehyde ohne acides α-H-Atom) bilden sich α-Hydroxyketone, sogenannte **Acyloine**. Führt man die Reaktion mit Benzaldehyd durch, erhält man Benzoin. Es genügen hierbei katalytische Mengen an Cyanid.

$$2 \;\; \text{Ph-CHO} \xrightarrow{CN^-} \text{Ph-CH(OH)-C(=O)-Ph}$$

Benzaldehyd → Benzoin

Zum Mechanismus der Reaktion:

[Reaktionsmechanismus-Schema]

Im ersten Schritt erfolgt eine Addition des Cyanids an die Carbonylgruppe. Dieser Schritt ist identisch mit der Cyanhydrinbildung. Nur erfolgt dort eine Protonierung des basischen 'Alkoholats' durch das Lösemittel Wasser, was hier nicht möglich ist. Bei Verwendung aromatischer Aldehyde ist die benzylische CH-Bindung relativ acide, zum einen aufgrund der stark elektronenziehenden Cyanogruppe, zum anderen da das gebildete Carbanion gut über den aromatischen Ring stabilisiert werden kann. Es erfolgt also eine Umprotonierung. Das dabei gebildete Carbanion ist nun in der Lage als C-Nucleophil die Carbonylgruppe eines zweiten Aldehyds anzugreifen. Im gebildeten Addukt ist die entstandene Alkoholatfunktion basischer als die benachbarte Hydroxylgruppe, die über den elektronenziehenden Cyanidrest acidifiziert wird. Daher kommt es zu einer erneuten Umprotonierung. Unter Abspaltung von Cyanid bildet sich schließlich das Benzoin.

Das ursprünglich eingesetzte Cyanid wird also am Ende der Reaktion wieder freigesetzt, daher genügen katalytische Mengen.

Analoge Umsetzungen lassen sich auch durch **Thiazoliumsalze** katalysieren (***Stetter*-Reaktion**). Da diese weniger basisch sind als Cyanid, besteht hier nicht die Gefahr einer Aldolreaktion, so dass sich mit diesen auch **aliphatische Aldehyde zu Acyloinen** umsetzen lassen.

### 17.2.2 Umsetzungen mit *Grignard*-Reagenzien

Bei der Addition von *Grignard*-Verbindungen an Aldehyde entstehen sekundäre Alkohole (Formaldehyd: primäre Alkohole), während die Addition an Ketone tertiäre Alkohole liefert (s. Kap. 15.4.2).

$$R-\overset{\delta^+}{\underset{H}{C}}\overset{\delta^-}{=}O + \overset{\delta^+}{Mg}Br \longrightarrow R-\underset{H}{\overset{O-MgBr}{C}}-CH_3 \xrightarrow{+H_2O} R-\underset{H}{\overset{OH}{C}}-CH_3 + Mg(OH)Br$$

### 17.2.3 Umsetzungen mit Acetyliden

Endständige Alkine sind vergleichsweise acide ($pK_s \approx 25$) und lassen sich daher mit starken Basen wie Natriumamid (in Ammoniak) deprotonieren. Die dabei erhaltenen Acetylide sind gute Nucleophile, die mit Aldehyden und Ketonen zu den entsprechenden ungesättigten Alkoholen abreagieren. Technisch wichtig sind vor allem Umsetzungen von Ethin (Acetylen) (***Reppe*-Chemie**), z.B. mit Formaldehyd. Dabei bildet sich neben 2-Propin-1-ol (Propargylalkohol) auch 2-Butin-1,4-diol durch zweifache Umsetzung.

$$HC\equiv CH + CH_2O \xrightarrow{NaNH_2} HC\equiv C-CH_2-OH + HO-CH_2-C\equiv C-CH_2-OH$$

Acetylen   Formaldehyd                    Propargylalkohol           2-Butin-1,4-diol

### 17.2.4 Umsetzungen mit Phosphor-Yliden

Quartäre Phosphoniumhalogenide mit α-ständigem H-Atom werden durch starke Basen (z.B. *n*-Butyllithium) deprotoniert (s. Kap. 15.3.5). Dabei bilden sich mesomeriestabilisierte **Ylide** mit einer stark polarisierten P=C-Bindung. Diese reagieren mit Aldehyden (nicht mit Ketonen) unter Bildung eines Oxaphosphetans, welches in Triphenylphosphanoxid und ein Alken zerfällt (***Wittig*-Reaktion**).

quartäres                Phosphor-Ylid              Oxaphosphetan           Alken
Phosphonium-Salz

Analoge Reaktionen lassen sich auch mit Phosphonsäureestern durchführen (Kap. 15.3.5) (***Horner-Wadsworth-Emmons*-Reaktion**), wobei die gebildeten Ylide auch mit Ketonen umgesetzt werden können.

## 17.3 Additionen von Carbonylverbindungen

### 17.3.1 Bildung und Eigenschaften von Carbanionen

Carbonylverbindungen sind Schlüsselsubstanzen bei vielen Synthesen. Dies gilt vor allem für Verbindungen, die am **α-C-Atom** zur Carbonyl-Funktion ein H-Atom besitzen. Die elektronenziehende Wirkung des Carbonyl-O-Atoms und die daraus resultierende Positivierung des Carbonyl-C-Atoms beeinflussen die Stärke der C–H-Bindung an dem zur >C=O-Gruppe benachbarten α-C-Atom in besonderem Maße. Dadurch ist es oft möglich, dieses H-Atom mit einer Base Bl$^-$ als Proton abzuspalten. Man spricht daher auch von einer **C–H-Acidität** dieser C–H-Bindung.

**Es entstehen negativ geladene Ionen, die als mesomeriestabilisierte Enolationen bzw. Carbanionen formuliert werden können:**

$$Bl^- + H-\underset{R'}{\underset{|}{\overset{R}{\overset{|}{C}}}}-\overset{O}{\overset{||}{C}}-R' \rightleftharpoons BH + \left[ \underset{R}{\underset{|}{\overset{R}{\overset{|}{C}}}}=\underset{R'}{\overset{O^-}{C}} \longleftrightarrow \underset{R}{\underset{|}{\overset{R}{\overset{|}{{}^{\ominus}C}}}}-\overset{O}{\overset{||}{C}}-R' \right]$$
                              Enolat           Carbanion

Das Enolat-Ion ist ein **ambidentes Nucleophil**, d.h. es hat zwei reaktive Zentren. Beide sind nucleophil und können somit mit Elektrophilen reagieren. Verwendet man Carbonylverbindungen als Elektrophile so finden wichtige C-C-Knüpfungsreaktionen statt. **Beispiel:** Aldol-Reaktion.

Die Lage des Gleichgewichts bei der Carbanion-Bildung ist abhängig von den Basizitäten der Base Bl$^-$ und des gebildeten Carbanions. Eine elektronenziehende Gruppe (R, R') steigert die Acidität des betreffenden H-Atoms. Es ist daher wichtig die p$K_s$–Werte (s. S. 350) der beteiligten Reaktionspartner zu kennen.

**Die aktivierende Wirkung von –C(=O)Y nimmt wegen der zunehmenden Elektronendonor-Wirkung von Y in folgender Reihe ab:**

| R'–CH$_2$–C(=O)H | > | R'–CH$_2$–C(=O)R | > | R'–CH$_2$–C(=O)OR | > | R'–CH$_2$–C(=O)NR$_2$ | > | R'–CH$_2$–C(=O)O$^-$ |
|---|---|---|---|---|---|---|---|---|
| p$K_s$ 16–17 | | 19–20 | | ~24 | | ~26 | | > 30 |

Auch andere elektronenziehende Substituenten wie -CN oder -NO$_2$ können zur Stabilisierung von α-Carbanionen beitragen. Bezüglich ihrer acidifizierenden Wirkung lässt sich folgende Reihe angeben:

| R'–CH$_2$–NO$_2$ | > | R'–CH$_2$–C(=O)H | > | R'–CH$_2$–C(=O)R | > | R'–CH$_2$–C(=O)OR | > | R'–CH$_2$–C≡N |
|---|---|---|---|---|---|---|---|---|
| p$K_s$ ~10 | | ~17 | | ~20 | | ~24 | | ~25 |

## 17.3.2 Aldol-Reaktion

### 1. Basenkatalysierte Aldol-Reaktionen

Bei der basenkatalysierten Reaktion zweier Aldehyde entsteht ein Alkohol, der noch eine Aldehyd-Gruppe enthält („**Aldol**"). Prinzipiell können auch verschiedene Carbonylverbindungen miteinander umgesetzt werden (gekreuzte Aldolreaktion). Voraussetzung ist, dass einer der Reaktionspartner (die „Methylen-Komponente") ein acides α-H-Atom besitzt, das durch eine Base Bl⁻ unter Bildung eines Carbanions abgespalten werden kann. Ketone reagieren analog. **Bei Reaktionen mit Aldehyden fungieren Ketone wegen ihrer geringeren Carbonylaktivität stets als Methylen-Komponente.**

$$Bl^- + \overset{H}{\underset{R}{CH}}-CHO \rightleftharpoons BH + {}^-\underset{R}{CH}-CHO$$

$$R'-\underset{H}{\overset{O}{C}}-H + {}^-\underset{R}{CH}-CHO \rightleftharpoons R'-\underset{H}{\overset{|O|^-}{\underset{|}{C}}}-\underset{R}{CH}-CHO \xrightarrow{BH} R'-\underset{H}{\overset{OH}{\underset{|}{C}}}-\underset{R}{CH}-CHO + Bl^-$$

Aldolprodukt

Das mit einer Base gebildete Carbanion kann als Nucleophil mit einer weiteren Carbonylgruppe reagieren:

**Der nucleophile Angriff des Carbanions am Carbonyl-*C*-Atom hat somit eine Verlängerung der Kohlenstoffatom-Kette zur Folge.**

Das Produkt einer **basenkatalysierten Aldoladdition** ist eine **β-Hydroxycarbonylverbindung**. An diese Addition kann man die Abspaltung von Wasser (Dehydratisierung) anschließen, wenn man Säure zusetzt, so dass **α,β-ungesättigte Carbonylverbindungen** entstehen. Besonders leicht erfolgt die Eliminierung, wenn man aromatische Aldehyde verwendet, da hierbei ein ausgedehntes konjugiertes System entsteht. In der Regel bildet sich das Eliminierungsprodukt mit einer *trans* (*E*-) Doppelbindung

$$R'-\underset{H}{\overset{OH}{\underset{|}{C}}}-\underset{R}{CH}-CHO \xrightarrow{H^+} R'-\underset{H}{C}=\underset{R}{C}-CHO + H_2O$$

**Beachte:** Die Reaktionsfolge, die zum Aldolprodukt führt, ist auch umkehrbar („**Retro-Aldolreaktion**"), sofern keine Dehydratisierung stattfindet.

### Homoaldol-Reaktionen

Aldehyde liegen mit ihrem $pK_s$-Wert in demselben Bereich wie Alkohole und Wasser. Daher sind Alkalihydroxide und –alkoholate geeignet um einen Aldehyd im Gleichgewicht zu deprotonieren. Aufgrund des Gleichgewichts liegen ausreichende Mengen an Enolat und Aldehyd vor, die miteinander reagieren können:

$$\text{H}\overline{\text{O}}\text{I}^- + \text{H}_3\text{C-CHO} \rightleftharpoons \text{H}_2\text{O} + {}^-|\text{CH}_2\text{-CHO} \xrightleftharpoons{\text{H}_3\text{C-CHO}} \text{H}_3\text{C}-\underset{\underset{\text{H}}{|}}{\overset{\overset{\text{OH}}{|}}{\text{C}}}-\text{CH}_2-\text{CHO} + \text{H}\overline{\text{O}}\text{I}^-$$

Acetaldehyd

Aldol
3-Hydroxybutanal

Das bei der Umsetzung von Acetaldehyd gebildete Produkt war namengebend für diese Reaktion. **Der Name Aldol-Reaktion ist mittlerweile für diese Art von Umsetzung allgemein üblich, auch wenn statt Acetaldehyd andere Aldehyde oder gar Ketone eingesetzt werden.**

### Gekreuzte Aldolreaktionen

Von gekreuzten Aldolreaktionen spricht man, wenn **zwei verschiedene Carbonylkomponenten** miteinander umgesetzt werden. Besitzen beide Carbonylverbindungen eine ähnliche Carbonylaktivität und Struktur (z.B. beide mit α-H), so erhält man hierbei Produktgemische. Dies ist meist unerwünscht und sollte vermieden werden. Hierzu gibt es folgende Möglichkeiten:

### a) Gekreuzte Aldolreaktionen zwischen Aldehyden

Aldehyde lassen sich dann gezielt miteinander umsetzen, **wenn einer der Aldehyde kein acides α-H-Atom hat.** Dieser kann dadurch nicht deprotoniert werden und somit nur als **Carbonylkomponente** fungieren. Der **zweite Aldehyd muss ein α-H-Atom besitzen**, damit er ein Enolat bilden kann. Diesen Aldehyd bezeichnet man als **Methylenkomponente. Der Aldehyd ohne α-H sollte zudem carbonylaktiver sein als der mit α-H**, damit dieser nicht mit sich selber reagiert.

**Beispiel:** Technische Herstellung von Pentaerythrit

$$\underset{\text{Formaldehyd}}{\overset{\text{O}}{\underset{\text{H}}{\overset{\|}{\text{C}}}_{\text{H}}}} + \underset{\text{Acetaldehyd}}{\overset{\text{O}}{\underset{\text{H}_3\text{C}}{\overset{\|}{\text{C}}}_{\text{H}}}} \xrightarrow{\text{Ca(OH)}_2} \underset{\substack{\text{3-Hydroxy-2,2-bis-}\\\text{(hydroxymethyl)-propanal}}}{\overset{\text{HOH}_2\text{C}}{\underset{\text{HOH}_2\text{C}}{\overset{|}{\text{C}}}}-\text{CHO}} \xrightarrow[-\text{HCOOH}]{+\text{CH}_2\text{O}} \underset{\text{Pentaerythrit}}{\overset{\text{HOH}_2\text{C}}{\underset{\text{HOH}_2\text{C}}{\overset{|}{\text{C}}}}-\text{CH}_2\text{OH}}$$

Da Acetaldehyd über drei acide α-H-Atome verfügt, können hierbei alle drei substituiert werden. Das gebildete 'dreifache Aldolprodukt' wird anschließend in einer **gekreuzten *Cannizarro*-Reaktion** (s. Kap. 17.1.1.2) zum vierwertigen Alkohol Pentaerythrit reduziert. In der *Cannizarro*-Reaktion fungiert überschüssiger Formaldehyd als Reduktionsmittel, wobei dieser zur Ameisensäure oxidiert wird.

### b) Gekreuzte Aldolreaktionen zwischen Aldehyden und Ketonen

Aldehyde sind carbonylaktiver als Ketone. **Ketone reagieren daher immer als Methylenkomponente, Aldehyde als Carbonylkomponente.** Besonders günstig ist es, wenn der Aldehyd kein α-H-Atom besitzt.

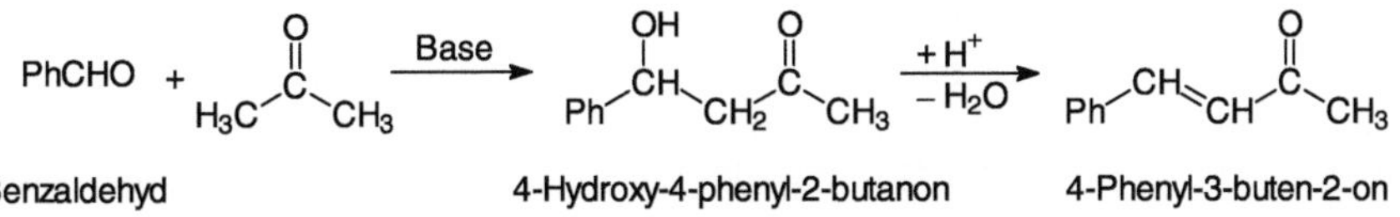

PhCHO + H₃C-CO-CH₃ →(Base) Ph-CH(OH)-CH₂-CO-CH₃ →(+H⁺, -H₂O) Ph-CH=CH-CO-CH₃

Benzaldehyd           4-Hydroxy-4-phenyl-2-butanon     4-Phenyl-3-buten-2-on

## 2. Säurekatalysierte Aldol-Reaktionen (Aldol-Kondensation)

Die Aldol-Reaktion z.B. mit Acetaldehyd kann auch säurekatalysiert ablaufen. Der Acetaldehyd wird protoniert und reagiert dann mit der Methylenkomponente. Diese liegt dabei in der Enol-Form vor, deren Bildung durch Protonierung an der Carbonyl-Gruppe erleichtert wird. Die C=C-Doppelbindung ist elektronenreich und kann daher nucleophil an der protonierten Carbonylgruppe angreifen.

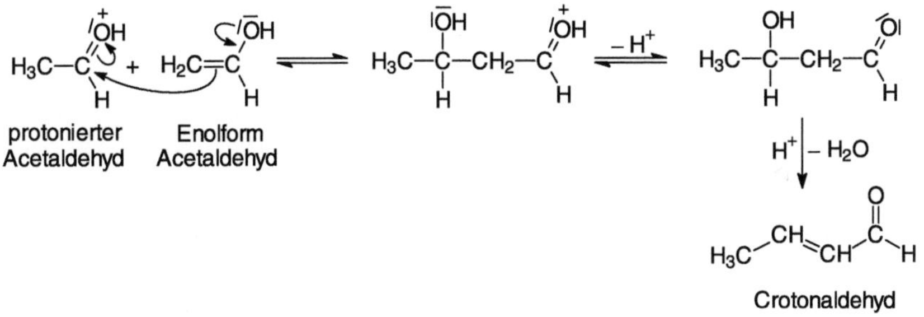

protonierter Acetaldehyd + Enolform Acetaldehyd ⇌ ... ⇌ (−H⁺) ... →(H⁺ / −H₂O) H₃C-CH=CH-CHO

Crotonaldehyd

Man erkennt, dass dabei dasselbe Endprodukt wie bei der basenkatalysierten Addition entsteht, jedoch lässt sich die säurekatalysierte Aldol-Reaktion nicht auf der Stufe des Aldols stoppen. Im Sauren erfolgt direkt die H₂O-Abspaltung unter Bildung von Crotonaldehyd, eines α,β-ungesättigten Aldehyds.

### 17.3.3 *Mannich*-Reaktion

Völlig analog zur sauer katalysierten Aldolreaktion verläuft die ***Mannich*-Reaktion**, nur dass **anstelle eines Aldehyds oder Ketons als Carbonylkomponente ein Iminiumion** verwendet wird. Dieses bildet sich aus einem Aldehyd und einem (in der Regel) sekundären Amin im schwach sauren Milieu (s. Kap. 17.1.3). Ein Reaktionsteilnehmer ist in der Regel Formaldehyd.

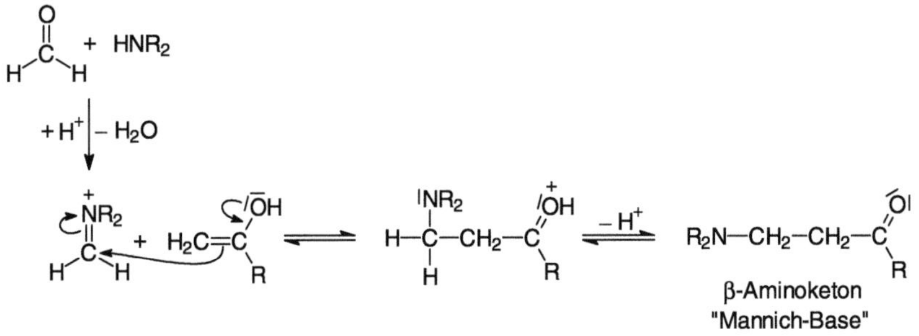

H-CHO + HNR₂ →(+H⁺, −H₂O) H₂C=N⁺R₂H + H₂C=C(OH)R ⇌ H-C(NR₂)H-CH₂-C⁺(OH)R ⇌(−H⁺) R₂N-CH₂-CH₂-CO-R

β-Aminoketon
"Mannich-Base"

Aus Formaldehyd und dem Amin bildet sich ein Iminiumion. Diese Carbonyl-analoge Verbindung ist reaktiver als der Formaldehyd (wegen der positiven Ladung) und wird daher bevorzugt vom nucleophilen Enol angegriffen. **Die Mannich-Reaktion ist stark pH-abhängig.** Einerseits benötigt man die Säure, um bei der Iminiumionbildung $H_2O$ abspalten zu können, andererseits darf das eingesetzte Amin nicht vollständig protoniert werden. Jede Mannich-Reaktion hat daher ihren optimalen pH-Wert. In der Regel erfolgen die Umsetzungen in **schwach saurem Milieu.**

Man kann die Mannich-Reaktion als **Dreikomponenten-Reaktion** auffassen, durch die man β-**Aminoketone**, die sog. *Mannich*-**Basen**, erhält. **Unter einer *Mannich*-Reaktion versteht man die Aminoalkylierung von C–H-aciden Verbindungen.**

### 17.3.4 *Knoevenagel*-Reaktion

**Die *Knoevenagel*-Reaktion bietet eine allgemeine Synthesemöglichkeit für Acrylsäure-Derivate und andere Alkene mit elektronenziehenden Gruppen.**

Die *Knoevenagel*-Reaktion ist gewissermaßen ein Spezialfall der Aldolreaktion bei der Methylenkomponenten mit relativ hoher CH-Acidität verwendet werden. In der Regel trägt die Methylenkomponente zwei elektronenziehende Gruppen (Z). Aufgrund der guten Konjugationsmöglichkeiten über die beiden Z-Substituenten erfolgt bei dieser Reaktion immer die $H_2O$-Eliminierung.

$$R^1{-}\underset{R^2}{C}{=}O + H_2C\underset{Z^2}{\overset{Z^1}{-}} \xrightarrow{\text{Base}} \left[ R^1{-}\underset{R^2}{\overset{OH}{C}}{-}CH\underset{Z^2}{\overset{Z^1}{-}} \right] \xrightarrow{-H_2O} R^1{-}\underset{R^2}{C}{=}C\underset{Z^2}{\overset{Z^1}{-}}$$

Z = –CHO, –COR, –COOR, –CN, –NO$_2$

Zur Synthese der Zimtsäure verwendet man Benzaldehyd sowie einen Malonester ($Z^1 = Z^2 =$ –COOR). Der gebildete Benzalmalonester wird hydrolysiert und danach zur Zimtsäure decarboxyliert (s. Kap. 20.2.2).

$$Ph{-}\underset{H}{C}{=}O + H_2C\underset{COOR}{\overset{COOR}{-}} \xrightarrow{\text{Base}} Ph{-}\underset{OH}{CH}{-}HC\underset{COOR}{\overset{COOR}{-}} \xrightarrow{-H_2O} Ph{-}CH{=}C\underset{COOR}{\overset{COOR}{-}}$$

Malonester                                                                         Benzal-malonester

$$\xrightarrow{+H^+ / -ROH} Ph{-}CH{=}C\underset{COOH}{\overset{COOH}{-}}$$

$$Ph{-}\overset{CH}{\underset{CH}{\|}}{-}COOH \xleftarrow{\Delta, -CO_2}$$

Zimtsäure

## 17.3.5 *Michael*-Reaktion

Eine bei Naturstoffsynthesen häufig verwendete Reaktion ist die *Michael*-Reaktion. **Ihr Mechanismus ist im Prinzip analog zur Aldol-Reaktion, jedoch fungiert als Carbonylkomponente eine α,β-ungesättigte Carbonylverbindung.** Der Angriff des Nucleophils (Enolat) kann hierbei sowohl an der Carbonylgruppe direkt erfolgen (Aldolreaktion) oder an der β-Position (*Michael*-**Addition**). Die *Michael*-Reaktion läuft oftmals schneller ab und ist zudem thermodynamisch günstiger. Häufig verwendete Methylenkomponenten sind Malonester, Acetessigester und Cyanoessigester.

Als elektrophile Komponente dient ein Alken, das benachbart zur Doppelbindung elektronenziehende Gruppen enthält, z.B. $-NO_2$, $-CRO$, $-CN$ oder $-SO_2R$. In einem Molekül mit einer so aktivierten C=C-Bindung ist das **β-C-Atom elektrophil** und somit einem Angriff anionischer Nucleophile gut zugänglich.

## 17.3.6 *Robinson*-Anellierung

Der Aufbau des **Kohlenstoff-Gerüstes von Steroiden** beginnt oft mit der sog. *Robinson*-Anellierung. Dabei stellt man zuerst in einer *Michael*-Reaktion ein **1,5-Diketon** her. In einer direkt anschließenden intramolekularen Aldol-Kondensation folgt ein Ringschluss unter Ausbildung eines Cyclohexenon-Ringes.

# 18 Carbonsäuren

## 18.1 Nomenklatur und Beispiele

**Carbonsäuren sind die Oxidationsprodukte der Aldehyde. Sie enthalten die Carboxyl-Gruppe –COOH.** Die Hybridisierung am Kohlenstoff der COOH-Gruppe ist wie bei der Carbonyl-Gruppe **sp²**. Viele schon lange bekannte Carbonsäuren tragen Trivialnamen. Nomenklaturgerecht ist es, an den Stammnamen die Endung -säure anzuhängen oder das Wort -carbonsäure an den Namen des um ein C-Atom verkürzten Kohlenwasserstoff-Restes anzufügen. Diese Bezeichnung verwendet man vor allem für komplizierte Verbindungen. Die Stammsubstanz kann aliphatisch, ungesättigt oder aromatisch sein. Ebenso können auch mehrere Carboxylgruppen im gleichen Molekül vorhanden sein. Entsprechend unterscheidet man **Mono-, Di-, Tri-** und **Poly**carbonsäuren.

**Beispiele** (die Namen der Salze sind zusätzlich angegeben):

| H–COOH | H₃C–COOH | CH₃–CH₂–COOH | CH₃–CH₂–CH₂–COOH |
|---|---|---|---|
| Ameisensäure | Essigsäure | Propionsäure | n-Buttersäure |
| Methansäure | Ethansäure | Propansäure | Butansäure |
| (Formiate) | (Acetate) | (Propionate) | (Butyrate) |

| CH₃–(CH₂)₁₆–COOH | CH₃–(CH₂)₇–CH=CH–(CH₂)₇–COOH | |
|---|---|---|
| Stearinsäure | Ölsäure   isomer mit | Elaidinsäure |
| Octadecansäure | cis-9-Octadecensäure | trans-9-Octadecensäure |
| Heptadecan-1-carbonsäure | cis-8-Heptadecen-1-carbonsäure | trans-8-Heptadecen-1-carbonsäure |
| (Stearate) | (Oleate) | (Elaidate) |

| Benzoesäure | p-Aminobenzoesäure | Oxalsäure | Malonsäure | Maleinsäure |
|---|---|---|---|---|
| (Benzoate) | (p-Aminobenzoate) | (Oxalate) | (Malonate) | (Maleate) |

## 18.2 Herstellung von Carbonsäuren

**1.** Ein allgemein gangbarer Weg ist die **Oxidation primärer Alkohole und Aldehyde.** Als Oxidationsmittel eignen sich z.B. $CrO_3$, $K_2Cr_2O_7$ und $KMnO_4$.

$$R-CH_2OH \xrightarrow{\text{Oxidation}} R-CHO \xrightarrow{\text{Oxidation}} R-COOH$$

Bei der Oxidation von Alkylaromaten werden aromatische Carbonsäuren erhalten:

$$\text{Ph-CH}_3 \xrightarrow{\text{Oxidation}} \text{Ph-COOH}$$

Toluol → Benzoesäure

**2. Die Verseifung von Nitrilen** bietet präparativ mehrere Vorteile. Nitrile sind leicht zugänglich aus Halogenalkanen und KCN (s. Kap. 19.2.6.2). Die Verseifung geschieht unter Säure- oder Basekatalyse:

$$R-Cl + NaCN \longrightarrow R-CN \xrightarrow{H_2O/H^+} R-C(O)NH_2 \xrightarrow{H_2O/H^+} R-COOH + NH_3$$

**3.** Eine präparativ wichtige Darstellungsmethode ist die **Carboxylierung,** z.B. die **Umsetzung von *Grignard*-Verbindungen mit $CO_2$** (s. Kap. 15.3.2):

$$R-MgCl + CO_2 \longrightarrow R-C(O)OMgCl \xrightarrow{H_2O/H^+} R-COOH + Mg(OH)Cl$$

Eine weitere Carboxylierungsreaktion ist die *Kolbe-Schmitt*-**Reaktion** zur Herstellung der **Salicylsäure** (Kap. 12.2.4.2). Hierbei wird Phenolat mit $CO_2$ umgesetzt:

$$\text{Ph-ONa} + CO_2 \xrightarrow[125\,°C]{4-7\,\text{bar}} \text{Ph(OH)(COONa)} \xrightarrow{H_2O/H^+} \text{Ph(OH)(COOH)}$$

Natriumphenolat → Natriumsalicylat → Salicylsäure

**4.** Eine weitere Methode ist die **Malonester-Synthese.** Sie bietet eine allgemeine Möglichkeit, eine C-Kette um zwei C-Atome zu verlängern (Kap. 20.2.2.1). Der primär gebildete substituierte Malonester wird verseift und decarboxyliert.

$$R-Br + H_2C(COOR)_2 \longrightarrow R-HC(COOR)_2 \xrightarrow{H_2O/H^+} R-HC(COOH)_2 \xrightarrow[-CO_2]{\Delta} R-CH_2-COOH$$

Malonester → substituierter Malonester → substituierte Malonsäure

## 18.3 Eigenschaften von Carbonsäuren

Carbonsäuren enthalten in der Carboxylgruppe je eine polare C=O- und OH-Gruppe. Sie reagieren deshalb mit Nucleophilen und Elektrophilen: Sowohl das Proton der OH-Gruppe als auch die OH-Gruppe selbst können durch andere Substituenten ersetzt werden. Die Carbonyl-Gruppe kann am C-Atom nucleophil angegriffen werden. Die Carboxylgruppe als Ganzes besitzt ebenfalls besondere Eigenschaften:

Carbonsäuren können untereinander und mit anderen geeigneten Verbindungen **H-Brückenbindungen** bilden. Die ersten Glieder der Reihe der aliphatischen Carbonsäuren sind daher unbeschränkt mit Wasser mischbar. Die längerkettigen Säuren werden erwartungsgemäß lipophiler und sind in Wasser schwerer löslich. Sie lösen sich besser in weniger polaren Lösemitteln wie Ether, Alkohol oder Benzol. Der Geruch der Säuren verstärkt sich von intensiv stechend zu unangenehm ranzig. Die längerkettigen Säuren sind schon dickflüssig und riechen wegen ihrer geringen Flüchtigkeit (niederer Dampfdruck) kaum. Carbonsäuren haben **außergewöhnlich hohe Siedepunkte** und liegen sowohl im festen als auch im dampfförmigen Zustand als **Dimere** vor, die durch H-Brückenbindungen zusammengehalten werden:

**Die erheblich größere Acidität der COOH-Gruppe im Vergleich zu den Alkoholen beruht auf der Mesomeriestabilisierung der konjugierten Base** (vgl. auch Phenole). Die Delokalisierung der Elektronen führt zu einer symmetrischen Ladungsverteilung und damit zu einem energieärmeren, stabileren Zustand.

### 18.3.1 Substituenteneinflüsse auf die Säurestärke

Die Abspaltung des Protons der Hydroxyl-Gruppe wird durch den Rest R in R–COOH beeinflusst. Dieser Einfluss lässt sich mit Hilfe induktiver und mesomerer Effekte plausibel erklären.

## 1. Elektronenziehender Effekt (–I-Effekt)

**Elektronenziehende Substituenten wie Halogene, –CN, –NO₂ oder auch –COOH bewirken eine Zunahme der Acidität.** Ähnlich wirkt eine in Konjugation zur Carboxylgruppe stehende **Doppelbindung**.

Bei den α-Halogen-carbonsäuren X–CH$_2$COOH nimmt der Substituenteneinfluss entsprechend der Elektronegativität der Substituenten in der Reihe F > Cl > Br > I deutlich ab, was an der Zunahme der zugehörigen pK$_S$-Werte (s. Tabelle 46) zu erkennen ist: (pK$_S$ = 2,66; 2,81; 2,86; 3,12 für X = F, Cl, Br, I).

Die Stärke des –I-Effektes ist auch von der Stellung der Substituenten abhängig. Mit wachsender Entfernung von der Carboxylgruppe nimmt seine Stärke rasch ab (vgl. β-Chlorpropionsäure).

**Bei mehrfacher Substitution ist die Wirkung additiv**, wie man an den pK$_S$-Werten der verschieden substituierten Chloressigsäuren erkennen kann. Trifluoressigsäure (CF$_3$COOH) erreicht schon die Stärke anorganischer Säuren.

## 2. Elektronendrückender Effekt (+I-Effekt)

**Elektronendrückende Substituenten wie Alkyl-Gruppen bewirken eine Abnahme der Acidität** (Zunahme des pK$_S$-Wertes), weil sie die Elektronendichte am Carboxyl-C-Atom und am Hydroxyl-Sauerstoff erhöhen. Alkyl-Gruppen haben allerdings keinen so starken Einfluss wie die Gruppen mit einem –I-Effekt.

## 3. Mesomere Effekte

Bei aromatischen Carbonsäuren treten zusätzlich mesomere Effekte auf. Benzoesäure (pK$_S$ = 4,22) ist zwar stärker sauer als Cyclohexancarbonsäure (pK$_S$ = 4,87), doch lässt sich die relativ schwache Acidität durch Einführung von –I- und –M-Substituenten beträchtlich steigern. So hat z.B. *p*-Nitrobenzoesäure einen pK$_S$-Wert von 3,42.

## 4. H-Brückenbildung

Ein interessanter Fall liegt bei der Salicylsäure (*o*-Hydroxybenzoesäure) vor, deren Anion sich durch intramolekulare H-Brückenbindungen stabilisieren kann.

pK$_S$: 2,97

**Berechnung des pH-Werts einer wässrigen Carbonsäurelösung:**

**Beispiel:** 0,1 molare Propionsäure; pK$_S$ = 4,88; c = $10^{-1}$.

$$\text{pH} = 1/2 \, \text{pK}_S - 1/2 \, \lg c; \qquad \text{pH} = 2,44 - 1/2 \, (-1) = 2,94$$

**Tabelle 46.** $pK_S$-Werte von Carbonsäuren

| Name | Formel | $pK_S$ | Name | Formel | $pK_S$ |
|---|---|---|---|---|---|
| Essigsäure | $CH_3COOH$ | 4,76 | Trimethylessigsäure | $(CH_3)_3CCOOH$ | 5,05 |
| Acrylsäure | $CH_2=CHCOOH$ | 4,26 | Isobuttersäure | $(CH_3)_2CHCOOH$ | 4,85 |
| Monochloressigsäure | $ClCH_2COOH$ | 2,81 | Propionsäure | $CH_3CH_2COOH$ | 4,88 |
| Dichloressigsäure | $Cl_2CHCOOH$ | 1,30 | Essigsäure | $CH_3COOH$ | 4,76 |
| Trichloressigsäure | $Cl_3CCOOH$ | 0,65 | Ameisensäure | $HCOOH$ | 3,77 |
| β-Chlorpropionsäure | $ClCH_2CH_2COOH$ | 4,1 | Trifluoressigsäure | $F_3CCOOH$ | 0,23 |
| α-Chlorpropionsäure | $CH_3CHClCOOH$ | 2,8 | Benzoesäure | C₆H₅–COOH | 4,22 |

**Tabelle 47.** Verwendung und Eigenschaften von Monocarbonsäuren

| Name | Formel | Schmp. °C | Sdp. °C | $pK_S$ | Vorkommen, Verwendung |
|---|---|---|---|---|---|
| Ameisensäure | $HCOOH$ | 8 | 100,5 | 3,77 | Ameisen, Brennnesseln |
| Essigsäure | $CH_3COOH$ | 16,6 | 118 | 4,76 | Lösemittel, Speiseessig |
| Propionsäure | $C_2H_5COOH$ | –22 | 141 | 4,88 | Konservierungsmittel |
| Buttersäure | $CH_3(CH_2)_2COOH$ | –6 | 164 | 4,82 | Butter, Schweiß |
| Isobuttersäure | $(CH_3)_2CHCOOH$ | –47 | 155 | 4,85 | Johannisbrot |
| n-Valeriansäure | $CH_3(CH_2)_3COOH$ | –34,5 | 187 | 4,81 | Baldrianwurzel |
| Capronsäure | $CH_3(CH_2)_4COOH$ | –1,5 | 205 | 4,85 | Ziege |
| Palmitinsäure | $CH_3(CH_2)_{14}COOH$ | 63 | | | Palmöl |
| Stearinsäure | $CH_3(CH_2)_{16}COOH$ | 70 | | | Talg |
| Acrylsäure | $CH_2=CHCOOH$ | 13 | 141 | 4,26 | Kunststoffe |
| Sorbinsäure | ∕=∖∕=∖COOH | 133 | | | Konservierungsmittel |
| Ölsäure | cis-Octadecen-(9)-säure | 16 | | | in Fetten und Ölen |
| Linolsäure | cis,cis-Octadecen-(9,12)-säure | –5 | | | in Fetten und Ölen |
| Linolensäure | cis,cis,cis-Octadecen-(9,12,15)-säure | –11 | | | in Fetten und Ölen |
| Benzoesäure | $C_6H_5COOH$ | 122 | 250 | 4,22 | Konservierungsmittel |
| Salicylsäure | o-$HOC_6H_4COOH$ | 159 | | 3,00 | Konservierungsmittel |

## 18.4 Reaktionen von Carbonsäuren

### 18.4.1 Reduktion

Carbonsäuren lassen sich durch starke Reduktionsmittel wie Lithiumaluminiumhydrid zu Alkoholen reduzieren. Im ersten Schritt bildet sich das Lithiumsalz der Carbonsäure, welches anschließend reduziert wird.

$$R\text{—COOH} \xrightarrow[-H_2, -AlH_3]{+ LiAlH_4} R\text{—COO}^-Li^+ \xrightarrow{+ LiAlH_4} R\text{—CH}_2\text{—O}^-Li^+ \xrightarrow[-LiOH]{+ H_2O} RCH_2OH$$

### 18.4.2 Abbau unter $CO_2$-Abspaltung (Decarboxylierung)

Decarboxylierungen sind möglich durch Erhitzen der Salze (über 400°C), Oxidation mit Bleitetraacetat oder durch oxidative Decarboxylierung von Silbersalzen zu Bromiden (*Hunsdiecker*-Reaktion, s. Kap. 9.3.2).

$$R\text{—COO}^-Ag^+ + Br_2 \longrightarrow R\text{—Br} + CO_2 + AgBr$$

### 18.4.3 Bildung von Derivaten (s. Kap. 19)

Carbonsäuren sind Ausgangsverbindungen für die Herstellung einer Vielzahl von Derivaten:

$$R\text{—C}(=O)\text{OH} \begin{array}{l} \xrightarrow{HX} R\text{—C}(=O)X \quad \text{Carbonsäurehalogenide} \\ \xrightarrow{R'OH} R\text{—C}(=O)OR' \quad \text{Ester} \\ \xrightarrow{R'NH_2} R\text{—C}(=O)NHR' \quad \text{Amide} \\ \xrightarrow{H_2O_2} R\text{—C}(=O)OOH \quad \text{Persäuren} \end{array}$$

## 18.5 Spezielle Carbonsäuren

### 18.5.1 Dicarbonsäuren

Dicarbonsäuren enthalten zwei Carboxyl-Gruppen im Molekül und können daher in zwei Stufen dissoziieren. Die ersten Glieder der homologen Reihe sind stärker sauer als die entsprechenden Monocarbonsäuren, da sich die beiden Carboxyl-Gruppen gegenseitig beeinflussen (–I-Effekt). Die einfachen Dicarbonsäuren haben oft Trivialnamen, die auf die Herkunft der Säure aus einem bestimmten Naturstoff hinweisen (Einzelheiten s. Tabelle 48). Die IUPAC-Nomenklatur entspricht der der Monocarbonsäuren: $HOOC\text{–}CH_2\text{–}CH_2\text{–}COOH$ (Bernsteinsäure) = 1,2-Ethan-dicarbonsäure = Butandisäure.

**Tabelle 48.** Eigenschaften, Vorkommen und Verwendung von Dicarbonsäuren

| Trivialname | Formel | Schmp. °C | $pK_{S1}$ | $pK_{S2}$ | Vorkommen und Verwendung |
|---|---|---|---|---|---|
| Oxalsäure | HOOC–COOH | 189 | 1,46 | 4,40 | Sauerklee (Oxalis), Harnsteine |
| Malonsäure | HOOCCH$_2$COOH | 135 | 2,83 | 5,85 | Leguminosen |
| Bernsteinsäure | HOOC(CH$_2$)$_2$COOH | 185 | 4,17 | 5,64 | Citrat-Cyclus, Rhabarber, |
| Glutarsäure | HOOC(CH$_2$)$_3$COOH | 97,5 | 4,33 | 5,57 | Zuckerrübe |
| Adipinsäure | HOOC(CH$_2$)$_4$COOH | 151 | 4,43 | 5,52 | Nylonherstellung; Zuckerrübe |
| Maleinsäure | (Z)-HOOCCH=CHCOOH | 130 | 1,9 | 6,5 | |
| Fumarsäure | (E)-HOOCCH=CHCOOH | 287 | 3,0 | 4,5 | Citrat-Cyclus |
| Acetylendicarbonsäure | HOOC–C≡C–COOH | 179 | – | – | Synthesen |
| Phthalsäure | 1,2-C$_6$H$_4$(COOH)$_2$ | 231 | 2,96 | 5,4 | Weichmacher, Polymere |
| Terephthalsäure | 1,4-C$_6$H$_4$(COOH)$_2$ | 300 | 3,54 | 4,46 | Kunststoffe |

## 1. Herstellung von Dicarbonsäuren

Die Synthese von Dicarbonsäuren erfolgt meist nach speziellen Methoden. Grundsätzlich können aber die gleichen Verfahren wie bei Monocarbonsäuren angewandt werden, wobei als Ausgangsstoffe bifunktionelle Verbindungen eingesetzt werden.

**Oxalsäure** wurde erstmals von *Wöhler* (1824) durch Hydrolyse von Dicyan hergestellt:

$$\begin{array}{c} C\equiv N \\ | \\ C\equiv N \end{array} + 4\,H_2O \longrightarrow \begin{array}{c} COOH \\ | \\ COOH \end{array} + 2\,NH_3$$

Dicyan → Oxalsäure

Technisch gewinnt man Oxalsäure durch Erhitzen von Natriumformiat auf 360 °C. Das dabei gebildete Natriumsalz wird in das schwerlösliche Calciumsalz überführt, aus dem die Oxalsäure durch Zusatz von Schwefelsäure freigesetzt wird.

$$H-C\underset{O^-Na^+}{\overset{O}{\diagup\!\!\!\diagdown}} \xrightarrow[-H_2]{NaOH} \begin{array}{c} COO^-Na^+ \\ | \\ COO^-Na^+ \end{array} \xrightarrow[-2\,NaOH]{Ca(OH)_2} \begin{array}{c} COO^- \\ | \\ COO^- \end{array}Ca^{++} \xrightarrow[-CaSO_4]{H_2SO_4} \begin{array}{c} COOH \\ | \\ COOH \end{array}$$

Die Schwerlöslichkeit des Calciumsalzes ist auch verantwortlich für die Bildung von Blasen- und **Nierensteinen** (Oxalatsteine).

**Malonsäure** entsteht durch Hydrolyse von Cyanessigsäure, die aus Chloressigsäure und KCN erhalten wird:

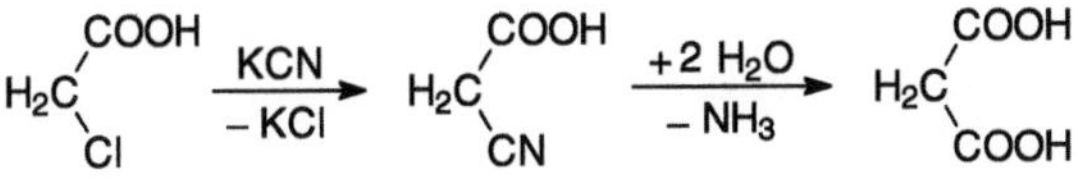

$$H_2C\begin{smallmatrix}COOH\\Cl\end{smallmatrix} \xrightarrow[-KCl]{KCN} H_2C\begin{smallmatrix}COOH\\CN\end{smallmatrix} \xrightarrow[-NH_3]{+2\,H_2O} H_2C\begin{smallmatrix}COOH\\COOH\end{smallmatrix}$$

**Adipinsäure** erhält man aus Phenol über Cyclohexanon durch oxidative Ringöffnung:

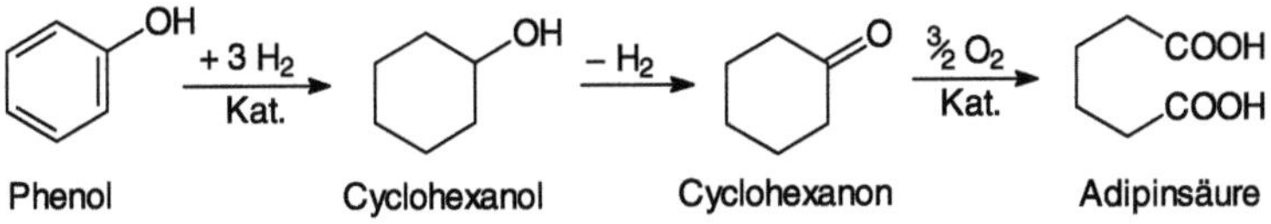

Phenol $\xrightarrow[\text{Kat.}]{+3\,H_2}$ Cyclohexanol $\xrightarrow{-H_2}$ Cyclohexanon $\xrightarrow[\text{Kat.}]{3/2\,O_2}$ Adipinsäure

**Maleinsäure** als **ungesättigte Dicarbonsäure** erhält man durch Erhitzen von Äpfelsäure. Unter Wasserabspaltung bildet sich dabei primär das Maleinsäureanhydrid, das zur Dicarbonsäure hydrolysiert werden kann:

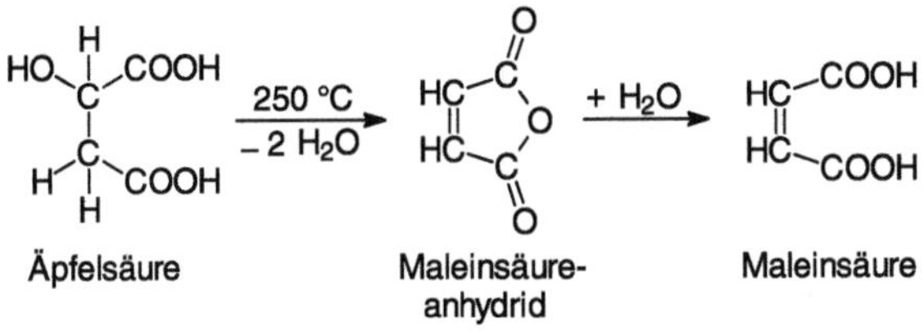

Äpfelsäure $\xrightarrow[-2\,H_2O]{250\,°C}$ Maleinsäureanhydrid $\xrightarrow{+H_2O}$ Maleinsäure

Technisch gewinnt man Maleinsäureanhydrid durch katalytische Oxidation von Benzol:

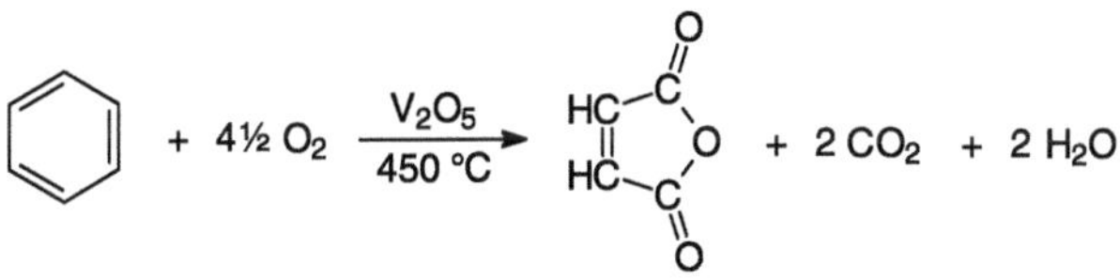

$$\text{Benzol} + 4\tfrac{1}{2}\,O_2 \xrightarrow[450\,°C]{V_2O_5} \text{Maleinsäureanhydrid} + 2\,CO_2 + 2\,H_2O$$

**Fumarsäure**, die entsprechende *E*-konfigurierte Dicarbonsäure entsteht durch HBr-Eliminierung aus Monobrombernsteinsäure:

Monobrombernsteinsäure $\xrightarrow[-HBr]{NaOH}$ Fumarsäure

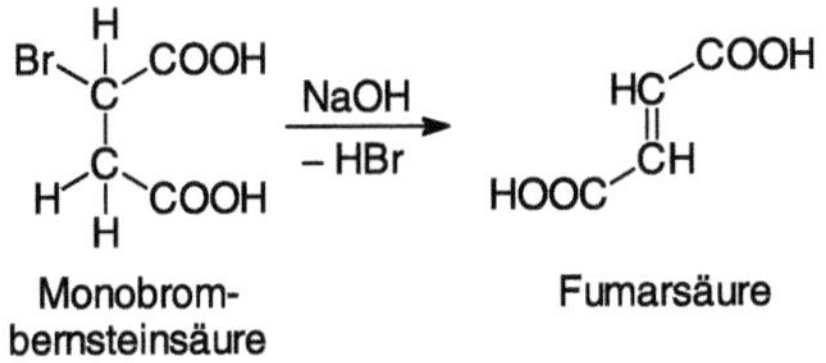

Die stabilere Fumarsäure bildet sich zudem durch Bestrahlung von Maleinsäure unter **Isomerisierung der Doppelbindung**. Die umgekehrte Reaktion ist direkt nicht durchführbar. Erhitzt man Fumarsäure auf etwa 300 °C so findet zwar ebenfalls eine Isomerisierung der Doppelbindung statt, es bildet sich unter diesen Bedingungen jedoch das Maleinsäureanhydrid.

$$\underset{\text{Maleinsäure}}{\begin{array}{c}HC-COOH\\ \| \\ HC-COOH\end{array}} \xrightleftharpoons{h\nu} \underset{\text{Fumarsäure}}{\begin{array}{c}HC-COOH\\ \| \\ HOOC-CH\end{array}}$$

Fumarsäure spielt im Citronensäure-Cyclus (Citrat-Cyclus) eine wichtige Rolle. Sie entsteht dort bei der Dehydrierung von Bernsteinsäure als Zwischenprodukt. Maleinsäure wurde bisher in der Natur nicht gefunden und ist nur synthetisch zugänglich.

**Phthalsäure** (Benzol-*o*-dicarbonsäure) entsteht durch Hydrolyse von Phthalsäureanhydrid, hergestellt durch Oxidation von *o*-Xylol oder Naphthalin.

Phthalsäure findet Verwendung zur Synthese von Farbstoffen. Sie lässt sich durch Wasserabspaltung leicht in ihr Anhydrid überführen, das ebenfalls als Ausgangsverbindung für chemische Synthesen vielfache Anwendung findet.

**Terephthalsäure** (Benzol-*p*-dicarbonsäure) erhält man durch Oxidation von *p*-Xylol oder Carboxylierung von Benzoesäure mit $CO_2$. Sie besitzt technische Bedeutung zur Herstellung von Kunststoffen (Polyesterfaser) wie Trevira, Diolen u.a. (s. Kap. 24.5.2).

## 2. Reaktionen von Dicarbonsäuren

Die Dicarbonsäuren unterscheiden sich durch ihr **Verhalten beim Erhitzen**:

**1,1-Dicarbonsäuren,** wie die Malonsäure, **decarboxylieren** über einen cyclischen Übergangszustand viel leichter als die Monocarbonsäuren:

**1,2- und 1,3-Dicarbonsäuren** liefern beim Erhitzen **cyclische Anhydride**:

Bernsteinsäure → -anhydrid    Glutarsäure → -anhydrid

Besonders leicht geht die Anhydridbildung wenn die zur Cyclisierung benötigte *cisoide* Struktur der Dicarbonsäure fixiert ist, wie etwa bei der Malein- oder Phthalsäure.

**Höhergliedrige Dicarbonsäuren** mit 5 oder mehr Kohlenstoff-Atomen zwischen den Carboxyl-Gruppen geben beim Erhitzen ausschließlich polymere Anhydride. Durch Erhitzen der Salze werden anstelle der polymeren Anhydride **cyclische Ketone** erhalten, wenn auch in oft nur mäßigen Ausbeuten. Eine 1,4-Dicarbonsäure wie Adipinsäure wird z.B. in Cyclopentanon übergeführt. Diese Reaktion eignet sich zur Darstellung fünf- und sechsgliedriger cyclischer Ketone. Unter bestimmten Voraussetzungen können Ketone mit Ringgrößen bis zu 20 Ringatomen erhalten werden.

Cyclopentanon

Neben den Dicarbonsäuren lassen sich auch ihre Derivate wie etwa die Diester cyclisieren.

## 18.5.2 Hydroxycarbonsäuren

Außer den bisher besprochenen Carbonsäuren mit einer oder mehreren Carboxyl-Gruppen gibt es auch solche, die daneben noch andere funktionelle Gruppen tragen. Diese haben zum Teil in der Chemie der Naturstoffe große Bedeutung. Zu ihnen zählen u.a.

die **Aminosäuren** (s. Kap. 26.1) mit einer $NH_2$-Gruppe,

die **Hydroxycarbonsäuren** mit einer oder mehreren OH-Gruppen und

die **Oxocarbonsäuren** (Kap. 18.5.3), die Aldehyd- und Keto-Gruppen enthalten.

Man kennt aliphatische und aromatische Hydroxycarbonsäuren mit einer oder mehreren Carboxyl-Gruppen.

**Tabelle 49.** Eigenschaften und Vorkommen von Hydroxycarbonsäuren

| Säure | Formel | Schmp. °C | Vorkommen |
|---|---|---|---|
| Glykolsäure<br>Hydroxyethansäure | CH$_2$–COOH<br>\|<br>OH | 79<br>Sdp. 100 | in unreifen Weintrauben und Zuckerrohr<br>Salze: Glykolate |
| Milchsäure<br>2-Hydroxypropansäure | H$_3$C–CH–COOH<br>\|<br>OH | L-Form: 25<br>Racemat: 18<br>Sdp. 122 | L-(+)-Milchsäure: Abbauprodukt der Kohlenhydrate im Muskel;<br>Salze: Lactate |
| Glycerinsäure<br>2,3-Dihydroxypropansäure | CH$_2$–CH–COOH<br>\|   \|<br>OH  OH | Sirupös<br>Sdp. Zers. | wichtiges Zwischenprodukt im Kohlenhydratstoffwechsel;<br>Salze: Glycerate |
| Äpfelsäure<br>2-Hydroxybutandisäure | HOOC–CH$_2$–CH–COOH<br>\|<br>OH | 100 - 101 | in unreifen Äpfeln u.a. Früchten, bes. in Vogelbeeren. Salze: Malate |
| Weinsäure<br>2,3-Dihydroxybutandisäure | HOOC–CH–CH–COOH<br>\|   \|<br>OH  OH | 170 | in Früchten;<br>Salze: Tartrate |
| Mandelsäure<br>2-Hydroxy-2-phenylethansäure | C$_6$H$_5$–CH–COOH<br>\|<br>OH | 133 | Mandeln (Glykosid: Amygdalin)<br>Salze: Mandelate |
| Citronensäure<br>2-Hydroxy-1,2,3-pentantrisäure | OH<br>\|<br>HOOC–CH$_2$–C–CH$_2$–COOH<br>\|<br>COOH | 153 | in Citrusfrüchten u.a., Citrat-Cyclus;<br>Salze: Citrate |
| Salicylsäure<br>o-Hydroxybenzoesäure | ⌬–COOH<br>  \|<br>  OH | 159 | Ätherische Öle<br>Salze: Salicylate |

## 1. Herstellung von Hydroxycarbonsäuren

α-**Hydroxycarbonsäuren** erhält man durch **Hydrolyse von Cyanhydrinen** (s.a. Kap. 17.2.1):

$$R-CHO + HCN \longrightarrow \underset{\text{Cyanhydrin}}{R-\underset{\underset{OH}{|}}{C}H-CN} \xrightarrow{+2\,H_2O,\; -NH_3} \underset{\alpha\text{-Hydroxycarbonsäure}}{R-\underset{\underset{OH}{|}}{C}H-COOH}$$

β-**Hydroxysäuren** erhält man durch Verseifung der entsprechenden β-Hydroxyester. Durch **Verseifung von entsprechenden Lactonen** sind beliebige andere Hydroxycarbonsäuren, zugänglich.

Generell anwendbar ist auch die **Reduktion der entsprechenden Ketosäuren** (s.a. Kap. 18.5.3).

Besonders gut geht die **Hydrolyse von Halogencarbonsäuren** (s.a. Kap. 18.5.4), wenn das Halogenatom am Ende einer Carbonsäure sitzt (ε-Halogencarbonsäure), da hier ein primäres Halogenid vorliegt, welches besonders leicht substituiert werden kann.

$$Br\text{-}CH_2\text{-}CH_2\text{-}CH_2\text{-}COOH \xrightarrow[-NaBr]{+NaOH} HO\text{-}CH_2\text{-}CH_2\text{-}CH_2\text{-}COOH$$

Ebenfalls gut reagieren α-**Halogencarbonsäuren**. Unter den basischen Hydrolysebedingungen bildet sich zuerst das Carboxylat-Ion, welches dann intramolekular das Halogenatom substituieren kann, unter Bildung eines α-Lactons. Dieses α-Lacton ist sehr gespannt und somit reaktionsfähig und wird von OH⁻ verseift, wobei die α-Hydoxycarbonsäure entsteht.

$$R\text{-}\underset{Br}{CH}\text{-}COOH \xrightarrow[-H_2O]{NaOH} R\text{-}\underset{Br}{CH}\text{-}COO^-Na^+ \xrightarrow{-NaBr} R\text{-}CH\text{-}C\underset{O}{\overset{O}{\diagdown}} \xrightarrow{NaOH} R\text{-}\underset{OH}{CH}\text{-}COO^-Na^+$$
α-Lacton

Die Carboxylatgruppe beschleunigt also die Hydrolyse durch die intramolekulare Substitution. Man spricht hierbei von einem **Nachbargruppeneffekt**.

## 2. Eigenschaften von Hydroxycarbonsäuren

**Schmelz- und Siedepunkte** substituierter Carbonsäuren liegen generell **höher** als die der unsubstituierten Carbonsäuren. Grund hierfür ist die Verstärkung der intermolekularen Wechselwirkungen wegen erhöhter Polarität nach Einführung eines Heteroatoms.

Daher sind Hydroxysäuren **in Wasser leichter**, in Ether hingegen schwerer **löslich** als die zugehörigen Carbonsäuren.

Die α-ständige Hydroxylgruppe **erhöht** durch ihren −I-Effekt die **Acidität** der Carboxylgruppe.

**Beispiele:** Paare von unsubstituierten und substituierten Carbonsäuren

Essigsäure ($pK_S$ = 4,76) und Glykolsäure ($pK_S$ = 3,82);

Propionsäure ($pK_S$ = 4,88) und Milchsäure ($pK_S$ = 3,85).

## 3. Reaktionen von Hydroxycarbonsäuren

Das chemische Verhalten der Hydroxycarbonsäuren wird durch beide funktionelle Gruppen bestimmt:

**a) Mit Säurechloriden** können Hydroxysäuren **acyliert** werden:

$$\underset{\text{Natriumlactat}}{R-\underset{\underset{OH}{|}}{CH}-COO^-Na^+} + \underset{\text{Benzoylchlorid}}{Ph-\underset{\underset{Cl}{|}}{C}=O} \xrightarrow{-HCl} \underset{O\text{-Benzoyllactat}}{R-\underset{\underset{O-C(=O)-Ph}{|}}{CH}-COO^-Na^+}$$

**b) Mit Alkoholen** erfolgt bei Säurekatalyse die bekannte **intermolekulare Ester**-bildung:

$$R-\underset{\underset{OH}{|}}{CH}-COOH + R'OH \xrightarrow{H^+} R-\underset{\underset{OH}{|}}{CH}-COOR' + H_2O$$

**c.) Beim Erhitzen** spalten Hydroxycarbonsäuren **Wasser ab**, wobei verschiedene Verbindungen erhalten werden:

Aus **α-Hydroxysäuren** entstehen durch **intermolekulare Wasserabspaltung** cyclische Ester, sogenannte **Lactide**:

$$\underset{\text{Milchsäure}}{\begin{matrix}CH_3\\|\\HC-OH\\|\\COOH\end{matrix}\quad\begin{matrix}HOOC\\|\\HO-CH\\|\\CH_3\end{matrix}} \xrightarrow{-2H_2O} \underset{\substack{\text{Lactid}\\\text{3,6-Dimethyl-1,4-dioxan-2,5-dion}}}{\text{cyclic ester}}$$

Bei **β-Hydroxysäuren** erfolgt **intramolekulare Wasserabspaltung** unter Bildung **α,β-ungesättigter Carbonsäuren**:

$$\underset{\substack{\text{β-Hydroxypropionsäure}\\\text{3-Hydroxypropansäure}}}{HO-CH_2-CH_2-COOH} \xrightarrow[-H_2O]{\Delta} \underset{\substack{\text{Acrylsäure}\\\text{Propensäure}}}{CH_2=CH-COOH}$$

Bei **γ- und δ-Hydroxycarbonsäuren**, bei denen beide Gruppen genügend weit voneinander entfernt sind, bilden sich im Sauren leicht intramolekulare Ester, die **Lactone**. Im Falle der γ-Hydroxysäuren erhält man **Fünfringe** (γ-Lactone), bei den δ-Hydroxysäuren **Sechsringe** (δ-Lactone).

$$\underset{\text{γ-Hydroxybuttersäure}}{\begin{matrix}H_2C^{COOH}\\|\\H_2C\\\phantom{H_2C}^{CH_2OH}\end{matrix}} \xrightarrow[-H_2O]{H^+} \underset{\text{γ-Butyrolacton}}{\text{γ-Butyrolacton}}$$

### 18.5.3 Oxocarbonsäuren

Oxocarbonsäuren enthalten außer einer Carboxylgruppe noch mindestens eine **weitere Carbonylgruppe**, wobei man zwischen **Aldehydo-** und **Ketocarbonsäuren** unterscheiden kann.

**1. Herstellung von Oxocarbonsäuren**

Ein **generelles Verfahren** zu Herstellung beliebiger Oxocarbonsäuren ist die **Oxidation der entsprechenden Hydroxycarbonsäuren**.
**Beispiel:**

$$H_3C-\underset{OH}{\underset{|}{CH}}-COOH \xrightarrow{\text{Oxidation}} H_3C-\underset{O}{\overset{\parallel}{C}}-COOH$$

Milchsäure → Brenztraubensäure

Je nach Stellung der Oxogruppe gibt es zudem noch eine Reihe spezieller Methoden.

**α-Oxocarbonsäuren**

Diese Verbindungen erhält man durch **Hydrolyse von Acylcyaniden,** welche aus Säurechloriden und Cyaniden erhältlich sind:

$$R-\overset{O}{\underset{Cl}{\overset{\parallel}{C}}} \xrightarrow[-CuCl]{+CuCN} R-\overset{O}{\underset{CN}{\overset{\parallel}{C}}} \xrightarrow[-NH_3]{+2 H_2O} R-\overset{O}{\underset{COOH}{\overset{\parallel}{C}}}$$

**Glyoxylsäure**, die einfachste **Aldehydocarbonsäure** entsteht durch oxidative Spaltung von Weinsäure mit Bleitetraacetat oder Natriumperiodat (s. Kap. 12.1.3):

$$HOOC-\underset{OH}{\underset{|}{CH}}-\underset{OH}{\underset{|}{CH}}-COOH \xrightarrow[-Pb(OAc)_2]{+Pb(OAc)_4} O=CH-COOH + 2 \text{ HOAc}$$

Weinsäure → Glyoxylsäure

**Brenztraubensäure** (2-Oxopropansäure, α-Ketopropionsäure), die einfachste α-Ketosäure, kann außer durch **Oxidation von Milchsäure** auch durch **Erhitzen von Wein- oder Traubensäure** (Racemat der Weinsäure) **mit KHSO₄** hergestellt werden. Diese als **„Brenzreaktion"** bekannte Reaktion ist eine Pyrolyse (Hitzespaltung), daher der Name Brenztraubensäure:

$$\begin{array}{c}HO-CH-COOH \\ | \\ HO-CH-COOH\end{array} \xrightarrow[-H_2O]{H^+} \begin{array}{c}HC-COOH \\ \parallel \\ HO-C-COOH\end{array} \rightleftharpoons \begin{array}{c}CH_2-COOH \\ | \\ O=C-COOH\end{array} \xrightarrow[-CO_2]{\Delta} \begin{array}{c}CH_3 \\ | \\ O=C-COOH\end{array}$$

Traubensäure — Hydroxymaleinsäure — Oxalessigsäure — Brenztraubensäure

Im ersten Schritt erfolgt eine sauer katalysierte Wasserabspaltung unter Bildung der Hydroxymaleinsäure. Diese steht über die **Keto-Enol-Tautomerie** mit der Oxalessigsäure im Gleichgewicht. Oxalessigsäure ist nicht nur eine α–Keto- sondern auch eine β-Ketocarbonsäure. β-Ketocarbonsäuren sind nicht sonderlich stabil und spalten beim Erwärmen $CO_2$ ab, wobei sich die Brenztraubensäure bildet.

## 2. Eigenschaften der Oxosäuren

### Keto-Enol-Tautomerie (Oxo-Enol-Tautomerie)

Wie bei den Ketonen gibt es auch bei Oxosäuren und Oxoestern die Keto-Enol-Tautomerie, bei den β-Oxoderivaten ist sie sogar besonders stark ausgeprägt, da ein konjugiertes Doppelbindungssystem entsteht.

Die Keto-Enol-Tautomerie wurde am Acetessigsäureethylester untersucht:

$$H_3C-\underset{}{C}(=O)-\underset{H_2}{C}-\underset{}{C}(=O)-OC_2H_5 \rightleftharpoons H_3C-\underset{}{C}(O-H)=\underset{H}{C}-\underset{}{C}(=O)-OC_2H_5$$

92,5 %     Acetessigester     7,5 %

Der enolische Anteil beträgt bei reinem Acetessigester 7,5 %, in wässriger Lösung 0,4 % und in alkoholischer 12 %, ist also vom Lösemittel abhängig.

**Der qualitative Nachweis** der Enolform erfolgt **mit einer Lösung von $FeCl_3$**, das mit dem Enol einen Komplex bildet: **Mit $FeCl_3$ entsteht eine tiefrote Lösung.**

**Zum quantitativen Nachweis** der Enolform und zur Bestimmung des Enolanteils wird bei 0°C **mit Brom umgesetzt.** Dabei reagiert nur die Enolform rasch. Überschüssiges Brom wird durch 2-Naphthol abgefangen. Das gebildete α-Bromketon wird anschließend mit Iodwasserstoff reduziert und die dabei freigesetzte Iodmenge titriert.

$$H_3C-C(O-H)=C(H)-C(=O)-OR \xrightarrow[-HBr]{+Br_2} H_3C-C(O-H)=C(Br)-C(=O)-OR \xrightarrow[-HBr]{+HI} H_3C-C(=O)-CH_2-C(=O)-OR + \tfrac{1}{2}I_2$$

Die Lage des Gleichgewichts schwankt je nach Lösemittel und Konzentration. Der Enolgehalt ist höher in verdünnter Lösung und wenig polarem Lösemittel (wie Hexan). Strukturelle Einflüsse sind beträchtlich; so ist Aceton mit 0,00025% Enol ein typisches Keton. 1,2-Diketone haben i. a. nur geringe Enolisierungstendenz. Dies gilt nicht für cyclische Ketone und Diketone, die stark zur Enolisierung neigen. 1,3-Diketone haben z.B. beträchtliche Enolgehalte, was auf die starke Aktivierung durch zwei Carbonylgruppen zurückgeführt wird. **Die Enolformen der 1,3-Diketone**, die durch Ausbildung eines konjugierten Systems und intramolekulare H-Brückenbindungen stabilisiert sind, **liegen hinsichtlich ihrer Säurestärke fast schon in der Größenordnung der Carbonsäuren** (s. $pK_s$-Werte,

S. 350). Cyclische Diketone sind indes, wie aus ihren Säurekonstanten hervorgeht, hinsichtlich der Enolstabilität schwächere Säuren als Phenol.

## 3. Reaktionen der Oxosäuren

### 3-Oxocarbonsäuren (β-Ketocarbonsäuren)

Im Gegensatz zu den α-Ketosäuren sind β-Ketosäuren unbeständig. So zerfällt Acetessigsäure leicht in Aceton und $CO_2$ (**Decarboxylierung**). Im Organismus werden β-Ketosäuren ebenfalls durch Decarboxylierungsreaktionen abgebaut (z.B. im Citrat-Cyclus, Bildung von Ketoverbindungen bei Diabetikern).

**Beispiele:**

|   |   |   |   |
|---|---|---|---|
| Acetessigsäure | Aceton | Oxalbernsteinsäure | α-Ketoglutarsäure (2-Oxopentandisäure) |

Die Decarboxylierung erfolgt hierbei als *syn*-Eliminierung (s. Kap. 11.5.2) über einen sechsgliedrigen Übergangszustand:

Stabiler als Acetessigsäure sind die **Acetessigsäureester**. Man erhält diese durch *Claisen*-Kondensation von Essigsäureestern (Kap. 20.2.1) oder durch Addition von Alkoholen an Diketen. Acetessigester sind wichtige Synthesebausteine, z.B. für die Synthese von Heterocyclen (s. Kap. 22). Weitere Reaktionen werden in Kap. 20.2.2 besprochen.

### 18.5.4 Halogencarbonsäuren

Halogencarbonsäuren sind wichtige Zwischenstufen, da sie sich durch nucleophile Substitution leicht in andere funktionalisierte Carbonsäuren umwandeln lassen.

### 1. Herstellung von Halogencarbonsäuren

Besonders leicht sind die α-Halogencarbonsäuren zugänglich, da die α-Position von Carbonylverbindungen besonders aktiviert ist. Über die Keto-Enol-Tautomerie besitzt diese Position nucleophile Eigenschaften und kann daher mit Elektrophilen wie Halogenen umgesetzt werden.

α–**Chloressigsäuren:** Die direkte Halogenierung von Carbonsäuren mit Chlor erfolgt nur sehr langsam, da die Reaktion über die Enolform erfolgt, und der Enolanteil von Carbonsäuren sehr gering ist. Durch Belichten und Temperaturerhöhung lässt sich die Reaktion jedoch beschleunigen. Je nach Halogenmenge erhält man mono- oder mehrfach halogenierte Verbindungen:

$$H_3C-COOH \xrightarrow[-HCl]{+Cl_2} ClH_2C-COOH \xrightarrow[-HCl]{+Cl_2} Cl_2HC-COOH \xrightarrow[-HCl]{+Cl_2} Cl_3C-COOH$$

Essigsäure           Chloressigsäure       Dichloressigsäure       Trichloressigsäure

## *Hell-Vollhard-Zelinsky*-Reaktion

Diese Reaktion dient zur Herstellung von α-**Bromcarbonsäuren**. Man erhält diese durch Umsetzung von Carbonsäuren mit Brom in Gegenwart katalytischer Mengen an Phosphor:

$$R-CH_2-COOH + Br_2 \xrightarrow{(P)} R-\underset{Br}{\overset{|}{C}H}-COOH + HBr$$

Zum Mechanismus der Reaktion:

$$P + 1½\ Br_2 \longrightarrow PBr_3$$

$$R-CH_2-COOH \xrightarrow{HOPBr_2} R-CH_2-C\underset{Br}{\overset{O}{\diagdown}} \rightleftharpoons R-CH=C\underset{Br}{\overset{OH}{\diagdown}} \xrightarrow[-HBr]{+Br_2} R-\underset{Br}{\overset{Br}{|}}CH-C\underset{Br}{\overset{O}{\diagdown}}$$

Aus Phosphor und Brom bildet sich intermediär Phosphortribromid (PBr$_3$), welches in der Lage ist, die Carbonsäure in das entsprechende Carbonsäurebromid zu überführen (s. Kap. 19.2.2). Carbonsäurehalogenide haben einen erheblich höheren Enolanteil als Carbonsäuren, so dass die elektrophile Bromierung der Enolform viel schneller erfolgt als bei der 'direkten Halogenierung'.

Carbonsäurehalogenide reagieren mit Carbonsäuren im Gleichgewicht zu Anhydriden (s. Kap. 19.2.1). Hier bildet sich aus dem α-Bromcarbonsäurebromid und der eingesetzten Carbonsäure ein gemischtes Anhydrid.

So wandelt sich das hoch reaktive α-Bromsäurebromid in das weniger reaktive Säurebromid um, welches immer wieder regeneriert wird. Deshalb benötigt man nur katalytische Mengen an Phosphor. Verwendet man stöchiometrische Mengen an Phosphor oder PBr$_3$ erhält man die α-Bromcarbonsäurebromide.

## 2. Eigenschaften der Halogencarbonsäuren

Durch Einführung der elektronegativen Halogenatome **erhöht sich die Acidität** der entsprechenden Carbonsäuren. Dieser Effekt ist um so größer, je dichter das Halogenatom an der Carboxylgruppe sitzt. Mehrfach halogenierte Carbonsäuren sind daher auch acider als monosubstituierte Derivate. Für die Acidität z.B. von chlorierten Carbonsäuren ergibt sich folgende Reihenfolge:

|  | Cl<br>\|<br>H₃CCH₂CHCOOH | > | Cl<br>\|<br>H₃CCHCH₂COOH | > | Cl<br>\|<br>H₂CCH₂CH₂COOH | > | H₃CCH₂CH₂COOH |
|---|---|---|---|---|---|---|---|
| p$K_s$: | 2,84 |  | 4,06 |  | 4,52 |  | 4,82 |

|  | Cl₃CCOOH | Cl₂CHCOOH | ClCH₂COOH | H₃CCOOH |
|---|---|---|---|---|
| p$K_s$: | 0,65 | 1,29 | 2,86 | 4,76 |

Verbindungen wie die 2-Chlor- und die 3-Chlorbuttersäure besitzen ein **asymmetrisches Kohlenstoffatom und sind daher optisch aktiv** (s. Kap. 23). Es existieren zwei enantiomere Formen, die sich wie Bild und Spiegelbild verhalten. Bei den beschriebenen Herstellungsverfahren erhält man immer ein Gemisch beider Formen, ein Racemat.

(R)-2-Chlorbuttersäure    (S)-2-Chlorbuttersäure

## 3. Reaktionen der Halogencarbonsäuren

Die wichtigsten Reaktionen der Halogencarbonsäuren sind **nucleophile Substitutionsreaktionen** durch die sie in andere Carbonsäurederivate überführt werden können. Umsetzungen mit OH⁻ führt zur wichtigen Klasse der **Hydroxycarbonsäuren** (Kap. 18.5.2), mit Ammoniak erhält man **Aminosäuren** (s. Kap. 26.1.3).

Wichtig sind hierbei Substitutionen optisch aktiver Halogenverbindungen die nach dem **S$_N$2-Mechanismus** (s. Kap. 10.2) verlaufen, da die Substitution unter **Inversion** erfolgt und man dabei optisch aktive Produkte erhält.

Besonders gut verlaufen Umsetzungen von α-**Halogencarbonsäuren**, da hierbei die benachbarte Carboxylgruppe einen sogenannten **Nachbargruppeneffekt** ausübt (s. Kap. 18.5.2.1).

R—CH—COOH  $\xrightarrow[-H_2O]{NaOH}$  R—CH—COO⁻Na⁺  $\xrightarrow{-NaBr}$  R—CH—C$\underset{O}{\overset{O}{\lessgtr}}$  $\xrightarrow{NaOH}$  R—CH—COO⁻Na⁺
\|                                       \|                                                                                \|
Br                                      Br                                         α-Lacton                              OH

# 19 Derivate der Carbonsäuren

Zu den wichtigsten Reaktionen der Carbonsäuren zählen die verschiedenen Möglichkeiten, die Carboxylgruppe in charakteristischer Weise abzuwandeln. Dabei wird die OH-Gruppe durch eine andere funktionelle Gruppe Y ersetzt. Die entstehenden Produkte werden als **Carbonsäurederivate** bezeichnet und können allgemein formuliert werden als:

Die Derivate lassen sich meist leicht ineinander überführen und haben daher präparativ große Bedeutung. Es gibt folgende Verbindungstypen, die **in der Reihenfolge zunehmender Reaktivität** gegenüber Nucleophilen geordnet sind:

Carbonsäure  <  -amid  <  -ester  <  -thioester  <  -anhydrid  <  -chlorid

**Beispiele:**

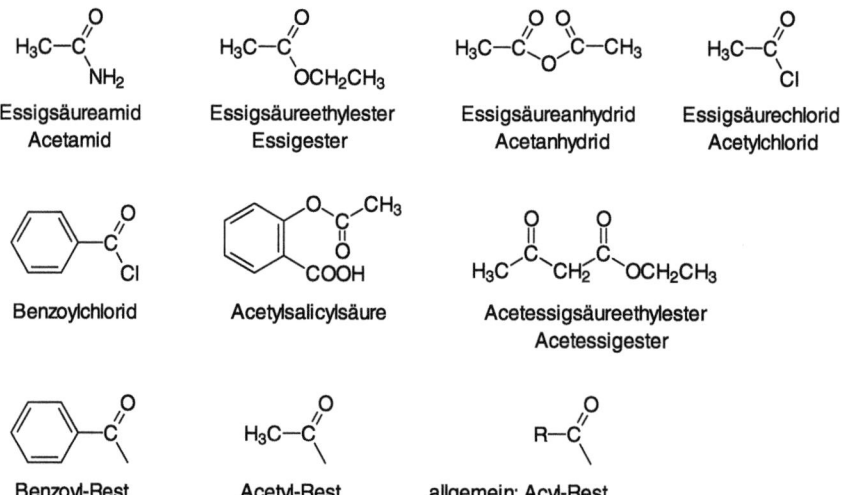

Essigsäureamid / Acetamid
Essigsäureethylester / Essigester
Essigsäureanhydrid / Acetanhydrid
Essigsäurechlorid / Acetylchlorid

Benzoylchlorid
Acetylsalicylsäure
Acetessigsäureethylester / Acetessigester

Benzoyl-Rest
Acetyl-Rest
allgemein: Acyl-Rest

## 19.1 Reaktionen von Carbonsäurederivaten

Die Umsetzung von Carbonsäurederivaten mit Nucleophilen verläuft nach folgendem Schema:

$$HNu + R-C(=O)Y \rightleftharpoons R-C(O-H)(Y)(Nu) \rightleftharpoons R-C(=O)Nu + HY$$

Dabei greift das Nucleophil HNu an der Carbonyl-Gruppe an unter Bildung einer **tetrahedralen Zwischenstufe**. Diese zerfällt unter Abspaltung von HY. Reaktionen an der Carbonylgruppe sind in der Regel **Gleichgewichtsreaktionen**.

Beachte den Unterschied zur Reaktion von Aldehyden und Ketonen in Kap. 17, bei der keine Abgangsgruppe Y eliminiert werden kann. Die vorstehend skizzierte nucleophile Substitution verläuft **nicht** als $S_N2$-Reaktion, sondern ist eine **Additions-Eliminierungs-Reaktion** (vgl. $S_NAr$ Kap. 8).

Die Reaktionen von Carbonsäurederivaten lassen sich sowohl durch **Säuren als auch durch Basen** katalytisch beschleunigen.

**Im Sauren** ist die Beschleunigung auf eine **Aktivierung der Carbonylgruppe** durch Protonierung zurückzuführen:

$$HNu + R-C(=O-H^+)Y \rightleftharpoons R-C(O-H)(Y)(Nu-H^+) \xrightarrow{-H^+} R-C(O-H)(Y)(Nu) \rightleftharpoons R-C(=O)Nu + HY$$

Im Unterschied zu den Reaktionen von Carbonsäuren ist hier auch eine **Basen-Katalyse** möglich. Sie beruht darauf, dass in einem vorgelagerten Gleichgewicht zuerst das viel reaktionsfähigere Anion Nu$^-$ gebildet wird, das nun als Nucleophil reagieren kann:

$$HNu + OH^- \xrightarrow{-H_2O} Nu^- + R-C(=O)Y \rightleftharpoons R-C(O^-)(Y)(Nu) \rightleftharpoons R-C(=O)Nu + Y^-$$

Die Carbonsäuren selbst werden dagegen durch Basen-Zusatz in das mesomeriestabilisierte Carboxylat-Anion überführt und zeigen dann so gut wie keine Reaktivität mehr.

Einige dieser Umsetzungen sind typische Gleichgewichtsreaktionen. Bei anderen liegt das Gleichgewicht weit auf einer Seite. Dies gilt vor allem für Reaktionen bei denen aus einem reaktiven Carbonsäurederivat ein deutlich weniger reaktives Derivat entsteht. Diese Reaktionen verlaufen in der Regel sehr sauber und gut.

### 19.1.1 Hydrolyse von Carbonsäurederivaten zu Carbonsäuren

Die reaktionsfähigen Carbonsäurederivate reagieren direkt mit Wasser, die weniger reaktionsfähigen benötigen zusätzliche Aktivierung (H$^+$ oder OH$^-$).

$$R-\underset{NH_2}{\overset{O}{\overset{\|}{C}}}- + H_3O^+ \rightleftharpoons R-\underset{OH}{\overset{O}{\overset{\|}{C}}}- + NH_4^+ \qquad R-\underset{Cl}{\overset{O}{\overset{\|}{C}}}- + H_2O \longrightarrow R-\underset{OH}{\overset{O}{\overset{\|}{C}}}- + HCl$$

$$R-\underset{OR}{\overset{O}{\overset{\|}{C}}}- + H_2O \underset{OH^-}{\overset{H^+}{\rightleftharpoons}} \begin{array}{c} RCOOH + ROH \\ RCOO^- + ROH \end{array} \qquad \begin{array}{c} R-\overset{O}{\overset{\|}{C}}- \\ \quad \diagdown O \\ R-\underset{O}{\overset{\|}{C}}- \end{array} + H_2O \longrightarrow 2\ R-\underset{OH}{\overset{O}{\overset{\|}{C}}}-$$

Die Hydrolyse der sehr reaktionsfähigen Carbonsäurechloride und –anhydride verläuft im Prinzip irreversibel, ebenso wie die Hydrolyse der Amide. Bei der basischen Verseifung entsteht das Carboxylat-Ion, welches kaum noch Carbonylaktivität aufweist. Deshalb ist auch die basische Esterverseifung irreversibel. Im Gegensatz hierzu ist die saure Esterhydrolyse eine typische Gleichgewichtsreaktion. So dient die Umsetzung von Carbonsäuren mit Alkoholen in Gegenwart von Säure zur Herstellung der entsprechenden Ester (s. Kap. 19.2.4.1).

### 19.1.2 Umsetzung von Carbonsäurederivaten mit Aminen

Bei der **Amino-** bzw. **Ammonolyse** (R' = H) entstehen (*N*-substituierte) Carbonsäureamide. Die wässrigen Lösungen der Amide reagieren im Gegensatz zu den Aminen neutral. (Die Carbonsäuren selbst geben mit $NH_3$ keine Amide sondern Ammoniumsalze: $CH_3-CH_2-COOH + NH_3 \longrightarrow CH_3-CH_2-COO^- NH_4^+$.)

$$R-\underset{NH_2}{\overset{O}{\overset{\|}{C}}}- + R'NH_2 \rightleftharpoons R-\underset{NHR'}{\overset{O}{\overset{\|}{C}}}- + NH_3 \qquad R-\underset{Cl}{\overset{O}{\overset{\|}{C}}}- + R'NH_2 \longrightarrow R-\underset{NHR'}{\overset{O}{\overset{\|}{C}}}- + HCl$$

$$R-\underset{OR}{\overset{O}{\overset{\|}{C}}}- + R'NH_2 \rightleftharpoons R-\underset{NHR'}{\overset{O}{\overset{\|}{C}}}- + ROH \qquad \begin{array}{c} R-\overset{O}{\overset{\|}{C}}- \\ \quad \diagdown O \\ R-\underset{O}{\overset{\|}{C}}- \end{array} + R'NH_2 \longrightarrow \begin{array}{c} R-\overset{O}{\overset{\|}{C}}-NHR' \\ + \\ RCOOH \end{array}$$

$$R-C\equiv N + R'NH_2 \longrightarrow R-\underset{NHR'}{\overset{NH}{\overset{\|}{C}}}- \quad \text{ein Amidin}$$

Die Umsetzung von Amiden mit Aminen (Transaminierung) und die Aminolyse von Estern sind Gleichgewichtsreaktionen, wohingegen die Amidinbildung und die Aminolyse der reaktionsfähigen Carbonsäurederivate irreversibel verläuft. Aus Anhydriden und Aminen bilden sich Amide und Carbonsäuren. Eine wichtige Anwendung dieser Reaktion ist die Herstellung von Phthalimid, ausgehend von Phthalsäureanhydrid und Ammoniak.

Phthalsäureanhydrid        Phthalimid

### 19.1.3 Umsetzung mit Alkoholen zu Carbonsäureestern

Die niederen Glieder der Carbonsäureester haben einen fruchtartigen Geruch und werden u.a. als künstliche Aromastoffe verwendet, z.B. Buttersäureethylester (Ananas).

$$R-\underset{OR}{\overset{O}{C}} + R'OH \rightleftharpoons R-\underset{OR'}{\overset{O}{C}} + ROH \qquad R-\underset{Cl}{\overset{O}{C}} + R'OH \longrightarrow R-\underset{OR'}{\overset{O}{C}} + HCl$$

## 19.2 Herstellung und Eigenschaften von Carbonsäurederivaten

Reaktionen von Säurechloriden, und -anhydriden verlaufen oft exotherm, relativ schnell und mit hohen Ausbeuten, so dass man von **energiereichen** Carbonsäurederivaten spricht. Ester sind im Vergleich hierzu relativ reaktionsträge und können daher bei vielen Reaktionen als Lösemittel (Bsp. Essigsäureethylester) verwendet werden. Bei Umsetzungen guter Nucleophile sind sie jedoch nicht geeignet.

### 19.2.1 Carbonsäureanhydride

Die präparativ wichtigen Säureanhydride können aus Dicarbonsäuren durch Erhitzen (s. Kap. 18.5.1.2) oder aus aliphatischen Monocarbonsäuren durch Umsetzung der Säurechloride mit Carbonsäuren hergestellt werden. Anstelle der Carbonsäure kann man auch das entsprechende Natriumsalz einsetzen. Auf diese Weise lassen sich auch **gemischte Anhydride** ($R^1 \neq R^2$) problemlos synthetisieren.

$$RCOO^-Na^+ + R'COCl \longrightarrow R-\overset{O}{C}-O-\overset{O}{C}-R' + NaCl\downarrow$$

**Säureanhydride mit gleichen Resten R** bilden sich bei der Dehydratisierung von zwei Molekülen der Monocarbonsäure mit $P_4O_{10}$:

$$2\ RCOOH \xrightarrow[-H_2O]{P_4O_{10}} R-\overset{O}{C}-O-\overset{O}{C}-R$$

### 19.2.2 Carbonsäurehalogenide

**Säurechloride** erhält man z.B. durch Umsetzung von Carbonsäuren mit Thionylchlorid ($SOCl_2$) oder Phosphorhalogeniden. Die Umsetzung mit Thionylchlorid ist die angenehmere Variante, da bei dieser Reaktion nur gasförmige Nebenprodukte entstehen, während sich bei der Reaktion mit Phosphorhalogeniden Phosphorsäurederivate bilden, die oft schwierig abzutrennen sind.

$$RCOOH + SOCl_2 \longrightarrow R-\underset{Cl}{\overset{O}{C}} + SO_2 + HCl$$

Thionylchlorid ist das Dichlorid der Schwefligen Säure. Wie gezeigt, reagieren Carbonsäuren mit Säurechloriden zu Anhydriden. In diesem Fall bildet sich das gemischte Anhydrid der Carbonsäure und der Schwefligen Säure, welches von der freigewordenen HCl angegriffen wird, unter Bildung des Säurechlorids.

$$R-\underset{OH}{\overset{O}{C}} + \underset{Cl}{\overset{O}{S}}-Cl \longrightarrow H^+Cl^- + R-\underset{O}{\overset{O}{C}}-\underset{O}{\overset{O}{S}}-Cl \longrightarrow R-\underset{Cl}{\overset{O}{C}} + SO_2 + HCl$$

### 19.2.3 Carbonsäureamide

Carbonsäureamide werden durch Umsetzung von Estern oder Säurehalogeniden mit $NH_3$ (bzw. Aminen) hergestellt (s.o.). Auch beim Erhitzen entsprechender Ammoniumsalze entstehen Säureamide:

$$RCOO^-NH_4^+ \xrightarrow[-H_2O]{\Delta} R-\underset{NH_2}{\overset{O}{C}}$$

Technische Bedeutung zur Synthese von Amiden hat die **Beckmann-Umlagerung (Oxim-Amid-Umlagerung)**. Ketoxime lagern sich bei der Einwirkung konzentrierter Mineralsäuren in die isomeren Carbonsäureamide um.

$$\underset{\text{Oxim}}{\underset{R}{\overset{R'}{>}}C=N-OH} \xrightarrow{(H_2SO_4)} \underset{\text{Amid}}{R-\underset{H}{\overset{O}{C}}-N-R}$$

Die Hydroxyl-Gruppe des Oxims wird zunächst protoniert. Anschließend wandert der Rest R, der in *anti*-Stellung zur $^+OH_2$-Gruppe steht, mit seinem Elektronenpaar zum Stickstoffatom, wobei Wasser abgespalten wird. Das entstandene Carbeniumion addiert Wasser und stabilisiert sich unter Abspaltung eines Protons zum Carbonsäureamid.

Cyclohexanon — Cyclohexanonoxim — Tautomerie — ε-Caprolactam — 6-Aminoadipinsäure — Perlon (ein Polyamid)

Angewandt wird diese Reaktion zur **Herstellung von Perlon (Polycaprolactam)**.

**Im Gegensatz zu den Aminen sind die Amide nur sehr schwache Basen.** Dies lässt sich mit der Mesomerie der Amidgruppe und der daraus folgenden Verminderung der Elektronendichte am N-Atom begründen.

$$R-C(=O)-NH_2 \longleftrightarrow R-C(-O^-)=NH_2^+$$

Mit starken Säuren lassen sich Amide jedoch unter Salzbildung protonieren. **Amide sind auch schwache Säuren**; mit starken Basen wie NaNH$_2$ entstehen ebenfalls Salze:

$$R-C(=O)-NH^- \longleftrightarrow R-C(-O^-)=N-H \xrightleftharpoons[-H^+]{+H^+} R-C(=O)-NH_2 \xrightleftharpoons[-H^+]{+H^+} R-C(=O-H)=NH_2 \longleftrightarrow R-C(-O-H)=NH_2^+$$

Bei Amiden besteht außerdem die Möglichkeit der **Tautomerie** (vgl. Kap. 1.64). Die **C–N-Bindung** besitzt dadurch einen gewissen **Doppelbindungscharakter**. Substituierte Amide können daher in einer *cis-* (*syn-*) und einer *trans-* (*anti-*)Form vorliegen, wobei die *trans*-Form die energetisch günstigere ist. Dies spielt eine wichtige Rolle für die räumliche Struktur von Peptiden und Proteinen (s. Kap. 26.2 und 26.3).

$$R-C(=O)-NHR' \rightleftharpoons R-C(-OH)=N-R' \text{ (trans)} + R-C(-OH)=N-R' \text{ (cis)}$$

## 19.2.4 Carbonsäureester

### 1. aus Carbonsäuren und Alkoholen

Von den Umsetzungen der Carbonsäurederivate sei die **Veresterung** und ihre Umkehrung, die **Verseifung** oder **Esterhydrolyse**, eingehender besprochen. Es handelt sich hierbei um eine typische Gleichgewichtsreaktion.

**Beispiel:**

$$CH_3COOH + C_2H_5OH \underset{(H^+,\, OH^-)}{\overset{(H^+)}{\rightleftharpoons}} CH_3COOC_2H_5 + H_2O$$

Die Einstellung des Gleichgewichts dieser Umsetzung lässt sich erwartungsgemäß durch **Zusatz starker Säuren** katalytisch beschleunigen. Im gleichen Sinne wirkt eine **Erhöhung der Reaktionstemperatur**. Da eine Gleichgewichtsreaktion vorliegt, wird auch die Rückreaktion, d.h. die Hydrolyse des gebildeten Esters, beschleunigt.

**Mechanismus:**

$$R-\overset{O}{\underset{}{C}}-OH \underset{-H^+}{\overset{+H^+}{\rightleftharpoons}} R-\overset{OH}{\underset{}{C}}{}^+-OH \underset{-R'OH}{\overset{+R'OH}{\rightleftharpoons}} R-\overset{OH}{\underset{OH}{C}}-\overset{R'}{\underset{H}{O}}{}^+$$

$$\Updownarrow$$

$$R-\overset{O}{\underset{}{C}}-OR' \underset{-H^+}{\overset{+H^+}{\rightleftharpoons}} R-\overset{OH}{\underset{}{C}}{}^+-OR' \underset{-H_2O}{\overset{+H_2O}{\rightleftharpoons}} R-\overset{OH}{\underset{\overset{O}{H}\,{}^+\,H}{C}}-OR'$$

**Veresterung**

Will man das Gleichgewicht auf die Seite des Esters verschieben, muss man die Konzentrationen der Reaktionspartner verändern:

a) **Eine der Ausgangskomponenten** (meist der billigere Alkohol) wird im 5- bis 10-fachen **Überschuss** eingesetzt.

b) Das **entstehende Wasser wird aus dem Gleichgewicht entfernt**, z.B. durch die Katalysatorsäure ($H_2SO_4$ u.a.).

**Esterhydrolyse**

Genau umgekehrt sind die Verhältnisse bei der **sauren Esterhydrolyse**. Hier verschiebt man das Gleichgewicht zugunsten der Säure dadurch, dass man die Hydrolyse in Wasser als Lösemittel durchführt. Die sauer katalysierte Esterhydrolyse ist aber ebenfalls eine Gleichgewichtsreaktion, im Gegensatz zur **alkalischen Esterhydrolyse.** Hierbei bildet sich das Carboxylat-Ion, welches gegenüber Nucleophilen fast völlig inert ist (geringste Carbonylaktivität von allen Carbonylverbindungen). **Die alkalische Esterverseifung läuft also praktisch irreversibel ab:**

$$R-\overset{O}{\underset{}{C}}-\underline{O}R' + {}^-|\underline{O}H \rightleftharpoons R-\overset{|\underline{O}|^-}{\underset{|\underline{O}H}{C}}-\underline{O}R' \rightleftharpoons R-\overset{O}{\underset{}{C}}-\underline{O}H + {}^-|\underline{O}R' \longrightarrow R-\overset{O}{\underset{}{C}}-\underline{O}^- + R'OH$$

**2. durch Umesterung**

Ester können mit Alkoholen eine **Alkoholyse** eingehen. Diese Reaktion wird wie die Hydrolyse durch Säuren (z.B. $H_2SO_4$) oder Basen (z.B. Alkoholat-Ionen) katalysiert. Der Reaktionsmechanismus ist analog. Da eine Gleichgewichtsreaktion vorliegt, wird bei der praktischen Durchführung ein Produkt abdestilliert oder der Ausgangsalkohol im Überschuss eingesetzt. Die Umesterung ist vorteilhaft für die Herstellung von Estern hochsiedender Alkohole (z.B. aus einem Methyl- oder Ethylester). In diesem Fall kann der leichter flüchtige Alkohol destillativ aus dem Gleichgewicht entfernt werden.

**Beispiel:**

$$\underset{\text{Essigsäureethylester}}{CH_3-\overset{O}{\underset{\|}{C}}-OC_2H_5} + \underset{}{C_6H_5-CH_2OH} \underset{}{\overset{(H^+)}{\rightleftharpoons}} \underset{\text{Essigsäurebenzylester}}{CH_3-\overset{O}{\underset{\|}{C}}-O-CH_2-C_6H_5} + C_2H_5OH$$

**3. aus Säurechloriden mit Alkoholen**

$$R-\overset{O}{\underset{\|}{C}}-Cl + R'OH \rightleftharpoons R-\overset{O}{\underset{\|}{C}}-OR' + HCl$$

**4. durch Umsetzung von Ketenen mit Alkoholen**

$$\underset{\text{Keten}}{R-CH=C=O} + R'OH \rightleftharpoons R-\overset{O}{\underset{\|}{C}}-OR'$$

**5.** Eine elegante Methode speziell zur Darstellung von **Methylestern** ist die (säurefreie!) Alkylierung von Carbonsäuren mit **Diazomethan** (s. Kap. 14.5.2).

**Beispiel:**

$$\underset{\text{Benzoesäure}}{C_6H_5-COOH} + \underset{\text{Diazomethan}}{CH_2N_2} \longrightarrow \underset{\text{Benzoesäuremethylester}}{C_6H_5-COOCH_3} + N_2$$

Einige **physikalische Eigenschaften** der Ester sind günstiger als die der entsprechenden Säuren. Da die gegenseitige Umwandlung, wie die vorstehenden Reaktionen zeigen, ohne Schwierigkeiten verläuft, werden Säuren z.B. zum Zweck der Reinigung, Trennung oder Charakterisierung häufig verestert. **Ester sind im Unterschied zu der Säure nicht assoziiert und haben deshalb trotz höherer Molmasse niedrigere Siedepunkte.** So liegen die Siedepunkte der Methylester um ca. 60°C, die der Ethylester um ca. 40°C tiefer als die der entsprechenden Carbonsäuren. Ester fester Carbonsäuren haben zudem niedrigere Schmelzpunkte als die entsprechende Säuren. Sie sind außerdem beständiger gegen höhere Temperaturen, in organischen Lösemitteln leichter löslich und besser kristallisierbar. Flüchtige Ester sind Flüssigkeiten mit charakteristischem Fruchtgeschmack und bedingen in großem Umfang den typischen Geschmack von Früchten oder den Duft von Blumen.

### 19.2.5 Lactone

Lactone sind cyclische Ester die aus Hydroxycarbonsäuren (s. Kap. 18.5.2) gebildet werden. Je nach Stellung der OH-Gruppe bzw. des Lactonrings unterscheidet man $\alpha$-, $\beta$-, $\gamma$-, $\delta$-,... Lactone.

### 19.2.6 Spezielle Carbonsäurederivate

**1.** Aus Säurechloriden entstehen durch HCl-Abspaltung **Ketene**.

$$R-CH_2-C(=O)Cl \xrightarrow[-HCl]{\text{Base}} R-CH=C=O$$

Ketene sind besonders reaktionsfähige Carbonylverbindungen. Wie die Carbonsäurehalogenide und -anhydride reagieren sie daher mit den unterschiedlichsten Nucleophilen (s. o).

**2.** Durch Wasserabspaltung werden aus Oximen und Säureamiden **Nitrile** (Cyanide, R–C≡N) hergestellt:

$$H_3C-C(=N-OH)H \xrightarrow[-H_2O]{\Delta} H_3C-C\equiv N \xleftarrow[-H_2O]{P_4O_{10}} H_3C-C(=O)NH_2$$

Acetaldoxim        Acetonitril        Acetamid

Einen alternativen Zugang liefert die *Kolbe*-**Nitrilsynthese**. Durch Einwirken von Alkylhalogeniden auf Kaliumcyanid bildet sich in wässriger Lösung hauptsächlich das Nitril, neben geringen Mengen des entsprechenden Isonitrils.

$$H_3C-I + K^+CN^- \xrightarrow{-KI} \begin{cases} H_3C-C\equiv N\!I & \text{Nitril} \\ H_3C-\bar{N}=C\!I & \text{Isonitril} \end{cases}$$

**3. Phthalimid** bildet sich beim Erhitzen von Phthalsäureanhydrid mit Ammoniak:

Phthalsäureanhydrid + NH₃ $\xrightarrow[-H_2O]{\Delta}$ Phthalsäureimid     allgemein: Carbonsäureimid

Phthalimid ist eine wichtige Ausgangsverbindung z.B. bei der *Gabriel*-Synthese (Kap. 14.1.2).

**Tabelle 50.** Eigenschaften und Verwendung einiger Säurederivate

| Verbindung | Formel | Schmp. °C | Sdp. °C | Verwendung |
|---|---|---|---|---|
| **Chloride:** | | | | |
| Acetylchlorid | $CH_3-COCl$ | −112 | 51 | Acylierungsmittel |
| Benzoylchlorid | $C_6H_5-COCl$ | −1 | 197 | |
| **Anhydride:** | | | | |
| Acetanhydrid | $(CH_3CO)_2O$ | −73 | 139 | Acylierungsmittel |
| Benzoesäure-anhydrid | $(C_6H_5CO)_2O$ | 38−40 | | |
| Phthalsäure-anhydrid | (Strukturformel) | 132 | 285 | Farbstoffindustrie |
| **Ester:** | | | | |
| Ameisensäure-ethylester (Ethylformiat) | $HCOOC_2H_5$ | −81 | 54 | Lösemittel, Aromastoff für Rum und Arrak |
| Essigsäureethyl-ester (Ethylacetat) | $CH_3-COOC_2H_5$ | −83 | 77 | Lösemittel |
| Acetessigsäure-ethylester | $CH_3-CO-CH_2-COOC_2H_5$ | −44 | 181 | Synth. v. Pyrazo-lonfarbstoffen u. Pharmazeutika |
| Malonsäure-diethylester | $CH_2(COOC_2H_5)_2$ | −50 | 199 | Malonester-Syn-thesen, Barbiturate |
| **Amide:** | | | | |
| Formamid | $HCONH_2$ | 2 | 105 bei 1466,5 Pa | Lösemittel |
| $N,N$-Dimethyl-formamid | $HCON(CH_3)_2$ | | 155 | Lösemittel |
| Acetamid | $CH_3-CONH_2$ | 82 | 221 | |
| Harnstoff | $O=C(NH_2)_2$ | 133 | | Düngemittel, Harnstoff-Form-aldehyd-Harze |
| **Nitrile:** | | | | |
| Acetonitril | $CH_3-CN$ | −45 | 82 | |
| Acrylnitril | $CH_2=CH-CN$ | −82 | 78 | Polyacrylnitril |
| Benzonitril | $C_6H_5-CN$ | −13 | 191 | |

# 20 Reaktionen von Carbonsäurederivaten

Für Reaktionen an Carbonsäurederivaten stehen zwei Positionen zur Verfügung: Zum einen die **Carbonylgruppe**, die von Nucleophilen aller Art angegriffen werden kann, und zum anderen die α**-Position**. In Gegenwart starker Basen lassen sich bei den meisten Derivaten an dieser Position **Enolate** erzeugen, die dann mit einer Vielzahl von Elektrophilen umgesetzt werden können. Besonders interessant sind Reaktionen, bei denen andere Carbonylverbindungen als Elektrophile eingesetzt werden.

## 20.1 Reaktionen an der Carbonylgruppe

Umsetzungen von Carbonsäurederivaten mit Heteronucleophilen (Aminen, Alkoholen, etc.) führen zu einer Umwandlung in andere Carbonsäurederivate. Diese Reaktionen wurden im letzten Kapitel ausführlich behandelt. Hier sollen nun andere typische Reaktionen der Derivate besprochen werden.

### 20.1.1 Reaktionen von Carbonsäureestern

**1. Umsetzungen mit *C*-Nucleophilen**

a) Bei der Umsetzung von Estern mit *Grignard*-**Reagenzien** (s. Kap. 15.3.2) erhält man tertiäre Alkohole. Im ersten Schritt bildet sich zwar das entsprechende Keton. Dieses lässt sich jedoch nicht fassen, da es carbonylaktiver ist als der eingesetzte Ester. Es reagiert daher bevorzugt mit dem *Grignard*-Reagenz unter Bildung des Alkohols. Es gelingt daher auch nicht, mit exakt einem Äquivalent an Grignard-Reagenz beim Keton anzuhalten. Vielmehr erhält man hierbei ein Gemisch aus Alkohol und unumgesetztem Ester.

$$R-\overset{O}{\underset{}{C}}-OR^1 + R^2-MgX \xrightarrow{-R^1OMgX} \left[R-\overset{O}{\underset{}{C}}-R^2\right] \xrightarrow[2)\ H_3O^+]{1)\ R^2-MgBr} R-\underset{R^2}{\underset{|}{C}}(OH)-R^2$$

b) Mit anderen *C*-Nucleophilen kann es jedoch gelingen die Reaktion auf der Ketonstufe anzuhalten. So erhält man bei der Umsetzung mit **Esterenolaten** (*Claisen*-**Kondensation**, s. Kap. 20.2.1) die entsprechenden β**-Ketoester**. Diese besitzen eine hohe C-H-Acidität (s. Kap. 20.2.2) und werden daher durch das bei der Reaktion gebildete Alkoholat deprotoniert. Dadurch wird aber auch die Carbonylaktivität der Ketogruppe abgesenkt, so dass keine weitere Reaktion an dieser Gruppe mehr erfolgt.

## 2. Reduktionen

a) Bei der Reduktion mit **komplexen Hydriden** wie Lithiumaluminiumhydrid (LiAlH$_4$) bleibt die Reaktion ebenfalls nicht auf der Ketonstufe stehen, sondern geht weiter bis zum primären Alkohol.

Im ersten Schritt bildet sich das Aluminiumsalz eines Halbacetals, welches jedoch nicht stabil ist und unter Bildung eines Aldehyds zerfällt (vgl. *Grignard*-Reaktion). Dieser wird dann weiter reduziert.

## 3. Eliminierungen

Durch starkes Erhitzen von Carbonsäureestern (**Pyrolyse**, s. Kap. 11.5.2) erhält man unter Abspaltung der Carbonsäure ein Alken. Bei dieser thermischen *syn*-Eliminierung wird ein cyclischer Übergangszustand durchlaufen.

### 20.1.2 Reaktionen von Carbonsäurehalogeniden und -anhydriden

#### 1. Umsetzungen mit *C*-Nucleophilen

Bei der Umsetzung mit *Grignard*-Reagenzien erhält man wie bei den Carbonsäureestern die entsprechenden **tertiären Alkohole**. Verwendet man jedoch die erheblich weniger reaktiven **Kupfer- oder Cadmium**-organischen Verbindungen so kann man die Reaktion auf der Stufe der **Ketone** anhalten:

Andere, wenig nucleophile Verbindungen wie etwa elektronenreiche Aromaten lassen sich ebenfalls mit Säurechloriden und -anhydriden zu Ketonen umsetzen (***Friedel-Crafts*-Acylierung**, s. Kap. 8.2.5). In den meisten Fällen muss das Säurechlorid zusätzlich noch mit einer Lewis-Säure (z.B. AlCl$_3$) aktiviert werden:

$$C_6H_6 + RCOCl \xrightarrow{AlCl_3} C_6H_5-\underset{O}{\overset{\|}{C}}-R$$

### 20.1.3 Reaktionen von Carbonsäureamiden

**1. Umsetzungen mit *C*-Nucleophilen**

Bei Umsetzungen mit ***Grignard*-Reagenzien** muss man zwischen den verschiedenen Amiden unterscheiden. Amide von Ammoniak und primären Aminen besitzen relativ **acide N–H-Bindungen**. Sie reagieren daher mit *Grignard*-Reagenzien unter **Salzbildung** und Bildung des entsprechenden Kohlenwasserstoffs (vgl. Kap. 15.3.2.1, ***Zerewitinoff*-Reaktion**).

$$R-\underset{NH_2}{\overset{O}{\overset{\|}{C}}} + R'-MgX \longrightarrow R-\underset{NH^- \; XMg^+}{\overset{O}{\overset{\|}{C}}} + R'H$$

**Amide sekundärer Amine (ohne** acides H-Atom) gehen hingegen ***Grignard*-Addition** ein. Im Gegensatz zu den Estern zerfällt das intermediär gebildete Halbaminal-Salz **I** jedoch nicht, und man erhält nach wässriger Aufarbeitung die entsprechenden **Ketone**.

$$R-\overset{O}{\overset{\|}{C}}-NR_2 + R'-MgX \longrightarrow R-\underset{R'}{\overset{\bar{O}\; ^+MgX}{\overset{|}{C}}}-NR_2 \xrightarrow[H_2O]{H^+} R-\overset{O}{\overset{\|}{C}}-R' + Mg(OH)X + HNR_2$$
$$\text{I}$$

**2. Reduktionen**

Da Carbonsäureamide zu den wenig reaktionsfähigen Carbonsäurederivaten zählen, gelingt ihre Reduktion nur mit den **sehr reaktionsfähigen Aluminiumhydriden** (LiAlH$_4$, DIBAH). Man erhält die entsprechenden Amine. Im Gegensatz zu den Estern, bei denen die Alkoholkomponente bei der Reduktion abgespalten wird, verbleibt der Stickstoff der Amide im Molekül.

$$R-\overset{O}{\overset{\|}{C}}-NR'_2 \xrightarrow[2)\;H_3O^+]{1)\;LiAlH_4} R-CH_2-NR'_2$$

**3. Oxidationen**

Beim ***Hofmann*-Abbau** werden Amide oxidativ mit Brom abgebaut (s. Kap. 14.1.2.4). Die dabei gebildeten primären Amine enthalten ein C-Atom weniger als das ursprüngliche Carbonsäureamid:

$$R-\underset{NH_2}{\overset{O}{\overset{\|}{C}}} + NaOH + Br_2 \longrightarrow R-NH_2 + NaBr + CO_2$$

### 20.1.4 Reaktionen von Nitrilen

**1. Umsetzungen mit *C*-Nucleophilen**

Die Umsetzung von Nitrilen mit **Grignard-Reagenzien** ist eine sehr gute Methode zur Herstellung von Ketonen. Intermediär bilden sich die entsprechenden **Imine**, welche anschließend zu den gewünschten **Ketonen** hydrolysiert werden:

$$R-C\equiv N + R'-MgX \longrightarrow R-\underset{R'}{\overset{\overset{N^-Mg^+X}{\|}}{C}} \xrightarrow[-Mg(OH)X]{H_2O} R-\underset{R'}{\overset{\overset{NH}{\|}}{C}} \xrightarrow[-NH_3]{+H_2O} R-\underset{R'}{\overset{O}{\overset{\|}{C}}}$$

## 20.2 Reaktionen in α-Stellung zur Carbonylgruppe

In Kap. 17 wurde gezeigt, dass C–C-Bindungen recht einfach mittels Carbanionen hergestellt werden können. Die **Carbanionen** werden aus C–H-aciden Verbindungen erzeugt, die meist durch Carbonylgruppen aktiviert werden (**Enolate**). Bei den in Kap. 19 vorgestellten Carbonsäurederivaten handelt es sich nun um Verbindungen, die ebenfalls eine Carbonyl-Gruppe enthalten und folglich zur Bildung von Enolaten befähigt sein sollten. Die Carbonylderivate unterscheiden sich jedoch in ihrer Reaktivität und ihrem Reaktionsverhalten erheblich. Daher sind nicht alle zur Erzeugung von Carbanionen geeignet. Da die Carbonsäurederivate i.a. $pK_s$-Werte > 20 besitzen, werden zur Bildung der nucleophilen Enolate in der Regel starke Basen verwendet. Dies führt bei einigen Derivaten zu Nebenreaktionen:

**Carbonsäuren** werden in das mesomeriestabilisierte Carboxylat-Ion übergeführt und so desaktiviert.

Bei **Carbonsäureamiden** muss man zwischen primären und sekundären Amiden unterscheiden. Primäre Amide enthalten ein acides H-Atom und werden daher in Gegenwart von starken Basen deprotoniert. Das gebildete Amidanion kann kein weiteres Mal mehr deprotoniert werden. Sekundäre Amide sind hingegen zur Bildung von Amidenolaten befähigt, jedoch sind die Amide weniger reaktionsfähig als die entsprechenden Ester.

**Carbonsäurechloride** reagieren mit nucleophilen Basen und Lösemitteln unter Bildung anderer Carbonsäurederivate (s. Kap. 19.1). Mit nicht nucleophilen Basen eliminieren sie sehr leicht HCl unter Bildung von Ketenen (s. Kap. 19.2.6.1). Bei ihnen gibt es daher nur wenige Reaktionen in α-Position. Am besten geeignet zur Bildung von Enolaten sind die **Carbonsäureester**. Von ihnen gibt es daher auch die meisten Anwendungsbeispiele.

## 20.2.1 Reaktionen von Carbonsäureestern

Bei der Umsetzung von **Carbonsäureestern** ist die richtige Wahl der verwendeten Base von großer Bedeutung, da mit nucleophilen Basen, vor allem wenn sie als Lösemittel verwendet werden, Solvolysereaktionen auftreten können. **Der $pK_s$-Wert der meisten Ester liegt bei ≈24**, d.h. zur **vollständigen Deprotonierung** benötigt man **starke Basen wie etwa Lithiumdiisopropylamid** (LDA) mit einem $pK_s$-Wert von >30. Viele Reaktionen lassen sich jedoch auch mit **schwächeren Basen** wie etwa Alkoholaten ($pK_s ≈ 18$) durchführen. Unter diesen Bedingungen liegt im **Gleichgewicht** jedoch nur ein kleiner Anteil an deprotoniertem Ester vor. Verwendet man Alkoholate zur Deprotonierung, so sollte man immer denselben Alkohol verwenden, der auch im Ester enthalten ist. Dadurch lassen sich Nebenreaktionen durch Solvolyse verhindern (da immer wieder derselbe Ester entsteht).

### *Claisen*-Kondensation

Als *Claisen*-**Kondensation** bezeichnet man die Umsetzung zweier Ester unter Bildung eines β-Ketoesters (β-Oxocarbonsäureesters). Diese Reaktion ist verwandt mit der Aldoladdition (s. Kap. 17.3.2). Auch hier wird aus einer Esterkomponente ein nucleophiles Enolat erzeugt, welches dann die zweite Esterkomponente an der Carbonylgruppe angreift.

Eine wichtige Anwendung dieser Reaktion ist die Herstellung von **Acetessigester**. Hierbei wird Essigsäureethylester mit Natriummethanolat als Base umgesetzt:

Die nucleophile Komponente muss nicht unbedingt ein Ester sein, es gelingt auch die Umsetzung von Ketonen und Nitrilen:

Der Mechanismus dieser Reaktion sei am Beispiel der Synthese des Acetessigesters erläutert:

Das zur Deprotonierung des Esters **1** eingesetzte Ethanolat **II** ist erheblich weniger basisch als das bei der Deprotonierung gebildete Esterenolat **III**, d.h. das Gleichgewicht dieser Reaktion liegt also weit auf der linken Seite:

$$\underset{\text{I}}{H_3C-\overset{O}{\underset{\|}{C}}-OC_2H_5} + \underset{\text{II}}{C_2H_5O^-Na^+} \rightleftharpoons \underset{\text{III}}{H_2C=\underset{OC_2H_5}{\overset{|\overline{O}|^-Na^+}{C}}} + C_2H_5OH$$

Das äußerst nucleophile Enolat reagiert dann mit dem in großem Überschuss vorhandenen Essigester **I** unter Abspaltung von Alkoholat zum entsprechenden β-Ketoester **IV**. Aufgrund der zwei elektronenziehenden Gruppen ist die α-Position nun stark acidifiziert (pK$_s$ 11). Das abgespaltene Alkoholat deprotoniert daher den β-Ketoester unter Bildung des sehr gut mesomeriestabilisierten Carbanions **V**:

$$\underset{\text{I}}{H_3C-\overset{O}{\underset{\|}{C}}-OC_2H_5} + \underset{\text{III}}{H_2C=\underset{OC_2H_5}{\overset{|\overline{O}|^-Na^+}{C}}} \rightleftharpoons H_3C-\underset{OC_2H_5}{\overset{|\overline{O}|^-Na^+}{\underset{|}{C}}}-CH_2-\overset{O}{\underset{\|}{C}}-OC_2H_5$$

$$\underset{\text{V}}{H_3C-\overset{|\overline{O}|^-Na^+}{\underset{\|}{C}}=CH-\overset{O}{\underset{\|}{C}}-OC_2H_5} + C_2H_5OH \longleftarrow \underset{\text{IV}}{H_3C-\overset{O}{\underset{\|}{C}}-CH_2-\overset{O}{\underset{\|}{C}}-OC_2H_5} + C_2H_5O^-Na^+$$

Aufgrund des großen Unterschieds (≈ 7 Einheiten) der pK$_s$-Werte von β-Ketoester und Alkoholat verläuft der letzte Schritt nahezu irreversibel, im Gegensatz zu allen anderen Teilschritten. Dieser letzte Schritt ermöglicht dadurch überhaupt erst diese Reaktion, deren erster Schritt eigentlich ungünstig ist. Daher gelingt die Esterkondensation auch nur mit Estern die mindestens zwei α-H-Atome besitzen. Aufgrund der Deprotonierung werden stöchiometrische Mengen an Base nötig, im Gegensatz zur Aldolreaktion, die mit katalytischen Mengen an Base auskommt.

### 20.2.2 Reaktionen von 1,3-Dicarbonylverbindungen

Das bei der Claisen-Umlagerung angesprochenen Problem der Zersetzung von Esterenolaten ist darauf zurückzuführen, dass sich aus dem sehr basischen Esterenolat (pK$_s$ des Esters: ≈24) das weniger basische Alkoholat abspalten kann (pK$_s$ eines Alkohols: 16-19). Diese Zersetzung lässt sich daher umgehen, wenn man das Esterenolat durch weitere elektronenziehende Gruppen stabilisiert.

**Der pK$_s$-Wert von 1,3-Dicarbonylverbindungen liegt zwischen 9** (1,3-Diketone) **und 13** (1,3-Dicarbonsäureester, Malonsäureester). Zur Deprotonierung dieser Dicarbonylverbindungen reichen demnach **weniger starke Basen** aus. Geeignet hierzu sind z.B. **nicht nucleophile Amine** wie Triethylamin oder Pyridin. Prinzipiell könnte man auch Natronlauge verwenden, jedoch kann diese auch als Nucleophil reagieren und z.B. Malonester und β-Ketoester verseifen, da diese besonders reaktionsfähig sind gegenüber dem Angriff von Nucleophilen. Sehr gut geeignet sind auch Alkoholate, wobei man auch hier darauf achten sollte, dass der Alkohol des Alkoholats derselbe ist wie im Ester.

Die **Carbanionen der 1,3-Dicarbonylverbindungen** sind durch Mesomerie besonders gut stabilisiert. Mit Elektrophilen können sie entweder am C oder am O reagieren:

β-Ketoester                    Malonsäureester

## 1. Alkylierung von 1,3-Dicarbonylverbindungen (Malonester-Synthese)

Umsetzungen von β-Ketoestern und Malonestern mit Alkylhalogeniden erfolgen bevorzugt am C-Atom. Verfügt die 1,3-Dicarbonylverbindung über zwei acide Protonen, können beide ausgetauscht werden. Prinzipiell können auch zwei verschiedene Substituenten eingeführt werden. Da das monoalkylierte Derivat etwas nucleophiler ist als die Ausgangsverbindung (+I-Effekt der Alkylgruppe), erhält man das Dialkylierungsprodukt in der Regel als Nebenprodukt. Verseifung der Malonester und anschließende thermische Decarboxylierung liefert substituierte Carbonsäuren. Synthesen die über solche substituierten Malonester verlaufen, nennt man daher **Malonester-Synthesen**:

## 2. Acylierung von 1,3-Dicarbonylverbindungen

Die Acylierung von 1,3-Dicarbonylverbindungen ist eine wichtige Methode, bei der in der Regel die entsprechenden Metallenolate mit Säurechloriden umgesetzt werden. Dabei entsteht eine Tricarbonylverbindung, die acider ist als die eingesetzte Dicarbonylverbindung. Daher benötigt man mindestens zwei Äquivalente an Base:

## 3. *Knoevenagel*-Reaktion

Die ***Knoevenagel*-Reaktion** kann man verstehen als eine Kombination aus Malonester-Synthese und Aldolreaktion (s. Kap. 17.3.2). Bei ihr werden Malonester mit Aldehyden in Gegenwart schwacher Basen wie Piperidin oder Ammoniumacetat umgesetzt. Dabei erhält man **Alkylidenmalonester** (α,β-ungesättigte Malonester), da sich die Reaktion nicht wie die Aldolreaktion auf der Stufe des Additionsprodukts aufhalten lässt. Anschließende Verseifung und Decarboxylierung liefert so **α,β-ungesättigte Carbonsäuren**.

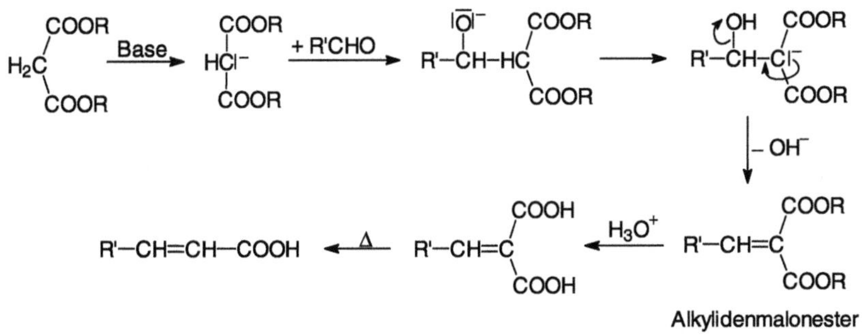

## 4. *Michael*-Additionen

Die Umsetzung von 1,3-Dicarbonylverbindungen mit α,β-ungesättigten Carbonylverbindungen führt in einer *Michael*-Addition zum **1,4-Additionsprodukt** (s.a. Kap. 17.3.5). Wie bei der Alkylierung muss man auch hier mit Mehrfachreaktion rechnen:

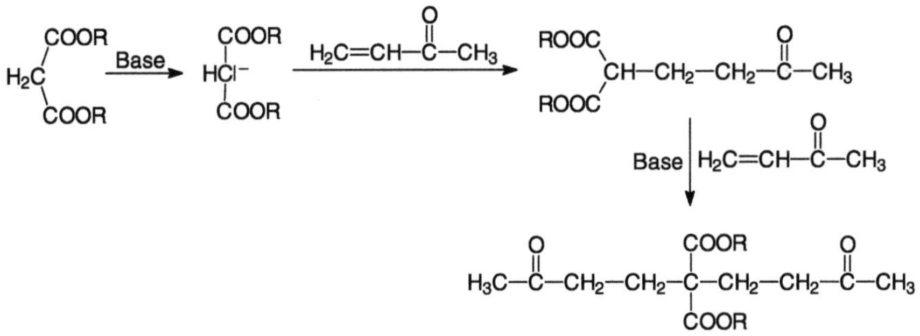

## 5. Abbaureaktionen von 1,3-Dicarbonylverbindungen

### Ester-Spaltung

1,3-Dicarbonylverbindungen erhält man – wie beschrieben – durch *Claisen*-Kondensation (Kap. 20.2.1). Alle Teilschritte dieser Umsetzung sind **Gleichgewichtsreaktionen**, so dass es umgekehrt auch möglich ist, 1,3-Dicarbonylverbindungen wieder zu spalten. Aus einem β-Ketoester erhält man folglich zwei Moleküle Ester, aus einem β-Diketon je ein Molekül Ester und Keton:

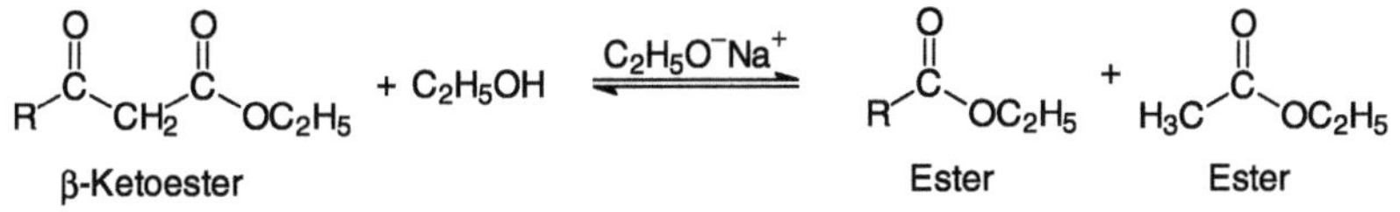

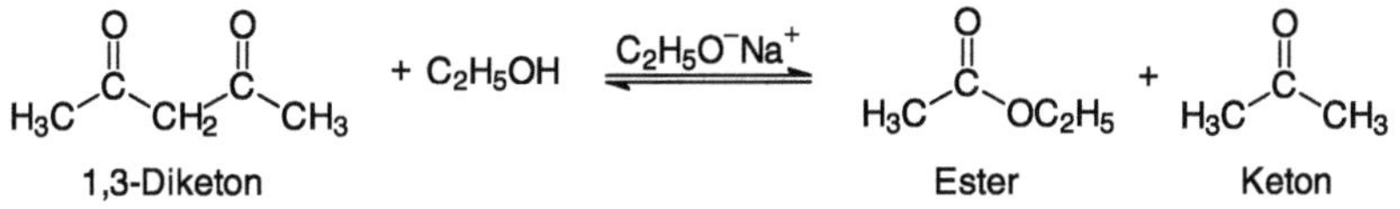

Die Reaktion beginnt mit einem Angriff des Alkoholats an der Ketogruppe, gefolgt von einer Eliminierung des Esterenolats:

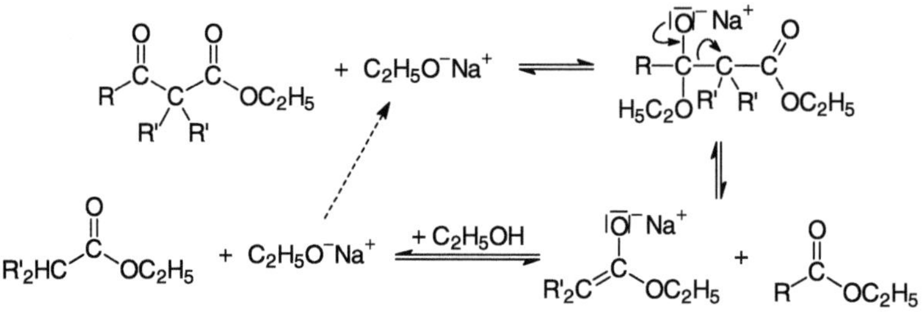

## Säure-Spaltung

Völlig analog verläuft die Umsetzung mit Alkalihydroxiden. In konzentrierter Lösung kann das OH⁻-Ion ebenfalls an der Carbonylgruppe angreifen. Unter Spaltung erhält man dabei einen Ester (oder Keton) und das entsprechende Carboxylat-Ion der Carbonsäure:

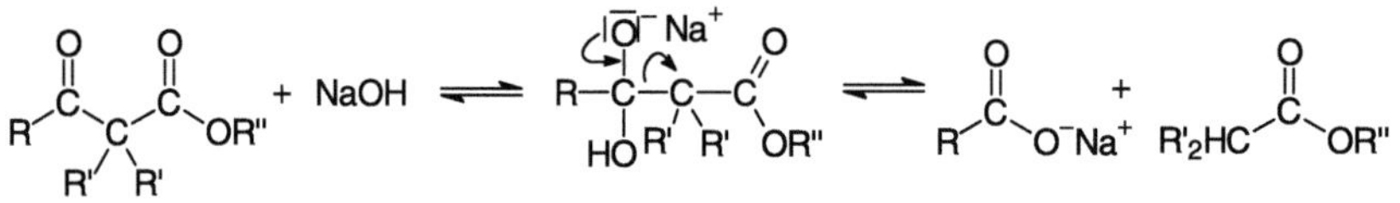

## Keton-Spaltung

Durch Verseifung des β-Ketoesters mit verd. Laugen kommt es zur Bildung des Carboxylat-Ions einer β-Ketosäure. Durch Ansäuern erhält man die entsprechende Carbonsäure. β-Ketosäuren sind thermisch nicht sonderlich stabil und spalten beim Erwärmen sehr leicht $CO_2$ ab (Decarboxylierung), unter Bildung eines Ketons:

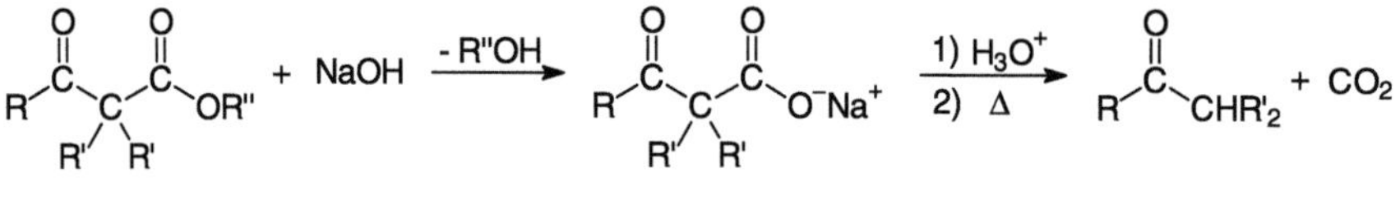

### 20.2.3 Reaktionen von Carbonsäurehalogeniden und -anhydriden

Im Gegensatz zu den Carbonsäureestern lassen sich die Carbonsäurehalogenide (X = Hal) in der Regel nicht in α-Position deprotonieren. Die entsprechenden Enolate sind nicht stabil und eliminieren Halogenid (X⁻) unter Bildung eines Ketens:

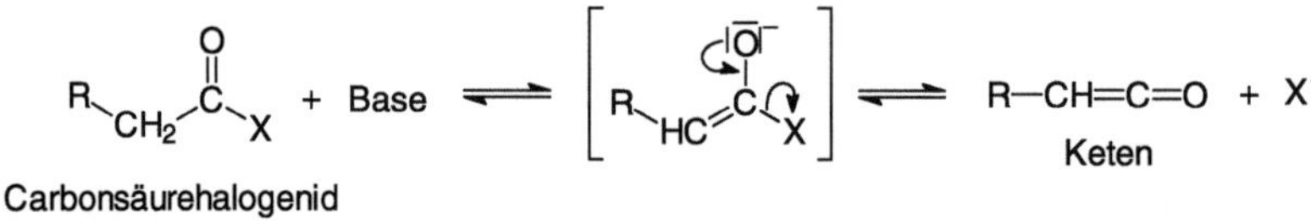

Carbonsäurehalogenid

# 21 Kohlensäure und ihre Derivate

Die Chemie der Kohlensäure und ihrer Derivate ist von großer Bedeutung. Viele Verbindungen lassen sich strukturell auf die Kohlensäure zurückführen.

Die Kohlensäure kann sowohl als einfachste Hydroxysäure wie auch als **Hydrat des Kohlendioxids** aufgefasst werden. Sie ist instabil und zerfällt leicht in $CO_2$ und $H_2O$. In wässriger Lösung existiert sie auch bei hohem $CO_2$-Druck nur in relativ geringer Konzentration im Gleichgewicht neben physikalisch gelöstem $CO_2$:

$$HO-\underset{\underset{O}{\|}}{C}-OH \rightleftharpoons H_2O + CO_2$$

## 21.1 Beispiele und Nomenklatur

**Die Kohlensäure ist bifunktionell**, deshalb besitzen auch ihre Derivate zwei funktionelle Gruppen, die gleich oder verschieden sein können.

**Beispiele:**

| $Cl-\underset{\underset{O}{\|}}{\overset{\overset{O}{\|}}{C}}-Cl$ | $Cl-\underset{\underset{O}{\|}}{\overset{\overset{O}{\|}}{C}}-OC_2H_5$ | $H_5C_2O-\underset{\underset{O}{\|}}{\overset{\overset{O}{\|}}{C}}-OC_2H_5$ | $H_2N-\underset{\underset{O}{\|}}{\overset{\overset{O}{\|}}{C}}-OC_2H_5$ |
|---|---|---|---|
| Phosgen Kohlensäuredichlorid | Chlorameisensäureethylester | Diethylcarbonat Kohlensäurediethylester | Urethan Carbamidsäureethylester |
| $H_2N-\underset{\underset{O}{\|}}{\overset{\overset{O}{\|}}{C}}-NH_2$ | $H_2N-\underset{\underset{S}{\|}}{\overset{\overset{S}{\|}}{C}}-NH_2$ | $H_2N-\underset{\underset{NH}{\|}}{\overset{\overset{NH}{\|}}{C}}-NH_2$ | $H_5C_6-N=C=N-C_6H_5$ |
| Harnstoff Kohlensäurediamid | Thioharnstoff (Derivat der Thiokohlensäure) | Guanidin | Dicyclohexylcarbodiimid (Derivat von Kohlendioxid) |

Kohlensäurederivate, die eine OH-Gruppe enthalten, sind instabil und zersetzen sich:

$$H_2N-\underset{\underset{O}{\|}}{\overset{\overset{O}{\|}}{C}}-OH \longrightarrow NH_3 + CO_2 \qquad RO-\underset{\underset{O}{\|}}{\overset{\overset{O}{\|}}{C}}-OH \longrightarrow ROH + CO_2$$

Carbamidsäure       Kohlensäuremonoester

## 21.2 Herstellung von Kohlensäurederivaten

Die meisten Kohlensäurederivate lassen sich direkt oder indirekt aus dem äußerst giftigen Säurechlorid **Phosgen** herstellen, das aus Kohlenmonoxid und Chlor leicht zugänglich ist:

$$CO + Cl_2 \xrightarrow[\text{Aktivkohle}]{200\,°C} Cl-\overset{O}{\underset{\|}{C}}-Cl$$

**Phosgen reagiert als Säurechlorid** sehr heftig mit Carbonsäuren, Wasser, Ammoniak (Aminen) und Alkoholen:

$$Cl-\overset{O}{\underset{\|}{C}}-Cl \begin{cases} \xrightarrow{RCOOH} R-\overset{O}{\underset{\|}{C}}-Cl + CO_2 + HCl \\ \xrightarrow{H_2O} HO-\overset{O}{\underset{\|}{C}}-Cl \longrightarrow CO_2 + HCl \\ \xrightarrow{2\,NH_3} H_2N-\overset{O}{\underset{\|}{C}}-NH_2 + 2\,HCl \\ \xrightarrow{ROH} RO-\overset{O}{\underset{\|}{C}}-Cl \begin{cases} \xrightarrow{R'OH} RO-\overset{O}{\underset{\|}{C}}-OR' \\ \xrightarrow{R'NH_2} RO-\overset{O}{\underset{\|}{C}}-NHR' \end{cases} \end{cases}$$

Auf diese Weise können die präparativ wichtigen **Kohlensäureester** und **Harnstoffe** leicht hergestellt werden. Für Peptid-Synthesen von besonderer Bedeutung sind die **Chlorameisensäureester** (z.B. Chlorameisensäurebenzylester), die zur Einführung von *N*-**Schutzgruppen** verwendet werden (s. Kap. 26.2.2.1). Dabei werden Urethane gebildet.

**Urethane** werden u.a. auch durch Addition von Alkohol an Isocyanate erhalten (Kap. 21.4). Die benötigten **Isocyanate** sind z.B. durch *Curtius*-Abbau (s. Kap. 14.1.2.4) zugänglich.

$$H_3C-N=C=O + HO-R \longrightarrow H_3C-HN-\overset{O}{\underset{\|}{C}}-OR$$

Methylisocyanat            *N*-Methylcarbamidsäureester
ein Urethan

## 21.3 Harnstoff und Derivate

### 21.3.1 Synthese von Harnstoff

Eine preiswerte **technische Synthesemöglichkeit für Harnstoff** besteht in der thermischen Umwandlung von Ammoniumcarbamat, das aus $NH_3$ und $CO_2$ erhältlich ist. Dabei greift $NH_3$ nucleophil das $CO_2$ an unter Bildung der instabilen Carbamidsäure. Mit überschüssigem Ammoniak bildet sich daraus das entsprechende Ammoniumsalz, welches beim Erhitzen Wasser abspaltet unter Bildung des Harnstoffs. Verwendet man anstelle von $CO_2$ das CO, erhält man nach diesem Verfahren Formamid $H_2N-CHO$.

$$CO_2 + NH_3 \rightleftharpoons O=C\begin{smallmatrix}NH_2\\OH\end{smallmatrix} \underset{}{\overset{+NH_3}{\rightleftharpoons}} O=C\begin{smallmatrix}NH_2\\O^-NH_4^+\end{smallmatrix} \xrightarrow[-H_2O]{150\,°C} O=C\begin{smallmatrix}NH_2\\NH_2\end{smallmatrix}$$

Carbamidsäure · Ammoniumcarbamat · Harnstoff

Von historischem Interesse ist die Synthese von Harnstoff aus Ammoniumcyanat durch *F. Wöhler* (1828):

$$|N\equiv C-\bar{\underline{O}}|^-\,NH_4^+ \xrightarrow{\Delta} O=C\begin{smallmatrix}NH_2\\NH_2\end{smallmatrix}$$

Ammoniumcyanat

Harnstoff kann auch durch Hydrolyse von Cyanamid, $H_2N-C\equiv N$, hergestellt werden:

$$|N\equiv C-\bar{N}Ca + 2\,H_2O \xrightarrow{-Ca(OH)_2} |N\equiv C-NH_2 \xrightarrow{+H_2O} O=C\begin{smallmatrix}NH_2\\NH_2\end{smallmatrix}$$

Calciumcyanamid · Cyanamid

### 21.3.2 Eigenschaften und Nachweis

Harnstoff ist das Endprodukt des Eiweißstoffwechsels und findet sich in den Ausscheidungsprodukten von Mensch und Säugetier. Als Amid reagiert Harnstoff in wässriger Lösung neutral, mit starken Säuren entstehen jedoch beständige Salze. Die im Vergleich zu anderen Amiden höhere Basizität beruht auf einer Mesomeriestabilisierung des Kations:

$$H_2N-\overset{O}{\underset{}{C}}-\bar{N}H_2 \underset{}{\overset{+H^+}{\rightleftharpoons}} H_2N-\overset{\overset{+}{O}H}{\underset{}{C}}-\bar{N}H_2 \leftrightarrow H_2\bar{N}-\overset{\underline{\bar{O}}H}{\underset{}{C}}=\overset{+}{N}H_2 \leftrightarrow H_2\overset{+}{N}=\overset{\underline{\bar{O}}H}{\underset{}{C}}-\bar{N}H_2$$

Erhitzt man Harnstoff über den Schmelzpunkt hinaus, so wird $NH_3$ abgespalten, und die entstandene Isocyansäure reagiert mit einem weiteren Molekül Harnstoff zu **Biuret**:

$$H_2N-\overset{O}{\underset{}{C}}-NH_2 \xrightarrow[-NH_3]{\Delta} HN=C=O \xrightarrow{H_2N-\overset{O}{\underset{}{C}}-NH_2} H_2N-\overset{O}{\underset{}{C}}-NH-\overset{O}{\underset{}{C}}-NH_2$$

Isocyansäure · Biuret

In alkalischer Lösung gibt Biuret mit $Cu^{2+}$-Ionen eine blauviolette Färbung (**Biuret-Reaktion**). Es entsteht ein Kupferkomplexsalz:

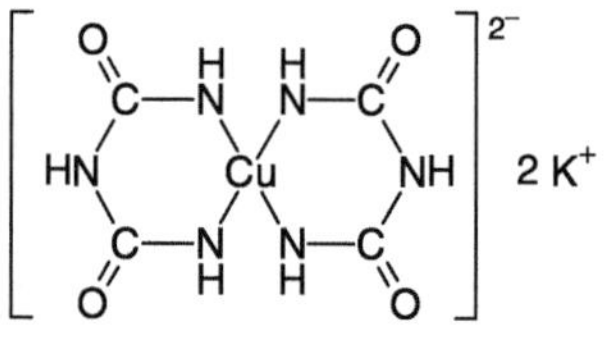

[Struktur: K₂[Cu(Harnstoff-Komplex)] mit 2 K⁺]

Diese Reaktion ist charakteristisch für –CO–NH-Gruppierungen und wird allgemein zum **qualitativen Nachweis** von Harnstoff und Eiweißstoffen angewandt. Zur **quantitativen Bestimmung** von Harnstoff kann die Reaktion mit Salpetriger Säure herangezogen werden: Harnstoff wird zu $CO_2$, Wasser und Stickstoff oxidiert, letzterer wird volumetrisch bestimmt.

$$H_2N-CO-NH_2 + 2\, HONO \longrightarrow CO_2 + 3\, H_2O + 2\, N_2$$

### 21.3.3 Synthesen mit Harnstoff

Durch Umsetzung von Harnstoff mit organischen Carbonsäurechloriden oder -estern bilden sich *N*-**Acyl-harnstoffe (Ureide)**:

**Beispiel:**

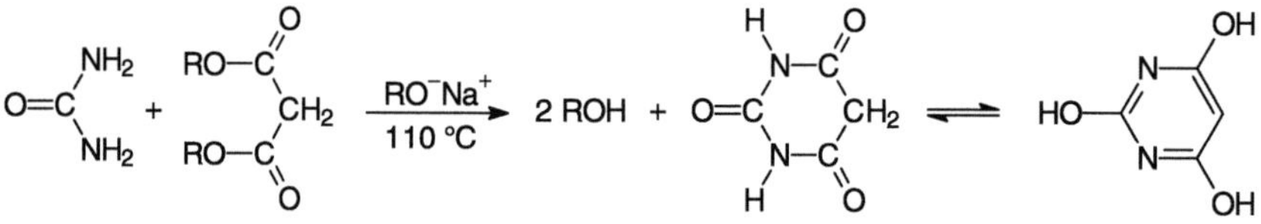

[Reaktionsschema: Harnstoff + Malonsäurediester → Barbitursäure (cyclisches Ureid), im Gleichgewicht mit der Enol-Form; Bedingungen: RO⁻Na⁺, 110 °C, –2 ROH]

Barbitursäure
(cyclisches Ureid)

An der $CH_2$-Gruppe substituierte cyclische Ureide sind wichtige **Schlafmittel** und Narkotika, z.B. die Phenylethyl- und Diethyl-barbitursäure. Die **Barbitursäure** kann auch als Derivat des Pyrimidins angesehen werden. Als cyclisches Diamid besitzt sie die –NH–CO-Gruppierung, auch **Lactam-Gruppe** genannt, die tautomere Formen bilden kann (Lactam-Lactim-Tautomerie, s.a. Kap. 19.2.3).

Ersetzt man formal in der Enol-Form der Barbitursäure das H-Atom der CH-Gruppe durch eine OH-Gruppe, so erhält man Isodialursäure, die sich mit Harnstoff zur **Harnsäure** kondensieren lässt:

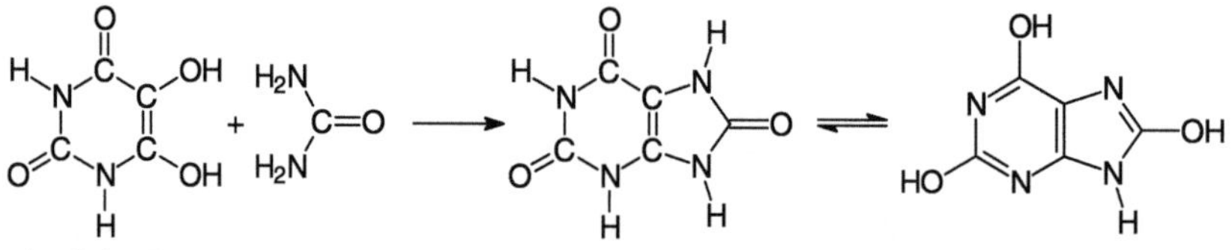

[Reaktionsschema: Isodialursäure + Harnstoff → Harnsäure (mit Enol-Tautomer)]

Isodialursäure             Harnsäure

### 21.3.4 Derivate des Harnstoffs

Zu den Harnstoff-Derivaten zählen u.a. **Guanidin** und **Semicarbazid**.

$$HN=C(NH_2)_2 \quad \text{Guanidin} \qquad O=C(NH_2)(NH-NH_2) \quad \text{Semicarbazid}$$

Die drei Stickstoffatome im Molekül des Guanidins sind chemisch äquivalent. Das Guanidinium-Kation ist mesomeriestabilisiert:

$$H_2\overset{+}{N}=C(NH_2)_2 \longleftrightarrow H_2N-C(\overset{+}{N}H_2)(NH_2) \longleftrightarrow H_2N-C(NH_2)=\overset{+}{N}H_2$$

Derivate von Guanidin wie L-Arginin, Kreatin und Kreatinin haben biologische Bedeutung:

Arginin    Kreatin    Kreatinin

## 21.4 Cyansäure und Derivate

Die **Cyansäure**, formal das Nitril der Kohlensäure, steht im Gleichgewicht mit der isomeren **Isocyansäure**, wobei letztere überwiegt:

$$H\bar{O}-C\equiv N| \rightleftharpoons \bar{O}=C=\bar{N}H$$

Cyansäure    Isocyansäure

Freie Cyansäure und Isocyansäure trimerisieren leicht zu der entsprechenden **Cyanur**- und **Isocyanursäure**, die im Gleichgewicht miteinander stehen (Tautomerie):

Isocyanursäure    Cyanursäure (2,4,6-Trihydroxy-1,3,5-triazin)    Melamin (Cyanursäureamid)

Ersetzt man die OH-Gruppe der Cyansäure durch ein Halogenatom, z.B. durch Chlor, entsteht das äußerst reaktive **Chlorcyan**, das als Derivat der Blausäure aufgefasst werden kann. Durch Umsetzung mit Ammoniak entsteht **Cyanamid**, welches mit dem **Carbodiimid** im Gleichgewicht steht. Substituierte Carbodiimide sind wirksame **Dehydratisierungsmittel** (z.B. bei Peptid-Synthesen, s. Kap. 26.2.2).

$$Cl-C\equiv N + NH_3 \xrightarrow{-HCl} H_2N-C\equiv N \rightleftarrows HN=C=NH$$

Chlorcyan                Cyanamid      Carbodiimid

**Isocyansäureester** (**Isocyanate**) sind aufgrund ihrer **kumulierten Doppelbindungen** äußerst reaktiv (Heterokumulene). Sie sind präparativ leicht zugänglich durch *Curtius*-Abbau (s. Kap. 14.1.2.4), sowie durch die Umsetzung von Aminen mit Phosgen:

$$C_6H_5-NH_2 + COCl_2 \xrightarrow{-HCl} C_6H_5-NH-\overset{O}{\underset{Cl}{C}} \xrightarrow[-HCl]{\Delta} C_6H_5-N=C=O$$

Anilin    Phosgen      Phenylcarbamoylchlorid      Phenylisocyanat

Isocyanate addieren Alkohole, Ammoniak sowie primäre und sekundäre Amine. Durch Hydrolyse der Isocyanate erhält man primär die instabilen Carbamidsäuren, welche in Amine und $CO_2$ zerfallen:

$$R-NH-\overset{O}{C}-O'R \xleftarrow{+R'OH} R-N=C=O \xrightarrow{+NH_3} R-NH-\overset{O}{C}-NH_2$$

*N*-Alkylurethan      Alkylisocyanat      *N*-Alkylharnstoff

$$R-N=C=O + H_2O \longrightarrow \left[R-NH-\overset{O}{C}-OH\right] \longrightarrow R-NH_2 + CO_2$$

                                         Carbamidsäure

## 21.5 Schwefel-analoge Verbindungen der Kohlensäure

Die O-Atome der Kohlensäure können durch S-Atome ersetzt werden, und man erhält:

| $HO-\overset{O}{\underset{}{C}}-SH$ | $\rightleftarrows$ | $HO-\overset{OH}{\underset{}{C}}=S$ | | $HO-\overset{S}{\underset{}{C}}-SH$ | $\rightleftarrows$ | $O=\overset{SH}{\underset{}{C}}-SH$ | | $S=\overset{SH}{\underset{}{C}}-SH$ |
|---|---|---|---|---|---|---|---|---|
| Thiolkohlensäure | | Thionkohlensäure | | Thiothionkohlensäure (Xanthogensäure) | | Dithiolkohlensäure | | Trithiokohlensäure |

Von diesen Säuren ist nur die Trithiokohlensäure in freiem Zustand existent. Beständige Derivate bilden dagegen alle Thiosäuren.

**Schwefelkohlenstoff, $CS_2$,** ist die S-analoge Verbindung des Kohlendioxids und somit Anhydrid der Dithiolkohlensäure. Schwefelkohlenstoff ist ein gutes Lösemittel für viele organische Stoffe, für Schwefel und weißen Phosphor.

Die wichtige Stoffklasse der **Xanthogenate** ist durch Umsetzung von Alkoholaten mit $CS_2$ leicht zugänglich, z.B.:

$$C_2H_5O^- Na^+ + S=C=S \longrightarrow C_2H_5O-C(=S)S^-Na^+$$

Natrium-ethylxanthogenat

Die Bildung von Xanthogenaten ist ein wichtiger Schritt bei der stereoselektiven *syn*-**Eliminierung** von Alkoholen nach *Tschugaeff* (s. Kap. 11.5.2.1).

**Thioharnstoff,** die S-analoge Verbindung des Harnstoffs, ist auch in ihren chemischen Reaktionen mit diesem verwandt.

**Thiocyansäure- und Isothiocyansäureester** sind die S-analogen Verbindungen der Cyansäure- bzw. Isocyansäureester. Die zugrunde liegenden Säuren stehen miteinander in einem tautomeren Gleichgewicht:

$$H\underline{S}-C\equiv N| \rightleftharpoons \overline{\underline{S}}=C=\overline{N}H$$

Thiocyansäure    Isothiocyansäure

Die Salze der Thiocyansäure heißen auch **Rhodanide**. Durch Umsetzung von Rhodaniden mit Halogenalkanen erhält man Thiocyansäureester (Alkylthiocyanate, Alkylrhodanide):

$$R-Br + KSCN \longrightarrow R-S-C\equiv N + KBr$$

Kaliumrhodanid    Alkylthiocyanat

**Isothiocyansäureester (Alkylisothiocyanate)** heißen auch wegen ihres charakteristischen Geruchs **Senföle**. Sie finden sich meist glykosidisch gebunden in Pflanzen.

Die Senföl-Synthese geht von primären Aminen aus, die mit Schwefelkohlenstoff zu einer *N*-Alkyl-dithiocarbamidsäure umgesetzt werden. Durch Reaktion mit Chlorameisensäureester entstehen instabile Intermediate welche unter Freisetzung der Senföle zerfallen:

$$RNH_2 + S=C=S \longrightarrow RHN-C(=S)SH \xrightarrow[-NaCl]{+Cl-COOC_2H_5} \left[ \begin{array}{c} R\phantom{xx}S \\ N-C \\ H\phantom{xx}S \\ C_2H_5O-C \\ \phantom{xxxx}O \end{array} \right]$$

$$\downarrow$$

$$C_2H_5OH + R-N=C=S + COS$$

'Senföl'
Alkylisothiocyanat

# 22 Heterocyclen

Heterocyclische Verbindungen enthalten außer C-Atomen ein oder mehrere Heteroatome als Ringglieder, z.B. Stickstoff, Sauerstoff oder Schwefel. Man unterscheidet **heteroaliphatische und heteroaromatische Verbindungen**. Ringe aus fünf und sechs Atomen sind am beständigsten.

## 22.1 Nomenklatur

Abgesehen von der Verwendung von Trivialnamen als Stammbezeichnung gibt es zwei Nomenklatursysteme, deren Verwendung leider nicht einheitlich ist.

**1.** Bei der „a"-**Nomenklatur** werden die Namen der Heteroelemente als **a-Terme** dem zugrunde liegenden Stammkohlenwasserstoff vorangestellt. (Ungewöhnliche Bindungszahlen der Heteroatome werden als $\lambda^n$ angegeben.)

**Beispiele:**

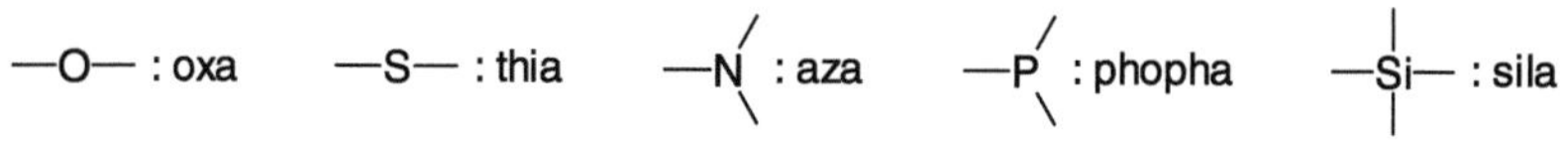

—O— : oxa    —S— : thia    —N⟨ : aza    —P⟨ : phopha    —Si— : sila

**2.** Das *Hantzsch-Widman-Patterson*-**System (HWP)** bringt Ringgröße und Sättigungsgrad durch spezifische Endungen (Suffixe) zum Ausdruck (Tabelle 30). Hinzu tritt das Hetero-Symbol aus der „a"-Nomenklatur. $\Delta^n$ gibt in Zweifelsfällen die Lage einer Doppelbindung an.

**Beispiel:**

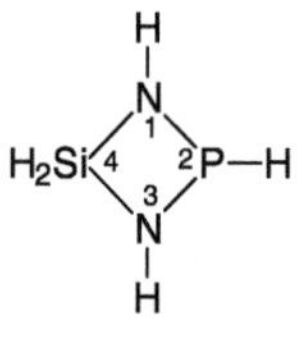

Bezeichnung als:
**1.** 1,3-Diaza-2-phospha-4-sila-cyclobutan
mit dem Stammkohlenwasserstoff Cyclobutan und vorangestellten Heteroatomen,

oder

**2.** 1,3-Diaza-2-phospha-4-siletidin,
mit der Endung für einen gesättigten Vierring -etidin und vorangestellten Heteroatomen.

**Tabelle 51.** Suffixe bei systematischen Namen von Heterocyclen

| Ring-größe | Stickstoffhaltige Ringe | | Stickstofffreie Ringe | |
|---|---|---|---|---|
| | maximal ungesättigt | gesättigt | maximal ungesättigt | gesättigt |
| 3 | -irin | -iridin/iran[+)] | -iren | -iran |
| 4 | -et | -etidin/etan[+)] | -et | -etan |
| 5 | -ol | -olidin | -ol | -olan |
| 6 | -in/-ixin[+)] | -ixan[+)] | -in | -an |
| 7 | -epin | -epan[+)] | -epin | -epan |
| 8 | -ocin | – | -ocin | -ocan |

[+)] neue Bezeichnung

## 22.2 Heteroaliphaten

Heterocyclische Verbindungen mit fünf und mehr Ringatomen, die gesättigt sind oder isolierte Doppelbindungen enthalten, verhalten sich chemisch wie die analogen acyclischen Verbindungen. Dazu gehören z.B. cyclische Ether, Thioether, Acetale. **Kleinere Ringsysteme sind wegen der hohen Ringspannung reaktiver als größere.**

**Beispiel:**

Zum Schutz von Alkoholgruppen, z.B. bei Oxidationsreaktionen, werden diese häufig verethert. Addiert man den Alkohol ROH an die Doppelbindung im 2,3-Dihydropyran, erhält man als Heteroaliphaten den sog. **Tetrahydropyranylether (THP-Ether)**. Dieser lässt sich, da eigentlich ein **Acetal**, leicht wieder im Sauren spalten (s. Kap. 17.1.2).

2,3-Dihydropyran + ROH $\xrightarrow{H^+}$ THP-Ether $\xrightarrow[+H_2O]{H^+}$ ROH + cyclisches Halbacetal $\rightleftharpoons$ OH-CHO

Solche cyclischen Acetal- und Halbacetalstrukturen spielen eine wichtige Rolle bei den Kohlenhydraten (Kap. 25) und werden dort ausführlich behandelt. Neben den Pyranen findet man dort Furane, die ein Sauerstoffatom im Fünfring enthalten.

Bei den stickstoffhaltigen Verbindungen kommt vor allem der Aminosäure Prolin eine besondere Bedeutung zu (s. Kap. 26). Sie ist die einzige proteinogene sekundäre Aminosäure.

Prolin

**Tabelle 52.** Beispiele für Heteroaliphaten

| Systemat. Name | andere Bezeichnung | Formel | Vorkommen, Verwendung |
|---|---|---|---|
| Oxiran | Ethylenoxid | | techn. Zwischenprodukt |
| Thiiran | Ethylensulfid | | → Arzneimittel, Biozide |
| Aziridin | Ethylenimin | | → Arzneimittel |
| Oxolan | Tetrahydrofuran | | Lösemittel |
| Thiolan | Tetrahydrothiophen | | im Biotin; Odorierungsmittel für Erdgas |
| Azolidin | Pyrrolidin | | Base, $pK_B \approx 3$ |
| Thiazolidin | | | in Penicillinen |
| 1,3-Diazolidin | Imidazolidin | | im Biotin |
| Hexahydropyridin | Piperidin | | in Alkaloiden, $pK_B = 6{,}2$ |
| 1,4-Dioxan | | | Lösemittel |
| Hexahydropyrazin | Piperazin | | → Arzneimittel |
| Tetrahydro-1,4-oxazin | Morpholin | | Lösemittel; N-Formyl-morpholin als Extraktionsmittel |

## 22.3 Heteroaromaten

Viele ungesättigte Heterocyclen können ein delokalisiertes π-Elektronensystem ausbilden. Falls für sie die *Hückel*-Regel gilt, werden sie als **„Heteroaromaten"** bezeichnet. Im Vergleich zum Benzol und verwandten Verbindungen sind ihre aromatischen Eigenschaften jedoch weniger stark ausgeprägt.

### 22.3.1 Fünfgliedrige Ringe

Die elektronische Struktur der fünfgliedrigen Heteroaromaten unterscheidet sich in bezug auf die Elektronenkonfiguration der Heteroatome erheblich von der sechsgliedriger Heterocyclen. Neben einer ungeladenen Grenzstruktur existieren vier weitere **Grenzstrukturen** mit einer positiven Ladung am Heteroatom und einer delokalisierten negativen Ladung an den C-Atomen. Die **Fünfringheterocyclen** sind also polarisiert und verfügen über eine relativ **hohe negative Ladungsdichte im π-System**. Zudem sind 6 π-Elektronen auf nur 5 Zentren verteilt. Sie sind daher sehr gute Nucleophile und werden leicht in elektrophilen Substitutionsreaktionen umgesetzt.

**Valenzstrukturen** von Pyrrol (analog Furan, Thiophen):

Pyrrol:

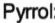

Resonanzenergie: 88 kJ/mol

analog:

Furan:

Resonanzenergie: 67 kJ/mol

Thiophen:

Resonanzenergie: 122 kJ/mol

Die geladenen mesomeren Grenzstrukturen werden umso wahrscheinlicher, je geringer die Elektronegativität des Heteroatoms ist. **Demzufolge nimmt die Resonanzenergie, und somit der aromatische Charakter, in der Reihenfolge Furan < Pyrrol < Thiophen zu.**

### Bindungsbeschreibung für Furan, Pyrrol und Thiophen

Jedes Ringatom benutzt **drei sp²-Orbitale**, um ein planares pentagonales σ-Bindungsgerüst aufzubauen. Die π-MO entstehen durch Überlappen von p-Orbitalen der C-Atome (mit je 1 Elektron) und eines p-Orbitals des Heteroatoms (mit 2 Elektronen). **Beim Pyrrol ist somit das einzige freie Elektronenpaar in das π-System einbezogen**, beim **Thiophen** und **Furan** jeweils nur eines der beiden freien Elektronenpaare; das andere besetzt ein sp²-Orbital, welches in der Ringebene liegt.

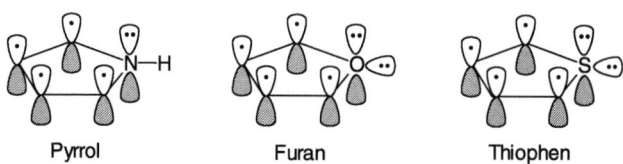

Mit jeweils **6 π-Elektronen** befolgen diese Ringsysteme somit die ***Hückel*-Regel**. Die unterschiedliche Elektronegativität der Ringatome hat eine unsymmetrische Ladungsdichteverteilung zur Folge: π-Elektronenüberschuss im Ring, Unterschuss am Heteroatom.

## 1. Basizität

**Thiophen** hat praktisch keine basischen Eigenschaften und ist gegen Säuren stabil. **Pyrrol** ($pK_B \approx 15$) polymerisiert ebenso wie **Furan** in Gegenwart starker Säuren. Dabei wird zunächst der Heteroaromat protoniert. Das so entstandene Kation hat keine aromatischen Eigenschaften mehr, es greift einen anderen Heterocyclus an und leitet damit die Polymerisation ein.

Pyrrol ist daher eine sehr schwache **Base**, weil es bei einer Protonierung sein π-Elektronensextett und damit seine Aromatizität verlieren würde:

überwiegend *C*-Protonierung

Fünfgliedrige Heterocyclen mit **zwei Heteroatomen** wie die **1,2-Diazole (Pyrazole)** und die **1,3-Diazole (Imidazole)** sind demgegenüber stärkere Basen, da sie ein weiteres Ring-Stickstoffatom enthalten, dessen freies Elektronenpaar senkrecht zum π-System steht, und das sich deshalb kaum an der Mesomerie beteiligt.

**Beispiel:** Pyrazol

Pyrrol, Pyrazol und Imidazol sind **schwache Säuren**. Die **Acidität** des Pyrrols entspricht etwa der des Methanols. Wie bei diesem kann das acide H-Atom z.B. durch Reaktion mit Alkalimetallen oder Metallhydriden abgespalten werden, wobei z.B. K- oder Li-Salze erhalten werden:

## 2. Reaktivität

Die **typische Reaktion** der genannten drei Heterocyclen ist die **elektrophile Substitution** (s. Kap. 8.1). In dieser Hinsicht sind sie allerdings erheblich reaktiver als Benzol, wobei sich etwa folgende Reihe angeben lässt:

$$\text{Pyrrol} > \text{Furan} > \text{Thiophen} \gg \text{Benzol}.$$

Sie unterscheiden sich auch in ihren chemischen Eigenschaften und Reaktionen voneinander: **Nur Furan**, der Heterocyclus mit der geringsten Resonanzenergie zeigt auch **typische Reaktionen eines Diens**. So bildet es z.B. mit Maleinsäureanhydrid leicht ein *Diels-Alder*-Addukt (s. Kap. 6.2.2).

### Elektrophile Substitution

Viele für aromatische Systeme charakteristische Reaktionen (s. Kap. 8.1) verlaufen bei diesen elektronenreichen Heteroaromaten analog (Nitrierung, Sulfonierung, Halogenierung u.a.). Wegen der erhöhten Reaktivität und der Säureempfindlichkeit von Pyrrol und Furan sind schonende Methoden erforderlich.

**Die Substitution erfolgt normalerweise leichter in 2- (bzw. 5-) Stellung.** Das hierbei gebildete Intermediat ist besser stabilisiert (3 mesomere Grenzformeln) als bei einer Reaktion in 3-Stellung, für die sich nur zwei Resonanzstrukturformeln schreiben lassen:

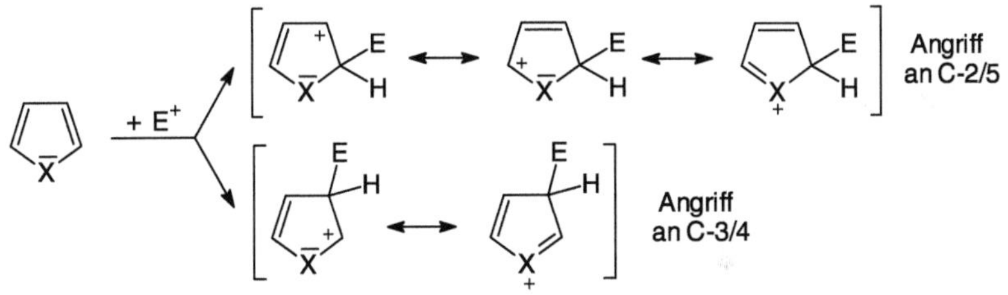

**Beispiele für die elektrophile Substitution am Pyrrol:**

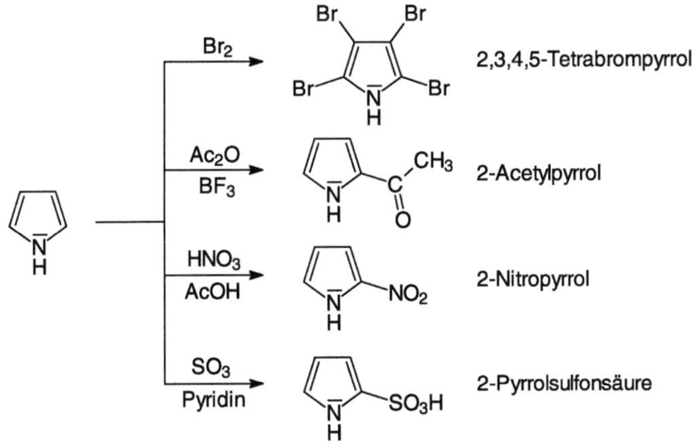

- Br$_2$ → 2,3,4,5-Tetrabrompyrrol
- Ac$_2$O / BF$_3$ → 2-Acetylpyrrol
- HNO$_3$ / AcOH → 2-Nitropyrrol
- SO$_3$ / Pyridin → 2-Pyrrolsulfonsäure

**Tabelle 53.** Beispiele für fünfgliedrige Heteroaromaten

| Name | Formel | Vorkommen, Derivate, Verwendung |
|---|---|---|
| Furfural | (Furan mit CHO an Position 2; O=1, C=2,3,4,5) | Lösemittel, → Farbstoffe, → Polymere |
| Pyrrol | (N-H an Position 1) | Porphyrin-Gerüst (Hämoglobin, Chlorophyll), Cytochrome, Bilirubinoide |
| Indol | (Benzo-anelliert, N-H an 1) | Indoxyl (3-(Hydroxyindol) → Indigo, Tryptophan (Indolyl-Alanin), Serotonin, Skatol, (3-Methylindol), in Alkaloiden |
| Pyrazol | (N-H an 1, N an 2) | Arzneimittel |
| Imidazol | (N-H an 1, N an 3) | in Histidin (Imidazol-4-yl-alanin), als Dimethyl-benzimidazol im Vit. $B_{12}$, im Histamin |
| Thiazol | (S an 1, N an 3) | in Aneurin (Vit. $B_1$), eine Cocarboxylase |

## 22.3.2 Sechsgliedrige Ringe

**Pyridin,** ein typischer Vertreter der **sechsgliedrigen Heterocyclen,** lässt sich durch folgende Resonanzstrukturformeln beschreiben:

Resonanzenergie: 97 kJ/mol

Jedes Ringatom benutzt drei sp²-Orbitale, um ein **planares, hexagonales σ-Gerüst** zu bilden. Die π-MO entstehen durch Überlappen von p-Orbitalen. Das **freie Elektronenpaar am N-Atom** befindet sich in einem **sp²-Orbital, das in der Ringebene liegt und somit senkrecht zum π-System steht.** Mit seinen 6 π-Elektronen entspricht das monocyclische System der *Hückel*-Regel. Im Gegensatz zum Pyrrol ist das freie Elektronenpaar hier nicht am aromatischen Elektronensextett beteiligt. Pyridin ist daher eine **Base** (p$K_B$ = 8,7) und bildet mit Säuren **Pyridinium-Salze.** Da es auch ein gutes Lösemittel ist, wird es oft als "Hilfsbase" verwendet (z.B. zum Abfangen von HCl).

MO-Modell des Pyridins: 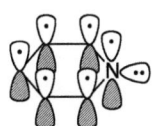   Bindungsabstände:
C–C: 139 pm
C–N: 137 pm

## 1. Reaktivität

Beim Betrachten der mesomeren Grenzstrukturen des Pyridins fällt auf, dass bei drei Grenzstrukturen eine neg. Ladung am Stickstoff lokalisiert ist, während die positive Ladung im π–System delokalisiert ist. Im Vergleich zum Benzol ist also die neg. Ladungsdichte im π-System erniedrigt. Demzufolge ist der an **„π-Elektronen arme"** Pyridin-Ring gegenüber Elektrophilen desaktiviert, was durch eine Protonierung am N-Atom sogar noch verstärkt werden kann.

**Elektrophile Substitutionen** finden daher nur unter drastischen Bedingungen statt, und zwar in der am wenigsten desaktivierten **3-Stellung.** Beim Angriff in 2- oder 4-Position lässt sich eine mesomere Grenzstruktur mit einer positiven Ladung am elektronegativen N-Atom formulieren, was besonders ungünstig ist:

Relativ leicht möglich beim Pyridin sind **nucleophile Substitutionsreaktionen** in **2- und 4-Stellung.** Hierbei lässt sich eine mesomere Grenzstruktur mit einer negativen Ladung am elektronegativen N-Atom formulieren, was besonders günstig ist. Im allgemeinen ist die 2-Position bevorzugt wegen der Nähe zum elektronenziehenden N-Atom.

**Beispiel:** Herstellung von 2-Aminopyridin nach *Tschitschibabin* (s. Kap. 2.1).

**Tabelle 54.** Beispiele für sechsgliedrige Heteroaromaten

| Name | Formel | Vorkommen, Derivate, Verwendung |
|---|---|---|
| Nicotinsäure | | NAD, NADP, Nicotin |
| Pyridoxin | | Vitamin B6 |
| Pyrimidin | | Aneurin (Vit. $B_1$), Barbitursäure, Uracil, Thymin, Cytosin (RNA bzw. DNA) |
| 1,3,5-Triazin | | Cyanurchlorid, Cyanursäure, Melamin |
| Chinolin | | Alkaloide wie Chinin aus dem Chinabaum |
| Isochinolin | | Opiumalkaloide wie Morphin, Codein |
| 4H-Chromen | | Stammverbindung der Anthocyane (4H bedeutet: C-4-Atom ist gesättigt) |
| Dibenzodioxin | | Stammverbindung der polychlorierten Dibenzodioxine (PCDD) Bsp.: TCDD (Seveso-Gift) |
| Purin | | Harnsäure, Adenin, Guanin, Xanthin (2,6-Dihydroxy-purin), Coffein (1,3,7-Trimethyl-xanthin), Theobromin (3,7-Dimethyl-xanthin), Theophyllin (1,3-Dimethyl-xanthin) |
| Pteridin | | Flügelpigmente von Schmetterlingen, Folsäure (Vit.-B-Gruppe), Lactoflavin (Riboflavin, Vit. $B_2$) |

## 22.3.3 Tautomerie der Heteroaromaten

Mittels spektroskopischer Methoden sind bei Heteroaromaten häufig Tautomerie-Gleichgewichte nachweisbar.

**Beispiel:** Bei 2-Oxo-4,5-dihydropyrazolen (5-Pyrazolonen) sind folgende Gleichgewichte möglich (vgl. Keto-Enol-Tautomerie). Oft hängt es vom Lösemittel ab, welche Form überwiegt. Entsprechend den Tautomerie-Gleichgewichten lässt sich ableiten, welche Derivate möglich sind.

## 22.4 Retrosynthese von Heterocyclen

Zum Aufbau von Heterocyclen gibt es oftmals viele Möglichkeiten.

**Bei der Planung einer Synthese** geht man daher zuerst einmal von der Formel des gewünschten Produktes aus und zerlegt sie unter Zuhilfenahme bekannter Reaktionen rückschreitend in kleinere Einheiten („**Retrosynthese**"). Diese Zerlegungsschritte werden durch "**Retrosynthese-Pfeile**" ($\Rightarrow$) gekennzeichnet. Erster Schritt ist immer das Erkennen charakteristischer Strukturmerkmale im Produkt.

Betrachtet man z.B. die *Kekulé*-Formeln von **Stickstoff-Heterocyclen**, so findet man, dass sie die Strukturelemente von **Iminen bzw. Enaminen** enthalten. Für die Synthese bedeutet das: Einfache N-Heterocyclen können oft dadurch hergestellt werden, dass man eine Carbonylverbindung mit einem Amin unter Wasserabspaltung reagieren lässt.

**Beispiel: Pyrimidin**

Eine **allgemeine Synthese für Pyrimidine** ist demnach die Kombination eines **Amidins mit einer 1,3-Dicarbonyl-Verbindung**. Amidine erhält man durch Umsetzung von Aminen mit Nitrilen (s. Kap. 19.1.2) oder Imidoestern, die ihrerseits aus Nitrilen und Alkoholen gebildet werden (*Pinner*-**Reaktion**):

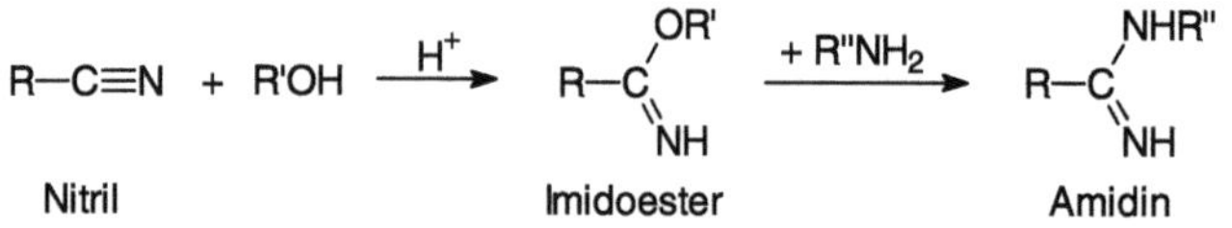

$$R-C\equiv N + R'OH \xrightarrow{H^+} \underset{\text{Imidoester}}{R-C(OR')=NH} \xrightarrow{+R''NH_2} \underset{\text{Amidin}}{R-C(NHR'')=NH}$$

Bei der Retrosynthese werden zuerst, ohne Rücksicht auf die praktische Durchführbarkeit, Bindungen gespalten, wie hier z.B. die Imin- und Enamin-Strukturen. Erst im zweiten Schritt prüft man die Edukte auf ihre Brauchbarkeit für die angestrebte Synthese.

**Beispiel: Imidazol**

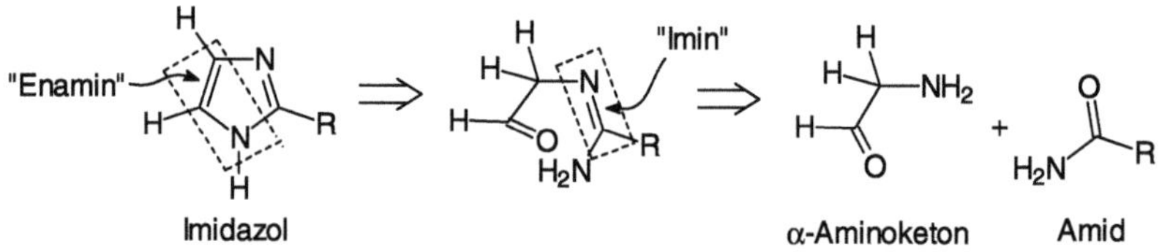

Imidazol ⇒ ... ⇒ α-Aminoketon + Amid

Obgleich die angegebene Zerlegung des Moleküls durchaus sinnvoll ist, sollte berücksichtigt werden, dass die Reaktion eines α-Aminoketons mit einem Amid schlechte Ausbeuten liefern kann. Zum einen sind Amide wenig reaktiv, zum anderen dimerisieren α-Aminocarbonyl-Verbindungen leicht unter Wasserabspaltung zu 2,5-Dihydro-1,4-diazinen.

Es ist daher sinnvoll sich auch andere, alternative Zerlegungsmöglichkeiten zu überlegen:

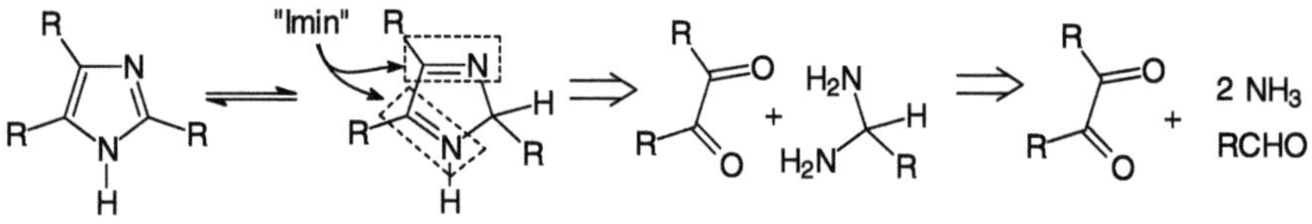

Ein besserer Weg zu substituierten Imidazolen ist z.B. die Umsetzung von Ammoniak, einem α-Diketon und einem Aldehyd (vgl. Pyridin-Synthese, Kap. 22.7).

## 22.5 Synthesen von Heterocyclen über Dicarbonylverbindungen

Die vorstehenden Beispiele haben gezeigt, dass Dicarbonylverbindungen reaktive und vielseitig anwendbare Ausgangssubstanzen für Heterocyclen sind.

**1. 1,2-Dicarbonylverbindungen** dienen z.B. zur Herstellung von Imidazolen (s.o.) und Chinoxalinen:

**2. 1,3-Dicarbonylverbindungen,** leicht herstellbar durch *Claisen*-Kondensation (s. Kap. 20.2.1), können zur Herstellung von Pyrazolen (über Hydrazone), Isoxazolen (über Oxime), Pyrimidinen (s. o.), Pyrimidonen u.a. verwendet werden:

**3. 1,4-Dicarbonylverbindungen** verwendet man bei der *Paal-Knorr*-Synthese von fünfgliedrigen Heterocyclen:

**4. 1,5-Dicarbonylverbindungen**, herstellbar durch *Michael*-Addition (s. Kap. 17.3.3), und Hydroxylamin liefern unter Wasserabspaltung **Pyridine**:

## 22.6 Weitere Synthesen für heterocyclische Fünfringe

Neben Dicarbonyl-Verbindungen werden auch Verbindungen wie Lactone oder Aldehyde/Ketone verwendet.

**1.** Das als Extraktionsmittel wichtige **N-Methylpyrrolidon** entsteht beim Erhitzen von γ-Butyrolacton mit Methylamin:

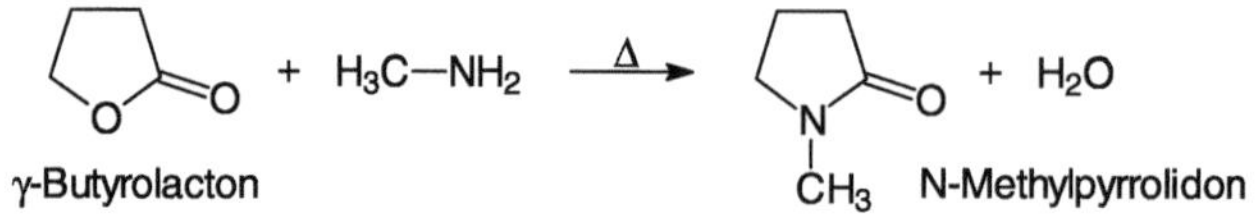

γ-Butyrolacton + H₃C—NH₂ →Δ N-Methylpyrrolidon + H₂O

**2. Thiazole nach *Hantzsch***

**Bei den retrosynthetischen Überlegungen verfährt man zunächst wie bei den N-Heterocyclen:**

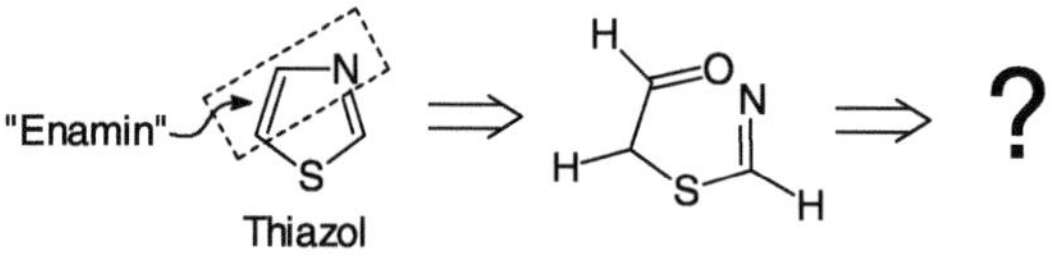

"Enamin" → Thiazol ⇒ ... ⇒ ?

In einem der nächsten Schritte wird es dann notwendig sein, eine C–S-Bindung zu knüpfen. Hierzu verwendet man am besten die aus Kap. 13 bekannte $S_N2$-Substitution von Schwefel-Nucleophilen an Halogenverbindungen. Berücksichtigt man noch, dass Halogenatome in α-Stellung zu einer Carbonyl-Gruppe besonders reaktiv sind (vgl. Kap. 18.5.2.1), so ergibt sich folgender **Syntheseweg für Thiazole** aus Bromacetaldehyd und Thioformamid:

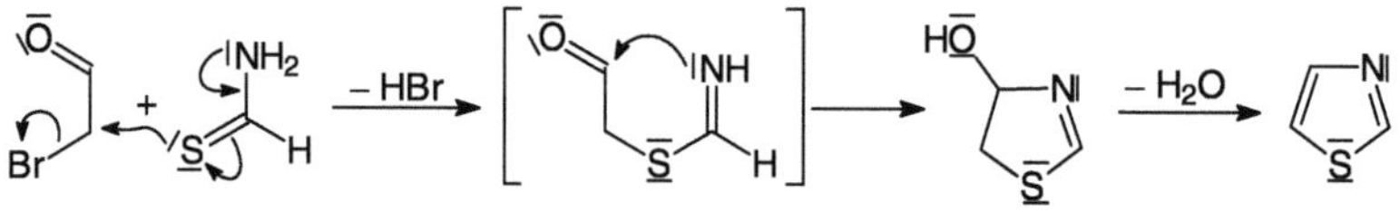

**3. Isoxazole** und andere pentagonale Heterocyclen können auch in einer **1,3-dipolaren Cycloaddition** (s. Kap. 6.2.2) hergestellt werden. Es handelt sich um eine zur *Diels-Alder*-Reaktion analoge Reaktion eines 1,3-Dipols an ein Alkin. Als Dipole verwendet man u.a. Azide, Diazoalkane, Nitriloxide, als Dipolarophile Alkene, Alkine, Carbonylverbindungen u.a.

**Beispiele:**

**1. Nitriloxid** ($R-\overset{+}{C}=\bar{N}-\bar{O}|^-$) + **Alkin** ⟶ **Isoxazol**

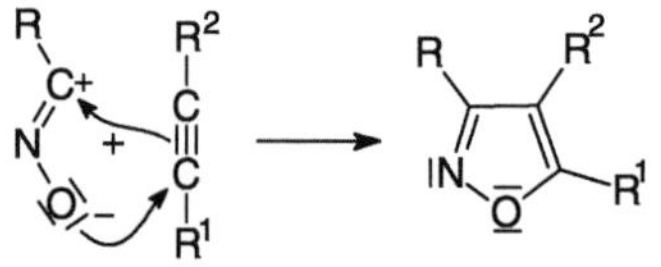

2. **Diazomethan** ($R-\overset{-}{C}H-\overset{-}{N}=\overset{+}{N}|$) + **Alkin** ⟶ **Pyrazol**

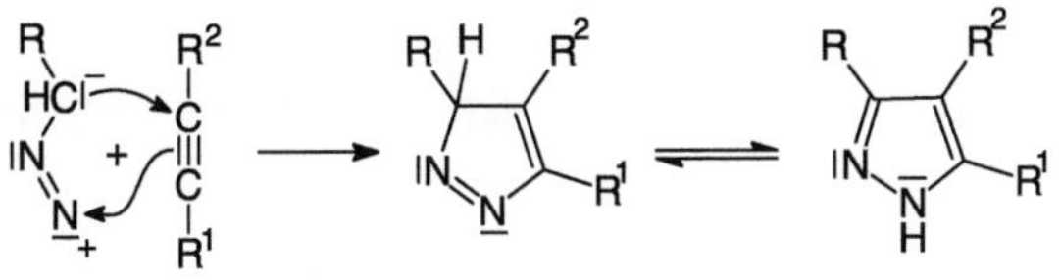

3. **Azid** ($R-\overset{-}{\underline{N}}-\overset{-}{N}=\overset{+}{N}|$) + **Alkin** ⟶ **1,2,3-Triazol**

4. **Azid** ($R-\overset{-}{\underline{N}}-\overset{-}{N}=\overset{+}{N}|$) + **Nitril** ⟶ **Tetrazol**

## 22.7 Weitere Synthesen für heterocyclische Sechsringe

Hierfür seien drei *Beispiele* ausgewählt: Pyridine, Chinoline und Indole.

**1. Pyridin-Synthese nach *Hantzsch*** (vgl. Imidazol-Synthese, Kap. 22.4).

Bei der Umsetzung von Aldehyden, β-Ketoestern und Ammoniak entstehen in einer **Mehrkomponentenreaktion** Dihydropyridine, welche anschließend zu Pyridinen oxidiert werden können:

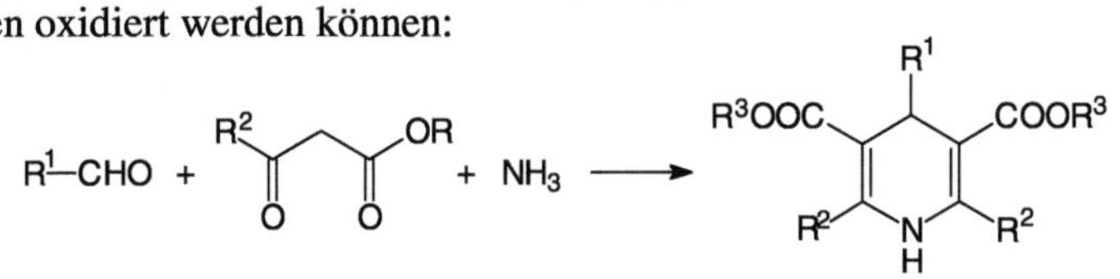

**Die einzelnen Schritte dieser Synthese sind:**

– eine *Knoevenagel*-Kondensation (s. Kap. 17.3.4) des Aldehyds mit dem β-Ketoester:

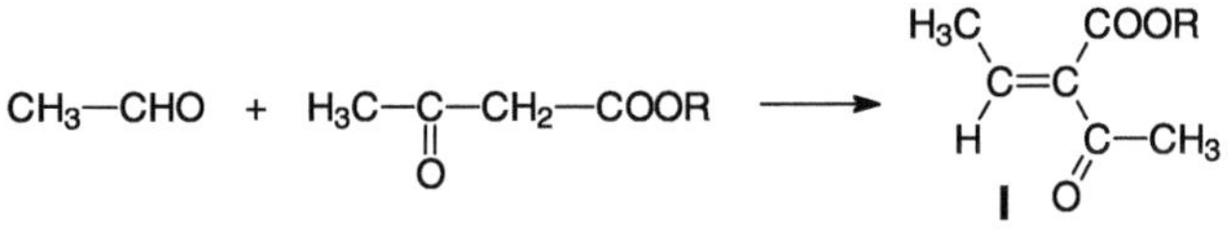

– Bildung eines Enamins **II** aus NH₃ und dem zweiten Molekül β-Ketoester:

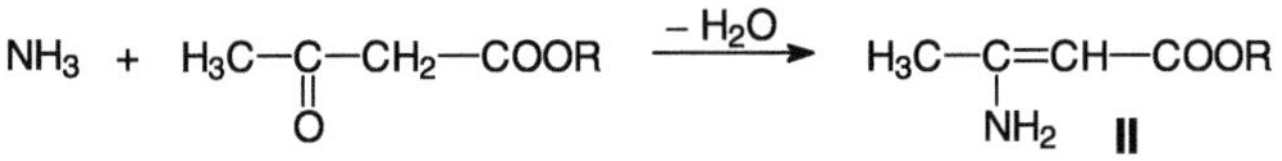

– Enamin **II** setzt sich dann in einer *Michael*-Reaktion mit dem Kondensationsprodukt **I** zu **III** um:

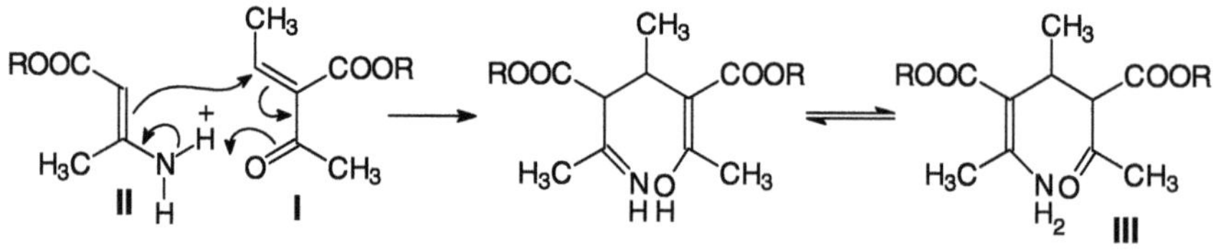

- Der Ringschluss erfolgt durch Reaktion der Aminofunktion mit der Carbonylgruppe von **III**. Der entstandene Dihydropyridindiester **IV** wird durch Oxidation aromatisiert Die Ester-Gruppen können anschließend hydrolysiert und decarboxyliert werden.

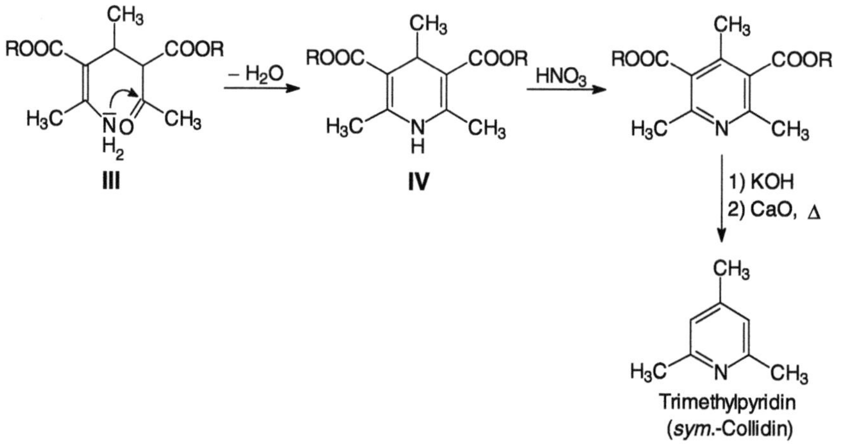

Trimethylpyridin
(*sym.*-Collidin)

Neben den Pyridinen sind auch die **Dihydropyridine** von großer Bedeutung. Viele dieser Verbindungen sind von pharmazeutischem Interesse. Sie sind wichtige **Calcium-Antagonisten** (Calcium-Kanal-Blocker), die bei Herzbeschwerden und -erkrankungen Anwendung finden.

**Beispiel:**

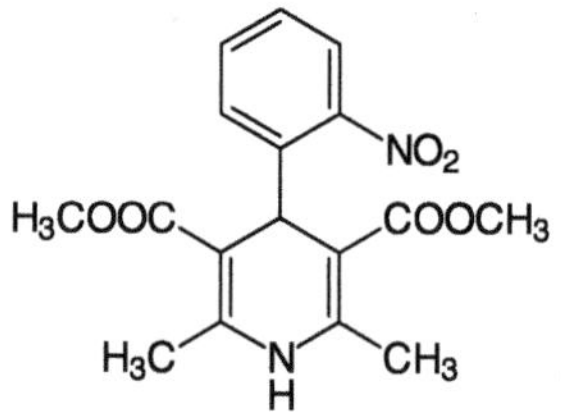

Nifedipin
("Adalat")

## 2. Chinoline

Die **Synthese nach *Friedländer*** verwendet *o*-Aminobenzaldehyde und Aldehyde bzw. Ketone. Im ersten Schritt bildet sich wahrscheinlich ein Enamin **I**, aus dem durch basen-katalysierte Aldol-Kondensation das gewünschte Chinolin erhalten wird:

Bei der **Synthese nach *Skraup*** reagiert ein (substituiertes) Anilin mit Glycerin unter Zugabe von konz. Schwefelsäure zu einem Dihydrochinolin, das mit $As_2O_5$ zum Chinolin oxidiert wird. Im ersten Schritt bildet sich aus Glycerin Acrolein, das dann in einer 1,4-Addition mit Anilin reagiert. Der Ringschluss folgt durch elektrophile Substitution am Aromaten (s. Kap. 8.1) mittels der protonierten Aldehyd-Gruppe. Nach erfolgter Dehydratisierung wird zum Chinolin oxidiert.

### 3. Indole

Bei der vielseitig anwendbaren **Indol-Synthese nach *Fischer*** wird aus Phenylhydrazin und einem 2-Alkanon zunächst ein Phenylhydrazon (s. Kap. 17.1.3) hergestellt. Dessen tautomere Form lagert sich in einer sogenannten sigmatropen Reaktion (Diaza-*Cope*-Umlagerung) unter Wasserstoffverschiebung um in ein Dienonimin. Dies ist nichts anderes als ein *o*-substituiertes Anilin in der „Iminform". Nach Rearomatisierung (vgl. Keto-Enol-Tautomerie) wird der Indolring unter intramolekularer $NH_3$-Abspaltung geschlossen.

# 23 Stereochemie

Bereits bei den Alkanen wurde deutlich, dass die Summenformel zur Charakterisierung einer Verbindung nicht ausreicht. Es muss auch die Strukturformel hinzugenommen werden. Als **Strukturisomere** oder **Konstitutionsisomere** werden Moleküle bezeichnet, die sich durch eine unterschiedliche Verknüpfung der Atome unterscheiden (s. Kap. 23). Eine zweite große Gruppe von Isomeren sind die **Stereoisomere**.

## 23.1 Stereoisomere

**Stereoisomere** besitzen die **gleiche Summenformel und Atomsequenz**, unterscheiden sich jedoch in der **räumlichen Anordnung der Atome an einem stereogenen Zentrum (Chiralitätszentrum)**. Sie werden aufgrund ihrer Symmetrieeigenschaften eingeteilt:

Verhalten sich zwei Stereoisomere wie ein Gegenstand und sein Spiegelbild, so nennt man sie **Enantiomere** oder **(optische) Antipoden**. Ist eine solche Beziehung nicht vorhanden, heißen sie **Diastereomere**.

Bei Verbindungen mit nur einem Chiralitätszentrum existieren nur Enantiomere. Verbindungen mit zwei oder mehr stereogenen Zentren können als Enantiomere und Diastereomere vorliegen. Bei Verbindungen mit **n Chiralitätszentren** existieren insgesamt $2^n$ **Stereoisomere.**

**Beispiel:**

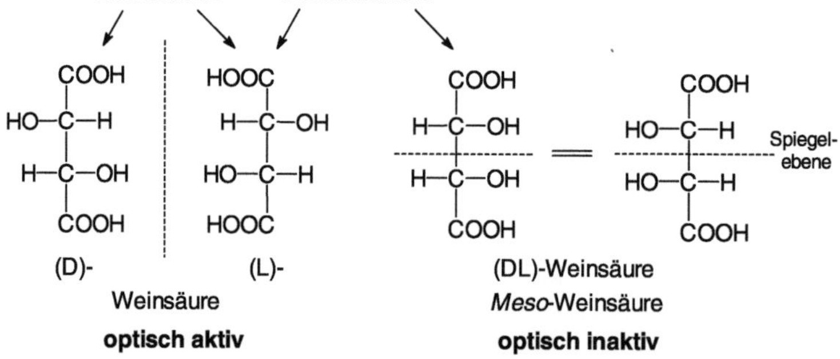

Es gilt:

1. **Zwei Stereoisomere können nicht gleichzeitig enantiomer und diastereomer zueinander sein,** und
2. **von einem bestimmten Molekül existieren immer nur zwei Enantiomere; es kann aber mehrere Diastereomere geben.**

**Diastereomere** unterscheiden sich, ähnlich wie die Strukturisomere, in ihren chemischen und physikalischen Eigenschaften wie Siedepunkt, Schmelzpunkt, Löslichkeit usw. Sie können durch die üblichen Trennmethoden (z.B. fraktionierte Destillation, Chromatographie) getrennt werden.

**Enantiomere** verhalten sich wie **Bild und Spiegelbild**. Sie lassen sich nicht durch Drehung zur Deckung bringen. Enantiomere haben die gleichen physikalischen und chemischen Eigenschaften (Schmelzpunkte, Siedepunkte, etc.), sie unterscheiden sich nur in ihrer Wechselwirkung mit chiralen Medien wie optisch aktiven (chiralen) Reagenzien und Lösemitteln oder polarisiertem Licht. Dieses Phänomen bezeichnet man als **optische Aktivität**.

Enantiomere lassen sich dadurch unterscheiden, dass das eine die Polarisationsebene von linear polarisiertem Licht — unter sonst gleichen Bedingungen — nach links und das andere diese um den **gleichen** Betrag nach rechts dreht. Daher ist ein racemisches Gemisch optisch inaktiv. Zur Messung dient das **Polarimeter** (Abb. 128).

**Die Ebene des polarisierten Lichts wird in einem chiralen Medium gedreht.** Das Ausmaß der Drehung ist proportional der **Konzentration c** der Lösung (angegeben in g/100 ml) und der **Schichtdicke** $l$ (angegeben in dm). Ausmaß und Vorzeichen hängen ferner ab von der **Art des Lösemittels**, der **Temperatur T** und der **Wellenlänge** $\lambda$ des verwendeten Lichts. Eine Substanz wird durch einen **spezifischen Drehwert** $\alpha$ charakterisiert:

$$[\alpha]_\lambda^T = \frac{\alpha_\lambda^T \text{ gemessen}}{l \cdot c}$$

**Beachte:** Es gibt auch chirale Moleküle, deren Drehwert so klein ist, dass er nicht messbar ist, z.B. 4-Ethyldecan mit $[\alpha]_D \approx 0$. Dies ist aber eher die Ausnahme.

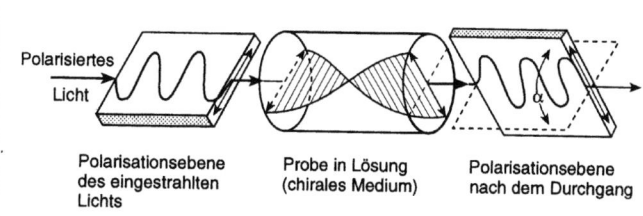

**Abb. 128.** Polarimeter (schematisch)

Bei einem Enantiomeren-Gemisch gibt man seine **optische Reinheit p** an.

$$p = \frac{[\alpha]}{[A]} \cdot 100$$

$[\alpha]$ = spez. Drehwert des Gemischs
$[A]$ = spez. Drehwert eines reinen Enantiomeren

Unter idealen Verhältnissen ist die optische Reinheit gleichzusetzen mit der **Enantiomerenreinheit**, die häufig auch als **Enantiomerenüberschuss** (engl. *enantiomeric excess*, Abk.: **ee**) bezeichnet wird. Sind $R$ und $S$ die Konzentrationen der beiden Enantiomere, und ist $R > S$, so gilt für den Enantiomerenüberschuss:

$$\% \text{ Enantiomerenüberschuß (ee-Wert)} = \frac{(R-S)}{(R+S)} \cdot 100$$

Schließlich erhält man den Prozentgehalt eines Enantiomers aus den Gleichungen:

$$\% \, R\text{-Enantiomer} = \frac{R}{(R+S)} \cdot 100 \qquad \% \, S\text{-Enantiomer} = \frac{S}{(R+S)} \cdot 100$$

## 23.2 Molekülchiralität

Die Ursache für die Chiralität von Molekülen ist oft ein C-Atom, das mit **vier verschiedenen** Substituenten verbunden ist und als **asymmetrisches C-Atom** (*C) bzw. **Asymmetriezentrum** bezeichnet wird. Es genügt bereits die Substitution eines Substituenten durch sein Isotop wie in $CH_3$–*CHD–OH. Bei einem Asymmetriezentrum handelt es sich um einen Spezialfall des allgemeinen Begriffs **Chiralitätszentrum**. Es gibt auch optisch aktive Verbindungen ohne asymmetrisches C-Atom und Substanzen, die trotz asymmetrischer C-Atome optisch nicht aktiv sind (z.B. *meso*-Weinsäure).

**Voraussetzung für optische Aktivität ist nämlich, dass ein Molekül chiral ist, es muss jedoch nicht asymmetrisch sein.**

Chiralität ist also die notwendige Voraussetzung für das Auftreten von Enantiomeren. Der Unterschied zwischen Chiralität und Asymmetrie wird deutlich, wenn man die **Symmetrieeigenschaften** der Moleküle betrachtet. Sie können durch **Symmetrieoperationen** beschrieben werden, die man an den **Symmetrieelementen** ausführt.

Eine **Symmetrieoperation** bringt ein Molekül mit sich selbst zur Deckung. Es wird in eine nicht-unterscheidbare äquivalente oder eine identische Orientierung überführt. Beispiele für Symmetrieoperationen finden sich in Tabelle 55.

**Symmetrieelemente** sind geometrische Orte, an denen Symmetrieoperationen ausgeführt werden können.

**Tabelle 55.** Symmetrieoperationen

| Symmetrieelement | Symmetrieoperation | Symbol |
|---|---|---|
| Ebene | Spiegelung an der Ebene | $\sigma_v$ = vertikale Ebene |
|  |  | $\sigma_h$ = horizontale Ebene |
| Achse | Drehung um die Achse mit dem Drehwinkel $\alpha = \dfrac{360°}{n} = \dfrac{2\pi}{n}$ | $C_n$ (n = Zähligkeit) |
| Zentrum | Inversion (Punktspiegelung) aller Punkte durch ein Zentrum | i |
| Drehspiegelachse | Drehung um den Winkel $\alpha = \dfrac{2\pi}{n}$ und Spiegelung an einer Ebene senkrecht zur Drehachse | $S_n$ |

Eine Ebene die ein Molekül in zwei spiegelbildlich gleiche Hälften teilt heißt **Symmetrieebene**. Alle planaren Moleküle besitzen eine Symmetrieebene, nämlich die Molekülebene. Lineare Moleküle besitzen eine unendliche Anzahl von **vertikalen Symmetrieebenen** ($\sigma_v$) längs der Molekülachse ($C_\infty$). Symmetrieebenen senkrecht zur Molekülachse werden als **horizontale Ebenen** ($\sigma_h$) bezeichnet.

Ein Molekül hat dann eine **Symmetrieachse** (C) der Ordnung n (n-zählige Symmetrieachse $C_n$), wenn eine Drehung um 360°/n zu einer Atomanordnung führt, die von der ursprünglichen nicht zu unterscheiden ist.

Ein Molekül hat dann ein **Inversionszentrum**, wenn jedes Atom dieses Moleküls ein zu diesem Zentrum symmetrisches Gegenstück hat.

Eine **Drehspiegelung** ist eine zusammengesetzte Operation, bestehend aus einer Drehung um 360°/n um eine Drehspiegelachse ($S_n$), gefolgt von einer Spiegelung an einer Symmetrieebene senkrecht zur $S_n$-Achse.

**Beispiel:** Cyclopropan (Abb. 129) hat 3 vertikale Symmetrieebenen ($\sigma_v$), eine horizontale Symmetrieebene ($\sigma_h$), 3 zweizählige Drehachsen $C_2$ (Rotation um 180°), eine dreizählige Achse $C_3$ (Drehwinkel 120°) senkrecht zur Ebene $\sigma_h$, die mit einer vertikalen Drehspiegelachse $S_3$ identisch ist.

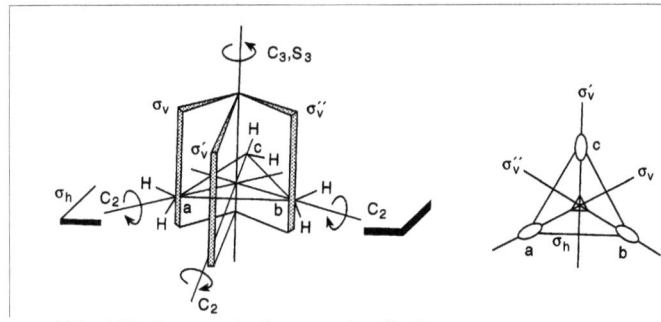

**Abb. 129.** Symmetrieelemente des Cyclopropans

**Asymmetrische Moleküle** haben keine Symmetrieelemente.

**Chirale Moleküle** können jedoch noch eine n-zählige Symmetrieachse $C_n$ enthalten (und evtl. senkrecht dazu weitere $C_2$-Achsen). **Sie besitzen jedoch weder ein Symmetriezentrum noch eine Symmetrieebene (Spiegelebene) oder eine Drehspiegelachse $S_n$.**

**Beispiele:**

### a) Chirale Verbindungen

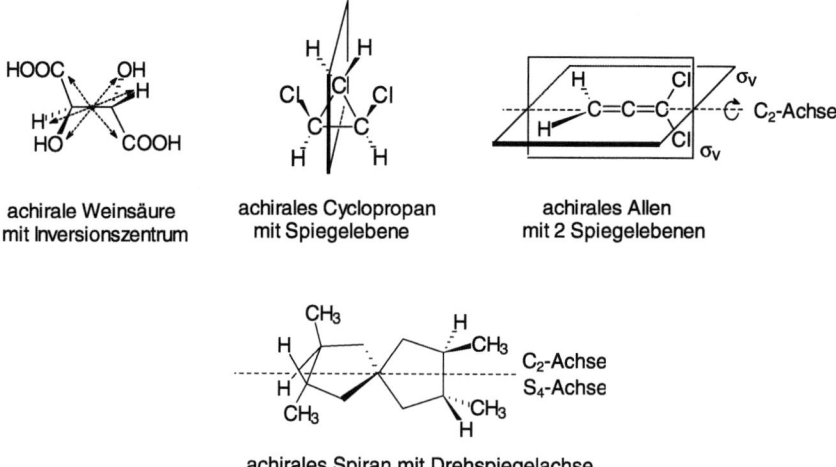

### b) Achirale Verbindungen

Da die Chiralität lediglich von der Symmetrie der Moleküle abhängt, ist zu erwarten, dass außer Kohlenstoff auch andere Atome Chiralitätszentren sein können. In der Tat kennt man optische Antipoden von Verbindungen mit **Si, Ge, N, P, As, Sb** oder **S** als Asymmetriezentren; Voraussetzung ist, dass ihre Konfiguration stabil ist.

Bei den **N-, P- und As-Verbindungen** handelt es sich um vierfach koordinierte **Onium-Ionen,** z.B. Ammoniumionen. Bei dreifach koordinierten ungeladenen Stickstoff-Verbindungen ist eine Trennung in Enantiomere im allgemeinen nicht möglich, da die schnelle Inversion der „Stickstoffpyramide" im $NR^1R^2R^3$ einer Racemisierung entspricht. Baut man das N-Atom jedoch in ein starres Molekülgerüst ein wie im Fall der *Trögerschen* **Base,** dann findet keine Inversion mehr statt, und man kann beide Enantiomere isolieren.

**Beispiele:**

chirale Ammoniumionen    *Trögersche* Base

Im Fall der **Schwefelverbindungen** (Sulfoxide und Sulfoniumionen) kann das freie Elektronenpaar ebenso wie bei den Ammoniumionen als vierter Substituent betrachtet werden, so dass in diesen Molekülen ein asymmetrisches Schwefelatom enthalten ist.

Sulfoxid    Sulfoniumion

### 23.2.1 Prochiralität

Eine Verbindung des Typs $R^1R^2CL_2$ mit zwei verschiedenen achiralen Substituenten $R^1$ und $R^2$ und zwei gleichen Substituenten L wird als **prochiral** bezeichnet. Derartige Moleküle enthalten zwar kein chirales C-Atom, können aber durch selektive Umwandlung eines der Substituenten L in einen Substituenten S chiral werden: $R^1R^2CL_2 \rightarrow R^1R^2C^*LS$ (Fall **A**). Wir erhalten dabei ein asymmetrisches C-Atom, das mit vier verschiedenen Substituenten verbunden ist. Dabei entstehen **Enantiomere,** und man bezeichnet die Substituenten L daher als **enantiotop.** Enthält einer der beiden Reste R bereits ein Chiralitätszentrum (R*), so entstehen bei der Substitution **Diastereomere** (Fall B). In diesem Fall bezeichnet man die Substituenten L als **diastereotop.** Das zentrale C-Atom wird als **prochirales Zentrum** bezeichnet.

Im Gegensatz zu den diastereotopen sind die enantiotopen Substituenten völlig identisch, sie können jedoch durch Umsetzung z.B. mit chiralen Reagenzien unterschieden werden.

In der Natur wird diese Funktion häufig von Enzymen übernommen.

**Beispiel:** Reduktion mit NADH

Als Reduktionsmittel verwenden Enzyme in der Regel NADH (bzw. NADPH). Dieses trägt an $C^4$ zwei H-Atome ($H_A$ und $H_B$), wovon eines auf das zu reduzierende Substrat übertragen wird. $C^4$ ist daher ein **prochirales C-Atom**. Würde man $H_A$ durch einen anderen Substituenten ersetzen, so würde ein Chiralitätszentrum mit *R*-Konfiguration (s. Kap. 23.3.2) entstehen. $H_A$ bezeichnet man daher auch als **pro-*R***, $H_B$ dementsprechend als **pro-*S***. Tauscht man ein H-Atom gegen das schwerere Isotop Deuterium aus, wird die Verbindung chiral. Untersuchungen mit solchem deuterierten NADH/D haben gezeigt, dass das Enzym stereoselektiv nur eines der beiden Wasserstoffatome überträgt. Je nach Position des D wird es entweder komplett übertragen oder es verbleibt komplett im $NAD^+$.

Die hier angestellten Betrachtungen zur Prochiralität lassen sich auch auf **Verbindungen mit trigonalen C-Atomen** übertragen. Bei Verbindungen des Typs $R^1R^2C=Y$ (mit Y = O, NH, $CH_2$ etc.) liegen die Substituenten $R^1$ und $R^2$ in derselben Ebene wie die Doppelbindung, die von zwei Seiten angegriffen werden kann. Die **Seiten haben enantiotopen Charakter** und werden als **enantiotope Halbräume** bezeichnet. Sie werden als ***Re*-** (von *rectus*) oder ***Si*-Seite** (von *sinister*) unterschieden, gemäß den Sequenzregeln des *R*,*S*-Systems (s. Kap. 23.3.2). Dabei werden die Substituenten $R^1$, $R^2$ und Y nach ihrer Priorität geordnet.

**Beispiel:** Reduktion von Brenztraubensäure zu Milchsäure (die Zahlen geben die Priorität im *R-S*-System an).

Diese Reduktion verläuft im Körper mit Hilfe des Enzyms Lactat-Dehydrogenase (LDH), wobei ausschließlich die (*S*)-Milchsäure gebildet wird. Als Reduktionsmittel dient hierbei NADH.

## 23.3 Schreibweisen und Nomenklatur der Stereochemie

Zur Wiedergabe der räumlichen Lage der Atome eines Moleküls auf dem Papier gibt es mehrere Möglichkeiten.

Häufig verwendet wird die **Keilschreibweise**, bei der Substituenten, die auf den Betrachter gerichtet sind durch einen fetten durchgezogenen Keil angedeutet werden, während Substituenten, die vom Betrachter wegzeigen durch einen unterbrochenen Keil gekennzeichnet werden. Bindungen, die nicht besonders markiert sind, befinden sich in der Papierebene. Anstelle der fettgedruckten und unterbrochenen Keile werden teilweise auch nur fettgedruckte und gebrochene Linien verwendet.

Eine vor allem in der Kohlenhydratchemie (s. Kap. 25) gebräuchliche Schreibweise sind die **Projektionsformeln nach** *Fischer*. Bei der *Fischer*-Projektion werden alle Bindungen als normale **Linien** dargestellt, die **nur senkrecht oder waagrecht** verlaufen dürfen. **Per Definition zeigen alle waagrechten Linien auf den Betrachter zu und alle senkrechten Linien vom Betrachter weg.** Das zentrale (asymmetrische) C-Atom liegt in der Papierebene und wird vor allem bei den Kohlenhydraten häufig weggelassen. Bei der *Fischer*-Projektion wird das am höchsten oxidierte Ende einer vertikal gezeichneten Kohlenstoffkette nach oben gezeichnet.

Bei *Fischer*-**Projektionsformeln** ist folgendes zu beachten:

1. **Sie geben nur die Konfiguration wieder.** Potentielle Konformationen werden nicht berücksichtigt.
2. Die Formel darf als Ganzes in der Projektionsebene um 180° gedreht werden. Das Molekül bleibt dadurch unverändert, muss aber so betrachtet werden, dass das C-Atom mit der höchsten Oxidationszahl oben steht.
3. Eine Drehung um 90° oder in ein ungeradzahliges Vielfaches ist verboten, da sie die Konfiguration des anderen Enantiomeren ergibt.
4. Ein einfacher Austausch zweier Substituenten ist nicht erlaubt, weil dies die Konfiguration ändern würde (Gegenstand → Spiegelbild). Führt man dagegen zwei Vertauschungen von jeweils zwei Substituenten unmittelbar hintereinander aus, erhält man das ursprüngliche Molekül („Spiegelbild des Spiegelbildes", **Regel des doppelten Austauschs**).

**Beispiel:** 2-Chlorpropionaldehyd (Enantiomerenpaar)

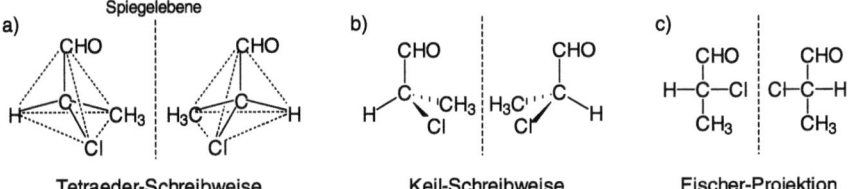

Von a → c Ableitung der *Fischer*-Projektionsformel aus der räumlichen Struktur.

### 23.3.1 D,L-Nomenklatur

Die "historischen" Konfigurationsangaben **D** und **L** werden hauptsächlich bei **Zuckern** und **Aminosäuren** verwendet. Sie gehen auf *Emil Fischer* zurück, der dem rechtsdrehenden **(+)-Glycerinaldehyd** willkürlich folgende Projektionsformel zuordnete. In ihr steht die OH-Gruppe rechts, und daher wird diese Form des Glycerinaldehyds als D-Form bezeichnet (D von *dexter* = rechts).

$$\begin{array}{c} \text{CHO} \\ | \\ \text{H}-\text{C}-\text{OH} \\ | \\ \text{CH}_2\text{OH} \end{array} \quad \text{D-Glycerinaldehyd}$$

Entsprechend erhalten alle Substanzen, bei denen der Substituent (hier die OH-Gruppe) am ‚**untersten asymmetrischen C-Atom**' in der *Fischer*-**Projektion** auf der rechten Seite steht, die **Bezeichnung D** vorangestellt (**relative Konfiguration bezüglich D-Glycerinaldehyd**). Das andere Enantiomer erhält die **Konfiguration L** (von *laevus* = links), z.B. L-Glycerinaldehyd.

Die hier dargestellte willkürliche Zuordnung der Projektionsformel I zum (+)-D-Glycerinaldehyd wurde 1951 durch Röntgenstrukturanalyse am Na-Rb-Salz der D-Weinsäure (= **absolute Konfiguration**) bestätigt.

Weitere Methoden zur Ermittlung der absoluten Konfiguration sind z.B. chemische Umwandlungen mittels Verfahren, die vorhersehbar unter Retention oder Inversion ablaufen. Die Produkte werden danach mit bekannten Bezugssubstanzen verglichen.

Die D/L-Nomenklatur bezieht sich nur auf die Konfiguration **eines** asymmetrischen C-Atoms. Folglich gibt es Probleme bei Verbindungen mit mehreren Chiralitätszentren. Es gab daher Bemühungen ein generell anwendbares System zur Nomenklatur zu entwickeln.

### 23.3.2 R,S-Nomenklatur (*Cahn-Ingold-Prelog*-System)

Zur Bestimmung der absoluten Konfiguration bedient man sich der **Regeln von** *Cahn*, *Ingold* **und** *Prelog*, die da lauten:

**1. Die direkt an das asymmetrische $^*$C-Atom gebundenen Atome (a) werden nach fallender Ordnungszahl angeordnet,** d.h. **das Atom mit der höheren Ordnungszahl hat die höhere Priorität.**

Sind zwei oder mehr Atome gleichwertig, wird ihre Prioritätsfolge ermittelt, indem man die weiter entfernt stehenden Atome b (im gleichen Substituenten) betrachtet. Notfalls muss man die nächstfolgenden Atome c (evtl. auch d) heranziehen. Falls kein Substituent vorhanden ist, setzt man für die entsprechende Position die Ordnungszahl Null ein. **Mehrfachbindungen zählen als mehrere Einfachbindungen**, d.h. aus C=O wird formal O–C–O. Aus diesen Regeln ergibt sich für wichtige Substituenten folgende Reihe, die nach abnehmender Priorität geordnet ist:

$$Cl > SH > OH > NH_2 > COOH > CHO > CH_2OH > CN > CH_2NH_2 > CH_3 > H$$

**Festlegung der Priorität:** **Beispiel:**

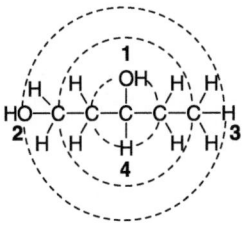

```
        c
        |
        b
        |
        a
        | *
c—b—a—  C  —a—b—c
        |
        a
        |
        b
        |
        c
```

**Weitere Festlegungen:**

- Bei Isotopen hat dasjenige mit der **höheren Masse** Priorität.
- Bei Alkenyl- Gruppen geht *Z* vor *E*.
- Bei chiralen Substituenten geht *R* vor *S*.

**2. Man betrachtet nun ein Molekül in der Weise, dass der Substituent niedrigster Priorität (meist H) nach hinten zeigt.** Man blickt sozusagen von vorne über das asymmetrische C-Atom in die C-H-Bindung. Dies kann man sich leicht klar machen, wenn man sich ein Lenkrad vorstellt, mit dem rangniedrigsten Substituenten hinter dem Lenkrad in der Drehachse, dem chiralen C-Atom in der Nabe und den anderen drei Substituenten auf dem Radkranz. Entspricht die Reihenfolge der restlichen drei Substituenten (nach abnehmender Priorität geordnet) einer **Drehung im Uhrzeigersinn**, erhält das Chiralitätszentrum das Symbol *R (rectus)*. Entspricht die Reihenfolge einer **Drehung im Gegenuhrzeigersinn**, erhält es die Bezeichnung *S (sinister)*.

**Beispiel:** (–)-*R*-Milchsäure

```
    COOH              COOH
    |                  \\
H—C—OH      ≡      H—C ···Blickrichtung    ≡
    |                / \"·CH₃
    CH₃            OH
```
```
         R
      2COOH
       |
   1   C   3
  HO   CH₃
```

Die Ableitung der Konfiguration eines Stereoisomers wird erleichtert, wenn man die Verbindung in der *Fischer*-Projektion hinschreibt. Der Substituent niedrigster Priorität muss nach **unten** oder **oben** zeigen, da er dann hinter der Papierebene liegt (s.o.). Die Reihenfolge wird danach entsprechend den Sequenzregeln bestimmt und die Konfiguration ermittelt.

Da man bei der *Fischer*-Projektion die C-Kette von oben nach unten schreibt, befindet sich der Substituent mit niedrigster Priorität häufig in einer waagrechten Position. In diesem Fall muss man die **Regel des doppelten Austauschs** anwenden.

**Beispiele:**

$$\begin{matrix} \text{COOH} \\ \text{H-C-OH} \\ \text{CH}_3 \end{matrix} \equiv \begin{pmatrix} \overset{1}{\text{OH}} \\ \text{H}_3\text{C}-\overset{2}{\underset{\text{H}}{\text{C}}}-\text{COOH} \\ R \end{pmatrix} \qquad \begin{matrix} \text{COOH} \\ \text{H}_2\text{N-C-H} \\ \text{CH}_2\text{OH} \end{matrix} \equiv \begin{pmatrix} \overset{1}{\text{NH}_2} \\ \text{HOOC}-\overset{2}{\underset{\text{H}}{\text{C}}}-\overset{3}{\text{CH}_2\text{OH}} \\ S \end{pmatrix}$$

D-Milchsäure  L-Serin

Enthält ein Molekül **mehrere** asymmetrische Atome, wird jedes einzelne mit R oder S bezeichnet und die Buchstaben werden in den Namen aufgenommen.

Es sei hier ausdrücklich betont, **dass die Bezeichnungen *R* und *S* lediglich die Konfiguration am Asymmetriezentrum angeben und keine Aussage darüber machen, in welche Richtung die Polarisationsebene gedreht wird.** Die Drehung dieser Ebene nach rechts wird mit (+), die Drehung nach links mit (−) bezeichnet und die Drehrichtung dem Molekülnamen vorangestellt: (−)-*R*-2-Butanol ist der Alkohol mit der Formel $CH_3–CH_2–*CHOH–CH_3$, der das polarisierte Licht nach links dreht und dessen Substituenten im Uhrzeigersinn aufeinanderfolgen.

## 23.4 Beispiele zur Stereochemie

### 23.4.1 Verbindungen mit mehreren chiralen C-Atomen

Für Verbindungen mit **n** Chiralitätszentren kann es maximal $2^n$ Stereoisomere geben. Dies gilt unter der Voraussetzung, dass die Chiralitätszentren verschieden substituiert sind (s. Kap. 23.4.2) und die C-Kette beweglich ist (die bicyclische Verbindung Campher mit zwei Zentren bildet nur ein Enantiomerenpaar, die Bildung von Diastereomeren ist hier nicht möglich).

Bei Verbindungen mit zwei benachbarten Chiralitätszentren spricht man oft von der *erythro-* und der *threo-*Form. Die Namen leiten sich von den stereoisomeren Zuckern **Erythrose** und **Threose** ab (s. Kap. 25.1.1).

**Beispiel:** Beim 2,3,4-Trihydroxybutyraldehyd sind vier Stereoisomere möglich:

|  | (1) | (2) | (3) | (4) |
|---|---|---|---|---|
|  | ¹CHO | CHO | CHO | CHO |
|  | H—²—OH | HO——H | HO——H | H——OH |
|  | H—³—OH | HO——H | H——OH | HO——H |
|  | ⁴CH₂OH | CH₂OH | CH₂OH | CH₂OH |
|  | D- | L- | D- | L- |
|  | Erythrose | Erythrose | Threose | Threose |
| Konfiguration | 2*R*,3*R* | 2*S*,3*S* | 2*S*,3*R* | 2*R*,3*S* |

Bei Verbindungen mit *erythro*-**Konfiguration** befinden sich die Substituenten an den **Chiralitätszentren** in der *Fischer* Projektion **auf derselben Seite,** bei der *threo*-**Konfiguration** auf der **gegenüberliegenden Seite.**

Die Verbindungen **1** und **2** bzw. **3** und **4** sind Enantiomere. Die *erythro*- und die *threo*-Formen sind diastereomer zueinander. Zur Verdeutlichung der Beziehungen ist die Konfiguration angegeben. Man sieht, dass die Enantiomeren an den beiden Asymmetriezentren die entgegengesetzte Konfiguration haben.

### 23.4.2 Verbindungen mit gleichen Chiralitätszentren

Die Anzahl der möglichen Stereoisomere wird verringert, wenn die Verbindung zwei gleichartig substituierte Chiralitätszentren enthält.

**Beispiel:**

|         (1)         |         (2)         |         (3)         |         (4)         |                |
|:-------------------:|:-------------------:|:-------------------:|:-------------------:|:---------------|
| COOH                | HOOC                | COOH                | COOH                |                |
| HO—C—H              | H—C—OH              | H—C—OH              | HO—C—H              | Symmetrie-     |
| H—C—OH              | HO—C—H              | H—C—OH              | HO—C—H              | ebene          |
| COOH                | HOOC                | COOH                | COOH                |                |
| D-                  | L-                  | (DL)-Weinsäure      |                     |                |
| Weinsäure           |                     | *Meso*-Weinsäure    |                     |                |

**1** und **2** sind Enantiomere; **3** und **4** sehen zwar ebenfalls spiegelbildlich aus, können aber zur Deckung gebracht werden: bei der *Fischer*-Projektion durch Drehung um 180. Sie besitzen **in der *Fischer*-Projektion eine Symmetrieebene**, die Verbindungen sind somit **identisch**.

Substanzen dieser Art sind **achiral**, da beide Asymmetriezentren entgegengesetzte Konfiguration *R* bzw. *S* zeigen. Die Strukturen **3** und **4** werden als ***meso*-Formen** bezeichnet und können nicht optisch aktiv erhalten werden. Sie verhalten sich zu dem Enantiomerenpaar **1** und **2** wie **Diastereomere**. Damit unterscheidet sich die *meso*-Weinsäure **3/4** in ihren chemischen und physikalischen Eigenschaften von **1** und **2** und kann abgetrennt werden (z.B. durch Kristallisation).

### 23.4.3 Chirale Verbindungen ohne chirale C-Atome

Zahlreiche Verbindungen sind chiral und können optisch aktiv erhalten werden, ohne chirale C-Atome zu enthalten.

1. a) **Verschieden substituierte Allene (R ≠ R') mit gerader Anzahl von Doppelbindungen sind chiral.** Am Orbitalmodell erkennt man, dass die Substituenten an den Molekülenden paarweise in aufeinander senkrecht stehenden Ebenen liegen.

   Strukturformel:           Orbitalmodell:

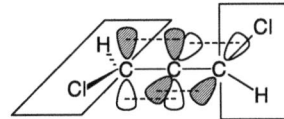

b) **Allene mit ungerader Anzahl von Doppelbindungen sind achiral und können als *cis-trans*-Isomere auftreten.**

Strukturformel:   Orbitalmodell:

2. Das Beispiel 4-Methyl-cyclohexylidenessigsäure zeigt im Vergleich zu den Allenen, dass **eine Doppelbindung** – sterisch betrachtet – **einem Ring äquivalent** sein kann.

3. Ersetzt man beide Allen-Doppelbindungen durch Ringe, kommt man zu den **Spiranen**, wie hier zum 2,6-Dichlor-spiro-[3,3]-heptan.

4. Chiralität ohne asymmetrische C-Atome tritt auch bei Biphenyl-Derivaten auf. Diese **Atropisomerie** genannte Erscheinung ist eine spezielle Konformationsisomerie, bei der **eine freie Drehbarkeit um die C–C-Einfachbindung aus sterischen Gründen nicht mehr möglich** ist. Bei Biphenylen kann dies z.B. durch entsprechend voluminöse *ortho*-Substituenten geschehen oder durch die Verknüpfung über eine Brücke wie in den Cyclophanen.

6,6-Dinitro-diphensäure   Bis-pyrrol-Derivat   Cyclophan-Derivat

5. **Chiralität ist auch aufgrund helicaler Strukturen möglich.** Zur Bestimmung der Chiralität schaut man ‚von vorne' in die Helix. Eine Rechtsschraube wird mit **P-** (Plus), eine Linksschraube mit **M-** (Minus) bezeichnet.

**Beispiel:** Hexahelicen

P-         M-
  Hexahelicen

## 23.5 Herstellung optisch aktiver Verbindungen

### 23.5.1 Trennung von Racematen (Racematspaltung)

Wie erwähnt, entsteht bei der Synthese chiraler Verbindungen normalerweise ein Gemisch der beiden Enantiomere im Verhältnis 1 : 1. Die Trennung eines racemischen Gemisches in die optischen Antipoden ist möglich durch:

1. **Mechanisches Auslesen der kristallinen Enantiomere**, sofern diese makroskopisch unterscheidbar sind oder verschieden schnell aus ihrer Lösung auskristallisieren. Auf diese Weise gelang *Louis Pasteur* erstmals die Trennung von Weinsäuresalzen in die Enantiomeren. Diese Methode ist daher historisch interessant, besitzt jedoch keine praktische Bedeutung.

2. **Racematspaltung über Diastereomere.** Meistens lässt man ein racemisches Gemisch mit einer anderen optisch einheitlich aktiven Hilfssubstanz reagieren. Dabei sind oft schon die Übergangszustände der Reaktion diastereomer. Das eine Produkt wird sich also schneller bilden als das andere und kann manchmal durch rasches Aufarbeiten des Reaktionsgemisches isoliert werden (**kinetische Racematspaltung**). Im übrigen **entsteht** bei der Reaktion **aus dem Enantiomerenpaar ein Diastereomerenpaar**, das aufgrund seiner physikalischen Eigenschaften getrennt werden kann. Die so erhaltenen reinen Produkte werden wieder in ihre Ausgangsverbindungen zerlegt, d.h. man erhält zwei getrennte Enantiomere und die Hilfssubstanz zurück.

   Dieses Verfahren ist vor allem dann besonders effizient, wenn keine kovalenten sondern nur ionische Bindungen (Salze) gebildet werden. Zum Zweck der Spaltung **racemischer Säuren** werden meistens (–)-Brucin, (–)-Strychnin, (–)-Chinin, (+)-Cinchonin, und (+)-Chinidin verwendet. Diese natürlich vorkommenden Alkaloide (s. Kap. 34) sind optisch aktive Basen, die leicht kristallisierende Salze bilden. Leicht zugängliche, natürlich vorkommende Säuren, die sich zur Zerlegung **racemischer Basen** eignen, sind (+)-Weinsäure und (–)-Äpfelsäure.

**Prinzip:**

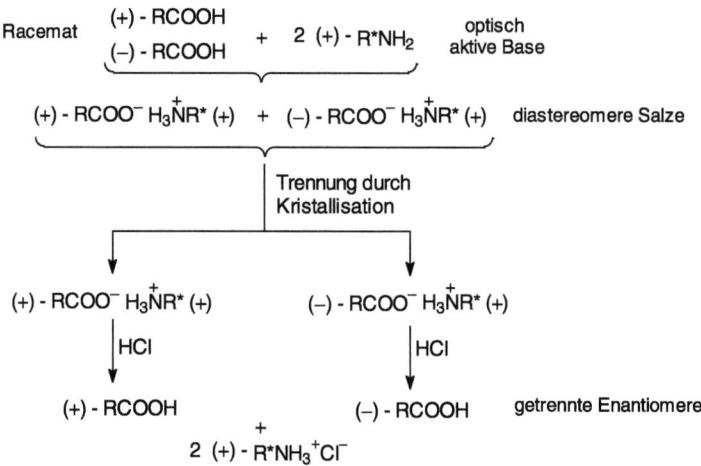

3. Eine sehr wirksame Methode der **Racematspaltung kann mit Hilfe von Enzymen** durchgeführt werden. Enzyme sind chirale Biokatalysatoren, die stereospezifisch nur eines der beiden Enantiomere umsetzen, während das andere rein zurückbleibt. Häufig werden für diesen Prozess hydrolytische Enzyme verwendet, wie etwa **Esterasen** und **Lipasen**.

4. **Chromatographische Trennmethoden.** Verwendet man bei der Chromatographie optisch aktive Adsorbentien (z.B. Cellulosederivate), dann werden die beiden Enantiomere verschieden stark adsorbiert und können anschließend nacheinander eluiert werden. Dies ist eine recht neue Methode die sich vor allem für analytische Zwecke eignet (Bestimmung der Enantiomerenreinheit, etc.). Für präparative Verfahren wird sie jedoch weniger verwendet, da die benötigten chiralen Adsorbentien in der Regel sehr teuer sind.

5. **Spaltung über Einschlussverbindungen (Clathrate).** Der achirale Harnstoff bildet Einschlussverbindungen, wobei die Gastmoleküle entweder in eine rechts- oder linksgängige Spiralschraube (Helix) eingebaut werden. Die Trennung wird ermöglicht durch die unterschiedliche Löslichkeit der diastereomeren Harnstoff-Clathrate.

### 23.5.2 Stereochemischer Verlauf von chemischen Reaktionen

Bei vielen chemischen Reaktionen stehen Edukte und Produkte in einer bestimmten stereochemischen und strukturellen Beziehung zueinander. In diesem Kapitel sollen wichtige Begriffe aus der Stereochemie zusammengefasst werden, die bei der Besprechung der Reaktionsmechanismen verwendet wurden.

**Inversion, Retention und Racemisierung bei Reaktionen an einem Chiralitätszentrum**

1. **Bei Inversion** wird die Konfiguration an einem Chiralitätszentrum umgekehrt: $R \to S$ und $S \to R$ (sofern die Prioritätsfolge der Substituenten gleich bleibt). Das Vorzeichen der optischen Drehung (+ oder –) muss sich dabei nicht notwendigerweise mit umkehren.

2. **Bei Retention** bleibt die Konfiguration an einem Chiralitätszentrum erhalten. $R$ bleibt $R$ und $S$ bleibt $S$ (gleiche Prioritätsfolge der Substituenten vorausgesetzt).

3. **Bei Racemisierung** entsteht aus Enantiomeren ein racemisches Gemisch. Dies ist vor allem dann zu erwarten, wenn das chirale C-Atom intermediär als Carbokation, Carbanion oder Radikal auftreten kann.

**Spezifität und Selektivität bei chemischen Reaktionen**

1. **Bei einer chemoselektiven Reaktion** erfolgt eine Umsetzung gezielt an einer von mehreren funktionellen Gruppen. Betrachtet man z.B. ein Molekül mit zwei unterschiedlichen Doppelbindungen, einer C=C und einer C=O-Doppelbindung, dann erfolgt der Angriff einer Grignard-Verbindung ausschließlich an der Carbonylgruppe, während eine katalytische Hydrierung selektiv an der C=C-Doppelbindung durchgeführt werden kann:

2. **Bei einer regioselektiven Reaktion** findet eine chemische Umsetzung bevorzugt so statt, dass ein konstitutionsisomeres (s. Kap. 1.6) Produkt bevorzugt gebildet wird. Wird **ausschließlich** eines von mehreren Produkten gebildet, so wird diese Reaktion als **regiospezifisch** bezeichnet.

    **Beispiele:** *Diels-Alder*-Reaktionen (Kap. 6.2.2), Hydroborierung (Kap. 6.1.3)

3. **Bei einer stereoselektiven Reaktion** findet eine chemische Umsetzung statt, bei der aus einem stereochemisch eindeutig definierten Edukt **bevorzugt** eines von mehreren möglichen Stereoisomeren entsteht. Betrachtet man z.B. wiederum eine Diels-Alder-Reaktion, so können sich hierbei die Reaktionspartner von verschiedenen Seiten nähern. Die Reaktion verläuft *exo* oder *endo* bezüglich $R^2$ und $R^4$.

**Definition:** *endo* (griechisch:ένδον = innen, innerhalb) besagt, dass in bi- und höhercyclischen Verbindungen funktionelle Gruppen oder Molekülfragmente **einander zugekehrt** oder **ins Innere eines Ringsystems** gerichtet sind.

*exo* (griechisch: έξω = außen, außerhalb, nach außen) ist das Gegenteil von *endo*.

4. **Bei einer stereospezifischen Reaktion** werden Edukte, die sich lediglich in ihrer Konfiguration unterscheiden, in stereochemisch verschiedene Produkte umgewandelt, d.h. aus einem stereochemisch eindeutig definierten Edukt entsteht **ausschließlich** ein eindeutig definiertes Produkt. **Ein stereospezifischer Prozess ist notwendigerweise auch stereoselektiv.** Dies gilt jedoch nicht umgekehrt.

**Beispiel:** Die Addition von Brom an Alkene (s. Kap. 6.1.1) verläuft stereospezifisch *anti*. Die Konfiguration der Produkte hängt davon ab, welches stereoisomere Alken (*E*- oder *Z*-) verwendet wird.

### 23.5.3 Asymmetrische Synthese

Bei den meisten Synthesen fallen optisch aktive Verbindungen i.a. als racemische Gemische an, die oft mühsam getrennt werden müssen. Bei **asymmetrischen Synthesen** versucht man, gezielt nur eines von zwei Enantiomeren zu erhalten. Dabei geht man häufig von einer optisch reinen Verbindung aus, deren Chiralitätszentrum die Konfiguration eines im Verlauf der Synthese neu entstehenden Chiralitätszentrums beeinflussen soll. Diese sog. **optische Induktion** ist meist nicht vollständig, d.h. die gewünschte Konfiguration des neuen Chiralitätszentrums entsteht nur in einem gewissen Überschuss gegenüber der unerwünschten.

Als Kriterium dient der enantiomere Überschuss (*enantiomeric excess*) ee:

$$\% \text{ Enantiomerenüberschuß (ee-Wert)} = \frac{(R-S)}{(R+S)} \cdot 100$$

**Beispiel:** Bei einem Verhältnis der Enantiomeren von 95 zu 5 ist ee = 90 %, bei einem Verhältnis von 99 zu 1 ist ee = 98 %.

Neben die bereits erwähnten klassischen Methoden der Enantiomerentrennung, insbesondere die Racematspaltung über Diastereomere, sind folgende wichtige Synthesewege getreten:

### 1. Diastereoselektive Synthese

Bei einer enantioselektiven Synthese entstehen ungleiche Anteile an *R*- und *S*-Enantiomeren. Bei **diastereoselektiven** Synthesen wird von den Diastereomeren, die in einer Reaktion entstehen oder verschwinden, eines schneller gebildet oder zerstört als das andere, d.h. es findet eine stereoselektive Auslese statt.

Die bevorzugte Bildung eines Stereoisomeren lässt sich damit erklären, dass sich bei der Reaktion **diastereomere Übergangszustände** bilden, die verschiedene Bildungsgeschwindigkeiten und/oder verschiedene Energieinhalte haben. Nach Abbruch der Reaktion überwiegt folglich ein Produkt.

Das zur Steuerung der Reaktion benötigte chirale Zentrum kann entweder vorübergehend in das Molekül eingebaut werden (**Auxiliar-kontrollierte Reaktion**) oder es kann im Molekül selbst enthalten sein (**Substratkontrollierte Reaktion**).

Bei einer **Auxiliar-kontrollierten** Synthese werden spezielle, enantiomerenreine Reagenzien (sogenannte chirale Hilfsstoffe, **Auxiliare**) kovalent an das Substrat gebunden das man umsetzen möchte. Danach führt man die gewünschte Reaktion durch, wobei das Auxiliar den Angriff am Substrat steuert. Bei der Reaktion bilden sich Diastereomere, die unter Umständen getrennt werden können. Anschließend muss das chirale Auxiliar wieder abgespalten werden, wobei das gewünschte Produkt in enantiomerenreiner Form erhalten wird.

**Beispiel:**

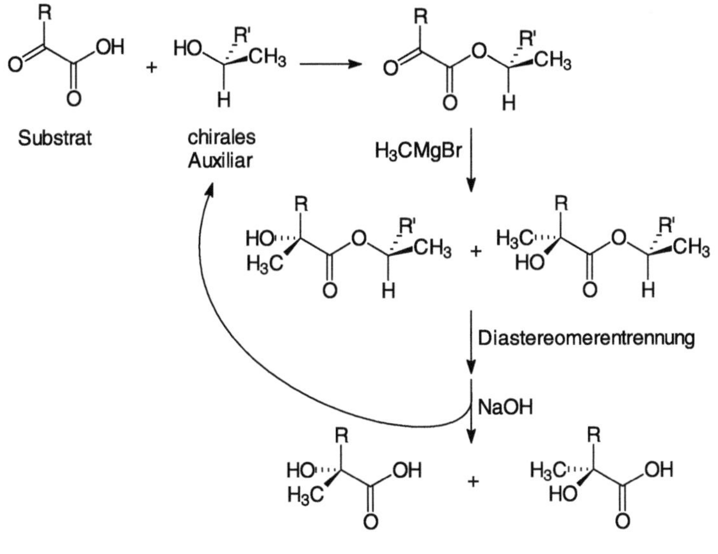

Bei der **Substratkontrollierten Synthese** geht man von einer bereits chiralen Verbindung aus, und verwendet das vorhandene Chiralitätszentrum um ein weiteres möglichst selektiv zu erzeugen. So lassen sich z.B. aus Aminosäuren **I** durch doppelte Benzylierung am Stickstoff (R' = $CH_2C_6H_5$) und anschließende partielle Reduktion der Säurefunktion die chiralen Aldehyde **II** erzeugen. Setzt man diese nun z.B. mit Grignard-Verbindungen um, so erfolgt der Angriff an der Carbonylgruppe bevorzugt und mit hoher **Diastereoseletivität** von der sterisch weniger gehinderten Seite.

2. Bei der **katalytischen asymmetrischen Synthese** wird Chiralität katalytisch erzeugt. Sehr häufig verwendet man hierzu Übergangsmetalle, die mit chiralen Liganden Komplexe bilden. So werden bei der **homogenen asymmetrischen Hydrierung** von Alkenen Rhodium-Komplexe mit chiralen Phosphan-Liganden eingesetzt. Eine andere Möglichkeit ist die **asymmetrische Phasen-Transfer-Katalyse**.

Großer Beliebtheit erfreuen sich auch **Enzym-katalysierte Reaktionen**. Enzyme verfügen über eine chirale Bindungstasche mit einem aktiven Zentrum an welchem die gewünschte Reaktion erfolgt. So lässt sich z.B. *meso*-1,2-Cyclohexandicarbonsäuredimethylester in Gegenwart des hydrolytischen **Enzyms Schweineleberesterase** (PLE von *pig liver esterase*) selektiv zum chiralen Monoester spalten, wobei nur die *S*-konfigurierte Estergruppe verseift wird, während die zweite *R*-konfigurierte Einheit unberührt bleibt.

Dieses Verfahren, bei dem man aus einer optisch inaktiven *meso*-Verbindung eine optisch aktive Verbindung macht, bezeichnet man oft als *Meso*-**Trick**.

3. Der „*chirale Pool*" mit natürlichen Bausteinen, z.B. mit Aminosäuren oder Monosacchariden ist eine bedeutende Quelle für potentielle Edukte, welche bereits die erforderlichen Chiralitätszentren mit der gewünschten Konfiguration enthalten.

# 24 Kunststoffe – Grundzüge der Polymerchemie

Kunststoffe sind voll- oder halbsynthetisch hergestellte Makromoleküle. In den organischen Kunststoffen sind die C-Atome untereinander und mit anderen Atomen wie H, O, N und Cl verknüpft. Besteht das Rückgrat der Kette aus gleichen Atomen, spricht man von einer **Isokette** (z.B. –C–C–C–C–C–), sind auch andere Atome vorhanden, von einer **Heterokette** (z.B. –C–O–C–O–C–).

## 24.1 Herstellung

Bei der Synthese der Makromoleküle geht man von niedermolekularen Verbindungen aus. **Die Monomeren werden in Polyreaktionen zu Makromolekülen, den Polymeren, verknüpft.** Diese sind somit aus vielen Grundbausteinen (**Monomer-Einheiten**) aufgebaut. Die kleinste sich ständig wiederholende Einheit nennt man **Strukturelement**.

Makromoleküle aus dem gleichen Grundbaustein heißen **Homopolymere** (Unipolymere), solche aus verschiedenen Arten von Grundbausteinen **Copolymere**.

**Beispiel:** Polyethylen ist ein Homopolymer mit einer **Isokette**. Monomer: $CH_2=CH_2$, **Grundbaustein:** $–CH_2–CH_2–$, **Strukturelement:** $–CH_2–$, **Polymer:** $+CH_2+_n$.

### 24.1.1 Reaktionstypen

Polyreaktionen können bei Berücksichtigung der Kinetik in zwei Reaktionstypen eingeteilt werden: 1. **Kettenreaktionen** und 2. **schrittweise verlaufende Reaktionen**.

1. Bei Kettenreaktionen werden Monomere an eine wachsende, aktivierte Kette $M_n^{\pm}$ angelagert:

$$M_n^{\pm} + M \longrightarrow M_{n+1}^{\pm}$$

Zu diesen Kettenwachstumsreaktionen gehören die **Polymerisationen**.

**2. Beim zweiten Reaktionstyp erfolgt der Aufbau des Polymeren stufenweise:**
Erst bildet sich ein Dimeres, dann ein Trimeres usw. Hier führt also jeder Schritt zu einem stabilen Produkt, was nicht ausschließt, dass gebildete kurzkettige Polymere ebenfalls schrittweise miteinander reagieren. Zu diesen Stufenwachstumsreaktionen gehören **Polyadditionen** und **-kondensationen**.

Bei den nachfolgend angegebenen Reaktionen beachte man, dass die meisten Polymere noch reaktive Endgruppen enthalten, die hier nicht angegeben sind. Die Produktformeln enthalten also nur die Strukturelemente.

### 24.1.2 Polymerisation

Durch Verknüpfen von gleich- oder verschiedenartigen Monomeren entstehen polymere Verbindungen **ohne** Austritt irgendwelcher Moleküle. **Die Auslösung von Polymerisationen kann radikalisch, elektrophil, nucleophil oder durch Polyinsertion erfolgen:**

a) **Radikalische** Polymerisation

b) **Elektrophile** (**Kationische**) Polymerisation

c) **Nucleophile** (**Anionische**) Polymerisation

d) **Polymerisation mit** *Ziegler-Natta*-**Katalysator** (M) **(Polyinsertion)**

**Radikalische Polymerisation**

Dieser Reaktionstyp ist der häufigste. Die Reaktion wird durch Initiatoren (h · v, Wärme, Starter) eingeleitet (s.a. Kap. 4 und 6.4). Dabei bilden sich Starterradikale, welche die Polymerisation in Gang setzen:

$$Init_2 \xrightarrow[\Delta]{h\nu} 2\ Init\cdot$$

$$Init\cdot + CH_2=CH\text{-}R \longrightarrow Init\text{-}CH_2\text{-}CH\cdot\text{-}R \quad \bigg\} \text{Start}$$

$$Init\text{-}CH_2\text{-}\underset{R}{CH}\cdot + n\ CH_2=\underset{R}{CH} \longrightarrow Init\text{-}CH_2\text{-}\underset{R}{CH}\text{-}(CH_2\text{-}\underset{R}{CH})_{n-1}\text{-}CH_2\text{-}\underset{R}{CH}\cdot \quad \text{Ketten-wachstum}$$

**Anwendungsbeispiele:** halogenierte Vinyl-Verbindungen, Vinylester, Ethen, Acrylnitril, Styrol (techn.):

$$n\ CH_2=\underset{Cl}{CH} \longrightarrow \text{-}CH_2\text{-}\underset{Cl}{CH}\text{-}(CH_2\text{-}\underset{Cl}{CH})_{n-2}\text{-}CH_2\text{-}\underset{Cl}{CH}\text{-}$$

Vinylchlorid      Polyvinylchlorid (PVC)

**Nucleophile (anionische) Polymerisation**

Als Initiator fungieren Alkoholate, Alkalimetalle, *Grignard*-Verbindungen usw. Metallische Starter können auch Radikal-Anionen bilden, z.B. aus Styrol die zu Di-Anionen dimerisieren können. Einige Anionen überdauern bei tiefer Temperatur längere Zeit („**lebende Polymere**"). Ihre Verwendung erlaubt eine gute Steuerung der Molekülmassen-Verteilung und eine Copolymer-Struktur des Produkts. Der Kettenabbruch kann z.B. durch die Aufnahme von $H^+$ erfolgen.

**Anwendungsbeispiele:** Butadien, Acrylnitril-Derivate.

$$Na^+NH_2^- + CH_2=\underset{R}{CH} \longrightarrow H_2N\text{-}CH_2\text{-}\underset{R}{\overset{H}{C}}{}^-\ Na^+ \quad \text{Ionenbildung}$$

$$H_2N\text{-}CH_2\text{-}\underset{R}{\overset{H}{C}}{}^-\ Na^+ + n\ CH_2=\underset{R}{CH} \longrightarrow H_2N\text{-}CH_2\text{-}\underset{R}{CH}\text{-}(CH_2\text{-}\underset{R}{CH})_{n-1}\text{-}CH_2\text{-}\underset{R}{\overset{H}{C}}{}^-$$

Kettenwachstum

**Polyinsertion** (Koordinative Polymerisation)

Die Bildung von Polymeren in einer stereospezifischen Reaktion wird durch die Verwendung sog. Koordinationskatalysatoren ermöglicht. Dabei handelt es sich um metallorganische Mischkatalysatoren (***Ziegler-Natta*-Katalysatoren**). Diese bestehen aus einer Übergangsmetallverbindung der IV. bis VIII. Nebengruppe, kombiniert mit einer metallorganischen Verbindung der I. bis III. Hauptgruppe. Bekanntestes Beispiel ist $TiCl_4/Al(C_2H_5)_3$.

Das Titantetrachlorid reagiert zunächst mit dem Trialkylaluminium (AlR$_3$) unter Ausbildung einer Alkyl–Ti–σ-Bindung. Dann wird z.B. ein Ethen-Molekül koordinativ gebunden und in die Ti–R-Bindung eingeschoben **(Insertion)**. Die entstehende freie Koordinationsstelle kann erneut besetzt werden usw. Der Kettenabbruch geschieht thermisch oder mit H$_2$:

$$\overset{R}{\underset{|}{\text{Ti}}} + H_2C=CH_2 \longrightarrow \overset{R}{\underset{|}{\text{Ti}}} \leftarrow \overset{CH_2}{\underset{CH_2}{\parallel}} \longrightarrow \left[ \overset{R---CH_2}{\underset{|}{\text{Ti}}---CH_2} \right]^\ddagger \longrightarrow -\text{Ti}-CH_2-CH_2-R$$

$$\downarrow H_2C=CH_2$$

$$-\text{Ti}-CH_2-CH_2-R \quad \overset{\Delta}{\underset{+H_2}{\diagup\diagdown}} \quad \begin{array}{l} -\text{Ti}-H + H_2C=CH-R \\[4pt] -\text{Ti}-H + H_3C-CH_2-R \end{array} \quad \text{Kettenabbruch}$$

**Anwendungsbeispiele:** Polyethylen, Polypropylen, Polyisopren und Polybutadien.

### 24.1.3 Polykondensation

Polymere Verbindungen bilden sich auch durch Vereinigung von niedermolekularen Stoffen unter Austritt von Spaltstücken (oft Wasser).

**Beispiele:**

n H$_2$N–(CH$_2$)$_6$–NH$_2$ + n HOOC–(CH$_2$)$_4$–COOH $\xrightarrow{-2n\ H_2O}$

Hexamethylendiamin    Adipinsäure

---NH$\{$CO–(CH$_2$)$_4$–CO–NH–(CH$_2$)$_6$–NH$\}_n$CO---

Polyamid-6,6 (Nylon)

n H$_3$CO–CO–C$_6$H$_4$–CO–OCH$_3$ + n HO–CH$_2$–CH$_2$–OH $\xrightarrow{-2n\ CH_3OH}$

Terephthalsäure-dimethylester    Ethylenglykol

$(\!-O-CO-C_6H_4-CO-O-CH_2-CH_2-O-\!)_n$

Polyester (Diolen)

Einige Polykondensationen können reversibel sein, z.B. die Polyamid- oder Polyester-Bildung, da Kondensationsprodukte (z.B. Wasser) die gebildete Kette wieder abbauen können. Eine irreversible Polykondensation ist z.B. die Herstellung von Phenol-Formaldehyd-Harzen (s.a. Tabelle 57, S. 606).

### 24.1.4 Polyaddition

Höhermolekulare Stoffe entstehen auch durch die Verknüpfung verschiedenartiger niedermolekularer Stoffe durch **Additionsreaktionen**.

**Beispiel:**

$$n\ HO{-}R{-}OH + n\ O{=}C{=}N{-}R'{-}N{=}C{=}O \longrightarrow \cdots\!\left(\!O{-}R{-}O{-}\underset{\underset{O}{\|}}{C}{-}NH{-}R'{-}NH{-}\underset{\underset{O}{\|}}{C}{-}O\!\right)_{\!n}\!\!\cdots$$

Diol — Di-Isocyanat — Polyurethan (Moltopren)

Bei den Polyadukten sind vor allem die reaktiven Endgruppen (z.B. die Isocyanat-Gruppen) von Bedeutung, die Folgereaktionen zugänglich sind.

### 24.1.5 Metathese-Reaktion

Hierbei handelt es sich um einen **bimolekularen Prozess**, der sich als "**Bindungstausch**" zwischen chemisch ähnlichen, miteinander reagierenden Molekülen beschreiben lässt. Die Bindungsverhältnisse in den Reaktanden und Produkten sind identisch oder einander sehr ähnlich.

**Prinzip:**

$$\begin{array}{c} RCH{=}CHR \\ + \\ R'CH{=}CHR' \end{array} \xrightarrow{\text{Katalysator}} \begin{array}{c} RCH \\ \| \\ R'CH \end{array} + \begin{array}{c} CHR \\ \| \\ CHR' \end{array}$$

## 24.2 Charakterisierung von Makromolekülen

In der Polymerchemie werden die hochmolekularen Stoffe durch andere Eigenschaften charakterisiert, als sie bei niedermolekularen Verbindungen üblich sind. Dazu gehören: **Bestimmung der mittleren Molekülmasse**, der **Molekülmassen-Verteilung** und des **mittleren Polymerisationsgrades**. Der Grund hierfür ist, dass man bei Polyreaktionen meist keine molekular-einheitlichen Substanzen erhält, so dass nur statistische Aussagen möglich sind.

Meist unterscheiden sich diese Makromoleküle nur durch den Polymerisationsgrad, d.h. sie bilden eine polymerhomologe Reihe. Experimentell kann allerdings nur ein durchschnittlicher **Polymerisationsgrad** $X_n$ bestimmt werden, der wie folgt definiert ist:

$$\overline{X}_n = \frac{\overline{M}_n - M_E}{M_u}$$

$\overline{X}_n$ = mittlerer Polymerisationsgrad
$\overline{M}_n$ = mittlere relative Molmasse des Makromoleküls
$M_E$ = Molmasse der Endgruppen
$M_u$ = Molmasse des monomeren Grundbausteins

Bei Kenntnis des Polymerisationsgrades und der Molekülstruktur lässt sich z.B. die mittlere relative Molmasse berechnen

Die genaue Form der Verteilungsfunktion der Molmasse wird oft durch Ermittlung der Sedimentationsgeschwindigkeit in der **Ultrazentrifuge** bestimmt. Abb. 130 zeigt eine typische Verteilungskurve.

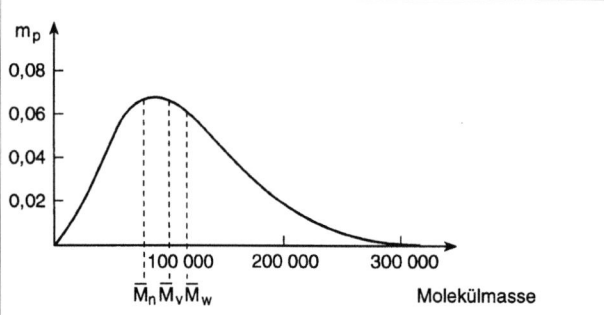

**Abb. 130.** Typische Molekülmassenverteilungskurve eines Makromoleküls ($m_p$ = Massenprozente)

## 24.3 Strukturen von Makromolekülen

Die physikalischen/mechanischen Eigenschaften werden vor allem durch den räumlichen Bau der Makromoleküle bestimmt.

### 24.3.1 Polymere aus gleichen Monomeren

**1. lineare Polymere:** kettenförmig verbundene Grundbausteine:

$$\begin{array}{ccccccc} & & \overset{\textcircled{R}}{|} & & \overset{\textcircled{R}}{|} & & \overset{\textcircled{R}}{|} \\ CH_2 & - & CH & - & CH_2 & - & CH & - & CH_2 & - & CH & - \end{array}$$

**2. Verzweigte Polymere:** Zwei oder mehrere Ketten sind unregelmäßig vereinigt:

$$\begin{array}{c} \overset{\textcircled{R}}{|} \quad\quad \overset{\textcircled{R}}{|} \quad\quad \overset{\textcircled{R}}{|} \\ CH_2-CH-CH_2-CH-CH_2-C-CH_2- \\ \quad\quad\quad\quad\quad\quad\quad\quad\quad\quad \overset{|}{CH}-CH_2- \\ \quad\quad\quad\quad\quad\quad\quad\quad\quad\quad \overset{|}{\textcircled{R}} \end{array}$$

**3. Vernetzte Polymere:** Verschiedene Ketten sind über mehrere Verknüpfungsstellen miteinander verbunden:

```
CH₂-CH-CH₂-CH-CH₂-CH-
     |        |        |
     R        R        R                  R = ─⟨phenyl⟩─
CH₂-CH-CH₂-CH-CH₂-CH-CH₂-
     |        |        |
     R        R        R
```

Neben der Verknüpfung spielt die Orientierung bei der Verbindungsbildung unsymmetrischer Moleküle eine wichtige Rolle.

**Beispiel:** Vinyl-Verbindungen

```
                    R       R       R       R       R
                    |       |       |       |       |
            --CH₂-CH-CH₂-CH-CH₂-CH-CH₂-CH-CH₂-CH---
              2  1  2  1  2  1  2  1  2  1
                    1,2-Addition (Kopf-Schwanz-Polymerisation)
RCH=CH₂

                    R     R             R   R
                    |     |             |   |
            --CH₂-CH-CH-CH₂-CH₂-CH-CH-CH₂-CH₂-CH---
              2  1  1  2   2  1  1  2   2  1
                    R     R             R   R
                         1,1- bzw. 2,2-Addition
                   (Kopf-Kopf- bzw. Schwanz-Schwanz-Polymerisation)
```

### 24.3.2 Polymere mit verschiedenen Monomeren

Auch bei **Copolymeren** mit mehreren Arten von Grundbausteinen sind verschiedene Molekülstrukturen möglich. A und B seien zwei Grundbausteine:

1. (lineare) **Block-Copolymere:** A–A–A–B–B–B–A–A–A–B–B–B,

in alternierender Folge:          in unregelmäßiger, statistischer Folge:

A–B–A–B–A–B–A–B–A–B–A–B     A–A–B–B–B–A–B–A–B–B–A–A–B

2. (verzweigte) **Pfropf-Copolymere**: Der Aufbau ist ebenfalls in verschiedenen Folgen möglich.

**Beispiel:**

```
A-A-A-A-A-A-A-A-A-A
    |       |       |
    B       B       B
    |       |       |
    B       B       B
    |       |       |
    B       B       B
```

## 24.4 Gebrauchseigenschaften von Polymeren

Im Gegensatz zu den niedermolekularen Verbindungen liegen nur wenige Polymere als echte Kristalle vor. Auch bei tiefen Temperaturen lagern sich die ungeordnet miteinander verschlungenen Makromoleküle nur in begrenzten Bereichen wie in einem Kristall zusammen. Außerhalb dieser kristallinen Bereiche (Kristallite, Micellen) sind die Molekülketten glasartig erstarrt (amorph). Die Eigenschaften der Kunststoffe in Abhängigkeit von der Temperatur zeigt Abb.131.

**1. Thermoplaste** (z.B. Polyethylen, Polypropylen, PVC, Styrol-Polymerisate) sind oberhalb der Erweichungstemperatur verformbar und behalten die neue Form auch nach dem Abkühlen bei. Die Eigenschaften der Thermoplaste im Gebrauchsbereich zwischen Glastemperatur und Erweichungsbereich hängen sehr stark vom Kristallisationsgrad ab (Abb. 132). Der Anteil an Kristalliten kann durch Zusatz von Weichmachern verändert werden: Schwerflüchtige Lösemittel wie Phthalsäureester setzen beim PVC die Glastemperatur von +80°C auf –50°C herab (Hart-PVC → Weich-PVC). Ähnlich wirkt eine mechanische oder thermische Behandlung wie das Abschrecken der Schmelze oder das Strecken von Fasern.

**2. Elastomere** (z.B. Kautschuk, weichgemachte Kunststoffe) sind reversibel verformbar („elastisch") mit Dehnbarkeiten von über 1000%. Im Kautschuk, der durch Schwefel-Brücken vernetzt ist, liegt ein weitmaschiges Netz aus Molekülketten vor, das entsprechend der Maschenweite des Netzwerkes gedehnt werden kann (Abb. 133).

**3. Duroplaste** (z.B. Phenol-Formaldehyd-Harze) sind Stoffe mit engmaschig vernetzten Makromolekülen (Abb. 134). Die Formgebung muss vor der Vernetzung erfolgen, da die dreidimensional vernetzten Stoffe im Gebrauchsbereich starr bleiben. Die Sprödigkeit kann durch Zusatz von Füllstoffen (Holzmehl, Fasern) etwas vermindert werden (→ „Resopal", „Bakelit", s.a. Tabelle 57).

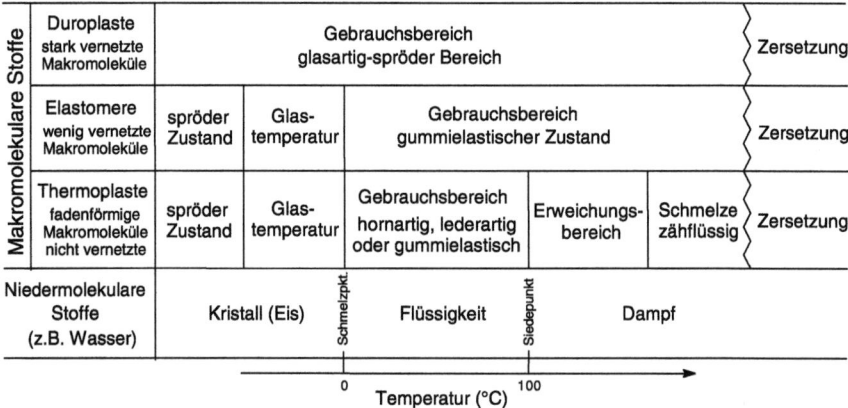

**Abb. 131.** Temperaturabhängigkeit der Eigenschaften nieder- und makromolekularer Stoffe. (Aus: *B. Schrader*, 1979)

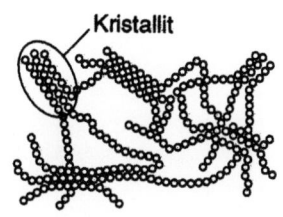

**Abb. 132.** Teilkristalliner Thermoplast aus einem dichten Molekülfilz verknäulter und parallel liegender Molekülketten

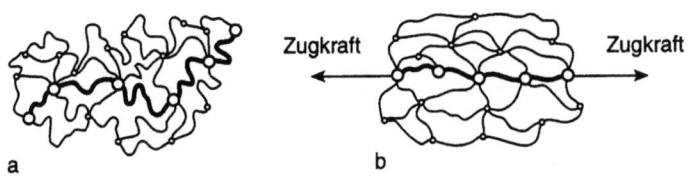

**Abb. 133 a,b.** Lage der Kautschuk-Moleküle in ungedehntem (**a**) und gedehntem Zustand (**b**) des Gummis

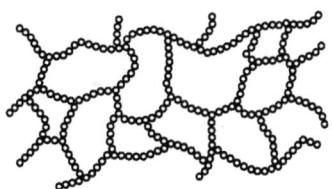

**Abb. 134.** Ausschnitt aus dem amorphen Raumnetz eines ausgehärteten Duroplasten. Es bildet sich eine riesige Anzahl enger, miteinander verbundener und verknäulter Netzmaschen

## 24.5 Beispiele zu den einzelnen Kunststoffarten

### 24.5.1 Bekannte Polymerisate

Polymerisate erhält man durch Polyaddition aus ungesättigten Monomeren. Tabelle 56 gibt einen Überblick.

**Tabelle 56.** Bekannte Polymerisate

| Polymer/Monomer | Handelsname (W.Z.) | Polymerisationsverfahren | Verwendung |
|---|---|---|---|
| Polyacrylnitril (PAN) $CH_2=CH-CN$ | Orlon Dralon | radikalisch | Fasern |
| Polybutadien $CH_2=CH-CH=CH_2$ | Buna S mit Styrol Buna N mit Acrylnitril (Luran) | *Ziegler-Natta*-Katalysatoren → *cis*-1,4-verknüpft | Synthesekautschuk; Neopren ist Polychlorbutadien |
| Polyethylen (PE) $CH_2=CH_2$ | Lupolen Hostalen | Hochdruck-PE: radikalisch Niederdruck-PE: *Ziegler-Natta*-Katalysatoren | Folien, Filme, Rohre, Geräte, Maschinenteile |
| Polymethyl-methacrylat (PMMA) $CH_2=C(COOCH_3)-CH_3$ | Plexiglas Lucit | radikalisch | organisches Glas |
| Polypropylen (PP) $CH_3-CH=CH_2$ | Hostalen (PP) Luparen | *Ziegler-Natta*-Katalysatoren → isotaktisch | Fasern, Filme, Copolymerisate mit Ethen → Elastomere |
| Polystyrol (PS) $C_6H_5-CH=CH_2$ | Styropor Hostyren | meist radikalisch → ataktisch | Isoliermaterial, Lacke, Gebrauchsmittel |
| Polytetrafluorethylen (PTFE) Appara- $CF_2=CF_2$ | Teflon Hostaflon | radikalisch | chemisch sehr beständig, Rohre, turen, Lager, Beschichtungsmaterial |
| Polyvinylacetat (PVAC) $CH_2=CH-O-C(O)-CH_3$ | Mowicoll | radikalisch | wässrige (!) Anstrichdispersion, Klebstoff („Uhu") |
| Polyvinylchlorid (PVC) $CH_2=CH-Cl$ | Hostalit Vinoflex Vestolit | radikalisch | Hart-PVC: Rohre, Platten, Weich-PVC: Folien, Kunstleder, Isoliermaterial |

### 24.5.2 Bekannte Polykondensate

#### Polyester

Polyester aus Terephthalsäure und Ethylenglykol werden zu Kunstfasern verarbeitet (Trevira, Vestan, Diolen, Dacron; Formelschema Kap. 24.1.3). Aus Dicarbonsäuren (Phthalsäure, Maleinsäure) und Dialkoholen entstehen Gießharze, die u.a. mit Glasfasern verstärkt werden können.

Eine andere Art von Polyestern wird aus Maleinsäure und verschiedenen Diolen hergestellt. Diese Polyester sind zweidimensionale Kettenmoleküle. Sie kommen im Gemisch mit Styrol (ca. 30% Styrol) in den Handel. Durch peroxidische und neuerdings auch photosensible Starter vernetzt das Styrol mit der Doppelbindung der Maleinsäure zu einem dreidimensionalen, unschmelzbaren Kunststoff. Die Verarbeitung erfolgt meistens mit Glasfasern zu Apparaten, Bootsrümpfen, Wellplatten u.v.m.

Aus Bisphenolen und Phosgen werden **Polycarbonate** hergestellt („Makrolon"):

$$n\ HO-R-OH\ +\ n\ Cl-\underset{O}{\overset{\parallel}{C}}-Cl\ \xrightarrow{-2n\ HCl}\ ---O\left(R-O-\underset{O}{\overset{\parallel}{C}}-O\right)_{n-1}R-O-\underset{O}{\overset{\parallel}{C}}-O---$$

#### Polyamide

Aus 1,6-Diaminohexan und Adipinsäure entsteht **Nylon** (Polyamid-6,6; das Strukturelement enthält 2 · 6 C-Atome; Formelschema s. Kap. 24.1.3).

Dabei wird aus den beiden Ausgangsstoffen zunächst das Salz hergestellt (AH-Salz, von Adipinsäure/Hexamethylendiamin) und dieses dann der Polykondensation unterworfen.

Aus ε-**Caprolactam** erhält man **Perlon** (Ringöffnungs-Polymerisation):

$$\underset{\text{ε-Caprolactam}}{\text{[Ring]}}\ \xrightarrow{+H_2O}\ \underset{\substack{\text{ε-Amino-capronsäure}\\\text{6-Amino-hexansäure}}}{H_2N-(CH_2)_5-COOH}\ \xrightarrow{\text{ε-Capro-lactam}}\ \underset{\text{Perlon (Polyamid-6)}}{---\underset{O}{\overset{\parallel}{C}}\left(HN-(CH_2)_5-\underset{O}{\overset{\parallel}{C}}\right)_n HN---}$$

#### Polysiloxane (Silicone)

**Silicone** werden durch Hydrolyse von Alkyl- oder Aryl-chlorsilanen und anschließende Kondensation der Silanole unter $H_2O$-Abspaltung hergestellt. Sie sind hydrophob und werden als Imprägniermittel, Schmiermittel oder Schaumdämpfer verwendet oder je nach Konsistenz (Silicon-öl, -gummi, -harz) entsprechend ihren Eigenschaften eingesetzt. Sie zeigen hohe Temperaturbeständigkeit, temperaturkonstante Viskosität, sind wasserabweisend, klebstoffabweisend, farb- und geruchlos.

$$---O\left(\underset{R}{\overset{R}{\underset{|}{\overset{|}{Si}}}}-O\right)_n\underset{R}{\overset{R}{\underset{|}{\overset{|}{Si}}}}---$$

## Formaldehydharze

Aus Formaldehyd hergestellte Polymere sind häufig stark quervernetzt und werden zur Herstellung von Duroplasten verwendet. Tabelle 57 gibt einen Überblick.

**Tabelle 57.** Formaldehydharze

| Polymer/Monomer | Handelsname (Warenzeichen) | Polymerisations-verfahren | Verwendung |
| --- | --- | --- | --- |
| Phenol + Formaldehyd $C_6H_5-OH$ + HCHO statt Phenol auch Kresole oder Resorcin | Resinol Bakelit | in saurer Lösung: Novolacke in alkalischer Lösung: Resole | Pressmassen für Elektro- und Möbelindustrie |
| Harnstoff + Formaldehyd statt Harnstoff auch Melamin oder Anilin | Carbalit Kaurit Resopal | | Pressmassen, nassfeste Papiere, Textilausrüstung (no-iron) |
| $HO-C_6H_4-NH_2$ + HCHO | Anionen-austauscher | | |
| $HO-C_6H_4-SO_3H$ oder $HO-C_6H_4-COOH$ + HCHO | Kationen-austauscher | | |

### 24.5.3 Bekannte Polyaddukte

Vor allem zwei Produktgruppen sind von Bedeutung: **Polyurethane** und **Epoxidharze**.

**Polyurethane (PUR)** entstehen aus Diisocyanaten und mehrwertigen Alkoholen:

$$n \; HO-(CH_2)_4-OH \; + \; n \; O=C=N-(CH_2)_6-N=C=O \longrightarrow$$

$$\cdots -O{\left(\!\!\begin{array}{c}C-NH-(CH_2)_6-NH-C-O-(CH_2)_4-O\\\|\phantom{xxxxxxxxxxxxxxxxxxxxxx}\|\\O\phantom{xxxxxxxxxxxxxxxxxxxxxx}O\end{array}\!\!\right)}_n C\cdots$$

Polyurethan

Der Aufbau aus zwei Komponenten erlaubt vielfältige Abwandlungen und Einsatzgebiete. Die Produkte können wegen der noch vorhandenen funktionellen Gruppen zusätzlich weiter vernetzt werden.

Bei Anwesenheit von Wasser entstehen Polyurethan-Schaumstoffe („Moltopren"), denn ein Teil der Isocyanat-Gruppen wird in die instabilen Carbaminsäuren überführt, die $CO_2$ abspalten. Das Schäumen wird zusätzlich durch Einblasen von Treibgasen unterstützt.

**Epoxidharze** entstehen aus Epichlorhydrin (2-Chlor-methyloxiran) und Bisphenolen (z.B. Bisphenol A). Die Oxiran-Endgruppen können weiter zusätzlich vernetzt werden (Härtung). Epoxidharze dienen u.a. als Klebstoffe und Lackrohstoffe.

HO—⟨C₆H₄⟩—C(CH₃)₂—⟨C₆H₄⟩—OH + 2 H₂C—CH—CH₂Cl ⟶
Bis-2,2-(4-hydroxyphenyl)-propan    Epichlorhydrin
(Bisphenol A)

ClH₂C—CH(OH)—CH₂—O—⟨C₆H₄⟩—C(CH₃)₂—⟨C₆H₄⟩—O—CH₂—CH(OH)—CH₂Cl →[NaOH]

Zwischenprodukt (wird nicht isoliert)

H₂C—CH—CH₂—[O—⟨C₆H₄⟩—C(CH₃)₂—⟨C₆H₄⟩—O—CH₂—CH(OH)—CH₂]ₙ—O—CH₂—CH—CH₂

### 24.5.4 Halbsynthetische Kunststoffe

Diese werden aus natürlichen Polymeren als Rohstoff hergestellt. Von großer Bedeutung ist die **Cellulose** für Textilien und Papier. Sie wird größtenteils aus Holzzellstoff (aus mit Natronlauge behandeltem Holz) gewonnen. Lediglich die Baumwollfaser, die aus nahezu reiner Cellulose besteht, kann nach Vorreinigung direkt verarbeitet werden.

**Anwendungsbeispiele:** Cellophan, Zellwolle, Kupferkunstseide und Viskoseseide (Reyon), Celluloseacetat (für ältere Photofilme), Celluloseether (Tapetenkleister, Verdickungsmittel).

**Kautschuk** wird durch Ausfällen mit Essig- oder Ameisensäure direkt aus Latex (natürliche Kautschuk-Emulsion von *Hevea brasiliensis*) erhalten. Danach wird mit Schwefel oder $S_2Cl_2$ vulkanisiert: Unter Addition an die C=C-Doppelbindungen bilden sich Schwefel-Brücken zwischen den Makromolekülen aus, und man erhält **Gummi**. Zur Qualitätsverbesserung werden Füllstoffe wie Ruß, Silicate und Kieselsäure zugesetzt, aber auch Antioxidantien, Verstärkerharze usw.

Kautschuk

**Linoleum** besteht aus Leinöl, das mit Luft zu Linoxyn oxidiert wird, woraus sich beim Erhitzen mit Kolophonium oder Kopal-Harzen eine gel-artige Masse bildet. Diese wird mit Holzmehl und Farbpigmenten vermischt und auf Jute aufgewalzt. Nach dem Aushärten bei 60°C wird die Oberfläche mit einer Wachs- oder Lackschicht veredelt.

# Chemie ausgewählter Naturstoffklassen

# 25 Kohlenhydrate

Zu diesen Naturstoffen zählen Verbindungen (z.B. **die Zucker, Stärke und Cellulose**) die oft der **Summenformel $C_n(H_2O)_n$** entsprechen, also formal aus Kohlenstoff und Wasser aufgebaut sind. Sie werden deshalb als **Kohlenhydrate** bezeichnet. Diese Verbindungen enthalten jedoch kein freies Wasser, sondern es sind **Polyalkohole**, die außer den Hydroxyl-Gruppen, die das lipophobe (hydrophile) Verhalten verursachen, meist weitere funktionelle Gruppen besitzen.

Zucker, die eine **Aldehyd-Gruppe** im Molekül enthalten, nennt man **Aldosen**, diejenigen mit einer **Ketogruppe Ketosen**. Als **Desoxyhexosen** bzw. -pentosen werden Zucker bezeichnet, bei denen an einem oder mehreren C-Atomen die OH-Gruppe durch H-Atome ersetzt wurde.

Man unterteilt die Kohlenhydrate in:

**Monosaccharide** (einfache Zucker wie Glucose),

**Oligosaccharide** (hier sind 2 - 6 Monosaccharide miteinander verknüpft, z.B. Rohrzucker) und

**Polysaccharide** (z.B. Cellulose, s. Kap. 25.3 ).

Die (unverzweigten) Monosaccharide werden weiter eingeteilt nach der Anzahl der enthaltenen C-Atome in **Triosen** (3 C), **Tetrosen** (4 C), **Pentosen** (5 C), **Hexosen** (6 C) usw.

## 25.1 Monosaccharide

### 25.1.1 Struktur und Stereochemie

Zur formelmäßigen Darstellung der Zucker wird oft die **Fischerprojektion** (s. Kap. 25.3) verwendet. Dabei zeichnet man die Kohlenstoffkette von oben nach unten, wobei das am höchsten oxidierte Ende (in der Regel die Aldehydfunktion) oben steht. Von hier aus erfolgt auch die Durchnummerierung der C-Kette. Die OH-Gruppen stehen an dieser Kette entweder nach rechts oder links. Je nach Stellung der OH-Gruppen kann man die Zucker der D- oder der L-Reihe zuordnen. Das für die **Zuordnung maßgebende C-Atom** (s. Kap. 23.3.1) ist bei den einfachen Zuckern **das asymmetrische C-Atom mit der höchsten Nummer**.

Zeigt die OH-Gruppe **nach rechts**, gehört der Zucker zur **D-Reihe** (D von *dexter* = rechts), weist sie **nach links**, zur **L-Reihe** (L von *laevus* = links). D- und L-Form desselben Zuckers verhalten sich an **allen** Asymmetriezentren wie Gegenstand und Spiegelbild und sind somit Enantiomere. **Bezugssubstanz** ist der einfachste chirale Zucker, der **Glycerinaldehyd**, eine Triose.

```
      CHO                CHO
   H—C—OH            HO—C—H
      CH₂OH              CH₂OH
  D-Glycerinaldehyd  L-Glycerinaldehyd
```

Durch Einfügen von CH–OH Gruppen leiten sich von ihm alle anderen Zucker ab. Man erhält sozusagen einen Stammbaum für Aldosen (Abb. 135).

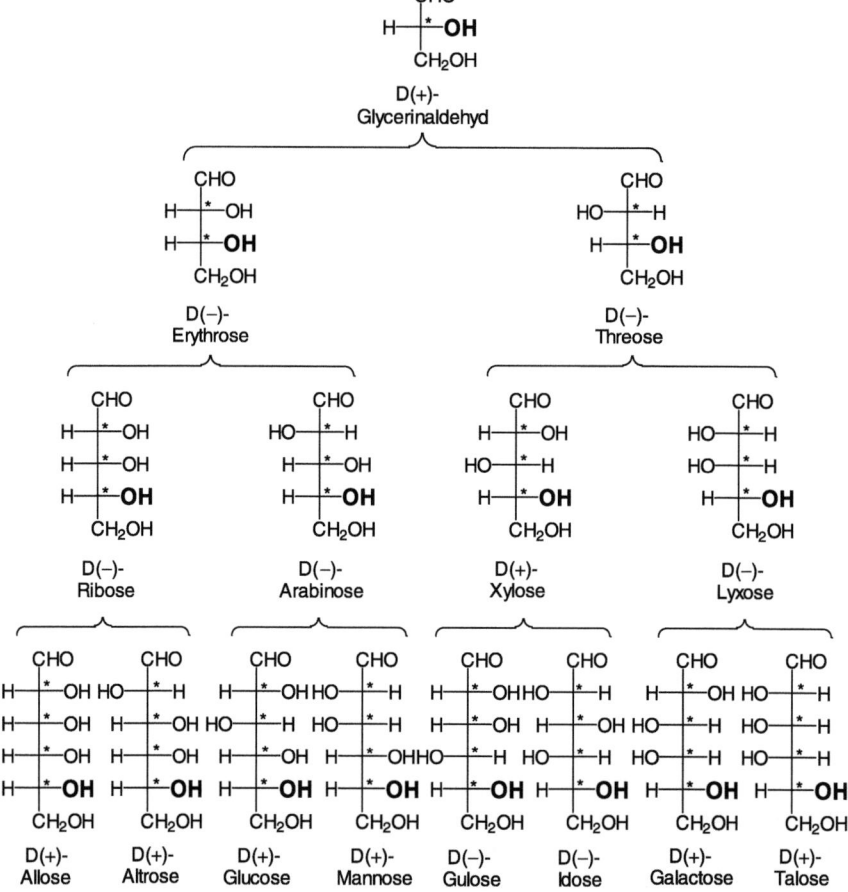

**Abb. 135.** Stammbaum der D-Aldosen. Die Asymmetrie-Zentren (Chiralitätszentren) sind mit * markiert. Die Drehrichtung für polarisiertes Licht ist mit (+) bzw. (–) angegeben

Einen analogen Stammbaum kann man auch für die **Ketosen** formulieren. Stammkörper ist hier das **Dihydroxyaceton**. Weitere wichtige Ketosen sind die **Ribulose** (eine Pentose), **Fructose** (eine Hexose) und die **Sedoheptulose** (eine Heptose). Die Phosphorsäureester (Phosphate) dieser Zucker sind wichtige Intermediate des Kohlenhydratstoffwechsels (Photosynthese und Glycolyse).

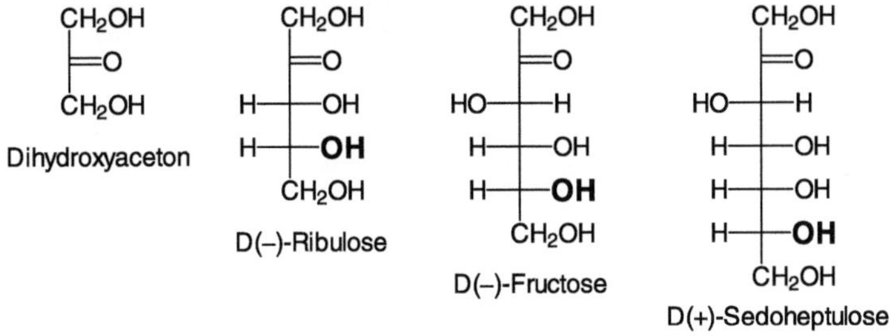

$$
\begin{array}{cccc}
CH_2OH & CH_2OH & CH_2OH & CH_2OH \\
=O & =O & =O & =O \\
CH_2OH & H\!-\!\!-\!OH & HO\!-\!\!-\!H & HO\!-\!\!-\!H \\
\text{Dihydroxyaceton} & H\!-\!\!-\!\mathbf{OH} & H\!-\!\!-\!OH & H\!-\!\!-\!OH \\
 & CH_2OH & H\!-\!\!-\!\mathbf{OH} & H\!-\!\!-\!OH \\
 & \text{D(–)-Ribulose} & CH_2OH & H\!-\!\!-\!\mathbf{OH} \\
 & & \text{D(–)-Fructose} & CH_2OH \\
 & & & \text{D(+)-Sedoheptulose}
\end{array}
$$

In der hier gezeigten offenen Form liegen Zucker nur zu einem geringen Teil vor. Überwiegend existieren sie als **Fünf-** bzw. **Sechsringe** mit einem Sauerstoffatom als Ringglied (Tetrahydrofuran- bzw. Tetrahydropyran-Ring).

Der Ringschluss verläuft unter Ausbildung eines **Halbacetals**, hier auch **Lactol** genannt (s.a. Kap. 17.1.2.2). Bei der Glucose addiert sich z.B. die OH-Gruppe am C-5-Atom intramolekular an die Carbonyl-Gruppe am C-1-Atom. Bei der Cyclisierung erhalten wir am C-1-Atom **ein neues Asymmetrie-Zentrum (anomeres Zentrum)**. Die beiden möglichen Diastereomeren werden als α- und β-**Form** unterschieden, die man an der Stellung der OH-Gruppe am C-1-Atom erkennt und oft als α- bzw. β-**Anomere** bezeichnet.

Beim Lösen der reinen Formen der Anomeren in Wasser beobachtet man ein interessantes Phänomen. Der **spezifische Drehwert** der Lösung ändert sich kontinuierlich bis zu einem bestimmten Endwert. Dabei ist es egal, von welchem Anomeren man ausgeht. Dieses Phänomen bezeichnet man als **Mutarotation**. Da die Halbacetalbildung reversibel verläuft, stellt sich zwischen der α- und β-Form ein Gleichgewicht ein. Der **Gleichgewichts-Drehwert** entspricht nicht dem arithmetischen Mittel der Drehwerte der reinen Anomeren. Dies liegt daran, dass im Gleichgewicht die beiden Formen nicht im Verhältnis 1:1 vorliegen, sondern 38% α- und 62% β-Form. Der Anteil der offenkettigen Verbindung liegt bei unter 1%.

Zur Darstellung der cyclischen Zuckerstrukturen gibt es verschiedene Möglichkeiten. Das Phänomen der Mutarotation soll am Beispiel der Glucose mit den unterschiedlichen Schreibweisen dargestellt werden.

### 1. *Tollens*-Ringformel

Diese Schreibweise leitet sich direkt von der Fischer–Projektion ab. Für die Tollens-Ringformel bzw. die Fischer-Projektion gilt:

**D-Reihe**: OH-Gruppe zeigt nach rechts: α,      **L-Reihe**: genau umgekehrt
            OH-Gruppe weist nach links: β.

α-D-Glucose
Schmp. 146°C
$[α]_D = +113°$

β-D-Glucose
Schmp. 150°C
$[α]_D = +19°$

Gleichgewicht in Wasser

$[α]_D = +52{,}5°$

## 2. *Haworth*-Ringformel

Bei dieser Schreibweise befinden sich **alle Ringatome in einer Ebene**. Die Bindungen zu den Substituenten gehen senkrecht nach oben und unten. Bindungen nach oben bedeutet, der Substituent liegt oberhalb der Ringebene. Bei der α-Form steht die anomere OH-Gruppe nach unten, bei der β-Form nach oben.

α-D-Glucose
38%

offene Aldehydform
< 0,3%

β-D-Glucose
62%

Man erkennt, dass bei der α-Form zwei OH-Gruppen direkt benachbart sind (C1 und C2). Aus sterischen Gründen ist die α-Form benachteiligt und liegt daher im Gleichgewicht auch im Unterschuss vor.

Der Übergang von der *Fischer*-Projektion in die *Haworth*-Ringformel lässt sich gut verstehen, wenn man bedenkt, dass ein Glucose-Molekül nicht als gerade Kette vorliegt, sondern wegen der Tetraederwinkel an den C-Atomen ringförmig vorliegen kann. Da bei der Fischer-Projektion die senkrechten Bindungen alle nach hinten gehen, ergibt sich automatisch die Konformation zur Cyclisierung.

Die in der *Fischer*-**Projektion** nach rechts weisenden Gruppen zeigen am *Haworth*-**Ring** nach unten, –CH₂OH zeigt nach oben.

## 3. Konformationsformel

Die *Haworth*-Ringformel ist eine sehr vereinfachte Darstellung. In Wirklichkeit liegt ein sechsgliedriger Ring nicht planar vor, sondern in der Regel in der **Sesselkonformation** (s. Kap. 3.2.1). Es gilt jedoch: Atome, die am *Haworth*-Ring nach oben zeigen, weisen auch bei der Sesselkonformation nach oben.

Bei der α-Form steht die anomere OH-Gruppe axial, bei der β-Form äquatorial.

α-D-Glucose   offene Aldehydform   β-D-Glucose

Die **Fructose** kann zusammen mit der Glucose durch Hydrolyse von Rohrzucker erhalten werden. Fructose ist eine Ketohexose und bildet einen Fünfring (**Furanose**) oder Sechsring (**Pyranose**).

**Beachte:** Bisher konnte nur die β-D-Fructopyranose in Substanz isoliert werden. Die Fructofuranosen kommen nur als Bausteine in den Glycosiden (= Furanoside) vor.

α-D-Fructopyranose   β-D-Fructopyranose   β-D-Fructofuranose
(*Haworth*-Formel)

### 25.1.2 Reaktionen und Eigenschaften

#### 1. Reduktionen und Oxidationen

**Die Glucose** ist ein **Mono**saccharid (d.h. sie ist nicht mit einem weiteren Zucker verknüpft). Glucose enthält sechs C-Atome (**Hexose**) und eine Aldehyd-Gruppe, ist also eine **Aldose**. Die Aldo-hexose liegt in wässriger Lösung überwiegend als ein Sechsring vor, dessen Grundgerüst dem Tetrahydro**pyran** entspricht, daher die Bezeichnung **Pyranose**. Wegen der zahlreichen Hydroxyl-Gruppen ist sie wasserlöslich (hydrophil). Sie reduziert wie alle α-Hydroxyaldehyde und α-Hydroxyketone *Fehlingsche* **Lösung** (s. Kap. 16.4.3). Durch andere Oxidationsreaktionen kann sich aus Glucose die **Gluconsäure** bilden, wobei die Aldehyd-Gruppe zur Carboxylgruppe oxidiert wird (s. Abb. 136). Gluconsäure und andere **-onsäuren** können durch Wasserabspaltung leicht in γ- oder δ-Lactone übergehen; aus Glucose entsteht daher bei milder Oxidation das **Gluconsäurelacton**. Bei stärkerer Oxidation wird auch die primäre Alkoholgruppe oxidiert. Es entstehen Polyhydroxydicarbonsäuren, die **-arsäuren,** wie **Glucarsäure** (Zuckersäure), **Galactarsäure** (Schleimsäure) u.a.

Im Unterschied zu den -onsäuren und -arsäuren liegen die **-uronsäuren** als cyclische Verbindungen vor. Bei ihnen ist – im Vergleich zur Stammverbindung – die primäre CH$_2$OH-Gruppe oxidiert und die Aldehyd-Gruppe noch erhalten. Die biochemisch wichtigen Uronsäuren, wie z.B. die **Glucuronsäure** sind physiologisch von Bedeutung, weil die Aldehyd-Gruppe mit anderen Substanzen, wie z.B. Phenolen reagieren kann. Die so erhaltenen Glucuronide können über die Nieren aus dem Körper ausgeschieden werden („Entgiftung").

Durch Reduktion der Carbonyl-Gruppe entstehen Alkohole, welche die Endung –it erhalten. Aus Glucose entsteht z.B. **D-Glucit** (Sorbit, Sorbitol).

Neben diesen offenkettigen Polyalkoholen („Zuckeralkohole") sind auch cyclische Polyalkohole bekannt, wie z.B. der in Phospholipiden vorkommende myo-Inositol, ein Hexahydroxycyclohexan („Cyclit").

Ketosen lassen sich wie die Aldosen reduzieren und oxidieren. Durch **Reduktion der Ketogruppe** entsteht ein **neues stereogenes Zentrum** (C-2). In der Regel erhält man ein Gemisch der beiden möglichen Diastereomeren. Solche Verbindungen, die sich nur in der Konfiguration eines chiralen Zentrums unterscheiden, nennt man **Epimere**. Aus D-Fructose entsteht z.B. D-Sorbit und D-Mannit.

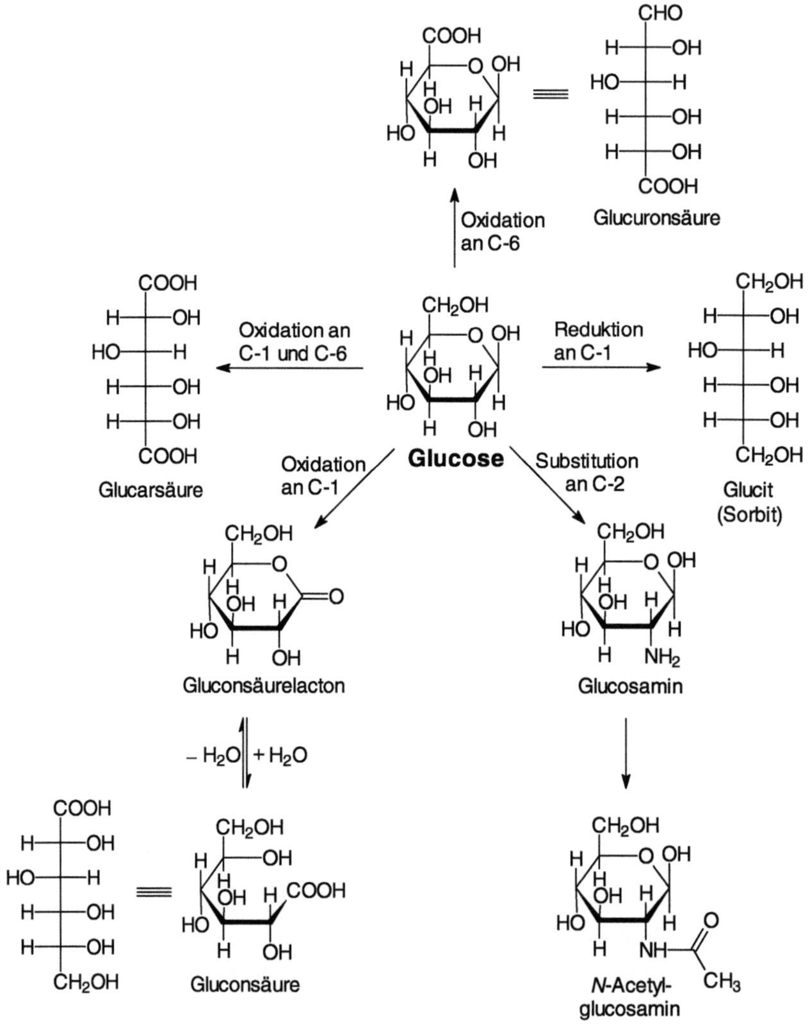

**Abb. 136.** Wichtige Derivate der Glucose

Bei Oxidationen von Ketosen werden zunächst die primären Alkoholgruppen oxidiert; energische Oxidationen spalten die C-Kette. **Fructose reagiert auch mit Fehlingscher Lösung** (eine typische Nachweisreaktion für Aldehyde) obwohl es sich um eine Ketose handelt. Dies liegt daran, dass sich Ketosen in Aldosen umwandeln lassen und umgekehrt. Die Reaktion verläuft über ein intermediär gebildetes **Endiol**. Aus Fructose erhält man so die epimeren Zucker Mannose und Glucose.

## 2. Acetal-Bildung bei Zuckern

Wie gezeigt liegen die Monosaccharide in Lösung überwiegend in der cyclischen Halbacetalform vor. Aus Halbacetalen erhält man mit Alkoholen im Sauren Vollacetale. **Diese bezeichnet man als Glycoside** (speziell: Glucoside, Fructoside usw.). Je nach Stellung der OH-Gruppe können sie α- oder β-verknüpft sein. Diese Verknüpfung wird als **glycosidische Bindung** bezeichnet.

Ein Übergang in die Aldehyd-Form ist jetzt unmöglich: Die reduzierende Wirkung entfällt, Mutarotation findet nicht mehr statt. Eine Glycosidbildung (unter $H_2O$-Abspaltung) kann erfolgen mit OH-Gruppen (z.B. von Alkoholen, Phenolen, Carbonsäuren, Zuckern) und $NH_2$-Gruppen (z.B. von Nucleosiden, Polynucleotiden).

**Glycoside sind (wie alle Acetale) gegen Alkalien beständig, werden jedoch durch Säuren hydrolysiert.** Verdünnte Säuren spalten nur den acetalischen Rest ab, bei dem abgebildeten substituierten Methylglucosid also die $OCH_3$-Gruppe. Die anderen vier Reste $R^1$-$R^4$ enthalten z.B. gewöhnliche Etherbindungen und können nur unter drastischeren Bedingungen entfernt werden. Umgekehrt werden bei der Umsetzung von Glucose mit Methanol und Chlorwasserstoff nur das α- bzw. β-Methylglucosid gebildet. Die anderen OH-Gruppen bleiben unverändert erhalten. Eine Methylierung an diesen Positionen ist z.B. möglich mit $CH_3I/Ag_2O$ (s. *Williamson'sche* Ethersynthese, Kap. 12.3.1).

## 25.2 Disaccharide

### 25.2.1 Allgemeines

Im Kapitel Monosaccharide wurde gezeigt, dass diese mit beliebigen Alkoholen unter $H_2O$-Abspaltung Glycoside bilden können. Reagieren sie hingegen mit sich selbst oder einem anderen Monosaccharid, so bilden sich Disaccharide, bei weiterer Wiederholung dieser Reaktion Oligo- und schließlich Polysaccharide. Tritt **immer dasselbe Monosaccharid** als Baustein auf, so spricht man von **Homoglycanen**; handelt es sich um **verschiedene Monosaccharide**, nennt man sie **Heteroglycane**. Die zugrunde liegende Reaktionsfolge ist eine **Polykondensation**.

Auch die Glycoside können, wie alle Acetale, durch Säuren in ihre Bausteine zerlegt werden. Neben die säurekatalysierte Hydrolyse tritt in der Biochemie auch die Enzym-katalysierte Hydrolyse zu Mono- und z.T. auch zu Disacchariden.

Für die Verknüpfung zweier Monosaccharide gibt es verschiedene Möglichkeiten und man unterscheidet zwischen **reduzierenden** und **nichtreduzierenden Zuckern**. Bei **reduzierenden Zuckern** liegt wie bei den Monosacchariden eine **Halbacetalstruktur** vor. Diese Verbindungen zeigen daher ebenfalls das Phänomen der Mutarotation. Bei den **nichtreduzierenden Zuckern** sind beide Monosaccharide über ihre anomere OH-Gruppe verknüpft. Hier liegt nun ein ‚doppeltes **Vollacetal**' vor, welches nicht mehr reduzierend wirkt und das keine Mutarotation zeigt.

In der Natur kommen nur wenige Disaccharide vor, die wichtigsten sind **Rohr-, Milch- und Malzzucker**. Dies sind die allgemein gebräuchlichen Trivialnamen.

Bei **der systematischen Benennung** betrachtet man einen Monosaccharid-Baustein als Stammkörper und den zweiten als Substituenten (Endung –yl). **Bei reduzierenden Zuckern wird das Monosaccharid mit der Halbacetal-Gruppe Stammkörper**, bei nicht reduzierenden Zuckern wird die vorliegende Glycosidstruktur durch die Endung –osid ausgedrückt. Die Position der OH-Gruppe, welche für die glycosidische Bindung Verwendung verwendet wird, wird dem Namen vorangestellt, ebenso wie die Art der Verknüpfung (α oder β).

Allgemeines Schema für die Benennung der Disaccharide:

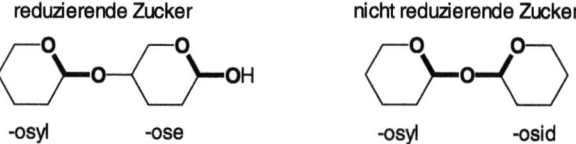

**Hinweis:** Im folgenden werden die glycosidischen Bindungen **fett** gezeichnet. Der Übersichtlichkeit halber werden die Wasserstoffatome am Ring weggelassen.

## 25.2.2 Beispiele für Disaccharide

### 1. Nicht reduzierende Zucker

Im **Rohrzucker (Saccharose)** ist die α-D-Glucose mit β-D-Fructose α-β-glycosidisch verknüpft. Dieses Disaccharid ist ein **Vollacetal** und daher als α-D-Glucopyranosyl-β-D-fructofuranosid zu bezeichnen. Die Hydrolyse ergibt die beiden Hexosen.

Wie man sehen kann, erfolgt die Verknüpfung (unter Wasseraustritt) zwischen den beiden anomeren OH-Gruppen, die beim Ringschluss aus den Carbonylgruppen entstanden sind. Da das Molekül somit keine (latenten) Carbonylgruppen mehr enthält, folgt, dass Rohrzucker z.B. die *Fehlingsche* **Lösung nicht** reduziert.

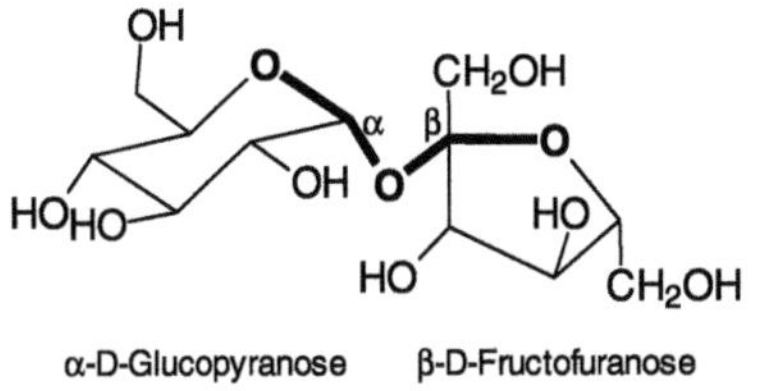

α-D-Glucopyranose    β-D-Fructofuranose

α-D-Glucopyranosyl- β-D-fructofuranosid
(Saccharose)

Kurzformel:

Glc α(1→2)β Fru

### 2. Reduzierende Zucker

Wird die glycosidische Bindung mit einer alkoholischen OH-Gruppe gebildet, steht die Halbacetal-Form des zweiten Zuckers mit der offenen Form im Gleichgewicht, d.h. die **Reduktion von *Fehling*-Lösung** ist möglich (latente Carbonyl-Gruppe).

**Malzzucker (Maltose)**, 4-O-(α-D-Glucopyranosyl)-D-glucopyranose. Maltose ist ein Disaccharid, das ohne hydrolytische Spaltung Fehlingsche Lösung reduzieren kann. *Beachte:* **Cellobiose** ist Glc β (1 → 4) Glc.

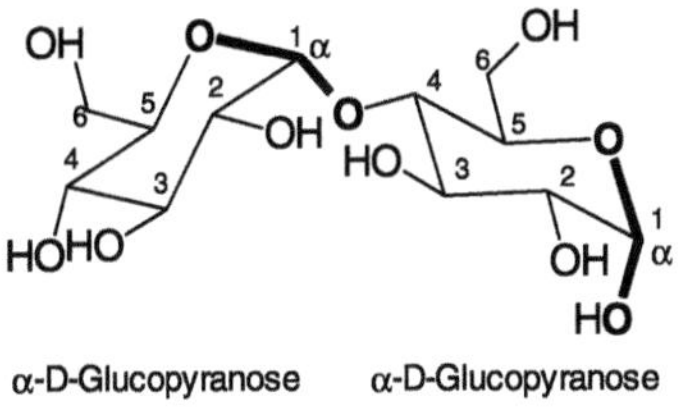

α-D-Glucopyranose    α-D-Glucopyranose

4–O–(α-D-Glucopyranosyl)-D-glucopyranose
(Maltose)

Kurzformel:

Glc α(1→4)α Glc

Das gleiche gilt für **Milchzucker (Lactose)**, 4-O-(β-D-Galactopyranosyl)-D-glucopyranose.

β-D-Glalactopyranose β-D-Glucopyranose

Kurzformel:

Gal β(1→4)β Glc

4-O-(β-D-Galactopyranosyl)-D-glucopyranose
(Lactose)

## 25.3 Oligo- und Polysaccharide (Glycane)

Die Bedeutung der makromolekularen Struktur wird am Beispiel der Polysaccharide **Cellulose, Stärke** und **Glycogen** besonders deutlich. Alle drei sind aus dem gleichen Monomeren, der D-Glucose, aufgebaut, unterscheiden sich jedoch in der Art der Verknüpfung und der Verzweigung.

### Cellulose

Cellulose besteht aus D-Glucose-Molekülen, die an den C-Atomen **1 und 4** **β-glycosidisch** verknüpft sind. Das Ergebnis ist ein lineares, langgestrecktes Molekül ohne Verzweigungen, das hervorragend Fasern bilden kann:

Cellulose
(Ausschnitt aus der Kette)

In der Strukturformel erkennt man, dass die einzelnen Pyranose-Einheiten H-Brückenbindungen von den Hydroxyl-Gruppen am C-3-Atom zum Ring-Sauerstoffatom der nächsten Pyranose ausbilden können. Auch zwischen den Molekülsträngen sind H-Brückenbindungen wirksam, so dass man die Struktur einer Faser erhält. Diese eignet sich als Gerüstsubstanz, weil sie unter normalen Bedingungen unlöslich ist.

Die beiden anderen aus Glucose aufgebauten Polysaccharide Stärke und Glycogen haben einen anderen Bau. Ihre Verwendung als Reservekohlenhydrate verlangt eine möglichst schnelle und direkte Verwertbarkeit im Organismus. Sie müssen daher wasserlöslich und stark verzweigt sein, um einen schnellen Abbau zu gewährleisten.

## Stärke

**Stärke**, ein wichtiger Bestandteil der Nahrung, besteht zu 10 - 30 % aus **Amylose** und zu 70 - 90 % aus **Amylopectin**. Beide sind aus D-Glucose-Einheiten zusammengesetzt, die α-glycosidisch verknüpft sind.

In der **Amylose** sind die Einheiten **α(1,4)-verknüpft**, wobei die Glucose-Ketten kaum verzweigt sind. Sie ist der Stärkebestandteil, der mit Iod eine blaue **Iod-Stärke-Einschlussverbindung** ergibt. Die Röntgenstrukturanalyse zeigt, dass die Ketten in Form einer **Helix** spiralförmig gewunden sind, da die verbrückenden O-Atome immer auf der gleichen Seite der Glucosebausteine liegen.

Amylose
(Ausschnitt aus der Kette)

Der Hauptbestandteil der Stärke, das **Amylopectin**, ist im Gegensatz zur Amylose stark verzweigt: **α(1,4)-glycosidisch** gebaute Amylose-Ketten sind **α(1,6)-glycosidisch** miteinander verbunden.

Stärke wird industriell mit Hilfe von Enzymen über Maltose zu Glucose abgebaut, die ggf. weiter zu Ethanol vergärt werden kann (s. Kap. 12.1.2).

$$(C_6H_{10}O_5)_n + n\ H_2O \xrightarrow{\text{Diastase}} {}^n/_2\ C_{12}H_{22}O_{11}$$
Stärke → Maltose

$$C_{12}H_{22}O_{11} + H_2O \xrightarrow{\text{Maltase}} 2\ C_6H_{12}O_6$$
Maltose → Glucose

## Glycogen

**Glycogen**, ein ebenfalls aus Glucose aufgebautes Reserve-Polysaccharid, ist ähnlich wie Amylopectin **α(1,4)-** und **α(1,6)-verknüpft**. Die Verzweigung ist jedoch noch beträchtlich größer. Analog zur Amylose entsteht mit Iod eine braunfarbene Einschlussverbindung, die auf eine helicale Struktur hindeutet.

# 26 Aminosäuren, Peptide und Proteine

Die **Eiweiße** oder **Proteine** (Polypeptide) sind hochmolekulare Naturstoffe (Molekülmasse > 10 000), aufgebaut aus einer größeren Anzahl (20) verschiedener **Aminosäuren** (Aminocarbonsäuren).

## 26.1 Aminosäuren

### 26.1.1 Einteilung und Struktur

Die meisten natürlichen Aminosäuren tragen die Aminogruppe in α-Stellung, d.h. an dem zur Carboxylgruppe benachbarten Kohlenstoff-Atom. Außer Glycin sind alle **20 in Proteinen vorkommenden α-Aminosäuren (proteinogene Aminosäuren)** chiral, weil das α-C-Atom ein Asymmetriezentrum ist (s. Kap. 23). Zur Darstellung der Aminosäuren bedient man sich zweier Schreibweisen: Zum einen der *Fischer*-Projektion (analog den Kohlenhydraten), zum anderen einer räumlichen Darstellung. Bei **allen proteinogenen Aminosäure**n steht die NH$_2$-Gruppe in der *Fischer*-Projektion links, d.h. sie **haben L-Konfiguration** (s. Kap. 23.3.2). Bestimmt man die Konfiguration nach den Regeln von *Cahn*, *Ingold* und *Prelog* (s. Kap. 23.3.1), so besitzen **fast alle Aminosäuren S-Konfiguration**. Einzige Ausnahme: Cystein (S hat höhere Priorität als O). Per Definition zeichnet man Aminosäuren und Peptide so, dass die Aminogruppe immer links und die Carboxylgruppe immer rechts steht.

**Darstellungsweisen:**

Fischer-Projektion

räumliche Darstellung

**Konfigurationsbestimmung:**

(*S*)-Serin

(*R*)-Cystein

Die natürlich vorkommenden Aminosäuren werden eingeteilt in: **neutrale** Aminosäuren (eine Amino- und eine Carboxylgruppe), **saure** Aminosäuren (eine Amino- und zwei Carboxylgruppen) und **basische** Aminosäuren (eine Carboxylgruppe und zwei basische Funktionen).

## 1. Neutrale Aminosäuren (Abkürzungen in Klammern)

| Glycin (Gly, G) | Alanin (Ala, A) | Valin* (Val, V) | Leucin* (Leu, L) | Isoleucin* (Ile, I) |

| Cystein (Cys, C) | Serin (Ser, S) | Threonin* (Thr, T) | Asparagin (Asn, N) | Glutamin (Gln, Q) |

| Phenylalanin* (Phe, F) | Thyrosin (Tyr, Y) | Tryptophan* (Trp, W) | Methionin* (Met, M) | Prolin (Pro, P) |

## 2. Basische Aminosäuren

| Lysin* (Lys, K) | Arginin (Arg, R) | Histidin (His, H) |

## 3. Saure Aminosäuren

| Asparaginsäure (Asp, D) | Glutaminsäure (Glu, E) |

Als vereinfachte Schreibweise verwendet man für die Aminosäuren und Peptide häufig den **Dreibuchstaben-Code** (Bsp. Ile für Isoleucin). Bei den erheblich größeren Proteinen beschreibt man die Aminosäuresequenz mit Hilfe des **Einbuchstaben-Codes** (I für Isoleucin).

Diese 20 α-Aminosäuren werden benötigt zur **Proteinbiosynthese**. 12 davon können vom Körper selbst aufgebaut werden, die übrigen 8 sind **essentielle Aminosäuren** (*), d.h. **sie müssen mit der Nahrung aufgenommen werden**. Der Bedarf an diesen Aminosäuren lässt sich durch Verzehr von Fleisch, Fisch oder Eiern decken. Vegetarier sollten daher auf proteinreiche pflanzliche Produkte zurückgreifen. Bei der künstlichen Ernährung werden wässrige Aminosäure-Lösungen intravenös verabreicht.

Neben diesen 20 Aminosäuren findet man in vereinzelten Proteinen (z.B. im Kollagen) weitere Aminosäuren wie etwa Hydroxyprolin (Hyp). Dieses entsteht aus Prolin, wobei die Hydroxylgruppe nach der Proteinsynthese eingeführt wird. Dies bezeichnet man als **posttranslationale Modifizierung**.

Außer α-Aminosäuren gibt es noch eine Reihe weiterer wichtiger Aminocarbonsäuren die von biologischer Bedeutung sind. Je nach Stellung der Aminogruppe unterscheidet man β-, γ-, δ-, ε- Aminosäuren. Diese Aminosäuren kommen zwar nicht in Proteinen vor, sie sind jedoch wichtige Botenstoffe oder spielen eine Rolle im Stoffwechsel. So ist β-Alanin ein Bestandteil von Coenzym A, γ-Aminobuttersäure ist ein wichtiger Neurotransmitter.

Hydroxyprolin (Hyp)   β-Alanin (β-Ala)   γ-Aminobuttersäure (GABA)

## 26.1.2 Aminosäuren als Ampholyte

Aufgrund ihrer Struktur besitzen Aminosäuren sowohl basische als auch saure Eigenschaften (Ampholyte, vgl. Teil I, Kap. 10). Es ist daher eine intramolekulare Neutralisation möglich, die zu einem sog. **Zwitterion (Betain)** führt:

$$R-\underset{NH_3^+}{CH}-COO^-$$   Zwitterion einer Aminosäure

Aminosäuren liegen meist kristallin vor, ihre Schmelzpunkte sind sehr hoch und liegen über den Zersetzungspunkten (z.B. Alanin 295°C).

In wässriger Lösung ist die $-NH_3^+$-Gruppe die Säuregruppe einer Aminosäure. Der $pK_S$-Wert ist ein Maß für die Säurestärke dieser Gruppe. Der $pK_B$-Wert einer Aminosäure bezieht sich auf die basische Wirkung der $-COO^-$-Gruppe.

Für eine bestimmte Verbindung sind die Säure- und Basestärke nicht genau gleich, da diese von der Struktur abhängen. Es gibt jedoch in Abhängigkeit vom pH-Wert einen Punkt, bei dem die intramolekulare Neutralisation vollständig ist. Dieser wird als **isoelektrischer Punkt (I.P.)** bezeichnet.

Er ist dadurch gekennzeichnet, dass im elektrischen Feld bei der Elektrophorese keine Ionenwanderung mehr stattfindet und die Löslichkeit der Aminosäuren ein **Minimum** erreicht. Daher ist es wichtig, bei gegebenen pK$_S$-Werten den isoelektrischen Punkt (I.P.) berechnen zu können. Die Formel hierfür lautet:

$$\text{I.P.} = \tfrac{1}{2}(\text{pK}_{S1} + \text{pK}_{S2})$$

pK$_{S1}$ = pK$_S$-Wert der Carboxylgruppe, pK$_{S2}$ = pK$_S$-Wert der Aminogruppe. Manchmal findet man anstatt K$_S$ auch K$_A$ ($_A$ von acid).

**Beispiel:** Glycin H$_2$N–CH$_2$–COOH

(A) $\quad$ K$_A$ = 1,6 · 10$^{-10}$ (pK$_A$ = 9,8) $\qquad\qquad$ K$_{S2}$ = 1,6 · 10$^{-10}$ (pK$_{S2}$ = 9,8)
$\qquad\qquad\qquad\qquad\qquad\qquad\qquad$ oder (B)
$\quad$ K$_B$ = 2,5 · 10$^{-12}$ (pK$_B$ = 11,6) $\qquad\quad$ K$_{S1}$ = 4 · 10$^{-3}$ (pK$_{S1}$ = 2,4)

Beide Angaben (A) und (B) sind in der Literatur üblich. Die Lage des I.P. berechnet sich daraus zu:

$$\text{I.P.} = \tfrac{1}{2}(2{,}4 + 9{,}8) = 6{,}1.$$

Bei pH = 6,1 liegt also Glycin als Zwitterion vor, welches von einem elektrischen Feld nicht beeinflusst wird. Verändert man jedoch den pH-Wert einer Lösung, so wandert die Aminosäure je nach Ladung an die Kathode oder Anode, wenn man eine Gleichspannung an zwei in ihre Lösung eintauchende Elektroden anlegt (**Elektrophorese**). Dies lässt sich an Hand der folgenden Gleichgewichte leicht einsehen:

$\qquad\qquad$ H$_3$N$^+$–CHR–COOH $\quad\underset{+H^+}{\overset{-H^+}{\rightleftharpoons}}\quad$ H$_3$N$^+$–CHR–COO$^-$ $\quad\underset{+H^+}{\overset{-H^+}{\rightleftharpoons}}\quad$ H$_2$N–CHR–COO$^-$

$\qquad\qquad\qquad$ pH < I.P. $\qquad\qquad\qquad\qquad$ pH = I.P. $\qquad\qquad\qquad\qquad$ pH > I.P.
$\qquad\qquad\qquad$ Kation $\qquad\qquad\qquad\qquad\quad$ Zwitterion $\qquad\qquad\qquad\qquad\;\;$ Anion
$\qquad\qquad$ (wandert zur Kathode) $\qquad\quad$ (keine Wanderung) $\qquad\quad$ (wandert zur Anode)

**Hinsichtlich der Puffereigenschaften der Aminosäuren gilt:**

Im Bereich der pK$_S$-Werte ist die Steigung der Titrationskurve am geringsten (s. Abb. 132), d.h. schwache Säuren und Basen puffern optimal im pH-Bereich ihrer pK$_S$-Werte (und nicht am I.P.).

**Beispiel:** Lysin hat einen I.P. von 9,74. Bei einem pH von 10 liegt Lysin als Anion vor, bei pH = 9,5 als Kation. Die jeweils vorliegende Struktur ergibt sich aus den obigen Gleichgewichten.

Will man Lysin an einen Anionenaustauscher adsorbieren, muss man daher den pH-Wert der wässrigen Lösung größer als den I.P. wählen (z.B. pH = 10). In einer derartigen Lösung wird Lysin bei Anlegen einer elektrischen Gleichspannung zur Anode wandern.

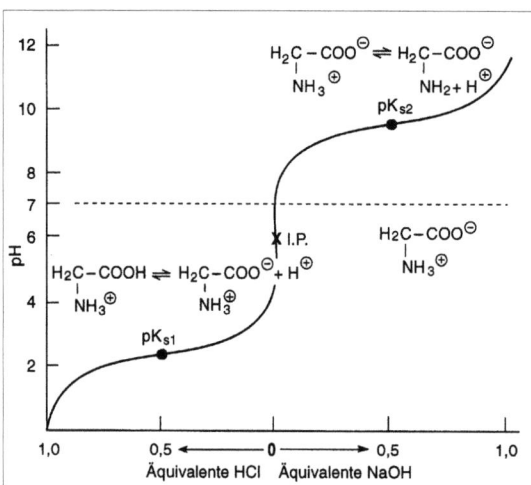

**Abb. 137.** Titrationskurve von Glycin

### 26.1.3 Gewinnung und Synthesen von Aminosäuren

Der mit Abstand größte Bedarf an α-Aminosäuren besteht bei den proteinogenen Aminosäuren. Diese erhält man überwiegend durch **Totalhydrolyse von Proteinen** und anschließende Trennung des dabei anfallenden Aminosäuregemisches. Auf diese Weise sind die meisten der 20 L-Aminosäuren zugänglich. Die in Proteinen seltener vorkommenden und die D-Aminosäuren können so jedoch nicht (in ausreichenden Mengen) erhalten werden. Daher wurden eine Reihe von Synthesemethoden zum Aufbau auch unnatürlicher Aminosäuren entwickelt.

**1.** Eine wichtige Herstellungsmethode ist die *Strecker*-**Synthese**. Dabei werden Aldehyde mit Ammoniak und Blausäure umgesetzt. Die Hydrolyse des dabei gebildeten α-Aminonitrils ergibt die gewünschte Aminosäure in racemischer Form:

$$RCHO + NH_3 + HCN \xrightarrow{-H_2O} \underset{\alpha\text{-Aminonitril}}{H_2N-\overset{H}{\underset{R}{C}}-CN} \xrightarrow[-NH_3]{+2 H_2O} \underset{\alpha\text{-Aminosäure}}{H_2N-\overset{H}{\underset{R}{C}}-COOH}$$

Der Aldehyd reagiert dabei mit Ammoniak in einer Gleichgewichtsreaktion zu einem **Imin** (Azomethin) (s. Kap. 17.1.3), das als „carbonyl-analoge" Verbindung HCN addieren kann. Vergleicht man jedoch die **Carbonylaktivitäten** (s. Kap. 17.1.3) des Aldehyds und des Imins, so sollte man erwarten, dass der reaktivere Aldehyd bevorzugt mit dem Cyanid reagiert, unter Bildung eines Cyanhydrins (s. Kap. 17.2.1). Dies ist jedoch nicht der Fall. Vielmehr kommt es zu einer Protonierung des Imins durch die Blausäure, wodurch das gebildete **Imminiumion** reaktiver wird als der ursprüngliche Aldehyd (s. Kap. 17.1.3). Dieses reagiert dann mit dem Cyanid zum entsprechenden Aminonitril. Blausäure ist eine relativ schwache Säure, und daher nicht in der Lage den Aldehyd zu protonieren, wohl aber das erheblich basischere Imin (vgl. reduktive Aminierung, Kap. 14.1.2.5).

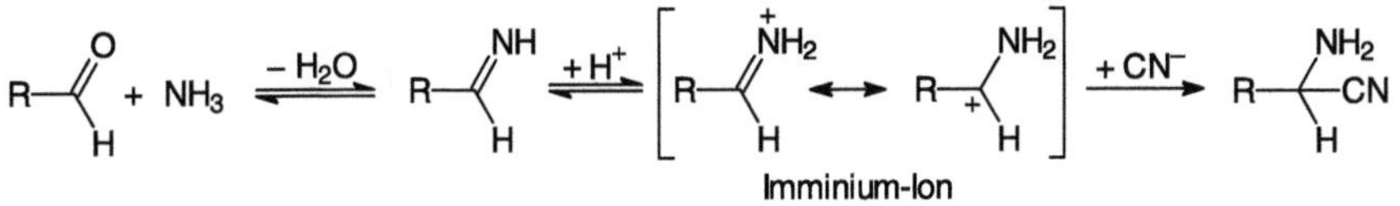

$$R-\underset{H}{\overset{O}{C}} + NH_3 \underset{-H_2O}{\rightleftharpoons} R-\underset{H}{\overset{NH}{C}} \underset{+H^+}{\rightleftharpoons} \left[ R-\underset{H}{\overset{\overset{+}{N}H_2}{C}} \leftrightarrow R-\underset{+}{\overset{NH_2}{C}}{}_H \right] \xrightarrow{+CN^-} R-\underset{H}{\overset{NH_2}{C}}-CN$$

Imminium-Ion

2. Eine weitere wichtige Herstellungsmethode ist die **Aminierung von α-Halogencarbonsäuren**. Dabei werden z.B. α-Bromcarbonsäuren, erhältlich durch Halogenierung nach *Hell-Volhard-Zelinsky* (s. Kap. 18.5.4), mit einem großen Überschuss an Ammoniak umgesetzt:

**Beispiel:**

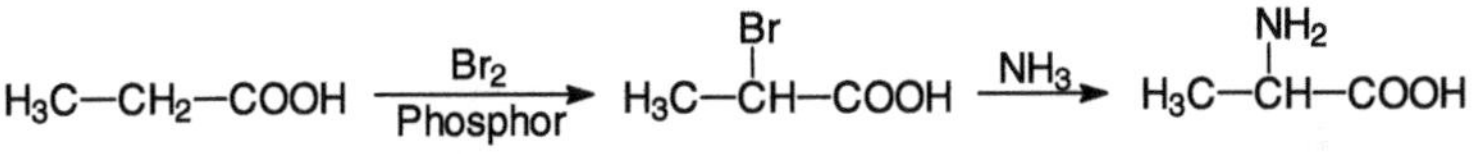

$$H_3C-CH_2-COOH \xrightarrow[\text{Phosphor}]{Br_2} H_3C-\underset{}{\overset{Br}{C}H}-COOH \xrightarrow{NH_3} H_3C-\underset{}{\overset{NH_2}{C}H}-COOH$$

*Hell-Vollhard-Zelinsky*-Reaktion    Alanin

Der Überschuss ist notwendig, da die Aminogruppe der gebildeten Aminosäure nucleophiler ist als der eingesetzte Ammoniak (s.a. Kap. 14.1.2) und daher ebenfalls mit der α-Bromcarbonsäure reagieren kann.

3. Die *Gabriel*-**Synthese** (s. Kap. 14.1.2.2) umgeht dieses Problem und verwendet anstelle von Ammoniak Kaliumphthalimid, das z.B. mit Brommalonester umgesetzt werden kann. Das entstandene Produkt wird alkyliert und anschließend hydrolysiert. Die dabei gebildete substituierte Malonsäure spaltet bei Erwärmen $CO_2$ ab (s. Kap. 20.2.2.1), und man erhält die gewünschte Aminosäure:

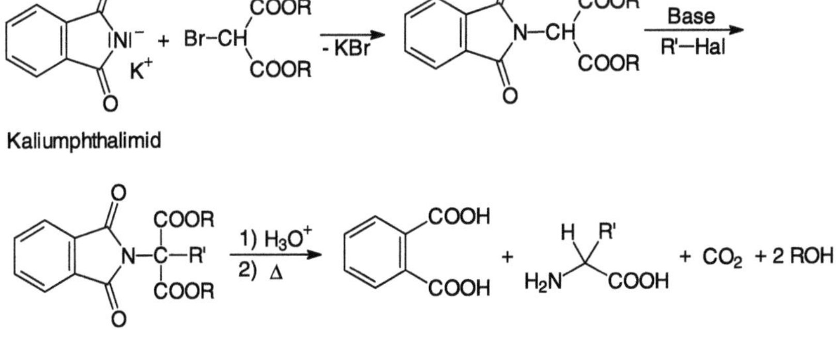

Kaliumphthalimid

4. Bei allen hier vorgestellten Verfahren werden die Aminosäuren in racemischer Form gebildet. Die **Trennung der Aminosäure-Racemate in die optischen Antipoden (Enantiomere)** erfolgt nach speziellen Methoden (s.a. Kap. 23.5.1). Im wesentlichen sind drei Verfahren entwickelt worden:

1. Trennung durch **fraktionierte Kristallisation** (physikalisches Verfahren).
2. Umwandlung von Aminosäurederivaten mit Hilfe von **Enzymen**, wobei diese nur eine enantiomere Form erkennen und umsetzen, und das andere Enantiomer unverändert zurückbleibt (biologisches Verfahren).
3. Kombination einer racemischen Säure mit einer optisch aktiven Base. (s. Kap. 23.5.1.2) Es entstehen Salze, z.B. D-Aminosäure-L-Base und L-Aminosäure-L-Base, die aufgrund ihrer unterschiedlichen Löslichkeit getrennt werden können (chemisch-physikalisches Verfahren).

## 26.1.4 Reaktionen von Aminosäuren

Die **Aminosäuren können** entsprechend der vorhandenen funktionellen Gruppen **wie Amine oder Carbonsäuren reagieren**. Beide funktionelle Gruppen können analog zu den Hydroxysäuren (s. Kap. 18.5.2.3) beim **Erwärmen** miteinander reagieren:

**1. α-Aminosäuren** bilden ein **cyclisches Diamid (Diketopiperazin):**

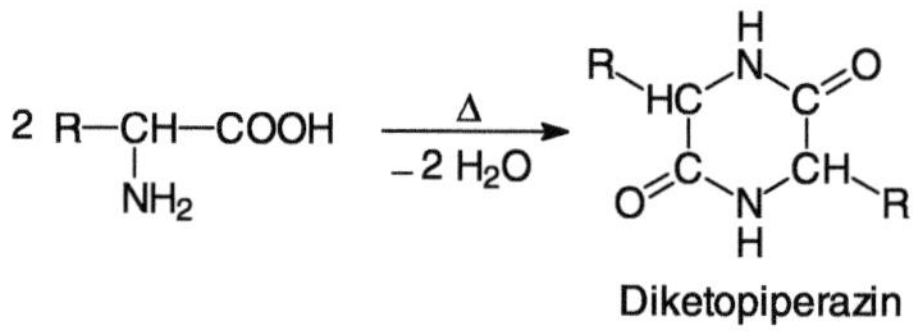

$$2\ R-CH(NH_2)-COOH \xrightarrow[-2\,H_2O]{\Delta} \text{Diketopiperazin}$$

**2. β-Aminosäuren** führen zu **α,β-ungesättigten Säuren**

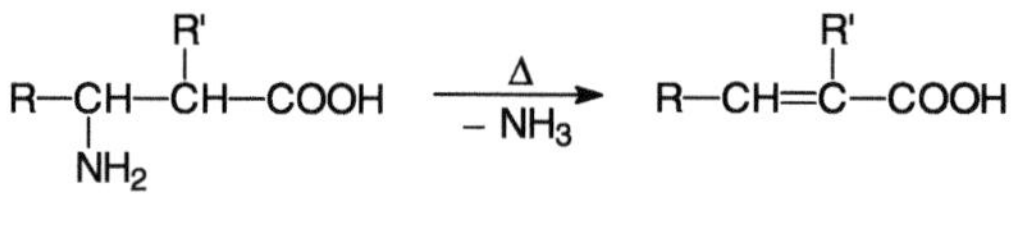

$$R-CH(NH_2)-CHR'-COOH \xrightarrow{\Delta,\ -NH_3} R-CH=CR'-COOH$$

**3. Aus γ- und δ-Aminosäuren** entstehen cyclische Amide, **die γ- und δ-Lactame:**

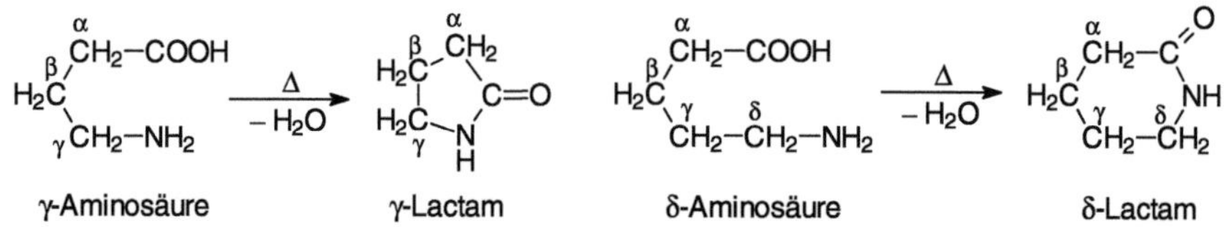

γ-Aminosäure $\xrightarrow[-H_2O]{\Delta}$ γ-Lactam

δ-Aminosäure $\xrightarrow[-H_2O]{\Delta}$ δ-Lactam

## 26.2 Peptide

Zwei, drei oder mehr **Aminosäuren** können, zumindest formal, unter Wasserabspaltung zu einem größeren Molekül kondensieren. Die Verknüpfung erfolgt jeweils über die **Peptid-Bindung –CO–NH–** (Säureamid-Bindung). **Je nach der Anzahl der Aminosäuren nennt man die entstandenen Verbindungen Di-, Tri- oder Polypeptide.**

**Beispiel:**

$$H_2N-CH_2-COOH + H_2N-\underset{CH_3}{\overset{|}{CH}}-COOH \longrightarrow H_2N-CH_2-\overset{O}{\overset{\|}{C}}-NH-\underset{CH_3}{\overset{|}{CH}}-COOH$$

Glycin      Alanin      Glycyl-Alanin
(Gly)      (Ala)      (Gly-Ala)
     ein Dipeptid

Bei der Beschreibung der Peptide verwendet man in der Regel den Dreibuchstaben-Code (Proteine: Einbuchstaben-Code). Bei der Verwendung der Abkürzungen wird die Aminosäure mit der freien Aminogruppe (***N*-terminale AS**) am linken Ende, diejenige mit der freien Carboxylgruppe (***C*-terminale AS**) am rechten Ende geschrieben: Gly-Ala (oft auch H-Gly-Ala-OH) im obigen Beispiel ist also nicht dasselbe wie Ala-Gly (= H-Ala-Gly-OH). Drei verschiedene Aminosäuren können daher $3! = 1 \cdot 2 \cdot 3 = 6$ verschiedene Tripeptide geben, die zueinander **Sequenzisomere** sind.

**Beispiel:** Aus Ala, Gly und Val lassen sich bilden: Ala-Gly-Val, Ala-Val-Gly, Gly-Ala-Val, Gly-Val-Ala, Val-Ala-Gly, Val-Gly-Ala.

Kristallstrukturbestimmungen von einfachen Peptiden führen zu den in Abb. 138 enthaltenen Angaben über die räumliche Anordnung der Atome: Da alle Proteine aus L-Aminosäuren aufgebaut sind, ist die Konfiguration am α-C-Atom festgelegt. Die Röntgenstrukturanalyse ergibt zusätzlich, dass die Amidgruppe eben angeordnet ist, d.h. **die Atome der Peptidbindung liegen in einer Ebene.**

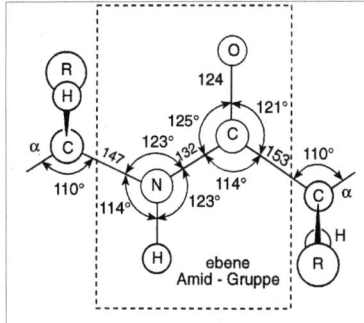

**Abb. 138.** Die wichtigsten Abmessungen (Längen und Winkel) in einer Polypeptid-Kette. Längenangaben in pm

Dies ist auf die **Mesomerie der Peptidbindung** zurückzuführen (s.a. Kap. 19.2.3), die auch eine verringerte Basizität (Nucleophilie) des Amid-N-Atoms zur Folge hat. Der **partielle Doppelbindungscharakter** wird durch den gemessenen C–N-Abstand von 132 pm im Vergleich zu einer normalen C–N-Bindung von 147 pm bestätigt.

Die planaren Peptidbindungen sind über die sp$^3$-hybridiserten α-C-Atome miteinander verbunden. Daraus ergibt sich eine **zickzack-förmige Anordnung** der Peptidkette, die sich verallgemeinert und vereinfacht wie folgt schreiben lässt:

Die Atomfolge --C̊–C̱–N–C̱-- bezeichnet man auch als das **Rückgrat** der Peptidkette.

Die **Reihenfolge der Aminosäuren** in einem Peptid wird als die **Sequenz (Primärstruktur)** bezeichnet.

### 26.2.1 Hydrolyse von Peptiden

Im **Organismus** wird der Eiweißabbau durch **proteolytische Enzyme** (Trypsin, Chymotrypsin, Papain) eingeleitet, die eine gewisse Spezifität hinsichtlich ihrer Spaltungsposition zeigen und bei bestimmten pH-Werten ihr Wirkungsoptimum haben. Sie zerlegen größere Peptide und Proteine in kleinere Peptidfragmente, die dann weiter abgebaut werden können.

### 26.2.2 Peptid-Synthesen

#### 1. Schutzgruppen

Möchte man zwei Aminosäuren zu einem Dipeptid verknüpfen, so gibt es zwei Möglichkeiten, da jede Aminosäure eine Amino- und eine Säurefunktion besitzt. Um eine gezielte Umsetzung zu erreichen, muss man bei der einen Aminosäure die Aminogruppe blockieren, damit diese nur noch an der Carboxylgruppe reagieren kann, bei der zweiten Komponente, die an der Aminofunktion reagieren soll, muss hingegen die Carboxylgruppe blockiert werden. Hierzu verwendet man sogenannte **Schutzgruppen (SG)**.

$$\underset{SG^1-HN}{\overset{R^1}{\diagup}}COOH + \underset{H_2N}{\overset{R^2}{\diagup}}CO-SG^2 \xrightarrow{-H_2O} \underset{SG^1-HN}{\overset{R^1}{\diagup}}CO-HN\overset{R^2}{\diagup}CO-SG^2$$

Dabei ist es wichtig, dass sich die Schutzgruppen abspalten lassen, ohne dass der Peptidbindung etwas geschieht. Möchte man aus dem so hergestellten geschützten Peptid das ungeschützte Dipeptid erhalten, so wird man Schutzgruppen $SG^1$ und $SG^2$ wählen, die sich unter denselben Bedingungen abspalten lassen. Will man hingegen aus dem Dipeptid ein größeres Peptid aufbauen, so ist es wichtig, dass sich eine Schutzgruppe selektiv abspalten lässt, damit man an diesem Ende des Dipeptids gezielt weiterknüpfen kann. Man verwendet in einem solchen Fall **orthogonale Schutzgruppen**, also Schutzgruppe die sich bei ihrer Entfernung nicht gegenseitig beeinträchtigen

**Schutzgruppen für die Carboxylgruppe** sind in der Regel verschiedene Ester. **Methylester** lassen sich leicht mit Natronlauge verseifen, **Benzylester** entfernt man durch katalytische Hydrierung, und *tert.*-**Butylester** entfernt man mit (wasserfreier) Säure (Bildung des stabilen *tert.*-Butyl-Carbeniumions):

Methylester       Benzylester       *tert.*-Butylester

**Schutzgruppen für die Aminofunktion** sind in der Regel Derivate der Carbamidsäure (s. Kap. 21.1). Dieselben Schutzgruppen, die man zum Schutz der Carboxylgruppe einsetzt, kann man auch für die Aminogruppe verwenden, wenn man sie in die entsprechenden Carbamidsäureester überführt. Besonders bewährt haben sich die **Benzyloxycarbonyl- (Z-, Cbz-)-Schutzgruppe** und die *tert.*-**Butyloxycarbonyl- (Boc-)-Schutzgruppe**:

Benzyloxycarbonyl-          *tert.*-Butyloxycarbonyl-
(Z-)-Schutzgruppe           (Boc-)-Schutzgruppe

Wie alle benzylischen Schutzgruppen so wird auch die **Z-Schutzgruppe** durch **katalytische Hydrierung** abgespalten, die **Boc-Gruppe** wird wie alle *tert.*-Butyl-Schutzgruppen **im Sauren** entfernt.

Schutzgruppen die den Benzylrest enthalten, und jene mit einem *tert.*-Butylrest sind orthogonal zueinander.

## 2. Peptidknüpfung

Die entsprechenden Aminosäurederivate können nun für eine Peptidknüpfung eingesetzt werden. **Hierzu muss die Carboxylgruppe der einen Komponente aktiviert werden** (wieso?). Man verwendet häufig sogenannte **Aktivester**, bei denen die Carbonylgruppe durch elektronenziehende Gruppen besonders aktiviert ist. Gut geeignet sind *p*-Nitrophenyl- und Pentafluorphenylester:

*p*-Nitrophenylester          Pentafluorphenylester

Noch besser reagieren aktivere Carbonsäurederivate wie etwa die Säurehalogenide oder –anhydride. Besonders bewährt haben sich **gemischte Anhydride** aus der Aminosäure und einer anderen Säure:

Pivalinsäure        Phosphorsäureester        Kohlensäureester

Ein ebenfalls weit verbreitetes Knüpfungsreagenz ist **Dicyclohexylcarbodiimid (DCC)**, ebenfalls ein Kohlensäurederivat. Im ersten Schritt der Aktivierung addiert die Aminosäure an die C=N-Bindung unter Bildung des aktivierten Derivats **I** (ein *N*-analoges Kohlensäureesteranhydrid), welches dann von der Aminkomponente angegriffen wird.

Dicyclohexyl-carbodiimid (DCC)

Dicyclohexylharnstoff (DCH)

## 26.3 Proteine

**Proteine** sind Verbindungen, die wesentlich am Zellaufbau beteiligt sind und aus einer oder mehreren Polypeptid-Ketten aufgebaut sein können. Sie bestehen aus den 20 proteinogenen Aminosäuren und werden oft eingeteilt in **Oligopeptide** (bis 10 Aminosäuren), **Polypeptide** (bis 100 Aminosäuren) und die noch größeren **Makropeptide**.

Zu der bereits bekannten **Primärstruktur**, d.h. der Aminosäuresequenz der Peptidketten, treten weitere übergeordnete Strukturen hinzu.

### 26.3.1 Struktur der Proteine

Die **Sekundärstruktur** beruht auf den **Bindungskräften zwischen den verschiedenen funktionellen Gruppen der Peptide**. Am wichtigsten sind die in Abb. 139 dargestellten inter- und intramolekularen Bindungen, die schon an anderer Stelle besprochen wurden.

Die **Wasserstoff-Brückenbindungen zwischen NH- und CO-Gruppen** üben einen stabilisierenden Einfluss auf den Zusammenhalt der Sekundärstruktur aus und führen zur Ausbildung zweier verschiedener Polypeptid-Strukturen, der α-**Helix**- und der **Faltblatt-Struktur**.

In der α-**Helix** liegen hauptsächlich **intra**molekulare H-Brückenbindungen vor. Hierbei ist die Peptidkette spiralförmig in Form einer Wendeltreppe verdreht mit etwa 3,6 Aminosäuren pro Umgang. Es bilden sich H-Brückenbindungen zwischen aufeinanderfolgenden Windungen derselben Kette aus, und **zwar zwischen den N–H-Protonen** einer Peptid-Bindung **und dem Carbonyl-Sauerstoff** der dritten Aminosäure oberhalb dieser Bindung. Jede Peptid-Bindung nimmt an einer H-Brückenbindung teil. Alle Aminosäuren müssen dabei die gleiche Konfiguration besitzen, um in die Helix zu passen. Man kann dieses Modell als rechts- oder linksgängige Schraube konstruieren (Abb. 140); beide sind zueinander **diastereomer. Die rechtsgängige Helix ist energetisch stabiler.** Alle bisher untersuchten nativen Proteine sind rechtsgängig.

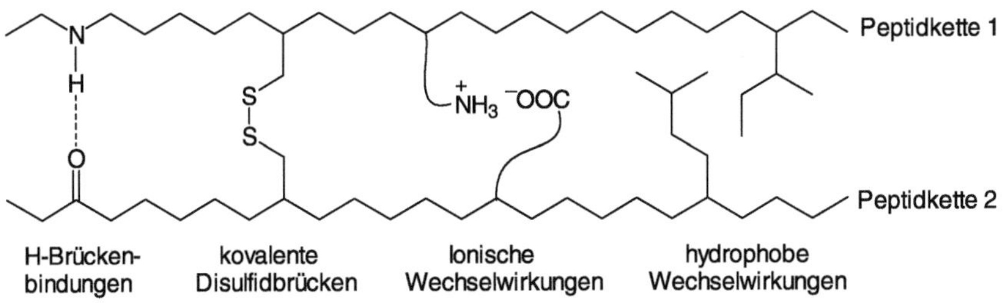

**Abb. 139.** Schematische Darstellung intramolekularer Bindungen

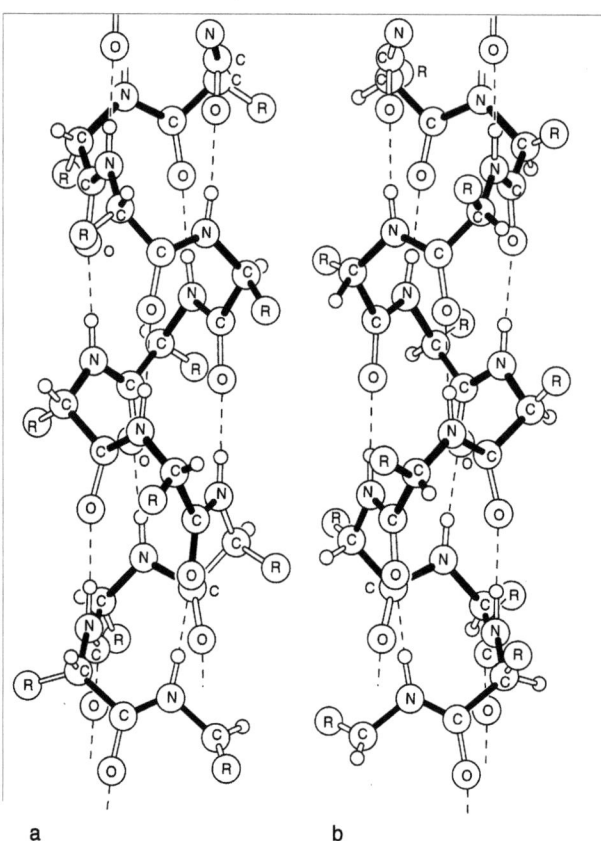

**Abb. 140a,b.** Schematische Darstellung der beiden möglichen Formen der α-Helix: Linksgängige (**a**) und rechtsgängige (**b**) Schraube, dargestellt in beiden Fällen mit L-Aminosäure-Resten. Das Rückgrat der Polypeptid-Kette ist fett gezeichnet, die Wasserstoffatome sind durch die kleinen Kreise wiedergegeben. Die Wasserstoff-Brückenbindungen (intramolekular) sind durch gestrichelte Linien dargestellt

Eine besonders eindrucksvolle Struktur besitzen das **Kollagen** (Bindegewebe) und das **α-Keratin** der Haare. Drei lange Polypeptid-Ketten aus linksgängigen Helices sind zu einer dreifachen, rechtsgängigen **Superhelix** verdrillt, wobei sich zwei helicale Strukturen überlagert haben.

Beim Dehnen der Haare geht die α-Keratin-Struktur in die β-Keratin-Struktur über. Dabei handelt es sich um eine **Faltblatt-Struktur**, bei der zwei oder mehr Polypeptid-Ketten durch **inter**molekulare H-Brückenbindungen verbunden sind. Auf diese Weise entsteht ein „**Peptid-Rost**", der leicht aufgefaltet ist, weil die Reste R als Seitenketten einen gewissen Platzbedarf haben (Abb. 141).

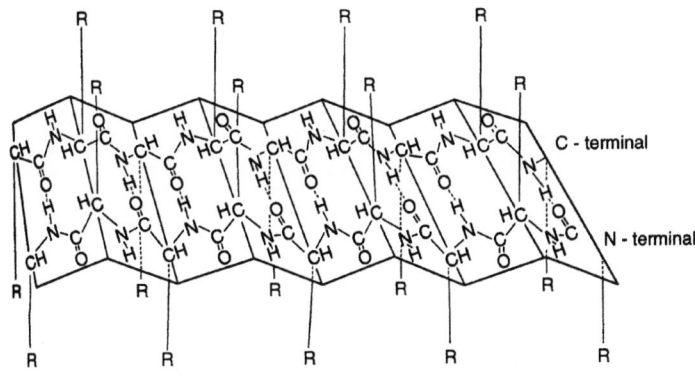

**Abb. 141.** Faltblatt-Struktur von β-Keratin mit antiparallelen Peptidketten („Peptid-Rost")

Die vorstehend beschriebene Sekundärstruktur bestimmt auch teilweise die Ausbildung geordneter Bereiche innerhalb einer Kette, d.h. die helix-förmige (oder anders gestaltete) Peptidkette faltet sich noch einmal zusammen. Dies führt zu einer räumlichen Orientierung des Moleküls, die man als **Tertiärstruktur** bezeichnet. Verschiedene Proteine können sich auch zu einer größeren Einheit zusammenlagern, deren Anordnung **Quartärstruktur** genannt wird. Bekanntes Beispiel: **Hämoglobin** (vier Peptidketten).

### 26.3.2 Beispiele und Einteilung der Proteine

Da nur in wenigen Fällen die genauen Strukturen bekannt sind, werden zur Unterscheidung Löslichkeit, Form und evtl. die chemische Zusammensetzung herangezogen. Proteine werden i.a. unterteilt in:

1. **globuläre Proteine (Sphäroproteine)** von kompakter Form, die im Organismus verschiedene Funktionen (z.B. Transport) ausüben, und

2. **faserförmig strukturierte Skleroproteine (fibrilläre Proteine)**, die vor allem Gerüst- und Stützfunktionen haben. Vergleichende Größenangaben zeigt Abb. 142.

Häufig werden als Proteine nur solche Polypeptide bezeichnet, die ausschließlich aus Aminosäuren bestehen. Davon zu unterscheiden sind die **Proteide,** die sich aus einem Protein und anderen Komponenten zusammensetzen. Es sei darauf hingewiesen, dass die Unterscheidung nicht immer eindeutig ist. So können die Metalle bei den „Metalloproteiden" auch nur adsorbiert sein, so dass man derartige Aggregate heute ebenfalls als „...proteine" bezeichnet.

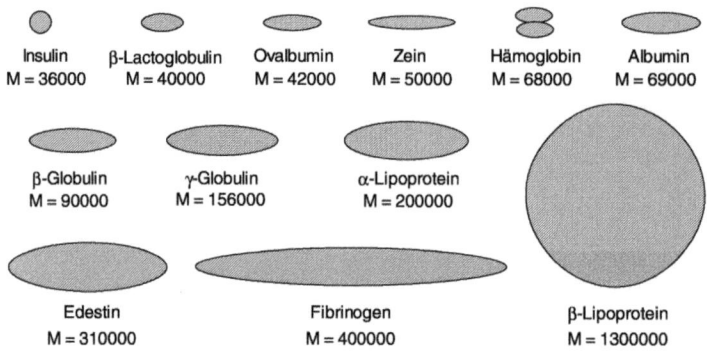

**Abb. 142.** Vergleich der Form und Größe einiger globulärer Proteine (in Anlehnung an *J. T. Edsall*)

### 26.3.3 Eigenschaften der Proteine

Proteine sind wie die Aminosäuren, aus denen sie aufgebaut sind, **Ampholyte**, d.h. sie enthalten sowohl basische als auch saure Gruppen. Je nach pH-Wert liegen sie als Kationen, Anionen oder als elektrisch neutrale Moleküle vor. Der pH-Wert, bei dem ein Eiweißkörper nach außen elektrisch neutral ist, nennt man den **isoelektrischen Punkt I.P.** Proteine wandern im elektrischen Feld in gleicher Weise wie die Aminosäuren. Falls Seitengruppen ebenfalls ionisierbar sind (z.B. OH-, SH-, COOH-Gruppen), bestimmen diese das Säure-Base-Verhalten. Als polar wirkende Gruppen sind sie auch mitverantwortlich für die hydrophilen Eigenschaften der sie enthaltenden Proteine, während hydrophobe Proteine vor allem Aminosäuren-Seitengruppen des Valin, Leucin, Isoleucin und Phenylalanin enthalten (vgl. Aminosäuren-Übersicht!).

Ebenso wie bei den Aminosäuren ist auch die **Pufferwirkung** der Proteine im Säure-Base-Haushalt des Organismus durch ihren Ampholyt-Charakter bedingt. Hierbei spielt die Imidazol-Gruppe des Histidins aufgrund ihres $pK_S$-Wertes von 6,1 eine stärkere Rolle als etwa die freien Carboxyl-Gruppen (z.B. in Glutaminsäure, Asparaginsäure) oder Aminogruppen (z.B. in Lysin, Arginin).

Die **Löslichkeit** eines Proteins hängt vor allem ab von seiner Aminosäuren-Zusammensetzung, seiner Molmasse und seiner Molekülstruktur. Sie lässt sich beeinflussen durch Temperatur, organische Lösemittel, pH-Veränderung oder Neutralsalze wie $Na_2SO_4$.

Proteine lassen sich aufgrund ihrer physikalisch-chemischen Eigenschaften mit mehreren Methoden voneinander trennen. Bei den klassischen Verfahren spielen als Parameter die elektrochemischen Eigenschaften (Elektrophorese/Ionenaustausch-Chromatographie) und die Molekülgröße (Ultrazentrifuge, Gelfiltration) eine entscheidende Rolle. Spezifische Eigenschaften der Bindungsfähigkeit werden ausgenutzt bei den Methoden der Affinitätschromatographie und der immunchemischen Fällung.

# 27 Literaturnachweis und Literaturauswahl an Lehrbüchern

## Allgemeine und anorganische Chemie

### 1. Große Lehrbücher

Cotton, F.A., Wilkinson, G.: Advanced Inorganic Chemistry. New York: Interscience Publishers.

Emeléus, H.J., Sharpe, A.G.: Modern Aspects of Inorganic Chemistry. London: Routledge & Kegen Paul.

Greenwoodn N.N., Earnshaw A.: Chemistry of the Elements. Pergamon Press 1986.

Heslop, R.B., Jones, K.: Inorganic Chemistry. Elsevier.

Hollemann, A.F., Wiberg, E.: Lehrbuch der anorganischen Chemie. Berlin: Walter de Gruyter 1995.

Huheey, I.E., Keiter, E.A. u.a.: Anorganische Chemie. Berlin: Walter de Gruyter 1995.

Lagowski, J.J.: Modern Inorganic Chemistry. New York: Marcel Dekker.

Purcell, K.F., Kotz, J.C.: Inorganic Chemistry. Philadelphia: W.B. Saunders.

Riedel,E.: Anorganische Chemie. Berlin: Walter de Gruyter 1999.

Riedel,E. Hrsg.: Moderne Anorganische Chemie, Berlin: Walter de Gruyter 1999.

### 2. Kleine Lehrbücher

Cotton, F.A., Wilkinson, G.: Basic inorganic chemistry. New York: John Wiley & Sons.

Gutmann/Hengge: Allgemeine und anorganische Chemie. Weinheim: Verlag Chemie 1990.

Jander, G., Spandau, H.: Kurzes Lehrbuch der anorganischen und allgemeinen Chemie. Berlin – Heidelberg – New York: Springer.

Kaufmann, H.: Grundlagen der allgemeinen und anorganischen Chemie. Basel: Birkhäuser 1996.

Latscha, H.P., Klein H.A.: Anorganische Chemie (Chemie Basiswissen I). Berlin – Heidelberg – New York: Springer 2002

Mortimer, Ch.E.: Chemie. Stuttgart: Thieme 1996.

Riedel, E.: Allgemeine und Anorganische Chemie. Berlin: Walter de Gruyter 1985.

## 3. Darstellungen der allgemeinen Chemie

Becker, R.S., Wentworth, W.E.: Allgemeine Chemie. Stuttgart: Thieme.

Blaschette, A.: Allgemeine Chemie. Frankfurt: Akademische Verlagsgesellschaft.

Christen, H.R.: Grundlagen der allgemeinen und anorganischen Chemie. Aarau und Frankfurt: Sauerländer-Salle 1997.

Dickerson/Gray/Haight: Prinzipien der Chemie. Berlin: Walter de Gruyter.

Fachstudium Chemie, Lehrbuch 1 - 7. Weinheim: Verlag Chemie.

Gründler, W., et al.: Struktur und Bindung. Weinheim: Verlag Chemie.

Heyke, H.E.: Grundlagen der Allgemeinen Chemie und Technischen Chemie. Heidelberg: Hüthig.

Sieler, J., et al.: Struktur und Bindung – Aggregierte Systeme und Stoffsystematik. Weinheim: Verlag Chemie.

## 4. Physikalische Chemie

Barrow, G.M.: Physikalische Chemie. Braunschweig: Vieweg.

Brdička, R.: Grundlagen der Physikalischen Chemie. Weinheim: Wiley-VCH 1992.

Ebert, H.: Elektrochemie. Würzburg: Vogel.

Hamann/Vielstich: Elektrochemie. Weinheim: Wiley-VCH 1998.

Moore, W.J., Hummel, D.O.: Physikalische Chemie. Berlin: Walter de Gruyter.

Näser, K.-H.: Physikalische Chemie. Leipzig: VEB Deutscher Verlag für Grundstoffindustrie.

Wagner, W.: Chemische Thermodynamik. Berlin: Akademie-Verlag.

Wiberg, E.: Die chemische Affinität. Berlin: Walter de Gruyter 1972.

## 5. Monographien über Teilgebiete

Bailar, J.C.: The chemistry of coordination compounds. New York: Reinhold Publishing Corp.

Bell, R.P.: Säuren und Basen. Weinheim: Verlag Chemie 1974.

Chemische Kinetik. Fachstudium Chemie. Bd.6. Weinheim: Verlag Chemie.

Büchner, Schliebs, Winter, Büchel: Industrielle Anorganische Chemie. Verlag Chemie, Weinheim 1984.

Emsley, J.: Die Elemente. Berlin: Walter de Gruyter 1994.

Evans, R.C.: Einführung in die Kristallchemie. Berlin: Walter de Gruyter.

Gillespie, R.J.: Molekülgeometrie. Weinheim: Verlag Chemie 1975.

Gray, H.B.: Elektronen und chemische Bindung. Berlin: Walter de Gruyter.

Greenwood, N.N.: Ionenkristalle, Gitterdefekte und nichtstöchiometrische Verbindungen. Weinheim: Verlag Chemie 1986.

Grinberg, A.A.: The Chemistry of Complex Compounds. London: Pergamon Press.

Hard, H.-D.: Die periodischen Eigenschaften der chemischen Elemente. Stuttgart: Thieme 1974.

Hiller, J.-E.: Grundriß der Kristallchemie. Berlin: Walter de Gruyter 1952.

Homann, Kl.H.: Reaktionskinetik. Darmstadt: Steinkopff 1975.

Kehlen, H., Kuschel, Fr., Sackmann, H.: Grundlagen der chemischen Kinetik. Braunschweig: Vieweg.

Kettler, S.F.A.: Koordinationsverbindungen. Weinheim: Verlag Chemie.

Klapötke, T.M., Tornieporth-Oetting, I.C.: Nichtmetallchemie. Weinheim: Verlag Chemie 1994.

Kleber, W.: Einführung in die Kristallographie. Berlin: VEB Verlag Technik.

Kober, F.: Grundlagen der Komplexchemie. Frankfurt: Salle + Sauerländer.

Krebs, H.: Grundzüge der Anorganischen Kristallchemie. Stuttgart: Enke.

Kunze, U.R.: Grundlagen der quantitativen Analyse. Stuttgart: Thieme 1980.

Latscha, H.P., Klein, H.A.: Analytische Chemie. Berlin – Heidelberg – New York: Springer 1995.

Latscha, H.P., Schilling, G., Klein, H.A.: Chemie-Datensammlung. Berlin – Heidelberg – New York: Springer 1993.

Lieser, K.H.: Einführung in die Kernchemie. Weinheim: Verlag Chemie.

Powell, P., Timms, P.: The Chemistry of the Non-Metals. London: Chapman and Hall 1974.

Schmidt, A.: Angewandte Elektrochemie. Weinheim: Verlag Chemie.

Steudel, R.: Chemie der Nichtmetalle. Berlin: Walter de Gruyter 1998.

Tobe, M.L.: Reaktionsmechanismen der anorganischen Chemie. Weinheim: Verlag Chemie.

Verkade, John G.: A Pictorial Approach to Molecular Bonding. Berlin – Heidelberg – New York: Springer 1986

Weiss, A., Witte, H.: Kristallstruktur und chemische Bindung. Weinheim: Verlag Chemie 1983.

Wells, A.F.: Structural Inorganic Chemistry. Oxford: University Press.

West, A.R.: Grundlagen der Festkörperchemie. Weinheim: Verlag Chemie 1992.

Winkler, H.G.F.: Struktur und Eigenschaften der Kristalle. Berlin Heidelberg New York: Springer 1955.

## Stöchiometrie

Kullbach, W.: Mengenberechnungen in der Chemie. Weinheim: Verlag Chemie 1980.

Nylen, P., Wigren, N.: Einführung in die Stöchiometrie. Darmstadt: Steinkopff 1996.

Wittenberger, W.: Rechnen in der Chemie. Wien: Springer.

### 6. Nachschlagewerke und Übersichtsartikel

Adv. Inorg. Chem. Radiochemistry. New York: Academic Press.

Aylward, G.H., Findlay, T.J.V.: Datensammlung Chemie. Weinheim: Verlag Chemie 1975.

Chemie in unserer Zeit. Weinheim: Verlag Chemie.

Comprehensive inorganic chemistry. New York: Pergamon Press.

Fachlexikon ABC Chemie. Frankfurt: Harri Deutsch.

Gmelin Handbuch-Bände der Anorganischen Chemie. Berlin Heidelberg New York: Springer.

Halogen Chemistry (Gutmann, V., Ed.). New York: Academic Press.

Harrison, R.D.: Datenbuch Chemie Physik. Braunschweig: Vieweg 1982.

Kolditz, L., Hrsg.: Anorganikum. Weinheim: Wiley-VCH 1993

Progress in Inorganic Chemistry. New York: John Wiley & Sons.

Römpps Chemie-Lexikon. Stuttgart: Franckh'sche Verlagshandlung.

# Organische Chemie

### 1. Allgemeine Lehrbücher

Allinger N. L.; Cava M. P.; De Jongh D. C.: *Organische Chemie*, de Gruyter, Berlin.

Beyer H.; Walter W.; Francke, W.: *Lehrbuch der organischen Chemie*. Hirzel, Stuttgart.

Breitmaier E.; Jung G.: *Organische Chemie, Bd I, II*, Thieme, Stuttgart.

Carey, F. A.; Sundberg, R. J.: *Organische Chemie. Ein weiterführendes Lehrbuch*, Wiley/VCH, Weinheim.

Christen H. R.; Vögtle, F.: *Organischen Chemie, Bd I - III*, Sauerländer-Diesterweg-Salle, Frankfurt.

Fox. M. E.; Whitesell, J. K.: *Organische Chemie. Grundlagen, Mechanismen, bioorganische Anwendungen*, Spektrum, Heidelberg.

Pine, S. H.; Hendrickson J. B.; Cram D. J.; Hammond G. S.: *Organische Chemie*, Springer, Berlin Heidelberg New York.

Morrison R. T.; Boyd R. N.: *Lehrbuch der organischen Chemie*, Wiley/VCH, Weinheim.

Streitwieser A. Jr.; Heathcock C. H; Kosower, E. M.: *Organische Chemie*, Wiley /VCH, Weinheim.

Sykes P.: *Reaktionsmechanismen der organischen Chemie*, Wiley/VCH, Weinheim.

Vollhardt K. P. C.; Schore, N. E.: *Organische Chemie*, Wiley/VCH, Weinheim.

## 2. Kurzlehrbücher

Eberson L.; Senning, A.: Taschentext, *Organische Chemie Bd I, II*. Wiley VCH, Weinheim.

König, B.; Butenschön. H.: *Memofix Organische Chemie. Fakten und Konzepte kurz und bündig*, Wiley/VCH, Weinheim.

Latscha, H.P., Kazmaier, U., Klein H.A.: Organische Chemie (Chemie Basiswissen II). Berlin – Heidelberg – New York: Springer 2002

Laue, T.; Plagens, A.: *Namen- und Schlagwort- Reaktionen der Organischen Chemie*, Teubner, Stuttgart.

Mortimer C. E.: *Chemie. Das Basiswissen der Chemie. Mit Übungsaufgaben*, Thieme, Stuttgart.

Wünsch, K. H., Miethchen R.; Ehlers D.: *Grundkurs Organische Chemie*, Wiley/VCH, Weinheim.

## 3. Sondergebiete

Becker, H. G. O.; Berger W.; Domschke G.: *Organikum*, Wiley/VCH, Weinheim.

Bender, H. F.: *Sicherer Umgang mit Gefahrstoffen. Sachkunde für Naturwissenschaftler*, Wiley/VCH, Weinheim.

Brückner, R.: *Reaktionsmechanismen. Organische Reaktionen, Stereochemie, moderne Synthesemethoden*, Spektrum Verlag, Heidelberg.

Giron, C.; Russel, R. J.: *Übungen zur organischen Synthese*, Teubner, Stuttgart.

Eicher, T.; Tietze, L. F.: *Organisch-chemisches Grundpraktikum unter Berücksichtigung der Gefahrstoffverordnung*, Thieme, Stuttgart.

Eliel, E. L.; Wilen, S. H.: *Organische Stereochemie*, Wiley/VCH, Weinheim.

Fleming, I.: *Grenzorbitale und Reaktionen organischer Verbindungen*, Wiley/VCH, Weinheim.

Habermehl, G.; Hamann P. E.: *Naturstoffchemie. Eine Einführung*, Springer, Berlin Heidelberg New York.

Hellwinkel D.: *Nomenklatur der organischen Chemie*, Springer, Berlin Heidelberg New York.

Hesse, M.; Meier, H.; Zeeh, B.: *Spektroskopische Methoden in der organischen Chemie*, Thieme, Stuttgart.

Hegedus, L. S.: *Organische Synthese mit Übergangsmetallen*, Wiley-VCH, Weinheim.

Karlson P.; Doenecke, D.; Koolman, J.: *Kurzes Lehrbuch der Biochemie für Mediziner und Naturwissenschaftler*, Thieme, Stuttgart.

Lehninger A. L.: *Grundkurs Biochemie*, de Gruyter, Berlin.

March, J.: *Advanced Organic Chemistry*, Wiley, New York.

Osteroth D. (Hrsg): *Chemisch-Technisches Lexikon*, Springer, Berlin Heidelberg New York.

Tietze, L. F.; Eicher, T.: *Reaktionen und Synthesen im organisch-chemischen Praktikum und Forschungslaboratorium*, Thieme Stuttgart.

Velvart I.: *Toxikologie der Haushaltsprodukte*. Verlag Hans Huber, Göttingen.

Vollmer G.; Franz M.: *Chemie in Haus und Garten*, Thieme, Stuttgart.

Warren, S.: *Organische Retrosynthese. Ein Lernprogramm zur Syntheseplanung*, Teubner, Stuttgart.

Weissermel K.; Arpe H. J.: *Industrielle organische Chemie. Bedeutende Vor- und Zwischenprodukte*, Wiley/VCH, Weinheim.

# 28 Sachverzeichnis

+I-Effekt 407,519
+M-Effekt 408

**Abbau**
– Carbonsäurederivate 464
– 1,3-Dicarbonylverbindungen 571
– Curtius- 464
– Hofmann- 463,464,546
– Lossen- 464
– Schmidt- 464
Abgangsgruppe 425
Absorptionsspektren 72
Acetal-Bildung 501
–, bei Zuckern 617
Acetaldehyd 391,491
Acetale 501
–, cyclische 502
Acetanhydrid 543
Acetatpuffer 158
Acetessigester 530,543,548
Acetessigsäure 531
Acetessigsäure
  -ethylester 530,543,548
Aceton 491
Acetonitril 543
Acetophenon 491
Acetylchlorid 543
Acetylcholin 473
Acetylcholinesterase 473
Acetylen 386
Acetylendicarbonsäuren 522
Acetylide 386,509
Acidität 202
Acrylnitril 543
Acrylsäure-Derivate 514
Acylazid 465
Acylcarben 483
Acylnitren 465
Acyloin 508
Adalat 574

Additionen
–, 1,4- 394
–, elektrophile 358,388
–, nucleophile 358,394
–, radikalische 358,395
–, syn- 391
–, von Halogenwasserstoff 389
Additions-Eliminierungs-
  Mechanismus 414,535
adiabatisch 108
Adipinsäure 522,523
Adrenalin 472
AIBN (Azobisisobutyronitril) 377
Akkumulator 179
Aktivester 632
Aktivierungsenergie 125
Aktivität 133
Aktivität, optische 346,577
Aktivitäts
– koeffizient 133
– konstante 133
Alabaster 279
Alanin 623
Alanin, β- 624
Alaune 273,330
Aldehyde 491
– Eigenschaften 494
– Herstellung 492
– Nachweis 496
– Nomenklatur 491
– Reaktionen 498
Aldehydocarbonsäuren 529
Aldol 512
Aldol-Kondensation 513
Aldolreaktion 511
–, gekreuzte 512
–, basenkatalysierte 511
Aldosen 611
Alkalimetalle 284
– Eigenschaften 285

643

Alkane 363
- Herstellung 368
-, offenkettige 363
Alkanole 436
Alkene 382
Alkindiole 386
Alkine 384,386
- partielle Reduktion 384
Alkinole 386
Alkohole 436
-, primäre 391
- Herstellung 391,438
Alkoholyse 540
Alkylbenzole 399
Alkyliden-phosphorane 487
Alkylierung nach Friedel-Crafts 412
Alkylisothiocyanate 559
Allene 587
Allose 612
Allotropie 222,247
Allyl-arylether 454
allylische Oxidation 439
Allylphenole 454
Altrose 612
Aluminium 271
- carbid 307
- Verbindungen 272
Amalgam 307
- Verfahren 289,305
Ameisensäure 516
Amide 226
Amidine 536,570
Aminale 504
Amine 226
- Eigenschaften 466
- Herstellung 462
- Identifizierung 471
- Nomenklatur 461
- Reaktionen 469
-, aromatische 463
-, biogene 472
-, primäre 461
-, sekundäre 461
-, tertiäre 461
Aminierung 627
-, reduktive 465
Aminoadipinsäure, 6- 538
Aminoalkylierung 514
Aminobuttersäure, γ- 624
Aminoketon, β- 514
Aminolyse 536
Aminonitril, α- 507
Aminooxide 435

Aminopyridin, 2- 415,567
Aminosäurederivate, β- 394
Aminosäuren 472,622
- Einteilung 622
- Herstellung 626
- Puffereigenschaften 625
- Reaktionen 628
- Strukturen 622
-, basische 622
-, essentielle 624
-, neutrale 622
-, proteinogene 622
-, saure 622
Aminoxide 471
Ammoniak 224
- Synthese 224
Ammonium-Verbindungen 461
Ammonolyse 536
Amphetamine 473
Ampholyte 142
Ampholyte 624,636
amphoter 272
Amylopectin 621
Amylose 621
Analyse 34
Anatas 313
Anhydride 537,552
-, gemischte 632
Anilin 461,476
Anion 349
Anion
- säuren 151
- basen 151
Anionen 28
- gitter 40
annelierte aromatische Systeme 398
α-Nomenklatur 560
Anomere 613
anomeres Zentrum 613
Ansaverbindungen 398
Anthracen 398
Anthrachinon 491
Anthranilsäure 416
anti-Addukt 393
anti-aromatisch 397
anticlinal 367
Antimon 242
- Verbindungen 242
antiperiplanar 367
Antipoden, optische 576
Apatit 191,234,279
Äpfelsäure 526
Aquamarin 275

Äquivalent
- stoffmenge 97
- konzentration 97ff
Äquivalenzpunkt 153
Aquokomplexe 93
Arabinose 612
Arginin 557,623
Argon 183
Arin-Mechanismus 416
Arndt-Eistert-Synthese 483
aromatische Amine 463
-, Kupplung mit 478
aromatische Substitution 404
-, elektrophile 404
-, nucleophile 414
aromatische Verbindungen 397
Arrhenius-Gleichung 124
Arsen 240
- kies 240
- säure 241
- spiegel 240
- Verbindungen 240
Asparagin 623
Asparaginsäure 623
asymmetrische Atome 346
asymmetrische
  Phasen-Transfer-Katalyse 594
asymmetrische Synthese 592
Atom 6
- arten 7
- bindung 41
- hülle 6
- kern 6
- masse 8
- orbitale 14
- radien 28
- spektren 12
Atombindungen 339
Atropisomerie 588
Ätzkali 291
Aufbauprinzip 20
Aufenthaltswahrscheinlichkeit 13
Auripigment 240,241
Auto
- katalyse 125
- protolyse 142
Autoxidation 453
Auxiliare 593
Auxiliar-kontrollierte Reaktion 593
Avogadrosche Zahl 36
Azin 504
Aziridin 562
Azobenzol 476,477

Azofarbstoffe 478
Azokupplung 478
Azolidin 562
Azomethan 477
Azomethin 503
Azo-Verbindungen 477
Azoxybenzol 476

Baeyer-Probe 392
Baeyer-Spannung 370
Balz-Schiemann-Reaktion 482
Barbitursäure 556
Barium 283
- Verbindungen 283
Baryt 283
Barytwasser 283
Basen 141
- ,harte 165
- konstante 145
- stärke 145
- ,weiche 165
Basenstärke 350
Basizität 351,467,564
Batterie 179
Bauxit 271
Beckmann-Umlagerung 538
Beilstein-Probe 418
Benzaldehyd 491
Benzalmalonester 514
Benzen (Benzol) 340,396
Benzidin 479
Benzidin-Umlagerung 479
Benzin 416
Benzo[a]pyren 399
Benzochinon 491
Benzoesäure 516
Benzoesäureanhydrid 543
Benzoin 508
Benzoinkondensation 508
Benzol 396,400
Benzolsulfochlorid 471
Benzonitril 543
Benzophenon 491
Benzoylchlorid 543
Benzyloxycarbonyl-
  Schutzgruppe 631
Berliner Blau 330
Bernsteinsäure 522
Beryll 258
Beryllium 275
- Verbindungen 277
Betain 624
Beton 282

645

Bicarbonat 251
– puffer 157,251
bimolekular 123
Bindigkeit 53
Bindung 38
– ‚π- 49,73
– ‚σ- 46,73
– ‚ionische 38
– ‚koordinative 66
– ‚kovalente 41
– ‚metallische 78
– van der Waalssche 85
Bindung
– chemische 339
– glycosidische 617
Bindungs
– energie 50
– kräfte 83
– länge 50
Bindungsdissoziationsenergien 341
Bindungsenergien 340
Bindungslängen 340
Bindungsspaltung,
  homolytische 341
biogene Amine 472
Birch-Reduktion 401
Bismut 243
– glanz 243
– ocker 243
– Verbindungen 243
Bisulfit-Addukt 507
Biuret 555
Biuret-Reaktion 555
Blaugel 258,331
Blei 261
– glätte 262
– glanz 213,261
– kammerverfahren 219
– kristallglas 259
Block-Copolymere 601
Blut-Hirn-Schranke 472
Blutlaugensalz 329,330
Boc-Schutzgruppe 631
Bohr-Modell 11
Bor 264
– halogenide 268
– säure 264
– säureester 269
– stickstoff 266
– Verbindungen 266
Borax 264
Borgruppe 264
– Eigenschaften 265

Bor-organische Verbindungen 487
Boudouard-Gleichgewicht 253
Brauneisenstein 327
Braunit 323
Braunstein 3323,324
Brenzreaktion 529
Brenztraubensäure 529,582
Briefumschlag-Konformation 371
Brom 198
– wasserstoff 199
Bromcarbonsäure, α- 532
Bromcarnallit 198
Bromierungen 379,388
Bromoniumion 388
Brønsted 349
Brønsted
– Base 141
– Säure 141
Bronze 260,303
Brookit 313
Bruttoformel 34
Butan, n- 367
Butanal 491
Butanol, tert- 436
Buten, 1- 382
Buttersäure, n- 516
Butylamin, tert- 461
Butyllithium 485
Butyloxycarbonyl-
  Schutzgruppe 631
Butyraldehyd 491

Cadmium 308
– Verbindungen 308
Cadmium-
  organische Verbindung 545
Cahn-Ingold-Pregold-
  Regeln 383,584
Calcium 279
– carbid 281
– komplex 281
– Verbindungen 280
Calcium-Antagonisten 574
Cannizzaro-Reaktion 500
–, gekreuzte 500
Caprolactam, ε- 538,605
Carbamidsäure 465,553
Carbanionen 355,510
Carbene 356
–, Singulett- 356
–, Triplett- 356
Carbeniumion 354,421
– –Stabilität 354

Carbodiimid 558
Carbonat 247
Carbonsäureamide 538
– Reaktionen 546
– Reduktionen 546
– Oxidationen 546
Carbonsäureanhydride 537
– Reaktionen 552
Carbonsäurederivate 534
– Abbau von 464
– Eigenschaften 537
– Herstellung 537
– Hydrolyse 535
– Reaktionen 535,544
– Reaktivität 534
Carbonsäureester 539
– Reaktionen 544,548
– Eliminierungen 545
– Reduktionen 545
Carbonsäurehalogenide 537
– Reaktionen 545,552
Carbonsäuren 516,521
– Decarboxylierung 521
– Herstellung 517
– Nomenklatur 516
– Reaktionen 521
– Reduktion 521
Carbonylgruppe 489
– Reaktivität 489
Carbonylierung 387
Carbonyl-Olefinierung 488
Carbonylverbindungen 489
– Redoxreaktionen 495
– Schutzgruppe für 502
– Identifizierung 504
– Reduktion 495
Carborane 268
Carboxylierung 517
Carnallit 195,277,278,290
Carnotit 315
Carosche Säure 221
Cassiusscher Goldpurpur 306
Castner-Zelle 287
catena-Schwefel 214
Cellobiose 619
Cellulose 607,620
C-H-acide Verbindungen 355,474
C-H-Acidität 510
Chalkogene 207
– Eigenschaften 208
charge-transfer-Komplex 497
Chelateffekt 73
Chelatkomplexe 56

chemische Bindung 339
chemische Grundgesetze 4
chemisches Volumengesetz 4
chemoselektive Reaktion 591
Chilesalpeter 200,287
Chinhydron-Elektrode 497
Chinolin 568,574
Chinone 451,491
– Redoxverhalten 496
chiraler Pool 594
Chiralitätszentrum 346,576
Chlor 195
– alkalielektrolyse 188,195,288
– kalk 196,280
– Knallgasreaktion 195
Chloralhydrat 501
Chloranil 497
Chloressigsäure, α- 532
Chloride 195
Chlorierung 381
Chloroform 418
Chlorophyll 279
Chlorsulfonierung 381
Cholesterol 375
Cholin 473
Chorameisensäureester 554
Chrom 317
– alaun 318
– eisenstein 318
– trioxid 297
– Verbindungen 318
Chromate 319
Chromatographie 590
cis-2-Buten 382
cis-Dihydroxylierung 392
cis-trans-Isomerie 373,383
Citronensäure 526
Claisen-Kondensation 544,548
Claisen-Tischtschenko-
 Reaktion 500
Claisen-Umlagerung 454
Clathrate 185
Clathrate 590
Claus-Prozess 171,213
Clemmensen-
 Reduktion 376,413,495
$CO_2$-Abspaltung 521
Cobalt 300,330
– glanz 330
– kies 330
– Verbindungen 331
Coelestin 282
Colamin 461

Cope-Eliminierung 435
Copolymere 595,601
Corrin 300
Cracken 380
Crotonaldehyd 513
CT-Komplex 59
Cumol-Phenol-Verfahren 447
Cuprit 302
Curie-Temperatur 328
Curtius-Abbau 464
Cyanhydrin 507,526
– Bildung 507
– Hydrolyse 526
Cyanidlaugerei 304,306
Cyanocobalamin 331
Cyansäure 548
Cyanursäure 557
cyclische Konjugation 396
Cyclisierungen 387,445
Cycloadditionen 376,392
–, 1,3-dipolare 376,393,572
–, [2+2]- 376
Cycloalkane 370
– Herstellung 376
Cyclobutan 370,376
Cyclohexane 370,372
–, substituierte 373
Cyclohexanon 491,538
Cyclohexanonoxim 538
Cyclohexatrien 397
Cyclohexen 382,397
Cyclopentadien 416
Cyclopentan 370,376
Cyclophane 398
Cyclopropan 370,376
cylischer Übergangszustand 545
Cysteamin 457
Cystein 455,457,623
Cystin 457

D,L-Nomenklatur 584
Daniell-Element 171
Dauerwelle 457
Decalin 370,374
Decarboxylierung 435,472,521531
– von 3-Oxocarbonsäuren 435
Dehalogenierung 434
Dehydratisierung 384
Desoxyhexosen 611
Desulfurierung 458
Detonationen 477
Deuterium 188
Diamant 248

– gitter 249
Diaphragma 172
– Verfahren 288
Diastereomere 346,576
diastereoselektive Synthese 593
diastereotop 581
Diazoalkan 376
Diazoester 481
Diazoketone 481,483
Diazole, 1,2- 564
Diazolidin, 1,3- 562
Diazomethan 480,483,541
Diazoniumsalze 451,478,480
– Reduktion 482
Diazo-Verbindungen 480
– Herstellung 480
– Reaktionen 481
Dibenzodioxin 568
Dibenzoylperoxid 377
Dicarbonsäuren 521,524
– Reaktionen 524
Dicarbonylverbindungen 571
Dicarbonylverbindungen, 1,3-
– Reaktionen 549
– Alkylierung 550
– Acylierung 550
– Abbaureaktionen 551
Dichlorcarben 427,451,471
Dichloressigsäure 520
Dichlormethan 419
Dichromate 319
Dicyclohexylcarbodiimid 632
Dielektrizitätskonstante 426
Dielektrizitätskonstante 90
Diels-Alder-Reaktionen 393,416
Diene 385,389
–, konjugierte 385,389
Dienophil 393
Dihydropyran, 2,3- 561
Dihydropyridine 573
Dihydroxyaceton 613
Diketon, 1,5- 515
Diketopiperazin 628
Dimethylamin 461
Dimethylcyclohexan, 1,4- 347
Dimethylformamid, N,N- 543
Dimethylsulfoxid 459
Dinitrofluorbenzol, 2,4- 415
Diolen 598
Dioniumsalze 469
Dioxan, 1,4- 453,562
Dipol
– moment 89

Dipolmoment 352
Diradikal 209,213
Disaccharide 618
Disproportionierung 196
Disproportionierung 500
Dissoziation
– grad 95
– konstante 95
Dissoziationskonstante Ks 350
Disulfidbrücken 457
Disulfide 457
divariant 89
Dolomit 277,279
Donor-Akzeptor-Komplex 497
Dopa 472
Dopamin 472
Doppelbindung 49
– charakter 52
Doppelbindungen 347
–, isolierte 385
–, konjugierte 385
–, kumulierte 385,558
Doppelbindungscharakter,
 partieller 630
Doppelsalz 273
Downs-Zelle 287
Drehspiegelung 579
Dreibuchstaben-Code 623
Dreikomponenten-Reaktion 514
Dreizentrenbindung 267,277
Duraluminium 272
Duroplaste 602

Edelgase 26,183
– Eigenschaften 184
– Verbindungen 183
Edelgaskonfiguration 26,38,173
Edelgas-Regel 66
ee-Wert 578,592
Effekte
–, induktive 519
–, mesomere 519
Eigenfunktion 14
Eigenwerte 14
Einbuchstaben-Code 623
Einlagerungsstrukturen 82
Einschlussverbindungen 590
Eisen 299
– kies 326
– Verbindungen 328
Eisenmetalle 293,326
ekliptisch 366
E-Konfiguration 372

Elaidinsäure 516
Elastomere 602
elektrische Leitfähigkeit 79
Elektrode 171
Elektrolyse 273,335
Elektrolyt 95,151
elektrolytische Dissoziation 95
elektrolytische Verfahren 335
elektromotorische Kraft 172
Elektron 6
Elektronegativität 31
Elektronen
– Affinität 29
– dichteverteilung 13
– gas 78
– hülle 6,11
– konfiguration 18
– mangelverbindung 267
– paar-Acceptor 66,163
– paar-Donator 66,163
– paarbindung 44
– paare 53
– spin 15
– ,ungepaarte 53
Elektronenpaarbindung 340
Elektronensextett 448
Elektrophile 349
elektrophile Polymerisation 596
Elektrophorese 625
Elektroraffination 303
Elemente 3,26
Element
 organische Verbindungen 484
– Bindung 484
– Eigenschaften 485
– Reaktivität 484
Eliminierungen 358,434,442
–, anti- 430,434
–, bimolekular 358
–, monomolekular 358
–, syn 434,545
–, thermische 434
–, α- oder 1,1- 427
–, β- oder 1,2- 428
– E1cB-Mechanismus 429
– E1-Mechanismus 428
– E2-Mechanismus 429
Eliminierungs-Additions-
 Mechanismus 416
Eloxal-Verfahren 272
Enamin 504
Enantiomere 346,576
Enantiomerenreinheit 578

Enantiomerenüberschuß 578,592
enantiotop 581
enantiotope Halbräume 582
enantiotrop 213,310
endergonisch 114
endo 592
endotherm 93,109
endotherme Reaktionen 379
Energie
– band 78
– ,innere 105
– profile 126
Enolat 510,498,544547
entartet 15
Enthalpie 106,178
Entropie 112
Enzyme 628
–, proteolytische 630
Enzym-katalysierte Reaktionen 594
Ephedrin 472
Epimere 616
Epoxide 452,454
– Ringöffnung von 454
Epoxidharze 606
Epoxidierung 392
Erdalkalimetalle 275
– Eigenschaften 276
Erlenmeyer-Regel 436
Erythrose 586,612
Eschweiler-Clarke-Reaktion 466
essentielle Aminosäuren 624
Essigsäure 516
Esterasen 590
Esterenolate 544
Esterhydrolyse 540
Ester-Spaltung 551
Esterverseifung 540
Ethan 366
Ethanal 491
Ethanol 436,439
Ethanolamin 461
Ethansäure 516
Ethen 382
Ether 563
–, cyclische 452
–, einfache 452
–, gemischte 452
–, offenkettige 452
Etherhydroperoxid 453
Ether-Spaltung 454
Ethin 386
Ethinylierung 386
Ethylendiamin 461

Ethylenglykol 436,440,453
Ethylenoxid 440,562
exergonisch 114
exo 592
exotherm 93,109
exotherme Reaktionen 379
Explosionen 477

**FAD**
 (Flavin-Adenin-Dinucleotid) 434
Faltblatt-Struktur 633
Fehling-Reaktion 496
Fehlingsche Lösung 615
Feldspat 271,290
Feldstärkeparameter 69
Fensterglas 259
Ferro
– chrom 318
– mangan 324
– molybdän 320
– titan 313
– vanadin 316
– wolfram 321
Ferrocen 59,330
ferromagnetisch 328
Fette 440
Fettsäuren 440
fibrilläre Proteine 635
Finkelstein-Reaktion 420
Fischer Indolsynthese 575
Fischer-Projektion 344,583,611
Fließgleichgewicht 139
Fluor 191
– wasserstoff 193
Fluorchlorkohlenwasserstoffe 418
Fluorit 191,285
Fluorverbindungen 420
Flußsäure 193
Flußspat 191,285
Folsäure 460
Formaldehyd 491,500
Formaldehydharze 606
Formeln 34
Fragmentierung 360
Frasch-Verfahren 213
Freie Enthalpie 127
Friedel-Crafts-Acylierung 413,493
Friedel-Crafts-Alkylierung 412
Friedländer Chinolinsynthese 574
Fructofuranose 615
Fructopyranose 615
Fructose 613
Fugazitätkoeffizient 133

Fullerene 249
Fulminsäure 206
Fumarsäure 522,523
fünfgliedrige Ringe 563
Furan 453,563
Furanose 615
Furfural 566

Gabriel-Synthese 463,627
Galactose 612
Gallium 274
Galvanisches Element 171
Gatterman-Koch-Formylierung 413
Gelbbleierz 320
Gemische
– heterogene 3
– homogene 3
gemischte Anyhdride 632
Generatorgas 525
geometrische Isomere 347
Geschwindigkeits
– gleichung 118
– konstante 118
Gesetz
– der Erhaltung der Masse 4
– der konstanten Proportionen 4
– der multiplen Proportionen 4
gestaffelt 366
Gibbs-Helmholtzsche Gleichung 123
Gibbssche Phasenregel 87
Gichtgas 327
Gips 213,279,280
Gitterenergie 29
Glaubersalz 287
Gleichgewicht
– chemisches 130
– dynamisches 130
Gleichgewichts
– abstand 39
– lagen 137
– konstante 131
Gleichgewichtszustand 115
Gleichung von van't Hoff 137
globuläre Proteine 635
Glucarsäure 615
Glucit, D- 616
Gluconsäure 615
Glucose 612,615
Glucosid 617
Glucuronsäure 615
Glutamin 623
Glutaminsäure 623
Glutarsäure 522

Glycane 620
Glycerin 436,440
Glycerinaldehyd 612
Glycerinsäure 526
Glycerintrinitrat 473,477
Glycin 623
Glycogen 621
Glycoside 617
glycosidische Bindung 617
Glykolsäure 526
Glykolspaltung 445,494
Glyoxylsäure 529
Gold 305
– Verbindungen 306
Gonan, 5α-- (Steran) 370
Graphit 247
– gitter 248
– Verbindungen 248
Grauspießglanz 242
Grenzstruktur 53
Grenzstrukturen 396
–, mesomere 340,563
Grignard-Reaktionen 417
Grignard-
Verbindungen 485,509,544
– Reaktionen 486
Grignard-Verbindungen 278
Größen
–, kinetische 351
–, thermodynamische 351
Grundstoffe 3
Grundzustand 12
Gruppen 26
Guanidin 557
Gulose 612
Gummi 607
Gußeisen 328

Haber-Bosch-Verfahren 189
Hafnium 312
Halbacetale 501,613
Halbaminale 503
Halbleiter 80
Halbmetalle 3,32
Halbräume, enantiotope 582
Halbsessel-Konformation 372
Halbwertszeit 120
Halbzelle 171
Halluzinogene 472
Halogenalkane 380,438
– Hydrolyse 438
Halogencarbonsäuren 527,531

651

– Hydrolyse   527
– Herstellung   531
Halogene   191
– Eigenschaften   192
Halogenierung   388,403,412
–, radikalische   403
Halogenkohlenwasserstoffe   417
Halogen-Metall-Austausch   485
Halogenwasserstoff
–, Addition von   389
Hämatin   299
Hämoglobin   299
Hämoglobin   635
Hantzsch
– Pyridinsynthese   573
– Thiazolsynthese   572
Hantzsch-Widman-Patterson-
   System   560
Harnsäure   556
Harnstoff   456,543,554
– Derivate   557
– Eigenschaften   554
– Nachweis   554
– Synthese   554
Hauptgruppenelemente   26
Hauptquantenzahl   12
Hauptsatz (I.)   105
Hauptsatz (II.)   110
Hauptsatz (III.)   113
Haworth-Ringformel   344,614
helicale Strukturen   588
Helium   183
Helix   621
Helix, α-, Struktur   633
Hell-Vollhard-Zelinsky-
   Reaktion   532
Henderson-Hasselbalch-
   Gleichung   155
Henry-Dalton-Gesetz   140
Hess'scher Satz   109
Heteroaliphaten   561
Heteroaromaten   563
– Basizität   564
– Reaktivität   564
– Tautomerie   569
Heterocyclen   560
– Nomenklatur   560
– Retrosynthese   569
–, fünfgliedrige   563
–, sechsgliedrige   566
Heteroglycane   618
Heterokette   595
Hexahelicen   589

Hexahydropyrazin   562
Hexahydropyridin   562
Hexamethylendiamin   461
Hexamethylentetramin   506
Hexosen   611
high-spin   71
Hinsberg-Trennung   471
Histidin   623
Hochofenprozeß   327
Hock'sche Phenolsynthese   402,447
Hofmann-Abbau   463,464,546
Hofmann-Eliminierung   433
Homoaldol-Reaktion   511
homogene
   asymmetrische Hydrierung   594
Homoglycane   618
homologe Reihen   363
Homolysen   379
homolytische Bindungsspaltung   341
Homopolymere   595
Hormone   472
Horner-Wadsworth-Emmons-
   Reaktion   488
Hornsilber   304
HSAB-Konzept   425
HSAB-Konzept   73,164
Hückel-Regel   397,564
Hundsche Regel   18
Hunsdiecker-Reaktion   420
hybridisieren   45
Hybridisierung   339
Hybridorbitale   45,49,51
Hydratbildung   501
Hydrate   501
Hydrathülle   93
Hydrationsenergie   92
hydratisiert   92
Hydratisierung   390
Hydrazin   226
Hydrazin   504
Hydraziniumsalze   227
Hydrazobenzol   476
Hydrazon   504,479
Hydrazo-Verbindungen   479
– Herstellung   479
– Reaktionen   479
Hydride   189
Hydride, komplexe   545
Hydridtransfer   466
Hydrierung,
   homogene asymmetrische   594
Hydrierungsenthalpien   397
Hydrindan   370

Hydroborierung 391,487
Hydrogencarbonate 251
Hydrolyse 438
Hydrolyse 95
Hydronium-Ion 142
hydrophil 369
hydrophil 90
hydrophob 369
hydrophob 90
Hydroxamsäuren 470
Hydroxybutanal, 3- 512
Hydroxycarbonitil, α- 507
Hydroxycarbonsäuren 525
– Herstellung 526
– Eigenschaften 527
– Reaktionen 528
Hydroxycarbonylverbindung,
  β- 511
Hydroxyketon, α- 508
Hydroxylamin 470,503
Hydroxyprolin 624
Hyperkonjugation 354
hypohalogenige Säuren 390

Idose 612
–I-Effekt 407,519
Ilmenit 312
Imidazol 564,570
Imidazolidin 562
Imidoester 570
Imin 503
Iminiumion 505,513
Indikatoren 161ff
Indium 274
Indol 566,575
Induktion, optische 592
induktive Effekte 352
Inertgas 224
Inhibitoren 359
Initiatoren 359,377
Insertion 598
Interhalogenverbindungen 203,390
Inversion 225
Inversion 423
Inversionszentrum 579
Iod 210
– wasserstoff 211
Iod-Stärke-
  Einschlußverbindung 621
Ionen 28
– leiter 95
– produkt 143
– radien 28

Ionisierungs
– potential 30
– energie 30
ipso-Substitutionen 414
Iridium 333
irreversibel 111
Isobutyraldehyd 491
Isochinolin 568
Isocyanat 465,554,558
Isocyansäure 557
Isocyansäureester 558
Isocyanursäure 557
Isodialursäure 556
isoelektrischer Punkt 624,636
isoelektronisch 229,252
Isokette 595
Isolator 80
Isoleucin 623
Isomere 345,432
– Bildung 432
–, (E/Z)- 432
–, geometrische 347
–, Regio- 433
Isomerie 345
Isomerisierungs-Reaktionen 360
Isonitrile 205
Isonitril-Reaktion 471
Isopolybasen 330
Isopolysäuren 322
Isopren 386
Isopropanol 436
isoster 252
Isotherme 108
Isothiocyansäureester 559
Isothiuroniumsalz 456
Isotope 7
Isotopenaustausch 188
Isoxazole 572

Kainit 195
Kalium 290
– chromat 298
– dichromat 298
– permanganat 298,325
– Verbindungen 291
Kaliumpermanganat-Lösung 392
Kaliumphthalimid 463
Kalk 280
– ,gebrannter 280
– milch 278
– spat 281
– stein 279
Kalomel 309

653

Katalysatoren 125
Katalyse 125
katalytische Hydrierung 376,401
Kation 28
– basen 151
– säure 151
Kation 349
Kautschuk 607
Kekulé-Strukturen 396
Keratin, α- 634
Kernladungszahl 7
Ketale 501
Ketazin 227
Ketene 483,541,542
Ketocarbonsäuren 529
Keto-Enol-
 Tautomerie 346,494,498530
Ketoester, β- 544,548
Ketone 491
– Eigenschaften 494
– Herstellung 492
– Nomenklatur 491
– Reaktionen 498
– Spaltung 552
Ketosen 611,613
Kettenabbruch 359,378
Kettenfortpflanzung 359
Kettenlänge 378
Kettenreaktion 128
Kettenreaktionen 378,595
Kieselgel 258
Kieselsäuren 256
Kieserit 277
Kinetik 117
kinetisch kontrollierte
 Reaktionen 410
Knallgasreaktion 189
Knallsäure 206
Knoevenagel-Kondensation 514,550
Knotenebene 49
Kochsalz 195,287
Kohlen-
– dioxid 250
– monoxid 252
Kohlenhydrate 611
Kohlensäure 553
Kohlensäurederivate 553
– Herstellung 554
Kohlensäureester 554
Kohlenstoff 245
– Verbindungen 250
Kohlenstoffgerüst 340
Kohlenstoffgruppe 245

– Eigenschaften 246
Kohlenwasserstoffe
– Nomenklatur 364
–, aromatische 396
–, gesättigte 363
– Eigenschaften 369
–, normale 363
–, ungesättigte 382
Kolbe-Nitrilsynthese 542
Kolbe-Schmitt-Reaktion 451,517
Kolbe-Synthese 368,369
Kollagen 624,634
Komplex
– ,aktivierter 126
– bildungskonstante 74
– bildungsreaktion 74
– zerfallskonstante 74
Komplexe (π) 59
komplexe Hydride 545
Komplexe
–, π- 388,404
–, σ- 404
Komproportionierung 170
kondensierte Aromaten 400
kondensierte Ringsysteme 374,398
Konfiguration 56
Konfigurationsformel 344
Konfigurationsisomere 346
Konformationen 366
Konformationsformel 345,614
Konformationsisomere 347
Konformationsspannung 371
Konformere 366
Königswasser 232
Konjugationseffekte 353
konjugierte Base 429
konjugierte Diene 389
Konstitutionsformel 344
Konstitutionsisomere 345
Kontaktgifte 125
Kontaktverfahren 219
Konverterverfahren 328
Konzentration
– kette 178
– maße 96
– –Zeit-Diagramm 120
konzertierter Übergangszustand 393
Koordinations
– stelle 56
– zahl 39,56,66ff
koordinative Bindung 56
koordinative Polymerisation 597
Korrosion 179

Korund  271,272
Kreatin  557
Kreatinin  557
Kreide  279
Kristallfeld-Ligandenfeld-Theorie  68
Kronenether  361,362
Kronenether  57
Kryolith  191,271,287
Kryptanden  362
Krypton  183
Kugelpackungen  80
Kumulene  385
kumulierte Doppelbindungen  558
Kunstfasern  605
Kunststoffe  595
Kupfer  301,302
– glanz  302
– kies  302
– raffination  305
– seide  304
– Verbindungen  303
Kupfer-organische Verbindung  545
Kupplung , Azo-  478
–, mit aromatischen Aminen  478
–, mit Phenolen  478

Lactame  628
Lactat-Dehydrogenase  582
Lactide  528
Lactol  613
Lacton, α-  527
Lactone  528,541
Lactose  619
Ladungszahl  7
lebende Polymere  597
Leclanché-Element  324
Leichtmetalle  284
Leitungsband  79
Leucin  623
Leuckart-Wallach  466
Lewis  351
Lewis
– –Base  163
– –Säure  163
Lewis-Säuren  351,412
Liganden  55
– hülle  55
Lindlar-Katalysator  384
lineare Polymere  600
Linoleum  607
Lipasen  590
lipophil  369
lipophil  90

Lithium  284
– organyle  286
– Verbindungen  286
Lithiumaluminiumhydrid  499
Lithiumdiisopropylamid  548
Lokalelement  179
Lösemittel  89ff
Lösemitteleffekte  426
Löslichkeit  93
Löslichkeits
– koeffizient  140
– produkt  138
Lossen-Abbau  464
Lösungen  86,89ff
Lösungsvorgang  93,94
low-spin  71
Luft  224
Lysin  623
Lyxose  612

Magnesit  277
Magnesium  277
– Verbindungen  278
Magneteisenstein  321
magnetische Quantenzahl  13
magnetische Waage  71
magnetisches Moment  71
Magnetit  326
Ma-Huang-Droge  473
Makromoleküle  595
– Charakterisierung  599
– Strukturen  600
Makropeptide  633
Malachit  302
Maleinsäure  516,522,523
Maleinsäureanhydrid  523
Malonester  394,514
Malonester-Synthese  517,550
Malonsäure  516,522,523
Malonsäurediethylester  543
Maltose  619
Malzzucker  619
Mandelsäure  526
Mangan  301,323
– dioxid  297
– spat  323
– stahl  324
– Verbindungen  324
Manganit  323
Mannich-Base  513
Mannich-Reaktion  513
Mannose  612
Markownikow-Regel  389

Marmor 279
Marshsche Probe 240
Massen-
– anteil 99
– einheit 8
– wirkungsgesetz 131
– zahl 7
Materie 3
Meerwein-Ponndorf-Verley-
  Reduktion 499
–M-Effekt 408
Mehrelektronenatome 17
Mehrfachbindungen 49
Mehrstoffsysteme 88
– homogene 88
– heterogenen 88
Melamin 557
Mennige 263
Mercaptane 455
Mercaptide 456
Mescalin 472
mesomere Effekte 353,408,519
mesomere
  Grenzstrukturen 340,397,518
Mesomerie 340,397
Mesomerie 53
Mesomerie-Effekte 407
Mesomeriestabilisierung 397,518
Meso-Trick 594
Messing 303
Mesylat 460
Mesyl-Gruppe 460
Metaldehyd 503
Metall
– atomrumpf 78
– gitter 80
Metalle 32,293
– ‚edle 176
– Reindarstellung 334
Metall-Metall-Austausch 485
metastabile Systeme 128
Metathese 599
Methan 363
Methanal 491
Methanol 436,439
Methansäure 516
Methionin 623
Methylamin 461
Methylenchlorid 419
Methyliodid 418
Methyllithium 485
Methylpyrrolidin, N- 572
Methylvinylketon 491

Michael-Addition 394,515,551
Michaelis-Arbuzov-Reaktion 488
Milchglas 259
Milchsäure 346,526,582
Milchzucker 619
Millonsche Base 310
Mischelement 7
mittlere Molekülmasse 599
mittlerer Polymerisationsgrad 599
Modifikation 247
Modifizierung,
  posttranslationale 624
Mohrsches Salz 329
Mol 36
– volumen 37
Molalität 97
Molekül 34
– masse 36
Molekularität 122
Molekülchiralität 578
Molekülmasse
–, mittlere 599
– Verteilung 599
Moltopren 599
Molybdän 320
– blau 321
– glanz 320
– Verbindungen 320
Mond-Verfahren 331,335
Monochloressigsäure 520
Monomere 595
monomolekular 122
Monosaccharide 611
– Eigenschaften 615
– Reaktionen 615
– Stereochemie 611
– Struktur 611
Morpholin 562
Mörtel 282
MO-Theorie 41ff,73ff
Münzmetalle 302
Mutarotation 613

Nachbargruppeneffekt 527
NADH 582
Naphthalin 398,411
Naphthalinsulfonsäure, 1- 411
Naphthochinon 491
Natrium 287
– perborat 270
– Verbindungen 288
Natriumborhydrid 499
Natriumcyanoborhydrid 466

Natron 288
Natronlauge 288
Nebengruppenelemente 27,293
Nebenquantenzahl 13
Nef-Reaktion 475
Nernstsche Gleichung 176
Nernstsche Gleichung 496
Nernstscher
– Verteilungssatz 140
– Wärmesatz 113
Neurin 473
Neurotransmitter 472
neutral 143
Neutralisationsreaktion 152
Neutronenstrahlen 9
Newman-Projektion 366
Nichtleiter 80
Nichtmetalle 32
nichtreduzierende Zucker 618
Nickel 330
– Verbindungen 331
Nickeldiacetyldioxim 332
Nicotinsäure 568
Nifedipin 574
Ninhydrin 501
Nitrate 232
Nitriersäure 410
Nitrierung 410,474
Nitrile 205
Nitrile 542
– Reaktionen 547
Nitriloxid 572
Nitroaldolreaktion 475
Nitroalkan 474
Nitrobenzol 463,476
Nitroglycerin 473
Nitromethan 473
Nitrophenylester, p- 632
Nitrosamine 469
Nitrosierung 469
Nitrosobenzol 476
Nitrosoverbindungen 470
Nitroverbindungen 473,470
– Eigenschaften 474
– Herstellung 474
– Reaktionen 474
– Reduktionen 463,475
– Verwendung 476
Nitryl-Kation 410
Niveau 15
Nomenklatur 342,461
–, α- 560
–, D,L- 584

–, Genfer 342
–, IUPAC 342
–, R,S- 584
nonvariant 88
Noradrenalin 472
Normalbedingungen 173
Normalpotential 171,173
Normalwasserstoffelektrode 172
Nucleonen 6
– zahl 7
Nucleophile 349
–, ambidente 510
nucleophile Additionen 394
nucleophile Polymerisation 596
nucleophile
  Substitution 359,421,567
–, bi-molekular 359
–, mono-molekular 359
– $S_N1$-Mechanismus 421
– $S_N2$-Mechanismus 423
– $S_N1$-Reaktionen 359
– $S_N2$-Reaktionen 359
nucleophile Substitution
  am Aromaten 414
–, monomolecular 414
–, bimolecular 414
Nucleophilie 425
Nuclid 7
– gemisch 8
Nylon 598,605

o-Aminobenzoesäure 416
Oktaederlücken 82
Oktett
– aufweitung 54
– regel 54
Olefine 382
Oleum 219
Oligopeptide 633
Oligosaccharide 611,620
Olivin 258
Ölsäure 516
Oppenauer-Oxidation 499
optische Aktivität 346,577
optische Antipoden 576
optische Induktion 592
optische Reinheit 578
Ordnungszahl 7
Orthoester 502
orthogonale Schutzgruppen 631
Osmium 333
Osmiumtetroxid 392
Ostwald

– –Stufenregel  310
– –Verfahren  233
– –Verdünnungsgesetz  153
Oxalsäure  516,522
Oxaphosphetan  488,509
Oxeniumionen  448
Oxidation  168ff
Oxidation  470
–, allylische  439
Oxidations-
– mittel  170
– stufe  28,166
– zahl  28,166
Oxidationsreaktionen  445,496
Oxide  212
Oxim  470,503,538
Oxim-Amid-Umlagerung  538
Oxiran  562
Oxocarbonsäuren  435,529
Oxolan  562
Ozon  210
Ozonide  392
Ozonolyse  392,493

Paal-Knorr-Synthese  571
Palladium  333
Paraformaldehyd  502
Paraldehyd  503
Parallelreaktionen  127
paramagnetisch  53
Parkinsonsche Krankheit  472
Partialladung  90
partielle Reduktion  384
partieller Doppelbindungs-
  charakter  630
Passivierung  176,232,272,307
Pauli-Prinzip  18
Pentaerythrit  512
Pentafluorphenylester  632
Pentosen  611
Peptid-Bindung  629
– Mesomerie der  630
Peptide  629
Peptidknüpfung  632
Peptid-Rost  634
Peptid-Synthesen  630
Perioden  26
Periodensystem  20,25
Perlon  538,605
permanente Härte  280
Perowskit  312
Peroxide  212
Peroxide  453

Peroxid-Effekt  395
Persäuren  392
Persistenz  357
Pfropf-Copolymere  601
Phase  86
Phasendiagramm  86
Phasen-Transfer-Katalyse  361
–, asymmetrische  594
Phenanthren  398
Phenolaldehyde  451
Phenole  446,449
– Herstellung  447
– Kupplung mit  478
Phenol-Formaldehyd-Harze  598
Phenolverkochung  482
Phenylalanin  623
Phenylendiamin, m-  461
Phenylethylamine, β-  462,472
Phenylhydrazin  479,575
Phenylhydroxylamin, N-  476
Phenylisocyanat  558
Phenyllithium  485
Phosgen  553,554
Phosphatide  473
Phosphatpuffer  158
Phosphonsäureester  488
Phosphor  234
– Verbindungen  235
Phosphorit  234,279
Phosphorsäuren  230
Phosphor-Ylide  488
Photochlorierung  380
photographischer Prozeß  203
Phthalimid  463,536,542
Phthalsäure  522,524
Phthalsäureanhydrid  524,536,543
pH-Wert  143
Pikrinsäure  449
Pinakol-Pinakolon-Umlagerung  444
Pinner-Reaktion  570
Piperazin  562
Piperidin  562
Pitzer-Spannung  371
pKs-Wert  350
Platin  333
Platinmetalle  293,332
Polardigramm  16
polare Substanzen  92
Polarimeter  577
Polarisationseffekte  352
Polarisierbarkeit  84
polarisierte Atombindung  351
Polarität  31

Polyacrylnitril 604
Polyadditionen 596,599
Polyalkohole 611
Polyamid-6,6,598
Polyamide 605
Polybutadien 604
Polycarbonate 605
Polyester 598,605
Polyethylen 604
Polyinsertion 596
Polykondensation 502,596
Polymerchemie 595
Polymere 595
– lineare 600
– lebende 597
– vernetzte 600
– verzweigte 600
– Gebrauchseigenschaften 602
Polymerisation 395,502,595596
– Elektrophile 596
– koordinative 597
– Nucleophile 596
– radikalische 596
Polymerisationsgrad 599
– mittlerer 599
Polymethyl-methacrylat 604
Polymorphie 247
Polypeptide 633
Polypropylen 604
Polysaccharide 611,620
Polysiloxane 605
Polystyrol 604
Polytetrafluorethylen 604
Polyurethan 599,606
Polyvinylacetat 604
Polyvinylchlorid 597,604
Pool, chiraler 594
posttranslationale Modifizierung 624
Präzipitat 310
Prileschajew-Oxidation 392
Primärozonid 393
Primärstruktur 630,633
Prinzip der geringsten
  Strukturänderung 357
Prinzip von Le Chatelier 135,225
prochirales Zentrum 581
Prochiralität 581
Prolin 561,623
Promovierungsenergie 45
Propanole 436,439
Propanon 491
Propansäure 516
Propargylalkohol 440

Propen 382
Propionsäure 516
Proteide 635
Proteinbiosynthese 624
Proteine 622,633
–, fibrilläre 635
–, globuläre 635
– Primärstruktur 630,633
– Quartärstruktur 635
– Sekundärstruktur 633
– Struktur 633
– Tertiärstruktur 635
proteinogene Aminosäuren 622
proteolytische Enzyme 630
Protolyse 141
– reaktionen 150
Protolysegrad 152
Protonen 6
– zahl 7
Protonenisomere 346
Pseudohalogenide 204
Pseudo-Ordnung 123
Pteridin 568
Puffersysteme 157
Pufferwirkung 636
Purin 568
Pyranose 615
Pyrazol 564,573
Pyren 399
Pyridin 566,573
– Reaktivität 567
Pyridoxin 568
Pyrimidin 568,569
Pyrit 326
Pyrolyse 381,435,545
– von Xanthogenaten 435
– nach Tschugaeff 435
Pyrrol 563
Pyrrolidin 562

**Q**uantenzahl 14ff
Quantisierungdbedingung 12
Quartärstruktur 635
Quarz 253
Quarzglas 258
Quecksilber 308
– Verbindungen 309

**R**,S-Nomenklatur 584
Racematspaltung 589
Racemisierung 422
Radikalbildner 359
Radikale 341,348,357

659

– Herstellung 377
– Reaktionen 359
– Stabilität 378
–, der Alkyl-Radikale 357
radikalische Additionen 395
radikalische Chlorierung 402
radikalische Polymerisation 596
radikalische Substitutions-
 Reaktionen 377
Radioaktivität 8
Raschig-Synthese 196,227
Raumgitter 34
Reaktionen 348
–, Auxiliar-kontrollierte 593
–, chemoselektive 591
–, elektrocyclische 349
–, endotherme 379
–, Enzym-katalyierte 594
–, exotherme 379
–, kinetisch kontrollierte 411
–, regioselektive 591
–, regiospezifische 591
–, stereoselektive 591
–, stereospezifische 592
–, Substratkontrollierte 593
–, thermodynamisch
 kontrollierte 411
– Spezifität 591
– Selektivität 591
Reaktions-
– arbeit 110
– enthalpie 108
– geschwindigkeit 117
– gleichung 35
– kette 120
– mechanismus 120
– ordnung 118
– richtung 175
– wärme 108
Reaktionskette 378
Realgar 240,241
Redox-
– paar 168
– potential 171
– reaktion 168
– systeme 166
– vorgang 170,175
Redoxreaktionen 360,377
– von Carbonylverbindungen 495
– von Chinonen 496
Reduktion 168ff,334
Reduktionen 384,401
– Nitroverbindungen 463

Reduktionsmittel 170
reduktive Aminierung 465
reduzierende Zucker 618
Regel des doppelten Austauschs 583
Regioisomere 433
regioselektive Reaktionen 591
regiospezifische Reaktionen 591
Reiheitskriterien 88
Reimer-Tiemann-Synthese 451
Reinelement 7
Reinheit, optische 578
Reinsubstanz 88
Reppe-Chemie 386
Resonanz 340,397
Resonanz 53
– energie 53
– strukturen 251
Resonanzenergie 397,563
Retro-Aldolreaktion 511
Retrosynthese 569
Retrosynthese-Pfeile 569
reversibel 111
reversible Reaktionen 410
Rhodanide 559
Rhodium 333
Ribose 612
Ribulose 613
Ringe, fünfgliedrige 563
Ringspannung 370
Robinson-Annelierung 515
Rohrzucker 619
Rosenmund-Reduktion 492
Rostbildung 328
Rotation 48
rotationssymmetrisch 46
Roteisenstein 326
Rotkupfererz 302
Rotnickelerz 330
Rubin 272
Rückreaktion 36
Ruthenium 333
Rutil 312,313

Saccharose 619
Sägebock-Projektion 366,430
Salicylaldehyd 451
Salicylsäure 517,526
Salpeter 222
Salpetersäure 232
Salpetrige Säure 231
Salze 141
Salzsäure 195
Sandmeyer-Reaktion 481

Sandwich-Verbindungen 59
Sanger-Reagenz 415
Saphir 272
Sassolin 264
Sauerstoff 207
– Verbindungen 210
Sauerstoff-Verbindungen 436
Säure 141
– –Base-Gleichgewicht 141
– –Base-Paar 141
– –Base-Titration 154
– ,harte 164
– konstante 145
– stärke 145
– ,weiche 164
Säuredissoziationskonstante 350
Säurekatalyse 498
Säuren und Basen 349
Säure-Spaltung 552
Säurestärke 350
Saytzeff-Eliminierung 433
Schale 15
– innere 27
Scheelit 321
Scheidewasser 232
Scherbenkobalt 240
Schiff'sche Base 503
Schlafmittel 556
Schleimsäure 615
Schmelzelektrolyse 287
Schmetterling-Konformation 371
Schmidt-Reaktion 464
Schotten-Baumann-Reaktion 450
Schrägbeziehungen 286
Schrödinger-Gleichung 14
Schutzgruppen 630
–, Benzyloxycarbonyl- 631
–, tert-Butyloxycarbonyl- 631
–, für Carbonyl-verbindungen 502
–, orthogonale 631
–, Z- 631
Schwefel 213
– kies 213
– säure 219
– säuren 220
– Verbindungen 215
– wasserstoff 215
Schwefelkohlenstoff 558
Schwefelverbindungen 455
Schweflige Säure 218
Schweineleberesterase 594
Schweizers Reagenz 304
Schwerspat 283

sechsgliedrige Heterocyclen 566
Sedoheptulose 613
Sekundärozonid 393
Sekundärstruktur 633
–, Helix, α- 633
–, Faltblatt, β- 633
Selektivität 591
Selendioxid 439
Semicarbazid 504,557
Semicarbazon 504
Semichinon 496
Senföle 559
Serin 623
Sessel-Konformation 345,371,372
Siemens-Martin-Verfahren 338
Silane 254
Silber 254
– glanz 254
– Verbindungen 254
Silicate 256ff
Silicium 253
– carbid 259
– Verbindungen 254
Silicone 255
Silicone 605
Siloxane 255
Singulett-Sauerstoff 210
Skelettisomere 346
Skleroproteine 635
Skraup Chinolinsynthese 575
Smaragd 275
Soda 287
Sodawasser 290
Solvationsenthalpie 92
solvatisiert 92
Solvay-Verfahren 290
Sorbit 616
Spaltungen 348
–, heterolytische 349
–, homolytische 348
Spannungsreihe 173
Spektrallinien 13
spektrochemische Reihe 69
Spezifität 591
Sphäroproteine 635
Spinell 318
– struktur 329
Spinpaarungsenergie 71
Spinquantenzahl 15
Spirane 588
Sprengstoffe 476
Stabilitätskonstante 74
Stahl 328

Standardbedingungen 109
Stannat 261
Stärke 621
Startreaktion 378
Stearinsäure 516
Steinkohlenteer 399
Steinsalz 195,287
Steran-Gerüst 375
Stereochemie 576
– Nomenklatur 583
– Schreibweisen 583
stereogenes Zentrum 346,576
Stereoisomere 345,346,576
Stereo-Projektion 366
stereoselektive Reaktionen 591
stereospezifische Reaktionen 592
Stickstoff 222
– Verbindungen 224,461
Stickstoffgruppe 222
– Eigenschaften 223
Stoffmengen 96
– anteil 99
– konzentration 96
Strahlung
–, $\alpha$ 9
–, $\beta$ 9
–, $\gamma$ 9
Strahlungsarten 9
Strecker-Synthese 507,626
Strontianit 282
Strontium 282
Strukturen, helikale 588
Strukturformel 34
Strukturisomere 345,365
Styrol 398
Styropor 604
Sublimat 310
Substituenten
–, 1. Ordnung 405
–, 2. Ordnung 405
–, äquatorial 373
–, axial 373
Substituenteneffekte 351,405
– +I-Effekt 407
– –I-Effekt 407
– +M-Effekt 408
– –M-Effekt 408
Substitutionen 359
–, nucleophile 359,567
–, elektrophile 359,565
–, radikalische 359,377
Substitutionsregeln 405
Substratkontrollierte Reaktion 593

Succinat-Dehydrogenase 434
Sulfanilamid 460
Sulfanilsäure 460
Sulfensäure 457
Sulfide 458
Sulfinsäure 457
Sulfochlorierung 411
Sulfon 459
Sulfonamide 460
Sulfonierung 410
Sulfoniumsalz 458
Sulfonsäure 410,457,459
Sulfonsäurechloride 459
Sulfoxid 459
Sulfurylchlorid 381
Summenformel 34,344
Superhelix 634
Superphosphat 238
Supersäuren 164
Sylvin 195
Symmetrieachse 579
Symmetrieebene 579
Symmetrieeigenschaften 578
Symmetrieelemente 578
Symmetrieoperationen 578
syn-Addukt 393
Synchronreaktion 393
synclinar 367
synperiplanar 367
Synproportionierung 170,213
Synthese 34
Synthese
– asymmetrische 592
– diastereoselektive 592
– katalytische asymmetrische 594
System, $\pi$- 396
Systeme 105

Talose 612
Tautomerie 206,346,539,569
Teflon 418,604
Terephthalsäure 522,524
tert-Butanol 436
tert-Butylamin 461
Tertiärstruktur 635
Tetraederlücken 82
tetrahedrale Zwischenstufe 490,535
Tetrahydro-1,4-oxazin 562
Tetrahydrofuran 453,562
Tetrahydropyranylether 561
Tetrahydrothiophen 562
Tetrazol 573
Tetrosen 611

Thallium 274
Thermitverfahren 272,317
Thermochromie 310
Thermodynamik 105
thermodynamisch kontrollierte
Reaktionen 411
Thermoplaste 602
Thiazol 566,572
Thiazolidin 562
Thiazoliumsalze 509
Thiiran 562
Thioacetale 506
Thioacetalspaltung 506
Thioalkohole 455
Thiocyansäureester 559
Thioether 458
Thioharnstoff 456,559
Thioketale 506
Thiolan 562
Thiole 455,506
Thiophen 563
THP-Ether 561
Threonin 623
Threose 586,612
Thyrosin 623
Titan 312
– organyle 314
– weiß 313
Titration 154
Titrationskurven 153
TNT 220
Tollens-Reaktion 496
Tollens-Ringformel 613
Toluol 398
trans-2-Buten 382
Transmetallierung 485
Traubensäure 529
Triazol, 1,2,3- 573
Trichloressigsäure 520
Trifluoressigsäure 520
Trimethylamin 461
trimolekular 123
Trinitrophenol, 2,4,6- 449
Trinitrotoluol, 2,4,6- 410,477
Triosen 611
Trioxan 503
Tripelpunkt 88
Triphenylphosphan 488
Triphenylphosphanoxid 488
Triplett-Sauerstoff 209
Tritium 188
Trockeneis 250
Trögersche Base 581

Tryptophan 623
Tschitschibabin-Reaktion 415,567
Tschugaeff-Eliminierung 435,559
Turnbulls-Blau 330
Twist-Konformation 372

Übergangselemente 27,293
– innere 27
Übergangszustände 357,423
–, cyclische 545
Überspannung 176
Ultrazentrifuge 600
Umlagerungen 360,454
–, anionotrope 360
–, Sextett- 360
–, Wagner-Meerwein- 360
Ummetallierung 485
ungesättigte Carbonylverbindung,
  $\alpha,\beta$- 394,515
univariant 87
Ureide 556
Urethane 554
Urotropin 506

Valenz 167
– elektronen 26,28
– strich 44
– struktur 44
Valenzisomere 345
Valenzstrich 340
Valenzstruktur 340
Valin 623
van der Waals-Bindung 85
van der Waals-Kräfte 369
van Slyke-Reaktion 469
Vanadin 315
– Verbindungen 316
Vanadinit 315
VB-Theorie 41,44ff,67ff
Verbindung 34
– ,gesättigte 46
– ,ungesättigte 48
verchromen 317
Verdünnungsprinzip 376
Veresterung 443
Verhältnisformel 344
vernetzte Polymere 600
verzweigte Polymere 600
Vier-Zentren-Übergangszustand 391
Vilsmeier-Haack-Reaktion 493
Vinylalkohol 391
Vinylchlorid 597
Vinylverbindungen 387

663

Vitamin
– $B_{12}$   300
Volumen
– anteil   99
– arbeit   106

Wagner-Meerwein-
  Umlagerungen   360,422,442444
Waldensche Umkehr   423
Walsh-Modell   371
Wannenkonformation   372
Wärmetönung   108
Wasser   214
– gas   252
Wasserstoff   187
– brückenbindung   83,426,436,466
– – ,intermolekulare   83
– – ,intramolekulare   83,494
– ion   211
– peroxid   211
– Verbindungen   189
Weckamine   473
Weicheisen   328
Weinsäure   347,526,576
Weißbleierz   261
Weißspießglanz   242
Wellenfunktion   13
Widiametall   321
Williamson-Synthese   441,450,452
Wismut   243
Witherit   283
Wittig-Reagenz   488
Wittig-Reaktion   487,509
Wolff-Kishner-
  Reduktion   376,413,495
Wolff-Umlagerung   483
Wolfram   321
– ocker   321
– Verbindungen   321
Wolframit   321
Woodsches Metall   243
Wurtz-Synthese   368

Xanthogenate   435,559
Xenon   183
Xylole   398

Ylide   509
–, nicht stabilisierte   488
–, stabilisierte   488
Ylid-Ylen-Struktur   487

Zeisel-Bestimmung   454
Zeitgesetze   119ff
Zement   282
Zementation   172,303
Zentralteilchen   55
Zentrum
– anomeres   523
– prochirales   581
– stereogenes   576
Zerewitinoff-Reaktion   486
Ziegler-Natta-Katalysator   596
Zimtsäure   514
Zink   301,308
– blende   213,307289
– Verbindungen   308
Zinn   259
– butter   261
– kies   259
– stein   260
– Verbindungen   260
Zinnober   307,309
Zirkon   312
Z-Konfiguration   383
Zonenschmelzen   254
Z-Schutzgruppe   631
Zucker   611
– nichtreduzierende   618
– reduzierende   618
Zuckersäure   615
Zustände
–, angeregte   12
–, stationäre   139
Zustandsdiagramm   86
Zweitsubstitution   404
Zwischenstufe   126
Zwischenstufen   354
–, tetrahedrale   490
Zwitterion   624

MIX
Papier aus verantwortungsvollen Quellen
Paper from responsible sources
FSC® C105338

If you have any concerns about our products,
you can contact us on
**ProductSafety@springernature.com**

In case Publisher is established outside the EU,
the EU authorized representative is:
**Springer Nature Customer Service Center GmbH
Europaplatz 3, 69115 Heidelberg, Germany**

Printed by Libri Plureos GmbH
in Hamburg, Germany